妇产科临床诊断要点与综合治疗

朱丽丽等◎主编

吉林科学技术出版社

图书在版编目（CIP）数据

妇产科临床诊断要点与综合治疗 / 朱丽丽等主编. -- 长春：吉林科学技术出版社，2019.8
ISBN 978-7-5578-5893-3

Ⅰ. ①妇… Ⅱ. ①朱… Ⅲ. ①妇产科病－诊疗 Ⅳ. ①R71

中国版本图书馆CIP数据核字(2019)第159934号

妇产科临床诊断要点与综合治疗
FUCHANKE LINCHUANG ZHENDUAN YAODIAN YU ZONGHE ZHILIAO

主　　编	朱丽丽等
出 版 人	李　梁
责任编辑	孟　盟　米庆红
封面设计	长春市阴阳鱼文化传媒有限责任公司
制　　版	长春市阴阳鱼文化传媒有限责任公司
幅面尺寸	185mm×260mm
字　　数	830 千字
印　　张	43.25
印　　数	1—300 册
版　　次	2019年8月第2版
印　　次	2020年1月第2版第1次印刷

出　　版	吉林科学技术出版社
发　　行	吉林科学技术出版社
地　　址	长春市净月区福祉大路5788号出版大厦A座
邮　　编	130021
发行部电话/传真	0431-81629530
储运部电话	0431-8605911
编辑部电话	0431-8162951
网　　址	www.jlstp.net
印　　刷	北京虎彩文化传播有限公司

书　　号　ISBN 978-7-5578-5893-3
定　　价　170.00元
如有印装质量问题　可寄出版社调换
因本书作者较多，联系未果。如作者看到此声明，请尽快来电或来函与编辑部联系，以便商洽相应稿酬支付事宜。
版权所有　翻印必究　举报电话：0431-81629509

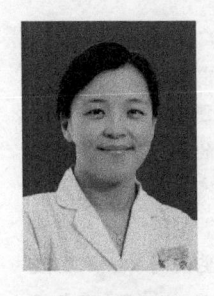

朱丽丽，1980年生，医学博士，大连医科大学附属第一医院副教授，副主任医师。辽宁省细胞生物学会妇科微创治疗专业委员会委员，省级妇幼健康服务管理专家库成员。2017年于北京大学人民医院进修学习1年。参与省级课题2项，校改立项2项，荣获大连市科学技术奖三等奖。参编2部著作，在《MEDCINE》《Journal of Hepatobiliary Pancreat Science》《生殖医学》《生殖与避孕》《现代妇产科进展》等杂志发表文章10余篇。多次被评为大连医科大学先进教育工作者、优秀规培教师等。

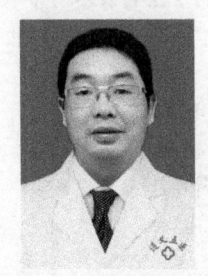

罗昭永，副主任医师，副教授，1999年遵义医学院临床医学系毕业，现于遵义医药高等专科学校附属医院（遵义市第五人民医院）妇产科工作及临床带教。从事妇产科临床工作19年，先后在遵义医院、遵义医学院附属医院、北京妇产医院等单位进修。熟练掌握孕前优生、孕期保健及高危妊娠管理，对胎膜早破、前置胎盘、胎盘早剥、妊娠期高血压疾病、凶险性前置胎盘、产后出血等病理产科急救、诊治有丰富的临床经验。熟练掌握常见的妇科疾病的诊治原则。熟练开展常见妇科疾病（子宫肌瘤、异位妊娠、卵巢良性囊肿等）的开腹手术（如附件切除术、子宫肌瘤剔除术、子宫全切、次全切除术），熟练开展单孔腹腔镜女扎术腹腔镜下卵巢囊肿剥除术、子宫肌瘤剔除术及宫腔镜检查等微创手术。发表医学论文12篇。

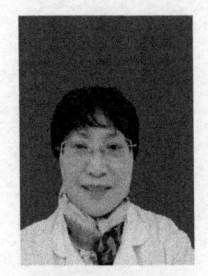

于婷儿，江苏省中医药学会妇科专业委员会委员，常州市中医药学会妇科专业委员会副主任委员，江苏省中西医结合生殖医学会委员，金坛市金沙名中医，常州市优秀中医师。对各种妇科病中西医治疗有较高造诣，对妇科疑难杂症有独特疗效。从事中医妇科临床工作近30年，有扎实的中医妇科理论功底，熟练掌握女性生殖内分泌及相关理论，擅长应用中医药及中西医结合疗法治疗不孕症、月经不调、盆腔炎、更年期综合征、痛经、流产类疾病等，尤其是中药膏调理女性慢性病、养颜保养方面疗效显著。主持2项科研，获得金坛市科技成果二等奖。

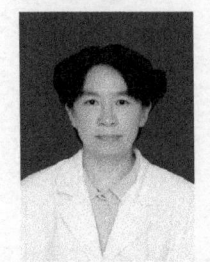

余映辉，妇产科副主任医师，院长助理。昆明市第四人民医院院长助理，质控部副主任，大理大学副教授，云南省医院协会妇科管理专业委员会委员，云南省医师协会生殖内分泌分会委员，云南女医师协会妇科肿瘤专业分会委员，云南省医师协会计划生育医师分会委员。1991年毕业于石家庄医学专科学校，同年进入云南昆钢医院（昆明市第四人民医院）妇产科工作至今。1996年8月—1997年5月在北京医科大人民医院妇产科及妇产科超声室进修。2000年8月晋升主治医师。2004年就读昆明医科大学成教院临床专业，2006年获大学本科学历，学士学位。2007年3~5月在昆明延安医院妇产科进修，2007年6~8月在昆医附一院产科进修。2009年8月晋升妇产科专业副主任医师。2012年3月调质管科从事医疗质量管理工作至今。2014年4~7月在昆华医院生殖二科进修学习妇科内镜技术。2014年9月—2016年7月在昆明医科大同等学力进修班学习（目前在申请硕士学位中）。2017年7月参加"天坛妇科内镜手把手学习班"。近5年参与医院管理工作，是省内等级医院评审专家库成员，临床重点专科评价第三方评价员。目前带领科室开展妇产科腔镜手术。发表论文4篇。联合我院介入放射科合作开展"输卵管阻塞性不孕介入治疗技术"（安宁市科技成果三等奖）、"介入治疗未破裂型输卵管妊娠技术"（安宁市科技成果三等奖）、"症状性子宫肌瘤的子宫动脉栓塞治疗"（通过省级专家评审）、"介入治疗在产科领域的运用"（安宁市科技成果三等奖，第二作者）。目前承担昆明市十百千工程"高强度聚焦超声在妇产科领域的应用研究"（时间2018—05—01至2021—04—30）课题。

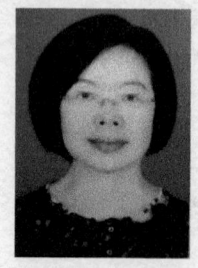

陈雪梅，主任医师，硕士生导师，生殖医学中心副主任。广东省女性内分泌专业委员会委员，广东省健康管理学会生殖专业委员会委员，中华医学会东莞医学分会妇科内分泌学组组长，东莞市医学会生殖医学分会副主任委员。从事妇产科临床工作近30年，熟练掌握妇产科常见病、多发病及疑难病的诊治及各级妇科手术，特别是在妇科内分泌疾病诊治和辅助生殖技术等方面具有较深的造诣；在月经失调、闭经、多囊卵巢综合征、子宫内膜异位症和免疫性不孕等方面具有丰富的临床经验，并掌握本专业国内外最新进展。熟练掌握B超监测排卵、人工授精、取卵、胚胎移植等技术，擅长个体化促排卵、反复种植失败、习惯性流产等治疗。主持及参与市级以上科研项目多项。近年来发表国家级、省级专业论文20余篇。

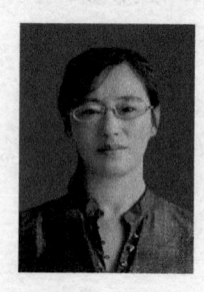

刘勤英，大学本科，妇产科副主任医师，现在河北省涞源县医院妇科工作，多次到省知名医院进修学习。擅长阴道镜、腹腔镜、宫腔镜检查及治疗对妇科、产科危急重症及并发症等有较丰富的临床经验。参与多项地级科研项目，发表多篇学术论文。

《妇产科临床诊断要点与综合治疗》编委会名单

主 编

朱丽丽　罗昭永　于婷儿　余映辉　陈雪梅　刘勤英

副主编

张晓艳　乔国莉　饶　燕　王圣坦　黄淑瑜

廖　敏　赵鹏玉　杨援朝　周振苇

编委

于婷儿	金坛市中医院
王圣坦	海南省人民医院
王均明	天津市东丽区东丽医院
乔国莉	贵阳市妇幼保健院
刘勤英	保定市第一中心医院
孙　萍	陕西省肿瘤医院
安晓青	江西中医药大学附属医院
朱丽丽	大连医科大学附属第一医院
阮丽萍	武汉市第六医院
余映辉	云南昆钢医院
张晓艳	新疆生产建设兵团第八师石河子市妇幼保健院
张淑清	广东省佛山市第一人民医院
李　铮	天津市第二医院
杨援朝	陕西中医学院附属医院
陈友国	苏州大学附属第一医院
陈雪梅	东莞市第三人民医院
周振苇	东莞市凤岗医院
罗昭永	遵义医学院第五附属医院
赵鹏玉	石河子市妇幼保健院
饶　燕	安庆市海军医院
黄　翀	武汉市妇女儿童医疗保健中心
黄淑瑜	广东省佛山市第一人民医院
廖　敏	广东省佛山市第一人民医院

前　言

　　时代的进步，医学科学技术日新月异的发展，为妇产科学的发展注入了许多新概念、新观点和新技术，也显著提高了妇产科各类疾病的治愈率。但目前系统反映当前妇产科治疗手段和方法的书籍还很匮乏。因此，为了全面反映医学科研的最新成果，传递全新的实用性知识，提高妇产科学领域的诊疗水平，更好地保障我国妇女的健康，我们组织一批临床经验丰富的专家教授，在繁忙的工作之余，认真总结临床工作经验，结合最新的科研成果，编写了本书。

　　本书既体现了目前妇产科领域在诊疗技术上的新理论、新技术和新进展，又体现了这些新诊疗技术对临床的实用、可用、易用或创造条件争取能用的特点。全书共36章，主要包括以下内容：月经病、女性生殖器官损伤性疾病、生殖内分泌疾病、子宫肌瘤、妊娠滋养细胞肿瘤、年轻未生育妇女的子宫颈浸润癌、晚期、复发、未控子宫颈癌，腹腔镜下子宫憩室切除术、抗尿失禁手术和骶神经调节治疗、妇科急症、宫颈功能不全、宫腔镜、不孕症医论、女性免疫性不孕症、计划生育、辅助生殖技术、遗传咨询与产前诊断、自然流产总论、自然流产的临床分类及处理、生殖免疫紊乱与流产、妊娠相关性疾病、妊娠期肝病、妊娠期高血压、妊娠合并感染性疾病、妊娠合并疾病、糖尿病与妊娠、高危妊娠、异位妊娠的介入治疗、分娩期并发症、古典式剖宫产术、剖宫产同时行其他手术、产后出血、孕期保健、妇科病史检查及护理配合、计划生育护理和妇产科常见疾病护理。希望本书能成为系统、全面地指导妇产科临床工作的参考书，并成为广大妇产科同仁的良师益友。

　　由于编者经验不足和能力有限，书中难免有不少欠妥和错误之处，衷心希望广大读者批评指正。

编　者

目　录

第一章　月经病 ... 1
第一节　月经失调 ... 1
第二节　崩漏 ... 30
第三节　更年期干燥综合征 ... 40
第四节　胎漏 ... 44
第五节　子宫内膜异位症 ... 46

第二章　女性生殖器官损伤性疾病 ... 58
第一节　阴道脱垂 ... 58
第二节　子宫脱垂 ... 59
第三节　生殖道瘘 ... 61

第三章　生殖内分泌疾病 ... 64
第一节　异常子宫出血 ... 64
第二节　卵巢早衰 ... 71
第三节　高雄激素血症 ... 83
第四节　多囊卵巢综合征 ... 95
第五节　经前期综合征 ... 99
第六节　更年期综合征 ... 101
第七节　溢乳闭经综合征 ... 106

第四章　子宫肌瘤 ... 112
第一节　发生部位及类型 ... 112
第二节　子宫肌瘤临床表现 ... 113
第三节　并发症 ... 115
第四节　子宫肌瘤诊断 ... 115
第五节　子宫肌瘤的处理 ... 117

第五章　妊娠滋养细胞肿瘤 ... 122
第一节　葡萄胎诊断 ... 122
第二节　良性葡萄胎的处理 ... 124
第三节　妊娠滋养细胞肿瘤的诊断 ... 128
第四节　妊娠滋养细胞肿瘤的诊断标准 ... 129
第五节　妊娠滋养细胞肿瘤的鉴别诊断 ... 130
第六节　妊娠滋养细胞肿瘤患者化疗方案的选择 ... 132

第七节　FIGO 2015 妊娠滋养细胞肿瘤诊治指南更新解读与争议问题 ………… 133
第六章　年轻未生育妇女的子宫颈浸润癌 ……………………………………………… 139
　　第一节　保留卵巢功能 ……………………………………………………………… 139
　　第二节　保留性功能 ………………………………………………………………… 144
　　第三节　保留生育功能 ……………………………………………………………… 150
第七章　晚期、复发、未控子宫颈癌 …………………………………………………… 160
　　第一节　子宫颈癌治疗后未控和复发的早期诊断 ………………………………… 160
　　第二节　子宫颈癌治疗后复发的治疗 ……………………………………………… 164
　　第三节　晚期、复发、未控子宫颈癌的放化疗 …………………………………… 178
第八章　腹腔镜下子宫憩室切除术 ……………………………………………………… 192
　　第一节　简述 ………………………………………………………………………… 192
　　第二节　腹腔镜下子宫憩室切除术 ………………………………………………… 194
第九章　抗尿失禁手术和骶神经调节治疗 ……………………………………………… 196
　　第一节　耻骨后膀胱尿道悬吊术 …………………………………………………… 196
　　第二节　阔筋膜尿道悬吊带术 ……………………………………………………… 200
　　第三节　阴道无张力尿道中段悬吊带术（耻骨后路径） ………………………… 202
　　第四节　阴道无张力尿道中段悬吊带术（经闭孔路径） ………………………… 209
　　第五节　尿道中段悬吊带术（单阴道切口路径） ………………………………… 212
　　第六节　骶神经调节治疗 …………………………………………………………… 216
第十章　妇科急症 ………………………………………………………………………… 224
　　第一节　异位妊娠 …………………………………………………………………… 224
　　第二节　剖宫产瘢痕妊娠 …………………………………………………………… 226
　　第三节　卵巢囊肿或肿瘤蒂扭转 …………………………………………………… 227
　　第四节　卵巢黄体囊肿破裂 ………………………………………………………… 228
　　第五节　卵巢巧克力囊肿破裂 ……………………………………………………… 229
　　第六节　外阴血肿 …………………………………………………………………… 229
第十一章　宫颈功能不全 ………………………………………………………………… 231
第十二章　宫腔镜 ………………………………………………………………………… 238
　　第一节　门诊宫腔镜检查：适应证和禁忌证 ……………………………………… 238
　　第二节　子宫内膜增生和宫腔镜诊断 ……………………………………………… 245
　　第三节　宫腔镜检查和子宫内膜癌 ………………………………………………… 246
　　第四节　诊断性和手术性宫腔镜中的仪器设备与膨宫递质 ……………………… 252
　　第五节　子宫内膜息肉 ……………………………………………………………… 258
　　第六节　宫腔镜技术在子宫内膜去除术中的应用 ………………………………… 263
　　第七节　宫腔镜下输卵管绝育术 EssureTM 系统 …………………………………… 268
　　第八节　宫腔镜并发症 ……………………………………………………………… 276
第十三章　不孕症医论 …………………………………………………………………… 285
　　第一节　黄体功能不全性不孕 ……………………………………………………… 285
　　第二节　子宫发育不良性不孕 ……………………………………………………… 287

第三节　输卵管阻塞性不孕·· 289
　　第四节　子宫腔粘连性不孕·· 292
　　第五节　未破裂卵泡黄素化不孕··· 293
第十四章　女性免疫性不孕症·· 297
第十五章　计划生育··· 310
　　第一节　避孕·· 310
　　第二节　输卵管绝育术··· 316
　　第三节　避孕失败的补救措施··· 317
第十六章　辅助生殖技术·· 319
　　第一节　人工授精·· 319
　　第二节　配子移植·· 322
　　第三节　未成熟卵体外培养··· 325
　　第四节　卵胞质内单精子注射··· 326
　　第五节　体外受精胚胎移植··· 329
　　第六节　胚胎移植前遗传学诊断··· 333
　　第七节　促排卵技术及卵泡期监测··· 335
　　第八节　冷冻技术在辅助生殖中的应用··· 337
第十七章　遗传咨询与产前诊断·· 340
　　第一节　遗传咨询·· 340
　　第二节　产前诊断·· 343
　　第三节　常见病的产前咨询及处理原则··· 348
第十八章　自然流产总论·· 358
　　第一节　概述·· 358
　　第二节　病因学·· 358
　　第三节　自然流产的诊断流程··· 360
　　第四节　自然流产的处理·· 360
　　第五节　复发性流产·· 362
第十九章　自然流产的临床分类及处理··· 363
　　第一节　先兆流产·· 363
　　第二节　难免流产·· 368
　　第三节　不全流产·· 369
　　第四节　完全流产·· 369
　　第五节　稽留流产·· 370
第二十章　生殖免疫紊乱与流产·· 371
　　第一节　概述·· 371
　　第二节　免疫性流产的分类与发病机制··· 373
　　第三节　免疫性流产的诊断··· 389
　　第四节　免疫性流产的治疗··· 391
第二十一章　妊娠相关性疾病·· 396

第一节	妊娠出血	396
第二节	羊水过多	408
第三节	羊水过少	412
第四节	多胎妊娠	416
第五节	胎儿宫内生长受限	420
第六节	胎膜早破	427
第七节	胎儿窘迫	431
第二十二章	**妊娠期肝病**	**436**
第一节	妊娠合并重型肝炎的临床特点	436
第二节	妊娠合并重型肝炎的监测	438
第三节	慢性HBV感染者与妊娠	441
第四节	妊娠期肝内胆汁淤积症	445
第二十三章	**妊娠期高血压**	**451**
第一节	慢性高血压	451
第二节	妊娠期高血压	453
第三节	妊娠期高血压疾病并发症—胎盘早剥	454
第四节	妊娠期高血压疾病并发症—肝脏损害	458
第五节	妊娠期高血压疾病并发症—肾脏损害	460
第二十四章	**妊娠合并感染性疾病**	**464**
第一节	淋病	464
第二节	梅毒	465
第三节	尖锐湿疣	466
第四节	生殖器疱疹	467
第五节	生殖道沙眼衣原体感染	468
第六节	支原体感染	469
第七节	获得性免疫缺陷综合征	469
第二十五章	**妊娠合并疾病**	**471**
第一节	心脏病	471
第二节	贫血	472
第三节	特发性血小板减少性紫癜	474
第四节	急性阑尾炎	475
第五节	急性胰腺炎	477
第二十六章	**糖尿病与妊娠**	**478**
第一节	妊娠前糖尿病	478
第二节	严重高血糖和酮症酸中毒	481
第三节	妊娠期糖尿病	482
第四节	妊娠合并糖尿病孕妇的监测	486
第五节	妊娠合并糖尿病在特殊情况下的处理	492
第二十七章	**高危妊娠**	**502**

第一节　高危妊娠的评估 …………………………………………………… 502
　　第二节　早期妊娠的风险 …………………………………………………… 513
第二十八章　异位妊娠的介入治疗 ……………………………………………… 529
　　第一节　输卵管妊娠的介入治疗 …………………………………………… 529
　　第二节　宫颈妊娠的介入治疗 ……………………………………………… 539
　　第三节　宫角妊娠的介入治疗 ……………………………………………… 545
第二十九章　分娩期并发症 ……………………………………………………… 547
　　第一节　脐带脱垂 …………………………………………………………… 547
　　第二节　新生儿窒息 ………………………………………………………… 548
　　第三节　产后出血及休克 …………………………………………………… 550
第三十章　古典式剖宫产术 ……………………………………………………… 559
　　第一节　剖宫产术手术方式的分类 ………………………………………… 559
　　第二节　适应证与禁忌证 …………………………………………………… 560
　　第三节　术前准备及手术时机 506 ………………………………………… 561
　　第四节　手术步骤 …………………………………………………………… 562
　　第五节　手术技巧与术中要点 ……………………………………………… 565
　　第六节　术后处理 …………………………………………………………… 567
　　第七节　常见并发症的预防及处理 ………………………………………… 567
第三十一章　剖宫产同时行其他手术 …………………………………………… 569
　　第一节　剖宫产同时行阑尾切除术 ………………………………………… 569
　　第二节　子宫肌瘤摘除术 …………………………………………………… 571
　　第三节　剖宫产同时行卵巢肿瘤切除术 …………………………………… 575
第三十二章　产后出血 …………………………………………………………… 577
　　第一节　产后出血的预防及治疗 …………………………………………… 577
　　第二节　产后出血的手术治疗 ……………………………………………… 581
　　第三节　子宫下段的损伤及其处理 ………………………………………… 591
第三十三章　孕期保健 …………………………………………………………… 593
第三十四章　妇科病史检查及护理配合 ………………………………………… 633
　　第一节　妇科病史 …………………………………………………………… 633
　　第二节　体格检查 …………………………………………………………… 634
　　第三节　妇科常用特殊检查及护理配合 …………………………………… 636
　　第四节　妇科门诊及病区护理管理 ………………………………………… 649
第三十五章　计划生育护理 ……………………………………………………… 651
　　第一节　计划生育措施选择指导 …………………………………………… 651
　　第二节　输卵管绝育术的护理 ……………………………………………… 652
　　第三节　人工终止妊娠妇女护理 …………………………………………… 654
　　第四节　计划生育措施选择指导 …………………………………………… 659
第三十六章　妇产科常见疾病护理 ……………………………………………… 661
　　第一节　女性性生理表现及月经期护理 …………………………………… 661

  第二节 盆腔炎性疾病及生殖器结核的护理……………………………………… 663
  第三节 宫颈环扎术后保胎患者的护理………………………………………… 668
  第四节 先兆流产保胎的护理…………………………………………………… 670
  第五节 妊娠剧吐的护理………………………………………………………… 672
参考文献………………………………………………………………………………… 675

第一章　月经病

第一节　月经失调

月经失调,有广义和狭义之别。广义的泛指一切月经病,狭义的仅指期、量、色、质的异常。本节所要讨论的是狭义的月经失调,包括月经先期、月经后期、经行先后无定期、经期延长、月经量多、月经量少、月经错杂等7个病种。前面6大病种,定义明确,自成体系,而月经错杂常系两个病种并存,症状复杂,病变多端,又为临床所常见。因此,本节亦一并列述,以应临床所需。

一、月经先期

月经先期,即月经周期提前7天以上,甚至10余日一行,达连续两个周期以上者。月经先期既是病名,又是症状,属于西医有排卵型功能失调性子宫出血范畴。若周期仅提前数天,无其他不适,则属正常范畴,如偶尔一次超前,亦不做疾病论。

月经先期,中医称为"经早""经期超前""经行先期""经水不及期"等,其病变部位在冲任二脉,常见证型有血热、郁热、虚热、气虚、血瘀等。临床虽有虚实之分,但以虚证居多。本病如及时治疗,一般能获愈,预后良好。

就临床资料分析,月经先期有以下特点:①月经周期规则或缩短为20天左右,经期正常,经前可有短期乳胀或少腹胀,月经来潮时伴轻度下腹不适,常有不孕或早孕流产史;②月经先期属于以周期异常为主的月经病,常与月经过多并见,严重者可发展为崩漏;③妇科生殖器官检查在正常范围内,BBT双相者,排卵后BBT呈坡状上升,上升幅度偏低,高温相在12天以内,一般为9～10天,BBT上升后第8天血P水平偏低。B超监测,卵巢有排卵现象,黄体不健者分泌期子宫内膜的形态往往表现为腺体分泌不足,间质水肿不明显,也可观察到腺体与间质的不同步现象。

（一）病因病机

本病的主要机制在于血热,"血热者,迫血妄行也",必然导致月经先期,正如《校注妇人良方·调经门》引王子亨方论所说:"阳太过则先期而至。"所谓阳太过,意味着火热偏甚。从中医妇科而言,火热偏甚有三种情况:天暑地热,热邪入侵血分,迫血妄行,偏于实证,临床上较为少见。阴虚之体,肝肾不足,高温相偏短偏低,或高温相提前上升,与阴虚火旺有关,不仅先期,而且量多,阴虚稍久,亦致阳虚,是以BBT高温相偏低,在临床上较为多见。情志失调,愤怒急躁,忧郁紧张,心肝郁火,迫血妄行,亦致先期,此属虚实夹杂,临床上亦常见。

此外,尚有气虚、血瘀者。气虚与脾虚有关,常称为脾气虚,与劳倦过度、饮食失调、思虑过多、坐卧较久、缺乏运动等关系密切。脾虚气弱,不能协助子宫冲任之固藏,故见月经先期,但大多与心肝郁火有关,所以属于兼证。血瘀导致月经先期,更与心肝郁火有关，亦属于兼夹证。

1. 血热

素体阳盛，或嗜食辛辣，或感受热邪，热入血分，热伤冲任，迫血妄行，冲任子宫失于固藏，故月经先期而至，此属实证。

2. 郁热

素体抑郁，或愤怒急躁，情志失调，心情不畅，热扰冲任，迫血妄行，故月经先期而至。此乃虚实夹杂证。

3. 虚热

素体阴虚，或失血伤阴，或久病，或多产房劳，暗耗营阴，或劳于工作，肝肾不足，阴虚火旺，虚热内生，迫血妄行，冲任子宫失于固藏，故月经先期而至。此属虚证。

4. 气虚

素体虚弱，劳倦过度，饮食失调，思虑伤脾，中气虚弱，不能司子宫冲任之固藏，故月经先期。

5. 血瘀

经产之余瘀未净，留蓄于子宫，或肾虚冲任失于通达，肝郁气滞，滞则经血郁阻成瘀，瘀阻伤络，络损血溢，故月经先期。

西医学认为，月经先期属于有排卵型功能失调性子宫出血黄体功能不足的范畴，多由于卵泡发育不良、LH 排卵高峰分泌不足或 LH 排卵峰后低脉冲缺陷而导致的黄体期孕激素的分泌量不足，或黄体的衰退过早，引起子宫内膜分泌反应不良，常表现为月经周期的缩短。

（二）诊断与鉴别诊断

1. 诊断

（1）临床表现：月经提前 7 天以上，甚则一月两行，且连续出现两个月经周期以上，亦可伴有经量、经色、经质的改变及全身症状。

1）月经先期有轻重之分：临床既有血热或气虚的单一病变，又可见多脏同病或气血同病之证，如脾病可及肾，肾病亦可及脾，或出现脾肾同病。

2）月经先期有急慢性之别：急者起病突然，无任何征兆，慢者常周期逐渐缩短，患者开始未意识到，直至十天半月一潮才有所警觉，前往就诊。

3）月经先期的并发症：月经提前，常伴经血量多，气随血耗，阴随血伤，可变生气虚、阴虚、气阴两虚或气虚血热等；经血失约可出现经水淋漓，至期难尽。周期提前、经量过多、经期延长并见者，有发展为崩漏之虞。

（2）检查

1）妇科检查：常无阳性体征，需排除炎症、肿瘤等器质性疾病。

2）辅助检查：①测量基础体温：因黄体功能不足而月经先期者，基础体温（BBT）呈双相型，但黄体期少于 12 天，或排卵后体温上升缓慢，上升幅度<0.3℃；②诊断性刮宫：月经来潮 12 小时内刮取子宫内膜组织活检，结果常呈分泌反应不良。

2. 鉴别诊断

本病除要排除炎症、肿瘤等器质性病变外，尚需与经间期出血相鉴别。一般经间期出血发生在月经周期第12~16天，且出血量少，时间短，多在BBT上升前出血；而月经先期每次出血量大致相等，出血时间也不在排卵期内，出血时间亦较长。

（三）辨证施治

本病以血热证型为主，治疗以清热凉血为要，但清热不宜用大苦大寒的药物，以防滞血留瘀。如兼夹有血瘀，宜和血化瘀，促瘀血下行，但不宜破血伤正，以免损耗阴血。

1. 主要证型

（1）血热证

1）证候：月经先期，量多，色红，质黏稠或有小血块，烦躁口渴，小便黄赤，大便干结，舌质红，苔黄，脉数有力。

2）分析：阳盛则热，热扰冲任、子宫，冲任不固，经血妄行，故月经提前来潮，经量增多；血为热灼，故经色深红或紫红，质黏稠；热邪扰心则心烦；热甚伤津则口干，小便黄，大便燥，面赤，舌红，苔黄，脉数，均为热盛于里之象。

3）基本治法：清热凉血调经。

4）方药运用：清经散（《傅青主女科》）加减。

丹皮、黄柏、茯苓、泽泻、白芍、干地黄、焦山楂各10g，地骨皮9g，青蒿、炒黄芩各6g。

方中丹皮、青蒿、黄柏清热泻火凉血；地骨皮、干地黄清虚热而滋肾水；白芍养血敛阴；茯苓、泽泻行水泻热。全方清热泻火，凉血养阴，使热去而阴不伤，血安而经自调。

5）服法：经前及经期每日1剂，水煎分2次服。

6）加减：经量偏多者，去茯苓、泽泻之渗利，加炒地榆、炒槐花、墨旱莲各10g；大便偏溏者，去炒黄柏，加炒白术、焦建曲各10g，砂仁（后下）3g。

（2）郁热证

1）证候：月经先期，量偏多，偶有减少，色紫红，有血块，胸闷嗳气，烦躁，乳房做胀或心烦易怒，夜寐甚差，口苦咽干，舌质红，苔薄黄，脉弦数。

2）分析：肝郁化热，热扰冲任，经血妄行，故月经提前；肝郁疏泄失调，血海失司，故经量或多或少；热灼于血，故色紫红，有血块；气滞血瘀，则经行不畅，或有血块；气滞肝经，热伤心神，则胸闷嗳气，烦躁，乳房做胀或心烦易怒，夜寐甚差；口苦咽干，舌质红，苔薄黄，脉弦数均为肝郁化热之象。

3）基本治法：清肝解郁调经。

4）方药运用：丹栀逍遥散（《校注妇人良方》）加减。

黑山栀9g，丹皮、当归、白芍、白术、茯苓各10g，醋炒柴胡、生甘草、墨旱莲各6g，钩藤（后下）15g，莲子心3g。

方中丹皮、栀子、钩藤、莲子心、墨旱莲、柴胡疏肝解郁，清热凉血；当归、白芍养血柔肝；白术、茯苓、甘草健脾补中。

5）服法：经前及经期每日1剂，水煎分2次服。

6）加减：经行不畅，加丹参、泽兰、山楂各10g；经行量多，去当归，墨旱莲改为10g，加女贞子10g，碧玉散（包煎）10g。

(3) 虚热证

1) 证候：月经先期，量多或少，头晕心悸，腰膝酸软，夜寐甚差，手足心热，舌红，苔少或无苔，脉细数。

2) 分析：阴虚内热，热扰冲任，冲任不固，经血妄行，故月经提前；阴虚血少，冲任不足，故经血量少；若虚热伤络，血受热迫，经量可增多；营血不足，心神失养，故头晕心悸，夜寐甚差；阴虚，肾失于濡养则腰膝酸软；手足心热，舌红，苔少或无苔，脉细数均为阴虚内热之象。

3) 基本治法：养阴清热调经。

4) 方药运用：两地汤（《傅青主女科》）加减。

地骨皮、丹皮各10g，麦冬6g，玄参、白芍、生地、怀山药、墨旱莲各10g，茯苓9g。

方中生地、玄参、麦冬养阴滋液，壮水以制火；地骨皮清虚热，泻肾火；白芍养血敛阴。全方重在滋阴壮水，水足则火自平，阴复而阳自秘，故经行如期。

5) 服法：经前及经期每日1剂，水煎分2次服。

6) 加减：头昏头晕者，加钩藤（后下）20g，白蒺藜10g以平肝潜阳；经量过多者，加炙龟板（先煎）15g，女贞子10g以滋阴清热止血。

2. 兼证型

(1) 兼气虚证

1) 证候：月经先期，量多，色淡红，质清稀无血块，头昏神疲，气短懒言，纳食较少，大便或溏，小腹空坠，舌质淡，苔薄而润，脉虚大无力。

2) 分析：脾主中气而统血，脾气虚弱，统血无权，冲任不固，故月经提前而至，量多；气虚火衰，血失温煦，故经色淡，质清稀；脾虚中气不足，清阳不升，故头昏神疲，气短懒言，小腹空坠；运化失职，故纳少便溏；舌淡红，苔薄而润，脉虚大无力均为脾虚。

3) 基本治法：健脾益气，固冲摄血。

4) 方药运用：归脾汤（《济生方》）加减。

黄芪、党参各15g，白术、茯苓、炙甘草、煨木香、炙远志、陈皮各6g，白芍、合欢皮各10g。

本方以党参、黄芪益气，白术、茯苓、炙甘草、煨木香健脾补中，白芍养血敛阴，合欢皮、炙远志宁心固冲，陈皮理气。

5) 服法：经前经期每日1剂，水煎分2次服。

6) 加减：经量过多者，去茯苓，加煅龙骨、煅牡蛎各15g，赤石脂10g以固涩止血；小腹冷痛，形体畏寒者，加炮姜、艾叶各6g，补骨脂10g以温补脾肾之阳气。

(2) 兼血瘀证

1) 证候：月经先期，量多或少，色紫红，有大血块，小腹胀痛，胸闷烦躁，口渴不欲饮，舌质紫暗或有瘀斑，脉弦涩。

2) 分析：经产之余瘀留蓄子宫或肝郁气滞，经血瘀阻，伤及冲任，新血不得归经，故月经提前来潮，量多或少，有大血块；瘀血阻滞，经脉气机不畅，故小腹胀痛，胸闷烦躁，口渴不欲饮；舌质紫暗或有瘀斑，脉弦涩均为瘀血阻滞之象。

3) 基本治法：活血化瘀调经。
4) 方药运用：加味失笑散（夏桂成经验方）。

丹参、当归、赤芍、制香附各 10g，益母草 15g，艾叶、山楂、合欢皮、五灵脂、川续断、甘草各 6g。

本方以失笑散为基本方，五灵脂通利血脉，化瘀止血不留瘀，丹参、当归、赤芍、益母草、香附、山楂调经排瘀，合欢皮、川断补肾宁心，艾叶温通冲任而不留瘀，甘草调和诸药。

5) 服法：经前 2～3 天每日 1 剂，水煎分 2 次服，经来停服。
6) 加减：小腹做胀明显者，加乌药、青陈皮各 6g，小茴香 3g 以理气调经；小腹冷痛者，加官桂、吴茱萸各 3g 以温经化瘀。

（四）其他治疗

1. 中成药

(1) 六味地黄丸（《中华人民共和国药典》方）：每次 4g，每日 2 次。经净即服，经行停服。适用于虚热证。

(2) 乌鸡白凤丸（《中华人民共和国药典》方）：每次 4g 或 1 丸，每日 2 次。经后始服，经行停药。适用于气血两虚证。

2. 针灸

(1) 基本治疗

1) 主穴：关元、气海、血海、三阴交。
2) 配穴：实热证加曲池或行间，虚热证加太溪，气虚证加脾俞、足三里，月经过多加隐白，腰骶疼痛加肾俞、次髎。
3) 操作：关元、三阴交用平补平泻法，气海用补法，血海用泻法。配穴按虚补实泻法操作。气虚者，针后加灸或用温针灸。

(2) 耳针法：选皮质下、内生殖器、内分泌、肾、肝、脾。每次 2～4 穴，毫针刺，中等刺激，或用耳穴贴压法。

(3) 皮肤针法：选背腰骶部夹脊穴或背俞穴，下腹部任脉、肾经、脾胃经，下肢足三阴经，用梅花针叩刺至局部皮肤潮红，隔日 1 次。

(4) 穴位注射法：选关元、三阴交、气海、血海、肝俞、脾俞、肾俞。每次 2～3 穴，用 5% 当归注射液或 10% 丹参注射液，每穴注入药液 0.5ml，隔日 1 次。

一般多在经前 5～7 天开始治疗，至下次月经来潮前再治疗，连续 3～5 个月，直到病愈。若行经时间不能掌握，可于月经净止之日起针灸，隔日 1 次，直到月经来潮时为止，连续治疗 3～5 个月。

二、月经后期

经行后期即月经周期延长 7 天以上，甚则两三个月一行。经行后期既是病名，又是症状，属于西医有排卵型功能失调性子宫出血范畴。一般认为，经行后期要连续出现两个周期以上。若仅延迟 7 天以内，无其他症状出现，或偶尔一次周期错后，均不做本病论。此外，青春期月经初潮后 1 年内或围绝经期周期时有延后而无其他症状者，亦不做疾病论。

经行后期，中医又称为"至期不来""月经延后""月经落后""经迟"等，病变部位在冲任二脉，常见证型有肾虚、血虚、血寒、瘀滞、痰湿等。本病不外虚实两端，然虚与实常相互兼夹。根据临床特点和疗效观察，如及时治疗，本病一般能获愈，预后良好。

就临床资料分析，月经后期有以下特点：①可发生于月经初潮至绝经间的任何年龄，感寒饮冷、情志不遂、多食肥甘或肥胖女性多见。西医所谓功能失调性子宫出血伴月经延后者，可参照本病治疗。②青春期女性患本病者多乳房发育略差，子宫略小，双侧卵巢可略小或略大，B超可见卵泡，BBT单相或低温相偏长；更年期妇女患本病者子宫正常或略大，卵巢无特殊。血FSH、LH水平偏低或正常，血E_2水平可正常或略高。③月经后期如伴经量过少，常可发展为闭经。

(一) 病因病机

本病的主要病理在于阴虚。阴不足则阴长运动不及，带下少，经后的初中期大大延长，故而月经周期延后。《校注妇人良方·调经门》引王子亨方论说："阴不足则后期而来。"所谓阴不足者，首先意味着肾阴癸水之不足也。就月经周期而言，阴半月阳亦半月，说明阴长运动在半月内必须达到重阴，然后进入经间排卵期。若阴长运动迟缓，在半月内仍在经后的初中期，则月经周期错后。阴虚之所以形成，首先在于肾虚，与劳累、烦躁、紧张、长期睡眠偏少、睡眠迟过有关。其次是肝阴不足。肝为肾之子，肾水能养木，但反过来肝木亦有辅助肾水的作用，故前人谓"乙癸同源"。阴虚亦常与阳有关，因阴阳互根，阴虚能及阳，阳虚亦能及阴，这是月经后期中最为主要的病因和病机演变。

本病尚有血寒、瘀滞、痰湿等兼夹因素。血寒常与素体阳虚及经期受寒饮冷有关，瘀滞常因心肝气郁、情绪不畅及经行排经不利而成，痰湿多见于脾肾阳有所不足之体，或肝郁气滞导致痰湿滋生。

西医认为，排卵障碍、排卵延迟、雌孕激素分泌不足等均可引起月经后期。

(二) 诊断与鉴别诊断

1. 诊断

(1) 临床表现：月经周期延后7天以上，甚则2~3个月一行，并连续出现2次以上，可伴有经量、经血、经质的异常及全身症状。

1) 月经后期有轻重之分：轻者多40~50天一潮，重者可4~5个月一潮。

2) 月经后期有急慢性之别：可因一时生活调摄不慎突然月经滞后，亦可逐渐周期延后，从40~50天一潮逐渐发展成4~5个月一潮。

3) 月经后期的并发症：本病若治疗不及时或失治，日久病深，常可发展为闭经、不孕、流产等。

(2) 检查

1) 妇科检查：一般子宫发育正常或偏小。

2) 辅助检查：①测量基础体温：了解患者有无排卵；②宫颈黏液结晶检查：了解患者体内雌激素水平；③激素E_2、P、FSH、LH、PRISMS：了解性腺功能是否低下或异常；④B超检查：了解子宫、卵巢的发育情况和病变。

2. 鉴别诊断

本病主要与以下疾病相鉴别。

(1) 并月与居经：并月指身体无病而月经常呈两个月一行，居经为身体无病而月经经常3个月一行。都是较为少见的生理现象，周期固定，且不伴有其他症状。

(2) 妊娠：育龄期妇女既往月经如期而至，有性生活史，未避孕而月经闭止，伴恶心、呕吐、乳房做胀、下腹逐渐膨隆，脉滑，尿妊娠试验呈阳性。

(3) 胎漏与胎动不安：多见于妊娠早期，阴道少量出血，或伴下腹疼痛、腰酸或腹坠。

(三) 辨证施治

本病总的治疗原则以调整周期为主，重在平时。治法应本着"虚者补之，实者泻之"的原则，分别施治。虚证治以补肾养血或温经养血，实证治以理气行滞。虚实夹杂者，当分别主次而兼治之。本病属寒属虚者多，故不宜过用辛燥及破血之品，以免劫阴伤津或损伤气血。

1. 阴血亏虚证

(1) 证候：月经后期，经量偏少，色淡红，质稀，无血块，伴有头昏腰酸，心悸，平时带下甚少，夜寐欠佳，舌质淡红，少苔，脉虚细。

(2) 分析：营血衰少，冲任血海不能按时盈满，故月经后期量少；血虚赤色不足，精微不充，故色淡，质稀，无血块；血虚心脑失养，故头昏心悸，夜寐欠佳；阴血亏少，肾及带脉失于濡养，故腰酸，带下甚少；舌质淡红，少苔，脉虚细亦属阴血亏虚之象。

(3) 基本治法：滋阴养血。

(4) 方药运用：小营煎（《景岳全书》）加味。

当归、白芍、熟地、山萸肉、枸杞子各10g，炙甘草6g，焦山楂9g。

方中当归、白芍养血柔肝，熟地、山萸肉、枸杞子滋肾养肝，焦山楂、炙甘草健脾益气。气血充盛则经自调矣。

(5) 服法：月经后期水煎，分2次服。

(6) 加减：脾运不佳，大便偏溏者，去当归，加炒白术10g，砂仁（后下）3g；心神不宁，心悸失眠者，加五味子、炒枣仁各6g。

2. 血寒证

(1) 证候：月经后期，量少，色黯或淡，质清稀，小腹冷痛，腰膝酸冷，神疲乏力，小便清长，大便溏薄，面色青白，舌淡胖嫩，脉弱无力。

(2) 分析：阳气不足，阴寒内盛，不能温养脏腑，气血生化不足，气虚血少，冲任不充，血海满溢延迟，故月经后期，量少；阳虚血失温煦，故色黯或淡，质清稀；阳虚不能温煦子宫，故小腹冷痛；阳虚肾气不足，外府失养，故腰膝酸冷；神疲乏力，小便清长，大便溏薄，面色青白，舌淡胖嫩，脉弱无力均为阳虚失煦，不能生血行血，血脉不充之象。

(3) 基本治法：温经理气。

(4) 方药运用：温经汤（《妇人大全良方》）加味。

当归、赤白芍、莪术、党参、川续断、川牛膝各10g，川芎、炙甘草各6g，制香附9g，肉桂（后下）3g。

方中肉桂温经散寒，当归、川芎、香附行气活血调经，四药配伍有温经散寒调经的作用；党参、甘草甘温补气，助肉桂通阳散寒；白芍、川断滋阴补肾养血；莪术、牛膝、赤芍活血祛瘀。全方共奏温经散寒，活血祛瘀，益气通阳调经之效。

(5) 服法：经前、经期水煎，分2次服。

(6) 加减：肾阳亏虚，虚寒所致者去莪术，加杜仲、炒狗脊、鹿角片（先煎）各10g，仙灵脾9g；大便溏泄，日行2～3次者，去当归、川牛膝，加炒白术、六曲各10g，炮姜5g。

3. 瘀滞证

(1) 证候：月经后期，量少，色紫黯，有血块，小腹胀痛，胸闷烦躁，乳房做胀，舌质暗红，苔薄黄，脉弦或细弦。

(2) 分析：抑郁伤肝，疏泄不及，气机不畅，血为气滞，血海不能按时满溢，故月经后期，量少，色紫黯，有血块；肝郁气滞，经脉壅阻，故小腹胀痛，胸闷烦躁，乳房做胀；脉弦或细弦为气滞之征；肝郁则舌质暗红，化热则苔薄黄。

(3) 基本治法：理气行滞，活血调经。

(4) 方药运用：七制香附丸（《济阴纲目》）加减。

制香附9g，当归、丹皮、赤芍、白芍各10g，艾叶、乌药、川芎、柴胡、红花、片姜黄各6g，延胡索9g。

方中香附理气解郁，宣三焦之壅滞；当归、白芍、川芎养血柔肝化瘀；艾叶温理下焦；乌药、延胡索理气行滞止痛；红花、片姜黄活血化瘀，消癥散结；丹皮、赤芍清虚热，又能制理气药之燥性；柴胡、乌药疏肝解郁。诸药与香附同浸，取其性而去其药，则香附行气之力更专，解郁之效更捷。本方多以丸剂服用，临床常与逍遥散、益母草膏（冲剂）等配合应用，其效益甚。

(5) 服法：经前、经期水煎，分2次服。

(6) 加减：偏于血瘀者，加桃仁、五灵脂各10g；脾胃薄弱，大便溏泄者，去当归，加炒白术、焦楂曲各10g，广陈皮6g。

4. 痰湿证

(1) 证候：月经后期，经量偏少，且渐次减少，色淡红，质黏稠，形体肥胖，胸闷烦躁，口腻痰多，平时白带甚少，或带多黏腻，舌苔黄白腻，脉细滑。

(2) 分析：痰湿内停，阻滞经络，气血运行不畅，血海不能按时满盈，故月经后期，经量偏少，且渐次减少，色淡红，质黏稠；痰湿内阻，中阳不振，故形体肥胖，胸闷烦躁，口腻多痰；痰湿下注，伤及任、带二脉，故平时白带甚少，或带多黏腻；舌苔黄白腻，脉细滑为痰湿内停之象。

(3) 基本治法：燥湿化痰，理气调经。

(4) 方药运用：苍附导痰汤（《叶天士女科诊治秘方》）加减。

制苍术、炒当归、茯苓、制香附、山楂各10g，陈皮、制半夏、广郁金、炒枳壳各6g，川续断9g。

方中二陈汤化痰燥湿，和胃健脾；苍术、茯苓燥湿健脾；香附、枳壳理气行滞；当归、川断养血益肾；广郁金疏肝解郁，理气调经；山楂化痰消滞。全方有燥湿化痰，理气调经之功。

(5) 服法：经后期水煎，分2次服。

(6) 加减：经期加入泽兰、丹参各 10g，茺蔚子 15g 以调经；如烦躁口苦，苔黄腻，加黄连 3g，钩藤（后下）15g，炒丹皮 10g；如大便偏溏，形体畏寒，苔白腻，去炒枳壳，加炮姜 5g，制附片 6g，焦建曲 10g。

(四) 其他治疗

1. 中成药

芎归平胃丸（《中药成方手册》）每次 6g，每日 2 次，适用于痰湿性月经后期、量少。

2. 针灸

(1) 基本治疗

1) 主穴：气海、归来、血海、三阴交。

2) 配穴：实寒证加神阙、子宫，虚寒证加命门、腰阳关。

3) 操作：气海、三阴交用毫针补法，亦可用灸法，归来用泻法，配穴按虚补实泻法操作，可用灸法或温针灸。

(2) 耳针法：选皮质下、内生殖器、内分泌、肾、肝、脾。每次选 2～4 穴，毫针刺，中等刺激，或用耳穴贴压法。

(3) 皮肤针法：选背腰骶部夹脊穴或背俞穴，下腹部任脉、肾经、脾胃经，下肢足三阴经，用梅花针叩刺至局部皮肤潮红，隔日 1 次 6。

(4) 穴位注射法：选关元、三阴交、气海、血海、肝俞、脾俞、肾俞。每次 2～3 穴，用 5% 当归注射液或 10% 丹参注射液，每穴注入药液 0.5ml，隔日 1 次。

一般多在经前 5～7 天开始治疗，至下次月经来潮前再治疗，连续 3～5 个月，直到病愈。若行经时间不能掌握，可于月经净止之日起针灸，隔日 1 次，直到月经来潮时为止，连续治疗 3～5 个月。

三、月经先后无定期

月经先后无定期，即月经周期时或提前时或延后 7 天以上，且连续 3 个周期以上。月经先后无定期既是病名，又是症状，中医又称之为"经水先后无定期""经水不定""经行或前或后""月经愆期""经乱"等。本病部位在冲任二脉，常见证型有肝郁、肾虚、脾弱等。本病临床虽有虚实之分，但常见肝肾同病、脾肾同病、肝脾同病等复杂证候，如及时治疗，一般能获愈，预后良好。

就临床资料分析，月经先后无定期有以下特点：①发病年龄从青春期到围绝经期不限，以育龄期妇女为常见。②本病类似于功能失调性子宫出血中的卵泡发育迟缓型。排卵延后，故月经后期而行；虽有排卵，但排卵后黄体发育不全，过早衰退，故月经提前而至。③若以提前为主，又有经量增多、经期延长者，可向崩漏转化；若以延后为主，又经量减少者，可向闭经转化。

(一) 病因病机

本病的主要病理变化在于肝郁。肝郁的原因有两个方面：外者，与情志抑郁、紧张烦躁等较长期的刺激有关，即前人所谓的情志因素；内者，是内在的脏腑功能失调，大多与肾虚有关。肾者属水，有滋养肝木、舒发肝气的作用，乃母子关系。肾虚肝木之气容易失调，而肝者体阴而用阳，体阴不足，用阳不及，肝气不舒，故致肝郁；脾胃失和，后天之本不足，生化乏源，亦可致肝郁，且女子本体亦存在"血少气多"的状态，是以极易发生肝郁。肝郁气滞，失于疏泄，不仅影响阴阳的消长及转化运动，推迟月经来潮，而且气滞则血滞，血滞则经行不利，亦可使月经延后。肝郁得阴虚之体，或持续不断地情志因素刺激，将加剧肝郁；气有余便化火，或导致气逆，气逆亦易化火，火热迫血妄行，促使阴阳消长转化运动加快，从而使月经先期，经行量多；火热下泄，让位于肝郁气滞，导致月经后期，经行量少；肝气下泄者少，气郁渐增剧，自然又将化火，火热甚则月经先期，故出现先后无定期。

本病病机还有肾虚、脾弱两者。肾虚者，阴虚阳虚也。阴虚则火旺，不仅迫血妄行，而且促使阴阳消长转化运动加快，转化太过而使月经先期；阳虚者运动不足，推迟阴阳消长转化运动，使月经后期；阳虚阴少，物质基础薄弱，阴长运动迟缓，故使月后期。脾弱者，后天生化之源不足，癸水血液衰少，阴阳消长转化运动不及，故月经后期；脾有统血摄纳的作用，如有所不足，可导致月经先期。在肾虚与脾弱过程中，常有肝郁相兼，是以先后无定期。

西医学认为，本病属于功能失调性子宫出血的范畴。

1. 主要证型

（1）肝郁：肝藏血，司血海，主疏泄。肝气条达，疏泄正常，血海按时满盈，则月经周期正常。若情志抑郁，或愤怒伤肝，以致肝气逆乱，疏泄失司，则气血失调，血海蓄溢失常。疏泄太过则月经先期而至，疏泄不及则月经后期而来，遂致月经先后无定期。

（2）肾虚：肾为先天之本，主封藏。从经血而论，肾又主施泄，正如《景岳全书·妇人规》所说："经血为水谷之精气……施泄于肾。"若素体肾气不足或多产房劳、大病久病伤肾，或少年肾气未充，或绝经之年肾气渐衰，肾气亏损，藏泻失司，则冲任失调，血海蓄溢失常。若应藏不藏，则经水先期而至，当泻不泻，则月经后期而来，故月经先后无定期。

2. 兼证型

脾弱月经先后无定期的发生与肝疏泄失调有关，然肝与脾为相克关系，肝病可以克脾土，使脾生化气血和统血摄血功能失常，故发为本病。

（二）诊断与鉴别诊断

1. 诊断

（1）临床表现：月经不按周期而至，或一月两至，或逾月不来，提前或错后均超过7天，并连续出现3个周期以上，同时伴有经量、经色、经质的改变及全身症状。

1）月经先后无定期有轻重之分：轻者月经来潮虽忽早忽迟，但尚有规律可循；重者周期紊乱严重，无规律可循。

2）月经先后无定期有急慢性之别：急性者发病突然，亦有未及时治疗而转成慢性者。

3）月经先后无定期的并发症：以提前为主者常合并经量增多、经期延长，可向崩漏转化；以延后为主者常合并经量减少，可向闭经转化。

（2）检查

1）妇科检查：排除先天子宫发育不良。

2）辅助检查：①测量基础体温：了解患者排卵及黄体功能；②宫颈黏液检查：了

解患者体内激素水平变化；③激素 E_2、P、LH、FSH 测定：了解患者内分泌状态。

2. 鉴别诊断

本病应注意与以下疾病相鉴别。

(1) 月经先期：月经周期缩短，提前7天以上，但无月经周期的延后。

(2) 月经后期：月经周期延后，超过7天以上，但无月经周期的提前。

(3) 崩漏：月经不按周期而至，出血量或如崩或似漏，是期与量的严重紊乱；月经先后无定期仅突出表现为周期方面先后无定。

(三) 辨证施治

本病辨证应结合月经的量、色、质及脉象综合分析。一般量或多或少，色黯红，或有血块，少腹胀甚，连及胸胁，舌苔正常，脉弦者为肝郁；经量少，色淡，质清，腰部酸痛，舌淡脉细弱者属肾虚；量少或多，色红质稀，腹胀矢气，大便易溏，脉细弱，舌质淡红，苔腻者属脾虚。本病治疗以疏肝、补肾、健脾和调理冲任气血为主，常在疏肝益肾的基础上健脾，调畅冲任。

1. 主要证型

(1) 肝郁证

1) 证候：经期或先或后，经量或多或少，色正常或暗红，有小血块，行而不畅，小腹胀痛，胸闷不舒，两乳房做胀，精神抑郁或急躁易怒，舌苔黄白微腻，脉弦。

2) 分析：郁怒伤肝，肝失疏泄，血海蓄溢失常，故月经周期先后不定，经量或多或少；气郁血滞则经行不畅，有血块；肝脉循少腹，布胁肋，肝郁气滞，经脉不利，故胸胁、乳房、少腹胀痛；气郁不舒，故胸闷，精神抑郁，或急躁易怒；苔薄黄，脉弦为肝郁气滞之象。

3) 基本治法：疏肝解郁，养血调经。

4) 方药运用：逍遥散（《太平惠民和剂局方》）加减。

当归10g，赤白芍各10g，炒柴胡5g，白术10g，茯苓10g，陈皮6g，制香附6g，焦山楂10g，炒丹皮10g。

方中柴胡疏肝解郁，香附助柴胡疏肝调经，当归、白芍养血调经，赤芍、丹皮清泻肝热，白术、茯苓、陈皮健脾和胃。全方重在疏肝理脾，肝气得舒，脾气健运，则经自调。

5) 服法：水煎分服，每日1剂。

6) 加减：后期为主者，加台乌药6g，小茴香5g；先期为主者，加焦山栀10g，砂仁（后下）5g，黄芩10g。

(2) 肾虚证

1) 证候：月经先后无定期，量少或多，色淡红，质偏稀，伴头昏腰酸，小便频数，夜寐欠佳，舌质淡红或红裂，苔少，脉细数或沉弱无力。

2) 分析：肾气虚弱，封藏失司，冲任不调，血海蓄溢失常，故月经先后无定期；肾气亏损，阴阳两虚，阴不足则经血少，阳不足则经色淡红，质清稀；心神失养则头昏，夜寐欠佳；腰骶酸痛，小便频数，舌淡苔白，脉细弱均为肾气不足之象。

3) 基本治法：养血补肾调经。

4) 方药运用：定经汤（《傅青主女科》）加减。

当归、白芍、怀山药、熟地、川续断、菟丝子各 10g，荆芥 6g，柴胡 5g，五味子 5g。

方中当归、白芍养血柔肝调经；菟丝子、川续断、熟地、五味子补肾气，益精血，养冲任；柴胡、荆芥清香以疏肝解郁；山药健脾和中而利肾水。全方疏肝肾之郁气，补肝肾之精血，肝气舒而肾精旺，气血调和，冲任得养，血海蓄溢正常，则经水自能定期而潮。

5）服法：水煎分服，每日 1 剂。

6）加减：肾阳偏虚者，加巴戟天 9g，鹿角霜 9g，肉桂（后下）3g；阴虚火旺者，加钩藤（后下）15g，炙龟板（先煎）15g，炒黄柏 9g。

2. 兼脾弱证

(1) 证候：月经先后无定期，常以后期为多，量少或多，色红或淡红，质偏稀，伴有头昏心悸，神疲乏力，腹胀矢气，大便易溏，胸闷烦躁，胃脘不舒，纳食欠佳，脉细弱，舌质淡红，苔腻。

(2) 分析：肝与脾为相克关系，肝疏泄失调，则肝木克脾土，脾生化气血和统血摄血功能不足，血海蓄溢失常，故发为月经先后无定期，且以后期为多，量少或多，色红或淡红，质偏稀；脾气虚弱，清阳不升则头昏心悸，神疲乏力；脾失健运则胃脘不舒，纳食欠佳，腹胀矢气，大便易溏；肝郁气滞则胸闷烦躁；脉细弱，舌质淡红，苔腻皆为脾气虚弱之象。

(3) 基本治法：健脾和胃，理气调经。

(4) 方药运用：归芍六君汤（《太平惠民和剂局方》）加味。

丹参、白芍各 10g，党参 15~30g，炒白术 10g，炙甘草 6g，广陈皮 6g，茯苓 12g，制半夏 5g，煨木香 6g，制香附 9g。

方中丹参、白芍滋阴养血活血；党参、茯苓、白术、炙甘草为四君子汤，佐煨木香补脾益气；半夏、陈皮理气和中；制香附理气调经。脾气健运，得以发挥统血摄血功能，冲任调和，血海蓄溢正常，经水自能定期来潮。

(5) 服法：每日 1 剂，水煎分 2 次服。

(6) 加减：行经期量多者，去丹参，加砂仁（后下）5g，血余炭 10g，茜草炭 10g；经行量少者，去白芍，加赤芍 10g，泽兰叶 10g，益母草 15g；小腹有冷感者，加炮姜 5g，艾叶 6g。

（四）其他治疗

1. 中成药

(1) 妇科十味片（夏桂成经验方）

1）处方：香附、甘草、党参、白术、当归、熟地、白芍、红枣、茯苓。

2）服法：每次 4 片，每日 3 次，经前期服。

3）适应证：月经不调，经来腹痛。

(2) 逍遥丸：每次 4g，每日 2 次，适用于肝郁证。

(3) 越鞠丸：每次 4g，每日 2 次，适用于肝郁证。

2. 针灸

(1) 基本治疗

1) 主穴：关元、肝俞、三阴交、交信。
2) 配穴：肝郁加期门、太冲，肾虚加肾俞、太溪，胸胁胀痛加膻中、内关。
3) 操作：肝俞用毫针泻法，其余主穴用补法，配穴按虚补实泻法操作。

（2）耳针法：选皮质下、内生殖器、内分泌、肾、肝、脾。每次选2～4穴，用毫针中等刺激，或用耳穴贴压法。

（3）皮肤针法：选背腰骶部夹脊穴或背俞穴，下腹部任脉、肾经、脾胃经，下肢足三阴经，用梅花针叩刺至局部皮肤潮红，隔日1次。

（4）穴位注射法：选关元、三阴交、气海、血海、肝俞、脾俞、肾俞。每次2～3穴，用5%当归注射液或10%丹参注射液注射，每穴注入药液0.5ml，隔日1次。

一般多在经前5～7天开始治疗，至下次月经来潮前再治疗，连续3～5个月，直到病愈。若行经时间不能掌握，可于月经净止之日起针灸，隔日1次，直到月经来潮时为止，连续治疗3～5个月。

四、经期延长

经期延长即月经周期基本正常，但行经时间超过7天，甚则淋漓半月始净。经期延长既是病名，又是症状，与西医的排卵性功能失调性子宫出血的黄体萎缩不全相符合。

本病中医又称为"月水不断"，"经事延长"，"月水不绝"等，病变部位在冲任二脉，常见证型有瘀热、肾虚、湿热等。临床虽有虚实之分，但以虚实兼夹证居多，如及时治疗，一般能获愈，预后良好。

就临床资料分析，经期延长有以下特点：①发病年龄从青春期到围绝经期不限，以育龄期妇女计划生育手术后及盆腔炎患者常见。②经期延长是以经期异常为主的病症，多为功能性病变，常见于黄体未能及时全面萎缩，或月经来潮后雌激素水平偏低者。③月经周期基本正常，可伴有经量增多或腹痛腰酸，白带增多。

（一）病因病机

本病的主要机制在于瘀热，而且以瘀为主。瘀者，阻塞不通也。《校注妇人良方·调经门》曰："或因劳损气血而伤冲任，或因经行而合阴阳，以致外邪客于胞内，滞于血海故也。"提示本病排经不畅，也就是崩漏中所谓"瘀结占据血室，致血不归经也"。本病有周期性，但阳偏弱，阳长维持时间偏少偏短，故瘀浊虽有溶解，但溶解不尽，以致脱落不全，时间延长。血热亦是本病常见的因素，正如《叶天士女科证治·调经》谓："经来十日半月不止，乃血热妄行也，当审其妇曾吃椒姜热物过度。"热与瘀相合，是以形成瘀热的病理变化。此外，《女科证治约旨·经候门》认为，本病乃因"气虚血热妄行不摄"所致。

本病尚可兼夹肾虚、湿热。肾虚常是最主要的病理变化，但在出血期间，只能作为兼夹因素予以照顾之。湿热可能有两方面原因：一是原有的湿热因素在出血期可能加剧瘀热，使经期更加延长；二是继发因素，由于经期延长，子宫血室有泻无藏，湿邪下侵上行，亦将使经期延长，病情变得更为复杂和顽固。

1. 瘀热

素性抑郁，或愤怒伤肝，气郁血滞，或外邪客于子宫，邪与血相搏成瘀。瘀而化热，瘀热阻滞冲任、子宫，经血妄行而致经期延长。

2. 肾虚

禀赋不足，或久病伤肾，或多产房劳致肾中气阴亏耗，封藏失司，冲任不固，经血失约，故经期延长。

3. 湿热

情怀不畅，心肝气郁，克伐脾胃，不能化水谷之精微以生精血，反聚而生湿，下趋冲任二脉，蕴而生热，扰及子宫，经血妄行，故经期延长。

西医认为，本病多与有排卵性功血有关，患者黄体发育良好，但萎缩过程延长。本病多由于下丘脑-垂体-卵巢轴调节功能紊乱或溶黄体机制异常，内膜持续受孕激素影响，不能如期完全脱落，故而经期延长。

(二) 诊断与鉴别诊断

1. 诊断

(1) 临床表现：月经周期基本正常，而行经时间延长，超过 7 天以上，甚或淋漓半月始净，连续 3 个周期以上。

1) 经期延长有轻重之分：轻者病程短，8～9 天月经干净；重者月经淋漓 12～15 天，甚至 20 余天始净。

2) 经期延长有急慢性之别：有因突然患病或手术导致经期延长者，有因失治误治发展为慢性者。

3) 经期延长的并发症：常见月经过多、慢性盆腔炎等。

(2) 检查

1) 妇科检查：功能失调性子宫出血者，多无明显器质性病变；慢性盆腔炎者，妇科检查有宫体压痛、附件增粗或压痛等阳性体征；子宫肌瘤者，有时可子宫增大。

2) 其他检查：①测量基础体温：了解黄体功能。②P、LH、E_2、FSH 的测定：了解卵巢功能状况。③B 超：检查子宫卵泡发育等情况。④子宫内膜病理检查：了解有无炎性改变。⑤宫腔镜检查：排除子宫肌瘤等器质性病变。

2. 鉴别诊断

本病主要与以下疾病相鉴别。

(1) 崩漏：漏下乃经血非时而下，淋漓不断，持续时间无规律，常与崩交替出现，且月经周期紊乱。经期延长月经周期正常，持续时间延长而能自止，每月反复，有规律可循。

(2) 赤带：赤带者，月经之期量正常，经净后阴道流出似血非血的赤色黏液，绵绵不绝。本病系经血淋漓不净，所下主要是血，与赤带不同。

(三) 辨证施治

本病主要依据妇科症状进行辨证。血瘀常是出血期的主要证型，故治疗上着重化瘀止血，控制经期。总的治疗原则，应以固冲止血调经为大法，重在缩短经期，以经期服药为主。气虚者，宜益气摄血；阴虚血热者，宜滋阴清热，安神宁血；瘀损脉络者，宜化瘀止血。本病不可概投固涩之品，防止留瘀为患也。平时则应根据辨证以治本。

1. 瘀热证

(1) 证候：月经淋漓不净，量或多或少，色黯红，质黏稠，有血块，小腹胀痛或有不舒之感，胸闷烦躁，口渴咽干，夜寐甚差，尿黄便艰，舌质紫黯有瘀点，苔黄或腻，脉细数或弦涩。

(2) 分析：瘀血阻于冲任，瘀血不去，新血难安，故月经淋漓不净，量或多或少；瘀血阻滞，气血运行不畅，不通则痛，故经色黯红，有血块，小腹胀痛或有不舒之感；瘀滞化热，阻滞气机，故胸闷烦躁；热甚伤津，故口渴咽干，尿黄便艰；热扰心神，故夜寐甚差；舌质紫黯有瘀点，苔黄或腻，脉细或脉弦涩亦为瘀热之象。

(3) 基本治法：活血化瘀止血。

(4) 方药运用：加味失笑散合四草汤（夏桂成经验方）。

五灵脂 10g，蒲黄（包煎）6g，炒当归 10g，赤芍 10g，制香附 9g，川续断 10g，山楂 10g，益母草 15g，鹿衔草 15~30g，马鞭草 15g，炒枳壳 6g，茜草 15g。

方中五灵脂、蒲黄化瘀止痛，重在化瘀；炒当归、赤芍、制香附调经排瘀；鹿衔草清热止血；马鞭草清热利湿，化瘀止血；茜草化瘀止血；益母草化瘀生新；川断补肾又止血；山楂、炒枳壳行气化瘀。

(5) 服法：每日 1 剂，水煎分 2 次服。

(6) 加减：小腹做痛明显者，加延胡索 10g；大便溏泄者，去当归、炒枳壳，加白术 10g，丹参 10g，建曲 10g；湿热偏甚者，加败酱草 15g，马齿苋 10g，薏苡仁 15g。

2. 兼证型

(1) 兼肾虚证

1) 证候：月经量少，淋漓不净，色淡红，质稀，无血块，腰酸头昏，神疲乏力，形体或有畏寒，小便较频，夜寐不佳，舌质淡红，脉沉弱。

2) 分析：肾中气阴亏虚，冲任不固，经血失约，故月经淋漓不净；阴虚水亏，故经量少，色淡红，质稀，无血块；肾虚，外府经脉失养，故腰酸；精亏血少，阳气不足，故头昏，神疲乏力，形体或有畏寒；肾虚，膀胱之气不固，故小便较频，夜寐不佳；舌质淡红，脉沉弱皆为肾虚之象。

3) 基本治法：补肾固冲。

4) 方药运用：补肾固冲汤合失笑散（夏桂成经验方）。

阿胶（烊冲）10g，艾叶炭 6g，怀山药 10g，川续断 10g，炒五灵脂 10g，炒蒲黄（包煎）9g，鹿角霜 9g，杜仲 10g，补骨脂 10g，炙龟板（先煎）15g，人参 10g。

方中炙龟板滋肾固冲，人参、鹿角霜、杜仲、补骨脂温补肾阳，阿胶、山药滋阴补血，五灵脂、蒲黄化瘀止血，艾叶炭温经止血。

5) 服法：每日 1 剂，水煎分 2 次服。

6) 加减：心肝火偏旺者，加钩藤（后下）15g，炒丹皮 10g；失眠者，加龙齿（先煎）10g，炒枣仁 6g；大便溏泄者，去阿胶，加砂仁（后下）5g，炒白术 10g。

(2) 兼湿热证

1) 证候：月经量少，淋漓不净，色红，质黏稠，或夹小血块，小腹胀满，或伴有腹痛，肢体倦怠乏力，纳谷不佳，舌质红，苔黄腻，脉细濡。

2) 分析：湿邪阻于冲任胞络之间，蕴蒸生热，扰动冲任血海，湿热与血搏结，故见月经量少，淋漓不净，色红，质黏稠，或夹小血块；湿热搏结，瘀滞不通，故小腹胀满，或伴有腹痛；湿热熏蒸，故纳谷不佳；湿邪阻络，故肢体倦怠乏力；舌质红，苔黄腻，脉细濡均为湿热之象。

3）基本治法：清热化湿。

4）方药运用：加味四妙丸合加味失笑散（夏桂成经验方）。

炒黄柏 6g，薏苡仁 12g，牛膝 10g，炒蒲黄（包煎）6g，炒五灵脂、茜草各 10g，马齿苋、椿根皮各 12g，陈皮 10g。

方中黄柏苦寒下降，入肝肾，直清下焦湿热；牛膝补肝肾，引药下行，加入马齿苋、薏苡仁则清热燥湿、利湿之力更强；五灵脂、蒲黄化瘀止血调经；茜草化瘀止血；陈皮理气和中。

5）服法：每日 1 剂，水煎分 2 次服。

6）加减：心肝火旺，加钩藤（后下）10g，炒丹皮 10g；失眠者，加龙齿（先煎）10g，炒枣仁 6g；大便溏泄者，加砂仁（后下）5g，苍白术 10g。

（四）其他治疗

1. 中成药

（1）益母草膏：每次 1 汤匙，每日 2 次，冲服，适用于血瘀性经期延长。

（2）荷叶丸（《中华人民共和国药典》）

1）处方：荷叶、地黄炭、玄参、白茅根、大蓟、小蓟、棕榈炭、白芍、知母、盐炒栀子、黄芩炭、藕节、当归、香墨。

2）服法：每次 1 丸，每日 2 次，化服。

3）适应证：血热性经期延长。

（3）定坤丹（《中药成方制剂》）

1）处方：当归、人参、鹿茸、藏红花、鸡血藤、白芍、枸杞子、阿胶珠、香附、延胡索、甘草、茯苓、杜仲、川牛膝、熟地黄、于术、三七、益母草、柴胡、茺蔚子、鹿角霜、五灵脂、干姜、砂仁、川芎、黄芩、肉桂、乌药、细辛。

2）服法：每服 1 丸，每日 2 次，温开水送下。

3）适应证：肾虚气血不足之经期延长。

2. 针灸

（1）主穴：三阴交、关元、气海、公孙、隐白。

（2）配穴：湿热加中极、阴陵泉，瘀热加血海、膈俞，肾虚加太溪、肾俞。

（3）操作：三阴交、关元用平补平泻法，气海用补法。配穴按虚补实泻法操作。

本病一般多在经前 5～7 天开始治疗，至下次月经来潮前再治疗，连续 3～5 个月，直到病愈。

五、月经过多

月经过多，即月经量较正常明显增多，而周期基本正常。月经过多既是病名，又是症状。西医学排卵性功能失调性子宫出血、子宫肌瘤、子宫肥大症、盆腔炎、子宫内膜异位症等疾病以及宫内节育器引起的月经过多，可参考本病治疗。

本病中医又称为"经水过多"，部位在冲任二脉，常见证型有热瘀、郁火、气虚等。临床虽有虚实之分，但以虚实兼夹证居多。本病如及时治疗，一般能获愈，预后良好。

就临床资料分析，月经过多有以下特点：①发病年龄从青春期至围绝经期不限。②临床除常见于功能失调性子宫出血、盆腔炎、子宫肌瘤、子宫肥大症、子宫内膜异位症等疾病外，还可出现于全身性疾病过程中，如血液病（血小板减少性紫癜、再生障碍性贫血、白血病等）及其他内分泌疾病。③本病可与周期、经期异常合并出现，如月经先期量多、月经后期量多、经期延长伴量多等，以月经先期量多为多见。如不及时治疗，可继发贫血。

（一）**病因病机**

本病的主要机制在于热瘀，早在《妇科玉尺·月经》中就提出"热血凝结"和"离经蓄血"可致经量过多。热者血热也，瘀者血瘀也，亦可指瘀浊而言。瘀浊者，即子宫内膜样血瘀，在月经病中占有非常重要的地位。热瘀既与"旧血不去，新血妄行"有关，又与"热迫血行"有关，两者占有同等重要的地位，甚则血热更明显一些。热与瘀在形成过程中不尽相同，如清代《医宗金鉴·妇科心法要诀·调经门》认为，"经水过多，清稀浅红，乃气虚不能摄血也。若稠黏深红，则为热盛有余。或经之前后兼赤白带而时下臭秽，乃湿热腐化也。若形清腥秽，乃湿瘀寒虚所化也。"血热多源于阴虚，阴虚易火旺，火旺自然导致阴虚血热。瘀浊多源于阳虚，阳虚则瘀浊不得融解，或融解不彻底，以致不易脱落，导致子宫出血。阴虚阳虚性质虽不同，但可在肾虚的基础上统一起来，且阴阳本身就有消长转化的关联性。由于出血过多，血去阴伤，故血热似为多见，但绝不能忽略血瘀的重要性。

此外，本病尚兼有郁火证、气虚脾弱证。郁火者，心肝之郁火也。阴虚之体，心肝易于气郁，气郁又易于化火，火迫子宫冲任则血妄行。气虚脾弱多呈虚寒状态，营血大耗，气分必弱，属于阳弱病变，与血热无关，但常与血瘀有关，故亦为兼证。病久之后演变为重证者有之，单纯气虚脾弱者一般少见。

1. **主要证型**

热瘀素多抑郁，气滞而致血瘀，瘀而化热，瘀热交阻；或经期产后余血未尽，感受外邪或房事不节，瘀血内停，与邪搏结，形成瘀热。瘀热阻滞冲任，血不归经，故经行量多。

2. **兼证型**

（1）兼郁火：素体阳盛，或肝郁化火，或过食辛燥动血之品，或外感热邪，郁热扰及冲任，迫血妄行，因而经量增多。

（2）兼气虚：素体虚弱，或饮食失节，或过劳久思，或大病久病损伤脾气，致使中气不足，冲任不固，血失统摄，故经行量多。

西医认为，本病与黄体萎缩过程延长以致子宫内膜不规则脱落有关，其黄体的发育良好，但由于下丘脑-垂体-卵巢轴调节功能紊乱，黄体萎缩不全，内膜持续受孕激素影响，以致不能如期完整脱落，多表现为行经时间延长，出血量增多。

（二）**诊断与鉴别诊断**

1. 诊断

（1）临床表现：行经的第2或第3天经量明显增多，在一定时间内能自然停止，也可伴月经先期或后期，或经期延长，且有一定的周期性。

1）月经过多有轻重之分：轻者月经量90~100ml，重者月经量超过200ml。

2）月经过多有急慢性之别：急性者多因精神刺激、感受外邪等，突发量多如冲，但经期仍正常；慢性者多见于原有疾病日久失治或延误治疗后，月经量逐月增多。

3）月经过多的并发症：可与周期、经期异常并发，见月经先期量多、月经后期量多、经期延长伴量多，以月经先期量多为多见。

(2) 检查

1) 妇科检查：应注意子宫的大小、质地、活动及压痛情况。

2) 辅助检查：①B超：检查是否存在子宫肌瘤；②诊断性刮宫：检测内膜情况；③内镜检查：观察宫腔是否有异常病变。

2. 鉴别诊断

本病需与崩漏等疾病相鉴别。

(1) 崩漏：崩漏在大量阴道出血时的症状与月经过多相似，但崩漏的出血无周期性，同时伴有经期延长，淋漓日久不能自然停止；月经过多有周期性出血和正常的月经。通过询问病史、发病经过等，结合临床症状，不难鉴别。

(2) 子宫肌瘤及流产：通过B超、宫腔镜及子宫内膜病检可排除。

此外，诊断本病需排除凝血机制障碍、甲状腺疾病、精神刺激、经期或产后感邪、未节制性生活及停经后再出血等疾病。

（三）辨证施治

本病经期以辨证止血固冲为主，目的在于减少出血量，防止失血伤阴；平时则应根据辨证，采用益气、清热、养阴、化瘀等法以治本。全程均需慎用温燥动血之品，以免增加血量。

1. 瘀热证

(1) 证候：月经量多，色深红、紫黑或质黏稠，有血块，小腹疼痛，胸闷烦躁，烦热口渴，夜寐不安，大便秘结，小便短黄，舌质紫黯或红，苔黄，脉滑数。

(2) 分析：热盛于里，扰及冲任血海，瘀血内阻，新血不能归经，乘经行之际迫血下行，故经量增多；血为热灼，则经色鲜红，或深红而质稠；瘀血凝结，经行不畅，故经色或紫黑，或有血块；热瘀扰心则胸闷烦躁，夜寐不安；热盛伤津则烦热口渴，大便秘结，小便短黄；舌质紫黯或红，苔黄，脉滑数均为瘀热阻滞之象。

(3) 基本治法：补气固经，化瘀止痛。

(4) 方药运用：固经丸合加味失笑散（夏桂成经验方）。

龟板（先煎）10g，黄柏6g，椿根皮10g，制香附10g，炒五灵脂10g，炒蒲黄（包煎）6g，炒当归10g，赤芍10g，川续断10g，山楂10g，益母草15g，鹿衔草10g，马鞭草10g，炒枳壳6g，茜草15g。

方中龟板滋阴补肾，壮水以制火，潜阳以敛阴；黄柏、椿根皮清火坚阴，止血固冲；香附疏肝理气；五灵脂、蒲黄化中能止，止中寓化，重在化瘀；炒当归、赤芍、茜草、益母草乃调经排瘀之品；鹿衔草清热止血；马鞭草清热利湿，化瘀止血；川断补肾止血；山楂、炒枳壳行气化瘀。

(5) 服法：每日1剂，水煎分2次服。

(6) 加减：小腹做痛明显者，加延胡索10g；大便溏泄者，去当归、炒枳壳，加白术10g，丹参10g，建曲10g；湿热偏甚者，加败酱草12g，马齿苋10g，薏苡仁15g。

2. 兼证型

(1) 兼郁火证

1) 证候：经量或多或少，色鲜红，质黏稠，小腹胀痛，胸闷不舒，两乳房做胀，精神抑郁，或急躁易怒，舌苔黄白微腻，脉弦。

2) 分析：肝郁疏泄失调，血海失司，故经量或多或少；肝郁化火，火热灼血，故经色鲜红，质黏稠；气滞肝经则小腹胀痛，胸闷不舒，两乳房做胀，精神抑郁，急躁易怒；舌苔黄白微腻，脉弦均为肝郁化火之象。

3) 基本治法：疏肝清热，养血固经。

4) 方药运用：丹栀逍遥散（《内科摘要》）加减。

炒丹皮、山栀子、当归各10g，赤白芍各10g，炒柴胡5g，白术、茯苓各10g，陈皮6g，制香附6g，焦山楂10g。

方中丹皮、栀子、赤芍、柴胡疏肝解郁，清热凉血；当归、白芍养血柔肝；白术、茯苓、陈皮、焦山楂健脾理气；香附助柴胡疏达肝气。诸药合用，使肝气畅达，肝火得清，火清血宁，则经量如常。

5) 服法：每日1剂，水煎分2次服。

6) 加减：量多兼有瘀滞者，加仙鹤草10g，大小蓟各10g；先期量多者，加焦山栀10g，砂仁（后下）5g，黄芩10g；出血日久兼有阴虚火旺者，加钩藤15g，炙龟板（先煎）10g，炒黄柏9g。

(2) 兼气虚证

1) 证候：月经量多，色淡红或正常，质清稀，或血块与淡红水并见，面色萎黄，气短懒言，肢软乏力，小腹空坠，舌淡苔白，脉细弱。

2) 分析：气虚则冲任不固，经血失于制约，故经行量多；气虚火衰，不能化血为赤，故色淡红或正常，质清稀，或血块与淡红水并见；气虚中阳不振，故气短懒言，肢软乏力；气虚失于升提，故小腹空坠；气虚阳气不布，故面色萎黄；舌淡苔白，脉细弱均为气虚之象。

3) 基本治法：补气健脾摄血。

4) 方药运用：归脾汤（《校注妇人良方》）加减。

黄芪15g，党参10g，茯苓10g，白术10g，煨木香5g，炙远志6g，合欢皮9g，荆芥炭6g，阿胶珠10g，炒川断10g，炙甘草6g。

方中黄芪、党参健脾益气，白术、茯苓、煨木香、炙甘草健脾补中，远志、合欢皮宁心安神以助脾之统摄，荆芥炭、阿胶珠、炒川断养血止血。全方共奏补气健脾摄血之效。

5) 服法：每日1剂，水煎分2次服。

6) 加减：大便溏泄，次数增多者，加砂仁（后下）5g，炮姜5g；形寒肢冷，腰酸尿频者，加补骨脂10g，鹿角胶（烊冲）10g，菟丝子10g；小腹空坠明显，平时带下色白量多者，加炙升麻6g，炒柴胡5g。

(四) **其他治疗**

1. 中成药

(1) 固经丸（《女科准绳》）

1) 处方：龟板、黄柏、黄芩、椿根白皮、白芍、制香附、童便。

2) 服法：每次4~10g，每日2次，淡盐开水送服。

3) 适应证：血热性月经过多。

(2) 震灵丹（丸）（《中华人民共和国药典》）
1) 处方：煅禹余粮、煅赤石脂、制乳香、制没药、飞朱砂、煅紫石英、煅代赭石、五灵脂。
2) 服法：每次6~10g，每日2次，空腹温开水送下。忌食猪血。实热者慎用。
3) 适应证：血瘀性月经过多、崩漏。

2. 针灸
(1) 主穴：中脘、下脘、气海、关元。
(2) 配穴：大横。
(3) 操作：中脘、下脘、关元用平补平泻法，气海用补法。配穴按虚补实泻法操作。

一般多在经前5~7天开始治疗，至下次月经来潮前再治疗，连续3~5个月，直到病愈。

六、月经过少

月经过少即月经周期基本正常，经血量排出明显减少，甚至点滴即净；或行经时间过短，不足2天，经量也因而减少。月经过少既是病名，又是症状。

发病原因主要有子宫发育不良、子宫内膜结核、刮宫术过深等子宫原因；卵巢功能早衰、单纯性性腺发育不全等卵巢原因；下丘脑促性腺释放激素或垂体促性腺激素分泌下降或失调；长期服用某些药物，如避孕药等。现代女性生活和工作节奏加快，心理持续紧张及迟睡、失眠等不良生活习惯均可干扰月经，因而这一病症亦渐渐增多，在不孕、先兆流产等病症中也常见此类疾患，故应引起重视，尽早给予诊治。

本病又称为"经量过少""经水涩少""经行微少""月水愆滞"，病变部位在冲任二脉，常见证型有阴血亏虚、肝郁、血寒、痰湿等。临床虽有虚实之分，但以虚证或虚中夹实居多。本病如及时治疗，一般能获愈，预后良好。

就临床资料分析，月经过少有以下特点：①从青春期到围绝经期皆可发病，但如在青春期或围绝经期见此，无全身不适，可不做疾病论；②有失血、结核病、反复流产等病史及刮宫史的女性为高发人群；③本病常与月经先期或月经后期伴见，一般多伴月经色、质的改变。月经后期量少往往为闭经的前驱症状。

（一）病因病机

本病的主要病机在于阴血不足。早在晋代，王叔和就在《脉经·平妊娠胎动血分水分吐下腹痛证》中提出，其病机为"亡其津液"；明代万全《万氏妇人科·调经》结合体质虚实，提出"瘦人经来少者，责其血虚少也，肥人经水来少者，责其痰碍经隧也。"阴与血是女性生殖包括月经周期演变的物质基础。阴者，阴水也，即天癸水样物质。月经周期之形成，经后期之顺利演变，均在于阴水的滋长运动。《傅青主女科》认为，"肾水足则经水多"，"肾水少则经水少"。天癸之水不足，实际上往往伴有雌激素的低下。血不足，即血海不足也，亦等于血室空虚，子宫内膜薄或者很薄，无血可下，以致月经过少。所以阴血不足或肝肾亏损是本病中最为主要者。

此外，本病尚可兼夹肝郁、血寒、痰湿三者。肝郁者尤为常见，阴血不足，体阴亏耗，自然易导致阳用不及，加上情志因素以及生活节奏的加快，肝郁气滞就容易发生。血寒者一般多为经期或产时感寒，且阴血虚，血室胞宫抵抗力不强，寒邪入侵，以致寒凝血滞，经行不利，故经量少，但较为少见。痰湿内阻，气滞血行不利，亦可致经量过少。

西医学中人工流产刮宫过度、子宫发育不良、性腺功能低下、卵巢早衰、子宫内膜结核等均可引起月经过少。

1. 主要证型

阴血虚素体血虚，或久病伤血，营血亏虚，或饮食、劳倦、思虑伤脾，脾虚化源不足，冲任血海不充；禀赋素弱，或少年肾气未充，或多产（含人工流产、屡孕屡堕）房劳伤肾，以致肾气不足，精血不充，冲任血海亏虚，经血化源不足，均可致经行量少。

2. 兼证型

(1) **兼肝郁**：素多忧郁，情志内伤，肝失疏泄，气郁血滞，冲任受阻，血行不畅，故经行量少。

(2) **兼血寒**：经期产后感受寒邪或过食寒凉，寒客胞宫，血为寒凝，冲任受阻，血行不畅，致经行量少。

(3) **兼痰湿**：素多痰湿，或脾失健运，湿聚成痰，痰阻经脉，故血不畅行而经量少。

(三) **诊断与鉴别诊断**

1. 诊断

(1) 临床表现：月经周期正常，经量少，甚或点滴即净，或行经时间缩短，不足2日即净，排泄的经血总量少于以往。

1) 月经过少有轻重之分：重者经量减少一半以上，经行1~2天，经量仅为护垫量，甚至点滴即净；轻者经量稍微减少，仍能行5~7天，经色、经质改变不明显。

2) 月经过少有急慢性之别：急性者起病突然，常有突发病史，如失血、服药、手术等；慢性者或因延误治疗，或有慢性病史（如结核病），月经量逐渐减少。

3) 月经过少的并发症：有时与周期异常并见，如先期伴量少、后期伴量少，后者往往为闭经的先兆。

(2) 检查

1) 妇科检查：盆腔器官基本正常或宫体偏小。

2) 辅助检查：①内分泌激素测定：对性腺功能低下引起月经过少的诊断有参考意义；②B超：了解子宫发育状况；③诊断性刮宫：可发现子宫内膜炎、子宫内膜结核等病变；④宫腔镜检查：或可发现宫腔粘连；⑤子宫造影：了解宫腔是否有粘连。

2. 鉴别诊断

本病应注意与以下疾病相鉴别。

(1) **激经**：妊娠后仍按月行经而无损于胎儿者，称为激经。此时月经量较以前明显减少，可伴有恶心、头晕等早孕反应。月经过少一般很少突然发病，多为逐渐减少，且无早孕反应，尿妊娠试验阴性。

(2) **经间期出血**：其出血量亦较月经明显减少，但经间期出血发生在两次月经之间，从时间上可与月经过少鉴别。

(3) **胎漏**：胎漏是停经一段时间以后发生的少量阴道流血，大多有早孕反应，应与月经后期伴月经过少相鉴别。

此外，诊断本病还需排除失血病史，经期产后腹痛、发热史，使用避孕药及堕胎史，结核或结核病接触史。

（三）辨证施治

本病可从月经的色、质，有无腹痛及全身的症状、舌苔、脉象加以辨证。属虚者，月经色淡、质稀，无腹痛；属实者，经色紫黯，有块或质黏如痰，小腹胀痛。总之，本病以阴血虚，气机壅滞为常见，治疗上以补养阴血、疏理气机为主。辨证应尽可能结合辨病。治疗原则，虚者重在滋肾补肾，或濡养精血以调经，不可妄用攻伐之品，以免重伤精血；实者宜活血通利，佐以温经行气祛痰，中病即止，不宜过量久用；虚实错杂者，宜攻补兼施。

1. 阴血虚证

（1）证候：月经后期，经量逐渐减少，甚则点滴即净，色淡红，质清稀，无块，头昏眼花，腰背酸楚，或有耳鸣，平时带下甚少或少，苔薄白，脉细弦。

（2）分析：营血衰少，或禀赋素弱，或后天伤肾，肾气亏虚，精血不足，冲任血海不盈，故月经后期，经量逐渐减少，甚则点滴即净；血虚赤色不足，精微不充，故色淡，质清稀，无块；精亏血少，胞脉失养，脑髓不充，故头昏眼花，或有耳鸣，平时带下甚少或少；肾虚外府经脉失养则腰膝酸软；舌淡，苔薄白，脉细弦亦属血虚之象。

（3）基本治法：滋阴养血调经。

（4）方药运用：小营煎（《景岳全书》）加减。

当归 10g，大熟地 10g，山药 10g，白芍 10g，枸杞子 10g，炙甘草 6g，丹参 10g，怀牛膝 10g，山楂 10g。

方中当归、大熟地、白芍滋肝肾之阴以养血；山药、甘草健脾和中，以滋气血生化之源；怀牛膝、丹参补肾活血通经；山楂活血化瘀，推动凝滞之经血流行。气充血足则经自调。

（5）服法：经后期开始，每日 1 剂，水煎分 2 次服。

（6）加减：脾虚便溏者，去当归、熟地，加炒白术 10g，党参 10g，茯苓 10g；夜寐甚差者，加炒枣仁 6g，柏子仁 10g，合欢皮 9g。

2. 兼证型

（1）兼肝郁证

1）证候：月经周期延后，经水涩少，行而不畅，经色紫红或黯黑有块，小腹胀痛，胸闷胁肋做胀，经前乳房做胀，烦躁不安，舌质正常，苔薄白，脉弦或涩。

2）分析：肝失条达，冲任气血郁滞，故月经周期延后，经行量少，经行不畅，或色黯有块；肝郁气滞，经脉不利，故小腹胀痛，胸闷胁肋做胀，经前乳房做胀，烦躁不安；舌质正常，苔薄白，脉弦或涩均属肝郁气滞之象。

3）基本治法：疏肝理气，活血调经。

4）方药运用：七制香附丸（《济阴纲目》）加减。

制香附 9g，当归 10g，川芎 6g，赤白芍各 10g，熟地 10g，白术 10g，砂仁（后下）5g，广陈皮 6g，黄芩 3g。

方中香附理气解郁，宣三焦之壅滞；当归、熟地、白芍、川芎养血柔肝化瘀；赤芍、黄芩清解郁热；白术、陈皮、砂仁健脾理气；诸药与香附同用，取其性而去其药，则香附行气之力更专，解郁之效更捷。

5）服法：经前期开始，每日1剂，水煎分2次服。

6）加减：月经过少，加丹参10g，泽兰叶10g；小腹有冷感者，去黄芩，加台乌药5g，官桂3g；夜寐差者，加合欢皮10g，钩藤（后下）15g，茯神10g等。

(2) 兼血寒证

1）证候：经来涩少，周期落后，色黯质黏或清稀，或有血块，排出不畅，小腹冷痛，得热则减，形体畏寒，舌质正常，苔薄白，脉细沉。

2）分析：感受寒邪或过食寒凉，血为寒凝，冲任滞涩，血行不畅，经血受阻，故经来涩少，周期落后，色黯质黏或清稀；寒凝血滞，故或有血块，排出不畅；寒邪客于胞中，气血运行不畅，故小腹冷痛；得热后气血稍通，故得热则减；寒邪阻于内，阳不外达，故形体畏寒；舌质正常，苔薄白，脉细沉均为血寒之象。

3）基本治法：温经散寒，活血调经。

4）方药运用：温经汤（《妇人大全良方》）加减。

吴茱萸3g，当归10g，赤白芍各10g，川芎6g，党参10g，桂枝9g，炒丹皮10g，川牛膝10g，莪术12g，炙甘草6g。

方中吴茱萸、桂枝温经散寒暖宫；当归、白芍、川芎养血活血通经；丹皮、赤芍、莪术、川牛膝活血祛瘀，通调经水；党参、甘草补气和中。全方寒热虚实并用，共达温经散寒、养血祛瘀调经之效。

5）服法：经前期开始，每日1剂，水煎分2次服。

6）加减：虚寒者，加川续断10g，肉桂（后下）3g，仙灵脾9g；大便溏泄者，原方去当归，加炒白术10g，砂仁（后下）5g。

(3) 兼痰湿证

1）证候：经来量少，且越来越少，色淡红或紫红，质黏腻或混杂黏液，周期落后，形体肥胖，胸闷口腻，痰多，苔白腻，脉滑。

2）分析：痰湿内停，阻滞经络，气血运行不畅，血海盈满不足，故经来量少，且越来越少，色淡，质黏腻或混杂黏液；痰湿内阻，中阳不振，故形体肥胖，胸闷口腻，痰多；痰湿阻塞冲任，血海不能按期盈满，故月经后期；舌淡，苔腻，脉滑均为痰湿内停之象。

3）基本治法：燥湿化痰调经。

4）方药运用：苍附导痰汤（《叶天士女科诊治秘方》）加减。

制半夏6g，陈皮6g，茯苓10g，生姜5片，当归10g，川芎6g，制苍术10g，制香附9g。

方中半夏、陈皮燥湿化痰，健脾和胃；苍术燥湿健脾；香附理气行滞；当归、川芎养血活血通络；茯苓利湿化痰；生姜健脾和胃，温中化痰。全方有燥湿健脾，化痰调经之功。

5）服法：经前期开始，每日1剂，水煎分2次服。

6）加减：眩晕加天麻6g，胸闷呕恶加砂蔻仁各5g，痰多加胆南星6g。

（四）其他治疗

1. 中成药

（1）八珍益母丸（《景岳全书》）

1）处方：当归、川芎、白芍、熟地、党参、白术、茯苓、甘草、益母草。

2）服法：每次 5~10g，每日 2 次，空腹温开水下。

3）适应证：气血虚月经过少。

（2）芎归平胃丸（《中药成方手册》）

1）处方：炒苍术、茯苓、制半夏、炒枳实、川芎、滑石、防风、陈皮、制香附、制南星、神曲、当归、羌活。

2）服法：每次 6g，每日 2 次，饭前服。

3）适应证：痰湿蕴阻，经行过少，形成肥胖。

（3）四制香附丸（《济阴纲目》）

1）处方：香附子擦去皮 500g，分做 4 份，好油浸 1 份，盐水浸 1 份，童便浸 1 份，醋浸 1 份，各 3 日焙干。

2）服法：每次 6~8g，每日 2 次，饭前温开水下。

3）适应证：气滞性月经量少，月经后期。

（4）归芍地黄丸（《薛氏医案》）

1）处方：熟地、山药、山茱萸、茯苓、丹皮、泽泻、当归、白芍。

2）服法：每次 5g，每日 2 次，饭前淡盐开水下。

3）适应证：阴血虚性月经过少。

2. 针灸

（1）主穴：中脘、下脘、气海、关元。

（2）配穴：中极、气穴（脐下 3 寸，旁开 0.5 寸，双穴）、下风湿点（脐下 1.5 寸，旁开 2.5 寸，双穴）、水道（脐下 3 寸，旁开 2 寸，双穴）。

（3）操作：中脘、下脘、关元用平补平泻法，气海用补法。配穴按虚补实泻法操作。一般多在经前 5~7 天开始治疗，至下次月经来潮前再治疗，连续 3~5 个月，直到病愈。

七、月经错杂

月经错，即月经周期、经量、经色、经质发生错杂的病变，包括先期量少，后期量多，先后无定期，经量多少不一，色淡夹黑，质稀有较大血块等。月经错杂既是病名，又是症状，病变部位在冲任二脉，常见经行先后无定期（已有专论）。先期量少和后期量多两者，因为色、质间的错杂，常常概括在期、量错杂范围。月经先期量少常见证型有郁热、虚热、瘀热夹脾虚等，月经后期量多常见证型有郁热夹瘀、阳虚夹瘀、脾肾虚寒等。临床虽有虚实之分，但以虚实夹杂居多。本病如及时治疗，一般能获愈，预后良好。

就临床资料分析，月经错杂有以下特点：①发病年龄从月经初潮至绝经，青春期、更年期见此，如量非特别的多，又无明显的全身症状，可不做疾病论。②本病是由神经内分泌功能失调引起，并非直接由全身及内外生殖器器质性病变引起。③月经错杂一般是由月经期、量的单纯病变发展而来，病理、症状比较复杂，辨治困难，临床常见经行先后无定期、先期量少和后期量多等。

（一）月经先期量少

月经先期常与量多相伴见，此量少与先期相矛盾，因而，必有两个以上证型相兼夹。本病较先期量多复杂，辨治较困难，故有单独论述之必要。

1. 病因病机

从现代疾病谱来看，子宫发育不良、子宫内膜炎、子宫内膜结核、卵巢早衰或多次人工流产后卵巢黄体功能不足等常见月经先期量少。中医妇科学虽无本病的记载，但《景岳全书·妇人归·经脉类》曰："凡血热者，多有先期而至，然必察其阴气之虚实。"提示本病有虚热、实热之分。《傅青主女科·调经》曰："先期而来少者，火热而水不足也。"因而本病的根本是阴虚，在阴虚的基础上进而产生热、瘀等病理产物，形成虚实夹杂证。

（1）郁热：素体阴虚，情志抑郁，或愤怒急躁，以致肝气郁结，郁而化火，火热迫血妄行，故经期提前。

（2）虚热：肾阴不足，或房事不节，或早婚多产，耗损精血，血海空虚，阴虚火旺，迫血妄行，即《傅青主女科》所谓"肾中水亏火旺"，因而先期量少。

（3）瘀热夹脾虚：素体肾虚，情怀不畅，肝郁脾虚。肾阴偏虚，不能涵木，肝郁化火，迫经妄行；肾阳偏虚，既不能条达冲任，经血稽留成瘀，又不能暖土助运，脾气虚弱，不司统调，故而先期量少。

2. 诊断与鉴别诊断

（1）诊断

1）临床表现月经提前 7 天以上，甚则一月两行，且连续出现两个月经周期以上，伴有经量少，甚或点滴即净，或行经时间缩短，不足 2 日即净，排泄的经血总量少于以往，并伴有全身症状。

月经先期量少有轻重之分：轻者临床仅有血热或气虚单一病变，经量稍微减少，仍能持续 5～7 天，经色、经质改变不明显；重者可见多脏同病或气血同病，如脾肾同病，虚实夹杂，经行 1～2 天，经量减少一半以上，仅为护垫量，甚至点滴即净。

月经先期量少有急慢性之别：急者起病突然，常有突发病史，如失血、服药、手术等；慢者多有延误治疗或慢性病史，如结核病等，逐渐见缩短周期，月经量减少。

月经先期量少的并发症：本病有发展为经漏之虞，又往往为闭经的先兆。

2）检查

①妇科检查：常无阳性体征。盆腔器官基本正常或宫体偏小，并需排除妇科炎症、肿瘤等器质性疾病。

②辅助检查：a. 妇科内分泌激素和基础体温测定：对性腺功能低下和黄体功能不足引起的月经先期过少有诊断意义。b. B超检查：了解子宫发育状况。c. 诊断性刮宫：月经来潮前12小时内刮取子宫内膜组织，病理检查多呈分泌不良表现，亦可发现子宫内膜炎、子宫内膜结核等病变。d. 宫腔镜或子宫造影：了解宫腔是否有粘连。

（2）鉴别诊断：本病除要排除妇科炎症、肿瘤等器质性病变外，尚需注意与经间期出血相鉴别。

经间期出血一般发生在月经周期第 12～16 天，且出血量少，时间短，多发生在

BBT上升前；月经先期量少每次出血量大致相等，出血时间不在排卵期内，且较长。

此外，诊断本病还需排除失血病史，经期产后腹痛、发热史，使用避孕药及堕胎史，结核或结核病接触史。

3. 辨证施治

本病可从月经的色、质，有无腹痛及全身症状、舌苔、脉象加以辨证。属虚者，月经色淡，质稀，无腹痛；属实者，经色紫黯，有块或质黏如痰，小腹胀痛。

总之，本病以阴血虚、气机壅滞为常见，治疗以补养阴血、疏理气机为主。月经先期量少者，有实热和虚热之分，实热者宜清热，虚热者则以补虚为要，不可妄用大苦大寒或攻伐之品。如兼夹血瘀，则宜和血化瘀，不可破血伤正。虚实错杂者，需攻补兼施。

(1) 郁热证

1) 证候：月经先期量少，色紫红，有小血块，经行不畅，胸闷烦躁，乳房胀痛，小腹做胀，口苦咽干，舌质偏红，苔薄黄，脉弦略数。

2) 分析：情志抑郁，肝郁化火，经血妄行，故月经提前；肝郁疏泄失调，经血排泄不畅，故经量少；热灼于血，故经色紫红；气滞血瘀，则经行不畅，或有血块；气滞肝经则胸胁、乳房、少腹胀痛；烦躁易怒，口苦咽干，舌红，苔薄黄，脉弦数均为肝郁化热之象。

3) 基本治法：疏肝理气，清热调经。

4) 方药分析：丹栀逍遥散（《校注妇人良方》）合泽兰汤（《妇人大全良方》）加减。

炒丹皮、炒山栀、当归、赤白芍、制苍术、茯苓各10g，制香附、泽兰叶、丹参、钩藤（后下）各9g，炒柴胡5g。

方中丹皮、栀子、柴胡疏肝解郁，清热凉血；当归、白芍养血柔肝；白术、茯苓健脾补中；苍术、香附助柴胡疏达肝气；丹参、赤芍和心肝之血而调经；钩藤、泽兰叶清肝化瘀调经。诸药合用，肝气畅达，肝热得清，热清血宁，则经水如期，经量如常。

5) 服法：每日1剂，经前经期水煎分2次服。

6) 加减：腰酸明显者，加川续断、桑寄生各10g；心悸失眠者，加炙远志6g，青龙齿（先煎）、夜交藤各10g。

(2) 虚热证

1) 证候：月经先期量少，色红，质稀或黏，无血块，头晕腰酸，心烦口渴，手足心热，舌质红，少苔，脉细数。

2) 分析：阴虚内热，热扰冲任，经血妄行，故月经提前；阴虚血少，冲任不足，血为热灼，故经色红，质稀或黏，无血块；手足心热，咽干口燥，舌红，苔少，脉细数均为阴虚内热之象。

3) 基本治法：滋阴清热，养血调经。

4) 方药运用：两地汤（《傅青主女科》）合柏子仁丸（《妇人大全良方》）。

生地、玄参、赤白芍、柏子仁、丹皮、地骨皮各9g，麦冬6g。

方中生地、玄参、麦冬养阴滋液，壮水以制火；地骨皮清虚热，泻肾火；白芍养血敛阴；柏子仁养心安神，清润生津；丹皮、赤芍清热泻火凉血。全方重在滋阴壮水，水足则火自平，阴复而阳自秘，则经行如期，经量如常。

5）服法：每日1剂，经前经期水煎分2次服。

6）加减：相火偏旺者，加炙知母6g，炒黄柏9g；心火偏旺失眠者，加炒枣仁9g，青龙齿（先煎）10g，莲子心3g。

（3）瘀热夹脾虚证

1）证候：月经先期量少，色淡红质稀，夹紫黑或较大血块，小腹做痛，头昏胸闷，烦躁口渴，纳欠神疲，腹胀便溏，舌质淡，边有瘀斑，脉弦细涩。

2）分析：肾阴偏虚，不能涵木，肝郁化火，迫血妄行，故见月经先期量少；肾阴偏虚，不能条达冲任，经血稽留成瘀，故色淡红质稀，夹紫黑或较大血块；瘀阻胞中，故小腹做痛；瘀阻心肝，津不上承，故头昏胸闷，烦躁口渴；肝郁脾虚，不司调统，故纳欠神疲，腹胀便溏；舌质淡，边有瘀斑，脉涩弦细均为瘀热夹脾虚之象。

3）基本治法：清肝调经，益气化瘀。

4）方药运用：丹栀逍遥散（《校注妇人良方》）合香砂六君汤（《小儿药证直诀》）、加味失笑散。

炒丹皮、丹参、赤芍、白术、茯苓、党参、五灵脂各10g，钩藤（后下）15g，煨木香、砂仁、炒蒲黄（包煎）各6g，炒柴胡、陈皮各5g。

方中丹皮、柴胡、赤芍疏肝解郁，清热凉血；钩藤清泄肝火；党参、白术、茯苓健脾益气利湿；木香、砂仁、陈皮化湿止泻；丹参、五灵脂、蒲黄活血化瘀，祛瘀结之污血。诸药合用，使肝气畅达，肝热得清，脾气健旺，瘀结得除，则经水如期，经量如常。

5）服法：每日1剂，经前期水煎分2次服。

6）加减：肝火偏旺，头疼烦热者，加苦丁茶10g，炒山栀9g；小腹胀痛，泄泻较频者，加炒防风、炮姜各5g，六曲10g；经量很少，行经不畅者，加泽兰叶10g，益母草15g。

（二）月经后期量多

月经后期常与量少相伴见，西医谓之月经稀发。本病症见月经量多，与后期相矛盾，因而必有两个以上证型相兼夹，病证错杂，故有分述之必要。至于青春期、更年期见此，量既非特多，又无明显的全身症状者，可不做疾病论。

1. 病因病机

月经后期量多在西医妇科学中仅是一个症状，可见于功能失调性子宫出血中，多由下丘脑-垂体-卵巢轴的功能紊乱所致，分为有排卵性和无排卵性两类。中医古籍中并无本病的记载，《景岳全书·妇人归·经脉类》曰："后期而至者，本属血虚，然亦有血热而燥瘀者，有血逆而留滞者。"说明瘀乃本病的主要病理因素。明代《证治准绳·妇科·调经门》曰："经水过多为虚热，为气虚不能摄血。"可见气阴不足，血热由生导致了本病的虚实兼夹。

（1）郁热夹瘀：平素肾虚，情怀不畅，或愤怒急躁，或忧思不已，或长期紧张，以致心肝气郁，气郁阻滞冲任而致瘀，气郁化火而迫血，气滞血瘀则后期，火热夹瘀则量多。

（2）阳虚夹瘀：禀赋肾虚，或房劳多产（主要是多次流产），或劳累过度，以致肾阳亏虚,既不能温煦子宫而条达冲任,又不能司气化而助肝疏泄,以致脂膜与瘀血内结,损伤脉络,好血不得归经,故见后期量多。

(3) 脾肾虚寒:先天禀赋不足,肾气欠盛,天癸欠充,冲任不能应期盛通,经血不能应期来潮,故致后期;后天脾胃失调,脾气不足,子宫藏纳乏力,摄血无权,经行有泻无藏,血溢无制,故量多。

2. 诊断与鉴别诊断

(1) 诊断

1) 临床表现:月经周期延后7天以上,甚则2~3个月一行,同时伴有行经的第2或第3天经量明显增多,在一定时间内能自然停止,并连续出现2次以上。月经仍有一定的周期性。①月经后期量多有轻重之分:轻者40~50天一潮,月经量90~100ml;重者4~5个月一潮,月经量超过200ml。②月经后期量多有急慢性之别:急性者或因一时生活调摄不慎,或因精神刺激、感受外邪,突发月经滞后,量多如冲,但经期仍正常;慢性者在原有疾病日久失治或延误治疗后,周期逐渐延后,从40~50天一潮发展成4~5个月一潮,月经量逐月增多,致成本病。③月经后期量多的并发症:本病若治疗不及时或失治,日久病深,可出现经期延长伴量多,常发展为崩漏、不孕、流产等。

2) 检查:①妇科检查:应注意子宫的大小、质地、活动及压痛情况,一般子宫发育正常。②辅助检查:a. 测量基础体温:了解患者有无排卵。b. 宫颈黏液结晶检查:了解患者体内雌激素水平。c. B超:了解子宫、卵巢的发育状况和病变,检查是否存在子宫肌瘤。d. 诊断性刮宫:了解子宫内膜增生情况。e. 内镜检查:观察宫腔异常病变。

(2) 鉴别诊断:本病主要与以下情况相鉴别。

1) 崩漏:崩漏在大量阴道出血时的症状与月经过多相似,但崩漏的出血无周期性,同时伴有经期延长,淋漓日久不能自然停止,与月经后期量多的周期性出血和正常的经期显然不同,通过询问病史、发病经过等,结合临床症状,不难鉴别。

2) 子宫肌瘤及流产:通过B超、宫腔镜及子宫内膜病检可排除。

3) 并月和居经:并月指身体无病而月经2个月一行,居经为身体无病而月经3个月一行,此两者都是较为少见的生理现象,周期固定,经量如常,且不伴有其他症状。

3. 辨证施治

本病总的治疗原则,经期以辨证止血为主,防止失血伤阴;平时应根据辨证采用益气、清热、养阴、化瘀等法以治本。此外,治疗宜及时,以防变生他病。

(1) 郁热夹瘀证

1) 证候:月经后期量多,色紫红或夹淡红,有较大血块,小腹胀痛,头昏头疼,胸闷烦躁,乳房胀痛,夜寐不安,舌边有紫点,苔薄黄,脉细弦带数。

2) 分析:肝郁疏泄失调,血海失司,经行不畅,故月经后期;热盛于里,扰及冲任、血海,乘经行之际迫血下行,故经量增多;血热瘀滞,经行不畅,故有较大血块;血为热灼,则经色紫红;气滞肝经则头昏头疼,胸闷烦躁,乳房胀痛,夜寐不熟,少腹胀痛;舌边有紫点,苔薄黄,脉细弦带数均为郁热夹瘀之象。

3) 基本治法:清肝解郁,活血化瘀。

4) 方药运用:越鞠丸(《丹溪心法》)合加味失笑散。

制苍术、制香附、炒丹皮、山楂、炒当归、赤芍、五灵脂各10g,炒蒲黄(包煎)、绿萼梅各 5g，益母草 15g。

方中制香附行气解郁以治气郁；制苍术燥湿健脾以治湿郁；五灵脂、炒蒲黄化瘀止痛，化中有止，加入炒当归、赤芍、益母草、山楂，化瘀止血之力更强；炒丹皮清热凉血；绿萼梅疏肝气，清肝热。诸药合用，使肝气畅达，肝郁得疏，瘀热得散，则经水如常。

5）服法：每日 1 剂，经前经期水煎分服。

6）加减：出血甚多者，加三七粉（吞服）1.5g，茜草 15g，大小蓟各 10g；纳欠，大便不实者，加煨木香、陈皮各 6g，砂仁（后下）3g；头疼烦热甚者，加钩藤（后下）15g，苦丁茶 10g。

（2）阳虚夹瘀证

1）证候：月经后期量多，色暗红或淡红，质稀，有较大血块，或伴腐肉样血块，小腹冷痛，周身关节酸痛，或小腹冰冷，胸闷烦躁，乳房胀痛，舌质暗红，苔薄白，脉细迟。

2）分析：阳气不足，阴寒内盛，不能温养脏腑，血海满溢延迟，气虚冲任不固，故月经后期量多，色暗红或淡红，质稀；血为寒凝，冲任涩滞，故有较大血块，或伴腐肉样血块；寒邪客于胞中，阳不外达，气血运行不畅，不通则痛，故小腹冷痛，周身关节酸痛；阳虚失煦，肝经瘀阻，故小腹冰冷，胸闷烦躁，乳房胀痛；舌质暗红，苔薄白，脉细迟均为阳虚夹瘀之象。

3）基本治法：温肾助阳，调气化瘀。

4）方药运用：金匮温经汤（《金匮要略》）合脱膜散加减。

炒当归、赤芍、五灵脂、川续断、制香附、莪术、党参各 10g，肉桂、吴茱萸各 5g，炒丹皮、钩藤（后下）各 12g。

方中炒当归养血活血调经；五灵脂化瘀止痛；肉桂、吴茱萸温经散寒，暖宫脱膜；党参甘温补气，助肉桂通阳散寒；莪术、丹皮、赤芍活血祛瘀；制香附、川续断行气补肾；钩藤清降肝郁。诸药合用，共奏温肾助阳、调气化瘀之效。

5）服法：每日 1 剂，经前经期水煎分服。

6）加减：出血甚多者，加三七粉（另吞）1.5g，茜草 15g，炒蒲黄（包煎）6g；腰膝酸冷，大便偏溏者，加炮姜 5g，补骨脂 9g，制附片 6g。

（3）脾肾虚寒证

1）证候：月经后期量多，色淡红或紫暗，质稀无块，头昏腰酸，胸闷心烦，惊悸寐差，神疲乏力，形体倦寒，舌质淡红，脉细弦或细迟。

2）分析：肾虚精血亏少，冲任不足，血海不能按时满溢，故经行后期；脾虚冲任不固，经血失于制约，故经行量多；气虚火衰，不能化血为赤，故经色淡红或紫暗，质稀无块；头昏腰酸，胸闷心烦，惊悸寐差，神疲乏力，形体倦寒，舌质淡红，脉细弦或细迟均为脾肾虚寒之象。

3）基本治法：健脾温肾，固经摄血。

4）方药运用：温经摄血汤（《傅青主女科》）合补气固经丸加减。

熟地、白芍、白术、炒川断、党参各 10g，五味子、肉桂、砂仁（后下）各 5g，炙甘草 6g，阿胶珠 12g。

方中党参、白术、炙甘草补脾气以滋生化之源，加入砂仁以增强健脾和胃之力；熟地、白芍滋阴养血；炒川断温补肾阳；肉桂温经散寒；五味子、阿胶珠养血止血。诸药合用，共奏健脾温肾、固经摄血之效。

5) 服法：每日1剂，经前经期水煎分服。

6) 加减：出血量多者，加艾叶炭9g，鹿角胶（烊冲）10g，补骨脂10g；腹胀纳欠，便溏者，加黄芪15g，煨木香5g，炮姜6g。

4. 其他治疗

（1）中成药：芎归平胃丸（《中药成方手册》）每次6g，每日2次，适用于痰湿性月经后期量少。

（2）针灸

1) 主穴：关元、血海、气海、三阴交、隐白。

2) 配穴：实热配太冲、曲池，虚热配然谷、太溪，瘀热配行间、地机，气虚配足三里、脾俞，气滞配膻中、内关，阳虚配命门、肾俞。

3) 操作：主穴平补平泻，配穴虚证用补法，实证用泻法，阳虚加灸。

一般多在经前5～7天开始治疗，至下次月经来潮前再治疗，连续3～5个月，直到病愈。若行经时间不能掌握，可于月经净止之日起针灸，隔日1次，直到月经来潮时为止，连续治疗3～5个月。

（于婷儿）

第二节 崩漏

崩漏即经血非时而下，或量多如注，或量少淋漓不净。经血暴下不止者谓之"崩中"，淋漓不断者谓之"漏下"。崩漏既是病名，又是症状。《景岳全书·妇人规》指出，崩漏系"经乱之甚者也"。本节所指崩漏系西医无排卵型功能失调性子宫出血范畴，乃是由神经内分泌失调引起，而非直接由全身及内外生殖器器质性病变引起。

本病又称为"崩中漏下"，病变部位在冲任二脉，常见证型有热瘀虚偏热、热瘀虚偏瘀、热瘀虚偏虚、阳虚瘀浊、心肝郁火、脾胃虚弱、湿热等。临床虽有虚实之分，但以本虚标实证居多。本病如及时治疗，一般能获愈，预后良好。

就临床资料分析，崩漏有以下特点：①崩证发病急，病情比较严重，大出血时可危及生命，属于妇科急症之一。漏证漏下不止，缠绵难愈。②发病年龄常在青春期和绝经期，病程偏长，反复发作，少数患者病程达数年以上。

发病之前均有月经失调，绝大多数有闭经史；发病后均伴有程度不同的贫血，即气血不足的现象。

一、病因病机

本节所述之崩漏，实际上属于无排卵型功能性子宫出血。在探讨病理机制时，既要从出血时的子宫冲任局部因素入手，更要从出血后闭经时的整体病变分析。古人对于本病的发病原因阐述较多，如《妇科玉尺·崩漏》全面概括了本病的病因，曰："崩漏，究其源，则有六大端：一由火热，二由虚寒，三由劳伤，四由气陷，五由血瘀，六由虚弱。"本病出血期以阴虚火旺和血瘀为主，而阴虚火旺、血热、血瘀三者常结合在一处，在发病中有所偏胜，即偏于热、偏于瘀、偏于虚之不同，且久则阴虚及阳，导致阳虚瘀浊，这也是崩漏病程长，病情复杂之原因。本病在演变过程中之所以形成热、瘀者，还与肾阴亏虚，心肝火郁有关，特别是心-肾-子宫生殖轴之功能失调，心肾失济则阴虚加剧，天癸衰少，少数阴虚火旺，下扰冲任血海，导致子宫失于固藏。《诸病源候论·妇人杂病诸候·崩中漏下候》曰："崩中之状，是伤损冲任之脉，冲任之脉皆起于胞内，为经脉之海，劳伤过度，冲任气虚，不能制约经血，故忽然崩下，淋漓不断。"《素问·阴阳别论》亦云："阴虚阳搏谓之崩。"另一方面，阴虚则阳长运动不良，甚则处于静止，且阴长运动不能至重，因此有阴而无阳，难以转化，瘀浊不得溶解，再加上心肝气郁，气郁血滞，更易加重瘀阻，从而导致瘀结，故《备急千金要方》谓"瘀结占据血室而致血不归经"。由于阴阳失衡，心-肾-子宫生殖轴功能紊乱，属整体导致局部病变。虽病在局部子宫，但其根源于心肾整体的失调。其他如肝经郁火、肝郁犯脾、营血耗损致气虚脾弱、湿浊内阻、蕴而化热所致的湿热证等，均属兼夹病证。

本病的本源在于肾虚，肾阴偏虚，不能涵养心肝，心肝气火偏旺，子宫冲任亦因阴虚及阳，阳不足而致瘀结；肾阳偏虚，不能暖土运脾，子宫冲任亦因阳虚而藏纳失职，心肝脾胃及子宫冲任失调，从而引起热、瘀、虚三者兼见之出血。

(一) 主要证型

1. 热瘀虚偏热

素体阴虚，或久病、失血以致阴虚，阴虚水亏，相火偏旺，扰动血海，故经血非时而下；或素体阳盛，心情烦躁，肝火内炽，热扰冲任，迫血妄行，子宫失藏。

2. 热瘀虚偏瘀

素体肾虚，情怀不畅，肾虚肝郁，气滞血滞，冲任不得畅达，经血瘀结子宫，好血不得归经；或久漏气虚，血运不利致瘀，瘀血不去，好血难安，致发崩漏。

3. 阳虚瘀浊

忧思过度，饮食劳倦，损伤脾气，气不摄血，脾不统血；或崩漏耗损气血，气虚则子宫冲任不司藏纳，是以加剧崩漏。

4. 热瘀虚偏虚

禀赋薄弱，或房劳不节，或手术不当，或长期用脑过度，损伤肾及子宫冲任。肾阴虚则子宫冲任失于约制，前人谓之阴虚失守，或相火偏旺，迫血妄行；肾阳虚则子宫冲任功能不良，不能固藏，是以出血。

(二) 兼证型

1. 兼心肝郁火

素体阳盛易动肝火，或大怒暴怒，或情志不畅，肝郁化火，热伤冲任，迫血妄行，发为崩漏。

2. 兼脾胃虚弱

饮食劳倦伤脾，脾失健运，气虚下陷，统摄失司，冲任不固，不能制约经血，发为崩漏。

3. 兼湿热

经期、产后、手术时湿热之邪直接侵入胞宫、胞脉、胞络，或外感湿热邪气，湿阻热扰，冲任不固，发为崩漏。

西医学认为，当机体受到内外各种因素如精神紧张、情绪变化、营养不良、代谢紊乱及环境、气候骤变等影响时，可通过和中枢神经系统引起下丘脑-垂体-卵巢轴功能失常或靶细胞效应异常，进而导致月经失调。

本病为无排卵性功能失调性出血，多发生于青春期和围绝经期妇女，但发病机制不完全相同。青春期下丘脑和垂体的调节功能未臻成熟，它们和卵巢间尚未建立稳定的周期性调节。此时虽有一批卵泡生长，但发育到一定程度即发生退行性变而无排卵，形成闭锁卵泡。围绝经期妇女卵巢功能衰退，卵泡几乎已耗尽，尤其是剩余卵泡对垂体促性腺激素的反应低下，雌激素分泌量锐减，对垂体的负反馈变弱，因而促性腺激素水平升高，亦可发生无排卵性功血。无排卵性功血指各种原因导致的无排卵引起子宫内膜受单一雌激素刺激，而无孕酮对抗，故发生雌激素突破出血。若低水平雌激素维持在阈值水平，可见有间断性少量出血，内膜修复慢，出血时间延长；若高水平雌激素维持在有效浓度，可引起长时间的闭经，因缺乏孕激素的参与，子宫内膜厚而不牢固，易发生急性突破性出血，出血量多。无排卵性功血也可以由于雌激素撤退而致出血。

二、诊断与鉴别诊断

（一）诊断

1. 临床表现

阴道出血，月经不按周期而妄行，出血量多或淋漓不断，或先大下，继而淋漓，或先淋漓，后大下，或停经数月后暴下不止，或淋漓不断，时多时少，色鲜红或黯淡，质稀或黏，有血块，或有臭气。

崩漏有轻重之分：轻者出血量少，持续时间短，呈轻度贫血貌；重者出血量多，持续时间长，呈重度贫血貌或失血性休克。

崩漏有急慢性之别：急性者表现为突然阴道大出血不止，可出现急性失血面容；慢性者可由月经失调未及时治疗发展而来，表现为漏下不止。

崩漏的并发症：主要有贫血、失血性休克、不孕、流产、盆腔炎、闭经等。

2. 检查

（1）妇科检查：常无明显阳性体征。

（2）辅助检查

1）基础体温测定：了解有无排卵及黄体功能。基础体温呈单相提示无排卵。

2）诊断性刮宫：简称诊刮，其作用一为止血，二为明确子宫内膜病理诊断。对年龄超过35岁，药物治疗无效或存在子宫内膜癌高危因素的异常子宫出血患者，应通过诊刮排除子宫内膜病变。施术时必须搔刮整个宫腔，并注意宫腔大小、形态，宫壁是否光滑，刮出物的性质和量。未婚患者在激素等保守治疗无效或疑有器质病变情况下，也应经患者或家属知情同意后考虑诊刮。为了确定有无排卵和黄体功能，应在经前期或月经来潮6小时内诊刮；若怀疑子宫内膜脱落不全，应在月经来潮第5天诊刮；不规则阴道流血者，可在消毒条件下随时进行诊刮。子宫内膜病理检查时可见增生期变化或增生过长，呈无分泌期状态。

3) B超：了解子宫的大小、形态，宫腔内有无赘生物，子宫内膜的厚度等，除外多囊卵巢。

4) 宫腔镜检查：通过宫腔镜的直视，选择病变区域进行活检，诊断宫腔病变。

5) 激素测定：经前测血孕酮值，处于卵泡期水平提示无排卵；测血催乳素水平及甲状腺功能，排除其他内分泌疾病。

6) 宫颈细胞学检查：用于排除宫颈癌及癌前病变。

7) 宫颈黏液结晶检查：经前出现羊齿状结晶提示无排卵。

8) 血液测定：血红细胞计数、血细胞比容、凝血功能测定（如血常规、血小板计数、出凝血时间和凝血酶原时间、活化部分凝血酶原时间）等，以利于了解贫血程度和排除血液系统病变。

（二）鉴别诊断

通过详细询问病史、月经周期变化及有关检查，可排除全身性疾患，包括凝血功能障碍、妊娠有关出血、生殖器官肿瘤和炎症、药物不良反应、盆腔静脉曲张症及其他内分泌腺的功能紊乱（如肾上腺皮质功能及甲状腺功能失常）等。此外，崩漏常需与下列疾病相鉴别。

1. 月经先期，量多，经期延长

月经较正常周期提前7天以上，经量较以往增多，经期延长，但仍有一定的规律性可循。

2. 月经先后无定期

月经周期先后不定，提前或错后，经期一般正常，与崩漏无周期者不同。

3. 经间期出血

经间期出血亦为非经期出血，常发生在两次月经的中间，出血量少，一般持续2～5天，常可自然停止，有一定的规律性。

4. 胎漏

妊娠早期，阴道少量流血，常伴有轻度的妊娠反应，尿妊娠试验阳性，前3个月的月经周期正常。

5. 堕胎、小产

停经后阴道出血，伴小腹阵发性疼痛，腰部酸痛，阴道出血量多，甚则有胚胎样组织排出。少数需通过诊刮、宫腔镜等检查以鉴别之。

6. 异位妊娠

大多发生在停经后，阴道少量不规则出血，少腹部一侧突然剧烈疼痛，伴肛门坠胀，甚则面色苍白，头晕乏力，尿妊娠试验阳性。

7. 滋养叶细胞类疾病

以往月经规律，停经后阴道少量不规则出血，无腹痛，明显，B超可以确诊。

8. 外阴、阴道外伤性出血

病发于外阴、阴道，有创伤史或粗暴的性行为史，阴道出血色鲜红，呈活动性，检查未见宫颈口溢血。

9. 赤带

赤带多混夹黏液，局部可有痒痛等刺激症状，常伴小腹隐痛，腰酸，多有子宫内膜炎。

10. 肿瘤出血

某些良性肿瘤，如子宫肌瘤，可见月经量多，或淋漓不净；恶性肿瘤，如子宫内膜癌、宫颈癌，或出现非时阴道下血，多少不定，伴有血臭气味。

三、辨证施治

崩漏的辨证，应重视对月经量、色、质的分析，结合基础体温、子宫内膜、内分泌激素的检测等。一般来说，本病常属本虚标实，肾阴虚夹瘀。治疗方面，前人提出的"塞流、澄源、复旧"三法很重要。塞流，止血也，即在辨病辨证指导下，运用各种止血方法，甚至可采取西药大剂量激素以及刮宫方法，务求尽快控制出血，必要时可输血输液，协助止血。澄源，正本清源也，即针对各种病因而施以不同的治法，虚者补而固之，热者凉而敛之，寒者温而涩之。肾为先天之本，脾为后天之本，结合先后天尤其是先天之本，乃妇科治疗出血的特点。复旧，即恢复正常的月经周期和健康。前人认为，崩漏之后，营血大耗，故有"养血以复其旧"之论。我们认为，补肾调周才能达到固本复元的目的。更年期崩漏，重在调理脾胃，兼顾心肝以复其旧。

（一）主要证型

1. 热瘀虚偏热证

（1）证候：崩漏量多，或淋漓不已，色紫红，有较大血块，出血呈阵发性，胸闷烦热，小腹做胀，头昏腰酸，大便干结，小便黄少，脉弦细带数，舌质偏红，边紫，苔色黄腻。

（2）分析：实热内蕴，损伤冲任，血海沸溢，迫血妄行，故崩漏量多，或淋漓不已；血为热灼，瘀阻冲任，故血色紫红，有较大血块；热扰心神，故见头昏，胸闷烦热；子宫瘀阻不通，故小腹做胀；肾虚腰府失养，故见腰酸；热盛伤津，故大便干结，小便黄少；舌质偏红，边紫，苔色黄腻，脉弦细带数均为热瘀虚偏热之象。

（3）基本治法：清热凉血，固经止血。

（4）方药运用：固经汤（《医学入门》）合加味失笑散。

炙龟板（先煎）10～15g，炒黄柏6～12g，椿根白皮12g，白芍10g，炒子芩9g，炒五灵脂10g，蒲黄炭（包煎）6～9g，大小蓟各15g，血余炭10g，大黄炭6g，女贞子15g，墨旱莲15g。

方中炙龟板滋肾固冲，为君药；黄柏坚阴泻火，佐龟板以纠正阴虚火旺的不平衡状态；白芍、椿根白皮助龟板滋阴养血，固经止血；黄芩助黄柏以清热；五灵脂、蒲黄炭化瘀止血；大小蓟清热凉血止血；大黄炭凉血逐瘀止血；血余炭助大黄炭止血；女贞子、墨旱莲既滋补肝肾之阴，又能止血。诸药合用，共奏清热凉血、固经止血之效。

（5）服法：水煎分服，每日1剂。出血过多时，每日2剂。另加服云南白药，每次0.5g，每日2～3次。

（6）加减：淋漓不断，色紫黑，有血块，加三七粉5g；心烦寐差，加炒枣仁6g，柏子仁10g，夜交藤15g；血去气弱，面色苍白，神疲乏力，加黄芪、党参各15g，枸杞子10g。

2. 热瘀虚偏瘀证

（1）证候：经血非时而下，或量多阵冲，或量少淋漓，时下时止，色紫黑，有血块或大血块，小腹不舒，或有胀感，胸闷烦躁，口渴不欲饮，舌质紫黯或有瘀点，脉细涩或细弦。

(2) 分析：冲任、子宫瘀血阻滞，新血不安，故经血非时而下；离经之瘀时聚时散，故见量多阵冲，或量少淋漓，时下时止，色紫黑，有血块或大血块；瘀阻冲任、子宫，不通则痛，故见小腹不舒，或有胀感；瘀阻中隔，津不上承，故见胸闷烦躁，口渴不欲饮；舌质紫暗或有瘀点，脉细涩或细弦均为热瘀虚偏瘀之象。

(3) 基本治法：化瘀止血。

(4) 方药运用：四草汤（夏桂成经验方）合加味失笑散。

鹿衔草、马鞭草各15g，茜草、益母草、五灵脂、蒲黄（包煎）各10g，黑当归、赤白芍、川续断、山楂、血见愁各10g，大黄炭6g。

方中鹿衔草清热止血；马鞭草清热利湿，化瘀止血；茜草化瘀止血；益母草化瘀止血，收缩子宫；五灵脂、蒲黄化瘀止血，化中有止；黑当归养血止血；赤白芍、山楂养阴化瘀调经；川断温补肾气止血；血见愁、大黄炭化瘀止血。诸药合用，共奏化瘀止血功效。

(5) 服法：水煎分服，每日1剂。出血过多时，每日2剂。

(6) 加减：血瘀夹热者，加大小蓟、仙鹤草、炒丹皮各10g，钩藤（后下）15g；血瘀夹寒者，加艾叶、官桂各5g，生姜5片；兼气虚者，加黄芪、党参各15g，枸杞子10g；出血量多者，加三七粉（另吞），每次15g，每日3次。

3. 热瘀虚偏虚证

(1) 证候：经血非时而下，或量多如注，或淋漓不断，久而不已，色淡红或殷红，无血块，头晕腰酸，神疲乏力，肢冷心烦，夜寐不熟，小便频数，舌质淡红，脉细弱或细数。

(2) 分析：阴虚内热，热扰冲任血海，故经血非时而下，或量多如注，或淋漓不断，久而不已；热灼阴血，故色淡红或殷红，无血块；肾阴不足，虚热内扰，故头晕腰酸，神疲乏力，夜寐不熟，小便频数；阴虚及阳，肢体失煦，故肢冷心烦；舌质淡红，脉细弱或细数均为热瘀虚偏虚之象。

(3) 基本治法：补肾固冲，养血调经。

(4) 方药运用：二至地黄汤（《证治准绳》）合加味失笑散。

女贞子、墨旱莲各15g，怀山药、熟地、炒黄柏、炒川断、阿胶珠、菟丝子各10g，白术9g，艾叶炭6g，炒蒲黄（包煎）10g，五灵脂8g。

方中女贞子、墨旱莲既能滋补肝肾之阴，又能止血；熟地、山药滋补肝肾；炒黄柏坚阴泻火；菟丝子、炒川断补肝肾止血；白术健脾益气；阿胶珠、艾叶炭养血止血；加味失笑散化瘀止血。诸药合用，共奏补肾固冲、养血调经之功。

(5) 服法：水煎分服，每日1剂。出血过多时，每日2剂。

(6) 加减：心悸失眠者，加炒枣仁6g，青龙齿（先煎）10g；大便偏溏者，去熟地、黄柏，加砂仁（后下）5g，炮姜6g。

4. 阳虚痰浊证

(1) 证候：崩漏日久，量多或淋漓不止，色淡红，质稀或有血块，头昏腰酸，形寒肢冷，面色㿠白，纳欠神疲，心悸，舌质淡，苔白腻，根部略厚，脉细弱。

(2) 分析：肾阳虚衰，阳不摄阴，封藏失司，冲任不固，故见崩漏日久，量多或淋漓不止；肾阳虚，血失温煦，涩而结瘀，故色淡红，质稀或有血块；脾肾阳气不足，故见头昏腰酸，形寒肢冷，面色㿠白，纳欠神疲，心悸；舌质淡，苔白腻，根部略厚，脉细弱均为阳虚瘀浊之象。

(3) 基本治法：补肾助阳，化瘀固冲。

(4) 方药运用：固本止崩汤（《傅青主女科》）合震灵丹加减。

人（党）参30g，黄芪15g，白术、熟地、黑当归、炒川断、陈棕炭各10g，黑姜5g，炙甘草6g。

方中人（党）参、黄芪大补元气，升阳固本；白术健脾，资血之源又统血归经；熟地滋阴养血，"于补阴之中行止崩之法"；"气不足便是寒"，佐黑姜既可引血归经，又有补火温阳而收敛之妙；黄芪配当归含有当归补血汤之意，功能补血；熟地配当归一阴一阳，补血和血；炒川断温肾止血；陈棕炭固涩止血；炙甘草补气和中。诸药合用，共达补肾助阳，化瘀固冲之功。

(5) 服法：水煎分服，每日1剂。出血过多时，每日2剂。

(6) 加减：大便偏溏者，去熟地，加砂仁（后下）5g，六曲、建莲子各10g；心烦失眠者，加龙骨、牡蛎各15g，炒枣仁10g；夹有血块，淋漓不净者，加失笑散（包煎）10g，益母草15g；出血过多者，吞服红参粉3g，三七粉3g。

（二）兼证型

1. 兼心肝郁火证

(1) 证候：崩漏量多，色红，有血块，或淋漓不已，色紫红，有小血块，伴头昏头痛，胸闷烦躁，心悸失眠，胸胁胀闷，时欲叹气，纳欠腹胀，口苦口干，尿黄便坚，舌质红，苔黄腻，脉弦细。

(2) 分析：情志不遂，心肝郁火内蕴，损伤冲任，血海沸溢，热结成瘀，迫血妄行，故崩漏量多，色红，有血块，或淋漓不已，色紫红，有小血块；郁火内扰，气机不畅，故头昏头痛，胸闷烦躁，心悸失眠，胸胁胀闷，时欲叹气；肝木克土，脾气不健，故纳欠腹胀；肝火内炽，故口苦口干，尿黄便坚；舌质红，苔黄腻，脉弦细均为心肝郁火之象。

(3) 基本治法：清热解郁，化瘀止血。

(4) 方药运用：丹栀逍遥散（《校注妇人良方》）合加味失笑散。

丹皮10g，炒山栀6g，炒柴胡6g，黄芩10g，陈皮6g，广木香6g，合欢皮10g，失笑散（包煎）10g。

方中丹皮、炒山栀、炒柴胡疏肝解郁，清热凉血；黄芩助前药增强清热之力；失笑散化瘀止血，化中有止；合欢皮、广木香、陈皮行气解郁。诸药合用，共奏清热解郁、化瘀止血之功。

(5) 服法：水煎分服，每日1剂。出血过多时，每日2剂。另吞震灵丹，每次6~9g，每日3次。

(6) 加减：更年期患此者必须注意两大特点：一是安定心神，上方加钩藤（后下）12g，莲子心5g，青龙齿（先煎）10g，合欢皮9g；二是心肝气郁者必影响脾胃，上方加太子参15g，陈皮6g，广木香6g，即前人"见肝传脾，当先实脾"之意也。

2. 兼脾胃虚弱证

(1) 证候：崩漏日久量多，色淡红，或有血块，或淋漓不已，色淡红，无血块，伴头昏心悸，面乏华色，神疲乏力，纳欠腹胀，大便易溏，或面浮足肿，气短易汗，舌质淡红，苔白腻，脉细弱或细。

(2) 分析：脾虚中气虚弱，甚或下陷，冲任不固，血失统摄，故崩漏日久量多，或淋漓不已；气虚火不足，血涩成瘀，故色淡红，或有血块；脾虚气血不足，故头昏心悸，面乏华色，神疲乏力；脾失健运，故纳欠腹胀，大便易溏；气虚阳弱，水湿内停，故面浮足肿，气短易汗；舌质淡红，苔白腻，脉细弱或细均为脾胃虚弱之象。

(3) 基本治法：益气健脾，养血止血。

(4) 方药运用：加味归脾汤（《济生方》）加减。

黄芪15g，煨木香10g，白术10g，酸枣仁10g，黑当归10g，远志12g，茯神10g，龙眼肉15g，炒扁豆1知，砂仁（后下）5g。

方中黄芪益气；白术、炒扁豆、砂仁补气健脾；黑当归生血止血；龙眼肉、酸枣仁、远志、茯神养心安神；煨木香理气醒脾，使补而不滞。全方益气以生血，气旺则能摄血，故治脾胃虚弱之崩漏。

(5) 服法：水煎分服，每日1剂。出血过多时，每日2剂。

(6) 加减：夹血瘀者，合加味失笑散。更年期患者当照顾两个方面：一是疏肝解郁，常需加入炒荆芥、白芍各10g，或炒柴胡6g，钩藤（后下）10g等；二是安定心神，常需加入合欢皮、紫贝齿（先煎）、炒枣仁各10g等。

3. 兼湿热证

(1) 证候：崩漏出血量多，色红，质黏有血块，或带下色黄，质黏有秽味，面色萎黄，神疲，脘腹痞胀，不思纳谷，大便时溏，舌质淡，苔白腻，脉细濡。

(2) 分析：湿邪阻于冲任，蕴蒸生热，湿热扰动冲任血海，影响固藏，故崩漏出血量多；湿热与血搏结，故色红，质黏有血块；湿热流注下焦，任带二脉失约，故带下色黄，质黏有秽味；湿热熏蒸，故脘腹痞胀，不思纳谷，大便时溏；湿热阻络，故面色萎黄，神疲；舌质淡，苔白腻，脉细濡均为湿热之象。

(3) 基本治法：利湿化浊。

(4) 方药运用：红藤败酱散（夏桂成经验方）加减。

红藤10g，败酱草12g，丹皮10g，薏苡仁15g，延胡索10g，制香附10g，大小蓟各15g，炒蒲黄（包煎）10g，仙鹤草12g，马齿苋15g。

方中红藤、败酱草清热利湿，加薏苡仁利湿之力更强；丹皮、大小蓟、仙鹤草清热凉血止血；延胡索、制香附行气燥湿；马齿苋清热利湿止血；炒蒲黄化瘀止血。诸药合用，共奏利湿化浊之功。

(5) 服法：水煎分服，每日1剂。

(6) 加减：伴腰酸坠胀者，加炒川断15g，桑寄生15g，补骨脂10g；大便溏薄者，加炒木香10g，炒扁豆12g，砂仁5g；带下量多色黄者，加椿根皮15g，苍术10g，怀牛膝10g，在利湿化浊中仍要贯穿化瘀以调之。

四、其他治疗

(一) 中成药

1. 出血期用药

(1) 功血宁（《中医妇科验方选》王敏之方）

1) 处方：黄芪60g，炙知母20g，柴胡、桔梗各10g，升麻炭30g，红参18g，吴茱萸30g，桑寄生60g，莲房炭30g，棕榈炭60g，杜仲炭30g，石榴皮炭30g，艾叶炭24g，仙鹤草60g，煅牡蛎30g，三七粉18g，炮姜炭15g，当归身24g，芥穗炭24g。

2) 服法：上药共为细末，用伏龙肝100g煎水，合山药粉50g，打糊为丸，每丸6g，早晚各服1丸，忌食生冷。

3) 适应证：脾肾两虚性崩漏。

(2) 震灵丹：每次9g，每日3次，适用于血瘀性崩漏。

(3) 血安片：每次4片，每日3次，适用于血热性崩漏。

(4) 断血流片：每次10片，每日3次，适用于血热性崩漏。

(5) 益宫止血口服液：每次20ml，每日3次，适用于功血气阴两虚者。

(6) 清经颗粒：每次5g，每日2次，月经干净后服用，15天为1个疗程，适用于功血血热证。

(7) 生三七胶囊：每次3粒，每日1～2次，适用于功血血瘀证。

(8) 血竭胶囊：每次4～6粒，每日3次，15天为1个疗程。能活血化瘀，收敛止血，止痛，生肌敛疮，补血益气，适用于子宫异常性出血。服药期间忌服酸性食物。

(9) 荷叶丸：每次1丸，每日2～3次，空腹温开水送服，适用于崩漏血热证。忌食辛辣油腻。

(10) 参茜固经冲剂：每次1袋，每日2次，有月经周期者，经前1周开始服用，至经净止，适用于功血气阴两虚证。

(11) 紫地宁血散：每次8g，每日3～4次，凉开水或温水调服，适用于功血血热证。

(12) 断血流片（颗粒）：片剂，每次3～6片，每日3～4次。颗粒，每次6.5g，每日3次，适用于功血血热证。

(13) 十灰散（丸）：每次9g，每日2次，适用于功血血热证。

(14) 宫泰冲剂：每次1～2包，每日2～3次，开水冲服，适用于功血气虚血瘀、阴虚血瘀证。

2. 非出血期用药

(1) 紫河车胶囊：每次1～5粒，每日1～3次，饭后服用，适用于功血属肾精不足者，或经后期填补肾精，促卵泡发育。

(2) 御苁蓉口服液：每次10ml，每日2次，早晚空腹服用，适用于功血属肾虚者。

(3) 复方阿胶浆：每次20ml，每日3次，适用于功血气血两虚，头晕目眩，心悸失眠，食欲缺乏及白细胞减少症和贫血。

(4) 定坤丹：大蜜丸，每次半丸至1丸，每日2次，适用于功血气血两虚兼有郁滞者。

(5) 春血安胶囊：每次4粒，每日3次或遵医嘱服用，适用于青春期功血。

(6) 杞菊地黄丸：每次9g，每日2次，适用于功血肝肾阴虚阳亢者。忌食酸性及生冷食物。

(7) 养血当归精：每次10ml，每日2～3次，适用于功血失血过多所致气血虚弱。忌嗔怒及辛辣、生冷食物，感冒发热者勿服。

(8) 生脉饮：每次10ml，每日3次，适用于功血气阴两伤型。实热之邪未尽者禁用。

(9) 归脾丸：水蜜丸，每次6g，每日3次。大蜜丸，每次1丸，每日3次，适用于心脾气虚型功血出血期，或用于止血后调理。

(10) 乌鸡白凤口服液：每次10ml，或遵医嘱服用，适用于功血气血两虚型。服药过程中如遇感冒、发热，暂停服用。

（二）针灸

1. 虚证

(1) 取穴：关元、三阴交、肾俞、交信。

(2) 配穴：气虚配气海、脾俞、足三里，阳虚配气海、命门、复溜，阴虚配然谷、阴谷。

(3) 操作：针刺用补法，酌情用灸。

2. 实证

(1) 取穴：气海、三阴交、隐白。

(2) 配穴：血热配血海、水泉，湿热配中极、阴陵泉，气郁配太冲、支沟、大敦，血瘀配地机、气冲、冲门。

(3) 操作：针刺用泻法。

（三）穴位注射

1. 三七当归注射液

(1) 取穴：子宫、关元、肾俞、内关、合谷。

(2) 操作：局部皮肤常规消毒，用2ml注射器加7或8号针头抽吸三七当归注射液后，在预选的穴位上刺入，边进针边左右旋转注射器并进退针以反复刺激，得气后推注三七当归注射液1ml。每次封闭2个穴位，每天封闭1次，7次为1个疗程，疗程间隔为3天。

2. 5%当归注射液

(1) 取穴：血海、气海、足三里、然谷、三阴交。

(2) 操作：每次选2个穴，每穴注入0.5～1ml，每日1次，7次为1个疗程，疗程间隔5～7天。

（四）穴位敷贴

1. 取穴

耳穴之子宫、卵巢、输卵管、盆腔、皮质下、内分泌、肾上腺、神门、脑干、肝、脾、胃、肾。

2. 操作

油菜籽用胶布贴压于上述耳穴，每次按压3～5分钟，每日3～4次。出血重者隔日换药/换药3～5次后改为每周1次，双耳交替，连续1～4周有效。

(五) 耳针

1. 取穴

子宫、卵巢、内分泌、肝、肾、神门。

2. 操作

每次选用3~4穴，每日或隔日1次，中等刺激，留针30~60分钟，也可耳穴埋针。

（于婷儿）

第三节 更年期干燥综合征

更年期女性出现阴道干燥、带下亏少、口干无津、涕泪甚少、皮肤干燥等症状，称之为更年期干燥综合征。本病多与更年期综合征同时出现，是临床常见病之一。

更年期干燥综合征与肾气衰、天癸竭有着重要的关系，属内燥病的范畴。通过辨证论治与辨病论治相结合，能够取得一定疗效。由于本病乃衰退过程中的一种疾患，因此疗程偏长，患者需要耐心服药，同时要注意饮食调养，才能取得较好效果。

一、病因病机

更年期干燥综合征的机制主要在于肾衰竭天癸竭，肾的阴精亏少，津液等亦随之而衰少。西医学认为，本病系卵巢功能衰退，雌激素水平进行性下降，加之机体老化所致。由于雌激素减少，雌激素的靶器官也逐渐退化萎缩，表现为外阴、阴道萎缩，分泌物减少，阴道干燥，甚至产生性交不适或困难；皮肤、皮脂腺、汗腺、泪腺等萎缩，皮肤干燥，甚至角化过度、涕泪减少；口腔黏膜变薄，腺体萎缩，唾液分泌量少而稀薄，出现口舌干燥甚或疼痛等。本病一般有阴虚、阳虚、瘀滞三种证型，其中阴津亏虚是主要的。

（一）阴虚

人逾四十，阴气衰半，七七之岁，天癸将竭。天癸者，阴精也，与肾阴有关，五脏之阴气非此不能滋。肾主五液，全赖精气充之。天癸将竭或已竭，阴虚精少，津液不充。津液主柔主濡，人体各脏器组织、四肢百骸无不受其惠善，津充则润，津亏则燥，下不能涵养阴窍，上不能奉养七窍，外不能润养皮肤，是以孔窍皮肤失润，燥证见矣。阴津伤涸可致燥，燥盛化火又必灼伤阴津，阴愈虚而燥愈甚，燥愈甚则火愈旺，故而出现一系列阴伤内燥的表现。更年期脾胃常易失运，久服滋润方药可导致脾虚湿浊内阻，形成燥湿错杂之复杂病变。

（二）阳虚

禀赋不足，素体阳气虚弱，或病程久延，阴液亏虚，阴损及阳（气），阳气虚弱，既不能化水谷之精为津液，又不能输先天之阴精濡养诸窍，外荣皮肤，是以干燥诸症做矣。

（三）瘀滞

津液的周流敷布乃其常，凝滞壅聚是其变。一旦气血失运，津液布输障碍，流径受阻，津液不得上承或外布；或由于肾阴虚，调节津液的作用减退，燥结成痰，痰阻脉络，结而成瘀；或肾阴虚，子宫脉络失养，经血排泄失畅，亦致血瘀。瘀血阻滞，血气流行不畅，津液不布。《金匮要略》之所谓干血者，即此意也。瘀、痰、热、燥皆由阴虚所致，瘀滞乃第二致病因子，但有时亦起主导作用。

二、诊断与鉴别诊断

(一) 诊断

1. 临床表现

自觉阴道干涩，甚或疼痛，性交困难，带下甚少，或口干津少，口腔黏膜浅表处疼痛，皮肤干燥，弹性较差，甚至有涕泪缺乏者，常伴烘热潮红、汗出、头晕、感觉异常、失眠、便秘等自主神经功能障碍症状。

2. 一般妇科检查

除内外生殖器官呈现不同程度的萎缩性变化和阴道分泌物减少外，无其他器质性病变。

3. 相关激素检测

雌激素水平降低，促性激素水平增高。

(二) 鉴别诊断

(1) 通过详细询问病史和进行有关的激素检测，可排除营养缺乏性皮肤黏膜病变，如维生素缺乏所致的皮肤干燥、口舌疼痛等，亦可进行诊断性治疗。

(2) 必要时可请相关科室予以协助诊断，排除其他器质性疾病。对伴有头痛失眠及循环系统、消化系统症状者，亦需通过有关检查排除相应系统的器质性疾病。

三、辨证施治

本病有阴虚、阳虚、瘀滞三种证型，其中阴津亏虚是主要的病机，治疗宜顾护阴分，多用滋阴养津之品。阴虚日久势必影响其阳，导致阳虚，阳虚又极易碍及脾胃运化功能，气不生津，形成恶性循环，治疗颇为棘手。此时，治疗要兼顾主次，滋阴而不碍脾运，化湿而不伤阴分。

(一) 阴虚证

1. 证候

月经后期量少，甚或闭经，阴道干燥，带下全无，或有少量黄水黏液，伴口干咽燥，夜间尤甚，唇干燥裂，目涩视昏，涕泪甚少，肌肤干燥，形瘦色苍，头晕耳鸣，腰膝酸软，倦怠无力，五心烦热，齿浮牙松，纳少便结，舌苔少，质光红，脉细数。

2. 分析

人逾四十，阴气衰半，七七之岁，天癸将竭，阴阳失调，冲任失养，故月经后期量少，甚或闭经。天癸者阴精也，与肾阴有关。肾主五液，全赖精气充之。天癸将竭或已竭，阴虚精少，津液不充，人体各脏器组织及四肢百骸无不津亏。下不能涵养阴窍，故阴道干燥，带下全无，或有少量黄水黏液；上不能奉养七窍，外不能润养皮肤，是以口干咽燥，夜间尤甚，唇干燥裂，目涩视昏，涕泪甚少，肌肤干燥，形瘦色苍；阴津伤涸可致燥，燥盛化火又必灼津伤阴，阴愈虚则燥愈甚，燥愈甚则火愈旺，热扰心神，故五心烦热，齿浮牙松；更年期脾胃失运，脾虚湿浊内阻，故倦怠乏力，纳少便结；肾气亏虚，故头晕耳鸣，腰膝酸软；舌苔少，质光红，脉细数均是阴虚之象。

3. 基本治法

滋阴养津，宁心安神。

4. 方药运用

二甲地黄汤加减。

生龟板（先煎）、生鳖甲（先煎）、怀山药、干地黄、牡丹皮、茯苓、泽泻各10g，玄参、炙知母、山萸肉各6g。

方中生龟板、生鳖甲滋阴潜阳，益肾健骨，养血补心；干地黄滋肾养阴，山萸肉酸温滋肾益肝，山药滋肾补脾，三药共成三阴并补之功，亦即王冰所谓"壮水之主以治阳光"之义；泽泻泻肾降浊，丹皮清泻肝火，茯苓健脾渗湿；玄参清热养阴，知母滋阴润燥。诸药合用，有滋阴养津、宁心安神的功效。

5. 服法

水煎分服，每日1剂。

6. 加减

火旺灼热者，加黄连3g，黄柏9g；低热缠绵，骨蒸潮热者，加地骨皮10g、白薇、银柴胡各6g；口干咽燥裂痛者，加柿霜6g，芦根、石斛各10g；皮肤瘙痒明显者，加沙参、杞子各10g，甘菊、桑叶各6g，白蒺藜、白芍各10g；兼脾虚湿阻者，去地黄、知母、玄参，加薏苡仁15g，碧玉散（包煎）10g，焦山楂、白术各10g。

（二）阳虚证

1. 证候

月经稀少或闭经，伴气短心烦，倦怠乏力，纳少便溏，面色苍白，口干少饮，涕泪甚少，阴道干燥，小腹做胀，小便不畅，或溺后余沥不净，肢端欠温，甚至畏寒身冷，舌质淡胖，边有齿痕，苔薄白，脉细。

2. 分析

禀赋不足，素体阳气虚弱，或病程久延，阴液亏虚，阴损及阳（气），冲任失养，故月经稀少或闭经；阳气虚弱，既不能化水谷之精为津液，又不能输先天之阴精濡养诸窍，外荣皮肤，故口干少饮，涕泪甚少，阴道干燥；阳气不足，精液亦虚，故气短心烦，倦怠乏力；脾虚运化无力，故小腹做胀，纳少便溏；阳虚气化失常，故小便不畅，或溺后余沥不净；阳气虚弱，无以温煦，故肢端欠温，甚至畏寒身冷；舌质淡胖，边有齿痕，苔薄白，脉细为阳虚之象。

3. 基本治法

补阳益气，化湿蒸液。

4. 方药运用

二仙汤（《中医方剂临床手册》）合圣愈汤。

红参6g，黄芪、白术、仙灵脾各10g，仙茅、炙甘草各6g，红枣5枚，荷叶1张，白芍10g，怀山药15g，巴戟天6~9g。

方中仙灵脾、仙茅、巴戟天合用，有补肾壮阳、祛寒除湿的功效；红参大补元气，黄芪补气升阳，与红参同用，增强补气的功效；白术补气健脾，燥湿利水；白芍养血柔肝；山药滋肾补脾；红枣补脾益气；荷叶清热化湿，以防温药太燥；炙甘草补脾益气，调和诸药。

5. 服法

水煎分服，每日1剂。

6. 加减

虚寒甚者，加制附片6~10g，肉桂（后下）3~5g，胡芦巴、补骨脂各10g；关节冷痛者，加桑寄生、杜仲、骨碎补各9g，川桂枝5g，功劳叶10g；大便溏泄明显者，加炮姜5g，补骨脂10g，芡实10g，煨肉果6g；水肿明显者，加防己10g，泽泻、车前子各9g。

（三）瘀滞证

1. 主证

月经后期量少，色紫黑有血块，小腹痛，妇科检查常发现子宫肌瘤，质地较硬，阴道干燥，肌肤甲错，口干舌燥，唾液甚少，涕泪缺乏，舌质紫黯有瘀点，苔甚少或无苔，脉细涩。

2. 分析

年近七七，肾气渐衰，阴阳失调，肾阴虚调节津液的作用减退，燥结成痰，痰阻脉络，结而成瘀，瘀结日久，结聚成癥，故妇科检查常发现子宫肌瘤，质地较硬；肾阴虚，子宫脉络失养，经血排泄失畅，瘀阻气血，故月经后期量少，色紫黑有血块，伴小腹痛；津液不布则阴道干燥，肌肤甲错，口干舌燥，唾液甚少，涕泪缺乏；舌质紫黯有瘀点，苔甚少或无苔，脉细涩乃阴虚夹有瘀滞之象。

3. 基本治法

滋阴化瘀，舒气增液。

4. 方药运用

大黄䗪虫丸（《金匮要略》）加减。

归尾、桃仁、鳖甲（先煎）各15g，熟军6g，赤白芍各10g，地鳖虫9g，干地黄、牡蛎（先煎）、丹皮、山药各10g，水蛭6g。

方中熟军逐瘀攻下，并能清热凉血，为君药；归尾、桃仁、地鳖虫、水蛭助君药活血通络，攻逐瘀血，共为臣药；鳖甲清热养血；牡蛎滋阴潜阳；干地黄、赤白芍养血滋阴；山药滋肾补脾；丹皮清热凉血，活血散瘀。诸药合用，祛瘀血，清瘀热，滋阴血，润燥结，即尤在泾《金匮心典》所说"润以濡其干，虫以动其瘀，通以去其闭"。

5. 服法

水煎分服，或以上方增加10倍量，研细末，制成蜜丸，每次6g，每日2~3次。

6. 加减

夹痰浊者，加玄参10g，山慈姑、风化硝各9g，贝母、炒枳壳、竹沥、半夏各6g；气虚阳衰者，加黄芪、党参各10g，仙灵脾9g，肉桂3g；夹有湿热者，加泽泻10g，炒黄柏9g，茯苓、薏苡仁各15g。

四、其他治疗

（一）养阴利湿汤（临床验方）

1. 处方

生熟地、怀山药各10g，山萸肉、丹皮、茯苓、泽泻、碧玉散（包煎）各9g，白扁豆、莲子肉、赤小豆各12g，熏灯心30cm。

2. 服法

水煎分服，每日1剂。

3. 适应证

更年期阴虚夹湿浊之干燥综合征。

（二）丹溪消渴方（《医方考》）加减

1. 处方

黄连末1.5g，瓜蒌根末1.5g，人乳汁、藕汁、生甘蔗汁适量。

2. 服法

上药和匀，每服1匙，每日2次。

3. 适应证

阴虚火旺之干燥综合征。

（于婷儿）

第四节 胎漏

妊娠期，阴道少量出血，时下时止，或淋漓不断，而无腰酸腹痛者，称为"胎漏"，亦称"胞漏"或"漏胎"等。

本病始见于《金匮要略方论·妇人妊娠病脉证并治》，其中有因癥病而致胎漏的记载。宋代《妇人大全良方》将其病因归纳为外感、跌仆损伤、七情失宜、脾气虚弱等。清代《傅清主女科》论述有安胎七法。

本病以孕后阴道少量出血，而无腰酸腹痛为临床特征。若病情发展，出现腰酸腹痛，可发展成胎动不安。

西医学妊娠早期的先兆流产和妊娠中晚期的前置胎盘出血，可参照本病辨证论治。

一、病因病机

本病主要机制是冲任不固，不能摄血养胎。常由气虚和血热所致。

（一）气虚

孕妇素体虚弱，或饮食劳倦伤脾，或因久病伤气，或孕后思虑过度，致气血生化不足，气虚则统摄无权，冲任不固，致胎漏下血。

（二）血热

孕妇素体阳盛血热或阴虚内热，或七情郁结化热，或孕后过食辛辣，或外感邪热，致令血热，热扰冲任，迫血妄行，损伤胎气，而致胎漏。

二、诊断

（一）病史

有停经史，并可有早孕反应。

（二）症状

妊娠后出现少量阴道流血，时下时止，或淋漓不断，但无腰酸腹痛，孕中期后胎动存在。

（三）检查

1. 妇科检查

子宫颈口未开，胎膜未破，子宫大小与停经月份相符合。

2. 实验室检查

尿妊娠试验阳性。

3. B超检查

宫内妊娠、活胎。

三、鉴别诊断

（一）激经

胎漏之流血是无规律的，时出时止，或淋漓不断，其停止也无确定时间；而激经之出血是有规律的，孕后在相当于月经期时，有少量阴道流血，多于妊娠中期停止，无损于胎儿的生长、发育，又称"垢胎""盛胎""妊娠经来"等。

（二）胎死不下

胎死不下者，孕早期可伴阴道流血，孕中期出血之同时不见小腹增大，未感胎动，或已觉胎动者胎动消失。妇科检查子宫小于妊娠月份，B超检查无胎心、胎动，或胎头不规则变形。

四、辨证施治

辨证时要根据阴道流血的量、色、质辨其虚与热。血色淡红，质稀薄属气虚，血色深红或鲜红，质稠属血热。治疗以止血安胎为原则，根据不同的证型分别采用益气、清热等法。

（一）气虚型

1. 主要证候

妊娠期间，阴道少量下血，色淡红，质稀薄，神疲体倦，心悸气短，少气懒言，面色㿠白，舌淡，苔薄白，脉细滑无力。

2. 证候分析

素体气虚血弱，或饮食、劳倦伤脾，气血生化不足致气血两虚，气虚冲任不固，统摄无权，血失统摄则阴道不时少量下血；气虚火衰，不能化血为赤，故血色淡红而质稀薄；脾虚气弱，中阳不振，阳气不布，故神疲体倦，心悸气短，少气懒言，面色㿠白。舌淡，苔薄白，脉细滑无力，均为气虚之象。

3. 治疗法则

益气固冲，止血安胎。

4. 方药举例

固下益气汤（《临证指南医案》）。

人参、白术、熟地黄、阿胶、白芍药、炙甘草、砂仁、艾叶炭。

方中人参、白术、炙甘草补中益气，固摄冲任；熟地黄、白芍药养血补血，濡养胎元；阿胶、艾叶炭养血益阴，止血安胎；砂仁理气安胎，补而不滞。全方有益气固冲，止血安胎之效。

若气虚明显，小腹空坠，可加黄芪、升麻益气升提，固摄胎元。

(二) 血热型

1. 主要证候

妊娠期间，阴道下血，色深红或鲜红，质稠，心烦少寐，口苦咽干，喜饮冷，便结溺黄，面红唇赤，舌红，苔黄，脉滑数。

2. 证候分析

阳热内盛，或阴虚内热，伏于冲任，迫血妄行，故阴道下血，血为热灼则色深红或鲜红，质稠；热扰心神，故心烦少寐；热伤津液，故口苦咽干而喜饮冷，便结溺黄；热邪上扰，故面红唇赤。舌红，苔黄，脉滑数，为热盛之象。

3. 治疗法则

清热凉血，固冲止血。

4. 方药举例

保阴煎（方见月经过多）酌加炒地榆、槐花。

方中黄芩、黄柏、生地黄清热凉血；熟地黄、白芍药养血敛阴；山药、续断补肾固冲安胎；炒地榆、槐花凉血止血；甘草调和诸药。全方共奏清热凉血、固冲止血之效。

（于婷儿）

第五节 子宫内膜异位症

一、病因病机

《素问·评热病论》云："邪之所凑，其气必虚。"说明邪气侵袭人体，是乘正气一时之虚而入的。妇产科的致病因素，一般可概括为寒热湿邪、生活所伤、内伤七情和体质因素四大类。基于中医学理论，结合临证经验，现代中医学家认为子宫内膜异位症主要分为四种证型：气滞血瘀型、寒凝血瘀型、湿热血瘀型、肾虚血瘀型。兹从以下几方面阐述本病的中医学病因病机。

（一）气血失调

气血失调是妇产科疾病的重要机制之一。血和气是相互滋生和相互依存的，气为血之帅，血为气之母，血病可以及气，气病可以及血，彼此有着极其密切的关系。从病理变化而言，则有主次之分：血病及气，病在血分为主；气病及血，则以病在气分为主。

妇女的主要生理特点是经、孕、产、乳。经、孕、产、乳均以血为用，易致机体血分不足、气分有余。凡外邪侵袭、七情内伤、体质禀赋、生活所伤等因素影响，特别是经期、产后血室正开之时，胞宫冲任气血变化急骤，易虚易实，尤易为致病因素侵入机体，或由手术所伤，致脏腑功能失和，血气不利，冲任二脉损伤而致病。"冲为血海"，"任主胞胎"，瘀血内停，留滞冲任，不通则痛；气血失和，冲任胞宫失于濡养，不荣而痛，故痛经。瘀阻胞脉，两精不能相合，则不孕。

现代中医学家对子宫内膜异位症研究日趋深入，在病机认识上以血瘀证为主，各有侧重，纷呈己见，临证中取得了较好的疗效。

（二）寒热不调

寒为阴邪，性主收引、凝聚，能抑遏阳气，使脉络收引，血液运行不畅，而致胞脉阻滞。寒邪致病，一为外寒，一为内寒。气候骤冷，衣着不足，或兼冒雨涉水，而妇女适值经期、产褥，血室正开，一方面肌表受寒，一方面寒邪上客，影响冲任；而素体阳虚，生活不节，过食生冷寒凉，以致脏腑血气、经络凝滞，寒从内生，影响胞宫、胞脉、胞络的功能。

热为阳邪，其性炎上、亢奋。热邪耗气伤津，煎熬阴血，甚或损伤血络，迫血妄行。如素体阳盛，过食温燥辛热之品，或七情过度，五志化火等，脏腑、阴阳、气血等的失调均可致内热。湿性重浊黏滞，足以困阻气机，湿邪易与寒热合邪，湿郁日久化热，则为湿热，湿热瘀阻胞宫、胞脉，可致经带杂病等诸疾。

寒凝血瘀和湿热血瘀亦是子宫内膜异位症临床常见的证型。

（三）阴阳失调

阴阳失调是阴阳消长失去平衡协调的状态，是指机体在疾病的发生发展过程中，由于各种致病因素的影响，导致机体的阴阳消长失去相对的平衡。阴阳失调又是对脏腑、经络、气血、营卫等相互关系的失调，以及表里出入、上下升降等气机失常的概括。各种致病因素作用于人体，必须通过机体内部的阴阳失调才能导致疾病。因此，阴阳失调是疾病发生、发展的内在因素，是对人体各种病变的高度概括。

子宫内膜异位症的临床表现可见于中医学"痛经""癥瘕""月经失调""不孕"等疾病的范畴。虽其发生的病因可归诸虚实寒热、脏腑气血功能变化各端，其病理机转则均为阴阳失衡。阴阳盛衰变化，各种证候的产生均为脏腑正常的生理功能发生改变，气血运行障碍，导致血瘀形成所致。

（四）脏腑虚损

致病因素侵袭或稽留人体，妨碍或破坏了正常的生理机转，从而导致脏腑功能失常，血气失调，间接或直接地影响到冲任、胞宫、胞脉、胞络而产生了妇产科疾病。

肾为阴阳之脏，水火之宅，肾为先天之本，主藏精，为胞脉所系，主骨、生髓。肝藏血，主疏泄，喜条达，恶抑郁，恼怒忧郁皆伤肝，致疏泄失职，气机郁滞。脾主运化，主统血，为后天之本和气血生化之源。此三者与妇产科疾病的关系尤为密切。

近年来的研究表明，肾虚血瘀为子宫内膜异位症的重要病机。子宫与肾通过经脉相连。《内经》指出："胞络者，系于肾。"李梴曰："命门为女子系胞之处。"子宫又称"血室"，与血相关。肾开窍于二阴，前阴为外生殖器。肾和血与女性生殖过程密切相关。女性盆腔循环特点易致肾虚血瘀。这种盆腔循环的特点为了适应生理功能（肾主生殖）的需要又容易产生盆腔瘀血，导致肾虚血瘀。久病多虚，久病多瘀。肾阳虚弱则血失温煦，肾阴虚则内热灼血，均能致瘀。血瘀则失于濡养，化精乏源，亦可致肾虚。肾虚与血瘀均存在免疫功能和内分泌功能低下、自由基含量增多和微量元素变化等共同的病理改变，符合子宫内膜异位症的神经-内分泌-免疫功能失调的病理特征。

《景岳全书·妇人规》说："瘀血留滞做癥，唯妇人有之……"血瘀内停下焦而形成癥瘕。该篇亦云："妇人久癥宿痞，脾肾必亏，邪正相搏，牢固不动，气联子脏则不孕。"肾为生殖之本，五脏之精皆藏于肾，精又化血，精血同源，如肾精充足，则冲任胞脉得以濡养，血海依时满盈，月经依时而下，经血通畅而受孕种子。如精血亏少，则冲任胞脉失于濡养，冲任气血不足，血易滞而瘀阻，瘀阻使血不归经出现月经不调，瘀阻使精卵不能结合而不孕。子宫内膜异位症患者临床上常常伴有腰骶酸痛等肾虚证候。现代医学认为"肾虚"与下丘脑体-卵巢轴内分泌功能紊乱有关。血瘀患者的免疫功能异常，免疫细胞、免疫因子发生改变。肾虚血瘀是子宫内膜异位症的一个重要临床证型。患者的此种功能改变可导致 LUFS 及黄体功能不足（LPD），使卵泡发育、成熟及排卵障碍，影响受精和着床过程而致不孕。痛经则主要与体内前列腺素水平有关。

二、子宫内膜异位症痛经的辨证论治

（一）气滞血瘀

1. 证候特点

渐进性痛经，经前或经期小腹呈胀痛，痛处固定，经来不畅，淋漓不尽，或经来量多，血色紫黯有块，块下则疼痛减，胸胁、乳房做胀，或腹中有块，固定不移，经期肿块胀痛明显，舌质紫黯，舌边或有瘀点，脉弦涩或弦缓。

2. 治法

理气活血、祛瘀止痛。

3. 方药

膈下逐瘀汤。

枳壳 12g，乌药 12g，香附 15g，当归 12g，川芎 6g，赤芍 15g，桃仁 12g，红花 10g，牡丹皮 12g，延胡索 15g，五灵脂 10g，甘草 6g。

4. 方解

方中以枳壳、乌药、香附理气止痛；当归、川芎、赤芍、桃仁、红花、牡丹皮活血祛瘀；延胡索、五灵脂化瘀止痛；并以甘草调和诸药，和中缓急。

5. 加减

经量多伴血块，去桃仁、红花，加蒲黄、三七、益母草以加强化瘀止血；兼口干苦，心烦易怒，舌红，苔黄，脉弦数，为肝郁化热之象，当佐以清泄肝热，予上方加栀子 12g、夏枯草 12g、黄芩 12g；若痛甚而伴做呕，可加法半夏 10g、白芍 12g、竹茹 12g 以柔肝和胃止痛；若痛连肛门，兼前阴重坠者加柴胡 6g、川楝子 12g、大黄 9g 以理气行滞止痛。

（二）寒凝血瘀

1. 证候特点

经前或经期小腹冷痛，或经期绞痛，喜温，得热则舒，经行不畅，淋漓不尽，或经行量少，经色黯有块，面色苍白，肢冷，畏寒，舌淡，苔薄白或白腻，脉沉紧。

2. 治法

温经散寒，活血祛瘀止痛。

3. 方药

少腹逐瘀汤。

当归 12g，川芎 9g，赤芍 15g，五灵脂 9g，蒲黄 9g，延胡索 15g，没药 9g，肉桂（焗服）1.5g，小茴香 6g，干姜 6g。

4. 方解

方中以当归、川芎、赤芍活血祛瘀；以五灵脂、蒲黄、延胡索、没药化瘀止痛；以肉桂、小茴香、干姜温经散寒。

5. 加减

痛甚，加吴茱萸 12g、艾叶 9g 以温经散寒止痛；若腰痛、身痛甚者，加独活 15g、桑寄生 15g 以补肾气，散寒湿；若气滞偏盛，冷痛做胀者，加乌药 9g、香附 12g。若阳虚内寒，痛甚而厥，症见手足不温，或冷汗淋漓，为寒邪凝闭，阳气失宣之象，可加人参 15g、熟附子 9g 以温经散寒，回阳救逆。

（三）**瘀热互结**

1. 证候特点

经前或经期小腹疼痛拒按，有灼热感，或伴腰骶胀痛，或平时即感小腹疼痛、经期加剧，或低热起伏，伴有月经先期、月经过多或经期延长，经色黯红，质稠有块，或平时带下黄稠、阴痒，小便黄短，大便不爽，舌红苔黄腻，脉弦数或滑数。

2. 治法

清热，活血化瘀止痛。

3. 方药

清热调血汤加败酱草、薏苡仁。

生地黄 15g，黄连 6g，牡丹皮 12g，当归 12g，川芎 6g，红花 6g，桃仁 12g，莪术 9g，延胡索 15g，香附 12g，白芍 15g，败酱草 15g，薏苡仁 10g。

4. 方解

方中生地黄、黄连、牡丹皮清热凉血；当归、川芎、红花、桃仁、莪术、延胡索活血行瘀止痛；香附理气行滞；白芍以和营敛阴；败酱草、薏苡仁以增强清热解毒、除湿祛瘀之力。

5. 加减

若月经过多，质稠夹血块或经期延长，酌加益母草 18g、贯众 12g、地榆 15g 以凉血止血；若腰酸胀痛，可加桑寄生 18g、秦皮 15g，以祛湿通络止痛。若平时带下量多，色黄质稠，去川芎，加黄柏 15g、忍冬藤 30g，以加强清热解毒利湿之力；若热盛口干，腹胀痛，大便干结者，可加虎杖 20g、枳实 15g，以泄热存阴。

（四）**气虚血瘀**

1. 证候特点

常有多产，或坠胎人流史，月经先期，量多，色淡，月经延长，或崩漏伴小瘀块，小腹坠痛，会阴及肛门坠感，经来二便意频，或便溏，舌淡胖、有齿印，脉细缓。

2. 治法

益气活血，祛瘀止痛。

3. 方药

举元煎合失笑散加三七。

党参 15g，黄芪 15g，白术 12g，甘草 6g，蒲黄 9g，五灵脂 9g，三七末 1.5g（冲服）。

4. 方解

方中党参、黄芪、白术、甘草补气摄血，根据气血相长的道理，气旺则血旺，气旺则血畅行；蒲黄、五灵脂祛瘀止痛；三七祛瘀止痛止血。

5. 加减

兼肾虚，症见腰腿酸软者，加续断 15g、桑寄生 15g 以补肝肾、强筋骨。

（五）气血两虚

1. 证候特点

经期或经后 1～2 天，小腹隐隐做痛，喜按，伴见小腹隐隐下坠，经血量少、色淡、质清稀，或月经后期，面色萎黄无华，神疲倦怠，气短懒言，舌淡苔白，脉细弱。

2. 治法

益气养血，调经止痛。

3. 方药

八珍汤加减。

当归 12g，川芎 9g，党参 15g，白术 15g，黄芪 15g，生姜 9g，大枣 12g，白芍 12g，甘草 9g，香附 12g。

4. 方解

方中当归、川芎养血活血，党参、白术、黄芪益气健脾，生姜、大枣健脾胃以生精血，白芍、甘草缓急止痛，香附行气止痛。全方共奏益气养血止痛之功。

5. 加减

气虚兼寒，痛喜温熨者，加艾叶 12g、台乌药 9g、肉桂 1.5g 以温经散寒止痛；血虚甚，症见头晕、心悸、失眠者，加阿胶 12g、鸡血藤 30g、酸枣仁 15g，养精血安神；兼肾虚，症见腰膝酸软者，加菟丝子 30g、续断 12g、杜仲 15g，补益肾气；若脾虚气滞，见纳少便溏者，加木香 6g、砂仁 6g，以行气醒脾。

三、子宫内膜异位症不孕的辨证论治

（一）肾虚血瘀

1. 证候特点

婚久不孕，经行腹痛，腰脊酸软，月经先后不定期，量或多或少，神疲，头晕，面部色素沉着，性欲减退，盆腔结节包块，舌淡黯，脉沉细。

2. 治法

补肾益气，活血化瘀。

3. 方药

补肾活血方。

菟丝子 15g，桑寄生 15g，川续断 15g，白芍 15g，三棱 6g，莪术 6g，赤芍 12g，丹参 12g，郁金 12g。

4. 方解

菟丝子、桑寄生、川续断补肝肾，白芍养阴血，三棱、莪术、赤芍、丹参活血逐瘀，郁金行气逐瘀。全方共奏补肝肾，养血活血之力。

5. 加减

若肾阳亏虚，腰膝酸软冷痛，性欲淡漠，伴夜尿频多、头晕耳鸣、倦怠乏力者，可增加温补肾阳之力；如增加鹿角霜、巴戟天、杜仲、金樱子、益智仁等；有盆腔包块者可选用生牡蛎、夏枯草、海藻、浙贝母等软坚散结，改善盆腔内环境，改善异位内膜病灶周围的血液循环，使病灶周围的结缔组织分解吸收，抑制内膜增生，促进包块吸收；

月经过多者经前去三棱、莪术，加茜草、炒蒲黄；若伴阴血亏虚，月经过少，色淡质稀薄，经后腰腹绵绵做痛者，可选用当归、川芎、熟地黄配伍应用以滋阴补血活血。

（二）气滞血瘀

1. 证候特点

婚后不孕，经行下腹坠胀剧痛，痛而拒按，甚或前后二阴坠胀欲便，经量或多或少，经色黯有血块，胸闷，乳房胀痛，舌黯，脉弦。

2. 治法

行气化瘀。

3. 方药

膈下逐瘀汤加减。

赤芍9g，丹参30g，桃仁9g，三棱9g，莪术9g，制香附9g，延胡索9g，川芎9g，益母草30g，生蒲黄9g，炒五灵脂9g。

4. 方解

三棱、莪术配伍，行气活血止痛。赤芍、丹参、桃仁、川芎、益母草助三棱、莪术行活血行瘀之力，制香附理气调肝，助三棱、莪术行理气之力。延胡索、生蒲黄、炒五灵脂化瘀止痛。全方共奏行气化瘀之效。

5. 加减

三棱、莪术为治疗内异症气滞血瘀的药对，若气滞明显，可偏重用莪术，血瘀明显，可偏重用三棱；但若月经量多，伴下大量血块，或病久，正气虚损，因均有破血耗气之力，故均应酌减；伴见肝气郁结，郁闷太息者，可加柴胡、枳壳疏肝理气；肝郁化火者，去燥烈之川芎，加牡丹皮、栀子清肝泻火；寒甚者加吴茱萸、艾叶温经散寒；下焦湿热者，加红藤、败酱草、黄柏、知母；伴输卵管不通者，加穿山甲、路路通、川楝子、王不留行通络疏经。

（三）寒凝血瘀

1. 证候特点

婚久不孕，经前或经期下腹冷痛，痛引腰骶、会阴及肛门，得热痛减，经量少，红色黯、有块，形寒肢冷，苔薄白、舌边有瘀点，脉沉细。

2. 治法

温经散寒化瘀。

3. 方药

少腹逐瘀汤加减。

小茴香6g，三棱9g，莪术9g，赤芍9g，丹参30g，桃仁9g，当归9g，川芎9g，制香附9g，延胡索9g，白芷9g。

4. 方解

小茴香温经散寒；三棱、莪术、当归、川芎、赤芍、桃仁、丹参，养血、活血、化瘀；制香附、延胡索、白芷行气化瘀止痛。全方共奏温经散寒化瘀之力。

5. 加减

经行小腹冷痛，腰痛如折，严重者常伴恶心、呕吐或腹泻，恶心、呕吐乃至上腹绞痛者加吴茱萸、砂仁；腹泻者去当归、桃仁，加补骨脂、煨豆蔻；腰部冷痛如折常伍用肉桂、补骨脂、杜仲。

(四) 湿热下注

1. 证候特点

婚久不孕，平时少腹时痛，经前或经期少腹疼痛加重，灼热拒按，或痛引腰骶、会阴及肛门，经血量多，经色深红，质稠有块，低热起伏，带下黄稠，小便短黄，大便有时干结，舌质红，舌尖有瘀点或瘀斑，苔黄而腻，脉弦数。妇科检查子宫略大，有压痛，附件增厚、压痛，甚或触及包块，后穹隆、宫骶韧带可触及痛性结节。

2. 治法

清热利湿化瘀。

3. 方药

清热利湿汤。

败酱草30g，鱼腥草30g，川草薢30g，红藤15g，薏苡仁15g，牡丹皮9g，赤芍9g，丹参30g，桃仁9g，延胡索9g，制香附9g。

4. 方解

败酱草、鱼腥草、川草薢、薏苡仁清热利湿；红藤、牡丹皮清热凉血活血；赤芍、桃仁、丹参活血化瘀；玄胡索、制香附行气化瘀止痛。薏苡仁全方共奏清热利湿化瘀之力。

5. 加减

经期发热，口干思饮，大便秘结，常去制香附之温热，选用清热凉血之品，如炒大黄6～12g，生地黄15g，夏枯草9g，海藻9g，牡丹皮可加大用量至15g；低热起伏，带下黄稠，小便短黄者，可加清热利湿，化湿止带之品，如茵陈蒿、车前草、黄柏、栀子等；经前少腹疼痛明显者，可加益母草30g、银花藤15g、红藤20g活血通经止痛。

四、子宫内膜异位症癥瘕的辨证论治

(一) 辨证论治

瘀血内停是子宫内膜异位症癥瘕的病机关键，故治疗原则以活血化瘀为主。治法多遵《素问·至真要大论》提出的"坚者削之，客者除之，结者散之，留者攻之"之法，采用活血化瘀、破积消癥为主，辅以温通活血或泻下逐瘀或消补结合等方法。临床多按经期、平时分别论治。一般经前以调气祛瘀为主；经期以活血祛瘀、理气止痛为主；经后益气补肾、活血化瘀为主。若以血瘀为主，当破血逐瘀，兼理气行滞；兼寒者，温经散寒，活血祛瘀；夹热者，治宜养阴清热，活血行瘀；痰瘀为患当导痰消积，软坚散结。由于子宫内膜异位症癥瘕常伴痛经、慢性盆腔痛、月经过多或月经淋漓不断，若发病日久，常因疼痛日久或出血过多导致伤阴耗气，如不及时调治不仅耗伤正气，还会使病情日趋复杂，出现因果交织的各种征象。故在化瘀消癥的同时，辅以益气养阴、活血止痛、化瘀止血等标本同治、攻补兼施之法。用药中遵循《内经》"大积大聚，衰其大半而止"的原则，恐过于攻伐伤其气血。这是由于本病多久积成癥，是顽固之疾，应徐图缓攻，待以时日，亦即古人所训"当以岁月求之"。临床上，本病需根据具体的临床表现、肿块或结节发生的时间、性质、部位、伴随症状及体征等辨别寒热虚实。同时注意辨病与辨证相结合，配合补肾活血、促排卵助孕治疗。

1. 气滞血瘀

(1) 证候特点：月经或前或后，经量或多或少，时崩时漏，经色黯红；渐进性痛经，经前、经期少腹胀痛，拒按。乳房或胸胁胀痛，经血有块，块下痛减，腹中积块，固定不移，舌紫黯或有瘀点、瘀斑，脉弦涩。

(2) 治法：疏肝行气，活血化瘀。

(3) 方药：血府逐瘀汤。

当归9g，川芎5g，赤芍15g，桃仁12g，红花9g，生地黄9g，枳壳6g，甘草3g，牛膝9g，桔梗5g，柴胡3g，五灵脂（酒炒）10g，蒲黄（炒）6g。

(4) 方解：本方系由桃仁四物汤合四逆散加桔梗、牛膝而成。方中当归、川芎、赤芍、桃仁、红花活血化瘀；牛膝祛瘀血，通血脉，引瘀血下行；柴胡疏肝解郁，升达清阳；桔梗开宣肺气，载药上行，又可合枳壳一升一降，开胸行气，使气行则血行；生地凉血清热，合当归又能养阴润燥，使祛瘀不伤阴血；甘草调和诸药。合而用之，使瘀祛气行，则诸症可愈。

(5) 加减：以气滞为主者，加川楝子以助理气之力；痛甚者，合失笑散增强祛瘀止痛之功，更伴做呕者，加法半夏、白芍以柔肝和胃止痛；月经量多夹块者，去桃仁、红花，加三七、益母草佐化瘀止血之功；夹热者，酌加栀子、连翘、黄柏以清热。

2. 寒凝血瘀

(1) 证候特点：下腹包块胀满疼痛，冷感，得热痛减，月经延后，量少或停闭，经色黯淡或有水迹，经前或经期小腹冷痛，喜温畏冷，块下痛减，带下量多色白，形寒肢冷，面色灰黯，痛甚呕恶，舌黯滞，苔白，脉弦紧或沉涩有力。

(2) 治法：温经散寒，活血消癥。

(3) 方药：桂枝茯苓丸。

桂枝、茯苓、芍药、牡丹皮、桃仁去尖皮，各等分。

(4) 方解：方中桂枝温经活血而消瘀血；茯苓淡渗利湿；芍药行血中之气滞，缓急止痛；牡丹皮、桃仁活血化瘀兼清瘀热。诸药共奏温通利湿、活血消癥之功。

(5) 加减：本方为缓消癥块之代表方，用于各类癥瘕之偏寒者。腹部冷痛甚，可加艾叶、吴茱萸温经止痛；月经延后量少，可加当归、川芎温经活血；带多清稀，可加健脾除湿之苍术、薏苡仁以健脾除湿止带；若者，加吴茱萸、法半夏；腹泻者，加肉豆蔻、藿香、白术；腹痛甚，肢冷出汗者加川椒、制川乌、制草乌，阳虚内寒者、熟附子、仙灵脾。

3. 气虚血瘀

(1) 证候特点：经来量多，或崩或漏，经期或经后腹痛，喜按喜温，月经色淡质薄，肛门坠胀，面色少华，神疲乏力，气短懒言，大便不实，舌淡胖或淡紫，边有齿痕，苔薄白，脉细无力。

(2) 治法：益气活血，祛瘀消癥。

(3) 方药：举元煎合失笑散加减。

黄芪15g，党参15g，炒升麻6g，白术12g，炙甘草6g，炒蒲黄9g，炒五灵脂9g。

(4) 方解：方中党参、黄芪补中益气，白术、甘草健脾和中，升麻升阳举陷，炒蒲黄、炒五灵脂活血化瘀，止血止痛，共收益气化瘀之效，所谓"养正则积自除"。

(5) 加减：若腹痛甚者，加艾叶、小茴香、熟附片、干姜以温经止痛；血虚者，加鸡血藤以养血活血；兼肾虚，症见腰腿酸软者，加续断、桑寄生以补肝肾强筋骨；经期出血量多，可加炒槐花、炒地榆凉血止血，加三七粉或配服云南白药以化瘀止血；非经期为加强软坚散结作用可加夏枯草、生牡蛎、瓦楞子或三棱、昆布等。

4. 痰瘀互结

(1) 证候特点：下腹部包块胀满，时或做痛，触之或硬或软，月经先后不定期甚或停闭，经行前后量少淋漓，经行量或多或少，或有血块，带下量多、色白、质黏，经行或经后小腹坠痛，腰脊酸楚，引及下肢和胯臀，头晕目眩，或伴不孕，即使受孕亦易于流产，舌黯滞，或有瘀斑、瘀点，苔薄白，脉沉细而涩。

(2) 治法：化痰理气，化瘀消癥。

(3) 方药：开郁二陈汤合消瘰丸。

陈皮、茯苓、苍术、香附、川芎各10g，法半夏、青皮、莪术、槟榔各12g，甘草、木香各10g，生姜、玄参、牡蛎、浙贝母各12g。

(4) 方解：方中以二陈汤燥湿化痰，川芎活血理气，莪术破血消癥；青皮、香附、木香、槟榔理气行滞开郁结；浙贝母消痰散结；玄参滋阴降火；牡蛎咸寒软坚，共奏化痰理气、消癥散结之效。

(5) 加减：为加强化痰软坚散结之效，可加鳖甲、夏枯草，《本经》云：夏枯草主寒热瘰疬、鼠瘘、头疮，破癥结、瘿、结气；祛痰利湿可加薏苡仁，有健脾渗湿之功，以杜生痰之源，且药性平和，使诸药攻不伤正；亦可加山楂既活血消癥，又能开胃消食。

各类证型中，皆可适当加软坚散结之品，如穿山甲、血竭、皂角刺、桑枝、莪术之类，或配合用大黄䗪虫丸口服治疗。

(二) 其他治疗

1. 中成药

(1) 桂枝茯苓胶囊：由桂枝，茯苓，赤芍，牡丹皮，桃仁组成。活血化瘀，消癥散结。每天3次，每次3粒。饭后服用，经期停服。以3个月为1个疗程。

(2) 大黄䗪虫丸：由大黄、黄芩、甘草、桃仁、杏仁、芍药、干漆、虻虫、水蛭、䗪虫、蛴螬、干地黄等组成。攻热下血，化瘀去积。每次3g，每日2次。经期停服。

(3) 雷公藤多甙：通过抑制卵巢功能间接治疗子宫内膜异位症。每日3次，每次10mg。月经第二天开始，连续服用6个月为1个疗程。

2. 针灸

针灸疗法包括针刺与灸法两个部分，它们都是通过对经络、腧穴的刺激，调节人体气血阴阳，达到扶正祛邪、治愈疾病的目的。针灸治疗癥瘕既可单独使用，又可配合或综合应用，对提高本病的临床疗效有明显的帮助。

(1) 体针：常用的组方选穴

组方甲组：关元、水道、足三里、三阴交为主，留针30分钟，不直刺包块部位，不在经期进行。

组方乙组：子宫穴，取双侧直刺0.8~1寸。曲骨，直刺0.6~0.8寸。横骨，直刺0.6~0.8寸。3个穴为主，可交替使用，并配合腰部和下肢的腧穴针刺。或取关元、中极、合谷、三阴交穴位,温针艾灸。

甲、乙两组穴位可交错使用。每日1次,连续3次,每次留针20分钟。经前或经行期治疗。

(2) 耳针:取耳穴子宫、内分泌、肝,用王不留行子敷贴穴位。每日多次按压刺激。

3. 单方验方

(1) 红棱脂汤(王俊兰)

组成:红花10g,三棱10g,莪术10g,五灵脂10g,肉桂10g,川芎10g,延胡索12g,甘草6g。

服法:每日一次,水煎2次,2次药液合并浓缩到300ml,分早、晚服用,于经行前3天开始服用,至月经干净为止,下月如法服用连续治疗3个月经周期为1个疗程。

功用与评述:方中莪术、三棱有破血行气、化瘀消癥止痛之效;红花、川芎补血、活血化瘀,通络止痛;五灵脂化瘀止痛;肉桂补肾温阳;延胡索理气化瘀止痛;甘草缓急止痛。全方共奏理气活血、化瘀消癥散结之效。适用于气滞血瘀及寒凝血瘀型的子宫内膜异位症。

加减:气滞血瘀甚者,加香附10g,枳壳10g,乌药10g;经前或经行小腹冷痛者,加干姜10g,桂枝10g,小茴香10g;气血亏虚者,加党参10g,黄芪12g,熟地黄10g;血热夹瘀者,加益母草15~20g,牡丹皮10g;包块伴炎症者加皂角刺10g;经行无定期者加逍遥丸;经行量多者加参三七,研粉末冲服,每日2次,每次1g。

(2) 内异消(李祥云)

组成:三棱10g,莪术10g,水蛭10g,䗪虫12g,穿山甲10g,菟丝子12g,仙灵脾10g,肉苁蓉10g,地鳖虫10g,路路通10g。

用法:水煎服,每日2次,连续服至下次月经前1天,经期停服,3个月为1个疗程。

功用与评述:方中选用三棱、莪术、水蛭、䗪虫活血化瘀破血消癥;《医学衷中参西录》载:"水蛭,破瘀血而不伤新血"。认为水蛭"善破冲任之瘀",是治疗癥瘕积聚、通经种子的要药。据现代药理研究,水蛭水蛭素、组胺样物质,有抗凝血、扩张血管、降低血液黏稠度的作用,能使体内瘀血分散消解,还具有类似仙灵脾的补肾作用。内异消中菟丝子、仙灵脾、肉苁蓉有类激素样作用,能改善下丘脑体-卵巢性腺轴的功能,使卵巢的内分泌功能趋于正常。另有报道,仙灵脾不仅有补肾作用,而且对异常升高的血浆前列腺素有一定的降解作用。药理实验研究表明,内异消能改变血液流变状况,纠正异常的血液浓、黏、稠、聚状态的作用;能提高血中FSH、LH、E_2水平,并能降低升高的PRL水平,具有调整内分泌的作用。可以说内异消是多效应的,标本兼顾,不失为治疗子宫内膜异位症的良方。

加减:若痛剧,经色黑夹血块,为瘀血阻滞冲任,气血运行受阻,不通则痛,可于上方加延胡索10g以助活血化瘀止痛之功;若经量多如注,为瘀血内阻,血不归经,可于上方加蒲黄10g,三七粉3g,以活血止血。

(3) 脱膜汤(沙明荣)

组成:柴胡10g,当归15g,赤芍15g,白芍15g,牡丹皮10g,香附15g,郁金

12g，白芥子10g，胆南星10g，陈皮10g，大黄9g，鳖甲15g，血竭6g，九香虫10g，三棱10g，莪术10g，白术10，山萸肉12g，甘草10g。

功效：活血化瘀为主，健脾益肾为辅。

用法：每日1剂，水煎二次，早晚分服。

方解：柴胡、赤芍、香附、郁金、血竭、九香虫、三棱、莪术活血化瘀、疏肝理气、散结止痛兼消癥；当归、白芍养血柔肝、调补冲任；丹皮清泄肝经郁热；大黄苦峻走下，推陈致新，下瘀开闭，以利炎症吸收；鳖甲可软坚散结；加白芥子、胆南星、陈皮利气化痰，通经止痛；配白术、山萸肉健脾益肾，以补其虚；使以甘草和白芍可缓急止痛。全方共奏活血化瘀、疏肝理气、散结止痛之功。使肝郁得解，郁热得除，瘀血得化，气血通畅，以达"通则不痛"之效。

加减：若肝热炽盛，加黄芩、山栀子、夏枯草；气滞明显，重用附子、郁金，酌加木香；气血虚弱，加党参、黄芪、阿胶；气阴两亏可合生脉散；肝肾虚惫、冲任失调者，加巴戟天、菟丝子；寒客胞宫者，去牡丹皮，加艾叶、炮姜、肉桂。

（4）补肾祛瘀方（李祥云）

内服方：仙灵脾30g，仙茅30g，山药30g，丹参30g，熟地黄15g，香附10g，三棱10g，莪术10g，鸡血藤20g。

加减：阳虚加附片、肉桂；阴虚加女贞子、地骨皮、丹参；气虚加黄芪、党参；血虚加当归、首乌；经量多加仙鹤草、阿胶；腰酸加杜仲、桑寄生；痛甚加失笑散、炙乳香、没药；赤带加旱莲草、茜草；包块加皂角刺、苏木。

灌肠方：三棱、莪术、蜂房、赤芍各10g，皂角刺3g。

治疗方法：内服方水煎服，每日1剂，每日2次；灌肠方浓煎至150ml，临睡前排便后做保留灌肠，经期停用；耳穴贴敷法取子宫、卵巢、交感等穴，以王不留行子贴敷。3个月为1个疗程。一般治疗1～2个疗程。

功用与评述：本方主要功效为调补肾精，活血化瘀。本组病例74例中，参照中西医结合研究会妇科专业组第三届会议制订的子宫内膜异位症疗效标准，共治愈38例，其中妊娠24例（占51%），显效24例（占32%），好转9例（占12%），无效3例（占4%），总有效率为96%。研究者认为：血瘀内阻是形成本病的关键，活血化瘀是治疗本病的基本大法。但一味活血祛瘀，虽使取效一时，难免损伤精血，阻碍生机，故治疗当顾护精血，扶正生新。本病肾虚为本，出血粘连阻滞经脉造成局部癥块是标。因此，用补肾祛瘀法治疗本病效果较好。现代药理已证实补肾药有类似激素的作用，能调节性腺和肾上腺功能，能激发肾上腺释放皮质激素的作用。所以认为治疗本病应以补肾祛瘀为中心环节，祛瘀使气血通畅，调补肾阴肾阳以益肾藏精，故以补肾祛瘀中药口服的同时结合化瘀消癥之中药制剂保留灌肠，可更好地改善患者的盆腔环境，以控制和缩小结节或盆腔肿块、改善盆腔粘连。这样对提高受孕率也有很大的帮助。

（5）血竭散（朱南孙）

组成：血竭粉（吞服）2g，蒲黄（包煎）15g，三棱9g，莪术9g，延胡索9g，川楝子9g，青皮9g，柴胡9g，生山楂9g。

功效：活血化瘀消癥。

用法：每日1剂，水煎服。

方解：本方主治肝郁气滞、血瘀癥瘕型子宫内膜异位症之异位结节、卵巢巧克力囊肿。方中以血竭破积血、生新血，消滞定痛为君；蒲黄活血化瘀，善治瘀结腹痛为臣；佐以三棱、莪术、山楂，均为破血散瘀之佳品，功能消散积聚癥瘕；柴胡、青皮、延胡索、川楝子功擅疏肝理气止痛，又有健脾和胃、消积化滞之功效。全方配伍，共奏活血化瘀、软坚散结、行气止痛、扶正达邪之功效。

加减：经前乳房胀痛，经行量少而腹痛剧烈者，蒲黄宜生用；若经量多者，原方服至行经期即停止。经行量少者，可加丹参、赤芍；痛甚者加炙乳香、没药。经量多且有瘀块者，去莪术、三棱、川楝子、延胡索，蒲黄宜炒用，并加五灵脂、仙鹤草、益母草、大黄炭、三七。经量多伴有肛门坠胀、大便次数增多者，蒲黄宜炒炭用，并加煨姜炭、山楂炭、大黄炭、牛角腮。若下元虚寒，少腹冷痛者，加胡芦巴、炒小茴香。脾虚纳呆者，加党参、炒白术。伴有盆腔炎症者，加刘寄奴、石见穿、红藤、牡丹皮、蒲公英等。

4. 外治法

(1) 中药保留灌肠：莪棱灌肠液

药物组成：三棱9g，莪术9g，丹参15g。

用法：50%莪棱灌肠液100ml保留灌肠，每日1次，非经期使用，10～14天为1个疗程。

功效：活血化瘀，消癥散结。

另外，亦可选用丹参、赤芍、牡丹皮、三棱、莪术、紫草根、延胡索、川楝子、红藤、败酱草、白芷等。浓煎至100ml，保留灌肠，每日1次。对卵巢巧克力囊肿、盆腔粘连患者效果更佳。

(2) 中药外敷下腹部：双柏散

药物组成：大黄1000g，薄荷、黄柏、泽兰各500g，侧柏叶1000g，共研细末。

用法：双柏散200g用开水、蜜糖调成膏，外敷下腹部，每日1次，10～14天为1个疗程。

功效：祛瘀止痛，清热解毒。

方解：此方本为瘀热郁结肢体诸痛之外用方。血瘀化热、跌打积瘀、瘀热互结，阻滞经络，经络不通则筋骨疼痛或红肿发热。故方中以侧柏叶清热凉血止血，黄柏清热解毒，共为主药；辅以大黄清泄瘀热，凉血解毒；泽兰活血祛瘀，薄荷疏风消肿，使瘀祛热清，红肿疼痛可除。现妇科临床适用于盆腔炎、盆腔内膜异位症及其有盆腔包块形成者。

(于婷儿)

第二章 女性生殖器官损伤性疾病

第一节 阴道脱垂

阴道脱垂包括阴道前壁脱垂和阴道后壁脱垂，可伴有子宫脱垂，三者可同时存在。

一、阴道前壁脱垂

（一）定义

阴道前壁脱垂也称膀胱脱垂，常合并尿道膨出，可以单独存在，也可合并子宫和（或）阴道后壁脱垂。

（二）病因

若支持阴道前壁的耻骨宫颈韧带、膀胱宫颈筋膜和尿生殖膈的深筋膜因产伤、产后过早参加体力劳动等受损，膀胱与之紧密相连的阴道前壁上 2/3 段即可向下脱垂，即膀胱膨出；尿道与阴道前壁下 1/3 段以尿道外口为支点向下膨出，称尿道膨出。慢性咳嗽、长期从事重体力劳动、长期便秘、肥胖等均可加重上述脱垂的程度。

（三）临床表现

1. 症状

轻者无明显症状。重者自感阴道有肿物脱出，伴下腹坠胀感、腰酸。长久站立、激烈活动后或增加腹压时脱出物增大，可导致排尿困难、尿潴留，甚至继发尿路感染。较重者，在咳嗽、屏气等腹压增加时有尿液溢出，称压力性尿失禁。

2. 体征

阴道口松弛，常伴有陈旧性会阴撕裂伤。阴道前壁呈半球形隆起，屏气时更明显，其黏膜皱襞消失，若完全膨出可反复摩擦引起黏膜出血、破溃。导尿时在膨出物中可触及导尿管。

（四）诊断

患者多有产程延长、产后过早从事重体力劳动或导致腹压增加的慢性病史等。根据病史和症状，检查发现膨出的阴道前壁，即可诊断。但要注意是否合并尿道膨出及压力性尿失禁。

（五）治疗

无症状的轻度患者不需治疗。有自觉症状但因各种原因不宜手术者，可置子宫托缓解症状，需白天放置，夜间取出，以免因异物长期压迫引起尿瘘、粪瘘。重度者行阴道前壁修补术。若合并压力性尿失禁应同时行膀胱阴道吊带术。

（六）预防

正确处理产程，发生会阴撕裂应立即修复。产后避免过早参加重体力劳动，产后保健操有利于骨盆底肌肉及筋膜的恢复。

二、阴道后壁脱垂

阴道后壁脱垂又称直肠膨出。较阴道前壁脱垂少见，可单独存在，也可合并阴道前壁脱垂和（或）子宫脱垂。

（一）病因

阴道分娩时损伤为本病主要原因，特别是第二产程延长，产后未能恢复，可导致阴道后壁脱垂。长期便秘、排便时用力向下屏气以及年迈体弱、长期咳嗽可加重膨出。

（二）临床表现

1. 症状

轻者多无不适。重者自觉下坠感、腰痛及排便困难，有时需用手指推压膨出的阴道后壁方能排出粪便。

2. 体征

阴道口松弛，多伴有陈旧性会阴撕裂。阴道后壁呈半球状肿物膨出，直肠指检时指端向前可进入凸向阴道的盲袋内。

（三）诊断

根据病史、体征及妇科检查发现膨出的阴道后壁，即可诊断和分度。

（四）治疗

轻者不需治疗，重者多伴有阴道前壁脱垂，应行阴道前后壁及会阴修补术。

（五）预防

本病预防同阴道前壁脱垂。

（赵鹏玉）

第二节 子宫脱垂

一、定义

子宫从正常位置沿阴道下降，宫颈外口达坐骨棘水平以下称子宫脱垂，常伴阴道前壁和后壁脱垂。

二、病因

（一）分娩损伤

为子宫脱垂最主要的病因，尤其是产钳及胎吸助产的分娩，在分娩中损伤盆底肌、筋膜及子宫韧带。产妇过早从事体力劳动，多次阴道分娩更易发生。

（二）长时间腹压增加

长期慢性咳嗽、排便困难、经常超重负荷、盆腔内巨大肿瘤或大量腹腔积液均可使腹内压力增加，产褥期腹压增加更易发生子宫脱垂。

（三）盆底组织发育不良或退行性变

老年女性盆底组织萎缩退化，也可发生子宫脱垂或使脱垂程度加重。

三、临床分度

以患者平卧用力屏气时子宫下降的程度，可将子宫脱垂分为3度。

Ⅰ度：轻型为宫颈外口距处女膜缘＜4cm，未达处女膜缘；重型为宫颈外口在阴道内，但已达处女膜缘。

Ⅱ度：轻型只有子宫颈脱出阴道口，子宫体仍在阴道内；重型除了宫颈还有部分子宫体已脱出于阴道口外。

Ⅲ度：宫颈及子宫体全部脱出于阴道口外。

四、临床表现

（一）症状

Ⅰ度多无自觉症状。Ⅱ、Ⅲ度常有不同程度的腰骶部疼痛或下坠感。Ⅱ度患者在腹压增加时，有块状物自阴道口脱出，块状物经平卧休息可变小或消失。Ⅲ度脱垂者，即使休息后，块状物也不能自行完全回缩，通常需用手还纳。患者行动极不方便，长期摩擦可导致宫颈出现溃疡、出血，并发感染时有脓性分泌物。Ⅲ度子宫脱垂患者多伴有重度阴道前壁脱垂而出现压力性尿失禁、尿潴留，但子宫脱垂一般不影响月经。

（二）体征

Ⅱ～Ⅲ度子宫脱垂常伴有阴道前、后壁膨出，阴道黏膜增厚角化（有时可见溃疡、感染），阴道皱襞消失、宫颈肥大、宫颈管延长等。

五、诊断

本病根据病史和检查所见不难确诊。需同时了解阴道前、后壁脱垂及会阴陈旧性撕裂伤及程度，还应判断有无压力性尿失禁，了解肛门括约肌及肛提肌情况。

六、鉴别诊断

子宫脱垂应与阴道前壁脱垂、阴道壁肿块、子宫黏膜下肌瘤或宫颈肌瘤、宫颈延长、慢性子宫内翻等鉴别。

七、治疗

本病治疗因人而异。治疗以安全、简单和有效为原则，无症状者不需治疗。

（一）支持疗法

加强营养，适当休息，避免重体力劳动，保持大便通畅，积极治疗慢性咳嗽、便秘、腹泻等。

（二）非手术疗法

盆底肌肉锻炼、中药补中益气汤（丸）、物理疗法等，效果不肯定，目前较普遍采用子宫托。

（三）手术治疗

根据患者脱垂程度、年龄、生育要求及全身健康情况加以选择。手术方式有阴道前后壁修补术、阴道前后壁修补加主韧带缩短及宫颈部分切除术、经阴道子宫全切除及阴道前后壁修补术、阴道纵隔形成术及子宫悬吊术。

八、预防

提倡晚婚晚育，防止生育过多、过密；正确处理各产程，提高助产技术，保护好会阴，必要时手术助产；产后避免过早参加重体力劳动，提倡产后保健操，积极治疗慢性咳嗽、习惯性便秘等增加腹压的疾病。

（赵鹏玉）

第三节 生殖道瘘

生殖道瘘是指生殖道与其邻近器官间有异常通道，以尿瘘最多见，其次为粪瘘。此外，尚有子宫腹壁瘘，极罕见。

一、尿瘘

（一）定义

尿瘘是泌尿生殖道瘘，生殖道与泌尿道之间形成的异常通道，表现为尿液自阴道不自主外流。分为膀胱阴道瘘、膀胱宫颈瘘、尿道阴道瘘、膀胱尿道阴道瘘、膀胱宫颈阴道瘘及输尿管阴道瘘。临床以膀胱阴道瘘最多见，不同尿瘘可同时并存。

（二）病因

泌尿生殖瘘的病因很多，以产伤和妇科手术损伤为主，其他原因（膀胱结核、生殖器放射治疗后、晚期生殖道或膀胱肿瘤、子宫旁注射硬化剂治疗子宫脱垂不当、长期放置子宫托、膀胱结石以及先天畸形等）引起者罕见。

（三）临床表现

1. 症状

（1）漏尿：出现的时间因产生瘘孔的原因、位置不同而有区别。分娩时压迫及手术时组织剥离过度所致坏死型尿瘘，多在产后及手术后 3~7 日开始漏尿；手术时直接损伤者，术后立即开始漏尿。漏尿的表现形式还因瘘孔部位不同而异，如膀胱阴道瘘通常不能控制排尿，尿液均由阴道流出；尿道阴道瘘仅在膀胱充盈时才漏尿；一侧性输尿管阴道瘘因健侧尿液仍可进入膀胱，在漏尿同时仍有自主排尿；膀胱内瘘孔极小或瘘道曲折迂回者在某种体位时可能暂时不漏尿，但改变体位后出现漏尿。

（2）外阴皮炎：由于尿液长期浸渍刺激外阴，出现皮炎，范围较大，继发感染后，患者感外阴灼痛，行动不便。

（3）尿路感染：出现尿频、尿急、尿痛症状。

（4）闭经：可能与精神创伤有关。

（5）其他：性交困难、不孕、精神抑郁。

2. 体征

可发现瘘孔的位置、数目、大小和周围瘢痕及阴道狭窄。

（四）辅助检查

1. 亚甲蓝试验

将稀释亚甲蓝经尿道注入膀胱，有蓝色液体经阴道壁小孔溢出者为膀胱阴道瘘；蓝色液体自宫颈外口流出者为膀胱宫颈瘘；阴道内流出清亮尿液，说明流出的尿液来自膀胱以上，则属输尿管阴道瘘。

2. 靛胭脂试验

亚甲蓝试验瘘孔流出清亮液的患者，静脉推注靛胭脂，10 分钟内见到瘘孔流出蓝色尿液，确诊为输尿管阴道瘘。

3. 膀胱输尿管镜检查

能了解膀胱内情况，有无炎症、结石、憩室等，特别是瘘孔位置和数目。必要时行双侧输尿管插管，若为输尿管瘘，则该侧输尿管导管插入受阻。

4. 肾显像

能了解双侧肾功能和上尿路通畅情况。若初步诊断为输尿管阴道瘘，肾显像显示一侧肾功能减退和上尿路排泄迟缓，即表明输尿管瘘位于该侧。

5. 排泄性尿路造影

在限制饮水 12 小时及肠道充分准备下，静脉注射 76% 泛影葡胺后，分别于注射后 5 分钟、15 分钟、30 分钟、45 分钟摄片，以了解双侧肾功能及输尿管有无异常，用于诊断输尿管阴道瘘、结核性尿瘘和先天性输尿管异位。

（五）诊断

询问病史，不难找出尿瘘发生的原因，仔细行妇科检查以明确瘘孔的部位、大小及其周围瘢痕情况，还应了解阴道有无狭窄，尿道是否通畅，以及膀胱容积大小等，从而制订治疗方案。对特殊病例需加以辅助检查，可协助明确诊断。

（六）治疗

本病均需手术治疗。但对结核、癌肿所致者，应先针对病因进行治疗。产后和妇科手术后 7 日内发生的尿瘘，经放置膀胱内保留导尿管和（或）输尿管导管后，偶有自行愈合的可能。年老体弱不能耐受手术者，考虑采用尿收集器保守治疗。

1. 手术时间的选择

器械损伤所致新鲜清洁瘘孔一经发现立即手术修补。坏死型尿瘘或瘘孔伴感染应暂等 3～6 个月，待炎症消除、瘢痕软化、局部血供恢复正常后再行手术。修补失败至少应间隔 3 个月再行手术。应在月经净后 3～7 日手术。

2. 手术途径的选择

手术有经阴道、经腹和经阴道腹部联合途径。

3. 术前、术后护理

良好的术前准备及术后护理是手术成功的关键环节。

（七）预防

绝大多数尿瘘可以预防，预防产伤所致的尿瘘更重要。细致观察产程，正确处理异常分娩。妇科手术损伤所致的尿瘘，若术时发现有输尿管或膀胱损伤，应及时修补以防尿瘘形成，按医疗规程应用药物、放射治疗及子宫托等。

二、粪瘘

（一）定义

粪瘘是指人体肠道与生殖道之间有异常通道，粪便由阴道溢出。以直肠阴道瘘常见。

（二）病因

与尿瘘病因大致相同，包括产伤、手术损伤、子宫托放置过久未取出、感染性肠病、晚期生殖道癌肿破溃或放射治疗不当、先天性直肠阴道瘘。

（三）临床表现

1. 症状

因瘘孔大小、位置不同而异。一般表现为阴道排气、排便，腹泻时尤甚；若瘘孔小，大便可不漏入阴道；瘘孔大者，无论是否稀便均经阴道漏出。

2. 体征

大的粪瘘在阴道窥器暴露下能直接窥见瘘孔。瘘孔极小者往往在阴道后壁只见到一颜色鲜红的小肉芽样组织，若从此处用探针探测，同时用另一手示指放入直肠内能直接接触到探针即可确诊。小肠或结肠阴道瘘需经钡剂灌肠方能确诊。

（四）诊断

本病根据病史、临床表现及辅助检查即可诊断。

（五）治疗

本病以手术治疗为主，根据瘘管形成的原因、位置、大小来决定手术方式。如压迫坏死造成的粪瘘，应等待 3～6 个月，炎症完全消退后再行手术；瘘孔较大、估计手术困难者，可先做结肠造瘘后再行粪瘘修补术。

（六）预防

粪瘘的预防基本同尿瘘。

（刘勤英）

第三章 生殖内分泌疾病

第一节 异常子宫出血

一、对异常子宫出血的认识和分类

(一) 正常月经及异常子宫出血的概念

正常月经依赖于 HPO 的神经内分泌功能及其相互协调和子宫内膜的正常反应。正常月经具有自限性机制包括子宫内膜同步剥脱、修复；子宫内膜前列腺素平衡以及局部凝血功能增强。

正常月经的定义包括月经周期的频率和规律性、经期长度、经量4个要素，定义为月经周期 21~35 天，经期持续 3~7 天，失血量 20~60ml。

异常子宫出血 (AUB) 是妇科常见的症状和体征，作为总的术语，是指与正常月经的周期频率、规律性、经期长度、经量任何一项不符的、源自子宫腔的异常出血。

(二) 对异常子宫出血分类及处理的认识过程

国际上 AUB 相关的医学术语和定义存在长期的混淆，缺乏一致的命名方法、统一的标准和病因分类，阻碍了其临床诊疗、学术交流及多中心科学研究的设计和结果解读。为解决以上问题，国际妇产科联盟 (FIGO) 于 2005 年建立了月经异常工作组 (FMDG)，开始整理术语和分类，废弃了混淆的术语，对正常月经和 AUB 相关医学术语和定义的推荐逐渐统一。2007 年发表了关于"正常和异常子宫出血相关术语"的共识。2011 年 FIGO 正式提出了"育龄期非妊娠妇女 AUB 病因新分类 PALM-COEIN 系统"，将 AUB 按病因分为 9 类，以每个疾病的首字母缩写命名为 PALM-COEIN，统一用词，用以指导临床治疗及研究。

我国妇产科学界对异常子宫出血的认识也经历了一段历程。2009 年中华医学会妇产科学分会内分泌学组和绝经学组发布了功能失调性子宫出血临床诊疗指南，并附有 4 个附件，包括异常子宫出血的器质性病因、子宫内膜去除术、子宫内膜增生的内分泌治疗、避孕药具在功血治疗中的应用。

当今妇科学界对于 AUB 仍存在一些混淆，如 AUB、功能失调性子宫出血（功血）、月经过多这3个术语不加区别地混用。为了与国际接轨，妇科内分泌学组制订育龄期非妊娠妇女 AUB 临床诊断与治疗指南（《中华妇产科杂志》2014 年第 11 期），重点为引进 FIGO "正常和异常子宫出血相关术语以及病因新分类系统"；梳理 AUB 病因诊断与治疗流程。指南所述 AUB 限定于育龄期非妊娠妇女。因此，需排除妊娠和产褥期相关的出血，也不包含青春期发育前和绝经后出血。

(三) 非妊娠育龄女性 AUB 病因的 PALM-COEIN 分类系统

非妊娠育龄女性 AUB 病因的 PALM-COEIN 分类系统命名基于每个疾病的首字母

缩写，即子宫内膜息肉，子宫腺肌病，子宫肌瘤，恶变和增生，凝血障碍，排卵障碍子宫内膜原因，医源性因素，未分类。其中 PALM 组存在可以用影像学技术和（或）组织病理观察到的结构异常，COEIN 组不存在上述结构异常。

9 类病因所致的异常子宫出血是子宫内膜息肉所致异常子宫出血（AUB-P），子宫腺肌病所致异常子宫出血（AUB-A），子宫平滑肌瘤所致异常子宫出血（AUB-L），恶变和癌前病变所致异常子宫出血（AUB-M），凝血障碍所致异常子宫出血（AUB-C），排卵障碍所致异常子宫出血（ALIB-O），子宫内膜原因所致异常子宫出血（AUB-E），医源性异常子宫出血（AUB-I），未分类异常子宫出血（AUB-N）。

1. AUB-P

子宫内膜息肉包括通过超声（盐水灌注超声）、宫腔镜或两者联合检查可以发现，确诊需做组织病理检查。诊断时应排除子宫内膜的息肉样改变（正常子宫内膜变异）。

2. AUB-A

子宫腺肌病与发生 AUB 的关系尚不明确，主要表现为月经过多和经期延长，多数患者有痛经。盆腔超声是主要的辅助检查手段。

3. AUB-L

子宫肌瘤很常见，促使 FMDG 创立了一级、二级和三级分类系统：一级分类反映是否存在一个或多个子宫肌瘤，由超声检查确定，不考虑肌瘤的位置、数量和大小。二级分类将子宫腔的黏膜下肌瘤（SM）与其他肌瘤（O）区分开，因为前者最易引起 AUB O 三级分类由 Wamsteker 等人提出，后被欧洲人类生殖和胚胎协会（ESHRE）采纳，先将肌瘤分为黏膜下、其他和混合性三类后又进一步细分，黏膜下肌瘤又分为带蒂完全位于宫腔内（O 型）、<50% 位于肌壁间（1 型）、>50% 位于肌壁间（2 型）；其他型肌瘤又分为紧靠内膜的肌间肌瘤（3 型）、肌壁间肌瘤（4 型）、浆膜下>50% 位于肌间（5 型）、浆膜下<50% 位于肌间（6 型）、带蒂浆膜下（7 型）、其他特殊类型如宫颈肌瘤、阔韧带或寄生肌瘤（8 型）；混合型：用连字符分别列出两个数字，第一个数字指与子宫内膜的关系，第二个数字指与浆膜的关系。

4. AUB-M

子宫内膜不典型增生和恶变是 AUB 重要的病因。尽管在育龄女性相对少见，但对育龄女性，尤其是有高危因素如肥胖或长期无排卵者，必须考虑到该诊断。

5. AUB-C

凝血功能障碍包括引起 AUB 的系统性疾病。有证据表明 13% 的月经量过多（HMB）妇女存在通过生化检测可发现的凝血系统异常疾病，最常见的是血管性血友病，其中约 90% 可通过详问病史确定。

6. AUB-O

排卵障碍主要为无排卵性异常子宫出血，也包括稀发排卵及黄体功能不足，主要由于下丘脑-垂体-卵巢轴功能异常引起。出血模式表现各异，有时会引起大出血和重度贫血。常见于青春期、绝经过渡期，生育期也可见于 PCOS、肥胖、高催乳素血症、甲状腺疾病、精神压力、肥胖、食欲缺乏、减肥或过度运动。

7. AUB-E

当 AUB 表现仍有月经周期规律可循，表明有正常排卵，又缺乏其他明确病因时，最可能是子宫内膜局部止血机制异常引起，包括缺乏血管收缩因子、纤溶酶原激活物过多引起纤溶亢进和促血管扩张物质产生过多。其他表现为经间出血，如子宫内膜炎和感染、局部炎性反应异常，或子宫内膜局部血管形成异常。目前，尚无诊断这些疾病的特异方法，因此诊断 AUB-E 需排除其他明确异常子宫出血。

8. AUB-I

AUB-I 指使用性激素、医疗器具等因素而引起的 AUB。激素应用时发生的非预期子宫内膜出血称为突破性出血（BTB），是 AUB-I 的主要组成部分，应用左炔诺孕酮宫内节育系统（LNG-IUS）的妇女在置入后前六个月频繁出现突破性出血也属于这一类。当考虑 AUB 是由华法林、肝素等抗凝药，或者由于扰多巴胺代谢引起排卵障碍的药物引起时，则分别归为 AUB-C 和 AUB-O。

9. AUB-N

AUB-N 包括因未充分诊断、检查或可能存在一些引起或不引起 AUB 的情况，如动静脉畸形、子宫肌层肥厚等。此外，也包括只能通过生化或分子生物学检测确定的其他未被识别的疾病。目前，将这些疾病归为 AUB-N，如果可以获得进一步的证据，它们可以单独归为一类，或属于已经存在的其他分类中。

（四）AUB 新分类废弃和应用的术语

1. HGO 建议废弃的术语

基于某些术语混乱的用法和定义不清，FIGO 建议将其废弃，包括功能失调性子宫出血；月经过多及其全部用法，即子宫不规则出血；子宫不规则过多出血；月经过少；月经频发；月经过频；子宫出血。

2. FIGO 建议的 AUB 相关术语

（1）慢性异常子宫出血：在过去 6 个月中大多数时间存在月经量、周期和频率异常的子宫腔出血。不需立即处理。

（2）急性异常子宫出血：突然发生的大量出血，需要立即处理以预防进一步的失血。可单独出现，也可出现于慢性 AUB 的基础之上。

（3）经间期出血（IMB）：有清晰的周期规律、在可预期的月经之间出现的出血，包括随机出现的出血和每个周期固定时间出现的出血。按出血的时间可分为卵泡期出血、围排卵期出血、黄体期出血。

二、无排卵性异常子宫出血处理的相关问题

无排卵性异常子宫出血是排卵障碍性异常子宫出血（AUB-O）的常见类型，属于我们之前所说的无排卵性功血，多见于青春期或绝经过渡期，也可见于生育期。AUB-O 的诊断治疗可以概括为诊断、止血、调周期三部曲。具体为通过排除法诊断，借助一种化验和两种药物，强调血红蛋白检测的重要性，并采用雌激素或孕激素止血，止血后根据患者的需求调整周期，减少出血。无排卵性异常子宫出血以性激素止血有效为其特点，本节的重点对于三种性激素止血法给予重点阐述。

（一）无排卵性异常子宫出血的诊断思路及治疗前准备

无排卵性异常子宫出血是排除性诊断，也叫病因性诊断，通过详细询问病史及辅助性检查排除全身性或生殖系统器质性因素后确诊。另外，还要明确有无排卵障碍以及排卵障碍类型。

无排卵性异常子宫出血的诊断步骤可以参照我国 2009 年《功能失调性子宫出血临床诊断治疗指南》。

1. 确定异常子宫出血的模式

周期、经期、经量都异常为不规则出血。经间期出血是指两次正常月经之间有点滴出血，可分为卵泡期出血、围排卵期出血、黄体期出血。

2. 除外器质性疾病

诊断无排卵性异常子宫出血时应排除器质性疾病，包括生殖道、非生殖道、全身性疾病以及医源性子宫出血等。

3. 鉴别有、无排卵及无排卵的病因

有排卵或无排卵的 AUB-O，其病理、生理变化及处理原则都有很大的不同。

4. 借助辅助检查以明确诊断、辅助治疗

育龄期妇女要注意尿或血 HCG 测定排除妊娠相关疾病。

血常规、凝血功能的检查等，既可以了解贫血的程度，又有助于排除一些血液系统疾病。在进行性激素止血治疗方案的选择时，血红蛋白水平是一个重要的参考指标。

盆腔超声检查可以排除生殖道器质性病变，并测量子宫内膜厚度及回声。对于确定是否行诊断性刮宫以及止血方法的应用有参考作用。

性激素水平测定及 BBT 应根据患者病情选择应用。必要时检测患者甲状腺功能。诊断性刮宫排除子宫内膜增生性疾病或癌前病变，尤其是对于 PCOS 患者或 40 岁以上患者。

（二）无排卵性异常子宫出血的性激素止血治疗

无排卵性异常子宫出血的性激素止血方法有 3 种：孕激素内膜脱落法、雌激素内膜生长法及孕激素内膜萎缩法。贫血程度、年龄是选择止血方法时两个重要参考依据。孕激素内膜脱落法用于轻度贫血的患者，后用于贫血严重需立即止血者，其中雌激素内膜生长法仅用于青春期出血者。

1. 孕激素内膜脱落止血法

（1）机制：无排卵性异常子宫出血的病理基础是子宫内膜在雌激素的作用下增生，甚至增生，缺乏孕激素的拮抗，应用孕激素可以使在雌激素作用下的子宫内膜转为分泌期，子宫内膜不再增厚，停药后发生撤退性出血，所谓药物性刮宫，从而起到止血的效果。

（2）方法：建议应用天然孕激素，主要有黄体酮针剂、微粒化黄体酮、黄体酮胶囊（丸），地屈孕酮是来源于天然孕激素的逆转孕酮衍生物。

黄体酮，40mg/d，肌内注射，共 5 天。

地屈孕酮，10mg，2 次/天，共 10 天。

微粒化黄体酮，200～300mg/d，口服，共 10 天。

醋酸甲羟孕，6～10mg/d，共 10 天。

（3）孕激素内膜脱落止血法注意事项

1）停药后多在 2～7 天出现撤退性出血，有时一次撤退出血可使血红蛋白（HGB）下降 20～30g/L，故此种方法只适合用于贫血不严重的患者，特别是长期淋漓不止但出血量并不多的病例，建议 HGB 大于 80～90g/L 者应用。严重贫血者不宜应用。

2）应告诉患者停药后会发生撤退出血，出血量有时会多于月经量，以减少患者不必要的恐慌和乱投医，也会避免反复发生医源性的异常出血。

3）撤退性出血量较多时，可辅用其他止血剂。年龄较大者可加用丙酸睾酮注射液25～50mg/d，肌内注射，每月最大剂量为300mg。撤退出血一般不超过7天，若超过上述时间仍不能止血，应进一步排除其他出血原因。必要时应进行阴道检查或诊断性刮宫除外器质性病变。

4）适用于任何年龄的妇女，包括青春期、生育期和围绝经期。

2. 雌激素内膜生长止血法

（1）机制：雌激素使子宫内膜生长，修复创面从而能较迅速止血。

（2）方法：口服雌激素1.25mg或戊酸雌二醇2mg每4～6小时，直至出血停止。一般1～3天血止。血止后3天开始将雌激素逐步减量，每次减量不超过前次剂量的1/3，每次减量维持3天，减量过快会引起再次出血。当减至雌二醇1～2mg/d的剂量或相当于此剂量时可以维持，直至贫血得到明显纠正后再加用孕激素，用法同上述孕激素内膜脱落法。

（3）雌激素内膜生长止血法注意事项

1）适用于出血多且贫血严重的青春期患者，HGB低于80g/L，急需迅速止血。

2）用药遵循递减原则。

3）HGB提升后一定要加用孕激素转化内膜。

4）止血的同时应注意纠正贫血，必要时可行输血或加用其他辅助止血药物。

3. 孕激素内膜萎缩法

（1）机制：大剂量的高效合成孕激素或以孕激素为主的复方口服避孕药可以使内膜萎缩，从而达到止血目的。

（2）方法：合成孕激素制剂：常用的药物有炔诺酮（妇康片）2.5～5.0mg，每8小时一次，一般用药后1～3天血止或明显减少。血止后递减减量后维持，连续用21天左右，在此期间积极纠正贫血。待HGB回升至少达80g/L后，可停药出现撤退性出血。

短效口服避孕药止血法：也可以包含在这一类型中，任何剂型的口服避孕药均可。每次1～2片，q8～12h，通常在用药后1～3天血止或明显减少。血止3天后逐渐减量至1片/天，维持21天左右，在此期间积极纠正贫血。待HGB回升至少达80g/L后，可停药撤退性出血。

（3）孕激素内膜萎缩法止血注意事项

1）适用于出血多且贫血严重的病例，HGB低于60g/L，急需迅速止血。

2）用于任何年龄的妇女，包括青春期、生育期和围绝经期AUB-O的止血。

3）用合成孕激素制剂时，若有突破出血可配伍小剂量雌激素，如结合雌激素0.3mg/d或戊酸雌二醇0.5～1mg/d。

（4）应用口服避孕药注意事项

1）对心血管系统及凝血机制的安全性：目前复方口服避孕药（COC）中炔雌醇剂量降低，孕激素对脂代谢和糖代谢影响很小，不增加心血管疾病的发生率。COC导致栓塞的绝对危险（AR）是4.1/万妇女年（正常女性为2.3/万妇女年，妊娠妇女为

5.9/万妇女年），第三代 COC 导致栓塞的 AR 为 3/万妇女年。但是用 COC 止血时应用剂量较大，要注意血栓风险，知情同意。

2）应用的指征：COC 应用指南明确指出 40 岁以上，或者 35 岁以上吸烟患者不宜用口服避孕药，因此 COC 止血时也应遵从这一原则。

3）风险告知：因为 COC 止血时应用的剂量比避孕或者调周期时剂量要大，更要注意相关的风险及应用前告知。

4）应用原则：应用 COC 止血时，首剂量要从 2 片开始，根据出血情况决定第二次用药时间，以尽量减少应用的总剂量。

（三）无排卵性异常子宫出血的非激素止血治疗

无排卵性异常子宫出血的治疗是综合治疗，要重视采用其他辅助止血的方法。

1. 氨甲环酸

氨甲环酸可以抑制纤溶酶原活性，减少出血量。用法为 1.0g/次，2～3 次/天。有颅内血栓性应限制此类药物的应用。

2. 酚磺乙胺

酚磺乙胺增强血小板功能及毛细血管抵抗力。用法为 0.25～0.5g/次，肌内注射或静脉滴注，2～3 次/天。

3. 注射用血凝酶

用法为 1kU/次，1～2 次/天，肌内注射或静脉注射。

4. 维生素类药物

维生素 C 用法为 3.0g/d，静脉滴注。维生素 K 主要可以促进肝脏合成凝血因子，用法为 2～4mg/次，3 次/天。

5. 棉酚

棉酚代谢产物棉酮可抑制甾体激素的生成，可促使子宫内膜萎缩，适用于年龄较大的绝经过渡期患者。用法为 20mg/d，连续服用 2 个月后，20mg/次，2 次/周，治疗期间应同时补充缓释钾，500mg/次，3 次/天，以防止出现低钾血症。目前，临床较少应用。

（四）无排卵性异常子宫出血的手术治疗

1. 刮宫术

诊断性刮宫或宫腔镜下刮宫：异常子宫出血病程超过半年，或超声检查子宫内膜厚度>12mm，或年龄大于 40 岁者，首次就诊可考虑采用诊断性刮宫或宫腔镜下刮宫，以了解子宫内膜情况。

对更年期及育龄妇女刮宫既能立即止血，又可进行子宫内膜组织病理检查以排除子宫内膜癌，故应考虑使用。但应避免反复刮宫。

2. 全子宫切除术

对药物治疗无效、无妊娠要求的患者，尤其是不易随访的大龄妇女，以及组织病理检查为子宫内膜非典型增生者，应行全子宫切除术。

3. 子宫内膜去除术

适用于年龄较大、无妊娠需求及不宜全子宫切除者。方法有微波、电凝、滚球热疗及冷冻治疗。术前应行子宫内膜组织病理检查。术后多数闭经，但仍有治疗失败的可能性。

（五）止血后调整周期治疗

1. 孕激素后半周期法或全周期法

止血后一定要注意调整周期，否则非常容易再次出血。可以采用天然孕激素后半周期法，如月经第15天开始服用地屈孕酮10mg/次，1～2次/日，一共用10天，连续3个周期。如果月经量多，可以采用全周期法，即月经第五天开始服用地屈孕酮10mg/次，1～2次/天，共用20天，连续3个周期。

2. COC或左炔诺孕酮宫内缓释系统（LNG-IUS）

对于暂时无妊娠要求的患者，40岁以内，可以口服复方短效避孕药3个周期。也可以选用LNG-IUS，尤其适用于月经过多患者。

三、有排卵性异常子宫出血处理的相关问题

有排卵异常子宫出血在新分类中则涉及AUB-O和AUB-E。分为月经过多和经间期出血。

（一）月经过多

1. 定义

指月经周期规则、经期正常，但经量增多＞80ml。常因子宫内膜纤溶酶活性过高或前列腺素血管舒缩因子分泌比例失调所致。

2. 治疗

（1）止血药：氨甲环酸1.0g/次，2～3次/天，可减少经量54%。经血量＜200ml者，应用后有92%的患者经血量＜80ml。未见栓塞增加报道。服用后会出现轻度恶心、头晕、头痛等不良反应。也可应用酚磺乙胺、维生素K_4等。

（2）LNG-IUS：宫腔释放左炔诺孕酮20μg/d，有效期5年。可使经量减少，20%～30%闭经。不良反应少。最初6个月可能出现突破性出血。

（3）孕激素内膜萎缩法：详见无排卵性异常子宫出血治疗。

（4）手术治疗：子宫内膜去除术、子宫切除或子宫动脉栓塞术。

（二）经间期出血

1. 定义

月经周期规律、在两次月经之间出现的子宫出血，包括随机出现的子宫出血和每个周期固定时间出现的子宫出血。按出血的时间可分为卵泡期出血、围排卵期出血、黄体期出血。建议先对患者进行1～2个周期的观察，测定基础体温，明确出血类型，排除器质性病变，再进行干预。

2. 分类及诊治

（1）卵泡期出血：曾称为黄体萎缩不全或子宫内膜不规则剥脱。临床表现为经期延长，经后常淋漓数日方止。在月经第5天诊断性刮宫时，子宫内膜仍呈现分泌期改变。BBT在月经期并未下降至基线水平。

治疗：在月经周期第5～7天给予小剂量雌激素帮助子宫内膜修复，或氯米酚促进卵泡正常发育，或前一周期黄体期应用孕激素促进子宫内膜脱落。

（2）黄体期出血：由于黄体孕酮分泌不足或卵泡发育不良，黄体期缩短，临床表现为周期缩短，经量可稍增多。BBT表现为黄体期缩短＜12天，体温上升幅度＜0.5℃。

月经 12 小时内诊刮子宫内膜病理检查可见腺体分泌不足，或呈黄体早期改变或可见增生期与分泌期子宫内膜同时存在的混合型子宫内膜。

治疗：出血前补充孕激素或早卵泡期应用氯米酚促排卵以改善卵泡发育及黄体功能。

(3) 围排卵期出血：原因不明，可能与排卵前后激素水平波动有关。出血期在 7 天，血停数天后又出血，量少，多数持续 1～3 天，时有时无。

根据病史、临床症状及 BBT 一般可做出诊断。目前，对排卵期异常子宫出血，尚无满意的治疗方法，可以对症止血治疗，可在卵泡中期加用小量雌激素，或应用 COC 治疗。有的患者未经治疗亦可自愈。

(刘勤英)

第二节 卵巢早衰

卵巢早衰（POF）的概念由 Keettel 于 1964 年提出，指多种病因所致的卵巢衰竭，发生于 40 岁以下的妇女。临床表现为继发性或原发性闭经，以血清中雌二醇（E_2）水平下降和促性腺激素水平上升为特征，并伴有不同程度的一系列低雌激素症状，如潮热多汗、面部潮红、性欲低下等。

临床观察，不孕通常是该类患者的最早期表现，伴随着稀发排卵、月经不规律，最终发展为闭经。约 50％的 POF 患者会出现间歇性排卵现象，5％～10％的患者在确诊多年后可自然受孕。

卵巢早衰的病因有遗传因素、免疫因素、医源性因素（放化疗、卵巢手术、感染）和不明原因等。

一、卵巢早衰的危害
（一）骨质疏松

雌激素和孕激素均可抑制骨吸收，防止骨丢失，预防骨质疏松。卵巢功能衰退后，血中雌、孕激素水平降低，骨丢失加快，患者易发生骨质疏松，甚至骨折。临床上出现骨质疏松表现与骨峰值密切相关，过去的横断面研究显示，妇女的骨峰值年龄在 30 岁左右，近年来的纵向研究发现，妇女骨峰值年龄约 20 岁左右，通过躯体大小的校正后，骨峰值无性别差异，20 岁以后，两性大多数部位骨的年丢失率为 0.5％～1％，绝经前后的 5～10 年，骨丢失加快，每年 1.8％～3.5％，绝经 10 年后骨丢失速度有所下降。无论任何年龄，绝经后的骨丢失率都基本相似，卵巢早衰患者由于绝经年龄早，绝经时的骨峰值较高，出现骨质疏松症状与绝经年龄的间隔时间相对较长，但过早绝经，骨丢失提前加速，使卵巢早衰妇女的各部位骨密度较同龄妇女低，各年龄段的骨质疏松症和骨折发生率较同龄妇女高卵巢早衰患者的空腹尿钙与肌酐比值、尿羟脯氨酸与肌酐比值和血清碱性磷酸酶的水平均高于正常对照的同龄妇女，说明卵巢早衰患者的骨吸收增强。Anasti 等通过测定卵巢早衰妇女股骨颈的骨密度后发现，2/3 的患者股骨颈的骨密度较同龄妇女低于 1 个标准差，病程超过半年的患者，近半数股骨颈骨密度低于同龄妇女1个标准差。绝经后妇女由于骨质疏松所致的骨折增加20%，其中骨盆骨折的并发症致死率为30%。

（二）心血管疾病

卵巢早衰患者的心血管疾病发生率较同龄妇女增高。研究表明，自血管形成之日起，血管的粥样硬化性变化就已经开始，不良的生活习惯、遗传背景、生活经历等均影响心血管疾病的发生发展。近60年的研究表明，血清雌激素水平的差异是引起绝经前妇女的心血管疾病发生率低于同龄男性的主要因素，补充雌激素可降低绝经后妇女各年龄段的心血管疾病发生率。进一步的研究发现，雌激素可改善血脂、血脂蛋白和载脂蛋白组成，抗氧化作用以保护血管内皮细胞，促进NO和PG1的生成，抑制内皮素、血管内皮细胞生长因子及血栓素等的产生，改善胰岛素抵抗状况等，其综合效应是对心血管系统起保护作用。有学者发现卵巢早衰患者血总胆固醇、三酰甘油、低密度脂蛋白、极低密度脂蛋白和载脂蛋白 B_{100} 等高于同龄妇女，高密度脂蛋白和载脂蛋白 AI 水平低于同龄妇女，补充雌、孕激素后，除三酰甘油继续升高外，前述变化均发生逆向改变。因此，卵巢早衰患者的早期诊断对于降低其心血管疾病的发生率具有重要的临床价值。

（三）Alzheimer 病

Alzheimer 病（老年性痴呆）的发生时间提前。Alzheimer 病的临床表现主要是进行性记忆丧失，定向、理解和判断能力障碍，智力下降以及性格和行为情绪改变等。近年来的研究提示雌激素可能具有延缓 Alzheimer 病发生，改善皮肤弹性及关节功能等作用，由于卵巢早衰患者雌激素水平的下降可能会使其更早出现 Alzheimer 病。因此，卵巢早衰患者的早期诊断和治疗对于降低和延缓 Alzheimer 病的发生具有重要意义。

二、卵巢早衰的病因和相关因素

卵巢早衰的相关病因多且复杂。迄今为止，POF 发生的真正病因及发病机制尚不清楚，可能由于先天性卵子数量减少、正常卵泡闭锁过程加速或出生后卵子被不同机制破坏致使卵泡过早耗竭，另有少数 POF 患者的卵泡表象正常，但没有正常功能。多数学者认为 POF 发生的主要原因有自身免疫功能异常，染色体异常或其他遗传因素，受体异常，代谢异常或药物、放射线损伤及病毒感染等。

（一）免疫因素与卵巢早衰

自20世纪50年代开始，研究者发现9%～40%的 POF 患者合并其他内分泌腺体或系统的自身免疫性疾病，如自身免疫性甲状腺炎、系统性红斑狼疮、重症肌无力、甲状旁腺功能减退、类风湿性关节炎、特发性血小板减少性紫癜、糖尿病等。POF 患者常合并2种或2种以上的自身免疫性疾病，所有伴随 POF 的自身免疫疾病中，甲状腺疾病最常见，12%～33%的 POF 患者被检测出患有甲状腺疾病，18%的 POF 患者中，家族中存在遗传的甲状腺疾病。第二常见的是多腺体自身免疫疾病（PAGD，病合并内分泌系统功能障碍），在 PGAD Ⅰ型中，POF 发病率为17%～50%，PGAD Ⅱ型中，POF 的发生率为3.6%～7%，PGAD Ⅱ型中包括自身免疫性病、甲状腺自身免疫和胰岛素依赖型糖尿病，还有其他如白斑、秃顶、慢性萎缩性胃炎、恶性贫血等，这些综合征的自然病程变化多端，在发病前后都有可能出现 POF 的症状，如病，POF 通常比肾上腺症状要提早发生，Yan 等筛查了119名核型正常的 POF 患者，通过相关指标的测定，32%免疫性 POF，其中甲状腺功能低下占27%，病和糖尿病占2.5%。POF 患者的免疫调节、免疫应答均处于衰老状态，存在 CD4$^+$/CD8$^+$ 比值下降，CD16 细胞增高及总补体溶血活性（CH$_{50}$）增高，Van Kasteren 等研究表明，POF 患者抑制性 T 细胞百分比降低，辅助 T 细胞与 Ts 的比率（Th/Ts）升高，自然杀伤细胞比例下降，B 淋巴细胞数目升高，与正常妇女淋巴细胞亚群分布相比有显著性差异。卵巢内原始卵泡、初级卵泡和生长卵泡的周围存在淋巴细胞和白细胞浸润，成熟卵泡中有浆细胞、T 细胞、B 细胞和 NK 细胞浸润。免疫细胞异常引起卵巢损伤或排卵时卵巢细胞进入血液，引发自身免疫反应产生抗体。研究表明，特发性 POF 患者外周血 AOA 阳性率可达 59%，部分患者血中除存在抗卵巢抗体（AOAb）外，还并存抗甲状腺抗体、抗胰腺抗体，抗肾上腺抗体、抗甲状腺抗体、抗 DNA 抗体和抗平滑肌抗体等多种器官特异性抗体和非器官特异性抗体。尽管非器官特异性抗体影响 POF 没有器官特异性抗体那么突出，但也是不可忽视的因素，尤其是抗核抗体（ANA）。Ishizuka 等报道 32 例 POF 患者 ANA 的发生率显著高于相应低促性腺激素性闭经患者，且 30 岁以下绝经、正常核型患者中 ANA 阳性者占 77%，而大于 30 岁者无 ANA 阳性。除系统性红斑狼疮之外，好发于女性的类风湿疾病也被认为与 POF 有密切关系。近年来人们注意到免疫系统与内分泌系统同时参与卵巢功能的调控，实验表明细胞因子影响卵泡的发育和闭锁，这些细胞因子包括 IL-1、IL-6、TGF-β、TGF-α、IFN-、FGF 和 IGF 等。

（二）手术、放化疗以及感染因素与卵巢早衰

卵巢手术中由于破坏卵巢组织，术后残留正常组织太少以及术中损伤卵巢血管或卵巢周围组织手术影响卵巢血液供应，可能引起 POF，如卵巢肿瘤剥除术、一侧卵巢切除术、子宫切除、输卵管结扎或切除、子宫内膜异位症的保守或半根治手术、输尿管盆腔段手术等。此外，因工作、疾病或意外事故接受大剂量或长时期的放射线，可破坏卵巢引起 POF。研究发现，当卵巢受到的直接照射剂量在 0.6Gy 以下时，对卵巢功能几乎无影响，在 0.6~1.5Gy 时，对 40 岁以上的妇女卵巢功能有一定影响，在 1.5~8.0Gy 时，50%~70% 的 15~40 岁的妇女出现卵巢衰竭，超过 8Gy 时，几乎所有年龄段妇女的卵巢发生不可逆的损害。化疗药物尤其是烷化剂对生殖细胞有损害作用。有报道用环磷酰胺治疗系统性红斑狼疮 92 例，治疗期间 55% 的患者出现月经紊乱，以闭经为主，性激素检查存在卵巢衰竭。治疗开始时的年龄和环磷酰胺的累积剂量与之有关。对化疗药物引起的卵巢损害的组织学研究发现卵巢包膜增厚和间质纤维化，但存在大量停止发育的卵泡，因此停用化疗药物后，65%~70% 的患者可以恢复卵巢的正常功能，越年轻的患者化疗后恢复卵巢功能的可能性越大。雷公藤也是用于治疗自身免疫疾病的细胞毒免疫抑制剂，其不良反应主要是性腺抑制。研究报道雷公藤用于治疗自身免疫病，可使 16.6%~72% 的女性闭经，几乎均为累积剂量＞8000mg 者，它在卵巢水平导致闭经，与累积剂量和患者年龄有关。等也在雷公藤治疗中发现有 POF 的问题。在实验动物卵巢受损害的病理结果与人类有一致之处（卵巢组织病理学表现卵巢萎缩，各级卵泡减少，间质增加等）。

对生殖功能高风险：细胞毒性药物有环磷酰胺、异环磷酰胺、氮芥、美法仑、白消安、丙卡巴肼和苯丁酸氮芥。此外还有全身辐射或盆腔辐射、霍奇金病（以烷化剂为基础治疗）、软组织肿瘤或转移性疾病、乳腺癌。

对生殖功能中度风险：细胞毒性药物有顺铂、卡铂。此外还有急性髓细胞性疾病、

骨肉瘤或 Ewing 肉瘤、非霍奇金淋巴瘤或霍奇金病、脑肿瘤行颅脊椎辐射＞24Gy。

对生殖功能低风险：细胞毒性药物：长春新碱、甲氨蝶呤、放线菌素 D、博来霉素、巯嘌呤、长春碱。此外还有急性淋巴细胞白血病、、软组织肉瘤（Ⅰ期）、生殖细胞瘤（无辐射）、视网膜母细胞瘤、脑肿瘤（仅手术治疗或辐射量＜24Gy）。

吸烟、饮酒、失眠是卵巢早衰发生的危险因素。吸烟的女性比不吸烟的女性更易发生 POF（OR＝3.203），烟草燃烧过程中释放的多环芳香族烃（PAH）能激活芳香族烃的受体（Ahr），而由 Ahr 驱动的 Bax 转录是环境毒素导致卵巢衰竭的重要途径。卵巢虽有明显抵抗感染的能力，但仍有 5％的幼女流行性腮腺炎可合并病毒性卵巢炎而最终发展为 POF，既往患腮腺炎的女性卵巢早衰的危险增加 10 倍。与 POF 的发生有关的感染性因素包括病毒性、细菌性、特异性感染。病毒、细菌、等侵入卵巢，卵巢炎症后纤维化，卵泡数量减少，可发展为卵巢早衰。长期在情绪不稳、心情抑郁、焦虑等不良情绪困扰和刺激下，中枢神经系统与下丘脑-垂体-卵巢轴功能失调，导致 FSH、LH 异常分泌，排卵功能障碍，闭经，严重者发生 POF。

（三）遗传因素与卵巢早衰

绝大多数的 POF 患者为自发性，国内外学者研究发现这些患者的发病与遗传因素有密切关系，约 10％的 POF 患者有家族史，姐妹数人或祖孙三代可共同发病，家族分析表明 POF 和早绝经有较高的家族遗传倾向。目前，已经发现可能与 POF 有关的基因突变多达 20 多种。

1. X 染色体

（1）染色体数目异常：研究发现，卵泡数量的维持必须有两条结构正常的 X 染色体存在，但无论存在几条 X 染色体，只有一条 X 染色体保持活性。一般情况下，女性中分别来自父方（Xf）和母方（Xm）的两条 X 染色体是随机失活的，其概率为 0.5。也就是说在女性胚胎发育过程中，含 Xf 失活的细胞和带 Xm 失活的细胞各占 50％，如果偏离了这个数值，往往就与 X 连锁基因突变有关。结构上有异常的 X 染色体优先失活，以便最低程度地减少遗传的不平衡性，称为 X 失活偏性。在不平衡 X、常染色体易位和 X 连锁基因缺失中，异常 X 染色体优先失活，反映了基因机制对 X 染色体失活过程的影响，也反映了生命自然选择的本能。但 X 染色体失活并非是整条染色体上所有基因均失活，表达基因和失活基因是穿插排列的，两条 X 染色体都存在着与卵子发生相关的等位基因，X 染色体发生畸变或缺失，可引起卵子发生障碍，导致 POF 的发生。普遍认为 X 染色体长臂（Xq）上的异常影响卵巢功能，短臂（Xp）异常影响身高，X 染色体受损可导致有丝分裂停止，X 染色体畸变最常见的是 Turner 综合征伴随 POF，临床表现为身材矮小、躯体畸形、闭经、第二性征不发育、双侧卵巢条索状等。55％的 Turner 综合征患者的核型为 45，X。在另外 45％的患者中，核型可为嵌合体 45，X/46，XX；45，X/47，XXX；45，X/46，XX/47，XXX 等，此外有一些 X 染色体缺失和易位发生在维持卵巢功能的重要基因区域，一方面可能破坏卵巢功能基因，导致卵巢衰竭；另一方面虽然没有直接使功能基因发生突变，但影响对维持卵巢正常功能的重要基因的表达，或通过影响染色体作用如抑制减数分裂配对或改变 X 染色体失活而导致 POF。

（2）单个基因突变：在 X 染色体与常染色体的易位的细胞遗传学研究发现在长臂

的 Xq13-q28 存在着与正常卵巢功能相关的关键区域，该区域的正常和完整对于维持正常卵巢功能是必须的，这些区域里的基因突变与 POF 有关，决定卵巢功能的区域进一步分为 2 个基因位点：POM（Xq26-q27）和 POF2（Xq13-q21），POF1 位点染色体缺失异常导致的 POF 发病年龄一般在 24～39 岁，而 POF2 位点的 POF 发病提前至 16～21 岁这些区域的缺失与不同程度的生殖功能异常有关，并非所有发生在 POF1 和 2 位点的 X 染色体异常均导致 POF，只有破坏了 POF 相关基因的 X 染色体异常才会发生 POF，如下面所述的 FMRI 基因。美国老龄化研究所遗传室的 Schlessinger D 等注意到染色体的缺失、转位、重排等主要发生在 X 染色体长臂的一个关键区域段内，他们认为这些基因转位应深入研究，也许不是由于转位破坏了卵巢发育过程中的某个特定基因，而是由于转位造成染色单体无法配对或滤泡形成过程中 X 染色体功能失活。意大利米兰的等在一个家系研究中发现一个基因缺失突变，母亲有早绝经病史，染色体核型 46，X，del（X）(q27)，两个女儿分别在 17 岁和 22 岁继发闭经，染色体核型与母亲相同，另一正常的女儿无染色体缺失，与该区域的其他缺失进一步比较后，与 POF 相关的基因变异定为在 X 染色体长臂 4.5MB 的一个范围内，这是一个基因富集区，有 60 多个功能基因定位在该区域。但是，该研究小组没有对该基因进行进一步的精确研究。平衡易位断裂点在 X 染色体关键区域 Xq13-q26 可引起 POF。Prueitt 研究发现，大多数与 POF 有关的 X 染色体与常染色体易位没有中断 X 连锁基因，定位 7 个与 POF 有关的 Xq 易位断裂点，一个易位与卵巢功能有关的 X-脯氨酰氨基肽酶 2（XPNPEP2）基因突变有关，1 个易位与胚胎早期神经管发育有关的 DACH2（dachshund2）基因突变有关，其余都定位在非编码区。等在 1 个 POF 家族里发现 1 例人黑色素透明基因在 X 染色体与 12 号染色体平衡易位 t（X；12）(q21；pl.3)，造成 DIAPH 基因最后一个内含子的断裂。等研究 146 例表型正常的特发性 POF 患者，发现 6 例存在 Xq 重排，其中 2 例的断裂点位于 DIAPH2 基因内。DIAPH2 基因是果蝇黑色素透明（dia）基因的人类同源体，定位于 Xq22 上。人类 DIAPH2 基因的表达蛋白是 FH1/FH2 蛋白家族的第一个成员，该家族与发育早期所必须的细胞分裂和肌动蛋白骨架调节的形态发生过程有关。在成年女性卵巢中和胚胎小鼠卵巢中都发现有丰富的 DIA 转录产物，表明 DI-APH2 基因在卵子发生和随后的发育过程中确实发生作用，意大利的 Fimiani G 等通过一个家系研究发现 Xq26.2-q28 删除与 POF 相关。

X 染色体短臂异常中，50% 的患者表现为原发性闭经和性腺发育不全。短臂近端（Xp11.1-Xp21）是重要的功能区域，该区域至远端的缺失会导致 POF。印度的 RaO L 等发现一例 X 染色体短臂（P11.1-P22.3）片段缺失的病例。位于 X 短臂的相关基因有 USP9X、ZFX 和骨形态生成蛋白 15（BMP_{15}）。

家族性智力低下 1 基因（FMR-1）：该基因是脆性 X 综合征的致病基因，位于染色体 Xq27.3，在脑、卵巢及睾丸中高表达，具有调节 RNA 稳定性、细胞内定位及翻译染色体活性的功能。其突变主要位于 FMRI-5 端编码区存在三核苷酸 $(CGG)_n$ 的显著扩增，正常人 $(CGG)_n$ 重复序列为 6～45 拷贝，扩增至 55～200 拷贝为前突变，大于 200 拷贝称全突变，导致 FMRI 基因的甲基化和随后基因的失活。5′末端 CGG 重复次数的异常增加，由亲代传给子代时有增加趋势，又称动态突变。FMRI 前突变（CGG 重复次数为 55～200）的人群携带率约 1∶300，前突变女性中 13%～26% 发生 POF，散发性POF患者中前突变率的发生率为0.8%~7.5%,而家族性POF前突变发生率高达13%。动态突变与经典意义上的基因突变不同,它不是碱基置换、基因缺失或融合,三核苷酸扩展导致基因功能的异常的机制也不同于一般的碱基插入,一般情况下,病情的轻重程度与三核苷酸的重复拷贝数正相关。BOdega等研究了190例POF患者和200例对照样本,进一步证实FMRI前突变与POF之间具有显著相关性,而且重复序列长度在41~58次时POF患者也显著增多。最近等报道在一个患有脆性X综合征和POF的意大利家系中,6位前突变携带者中有2位POF患者,但有1位正常的FMRI等位基因携带者中也患有POF。

雄激素受体基因(AR):位于染色体Xq11.2-q12,由于X染色体短臂和长臂近段包含的区域对维持卵巢功能的重要性,Xp11末段缺失的患者一半伴有原发闭经,其余一半存在POF,进一步说,Xq13缺失常有原发闭经,这些区域与AR基因所在的区域重叠,在动物实验中,AR基因缺陷的老鼠POF发生的可能性大,AR功能是维持女性生殖功能,特别是卵泡发生是必须的。因此,AR可能是POF的候选基因。

骨形态生成蛋白15(BMP_{15}):位于Xp11.2,属于转化生长因子β家族(TGFβ),BMP_{15}基因在原始卵泡开始表达,排卵后消失,是与颗粒细胞增生、FSH依赖性细胞分化相关的卵母细胞特异性调节分子,对卵泡的早期增生和发育极其重要。与POF的相关性在不同人群之间存在差异。美国、印度和欧洲患者携带多种BMP_{15}错义突变,突变发生率小于1%。2004年Di Pasquale等首次报道在1对POF同卵双胎姐妹中发现了BMP_{15}基因的704bp处有A-G(p.Tys235Cys)的杂合突变,这一错义突变发生在第2外显子前肽区的高度保守序列,导致第235个氨基酸由高度保守的酪氨酸变成半胱氨酸,使得正常二聚体的形成、分泌受阻,影响了颗粒细胞的生长分化,最终导致卵巢不发育,随后他们又对160例散发的POF患者及211例对照进行BMP_{15}基因分析结果显示了包括P.Y235C在内的4个变异,其余3个为2处错义突变(p.R68W、p.A180T)和一处插入(p.262insLeu),但是p.262insLeu在5个对照者中也被观察到。最近Dixit等对133例POF患者、60例原发性闭经患者、9例继发闭经的患者及197例对照者进行了BMP_{15}基因的编码区的序列分析,共观察到18处变异,其中有11处错义突变只出现在POF患者中。但在中国和新西兰POF人群中没有发现该突变,日本学者在15例POF患者中发现1例BMP_{15}外显子2的PCR产物852bp发生C-T的杂合改变,但这一突变未导致任何有意义的错义突变。

X连锁锌指基因(ZFX):定位在Xp21-p22ZFX编码锌指转录因子,在Y染色体上的同源基因是ZFY。LuOh等证明ZFX在长期进化过程中是一个保守基因,发挥发育调节功能,敲除雌性小鼠的ZFX基因,发现在妊娠中期无论是雌性小鼠还是雄性小鼠胚胎生殖腺中的原始生殖细胞数下降了50%,表明ZFX基因对早期生殖细胞发生、迁移和增生有关。ZFX基因缺失的成年雄性小鼠尽管精子数量只有正常的一半,但具有正常生殖能力。而ZFX基因缺失的雌性小鼠出生时卵泡数量只有正常的10%,成年后表现出生殖力严重下降,生育期缩短,类似人类POF的症状。说明ZFX除对早期生殖细胞发挥作用外,对后期的卵泡存活及发育均有作用。两种性别的小鼠都存在个体小,存活率低的现象。

2. 常染色体

常染色体对卵巢功能的影响一直以来备受人们的关注，已发现10多种常染色体基因与POF有关。

(1) 与POF相关的综合征致病基因：FOXL2具有高度保守的14个丙氨酸串联重复序列（FOXL2-Ala14），在眼周及卵巢组织中表达，是睑裂狭小-上睑下垂-倒转型赘皮综合征（BPES）的致病基因，是常染色体显性遗传病。BPESⅠ型女性患者不育，原发闭经或提前绝经，小子宫及卵巢萎缩，BPESⅡ型男女患者均可生育。FOXL2基因是第一个被证实的在卵巢功能维持方面发挥重要作用的人类常染色体基因，FOXL2基因突变导致聚丙氨酸扩增与BPESⅡ型有关，而突变导致编码蛋白质在聚丙氨酸区前有截断的则发生Ⅰ型的风险高。印度BPESⅠ型家系携带纯合突变FOXL2-Ala19，纯合突变者发生POF，而杂合型患者表现为年龄依赖性卵巢功能进行性衰退。

对来自新西兰和斯洛文尼亚的90名POF患者进行FOX03A和FOX01A基因筛查，FOX3A有2例突变（2/90，2.2%），FOX01A1例突变（1/90，1.1%），虽有突变但与对照组没有显著性差异，进一步需要大样本筛查，并且和引起的氨基酸变化也不是POF的常见机制。

半乳糖-1-磷酸尿苷转移酶基因（GALT）：位于染色体9p13，半乳糖血症是由于缺乏半乳糖-1-磷酸尿苷转移酶所致的遗传代谢性疾病，尽管对代谢紊乱进行充分的饮食控制，但半乳糖血症的妇女因半乳糖及其代谢产物的堆积而表现为肝、肾和神经组织等的受损，仍表现为低智商、语言障碍、生长发育迟缓、神经功能障碍和POF。研究报道半乳糖血症患者的POF发生率高达70%～80%。等分析了53例典型的半乳糖血症的GALT基因的突变发现，如果患者GALT基因型为Q188R/Q188R，可能发展为POF。Mlinar等对86例原发性卵巢早衰与95例健康对照研究发现，以下3种半乳糖-1-磷酸尿苷转移酶基因突变频率：Q188R、K285N、Duarte等位基因与POF并无相关性。对半乳糖血症患者合并POF的卵巢组织活检发现卵泡耗竭，1986年Fraser对半乳糖血症合并POF的两姐妹进行组织活检发现，妹妹表现为卵巢抵抗综合征，而姐姐则表现为卵泡耗竭，目前半乳糖血症合并POF的原因仍不清楚。

自身免疫调节因子（AIRE）：位于21q22.3，是自身免疫性多腺体综合征（APECED）综合征的致病基因，是常染色体的隐性遗传疾病，发生在孩提时，表现为不同破坏性自身免疫紊乱，如甲状腺，甲状旁腺，肾上腺以及生殖腺的衰竭以及念珠菌感染和皮肤黏膜的损伤。在芬兰对72名患者的调查发现，性腺功能减退在年龄>12岁的患者中占60%，卵巢萎缩的妇女一半出现青春期不发育。

(2) 促性腺激素调节异常

卵泡刺激素β亚单位基因（FSHβ）：位于染色体11p13，曾有2例原发性POF存在着FSHP基因突变，但出现了OF的逆转，这与缺乏C末端FSHβ无活性有关，动物实验发现FSHβ基因敲除的小鼠缺乏窦前卵泡，表明FSHβ基因在卵泡的生成方面起着一定的作用。

FSH受体（FSHR）基因：位于染色体2p21-p16，长约54kb，包括10个外显子和9个内含子以及启动子区域。其转录后水平的变化，介导促性激素反应信号，导致第二信使产生以及激发后续的细胞内反应，参与卵泡和生殖细胞的发育和成熟。FSHR mR-

NA仅表达于卵巢的颗粒细胞和卵母细胞,在卵泡发育的不同阶段,FSHR mRNA的表达水平是不同的。目前,发现,卵泡的初始募集虽然不依赖FSH,但是受其影响,因为FSHR在初级卵泡即开始表达,之后表达量逐渐增加,直到排卵前卵泡。从窦卵泡发育到排卵前卵泡,主要依靠早卵泡期血清FSH水平的升高。因此,FSHR基因的突变,可能是POF的分子病理学基础。1995年等最早在芬兰POF家族性患者中观察到FSHR编码FSHR胞外区域7号外显子出现失活的C566T错义点突变,导致FSHR纯合Ala189Val置换,即FSHR细胞外区的丙氨酸转变为缬氨酸,经转染细胞体外实验发现,FSHR基因发生C566T突变后的FSHR与配体的亲和力正常,但细胞膜的FSHR表达量减少(<20%),而且信号传导能力显著降低,从而证明C566T突变是引起POF的发病原因。

黄体生成素β亚单位基因(LHβ):位于染色体19q13.32,一巴西家族中性腺功能低下的男性及其女性同胞携带LHβ基因杂合突变,该突变影响了5′端剪切过程,女性患者有第二性征发育,但很快出现继发性闭经,并发展为POF。

黄体生成素受体基因(LHR):位于2p21,邻近FSHR基因。发生于跨膜功能域的纯合突变Arg554ter见于原发性闭经患者及其3名46,XY同胞(表型为女性的性反转综合征患者)。

抑制素(INH):位于染色体2q33-q36,编码抑制素A和B的α亚单位,女性INH由卵巢颗粒细胞和卵泡膜细胞分泌,抑制素可抑制FSH的合成和分泌,呈负相关,增加卵泡数量并抑制卵母细胞的减数分裂,对卵巢功能有间接调节作用。INH是由1个α亚单位和2个相关亚单位βA和βB所构成的糖蛋白异二聚体。与抑制素作用相反的激活素是由INHβA或βB亚单位构成的糖蛋白同二聚体。

6)生长分化因子-9(GDF9)基因:GDF9与BMP_{15}同属TGFβ家族,位于5号染色体(5q31.1),含有2个外显子,翻译产物前蛋白包含单肽、前功能域和成熟域3个亚单位,在卵母细胞内表达,作为一种卵母细胞源性的生长和旁分泌因子,控制着一些关键的与卵丘扩展及维持最佳的卵母细胞微环境有关的颗粒细胞酶,在早晚期卵子的发生中起着非常重要的作用。2005年Dixit等研究了127例POF的印度妇女,4例在外显子1有A199C的错义突变,2例在外显子2有G646A的突变,而在220例对照组中未发现此突变,因此作为POF的候选基因。等对61例来自美国不同地域的POF患者和60例正常妇女的GDF-9的两个外显子进行分析,只有1例患者在外显子1的307bp处发生CT杂合突变,使脯氨酸变成丝氨酸。另有报道突变P103秒与高加索POF患者相关。等对中国POF患者GDF9基因编码区进行分析后发现4个特殊的单核苷酸多肽性位点,c.436C>T(p.Arg146Cys),c.588A>C(silent),c.712A>G(p.Thr238Ala)和c.1283G>C(p.Ser428Thr),其中c.436C>T(p.Arg146Cys)和c.1283G>C(p.Ser428Thr)在96例对照人群中也显示多态性。因此,可能是c.712A>G引起GDF9基因T238A错义突变而影响其功能。

(3)甾体激素生成相关:17α-羟化酶及17,20-碳链裂解酶等甾体激素合成关键酶的缺乏,性激素合成障碍,性激素水平低下,产生高促性腺激素血症,患者多表现为原发性闭经,少数患者虽有正常月经,但卵巢内卵泡闭锁速度加快,出现POF。增多的半乳糖可直接损害卵母细胞,其代谢产物可对卵巢实质产生损害,半乳糖分子的掺入可改变促性腺激素的生物学活性，引起卵巢卵泡的过早耗竭。对半乳糖-1磷酸尿苷转移酶缺乏引起的半乳糖症患者的卵巢活检发现卵巢皮质内充满纤维结缔组织，卵泡很少，患者常表现为原发性闭经或POF。

细胞色素P450芳香化酶基因：位于染色体15q21.1，CYP_{19}是催化Δ^4-雄烯二酮向雌酮转化的关键酶，CYP_{19}基因错义突变是POF患者携带该基因变异的常见类型。

胆固醇侧链裂解酶17基因：位于染色体10q24.3，细胞色素P45017α酶是性腺甾体激素合成的限速酶，CYP_{17}是编码P45017α酶的基因，携带该基因突变的46，XY患者表现为假两性畸形或性反转，46，XX患者表现为原发性闭经或POF。

雌激素受体基因（ESR）：有两种，分别为ESR1和ESR2。加拿大学者Bretherick等对50例POF患者相关的内分泌相关基因如AR、ESR1、ESR2、SHBG以及FSHR基因的等位基因多态性研究发现，ESR1基因多态性与POF相关。

3. 线粒体DNA（mtDNA）

等发现7个进行性外眼肌麻痹家系中3个伴发POF，其中2个家系携带相同的Y955C突变，该基因的复合杂合突变（N468天/A1105T）也证实与POF发病存在相关性。Perez等将鼠线粒体与鼠卵巢颗粒细胞共同培养后发现，线粒体具有防止颗粒细胞凋亡的作用，并认为线粒体DNA缺失使卵泡细胞凋亡加速而引起POF。随年龄增加，线粒体DNA的缺失率呈上升趋势，线粒体DNA缺失使卵母细胞凋亡加速而引起POF。

三、卵巢早衰的诊断和分类

卵巢早衰的诊断标准是指40岁以前出现至少6个月的闭经，并有2次或2次以上血清卵泡刺激素（FSH）>40IU/L，低雌二醇（E_2）水平（两次检查间隔时间1个月以上）。

（一）病史及体格检查

对患者进行详细的询问，年龄，吸烟史，月经史（初潮年龄、有无闭经、闭经期限、诱因），妊娠史，盆腔手术史，放化疗史，自身免疫疾病史如甲状腺疾病、类风湿性关节炎、系统性红斑狼疮、干燥综合征、糖尿病等，以及有无感染疾病史如结核、腮腺炎等。此外详细询问家族史尤其是母亲和姐妹的月经史等。

卵巢早衰的患者可伴有自觉症状如潮热、多汗、失眠、烦躁易怒、阴道干燥及尿痛等。依据卵巢中剩余卵泡的数量，潜在的卵巢功能缺陷在不同的年龄显露出来。如果在青春期前迅速丢失大量卵泡，会出现原发闭经和第二性征不发育。成人闭经的表现程度和无月经发生的时间取决于卵泡的丢失是在青春期前、青春期，还是在青春期后。

体格检查包括智力、身高、体重、营养状况，第二性征、乳房发育、发育有无畸形、皮肤色泽、毛发分布、甲状腺肿大、溢乳等。盆腔检查时注意子宫发育情况和有无雌激素缺乏的体征。

绝大多数患者除了有泌尿生殖道的萎缩外无异常发现，但Turner综合征患者身材矮小、后发际低下、高腭弓、盾状胸、乳头间距宽、第4～5掌指关节短小。与自身免疫性疾病相关的症状如上睑下垂、甲状腺肿大，应该进行神经系统检查和详细的眼睛检查。色素沉着、、白斑可能与肾上腺疾病有关。

（二）实验室检查

（1）基础血清促性腺激素水平：闭经患者两次检查间隔 1 个月以上的 FSH>40IU/L，提示卵巢早衰。

（2）基础血清 E_2 水平：闭经患者两次检查间隔 1 个月以上的 E_2</L，且 FSH>40IU/L 提示卵巢早衰。

（3）对卵巢早衰或原因不明性卵巢功能减退者，应行外周血染色体检查。

（4）血清抑制素 B（inhibin B）和苗勒管抑制因子（AMH）水平：月经第 3 天血清 INHB≤45pg/ml 提示卵巢功能减退。AMH 水平<8pmol/L，提示卵巢功能减退。由于不同试剂盒之间存在着差异，限定值会有所不同。

（5）催乳素和甲状腺激素以排除其他内分泌疾病。

（6）自身免疫性疾病的患者可检测免疫指标如血沉、全血细胞计数、甲状腺过氧化酶抗体、抗核抗体、类风湿因子等。

（7）对卵巢早衰患者有条件时应进行 FMRI 基因突变的筛查，在没有卵巢早衰家族史的患者中 FMRI 的突变占 6%，在有卵巢早衰家族史的患者中突变概率明显升高。

（三）超声检查

卵巢体积的测量：卵巢早衰患者超声显示卵巢体积小或卵巢显示不清，回声偏实，超声显示无窦卵泡（2～9mm 的无回声），盆腔超声中窦状卵泡的数量可以间接反映剩余的卵泡。

目前，POF 的临床诊断方法尚不够理想。在详细询问患者的免疫疾病史、家族史、理化因素接触史和病毒感染史后主要依据其低雌激素症状、闭经等临床表现及性腺激素水平的测定和卵巢活检进行诊断。卵巢早衰的诊断标准是 40 岁以前出现至少 6 个月闭经，并有 2 次或 2 次以上血清 FSH>40U/L（两次检查间隔 1 个月以上），E_2</L，多数学者认为在 POF 诊断中卵巢活检是必要的，卵巢活检可在腹腔镜下或剖腹进行。卵巢外观呈萎缩或条索状，可能提示无卵泡存在，而小卵巢或正常卵巢组织提示存在卵泡。卵巢活检组织除供组织学检查外，亦可用于纤维组织培养染色体核型分析。但卵巢活检的组织学结果不能代表全部卵巢状态，未发现卵泡并不能说明患者卵巢中不存在卵泡，只是说明卵母细胞数量较少，此外取材不方便造成的创伤大，并且为了组织学诊断而进行腹腔镜下卵巢组织活检，对特发性的 POF 患者由于没有治疗的意义，患者可接受性差，这就使其应用受到了一定限制。

从卵泡数量的缺失（卵泡耗竭型）和卵泡功能的消失（卵泡数目正常型）两方面将 POF 分类。前者又分为初始卵泡的数目不足和卵泡闭锁加速；后者包括酶缺乏、自身免疫、信号缺失、医源性（如放化疗）、特发性五种。卵巢不敏感综合征（ROS），又称为 Savage 综合征，ROS 被归为后者中的特发性 POF。Van Kasteren 根据 POF 的病因和发病机制将其分为医源性、感染、酶缺乏、遗传（细胞基因和基因突变）、自身免疫和特发性七大类。

四、POF 的治疗

（一）卵巢早衰的治疗

由于感染和遗传造成的卵巢早衰是不可预防的，但改变生活方式，停止吸烟，脱离不良的生活环境，积极地心态去面对该病。目前，也没有理想的治疗方法，主要是保证摄入足量的钙和维生素D以及加强锻炼。一般来说，卵巢早衰的治疗需要针对特殊的病因，影响其他内分泌腺体和组织的相关疾病应该积极治疗。此外可行人工周期替代治疗，维持生理和心理状况，改善性功能，降低冠心病和骨质疏松的发生率。

激素替代是目前针对卵巢早衰患者常规应用的治疗方法，应用时间一般从确诊开始至自然闭经年龄（50岁左右），以促进乳房和子宫发育。激素替代治疗可缓解或消除绝经期症状，改善性功能及因雌激素缺乏引起的机体退行性变化，降低冠心病、骨质疏松及骨折的发生率。通常采用雌、孕激素序贯联合方案。

序贯联合方案：在使用雌激素的基础上，于周期后半期加用孕激素10~14天。如可使用雌孕激素复合药物（前半周期单服雌激素，后半周期雌激素加孕激素）。或戊酸雌二醇2mg/d，连服28天，后10天加服孕激素。

（二）POF助孕治疗

目前卵巢早衰的治疗常仅以雌激素孕激素人工周期替代治疗为主，以缓解症状、预防远期并发症（骨质疏松、心血管疾病、早老性痴呆等），防止子宫萎缩，同时进行心理治疗，改变观念。

1. 期待治疗

个别患者在雌孕激素替代治疗过程中能够诱发卵泡的生长而自然妊娠。在激素替代治疗期间或停药后的短期内个别POF患者发生排卵和妊娠，这可能与雌激素通过负反馈机制减少血循环中的FSH，从而解除了高促性腺激素对颗粒细胞的FSH受体的降调节，随着受体的增加，卵泡内残留的卵泡恢复对促性腺激素的敏感性，从而增加排卵和妊娠的可能。

2. 促排卵治疗

POF并非不可逆，个别患者可自发缓解并成功妊娠，B超下可见卵泡的患者可用FSH、HMG诱发排卵，要求HMG用量大，持续时间长，在一些患者有成功的报道，但前瞻性研究发现这种治疗与激素替代治疗相比并没有显著性差异。一般用HRT或抑制内源性促性腺激素（主要是FSH）至较低水平（<20IU/L）后，予足量hMG促排卵同时B超监测，要求hMG用量大、持续时间长。即使如此，排卵率、妊娠率低于5%。

3. 雄激素治疗

女性体内雄激素包括硫酸脱氢表雄酮（DHEAS）、脱氢表雄酮（DHEA）、雄烯二酮、睾酮、双氢睾酮，主要是睾酮发挥作用。DHEA 50%由肾上腺皮质网状带分泌，20%由卵巢分泌，30%由外周DHEAS转化而来，体内每天产生6~8mg，血浓度为3~/L，其水平随年龄增长而降低。DHEA是合成雄烯二酮、睾酮、雌二醇的重要物质，DHEA的含量高低影响这些激素的水平。对服用6个月以上的患者监测空腹血糖和血脂水平是有必要的。

4. 免疫治疗

10%~30%POF患者同时合并自身免疫性疾病，与卵巢早衰相关的自身免疫性疾病还有自身免疫多腺体综合征、甲状旁腺功能减退、肾上腺功能减退（病）、糖尿病等，应针对性进行免疫抑制治疗，但需要在免疫专科医师指导下进行。自身免疫异常的患者可用糖皮质激素治疗，在应用糖皮质激素治疗自身免疫疾病的同时改善了POF的症状，等报道1例POF28岁患者伴病的妇女进行15年的激素替代治疗，43岁时患病危象，给予大剂量的地塞米松，随后给予小剂量的泼尼松龙，一个月后月经自然恢复，并在44岁时足月妊娠。

5. 助孕治疗

对有生育要求者，可适当加大雌激素剂量以维持子宫和内膜的发育生长，大部分需要体外受精-胚胎移植获得妊娠。

1984年Lutein报道了世界首例卵巢早衰采用类固醇激素替代治疗和卵子赠送获得健康成活的新生儿，此后该技术在全球范围内得到了迅速发展和普遍应用。卵子捐赠可能危及赠卵者的健康，采用卵子共享方案，不增加赠卵者额外促排卵和取卵及由此产生的危险，因此我国卫生部关于开展人类辅助生殖技术规范的有关规定，赠卵是一种人道主义行为，只限于人类辅助生殖治疗周期中剩余的卵子。

对供卵者来说，全面的病史和体格检查是必须的，供卵者应进行传染性疾病和遗传性疾病的筛查，且供者的年龄在35岁以下。与供精不同，传染性疾病必须有检疫期，卵子的检疫目前尚不能进行，为了把对受者的感染风险降到最低，了解性生活史、毒品使用情况、文身以及其他已知的与传染性疾病有关的因素是非常必要的。结合供受卵者配偶的种族背景，必须仔细询问有无遗传性疾病史，供卵者的后代有无多因素来源的严重畸形史（如脊柱裂、唇腭裂、先天性心脏病等），糖尿病、动脉粥样硬化和一些癌症（如乳腺癌、卵巢癌、前列腺癌等）有明显家族倾向者也不能进入赠卵周期。然而，由于赠卵者的相对缺乏，会促使某些受者去接受存在的风险，尤其是赠者不是理想的赠卵者时，在这种情况下合理的咨询和告知其详情是必须的。

在赠卵流程方面，为了避免供、受双方的接触，患者在各项检查完善之后，签署知情同意书，将受者配偶的精子冻存，从而避免了取卵日供受双方的接触，完全做到了双盲，由于HIV存在半年的潜伏期，赠卵形成的胚胎冷冻保存，胚胎必须经半年后待赠卵者复查HIV抗体后再进行解冻移植。对接受卵子的夫妇除进行医学筛查外，还强烈建议进行心理评估，对于一个需要接受供卵的妇女，由于不能生育在遗传上真正属于自己的孩子，她不仅承受已经存在的不孕压力，还要承受其他额外的压力，如自尊心问题，不能为配偶生育自己孩子的愧疚感，将来后代可能面临的问题以及担心影响个人与丈夫或家庭的关系等心理问题。其所涉及的社会伦理道德、婚前排查问题、卵子的缺乏问题日益受到人们的重视，而且赠卵IVF-ET由于卵源有限只能解决极少数POF患者的生育问题。

卵巢衰竭者在冻存胚胎解冻移植前应用雌、孕激素替代治疗3~6个月，在月经来潮第3天开始给予戊酸雌二醇（E_2V，商品名补佳乐）2~4mg/d，根据B超监测子宫内膜的厚度渐渐加大剂量，戊酸雌二醇用药的天数一般在10天以上且内膜厚度达到>8mm时开始肌内注射黄体酮40mg/d×2天，增加到60mg/d×3天，胚胎移植日增至100mg若血、尿均阳性时继续应用黄体酮，胚胎移植后30天B超检查若提示胚胎发育良好，E_2V和P维持至移植后60天逐步减量，黄体酮每周减20mg，戊酸雌二醇每周减1mg，渐停药。若有先兆流产的症状，适当延长用药时间。

6. 人卵母细胞体外成熟（IVM）

人卵母细胞体外成熟最初由Edward在1965年提出。约一半的染色体为46，XX

的卵巢早衰患者的卵巢中有剩余的卵泡，或卵巢抵抗综合征的患者卵巢内有残存的卵泡，但大剂量外源性激素治疗无效时，可超声介导下进行窦卵泡穿刺取卵后体外培养成熟，再进一步受精形成胚胎，移植到患者子宫内。

7. 有卵巢早衰倾向的患者

可行卵母细胞冻存或卵巢组织冻存保存生育力，如肿瘤患者化疗放疗前、有POF家族史的患者、候选基因突变的患者等。

（饶 燕）

第三节 高雄激素血症

雄激素是女性生殖生理过程中一种非常重要的激素，是卵泡合成雌激素的前体，是不可缺少的一种内分泌激素。女性体内的雄激素主要有雄稀二酮（A）、睾酮（T）、脱氢表雄酮（DHEA）、硫酸脱氢表雄酮（DHEA-S）以及双氢睾酮（DHT）等，这些雄激素主要来源于卵巢卵泡膜细胞和肾上腺，还有部分由外周组织转化合成。雄激素产生后，可以在其效应细胞的芳香化酶作用下，转变成雌二醇或雌酮而发挥雌激素的作用，另外雄激素还有促进蛋白质合成、促进毛发生长等作用。女性血中雄激素水平过高或活性过强，称高雄激素血症（HA），是常见的妇科内分泌紊乱疾病，病因较复杂，临床上可出现一系列生殖系统发育以及功能异常的综合征，比如多毛、痤疮、油性型皮肤、黑棘皮症、肥胖、男性型秃顶、声音变粗、月经过少，甚至闭经而影响生殖功能以及代谢综合征等。高雄激素血症形成的病因非常复杂，涉及下丘脑-垂体-卵巢轴各环节，以及卵巢自分泌、旁分泌、肾上腺等诸多方面。多囊卵巢综合征是高雄激素血症的主要因素，占育龄女性高雄激素血症患者原因的95%。

一、病因

（一）卵巢因素

1. 多囊卵巢综合征（PCOS）

PCOS是女性高雄激素血症最主要的原因，其发生率在育龄期妇女中达5%～10%。几乎所有的PCOS患者雄激素均升高，或性激素结合球蛋白（SHBG）减少，游离雄激素增多，导致雄激素的生物活性增强。PCOS雄激素过多的主要机制为。

（1）高黄体生成素（LH）：直接作用于卵巢的卵泡膜细胞，使雄激素合成限速酶——细胞色素P450c17α-羟化酶的活性增强，促进雄激素合成。体外研究显示，PCOS患者的卵泡膜细胞P450c17α-羟化酶活性亢进，可能也是雄激素升高的原因。

（2）胰岛素抵抗（IR）及高胰岛素血症（HI）：IR及继发的HI是PCOS较普遍的特征。增高的胰岛素可以通过其垂体附近的受体促进LH释放，并可直接增强卵巢卵泡膜细胞17α-羟化酶活性，促进雄激素合成，同时还抑制肝合成性腺激素结合球蛋白，使游离睾酮升高，使雄激素生物利用度增加。高浓度的胰岛素可直接或通过升高垂体上胰岛素及胰岛素生长因子Ⅰ（IGF-Ⅰ）受体，使垂体分泌LH增加，间接升高雄激素；HI及IGF-Ⅰ在卵巢局部增强LH的生物效应，促进雄激素合成。有学者提出丝氨酸磷酸化假说，认为可以解释多囊卵巢患者同时存在胰岛素抵抗的分子基础，但尚待进一步研究证实。

(3) 肾上腺产生雄激素增多：50%的PCOS患者同时伴有肾上腺分泌雄激素过多，明显表现为血清DHEA和DHEA-S水平升高。研究表明，这种升高与垂体促肾上腺激素释放激素反应改变或肾上腺对促肾上腺皮质激素（ACTH）刺激敏感性增加无关，而可能与肾上腺网状带增生或P450c17α活性增强有关，P450c17α具有17α-羟化酶和17,20-裂解酶的双重活性，既能在肾上腺表达又能在卵巢表达，这可能是PCOS患者常出现卵巢源和肾上腺源雄激素同时升高的原因。

(4) SHBG减少：HA及HI抑制肝合成SHBG，致游离睾酮增加，雄激素生物利用度增加，活性增强。

(5) 肥胖：PCOS肥胖患者的SHBG降低，血清游离睾酮水平增高，进一步加强雄激素的作用。同时，脂肪是类固醇激素代谢的场所，雄激素在脂肪内转化为雌激素增多，影响了雌激素的周期性变化，加重排卵障碍。

(6) 遗传因素：PCOS是一种遗传相关性疾病，有家族聚集现象，多囊卵巢患者的女儿约50%在儿童期和青春期会出现雄激素升高。研究发现，雄激素受体（AR）基因5末端的第一外显子CAG微卫星多态性与PCOS发病有相关性。雄激素合成途径中的关键性酶基因-胆固醇侧链裂解酶基因的基因多态性可能在PCOS高雄激素血症和多毛表现上有重要的调控作用。另外，有研究发现，PCOS患者可能存在CYP17基因编码的P450c17α等位基因突变。这些遗传位点的改变与PCOS发病虽然没有明显的相关性但与高雄激素血症的发生有明确相关，仍需进一步深入研究。

2. 卵泡膜细胞增生症

卵泡膜细胞增生症临床表现类似PCOS，卵巢卵泡较PCOS少，原始卵泡由于脂肪变性而退化，卵巢间质增生显著，内有许多弥散性的黄素化卵泡膜细胞小岛，此为本病的组织学特征及分泌过多的雄激素的来源。随年龄的增长，卵巢分泌雄激素的量逐渐增加，男性化表现逐渐明显，卵巢间质增生，卵巢更为实性。

3. 分泌雄激素的卵巢肿瘤

此类肿瘤比较罕见，多发生于30~50岁。发病前患者月经及生育能力正常，发病后出现明显的男性化、闭经和不孕等，常见的分泌雄激素的卵巢肿瘤有睾丸母细胞瘤、卵巢门细胞瘤、颗粒细胞瘤及卵泡膜细胞瘤等。最常见的为睾丸母细胞瘤。这些肿瘤，尤其是卵巢门细胞瘤体积常较小，不易被触及。激素测定常有助于诊断，其特点为体内雄激素（主为睾酮和）水平明显升高，且大多数肿瘤分泌雄激素不受促性腺激素和肾上腺皮质激素的调节。

(二) 肾上腺因素

1. 先天性肾上腺皮质增生（CAH）

CAH属于常染色体隐性遗传病，主要是因为肾上腺皮质中某些激素合成酶先天缺陷而引起，最常见的为先天性21α-羟化酶及11β-羟化酶缺乏，此类患者不能合成糖皮质激素，造成酶前代谢产物17α-羟孕酮、17α-羟孕烯醇酮及其代谢产物孕三醇堆积，且不断衍化为雄激素而形成高雄激素血症。患者染色体正常，性腺为卵巢，内生殖器有输卵管卵巢，但常有不同程度的男性化表现，因胎儿期已受过多雄激素影响，出生时已有生殖器发育异常。

2. 皮质醇增多症

或称库欣综合征，是因各种原因导致的肾上腺皮质功能亢进，合成皮质醇和雄激素过多。主要原因有如下。

(1) 垂体分泌皮质醇激素生成素（ACTH）过多：占60%～70%，为下丘脑垂体功能紊乱或垂体瘤所致。肾上腺皮质功能亢进，雄激素和皮质醇均升高。

(2) 肾上腺肿瘤：约占20%。肾上腺皮质的良性和恶性肿瘤均可导致雄激素分泌增多。其特点为睾酮（T）及硫酸脱氢表雄酮（DHEA-S）均升高，且不受ACTH的调控及外源性糖皮质激素的抑制，多毛及其他男性化表现发展迅速。

(3) 异位ACTH综合征：较少见，是由于肾上腺以外的癌瘤产生有生物活性的ACTH所致，如肺燕麦细胞癌（约占50%）、胸腺瘤、胰腺瘤、甲状腺髓样癌等。本病少见，常伴有男性化的表现，典型表现为满月脸、水牛背、向心性肥胖，另外有皮肤紫纹、多毛、痤疮、高血压及骨质疏松、糖耐量异常、皮肤色素沉着等。实验室检查发现血浆皮质醇昼夜节律消失，游离皮质醇增高。

（三）其他因素

(1) 特发性多毛症：外周组织特别是毛囊、皮脂腺的雄激素代谢异常，5α-还原酶活性增强，使T转化为活性更强的双氢睾酮（DHT）增多，而出现多毛。

(2) 使用雄激素或具有雄激素作用的药物。

(3) 高催乳素血症可刺激肾上腺雄激素的分泌。

(4) 应激因素：应激时，下丘脑的促肾上腺释放激素（CRH）增多，刺激ACTH分泌增加，导致雄激素增加。

(5) 绝经后：因FSH、LH水平升高，刺激卵巢间质产生雄激素。

(6) 妊娠期大量的人绒毛膜促性腺激素（　）可刺激卵巢门细胞产生雄激素，引起多毛。

二、病理生理

高雄激素血症形成的病理生理机制非常复杂，涉及下丘脑、垂体、卵巢轴各环节，以及卵巢自分泌、旁分泌、肾上腺等诸多方面。

（一）月经失调

高雄激素血症伴肥胖女性常出现闭经或月经稀发。近年肥胖与高雄激素血症的关系逐渐阐明，提示女性雄激素过高时影响排卵和月经周期，甚至生殖功能。雄激素过高时干扰卵泡正常发育，甚至使其发育停滞。高雄激素血症往往导致月经失调如无排卵月经、功能性子宫出血（无排卵型）、继发闭经或黄体功能不全。最近一组研究报道，高雄激素血症月经稀少患者出现IR，高雄激素水平月经周期正常患者胰岛素浓度正常，说明胰岛素不敏感是月经稀少患者的特征。

血浆胰岛素水平与血清总睾酮不一致，相反，与6种激素结合球蛋白（SHBG）一致。证实PCO妇女IR与排卵停止及月经稀发有关，而与月经周期正常者无关。

（二）肥胖

在高雄激素血症的特定条件下，肥胖妇女脂肪细胞分泌的瘦素增加LH浓度以及胰岛素抵抗，且随着体重的增加而升高。瘦素不仅受血循环中INS、促性腺激素和性腺激素水平的影响，而且与体重指数（BMI）有明显关系。最近发现，有腹部肥胖和高雄激素血症的非胰岛素依赖型糖尿病（NIDDM）妇女睾酮水平升高，血浆 SHBG 水平降低，与 IR 平行。另外，肌肉血管密度明显减少，可能是睾酮诱导 IR 的机制。有些学者研究表明，高雄激素血症又是高胰岛素血症的结果。为什么胰岛素敏感组织出现 IR 而卵巢又对胰岛素敏感呢？

（1）可能胰岛素受体 RNA 的选择性拼凑能解释在 IR 状态下卵巢仍能保持对胰岛素的敏感性。

（2）在 IR 状态下，胰岛素对卵巢的作用可能通过胰岛素样生长因子（IGF）受体而发挥作用。

（3）胰岛素和黄体激素（LH）具有协同作用。

（三）多毛

多毛是雄激素活性过强的表现，可能由于外周组织的雄激素过盛或对雄激素的敏感性增加所致。对毛囊最具有生物活性的雄激素是在腺外合成的双氢睾酮，即由睾酮 5α-还原酶的还原作用而来。当体内双氢睾酮升高时，即使睾酮正常时亦会导致多毛。一般认为女性出现多毛而无男性化征象时睾酮水平在 5.205nm/L 以下。引起多毛症的因素繁多，包括内分泌和非内分泌因素。多毛并发男性化（阴蒂肥大、乳腺萎缩、声调低沉等），常因雄激素过盛所致。单纯多毛不伴发男性化体征者，多为睾酮轻度增加，而散发性多毛则亦常由于遗传、特发性或种族等因素所致。

（四）高胰岛素血症

高雄激素和高胰岛素呈正相关，对于的因果关系，有的学者认为是雄激素过多使胰岛素受体的量减少和胰岛素亲和力下降，从而引起高胰岛素血症。更多学者认为是胰岛素刺激卵巢分泌过多的雄烯二酮和睾酮，致使卵泡闭锁不排卵。卵巢间质细胞增生，卵巢增大而形成卵泡膜细胞增生症。现有一种观点认为，胰岛素与雄激素之间的作用不是单向的，而是互为因果，形成不良循环。体重增加是此循环的中间环节。有些雄激素导致不孕的患者卵巢雄激素含量升高，而垂体 LH 分泌减少，说明这种疾病无排卵的病理机制不同于 PCOS，它同时具有高胰岛素血症和局雄激素血症，两者共同参与无排卵的发病。

胰岛素可能主要从 3 个方面对雄激素合成和分泌产生影响：

（1）胰岛素直接刺激垂体 LH 分泌及卵巢功能，使卵巢卵泡膜细胞增生，雄激素合成增加。

（2）胰岛素调节肝细胞合成分泌 SHBG，胰岛素水平升高，使肝合成分泌 SHBG 减少，血 SHBG 水平下降，血 FT 水平升高，使雄激素利用度增加。

（3）卵巢内胰岛素受体后作用机制增强，或者细胞内胰岛素信号传递系统异常，或者卵巢局部组织细胞内酶复合物对胰岛素敏感性增强，使细胞色素 P450c17α 酶活性异常，这些作用直接或间接促进促性腺激素分泌及卵泡膜细胞合成分泌雄激素增加。尽管这些研究显示了胰岛素对高雄激素产生的可能作用，但胰岛素与雄激素相互作用机制仍不十分清楚。

高雄激素可影响 IR 状态。在动物和人类实验研究中发现外源性高雄激素可致 IR 状态，如给予新生大鼠注射丙酸睾酮可产生高胰岛素血症，正常妇女口服超生理剂量睾酮可使胰岛素敏感性下降。黑色棘皮症和抗胰岛素综合征也具有雄激素过量的特征。胰岛素的促性腺功能通过卵巢的胰岛素受体或卵巢的胰岛素样生长因子受体调节产生高雄激素血症。

（五）脂代谢异常

女性体内雄激素过多可能增加心血管疾病及糖尿病的发病率及病死率，并认为是心血管疾病发病的危险因素之一。雄激素增加肝脂肪酶的活性，使 HDL 水平下降，而三酰甘油、LDL 和载脂蛋白水平均升高。高雄激素血症时常导致腹部和内脏脂肪增加，而高浓度的睾酮使该部位的脂肪分解，血浆中游离脂肪酸增加。已有大量事实证明高胰岛素血症会导致 HDL 降低和 VLDL 增加，可见高雄激素血症和高胰岛素血症对脂代谢异常的恶性循环作用。

T 水平与 HDL 水平呈负相关，雄激素对脂蛋白的影响是降低 HDL 水平，升高 LDL 水平，此作用已在男性服用外源性雄激素及女性服用含雄激素避孕药治疗中得到证实。尽管如此，目前 PCOS 高雄激素血症对脂代谢影响机制仍存在争议，有待进一步研究阐明。

三、临床表现

高雄激素血症的常见症状包括痤疮、多毛、女性型脱发、皮脂溢出、女性皮肤男性化、肌肉强壮、声音低沉、乳房平小、溢乳、肥胖、良性黑棘皮病、月经失调、性欲亢进、阴蒂增大、不孕症、胰岛素依赖性糖尿病、卵巢多囊样改变、子宫内膜增生过度、内分泌系统疾病危险性增加和心血管疾病。

（一）痤疮

痤疮是一种多因素引起的毛囊皮脂腺单位的慢性炎症性皮肤病，多分布在额部、颧部及胸背部，主要发生于青春期男女，与雄激素分泌增加使皮脂腺增生肥大，皮脂产生增多有关。Lehmann 等将痤疮分为轻、中、重 3 级。轻：粉刺＜20 个，或炎性丘疹＜15 个，或损伤总数＜30 个。中：粉刺 20～100 个，或炎性丘疹 15～50 个，或损伤总数 30～125 个。重：囊肿＞5 个，粉刺＞100 个，或炎性丘疹＞50 个，或损伤总数＞125 个。

高雄激素性痤疮有 5 个特点：

(1) 发病早（9～13 岁）。

(2) 痤疮病情重：除了皮肤油腻毛孔粗大外，有许多炎性丘疹、脓疱和囊肿，属于重度痤疮。

(3) 好发于颜面部下 1/3 处，特别是鼻部及其周围。

(4) 持续时间长。

(5) 治疗效果不好，因引起痤疮的原因是高雄激素血症，所以传统的外用药膏或口服药物效果不好，需要解除高雄激素的病因才能缓解症状。

（二）多毛

毛发的多少和分布受性别和种族的不同而又差异，按其受性激素影响的情况分为三类：第一类，不受性激素影响，如头发、睫毛和眉毛；第二类，受男女两性性激素的影响，如腋毛、阴毛、四肢和下腹部的体毛；第三类，受雄激素的影响，如胡须、耳前、鼻、耻骨上和躯体的毛。

高雄激素血症引起的多毛是指女性体表和面部的恒毛过多，多在背部、肩部、上腹部、前胸、耻骨上三角、大腿内侧出现终毛，或毛发较前明显增多，常伴有痤疮及脂溢。临床上有不同的评定多毛的方法，WHO推荐Ferriman-Callway毛发评分标准：记录9个受雄激素影响部位的分值（未包括受性激素作用不明显的前臂和小腿），总分≥6提示与雄激素过多有关的体毛生长异常。但多毛的程度与血雄激素水平并不平行，对毛囊最具有生物活性的雄激素是在性腺外合成的双氢睾酮，即由睾酮5α-还原酶的还原作用而来。当体内双氢睾酮升高时，即使睾酮正常时亦会导致多毛。一般认为女性出现多毛而无男性化征象时睾酮水平在5./L（150ng/L）以下。PCOS患者的多毛现象并不严重，以性毛增多为主，如阴毛分布常延至肛周、腹股沟或上伸至腹中线，但多属女性型分布；尚有眉浓及腋毛较前浓密，前臂及小腿毛发增多，上唇细须或乳晕周围有长毛出现等。

（三）女性型脱发

高雄激素血症在男性和女性患者中均可表现为脱发，称为雄激素性脱发，分为男性型脱发和女性型脱发。女性型脱发多发生在绝经后期，PCOS患者较早出现女性型脱发，20岁左右即开始脱发，主要发生在头顶部，向前可延伸至前头部，但不侵犯发际，向后可延伸至后头部，但不侵犯后枕部，只是头顶部毛发弥散性稀少、脱落，既不侵犯发际线也不会秃顶。

（四）肥胖

BMI≥25时为肥胖。腰围与臀围的比值（WHR）≤0.7为女性型肥胖，其血E_1水平较高。WHR＞0.85为男性型肥胖，其睾酮及游离睾酮（FT）水平增高，易发生高胰岛素血症、糖尿病、高血压、血脂异常及冠心病。若发现腰围增粗和腹部胀满，应考虑有高雄激素的情况。

（五）女性皮肤男性化

当雄激素水平升高时，雌激素水平相对较低，因此皮肤结构接近男性皮肤，皮肤油腻、毛孔粗大、皮肤粗糙且多毛、后背及四肢伸侧皮肤毛囊口有角质小棘，严重者呈苔藓样硬化性皮炎。缺乏女性皮下脂肪多、肌肉少、皮肤细腻丰润的特点。黑棘皮症为明显IR和重度HA的表现，皮肤呈黑褐色、柔软稍凸出的苔样变，多发生于鼠蹊部、颈、项、腋下等处。当睾酮水平＞6.94nm/L，时则出现明显男性化表现，如声调低沉、结突出、男性型阴毛分布、阴蒂肥大（阴蒂根部横径＞1cm）、乳腺萎缩、颞部秃顶等。常见于先天性肾上腺皮质增多、肾上腺肿瘤及分泌雄激素增多的肿瘤。

（六）代谢紊乱

体内雄激素过多可能增加心血管疾病及糖尿病的发病率及病死率，发病年龄提前。并认为其是心血管疾病发病的危险因素之一，主要表现为高密度脂蛋白（HDL）水平下降，而三酰甘油、低密度脂蛋白（LDL）、载脂蛋白水平均升高。目前，多建议应用降血脂药物治疗，以减少心血管疾病的风险。

（七）乳房平小

雄激素水平升高，雌激素水平相对较低，乳腺不能充分发育，乳房平小。在高泌乳素的作用下可以出现泌乳的现象。

（八）月经失调及不孕

高雄激素干扰卵泡的生长发育，甚至使其发育停滞，致排卵障碍，黄体功能不全而出现月经紊乱、月经稀少、闭经，甚至不孕。多见于 PCOS 引起的高雄激素血症。

四、诊断及鉴别诊断

诊断和鉴别诊断的要点在于查明雄激素来源及病因。

（一）病史

根据发病情况协助诊断。较早伴发月经异常者，病因可能在卵巢；有库欣综合征表现而出现月经失调较晚者，病因可能在肾上腺；短时间内出现明显多毛及男性化者，应考虑产生雄激素的肾上腺或卵巢肿瘤；CAH 患者自幼即出现外生殖器发育异常，并可有糖盐代谢异常的表现；多毛而排卵功能正常者，多为特发性多毛症。

（二）辅助检查

行 B 超、CT 或 MRI 检查以排除卵巢、肾上腺或垂体肿瘤。

（三）激素测定

(1) 首先测 FSH、LH 及 T。LH/FSH≥2，T 轻度升高常见于 PCOS。若 T 明显升高，而 LH 正常，应高度怀疑卵巢或肾上腺男性化肿瘤、CAH 或卵泡膜细胞增生症。

(2) T 明显升高伴 DHEA-S＞18.29m/L 时可能系肾上腺肿瘤。

(3) T 和 A 升高，皮质醇水平正常伴 17α-OHP 基础值上升则可诊断先天性肾上腺皮质增生（CAH）。但迟发型 CAH 的 17α-OHP 水平常在正常范围内，需要做 ACTH 兴奋试验，如兴奋后 17α-OHP 显著升高可以诊断迟发型 CAH。

(4) 如血清其他雄激素均正常，仅 DHT 升高，为特发性多毛症。

(5) T 和皮质醇均升高，皮质醇昼夜节律消失，尿游离皮质醇增高，提示肾上腺皮质功能亢进，需行小剂量地塞米松抑制试验加以鉴别。

(6) 小剂量地塞米松（DXM）抑制试验：试验前一周内禁止服用 ACTH 及其他肾上腺皮质激素类药物和避孕药、中枢兴奋剂、抑制剂和抗癫痫药物，于 8：00、16：00、0：00 分别取血测皮质醇，给药当日早晨采血测基础皮质醇水平，0：00 服用地塞米松 1mg，次日晨 8：00 复查皮质醇，如皮质醇水平下降 50％以上可以排除 Cushing 综合征，提示雄激素可能来源于卵巢。如皮质醇不被抑制或抑制不足，可能是 Cushing 综合征；连续 7 天 DXM 抑制后，DHEA-S 不被抑制，应考虑肾上腺肿瘤；如完全被抑制，而 17α-OPH 恢复正常，则提示为 CAH。

(7) 口服避孕药（OC）或 GnRH-a 抑制试验：若雄激素不受抑制，说明其来源于肾上腺或卵巢肿瘤。

五、治疗

高雄激素血症的治疗旨在针对病因减少雄激素的产生和作用，改善患者症状。

（一）病因治疗

诊断明确后进行病因治疗，如系 CAH 患者使用肾上腺糖皮质激素治疗。卵巢、肾上腺或垂体肿瘤行手术或放射治疗。

（二）饮食调节治疗

肥胖可加重 HA 及 HI，故应采取饮食控制、体育锻炼，在医师指导下使用减肥药物，减轻体重，可以降低体内胰岛素水平，打断 HA 及 HI 的恶性循环，并可增加

SHBG 水平，从而使总 T 和 FT 水平下降。

(三) 药物治疗

1. 减少卵巢雄激素生成的药物

(1) 口服避孕药：抑制卵巢产生雄激素是治疗卵巢性高雄激素血症的最主要方法。对于有避孕要求且雌激素或孕激素无禁忌证的妇女，口服避孕药是首选治疗方法。雌激素孕激素复合制剂协同抑制促黄体激素（LH）和促卵泡生成激素（FSH）的分泌，同时抑制月经中期促性腺激素峰，从而使卵巢睾酮、雄烯二酮的分泌减少。口服避孕药中的炔雌醇能增加 SHBG 水平，使血清游离睾酮、雄烯二酮下降。此外，孕激素还能抑制皮肤 5α-还原酶的活性，抑制双氢睾酮（DHT）与雄激素受体的结合，增加睾酮和 DHT 的清除。值得注意的是被广泛宣传的第三代孕激素，如去氧孕烯、孕二烯酮和诺孕酯，均为 19-去甲睾酮类，与孕酮受体的亲和力更高，即有更高的生物活性，而雄激素样作用很弱。左炔诺孕酮和炔诺孕酮的雄激素活性相对稍高。复方避孕药中孕激素种类及含量的不同，名称、价格、不良反应及疗效也有差异。一般用药 6~12 个月，可见多毛症状的改善。与抗雄激素制剂联用，可增加疗效。口服避孕药治疗可持续 1~2 年，停药后雄激素的抑制作用可维持 6 个月至 2 年。

1) 去氧孕烯：具有很强的孕激素受体亲和力，比左炔诺孕酮强 6 倍，雌激素及雄激素样作用很弱。妈富隆每片含炔雌醇 0.030mg 和去氧孕烯 0.150mg，其对 LH 的抑制作用更强。因此，妈富隆治疗后 LH/FSH 比值下降，可打破 LH 与高雄激素之间的恶性循环，使卵巢雄激素分泌减少，这是去氧孕烯治疗高雄激素血症的基础。接受妈富隆治疗 6 个月，雄激素水平明显下降，SHBG 明显上升；1 年后血雄激素水平可完全降至正常。妈富隆可停药后立即怀孕，对子代没有影响。

2) 诺孕酯：是左炔诺孕酮的 C_{17} 醋酸酯的肟，其孕激素作用比左炔诺孕酮稍弱，但无雄激素活性。噻勒嘶特由炔雌醇 0.035mg 和诺孕酯 0.25mg 组成。口服后迅速代谢为左旋炔诺酮。有研究表明，PCOS 患者应用 cilest 6 个月后，LH、雄烯二酮、游离雄激素指数明显下降，而 SHBG 明显上升。

3) 左炔诺孕酮三相片：商品名为特居乐，是 1978 年在德国首次上市的三相口服避孕药。第一阶段为 6 片，每片含 0.030mg 炔雌醇和 0.050mg 左炔诺孕酮，第二阶段为 5 片，每片含 0.040mg 炔雌醇和 0.075mg 左炔诺孕酮，第三阶段为 10 片，每片含 0.030mg 炔雌醇和 0.125mg 左炔诺孕酮。左炔诺孕酮的作用比炔诺酮强 10 倍。用药 3 个周期后，血清 LH、FSH 以及各种雄激素水平下降至正常，SHBG 上升至正常水平的高值，90% 的患者的多毛和痤疮明显改善。

4) 屈螺酮：结构类似天然孕酮，其除了具有高孕激素活性、抗促性腺激素活性及抗雄激素效应外，还有轻度抗盐皮质激素作用，无雌激素作用，无糖皮质激素或抗糖皮质激素作用。优思明含屈螺酮 3mg 和炔雌醇 0.030mg，具有高孕激素活性及抗促性腺激素活性和抗雄激素活性外，还具有轻度的抗盐皮质激素作用，无雌激素作用，无糖皮质激素和抗糖皮质激素作用。可改善高雄激素血症症状（如痤疮、脂溢性皮炎等），对糖代谢影响很小，不增加患者的胰岛素抵抗。除避孕效果可靠外，其消极情绪如焦躁、情绪激动、烦躁等症状都会下降。由于有抗醛固酮的作用，它能有效降低雌激素引起的体内水钠潴留，受到患者的广泛欢迎。

5) 敏定偶: 每片含炔雌醇 0.030mg 和孕二烯酮 (GSD) 0.75mg, 孕二烯酮为左炔诺孕酮在 15 位上形成双链的衍生物。孕二烯酮无雌激素活性, 有抗雌激素活性及孕激素活性, 是目前孕激素活性最高而使用剂量最低的一种避孕药。口服吸收迅速而完全, 生物利用度几乎达到 100%。避孕效果好, 可在 PCOS 患者的高雄激素血症中发挥积极作用。

(2) 长效 GnRH 激动剂: 严重卵巢性高雄激素血症且对传统治疗无反应者, 可用长效 GnRH 激动剂 (GnRH-a) 抑制下丘脑-垂体-卵巢轴功能。生理情况下的 GnRH 呈脉冲式释放, 其脉冲频率为 30~120 分钟, 通过促进垂体 LH 和 FSH 的释放来促进卵泡的生长发育。持续给予 GnRH, 垂体在一过性大量释放 LH 和 FSH 后处于去敏状态, 形成药物性卵巢去势作用, 使雄激素生成减少, 从而改善高雄激素血症的一系列症状。GnRH-a 完全起抑制作用需要 3~6 个月。GnRH 激动剂的不良反应包括潮热、阴道干涩和骨质丢失。目前, 为了避免骨质丢失, GnRH 激动剂的使用不宜超过 6 个月, 或用雌激素"反加疗法"联合治疗来纠正钙丢失, 同时提高 SHBG 水平。因此, 这一疗法通常与雌激素/孕激素替代治疗或口服避孕药联合应用。然而, GnRH 激动剂价格昂贵, 临床应用受到一定限制。一项前瞻性对照研究中, 12 位妇女接受曲普瑞林 (达菲林) 肌内注射治疗, 每 4 周 3.75mg。治疗 6 个月后, 多毛症均得到改善, 血清雄激素水平明显下降。GnRH-a 与螺内酯联用, 可以减少骨质丢失。另一项前瞻性对照研究中, 41 例高雄激素血症的 PCOS 患者每 4 周肌内注射戈那瑞林 3.75mg, 其中 14 例同时口服螺内酯一日 100mg, 15 例同时口服氟他胺一日 250mg, 其余患者仅用戈那瑞林。结果显示, 3 组患者 LH 及睾酮水平均降低。所有患者都表现出潮热多汗症状, 但均可继续用药。单用 GnRH-a 组患者全身骨密度明显下降; GnRH-a+氟他胺组, 患者骨密度的下降更加明显。且与单药组相比差别显著。然而, GnRH-a+螺内酯组, 患者骨密度未见下降。

2. 减少肾上腺雄激素生成的药物

糖皮质激素可用于治疗肾上腺性高雄激素血症。小剂量地塞米松 (每晚服用 0.5mg 或 0.25mg, 或隔晚服用 0.5mg) 可降低中枢神经系统-肾上腺轴的睡眠高峰。此小剂量既能选择性地抑制肾上腺分泌雄激素, 又不影响可的松的分泌。也可用泼尼松龙 5~10mg/d, 或氢化可的松 15mg/d 治疗。不良反应包括失眠和轻度烦躁。如果服药后患者早晨血皮质醇水平<55.8nmol/L, 则应减量或停药。PCOS 患者高雄激素主要来源于卵巢, 糖皮质激素单用对此类患者雄激素的抑制作用不明显。

3. 抗雄激素药物

抗雄激素药物是指能阻断雄激素对把细胞作用的药物, 按其化学结构可分为非甾体与甾体类, 均能竞争性抑制睾酮及 DHT 与雄激素受体的结合, 从而阻断雄激素生物效应的发挥。可以选择的药物包括醋酸环丙孕酮、螺内酯和氟他胺。临床应用最广泛的为醋酸环丙孕酮。

(1) 醋酸环丙孕酮: 本品为合成的 17-羟孕酮衍生物, 是一种强效孕激素, 抗雄激素作用较突出。其能与睾酮竞争雄激素受体, 所产生的环丙孕酮-雄激素受体复合物也能进入细胞核中, 但不产生雄激素效应, 从而可阻断雄激素作用。其可降低 5α-还原酶活性从而抑制睾酮和 DHT 的作用。因其本身为孕激素, 故可抑制促性腺激素的分泌,从而减少卵巢产生睾酮和雄烯二酮；其还能增强肝酶活性，从而增加睾酮的清除率。但大剂量使用时可伴有低雌激素、不规则阴道出血和水肿、体重增加、乳房发胀、肾上腺功能不全和性欲缺乏等现象，故目前常使用中低剂量并与雌激素联用。低剂量方案：从月经来潮第5天起使用醋酸环丙孕酮2mg/d和炔雌醇0.035～0.050mg/d，共21天，可有效改善痤疮和脱发，但对多毛症效果较差。

（2）螺内酯：螺内酯是一种雄激素受体拮抗剂，其结构与睾酮相近，主要通过与循环雄激素竞争受体来发挥抗雄激素作用。此外，其还可抑制细胞色素P450c17α酶活性，减少卵巢和肾上腺的雄激素合成，并可抑制皮肤5α-还原酶活性。螺内酯的作用机制与口服避孕药不同，两种药物联合治疗可提高疗效。螺内酯通常是从25mg/d的低剂量开始使用，3个星期后逐渐增加到100～200mg/d。本品对肾上腺抑制不明显，故可长期使用，口服2～6个月可见粗毛变细软和面毛减少现象，闭经患者有月经来潮，之后可继续使用25～50mg/d的维持治疗方案。也有在月经周期第5～21天口服40mg/d，可使血清LH与睾酮下降从而出现排卵现象。抗多毛作用出现较慢，6个月后可明显显效。2%～5%螺内酯霜可以治疗痤疮。本品不良反应轻微，常为消化不良、多尿、疲劳和头痛。偶有高血压患者服用保钾利尿剂引起血钾升高。服药数周内应监测血钾、肝功能，并防止低血压出现。

（3）氟他胺：又名氟硝丁酰胺，是一种有效的选择性抗雄激素药物，能够直接阻断雄激素受体而不影响血清雌激素、孕激素和糖皮质激素水平，也无抗促性腺激素作用。研究证实，其疗效优于螺内酯，且不良反应更少。虽然肝毒性不良反应少见，但治疗过程中仍应密切监测肝功能。如果750～1500mg/d大剂量使用，在应用的前3个月可能会发生致死性肝毒性反应。但是以低至超低剂量（每日250～62.5mg）长期应用（36～54个月），则无肝毒性作用。本品口服每次250mg，一日2次，可降低游离睾酮和总睾酮水平，缓解多毛症状恢复月经周期，对糖代谢无明显影响。它可直接抑制毛发生长而没有明显不良反应，治疗多毛症疗效比螺内酯为优，且对内分泌无不良影响。男性胎儿阻断雄激素受体可影响男性的正常发育，故用药期间应避孕。

（4）依氟鸟氨酸：依氟鸟氨酸是鸟氨酸脱羧酶的不可逆抑制剂。这种酶有雄激素节制并参与头发生长的生理功能，可调节毛囊基质细胞的增生。抑制这种酶的活性，则毛囊毛发减少生长。最近已获准用于外敷治疗面部多毛依氟鸟氨酸。在短期，安慰剂对照研究，依氟鸟氨酸11.5%～15%依氟鸟氨酸霜显著减少不必要的面部毛发，女性多毛症患者减少头发生长。停止治疗后，迅速扭转。可能会出现轻度、短暂的皮肤刺激。

4. 减少雄激素前体物质在外周转化成有活性的雄激素

非那雄胺可抑制5α-还原酶活性，具有特异的竞争性抑制5α-还原酶作用，阻断睾酮向DHT转化，能降低DHT与雄激素受体的相互作用，不影响血LH、睾酮、雄烯二酮、雌二醇（E_2）和SHBG水平，但可使血DHT和3α-葡萄糖醛酸雄烯二酮水平明显降低。口服剂量为5mg/d。本品是治疗多毛症的有效药物，在一项前瞻性随机对照研究中，15例妇女服用本品1年后，多毛症全部改善，血清DHEAS、E_2和DHT明显下降，无明显不良反应。与达英-35联合使用，降低雄激素的作用更故用药期间应采取有效的避孕措施。

5. 胰岛素增敏剂

（1）二甲双胍：继发性高雄激素血症的 PCOS 妇女常伴有胰岛素抵抗和代偿性高胰岛素血症。胰岛素通过刺激卵巢合成雄激素，低 SHBG，使血总睾酮和游离睾酮都升高；而增加 PCOS 妇女胰岛素敏感性可以降低胰岛素浓度，从而降低雄激素水平。胰岛素增敏剂最常用的是的敏感性，从而增强组织对葡萄糖的利用率和无氧酵解及有氧代谢，抑制糖异生和肝糖输出，并且可以延缓小肠对葡萄糖的吸收。二甲双胍通过改善患者的胰岛素抵抗，提高循环中胰岛素的廓清能力，从而消除胰岛素对 PCOS 病情的影响，并可阻止胰岛功能失代偿而引起的相关并发症，在预防远期并发症发明有重要意义。与传统药物相比二甲双胍有很多潜在的优点：

①同时纠正代谢和内分泌紊乱。

②恢复排卵功能，但是很少或者无卵巢过度刺激和多胎妊娠的危险。

③可能减少长期应用引起糖尿病和心血管疾病的危险。有文献报道，二甲双胍可以使游离雄激素水平下降。其常用剂量是每次 500mg，一日 2～3 次，治疗 12 个月后，虽然患者 DHEA-S 升高，但是循环中总雄激素、游离雄激素指数、17α-羟孕酮以及葡萄糖/胰岛素比率均明显下降，且对多毛症的治疗效果优于达英-35。二甲双胍与达英-35联合应用，降低雄激素的效果增强。但其疗效尚需进一步大规模临床研究加以证实。

（2）格列酮类：罗格列酮和吡格列酮噻唑作为新型的胰岛素增敏剂最近被应用于 PCOS 患者的胰岛素增敏治疗。噻唑激活基因转录，影响葡萄糖和脂质代谢，使游离脂肪酸含量下降，并降低内脏脂肪含量。D 等对 5 篇随机对照实验进行荟萃分析，通过比较格列酮、口服避孕药和二甲双胍的治疗效果和炎症因子、胰岛素样生长因子的变化，认为格列酮类对于改善胰岛素敏感性、降低胰岛素抵抗、减少卵巢和肾上腺来源的雄激素、解除代谢综合征、降低血脂方面与二甲双胍疗效近似。口服避孕药比胰岛素增敏剂在控制月经周期和改善高雄激素症状方面效果更好，有文献认为胰岛素增敏剂与口服避孕药联合治疗的效果好于单独用药，尚需等待长期大量的研究结果。

6. 酮康唑

抗真菌药酮康唑可抑制各种类固醇的合成，有效抑制肾上腺和卵巢的雄激素合成。然而，由于肾上腺皮质抑制和肾上腺危象的危险，本品极少长期用于高雄激素血症的治疗。一项前瞻性随机对照研究中，16 例患者服用酮康唑 300mg/d，其中有 8 例半年内因为不良反应而停药，另外 8 例 1 年后多毛症状全部改善，血清睾酮、DHT 和 DHEAS 明显下降，但 FSH、LH、E_2 和 ACTH 平上升。不良反应主要在服药 3 个月产生，表现为谷丙转氨酶和谷草转氨酶迅速上升到正常值最高限。

7. 中医治疗

中医无高雄激素血症之名，从其主要临床表现看可归属于"月经不调""闭经""崩漏""不孕"等病证。肾为先天之本，主生殖。肾虚是高雄激素血症最主要的原因。女性的生长发育，月经的至竭及生殖功能均由肾气所主，且与天癸密切相关。只有肾气盛，天癸至，任通冲盛，发育正常，则经事如期。如果先天禀赋不足，或后天摄生不慎，或房事过度、匮乏肾气，或五脏之伤、穷必及肾，而致肾气亏耗，命火不足，或元精虚乏、肾水枯涸，则冲任失其通畅，胞宫失其温养而导致经乱无嗣，或两乳乏养而发育不佳，或过早衰萎。药理研究证实，补肾中药能明显提高雌性大鼠血 LH、FSH 的含量，能明显提高雄性大鼠血LH的含量，从而为中医学"肾主生殖"理论提供了客观指标和理论依据。

痰湿阻滞是高雄激素血症发生的另一个很重要的因素。痰湿乃水湿津液代谢障碍而形成的病理产物。《女科经纶》指出，妇人经闭属痰阻胞门。傅青主也认为妇人有身体肥胖，痰涎甚多，不能受孕者。由于劳倦，精神紧张，饮食多餐，饱餐膏粱厚味，湿聚成痰；或肾虚不能蒸腾津液，津液聚而成痰。痰湿阻滞冲任，血海不能满溢，或津化为脂，壅塞胞宫，则月水失调，孕机没灭；或痰湿结滞不化，则日久痰凝成块，痰湿内停，脂膜壅盛，循经上逆，凝滞肌肤而有痤疮，阻塞咽喉则声调粗大低沉。

气滞血瘀主要是因气滞不行或寒凝经络，则血流瘀滞，冲任闭塞，经血不通，两精难以相合，肿块自生；经血下流甚少或经闭不行则血余毛生，躯体肥胖；声带受阻则音沉调低。从而形成高雄激素血症的一系列症状。

肝火冲脉附于肝，肝藏血，冲为血海，肝之疏泄有常则冲任和调，月事有信。如情志不舒，或暴怒伤肝，疏泄失常，肝气郁滞，郁而化火，内扰血海则血海不宁，经无生焉。肝火循经上逆血热蕴蒸肌肤而为面疮，或发肥胖、多毛。

由上所述，肾虚、气滞、血瘀、肝郁是导致高雄激素血症的主要原因，中医通过辨证的方法在气在血和痰病属性等方面辨证施药，对PCOS引起的高雄激素血症进行了一系列的尝试性治疗，徐淑琴等应用补肾法、疏肝法治疗PCOS大鼠模型，不仅可以改善月经情况，降低LH、LH/FSH、雄激素，促发排卵，有利于妊娠，还可以降低FINS、FBG，改善痤疮；疏肝补肾法是通过调节内分泌，降低胰岛素水平及改善胰岛素抵抗来达到治疗目的。

六、治疗监测

美国生殖学协会实践委员会推荐，患者治疗3～6个月后应监测雄激素水平，以了解药物治疗是否足量，同时增加患者的依从性。口服避孕药和重组GnRH激动剂/雌激素治疗应该使总睾酮和SHBG水平正常。如果总睾酮在3个月内不受抑制，需要考虑有无隐匿的肿瘤存在。相反，如果SHBG或者游离睾酮水平不完全正常，应该增加雌激素或者口服避孕药的剂量。一旦雄激素和（或）SHBG水平完全正常后，长期持续监测雄激素水平的价值不大，性价比很低，因此不主张。虽然在21羟-皮质醇缺乏的患者，雄烯二酮是更好的表现肾上腺皮质是否被抑制的指标，但是如果用皮质醇替代疗法，应该以同样的方式监测循环血中的DHEA-S水平。多毛的程度由体格检查决定，每例患者需要记录2年。对患者照相来监测治疗结果也很有效。更重要的是每3～6个月记录一次患者的自觉症状，特别是多久要剃毛一次。服用螺内酯，同时服用另外一种保钾利尿剂的患者，应该定期监测血钾。疗程药物治疗通常需要6～8个月多毛症状才会有所改善。改善作用缓慢，而且已经出现的多毛通常不会消失。当药物治疗已经完全表现出抑制作用后，需要用电解除毛方法去除已经雄激素化的毛囊。还不确定此后是否需要继续进行激素抑制治疗，但是螺内酯可以逐渐减量最后停用。患者的糖皮质激素可以改成隔日服用。患者绝经后，除非行双侧卵巢切除术，否则高雄激素症状会加重，因为卵巢仍然有分泌雄激素功能，但是雌激素对SHBG的有益作用明显减弱。高雄激素血症患者需要长期随访和感情支持，因为这种疾病一般是终身的，而且对患者的心理及社会交往会产生阻碍。

七、治疗失败的处理

约 20% 的局雄激素血症患者在开始治疗的头 6~8 个月对激素治疗无反应，这些患者，可考虑接受生殖内分泌专家的诊治。对已经生育过的、由于卵巢源性引起的严重难治性多毛症患者，在排除了明显的肾上腺病变后，行性腺切除术可能有效。

（周振笭）

第四节 多囊卵巢综合征

多囊卵巢综合征（PCOS）是以持续性无排卵、高雄激素或胰岛素抵抗为特征的内分泌紊乱的综合征。是生育期妇女月经紊乱最常见的原因。PCOS 常始于青春期，生育期以无排卵、不孕、肥胖、多毛等典型临床表现为主。到中老年则出现长期代谢障碍导致糖尿病、高血压等。

一、诊断要点

（一）危险因素

多囊卵巢综合征患者常有 2 型糖尿病、高血压、肥胖、早发冠心病、性毛过多及 P-COS 阳性家族史等危险因素。

（二）临床特征

1. 长期无排卵

表现为月经失调和不育，月经稀发或闭经，偶见功能性出血。多发生在青春期，为初潮后不规则月经的继续。有时可偶发排卵。

2. 高雄激素征象

表现为多毛、痤疮，极少数有男性化征象。多毛以性毛为主，如阴毛的分布常延及肛周、腹股沟或上伸至腹中线。尚有上唇细须或乳晕周围有长毛出现等。

3. 代谢失调

表现为肥胖，40%~60% 的患者体重指数（BMI）≥25，肥胖的发生与 PCOS 的发生发展存在相关促进作用，肥胖患者的胰岛素抵抗及高胰岛素血症促进 PCOS 的发展。

4. 远期并发症

（1）肿瘤：持续的、无周期的、相对偏高的雌激素水平和升高的 E_1 与 E_1/E_2 比值对子宫内膜的刺激，又无孕激素的抵抗，使子宫内膜癌和乳腺癌发病率增加。

（2）心血管疾病：血脂代谢紊乱，易引起动脉粥样硬化，导致冠心病、高血压等。

（3）糖尿病：胰岛素抵抗状态和高胰岛素血症、肥胖，易发展为隐性糖尿病或糖尿病。

（三）实验室检查

（1）雄激素升高：血睾酮（T）和雄烯二酮（A_2）水平增高。尿 17-酮类固醇正常或增高，正常时提示雄激素来源于卵巢，升高时提示肾上腺功能亢进。

（2）LH 与 FSH 失常：PCOS 患者 FSH 正常或低水平，LH 则偏高，形成 LH/FSH>2，多见于无肥胖的 PCOS 患者。

(3) 雌二醇（E_2）水平衡定不变，往往相当于中卵泡期水平，无排卵前后升高现象。

(4) 催乳素（PRL）升高：10%～30% PCOS 患者有轻度高催乳素血症。

(5) 代谢并发症筛查

1) 胰岛素水平升高及胰岛素抵抗（IR）：IR 指外周靶组织对胰岛素敏感性和生物利用率降低，使正常水平胰岛素不能发挥正常生化效应的状态。IR 反馈性促进胰腺 β 细胞胰岛素分泌增加，引起代偿性高胰岛素血症。特别是肥胖患者，行葡萄糖耐量试验时，血胰岛素反应高亢。如代偿失败则引起 2 型糖尿病。空腹血糖/空腹胰岛素比值≤4.5 为 IR。

2) 血脂异常：PCOS 患者常合并血脂异常，需进行空腹血脂（三酰甘油、高密度脂蛋白胆固醇、低密度脂蛋白胆固醇）测定。

（四）卵巢形态异常

1. 妇科检查

有时可扪及双侧卵巢比正常大 1～3 倍，包膜厚，较坚韧。

2. B 超

多囊卵巢（PCO）诊断标准：一侧或双侧卵巢中直径 2～9mm 的卵泡≥12 个和（或）卵巢体积≥10ml，主要分布在卵巢皮质的周边，间质增多，使卵巢声像呈"轮辐状"。该类卵巢可称为多囊卵巢（PCO）。但 PCO 并非多囊卵巢综合征所特有。

超声检查前应停用口服避孕药至少 1 个月，在月经规则患者中应选择在月经周期第 3～5 天检查。稀发排卵患者若有卵泡直径＞10mm 或有黄体出现，应在下个周期进行复查。无性生活者，可选择经直肠超声检查，其他患者选择经阴道超声检查。

3. 腹腔镜

见卵巢形态饱满，包膜厚，有时可见其下有毛细血管网，表面可见多个凸出的囊状卵泡，无成熟卵泡、血体、黄体。28%～40% 的患者卵巢大小正常。

（五）辅助检查

1. 基础体温测定

表现为单相，月经后半周期体温无升高。

2. 诊断性刮宫

于月经前 3 天或月经来潮 6 小时内行诊断性刮宫，子宫内膜为增生期或增生过长，无分泌期改变。有的表现为非典型增生或子宫内膜腺癌。

（六）诊断标准

由于 PCOS 是具有高度多态性、发病原因不明、病理生理复杂的内分泌、代谢紊乱的综合征，不同的患者有不同临床表现，因而对其诊断标准仍有不同意见。2003 年欧洲人类生殖协会和美国生殖医学协会共同推荐的诊断标准（即常用的"鹿特丹标准"）为。

(1) 临床出现持续无排卵或偶发排卵。

(2) 临床和（或）生化指标提示存在高雄激素血症，并排除其他可能导致高雄激素的因素。

(3) 卵巢呈多囊样改变。

(4) 符合上述 3 项中的 2 项排除其他疾病者可诊断 PCOS。

在临床实践中，因为"鹿特丹标准"的局限性，2011 年我国原卫生部提出了针对中国人群的 PCOS 的"中国诊断标准"，该标准第一次提出"疑似 PCOS"的概念。标准提出，月经稀发、闭经或不规则子宫出血是诊断的必需条件。另外，再符合下列 2 项中的 1 项，即可诊断为疑似 PCOS。

(1) 高雄激素的临床表现或高雄激素血症。

(2) 超声表现为 PCO。具备上述疑似 PCOS 诊断条件后还必须逐一排除其他可能引起高雄激素的疾病和引起排卵异常的疾病，如甲状腺功能异常、高泌乳素血症、肾上腺功能异常或肿瘤相关疾病及卵巢功能减退等，才能确定 PCOS。

(七) PCOS 分型

中国诊断标准还提出了 PCOS 分型，包括：

(1) 要注意患者是否为肥胖及中心性肥胖。

(2) 要判断患者有无糖耐量受损、糖尿病、代谢综合征。

(3) 根据患者的表型特点，PCOS 可分为经典型（月经异常和高雄激素，有或无 PCO）及无高雄激素 PCOS（只有月经异常和 PCO）。经典 PCOS 患者代谢障碍表现较重，无高雄激素 PCOS 则表现较轻。

(八) 青春期 PCOS

青春期女孩，因下丘脑-垂体-卵巢轴不完善，处于发育和建立状态，月经异常多见；且在青春期发育过程中常出现多卵泡卵巢（MFO）征及一过性胰岛素抵抗，生理性特征与某些 PCOS 临床和生化表现难以区分，造成青春期 PCOS 诊断的困难，且目前尚无明确的诊断标准。

一般认为，对于青春期 PCOS 的诊断，应至少在初潮 2～3 年后，对有 PCOS 家族史、胎儿生长受限、出生后快速生长或出生体重过高、月经初潮提前、超重或肥胖、持续无排卵、高雄激素血症、代谢综合征等高危因素者进行相关筛查。

二、治疗要点

PCOS 的治疗，近期目的包括调整月经、改善雄激素过多导致的体征、降体重及生育问题；远期目的包括降低糖尿病、心血管疾病风险及阻止子宫内膜癌的发生。

(一) 一般治疗

对肥胖型多囊卵巢综合征患者，应控制饮食和适量运动以降低体重和缩小腰围，并可增加胰岛素敏感性，降低胰岛素、睾酮水平，从而恢复排卵及生育功能。

(二) 药物治疗

1. 调节月经周期

定期合理应用药物，对抗雄激素作用并控制月经周期。

(1) 口服避孕药：为雌、孕激素联合周期治疗，孕激素通过负反馈抑制垂体 LH 异常高分泌，减少卵巢产生雄激素，并可直接作用于子宫内膜，抑制子宫内膜过度增生和调节月经周期；雌激素可促进肝脏产生性激素结合球蛋白（SHBG），导致游离睾酮减少。常用药如炔雌醇环丙孕酮片（达英-35）。常规用法是在月经第 1～5 天口服，每天 1 片，连续服用 21 天。停药约 5 天开始撤退性出血，撤退出血第 5 天重新开始用药。或停药 7 天后重复启用。至少用药 3～6 个月，可重复使用。

（2）孕激素后半周期疗法：对无明显雄激素水平升高的临床和实验室表现，且无明显胰岛素抵抗的无排卵患者，可单独采用定期孕激素治疗。常用药物有黄体酮胶丸（琪宁）、地屈孕酮（达芙通）等。常规用法是在月经周期后半期黄体酮胶丸 200mg/d 口服，或地屈孕酮 10~20mg/d 口服，每月 10 天，至少每 2 个月撤退出血 1 次。

2. 降低血雄激素水平

（1）环丙孕酮：为 17-经孕酮类衍生物，具有很强的抗雄激素作用，能抑制垂体促性腺激素的分泌，使体内睾酮水平降低。与炔雌醇组成口服避孕药（达英-35），为高雄激素血症首选，通常痤疮需治疗 3 个月，多毛需治疗 6 个月。

（2）糖皮质类固醇：适应于多囊卵巢综合征的雄激素过多为肾上腺来源或肾上腺和卵巢混合来源者。常用药物为地塞米松，每晚 0.25mg 口服，能有效抑制脱氢表雄酮硫酸盐浓度。剂量不宜超过每天 0.5mg，以免过度抑制垂体-肾上腺轴功能。

（3）螺内酯：是醛固酮受体的竞争性抑制剂，抗雄激素机制是抑制卵巢和肾上腺合成雄激素，增强雄激素分解，并有在毛囊竞争雄激素受体作用。抗雄激素剂量为每天 40~200mg，治疗多毛需要用药 6~9 个月。出现月经不规则，可与口服避孕药联合应用。

3. 改善胰岛素抵抗

对肥胖或有胰岛素抵抗患者常用胰岛素增敏剂。二甲双胍可抑制肝脏合成葡萄糖，增加外周组织对胰岛素的敏感性。通过降低血胰岛素纠正患者高雄激素状态，改善卵巢排卵功能，提高促排卵治疗效果。常用剂量为每次口服 500mg，每天 2~3 次。治疗时每 3~6 个月复诊，了解月经和排卵恢复情况，有无不良反应，复查血清胰岛素。

4. 诱发排卵

对有生育要求的患者在生活方式调整、抗雄激素和改善胰岛素抵抗等基础治疗后，进行促排卵治疗。氯米芬为一线促排卵药物，用法为从月经第 5 天开始，50mg/d 口服，共 5 天，如无排卵则每周期增加 50mg/d 直至 150mg/d。氯米芬抵抗患者可给予二线促排卵药物如促性腺激素等。诱发排卵时易发生卵巢过度刺激综合征，需严密监测，加强预防措施。

（三）手术治疗

1. 腹腔镜下卵巢打孔术

建议选择 BMI≤34kg/m^2，LH>10U/L，游离水平睾酮水平高的患者。在腹腔镜下对多囊卵巢应用电针或激光打孔，每侧卵巢打孔 4~6 个为宜，可获得 50%~90% 排卵率和 40%~70% 妊娠率。

2. 卵巢楔形切除术

将双侧卵巢楔形各切除 1/3 可降低雄激素水平，减轻多毛症状，提高妊娠率。术后卵巢周围粘连发生率高，临床已不常用。

（张晓艳）

第五节　经前期综合征

经前期综合征（PMS）也称经前紧张症，是指在经前反复发生的涉及躯体和精神（情感、行为）两方面的综合征。它的特征是：

(1) 首先该特殊的、暂时的、与月经有关的症状发生在黄体期，而消失于卵泡期。

(2) 该症状重复出现，每月发作，症状的严重程度影响日常生活。只有以上两种情况均出现，才能做出诊断。

一、诊断要点

经前期综合征（PMS）既没有能供诊断的特定症状，也没有特殊的实验室诊断指标。诊断的基本要素是确定症状的严重性以及月经来潮后缓解的情况，不在经前发生的症状不属于 PMS。多见于 30~40 岁妇女。

目前统一采用美国精神病协会（APA）和美国国家精神健康协会（NIMH）的诊断标准：在黄体期的最后一个星期存在 5 个（或更多个）下述症状，并在经后消失，其中必须至少有 1、2、3 或 4 症状中的一种。

(1) 明显的抑郁情绪，自我否定意识，感到失望。

(2) 明显焦急、紧张、感到激动或不安。

(3) 情绪不稳定，比如突然伤感、哭泣或对拒绝增加敏感性。

(4) 持续和明显易怒或发怒或与他人争吵增加。

(5) 对平时活动（如工作、学习、友谊、嗜好）的兴趣降低。

(6) 主观感觉注意力集中困难。

(7) 嗜睡、易疲劳或能量明显缺乏。

(8) 食欲明显改变，有过度摄食或产生特殊的嗜食渴望。

(9) 失眠。

(10) 主观感觉不安或失控。

(11) 其他身体症状，如乳房触痛或肿胀、头痛、关节或肌肉痛、肿胀感、体重增加。

这些失调务必是明显干扰工作或学习或日常的社会活动及与他人的关系（如逃避社会活动，生产力和工作学习效率低）。

这些失调确实不是另一种疾病加重的表现（如重型抑郁症、恐慌症、恶劣心境或人格障碍）。

二、治疗要点

由于 PMS 的临床表现多样化，严重性不一，因此不可能一种治疗方法解决所有的症状。临床医师必须根据其病理、生理和精神社会学特点，设计个体治疗方案，以达到最大疗效。

（一）心理治疗

是PMS治疗的重要环节。使患者认识到PMS是育龄妇女的普遍现象，消除患者对本病的顾虑和不必要的精神负担，帮助患者调整心理状态，给予心理安慰与疏导。

（二）调整生活状态

症状短于1周者应强调体育锻炼、调整饮食结构、补充维生素及矿物质等自助疗法。宜高糖类低蛋白饮食，限制钠盐和咖啡的摄入，戒烟。

（三）药物治疗

适合于一般治疗无效的患者，应分析引起症状的病理生理，选择合适的药物。

1. 抗抑郁剂

（1）选择性5-羟色胺再摄入抑制剂：治疗PMS的一线药物，如氟西汀胶囊20mg/d，整个月经周期服用，无明显不良反应。

（2）三环类抗抑郁剂：氯米帕明片25~75mg/d，仅在有症状的黄体期服用即可有明显的治疗效果。

2. 抗焦虑剂

适用于明显焦虑及易怒的患者。阿普唑仑片于月经前6~14天服用，起始剂量每次0.25mg，每天2~3次，逐渐增加，最大剂量4mg/d，一直用至月经来潮的第2~3天。用药开始可能有嗜睡的不良反应，通常在短期内消失；该药限于黄体期治疗PMS，一般不产生依赖性。

3. 前列腺素抑制剂

甲芬那酸，主要用于有明显经前和经期疼痛不适者，于经前12天服用250mg，每天3次，餐中服用，有胃溃疡者禁用。

4. 达那唑

有报道达那唑治疗PMS，可使19种症状好转，每天口服200mg能有效减轻乳房疼痛；排卵后用达那唑能降低经前症状，包括嗜睡、易怒及焦虑症。严重的PMS可采用达那唑200mg，每天2次，通过抑制排卵和卵巢性激素分泌达到治疗作用。但由于达那唑具有雄激素活性和致肝功能损害作用，限制了达那唑在治疗PMS的临床应用，因此仅在其他治疗失败，症状又十分严重时，才考虑达那唑治疗。

5. 性激素

（1）黄体酮：虽然并未明确PMS发病伴有孕酮缺乏，但在黄体期应用孕酮治疗普遍受到临床学家的支持。

口服：醋酸甲羟孕酮片4~8mg，或甲地孕酮片4~6mg，或氯地孕酮片2mg，或黄体酮胶丸200mg，每天一次。

阴道塞药：黄体酮栓，200~400mg/d。

以上药物于经前14天起用，连用10天。

注射用药：黄体酮针10~20mg，于经前8天开始，每天肌内注射一次，共5次。或己酸孕酮针125mg，于经前12天肌内注射一次。

（2）口服避孕药：通过抑制排卵缓解症状，并可减轻水钠潴留症状，抑制循环和内源性激素波动的方法。左螺酮炔雌醇片（优思明），每天1片，于月经期第一天开始服用，连用21天，持续4~6周期。

6. 促性腺激素释放激素类似剂（GnRH-a）

GnRH-a 在垂体水平通过调节、抑制垂体促性腺激素分泌，造成低促性腺素、低雌激素状态，可达到药物切除卵巢的效果。值得注意的是，长期大剂量用药将造成长期低雌激素状态，表现出不良反应，包括阵发性潮热、阴道干燥、骨质疏松等。因此，建议单独应用 GnRH-a 不应超过 6 个月，且费用较高，用药时注意反向添加雌激素。

7. 溴隐亭

主要对缓解经前乳房疼痛有效，但有恶心、呕吐、头痛、头晕、疲乏和阵发性心动过速等不良反应，黄体期每天 2.5～12.5mg，从小剂量开始，每天 1 次，餐中服用可减少不良反应。

8. 利尿剂

由水钠潴留所产生的症状，可采用低钠饮食和利尿药。螺内酯片或胶囊 20mg 口服，每天 2～3 次。黄体期给药，连续 4 个月，可使症状减轻。

9. 维生素类

包括维生素 E 和维生素 B_6。

（1）维生素 E：维生素 E 能明显改善 PMS 患者经前的焦急和抑郁症状，口服高剂量维生素 E（每天 400mg）可减轻 PMS 的精神症状，低剂量（每天 150～300mg）无效。

（2）维生素 B_6：维生素 B_6 是合成多巴胺和 5-羟色胺的辅酶，后两者已证明是影响行为和精神的神经递质。有报道称饮食中每天添加 80mg 的维生素 B_6 可以减轻 PMS 经前抑郁及疲劳等症状，但应注意长期或大剂量服用维生素 B_6 对感觉神经有毒性作用。

（四）手术或放射措施

有人建议采用手术切除卵巢或放射破坏卵巢功能治疗严重的 PMS。虽然已确定这种根治性治疗方法在顽固 PMS 能获成功，但卵巢切除的手术疗法应为在其他方法均无效的严重的 PMS，特别是采用药物消除卵巢功能也无效时最后选用的一种手段，对中年及年轻妇女施用不妥。

（刘勤英）

第六节　更年期综合征

一、更年期综合征的病因病理

更年期是每个中老年人都必然要经历的人生特殊阶段，在更年期阶段如无明显的身体不适，则可以顺利度过此期。如出现与更年期相关的症状，则称为更年期综合征。更年期综合征的发生与很多因素有关，其最重要的原因就是性激素水平下降，其他还有遗传、生活环境、工作环境等因素。处于更年期年龄段的人，女性卵巢功能减退，雌激素分泌减少；男性睾丸功能减退，睾丸产生的雄激素减少。性激素水平的下降，反馈引起脑垂体分泌促性腺激素，间接引起促甲状腺素、促肾上腺皮质激素等垂体激素水平的变化。同时也使下丘脑内分泌细胞功能改变，导致促激素释放激素水平变化，进而导致全身主要的内分泌腺（性腺、甲状腺、肾上腺皮质、肾上腺髓质）功能异常和神经内分泌失调、代谢失调、自主神经功能失调、组织器官退变等复杂多重反应。如失调不严重，通过身体自身调节可使其不产生症状，则就能平安度过更年期；反之，如机体不能有效调适，则会出现多种症状，产生更年期综合征。

中医认为，更年期综合征是肾气不足、天癸衰少，以致阴阳平衡失调所致。但据临床观察，更年期综合征不仅有肾阴、肾阳失调，同时伴有五脏六腑中其他脏腑功能失调，如心、肝、脾、胃、胆和脑功能失调，也伴有气、血、津液失调和四肢百骸的功能退化等表现。所以在辨证治疗过程中，要全面兼顾而不局限于调整肾之阴阳。

二、更年期综合征的临床表现

（一）更年期综合征的一般临床表现

不管是女性更年期综合征患者，还是男性更年期综合征患者，其主要的临床表现均可归结于以下几点：

第一，内分泌功能失调的表现。

第二，自主神经功能失调的表现。

第三，免疫功能失调的表现。

第四，各系统、器官和组织解剖上的退变和功能上的失调表现。

（二）更年期综合征全身各系统临床表现

1. 神经精神系统表现

头昏、头痛、失眠、多梦、头重、头闷沉、头皮发紧发麻、烦躁易怒、紧张惊恐、焦虑、抑郁、健忘、头晕、感觉异常、手足心胸背部灼热、背心凉、或畏寒发热交替、皮肤有蚁走感、酸胀不适、盲目怀疑、无端猜忌、多疑多虑、悲伤欲哭、形寒肢冷、倦怠乏力等，严重者致精神分裂症、躁狂症、恐惧症、焦虑症、抑郁症，其中抑郁状态和抑郁症较为多见，如诊治不当，易发生自杀等意外。感觉异常中以皮肤烧灼痛和四肢麻木较多见。

2. 心血管系统表现

可出现心搏心悸、心烦、心累、胸闷、心前区疼痛、期前收缩、阵发性心动过速、心前区压迫感，或血管舒缩异常致血压波动，潮红出汗，肢端苍白、发凉、疼痛等。

3. 消化系统表现

可表现为口腔黏膜不适、疼痛，舌面疼痛，口腔溃疡，牙龈酸痛，口干，口苦，口中异物感，舌胖大有齿龈或舌红少苔，咽部干燥，咽喉部有异物感，食管不适，心窝部上方堵塞感，持续性或间歇性嗳气，反酸，胃痛，胃胀，胆囊区不适，双肋部疼痛，肠胀气，肠蠕动加快或减慢，腹鸣，大便次数增多或便秘，肛门坠胀，下腹部下坠，腹胀，腹痛，食欲下降，饮食减少或食欲亢进，饥饿感强，强迫性进食，明显发胖，有时因腹胀导致不想进食等。

4. 呼吸系统表现

鼻干、痛、痒，鼻塞，咽喉部不适，声音嘶哑，咳嗽，叹气，胸闷气短，呼吸困难，憋气，胸部疼痛，肩胛区不适，肋软骨炎等。

5. 泌尿系统表现

小便频数（一日可达数十次）、尿急、尿道口灼热、膀胱区胀痛、排尿无力、夜间排尿次数明显增多但每次量不多，很多患者显示出尿道综合征表现。

6. 生殖系统表现

外阴干枯、瘙痒、下坠，阴部坠胀、灼热疼痛，阴道干涩，乳房疼痛，月经淋漓不尽，痛经，闭经，性冷淡，少数人有性欲亢进；男性则表现为阳痿、早泄、性欲减退、阴茎勃起不坚、睾丸缩小、阴毛脱落等。

7. 内分泌系统表现

易因甲状腺功能改变、肾上腺功能改变、胰岛素水平下降、肾上腺髓质功能改变而出现相应的临床表现，如血压波动、自主神经功能失调等，还表现有皮肤色素沉着、面部色斑、皮肤弹性降低、下肢水肿、月经紊乱、停经、睾丸或卵巢萎缩等。

8. 运动系统表现

骨骼、肌肉及关节发生退行性改变和功能异常，可有颈部疼痛，上肢疼痛，肩周疼痛，腰背部疼痛，髋部疼痛，膝、踝等关节痛和足跟足底部疼痛；肌肉可有一定程度的萎缩、乏力、酸痛，兴奋性增高时出现肌痉挛等现象；关节退变时易出现行走疼痛、易扭伤等现象，以及骨密度减低、强度减弱、易骨折等。更年期女性易发生软骨炎，尤其是肋软骨炎常见。

9. 眼、耳部表现

可出现眼干、眼球胀痛、结膜充血、视物模糊、远视、迎风流泪、黑眼圈、飞蚊症等。耳部可表现为耳鸣、听力下降、内耳眩晕、耳道内胀痛、耳心疼痛等。

10. 免疫系统功能失调表现

更年期是类风湿性关节炎、系统性红斑狼疮、卵巢癌、乳腺癌、宫颈癌和其他恶性肿瘤的高发年龄期，复发性口疮、各类皮肤过敏均可显著增加，这些都与更年期免疫功能失调密切相关。

总之，更年期综合征患者症状复杂，表现多样，体征较少，辅助检查阳性表现不多，患者主观感觉病情较重，这是更年期综合征患者与其他类似疾病较为本质的区别。

三、更年期综合征的诊断标准

下述诊断标准参照朱文锋编写的《中医内科疾病诊疗常规》。诊断女性更年期综合征的具体标准为：

（1）40岁以上女性，绝经前后缓慢发病，病情常与环境和情志有关。

（2）情绪不稳定、烦躁不宁、喜怒无常、易激惹、抑郁、紧张、焦虑等。

（3）可伴有阵发性上半身（尤其是面部）潮红、多汗、失眠多梦、头痛、眩晕、胸闷、心悸等。

（4）神志清楚、智力无障碍。

（5）血压波动，心电图和脑电图等检查正常。

诊断以前四条为准，但须排除其他相关疾病。

男性更年期综合征的诊断目前尚无统一标准，可参考女性更年期综合征的诊断标准。

四、诊断更年期综合征应注意的问题

在做出更年期综合征的诊断时，应详细询问病史，注意进行全面的体格检查和相关的辅助检查，并排除相关疾病。具体应注意下列问题：

（1）在进行全面体格检查的同时，应进行血常规检查、小便常规检查和大便常规加隐血试验检查。

（2）常规进行肝功能、肾功能、血糖、血脂和血尿酸检查。

（3）如患者有骨关节疼痛，尤其是小关节疼痛时，应作风湿和类风湿方面的检查，必要时进行免疫功能状态的检查。

（4）常规进行肝、胆、脾、肾、输尿管、膀胱B超检查，女性同时做子宫、卵巢、输卵管B超检查，男性应做前列腺B超检查。女性还应进行常规妇科检查。

（5）做胸部X线检查，以了解心肺和胸部相关器官的情况。

（6）有心累、心悸的患者应进行心电图和心脏彩超检查，必要时进行24小时动态心电监测检查。

（7）有头昏、头痛者必要时应进行头颅CT检查。

（8）有颈部疼痛和脊柱疼痛，肢体麻木、疼痛者，应进行脊柱和脊髓MRI检查，以了解脊髓有无病变和神经根有无受压等。

（9）如有必要，应进行内分泌检查，以了解体内相关激素水平情况，如性激素、甲状腺素、肾上腺皮质激素、促性腺激素水平等。

（10）如有胃部不适，必要时应进行纤维胃镜检查；如有腹胀、大便性状和规律性改变，必要时应进行纤维结肠镜检查。

总之，在临床诊断更年期综合征时，必须排除恶性疾病和严重的器质性疾病。

五、一般治疗

（1）饮食宜清淡，少食辛辣燥热和高蛋白、高热量食物，如鸡肉、羊肉、腊肉、辣椒、花椒、胡椒、瓜子、花生、桂圆等食物。提倡低盐、低脂、低热量饮食，在不影响营养状况的情况下应尽量少食，避免发胖而影响生理和心理健康。

（2）起居应有规律，尽可能每天保证7~8小时的充足睡眠时间。

（3）保持愉快的心情，每天尽可能抛弃烦恼，让患者明白自己处于更年期，认识到更年期有可能出现无名火冒、烦躁易怒、心绪不佳。医师应向患者及其家属讲明更年期的特殊情况，尽可能让其配偶、子女及其他亲属体谅患者。

（4）适当加强体育锻炼，在身体允许的前提下，可采取快走、慢跑、跳舞、打太极拳等方式，每日锻炼半小时以上。有条件者也可去健身房锻炼。适当的体育锻炼对更年期综合征患者的康复很重要，要坚持不懈。锻炼时间最好选择在下午进行。

六、更年期综合征西药治疗

（一）西药对症治疗

（1）失眠多梦者，可用镇静安眠药间断服用，如地西泮、艾司唑仑、阿普唑仑等。但应注意不能连续长期服用，以免形成药物依赖。

（2）关节疼痛者，可用布洛芬片0.3g，1日2次口服，连用1周，注意其不良反应。其他、止痛、抗风湿药也可酌情选用。

（3）期前收缩、心律不齐，心动过速者，可选用阿替洛尔25mg，1日1次口服；也可用美托洛尔25mg，1日2次口服。

（4）抑郁症状者，可用抗抑郁药治疗。

（二）性激素替代治疗

虽然激素替代治疗目前已不推荐，但本书也做简单介绍。指征：血管舒缩综合征，骨质疏松症，萎缩性阴道炎，早停经，复发性、顽固性尿道-膀胱炎。

禁忌证：栓塞病史，慢性肝、肾功能不全，性激素依赖性肿瘤（子宫肌瘤、子宫内膜癌、乳腺癌、卵巢癌等），严重高血压、糖尿病、冠心病、静脉曲张，以及嗜烟、不能坚持长期随诊者。

疗法：推荐口服用药。

1. 雌-孕激素周期疗法

结合雌激素 0.625mg/d×25 天（或相当于该剂量的其他雌激素），第 16～25 天辅加分泌化剂量孕激素 10～14 天。3～6 周期为 1 个疗程，凡有周期性撤血者，应继续辅以孕激素，无周期性撤血者可停用孕激素。

2. 单纯雌激素周期疗法

即以雌激素替代剂量，每月服 25 天。仅限于已行子宫切除而更年期症状明显者。

3. 利维爱疗法

利维爱，化学名 7-甲基异炔诺酮。本药可稳定更年期下丘脑和脑垂体功能，口服后的代谢产物具有雌、孕、雄激素活性。可抑制骨质流失，减少心血管方面的潮热、盗汗和安定精神方面的症状，是现在西医治疗更年期综合征疗效较佳的药物之一。用法：逐日服 2.5mg，症状改善后可隔日服 2.5mg。

4. 雌-雄激素疗法

适用于伴乳痛、性功能减退妇女，且有抑制雌激素促内膜增生过长之作用。雌激素伍甲基睾丸素 5～10mg/d，含化。

疗效：激素替代治疗总有效率可达 90% 以上。

不良反应：胃肠道不良反应与雌激素剂量和剂型有关，但妇女耐受性良好。为减少不良反应，应遵循个体化原则，采用最小有效量，当症状、体征减轻后减量或停药。

临床监测和随诊：重点是防止子宫内膜增生过度和癌变，以及乳腺增生反应和全身代谢异常变化。凡接受性激素替代治疗者，应每隔 3 个月门诊复查或随访 1 次；每 6 个月做一次妇科检查和必要的超声波检查以及内膜活检。乳房检查应注意有无小叶增生或肿块等，并注意进行心、肝、肾、血液的相关检查。男性更年期综合征患者使用雄激素治疗可增加患前列腺癌的风险，故本书不推荐使用。

七、预防

（1）人生的 1/3 以上时间将在更年期及以后度过。因此，必须做好不同时期的预防和保健措施。预防和保健工作做得好，对更年期综合征的发生和更年期以后的身体健康，将会有较大帮助：

1）了解更年期是人的一生中的一段自然生理过程，了解必要的知识，对于更年期出现的症状有正确的认识，提前做好心理准备。

2）正确认识和对待更年期。更年期综合征是一种生理异常，导致如精神心理、神经内分泌、生物节律、体内生化代谢、认知、思维、感觉、运动、性功能、智能和对应激的反应等方面的变化，也出现以雌激素（男性为雄激素）减少或缺乏和衰老为特征的某些病理变化，如心理障碍、肥胖、高血压、糖尿病、高脂血症、心血管疾病、骨质疏松、早老性痴呆、胃肠功能紊乱和易发肿瘤等。所以，应采用多层次和综合防治、保健措施，维持自身生殖生理和生殖内分泌功能，防治导致绝经的相关疾病，调适好心态，调整好心情，平稳地度过更年期。全社会和家庭成员均应对更年期的情况有一定了解，关心和爱护更年期人群，并帮助他们顺利地度过更年期。

3）定期进行妇科检查、男科检查和全身检查。更年期妇女定期行妇科和全身检查的目的是防治激素缺乏和衰老性疾病，重点是检查有无更年期综合征、心血管疾病、骨质疏松、子宫内膜癌、宫颈癌、卵巢癌、乳腺癌和其他部位的恶性肿瘤等；男性则应检查有无前列腺增生、前列腺癌、睾丸癌及附睾疾病和心血管疾病。每年至少进行一次全面检查，必要时可随时观察。

4）制订科学的个体化预防保健计划：更年期科学的个体化预防保健计划应在医师的指导下制订，内容包括良好的生活方式和饮食习惯、健康的心理、科学的营养补充、适当的运动、避免环境激素和有害物质的摄入、坚持定期体检和抗衰老的康复性治疗。

（2）根据个体情况，按季节建立规律的生活方式，保证足够的睡眠，维持精神心理平衡，尽量减少负性心理事件的刺激。要牢记"人生在世，不如意者十之八九，不为一些小事而烦恼"，保持良好的生活心态至关重要。多饮水，保持大小便通畅，多食谷物、蔬菜和水果，严格控制动物蛋白，尤其是脂肪的摄入，忌辛辣燥热食品，如鸡、羊肉、牛肉等的摄入均应减少。饮食宜清淡，可每天饮用新鲜牛奶，适量补充维生素，如维生素A、B族维生素、维生素C、维生素D、维生素E，叶酸和烟酸。避免食用含有害健康的食物添加剂、类激素、农药的农产品和保健品以及辛辣燥热的食品和药品。运动方式和运动量应依个人体力和健康状况制订，采用安全的力量性和柔软性相结合的方式进行锻炼，如快走、慢跑、老年操和健美操等。既要达到锻炼效果，又不能过度。制订个体锻炼方案很重要，运动锻炼的目的是改善组织器官功能，维持正常的肌肉、关节、骨骼功能，增强肌力，促进代谢，控制体重，避免肥胖，改善应激功能和提高思维能力，调节睡眠、情绪等，运动是更年期人群必须要采用的生活方式。

（周振苓）

第七节　溢乳闭经综合征

溢乳闭经综合征又名泌乳-闭经综合征，指的是非妊娠期或停止哺乳1年后的女性出现闭经和（或）双侧或单侧溢乳为主要临床特征的一种疾病，其中闭经、溢乳现象可单独出现，也可同时存在，同时伴有头痛、视力下降、复视、偏盲、肥胖、胰岛素抵抗、多毛、骨质疏松、不孕等其他内分泌失调症状。中医典籍中并无此"溢乳闭经综合征"病名，但根据其"闭经""溢乳""经少""月经后期""乳汁自出""不孕""乳泣"等临床特点表现，可得之其病发与冲任气血的作用最为密切。

一、流行病学概况

溢乳闭经综合征，指的是一种内分泌妇科疾病，典型症状为溢乳、闭经同时或单独存在，本病的发病率在世界各地不同种族间和地域间均有不同，常与闭经相混合，需要引起重视。溢乳闭经综合征病情复杂，病因不明，难以判断病变部位，发病机制不确切，临床上多伴以溢乳、闭经、不孕等，给患者的身心健康带来严重的不良影响。下丘脑-垂体系统肿瘤、原发性甲状腺功能减退、服用某些药物等在临床上均可造成溢乳、闭经等症状。下面中所提到的溢乳闭经综合征指的是排除服用某些药物（如利血平、氯丙嗪、吩噻嗪、吗啡等）、对乳头的刺激（如长期吸吮乳头）等外在因素外，包括产后闭经溢乳综合征、特发性乳溢闭经综合征等的溢乳闭经综合征。

二、病因病机

溢乳闭经综合征的发病机制并不十分明确，其发病病因不明，难以判断病变部位。在治疗本病时，应首先考虑下丘脑-垂体病变，其病变可占到本病发病的33%～67%；产后出现溢乳闭经综合征也是十分常见的，其发病率约为30%；甲状腺疾病（包括甲状腺功能减退、甲状腺功能亢进等）也是溢乳闭经综合征的病因之一；其他原因如长期服用某些药物（如利血平、氯丙嗪、吩噻嗪、吗啡、口服避孕药等）、艾迪生病、慢性肾衰竭、某些肿瘤（如支气管癌，肾上腺癌等）、对乳头的刺激（如长期吸吮乳头、胸部手术）等均可出现溢乳闭经综合征。在病理检查中，如出现以上疾病导致的溢乳闭经综合征，应积极治疗原发病。如在垂体检查中，患者出现催乳素（PRL）升高，应建议其进行影像学方面检查以确定有无垂体及其他肿瘤存在并积极治疗；如长期服用药物，可建议先行停止服用本药物或换用其他相似药物再继续观察，以明确治疗。

综上所述，溢乳闭经综合征大多是由于各种原因引起的下丘脑催乳素释放抑制因子（PRIF）分泌减少致垂体催乳素（PRL）分泌增多产生泌乳，且因PRL能抑制下丘脑-垂体-卵巢（H-P-O）轴功能导致闭经的病变。溢乳闭经综合征相当于中医学的"闭经""溢乳""经少""月经后期""乳汁自出""不孕""乳泣"等症联合，其病因病机较为复杂，主要观点如下：

（一）冲任失调是溢乳闭经综合征的病理基础

溢乳闭经综合征病因病机复杂。女性由于自身生理特性特殊，"女子七岁，肾气盛，齿更发长；二七而天癸至，任脉通，太冲脉盛，月事以时下，故有子；三七，肾气平均，故真牙生而长极；四七，筋骨坚，发长极，身体盛壮；五七，阳明脉衰，面始焦，发始堕；六七，三阳脉衰于上，面皆焦，发始白；七七，任脉虚，太冲脉衰少，天癸竭，地道不通，故形坏而无子。"（《素问·上古天真论》），"冲脉任脉者，皆起于胞中，上循脊里，为经络之海。"（《针灸甲乙经》），冲任二脉与生殖功能关系密切，冲、任脉盛，月经才能正常排泄，故本病与冲任有着紧密的联系。若患者素体虚弱，加之外感六淫邪毒，或过食辛发酒酪，或七情内伤等因素使内外合邪，则内不得疏泄，而外不能透达，使冲任气血受损，上出溢乳，下行闭经，从而造成溢乳、闭经。

（二）肾精的充足与否是溢乳闭经综合征的重要机制

肾主藏精，主生殖与生长发育，主水，主纳气，生髓、主骨，为"先天之本"。《素问·六节藏象论》曰："肾者主势，封藏之本，精之处也"。肾精，包括先天之精与后天之精；先天之精来源父母，与生俱来，是禀受于父母的生殖之精；后天之精来源于脾胃，通过脾胃的运化功能从饮食摄取中的精微物质，它具有滋养脏腑的功能，为脏腑之精；先天之精与后天之精，虽然来源和功能有异，但均同归于肾，而的盛衰决定着人体的生长，发育和生殖；肾精不足，阴阳两虚，冲任失调，则月经稀少不至或时久不孕；

肾主骨生髓，肾精不足则髓海不足，失养孔窍，则可有头晕、目眩、耳鸣等症状。腰为肾之府，肾精不足故有腰膝酸软、腰困乏力之症。肾精不足时常致水不涵木，肝肾失调，疏泄失常，故有乳汁外溢之象。总之，肾精的充足与否是溢乳闭经综合征的重要机制。

（三）肝气不疏是溢乳闭经综合征的关键病理环节

溢乳闭经综合征的患者肾精不足，则常有水不涵木之象，加之七情内伤等因素，常致肝气不疏。肝主疏泄，性喜条达而恶抑郁，能调畅气机；肝气调达，则精血运行得力，肝气郁结不达，疏泄失常，则气机阻滞，冲任失调，则月经数月不行或稀少，更兼心烦易怒，精神抑郁，时叹息等情志表现。肝主藏血，为血海，"以肝属木，木气冲和调达，不致遏郁，则血脉通畅"。只有在肝气调和冲达的情况下，与肝内的血液才可向外布散。此外足厥阴肝经"上膕内廉，循股阴，入毛中，环阴器，抵小腹……上贯膈，布胁肋，循喉咙之后"，其循经过阴器、胸胁、乳头、腹等部位，故乳汁的分泌亦与肝脏有关，肝气不疏可致胸胁闷满，乳房病变，少腹胀痛等。肝气不疏，气血逆乱，血不入下，以致闭经，反从上入乳房，变为乳汁外溢。故肝气不疏是溢乳闭经综合征的关键病理环节。

（四）情志失调是溢乳闭经综合征的重要致病因素

情志失调是溢乳闭经综合征发病和病情加重的重要原因之一。五志过极，肝气不疏，情志畅，或七情郁结，气机不畅，或肝阴不足，肝失涵养等诸多因素所致气的运行受阻或升降出入失却和谐、协调平衡，出现气机失调紊乱，气机紊乱后，则出现乳汁外溢，月经不调等症。因此，应充分重视情志因素在溢乳闭经综合征的过程中的作用。

综上所述，溢乳闭经综合征的病因病机错综复杂，归咎到底，多与"冲任气血"密不可分，而在脏腑中，肾、肝、脾三脏与之密切有关，在此基础上可加用其他多种辨证方法，以反映本病的复杂情况。冲任失调是其基本病机，涉及经络、血脉、肾、肝、脾诸脏腑。在外感因素明显可兼用六淫辨证，如挟热毒、挟湿热、挟风寒、挟风热、挟痰湿等；如气血失调明显，可兼用气血辨证，如兼气滞、气虚、血瘀、血虚等。

三、诊断

溢乳闭经综合征患者的诊断条件：

（1）患者为非妊娠期女性或停止哺乳一年后的哺乳期女性，年龄大多在20～50岁。

（2）患者月经异常，可出现闭经、月经周期延长、经量稀少或过多，月经长期未至，经期缩短等情况；患者若有闭经，闭经的周期可由数月至数年不等，大部分为继发性闭经，少部分为原发性闭经及青春发育延迟。

（3）患者可出现双侧或单侧溢乳现象，乳房可能出现乳液增生、巨乳、乳腺萎缩等现象。患者可自发溢乳，有的也需在医师帮助下挤压后方出现小滴乳液。乳液可为浆液性、脂性、乳汁性，溢乳期限可由数月至数年不等。

（4）患者闭经、溢乳现象可单独出现，也可同时存在，并可合并高泌乳素血症。一般闭经在溢乳之前，两者有时并不是同时合并出现。

（5）患者还可出现阴毛脱落、外阴萎缩、阴道分泌物减少、不孕等症状，同时兼有肥胖、多毛、痤疮、头痛、视力下降、复视、偏盲、胰岛素抵抗、骨质疏松等症状。长期闭经者可能会出现雌激素缺乏症状如出汗、心悸、面颊潮红等更年期症状，由于阴道分泌物减少而导致阴道干涩、性欲减退、性交疼痛等症状。

(6) 病理检查中

1) 在垂体检查中，患者可出现垂体病变，如垂体微腺瘤，垂体巨腺瘤，生长激素瘤，GH/PRL瘤，混合瘤，嫌色细胞瘤等多种下丘脑-垂体腺瘤或垂体柄受压，同时患者可出现催乳素（HIL）升高（一般情况下，PRL高于 $20\mu g/L$，肿瘤越大，血PRL数值越高）；注意在检查中应明确其存在位置、大小、有无出血等情况；在影像学方面检查中，若出现其他肿瘤（如支气管癌、肾上腺癌、胚胎癌等）同时有溢乳、闭经症状，亦可以诊断。

2) 在血液检查中，患者多伴有高泌乳素血症，但溢乳闭经综合征患者并非都有高泌乳素血症，同时高泌乳素血症患者不一定都有溢乳、闭经现象。

3) 在甲状腺检查中，患者可能出现甲状腺数值异常，大多表现为促甲状腺激素（TSH）升高，三碘甲状腺原氨酸（T_3）、甲状腺素（T_4）降低；同时配合甲状腺超声等其他检查，以明确有无甲状腺功能低下症、甲状腺功能亢进症等甲状腺疾病；若同时出现溢乳、闭经症状，亦可以诊断。

4) 在卵巢检查中，患者可出现生殖器萎缩，且一般无排卵，雌激素水平（血 E_2）低于正常值；对于未闭经患者，孕酮（P）降低；多毛患者，睾酮可能升高；促卵泡刺激素（FSH）、促黄体生成素（LH）数值常降低，但LH/FSH数值可升高；若促卵泡刺激素（FSH）$\geqslant 40U/L$，则提示卵巢衰竭。

四、辨证分型治疗

(一) 肝失条达

1. 肝气郁结（肝郁气滞）症

症状：溢乳，乳汁自溢或压迫而出，乳房胀痛不适，月经量少，或经期过短，月经后期，久而不行，不孕，情绪低落，时叹息、抑郁，两胁胀痛或右胁疼痛，下腹胀痛，眠欠安，舌质红，苔薄白，脉细弦。

治疗：疏肝解郁。

方剂：柴胡疏肝散加减柴胡，炒白芍，青皮，陈皮，川牛膝，香附，炙甘草，熟地，茯苓，炒麦芽，当归。月经量少、闭经加入益母草、川牛膝；乳房胸肋胀痛甚加玄胡、青皮、枳壳。

2. 肝郁化火

症状：溢乳，乳汁浓稠而色黄白，乳房或乳头可有刺痛，月经闭经，或数月不行，头昏头痛，面红目赤，心烦易怒，眠欠安，大便质干，小便黄，舌红苔黄，脉弦数。

治疗：清热调经，疏肝解郁。

方剂：丹栀逍遥散加减。

药物：柴胡，白芍，赤芍，白术，当归，茯苓，川牛膝，生麦芽，生甘草，红花，炒芡实，丹皮。加减：乳房胀痛有结节加入夏枯草、橘核；经闭不行加入益母草。

3. 气滞血瘀

症状：溢乳，乳汁量少，时溢时止，两胁、乳房胀痛，月经量少，或有瘀块，痛经，经色紫暗，胸胁胀闷，走窜疼痛，急躁易怒，胁下痞块，刺痛拒按，舌质紫暗或有瘀斑，苔薄，脉细涩。

治疗：活血化瘀。

方剂：血府逐瘀汤加减。

药物：桃仁、红花、川芎、牛膝、当归、赤芍、生地黄、桔梗、枳壳、柴胡、甘草。经行量少、稀发、闭经、经血色暗者加熟地黄，续断，杜仲，女贞子等。

（二）肾精不足

1. 肾精亏虚

症状：溢乳，乳汁外溢，或挤之有乳，色黄质清稀，闭经，时间较长，月经迟迟来潮，婚久不孕，腰膝酸软，脱发齿松，头晕、耳鸣、目眩、健忘，面色晦暗，舌瘦，脉细无力。

治疗：补益肾精。

方剂：归肾丸加减。

药物：熟地，山药，山萸肉，菟丝子，杜仲，枸杞子，当归，茯苓，柴胡，芥穗，白芍，炒麦芽。闭经或月经量少加桃仁、红花、牛膝、泽兰。

2. 肝肾阴虚

症状：溢乳，乳汁外溢，或挤之有乳，色黄质清稀，闭经，时间较长，月经迟迟来潮，婚久不孕，腰膝酸软，口干咽燥，五心烦热，午后低热，潮热盗汗，失眠多梦，舌红少津少苔，脉细数。

治疗：滋阴补肾。方剂：知柏地黄丸加减。

药物：生地黄，熟地黄，知母，黄柏，龟板，菟丝子，杞子，生麦芽，川牛膝，当归，白芍，山茱萸，炙甘草。可依据腰酸加入杜仲；乳房胀痛加入橘叶、橘核。

3. 脾肾阳虚

症状：溢乳，乳汁外溢，或挤之有乳，色黄质清稀，闭经，时间较长，月经迟未来潮，婚久不孕，腰膝酸软，形体虚胖，形寒肢冷，腰膝冷痛，嗜睡多梦，小便清长，舌红苔白，脉细无力等表现。治疗：温补脾肾。

方剂：肾气丸加减。药物：干地黄，薯蓣，山茱萸，茯苓，泽泻，丹皮，桂枝，附子，白术，炒麦芽。

（三）脾气不足

1. 脾气虚弱

症状：溢乳，乳汁外溢，或挤之有乳，色淡质清稀，乳房质软，闭经，月经后期，或月经量少色淡，乏力倦怠，头晕，心悸，少气懒言，纳少或呆，大便不成形或便溏，舌淡苔薄或有齿痕，脉细弱。

治疗：健脾益气。

方剂：归脾汤加减。

药物：党参，白术，黄芪，山药，山茱萸，茯苓，当归，酸枣仁，续断，菟丝子，甘草，木香。月经量有血块加入红花，益母草。

2. 痰湿阻滞

症状：溢乳，乳汁时而溢出，色淡质清量多，月经停闭，呕恶痰多，白带多，色多白，形体肥胖，乏力倦怠，少气懒言，纳呆，便溏，舌白苔腻或有齿痕，脉滑。

治疗：健脾燥湿。

方剂：苍附导痰汤加减。

药物：苍术，香附，半夏，陈皮，茯苓，制天南星，枳壳，神曲，菖蒲，麦芽，生姜，炙甘草。月经量少加入当归。

(安晓青)

第四章 子宫肌瘤

第一节 发生部位及类型

一、发生部位

子宫肌瘤可以发生在子宫的任何部位。根据肌瘤的生长部位，可将其分为子宫颈肌瘤和子宫体肌瘤，前者占肌瘤总数的 2.2%～8%，后者占 90%～96%，宫颈肌瘤及宫体肌瘤伴发者约占 1.8%。除此之外，临床上还将一些生长在特殊部位的肌瘤予以分类，例如子宫阔韧带肌瘤、子宫峡部肌瘤等，由于解剖上的特殊性，这些肌瘤与子宫动脉、输尿管、膀胱及盆底静脉丛关系密切，处理时要格外小心，否则会发生术中大出血、血肿、输尿管损伤及术后感染等并发症。

二、类型

子宫颈肌瘤生长在子宫颈的前唇或后唇，可向宫颈管内黏膜下生长，形成带蒂或不带蒂的颈管黏膜下肌瘤；宫颈肌瘤位于肌层内，逐渐增大可使宫颈拉长、变形，或突向阴道或充满盆腔，盆腔检查时暴露宫颈困难，如为后唇肌瘤，可使后唇变宽、宫颈口变大，呈"鱼唇状"，为其典型临床特征。如不合并宫体肌瘤，此时正常大小的子宫体位于增大的宫颈上方，将膀胱上推出盆腔，甚至达下腹部，导致盆腔解剖关系变化，增加手术的难度。

根据子宫肌瘤生长部位与子宫肌层的关系，将子宫肌瘤分为子宫肌壁间肌瘤、子宫浆膜下肌瘤及子宫黏膜下肌瘤。如仅有一个肌瘤，则称子宫单发肌瘤，两个或两个以上者，则称子宫多发肌瘤，大多在肌壁间生长，也可突向黏膜下或浆膜下。肌瘤体积大小不一，小者如米粒或豆粒，不改变子宫体积及形状；大者直径可达 10cm 以上，使子宫体积增大、变形、内膜面积增加，出现压迫症状及月经异常。

（一）子宫肌壁间肌瘤

肌瘤位于子宫肌层内，又称子宫肌层内肌瘤，占肌瘤总数的 60%～70%。肌瘤周围有正常的子宫肌层包绕，瘤结节逐渐增长压迫肌层，形成假包膜，手术时切开假包膜后，可以见到肌瘤与假包膜间有明显的界限，此时肌层回缩，肌瘤突显，利于剔除。

（二）子宫浆膜下肌瘤

多为子宫肌壁间肌瘤向子宫浆膜面生长，使肌瘤表面覆盖少许肌壁或仅有一层浆膜时，称为子宫浆膜下肌瘤，占肌瘤总数的 20%～30%。当肌瘤继续向浆膜下生长，形成仅有一个蒂部与子宫壁相连时，称为带蒂浆膜下肌瘤，此类肌瘤可发生扭转，血运受阻、瘤蒂断裂，脱落于盆腹腔内，肿瘤可因缺血而坏死；如脱落的肌瘤与邻近器官（大网膜、肠系膜等）发生粘连获得血供而继续生长者，称为寄生性肌瘤或游走性肌瘤。当肌瘤位于子宫侧壁并向宫旁阔韧带内生长时，称为阔韧带肌瘤，此类肌瘤常可压迫附近的输尿管、膀胱及髂血管而引起相应的症状和体征。由于肌瘤增大、外突致子宫体积增大、形状不规则，表面凹凸不平，呈结节状，带蒂浆膜下肌瘤可在子宫任何部位触及，为可活动的实性肿物，阔韧带肌瘤则于子宫旁触及，活动度差。

（三）子宫黏膜下肌瘤

靠近子宫腔的壁间肌瘤向宫腔方向生长，其表面覆以子宫内膜时，称为子宫黏膜下肌瘤。这类肌瘤可使宫腔形状改变、内膜面积增加，如仅以蒂部与宫壁相连，则称为带蒂黏膜下肌瘤，黏膜下肌瘤多为单个，可致子宫腔增大变形，而子宫的外形变化不大，带蒂的黏膜下肌瘤在宫腔内如同异物，可引起反射性子宫收缩而排异，加之重力的关系，蒂部被拉长，肌瘤逐渐下移至宫颈口，甚至脱出于阴道，患者往往主诉腰酸、腹痛或接触性出血，盆腔检查时打开窥器即可见到。如肌瘤继发感染、出血坏死，引起不规则阴道出血及分泌物增多。

（刘勤英）

第二节 子宫肌瘤临床表现

一、症状

子宫肌瘤的临床症状主要决定于肌瘤的部位、大小、生长速度、有无并发症。子宫肌瘤常见的症状有月经改变、腹部肿块、压迫症状、白带增多、不孕不育、贫血等。

（一）月经改变

月经改变是子宫肌瘤最常见的症状。临床可表现为月经量增多、经期延长、月经周期紊乱等。以黏膜下肌瘤及肌壁间肌瘤为多见，浆膜下肌瘤很少引起月经改变。其原因有多种解释。

（1）宫腔内膜面积增加，月经期子宫内膜脱落面积大，修复时间相应较长以致出血多、经期长。

（2）肌壁间肌瘤妨碍了子宫有效的收缩而造成大量出血。

（3）合并子宫内膜息肉或内膜增生。

（4）子宫内膜微血管改变，子宫浆膜下、肌壁间、子宫内膜均有较丰富的血管分布，无论黏膜下、肌间或浆膜下生长的肌瘤均可能使肌瘤附近的静脉受挤压，导致子宫内膜静脉丛充血与扩张，从而引起月经过多。有时黏膜下子宫肌瘤表面怒张的静脉破裂出血可直接导致大出血。

（二）腹部肿块

子宫位于盆腔深部，肌瘤较小时腹部摸不到肿块。当子宫肌瘤逐渐增大，子宫超过了妊娠3个月大小，或子宫底部的浆膜下肌瘤较易从腹部触及，尤其是当患者晨起膀胱充盈时更易触及。为下腹正中部位的实性肿块、可活动但活动度不大、无压痛，生长缓慢。巨大的黏膜下肌瘤脱出阴道外，患者可因外阴脱出肿物来就医，此时子宫肌瘤多伴有感染坏死。

（三）白带增多

子宫黏膜下肌瘤或宫颈黏膜下肌瘤均可引起白带增多。伴感染可有大量脓样白带，若有溃烂、坏死、出血时可有血性或脓血性有恶臭的阴道排液。

（四）压迫症状

子宫肌瘤增大可压迫周围器官产生症状。子宫前壁肌瘤压迫膀胱者可产生膀胱刺激症状，表现为尿频、尿急；宫颈肌瘤也可向前长大引起膀胱受压而导致耻骨上部不适、尿频、尿潴留或充溢性尿失禁；巨型宫颈前唇肌瘤充满阴道压迫尿道引起排尿困难，患者可因泌尿系统症状就诊。子宫后壁肌瘤特别是峡部或宫颈后唇巨型肌瘤充满阴道内，向后压迫直肠，可产生盆腔后部坠胀，大便不畅。阔韧带肌瘤或宫颈巨大肌瘤向侧方发展嵌入盆腔内压迫输尿管使上泌尿道受阻，形成输尿管扩张，甚至发生肾盂积水。由于肌瘤压迫盆腔淋巴及静脉血流受阻产生下肢水肿者少见。

（五）疼痛

一般子宫肌瘤不产生疼痛症状，若出现疼痛症状多因肌瘤本身发生病理变化或合并盆腔其他疾病所引起。

1. 子宫肌瘤发生病理变化

子宫肌瘤红色变性，多见于妊娠期或人工流产手术后，表现为下腹急性腹痛，伴发热及肿瘤局部压痛；浆膜下子宫肌瘤蒂扭转，或子宫底部巨型浆膜下子宫肌瘤在个别情况下可引起子宫扭转均可发生急腹痛；子宫黏膜下肌瘤刺激子宫收缩引起痉挛性疼痛。

2. 合并盆腔其他疾病

最常见的是子宫腺肌病或子宫内膜异位症，其疼痛具有特点，为继发性、进行性加重的痛经，常伴有肛门坠、性交痛而不是急腹痛。伴有盆腔炎时，可有慢性腹痛。

（六）不孕与流产

子宫肌瘤可导致不孕，增加流产和早产的发生率。肌瘤的部位、大小可能对受孕与妊娠结局有一定影响，位于宫角部的较大肌壁间肌瘤可使宫腔变形、影响输卵管的通畅，宫颈肌瘤可能影响精子进入宫腔；黏膜下肌瘤可阻碍孕卵着床。

（七）贫血

长期月经过多或不规则出血可导致失血性贫血。临床出现不同程度的贫血症状。重度贫血多见于黏膜下肌瘤。

（八）继发红细胞增多症

罕见。患者多无症状，诊断主要依据血红蛋白与红细胞计数异常增高，除子宫肌瘤外无其他引起红细胞增多症的原因。子宫肌瘤行手术切除或子宫动脉栓塞使子宫肌瘤坏死后血红蛋白与红细胞计数均降至正常。

二、体征

（一）腹部检查

子宫肌瘤小时于腹部不能触及。当子宫增大超过妊娠3个月大小或宫底部有肌瘤时，可于耻骨联合上方或下腹部正中触及实性肿物。

（二）妇科检查

妇科检查最常见表现为子宫呈不同程度增大，子宫表面凹凸不平，子宫质地硬，活动度好。当合并有肌瘤变性时可出现压痛或子宫肌瘤变软。带蒂的浆膜下肌瘤位于子宫表面，如果蒂长，活动度好，妇科检查时似与子宫不相连，需与卵巢肿瘤鉴别。黏膜下肌瘤可自宫颈口脱出于阴道内，大的黏膜下肌瘤，甚至可脱出阴道口，为粉红色、表面光滑的实性肿物。若脱出时间长，肿瘤表面充血、水肿、感染坏死，有血性或脓性液体排出。宫颈肌瘤则宫颈局部增大，肌瘤较大时伴有宫颈移位和变形。

（刘勤英）

第三节 并发症

子宫肌瘤常见的并发症有红色变性、扭转和感染。

一、红色变性

子宫肌瘤红色变性多见于妊娠期、产后或流产后。也可以发生于绝经期妇女。多发生于妊娠中期，浆膜下肌瘤多见。患者出现腹痛、伴发热、白细胞增高。妇科检查子宫肌瘤局部有明显压痛。一般经对症治疗，症状逐渐好转，不需要手术，1周左右即可恢复。但也偶有患者一般情况迅速恶化，症状加重，以至于需行剖腹探查行肌瘤剔除或子宫切除。因手术会导致流产更易于出血，故孕期非紧急状况不主张做肌瘤切除手术。B超检查有助于诊断。

二、感染

子宫肌瘤感染多发生于子宫黏膜下肌瘤或宫颈黏膜下肌瘤脱出于阴道内，个别患者，甚至脱出于阴道口外，感染时有血性或脓性阴道溢液，有臭味。检查见肌瘤表面水肿，有坏死腐烂组织脱落，甚至外观如网膜样或胎盘样色灰暗组织，已全然失去肌瘤正常外观。子宫体如果无其他肌瘤则可为正常大小，活动好，无压痛。黏膜下肌瘤感染很少发生盆腔炎，全身症状如发热、腹痛等少见。浆膜下肌瘤因红色变性或扭转造成肿瘤中心部坏死继发感染时，患者可表现为急性腹痛、发热，妇科检查肌瘤有压痛。处理为积极控制感染、手术治疗。

三、扭转

子宫肌瘤扭转主要发生于浆膜下肌瘤，但不如卵巢囊肿蒂扭转常见。肌瘤扭转后患者突发下腹痛，可伴有恶心、呕吐，合并感染时可有发热等全身症状。妇科检查可在盆腔触及实性肿物，伴压痛，尤其是蒂部压痛明显，子宫可正常大小。需与卵巢囊肿蒂扭转相鉴别。B超检查有助于诊断。需手术治疗。

（刘勤英）

第四节 子宫肌瘤诊断

根据病史特点、症状及体征对大部分的子宫肌瘤诊断不难。患者一般的主诉包括月经不调、不规则阴道出血、尿频或大便干燥等肌瘤压迫症状、晨起可触及腹部包块等。部分患者还可能以不孕症来就诊。若月经量过大患者可以有贫血貌，自述月经期有头晕乏力等症状。查体时，巨大的子宫肌瘤可于腹部触及质硬肿物。双合诊可触及增大的子宫，形状不规则，可有多个突起，质硬，活动好，一般与周围组织无粘连。

但对较小症状不明显的肌瘤以及阔韧带肌瘤和黏膜下肌瘤诊断有一定困难。一般黏膜下肌瘤可以在窥器打开阴道时，发现宫颈口内突出一圆形红色质硬肿物，与宫颈无粘连，蒂长，深入宫腔，无法触及蒂根部。而大的宫颈肌瘤一般使宫颈增粗，典型的表现是肌瘤占据宫颈一侧，邻近的穹可以消失，对侧的宫颈唇被拉长，变薄，呈鱼嘴状，被称为"鱼嘴征"。有时巨大的宫颈肌瘤可嵌顿于盆腔，窥器下仅见阴道内一表面光滑的肿物，占据整个阴道横切面，活动差，宫颈口探查不清，须借助其他辅助检查手段加以确诊。

一、B超检查

B超检查是基本的诊断和评价手段，具有无创性和可重复性的特点。可以了解肌瘤的大小、部位、数目、有无变性，B超图像可见：子宫内膜回声移位、变形；肌瘤呈圆形、均质低回声，肌瘤周围呈环形低回声线，边界清晰，相对肌层而言为无血流信号。

（一）宫腔造影技术（SHG）

经阴道向宫腔内注入生理盐水，使原本闭合的宫腔扩张开，加大了病变与子宫壁之间的声阻差，使界面清晰，可明确病灶与肌层的关系，并能较清晰地显示病灶的根蒂部情况、血流供应情况，有效地鉴别黏膜下肌瘤与内膜息肉、内膜增生与内膜息肉等。而且有很高的敏感性和特异性。

（二）超声造影术

超声造影剂经外周静脉注入体内，通过血液循环随血流到达盆腔组织及病灶内，增强病灶内血流的散射信号强度，从而增强病灶及组织器官的回声强度及多普勒信号强度，以提高超声对组织器官的细微结构分辨能力和局部组织血流信号的检测能力，并反映出组织的血流灌注情况，可用于区别子宫肌瘤与子宫腺肌瘤、卵巢肿物和巧克力囊肿等疾病。

二、宫腔镜检查

主要用于观察黏膜下肌瘤的大小、位置。必要时可取活检用于与内膜息肉和子宫内膜癌相鉴别，以明确诊断。还可以用于对黏膜下肌瘤的治疗。

三、子宫输卵管造影

可显示宫腔内有无占位性病变，有助于肌壁间和黏膜下肌瘤的诊断。但目前已经较少使用。

四、电子计算机X线断层照相（CT）

表现为与肌层一样的均质低密度的肿物。造影剂增强显示最初增强信号弱于肌层。若有变性，可见钙化和（或）坏死。

五、磁共振（MRI）

适用于不明确的或疑难的病例，明确诊断，显示肌瘤大小，数量和部位，有助于选择患者进行介入治疗。

T_1加权像示信号强度与肌层相同或低于肌层（除非有变性）；T_2加权像为均质的，信号低于肌层的肿物，若富含细胞则可显示高信号；肌瘤周边由水肿和扩张的淋巴及血管形成高信号的边。变性的肌瘤图像为不均质的，伴有强信号区。造影剂增强MR示大多数平滑肌瘤增强信号低于肌层，变性区域不会被增强。脂肪抑制 T_1 加权像显示：如果发生红色变性则信号强度与肌层相同或为高信号。

六、诊断性刮宫

取活检病理有助于子宫黏膜下肌瘤与子宫内膜息肉和子宫内膜癌的鉴别；以及子宫肌瘤和子宫肉瘤的鉴别。随着宫腔镜检查的广泛应用，单纯的诊断性刮宫已少用。

（刘勤英）

第五节 子宫肌瘤的处理

子宫肌瘤是女性常见病，其处理方式需要根据患者的年龄，生育要求，肌瘤大小，位置，生长速度来决定。主要的治疗方式分为手术治疗和非手术治疗。

一、非手术治疗

（一）期待治疗

期待治疗主要使用于子宫<10周大小，无自觉症状，非宫颈或阔韧带等特殊部位肌瘤，且肌瘤生长缓慢的患者，尤其是近绝经期妇女。在期待治疗过程中每3~6个月复查一次，注意肌瘤生长速度，有无症状出现，并定期进行超声检查。近期有怀孕计划的年轻患者，若单个子宫肌瘤>4cm，即使子宫整体<10周而且无自觉症状，也不建议期待治疗。由于子宫肌瘤在孕期生长迅速，而且易出现变性，尤其是红色变性，对孕期及分娩造成不良影响。因此，对于这些患者，建议行肌瘤剔除术后再考虑妊娠。

（二）药物治疗

子宫肌瘤的药物治疗目前仍主要为短期治疗。主要适用于：

1. 药物治疗指征

（1）近绝经期妇女，子宫<10周，而且症状轻。

（2）有手术指征的子宫肌瘤患者，手术前行药物治疗纠正贫血，缩小肌瘤体积避免术中出血及减少手术困难。

（3）有因子宫肌瘤受孕困难的患者服用药物缩小肌瘤体积，增加受孕机会。

（4）因其他合并症而有手术禁忌证。

2. 主要药物

（1）促性腺激素释放激素激动药（）：从20世纪80年代开始应用于子宫肌瘤的治疗。文献报道可以有效缩小肌瘤体积，改善月经过多等肌瘤相关症状。但是，当治疗停止后肌瘤会恢复原来大小，甚至生长更为迅速。由于的治疗抑制 FSH 和 LH 的分泌，降低雌激素至绝经后水平，因此造成骨质丢失并产生更年期相关症状。由于这些不良反应，通常应用于即将绝经的患者以及手术前缩小瘤体，建议持续使用不超过6个月。

（2）孕激素拮抗药米非司酮（RU486）：文献报道，RU486治疗子宫肌瘤的剂量可以为5~50mg/d。治疗后子宫体积缩小50%左右，并且40%~70%的患者出现停经。不良反应包括血管舒缩症状，子宫内膜单纯增生等。减少 RU486 的剂量至5mg/d可以减少不良反应的发生。目前，RU486 在子宫肌瘤治疗中的剂量、治疗效果及不良反应仍需在大型随机对照临床试验中证实。其他正在研究中的子宫肌瘤的药物治疗还包括，选择性孕激素受体调节剂，芳香化酶抑制药，选择性雌激素受体调节剂，促性腺激素释放激素拮抗药，多巴胺受体激动药卡麦角林，孕三烯酮，达那唑以及含左炔诺孕酮的宫内节育器等。

（三）子宫动脉栓塞

子宫动脉栓塞（UAE）在子宫肌瘤治疗中的应用最早可以追溯到1974年4月，法国神经放射科的放射学助教Jean-Jacques Merland完成了第一例子宫动脉栓塞治疗子宫肌瘤。而后，Ravina等进行了一项多中心的UAE代替子宫切除术的对照研究，在16例有症状的子宫肌瘤患者中单独应用双侧子宫动脉栓塞术治疗，其中14例患者获得了成功。

子宫动脉栓塞技术是在X线引导下通过一侧股动脉插入导管，选择性的进行子宫动脉的栓塞。目前，有研究应用荧光透视法以减少射线辐射；而双侧股动脉穿刺可用来减少造影剂的应用。另外，子宫动脉栓塞剂的选择是非常重要的，目前临床常用的栓塞剂为微粒和明胶海绵，包括高分子聚乙烯醇微粒（PVA），明胶涂层微粒等。另外，临床常用的还有钢圈，真丝线段，碘油平阳霉素乳剂（LPF）等。

一系列大样本的临床研究发现，UAE治疗子宫肌瘤的疗效是肯定的。研究显示UAE可以改善85%～95%的月经过多，肌瘤相关症状的控制率在70%～90%，并且使肌瘤体积缩小50%～65%。

Spies等对200例UAE治疗的患者进行了长期随访，术后1年临床症状缓解率为87%，在随后的时间里每年随访其缓解率逐渐降为85%，83%，79%和73%。对部分患者进行了再次干预处理，其中25例进行了子宫切除术，6例进行了子宫肌瘤剔除术，3例患者再次行子宫动脉栓塞术。

Duttn等对459例因子宫肌瘤行子宫切除和649例行UAE的患者进行长达7年的随访中发现，行子宫切除术的患者的症状缓解率高于行UAE治疗的患者（95%和85%），然而行UAE治疗的患者并发症的发生率明显少于行子宫切除的患者（19%和26%）。在平均为4.6年的随访期，23%的患者在最初进行了UAE治疗后还需对肌瘤进行其他方式的治疗。近期的两项随机对照研究已得到Ⅰ类证据显示子宫动脉栓塞治疗子宫肌瘤是安全和有效的。这些研究通过评价肌瘤相关症状改善，住院天数，24小时疼痛评分，恢复正常活动，治疗并发症等方面对UAE与子宫切除和子宫肌瘤剔除术进行了比较，结果显示UAE是治疗有症状的子宫肌瘤患者的有效方法，可以成为子宫切除或子宫肌瘤剔除术等手术治疗方法之外的一种选择。

目前，UAE用于子宫肌瘤的治疗已经取得了很大进展。但是，对于子宫动脉栓塞治疗子宫肌瘤的禁忌证及适应证仍存有争议。近年来，德国放射介入协会对子宫肌瘤动脉栓塞治疗的绝对禁忌证及相对禁忌证进行了规定。

1. 绝对禁忌证

（1）无症状性子宫肌瘤。

（2）带蒂浆膜下肌瘤。

（3）子宫肌瘤直径>12cm。

（4）怀疑肌瘤恶变。

(5) 妊娠。
(6) 盆腔急性期感染。
(7) 性质不明的卵巢病变。

2. 相对禁忌证
(1) 妊娠期患者。
(2) 有生育要求的妇女。
(3) 带蒂的子宫黏膜下肌瘤。
(4) 合并子宫内膜异位。
(5) 子宫肌瘤生长缓慢。
(6) 阴道不规则出血。
(7) 造影剂过敏。
(8) 肾功能不全。
(9) 甲状腺功能亢进。
(10) 凝血功能障碍。

但是国内相关资料较少,陈春林等认为子宫肌瘤能否实施介入治疗的关键在于子宫肌瘤内血供是否丰富,因此应根据子宫肌瘤内的血流量分型来确定动脉栓塞的适应证和禁忌证。

3. UAE 不良反应

UAE 治疗后几乎所有患者术后 24 小时内均会出现疼痛,需要使用止痛药物。部分患者在术后 3~7 日出现发热、全身不适等。非手术治疗后可缓解。严重的并发症少见,包括由于子宫坏死引起的脓血症。

UAE 治疗对卵巢功能的影响,以及对之后妊娠的影响目前还不明确,需要进一步研究。有研究提示 20%~30% 的卵巢血循环可来自子宫。因此,UAE 治疗有可能因此影响卵巢功能。Pron 等在一项多中心大样本的研究中发现在进行了 UAE 治疗的<40岁的患者中有 3% 出现了闭经,而 50 岁以上出现闭经的患者为 41%。Raviza 等随访了 454 例 UAE 术后的患者,有 27 例患者妊娠,共 30 次。由于研究和观察随访的患者数量有限,UAE 治疗后受孕,早产发生率以及剖宫产的风险仍然不明确。因此,目前对于年轻有生育要求的妇女采用 UAE 治疗子宫肌瘤仍需谨慎。

此外还有其他物理治疗子宫肌瘤的方法,但其疗效、适应证、不良反应等客观评价还缺少时间的验证。

二、手术治疗

手术仍然是子宫肌瘤最常用的治疗手段。

(一) 手术治疗的适应证

(1) 因肌瘤的存在,子宫>10 周妊娠。
(2) 出现肌瘤引起的相关症状,如月经量过多造成贫血,因肌瘤压迫出现腰腹痛及排尿和排便异常。
(3) 特殊部位的子宫肌瘤,如阔韧带肌瘤,宫颈肌瘤等。
(4) 肌瘤生长迅速,不能除外恶性可能。
(5) 准备妊娠妇女,子宫肌瘤超过 4cm。

(二) 手术方式

主要分为子宫切除术和肌瘤剔除术。

1. 子宫切除术

对于无生育要求,而有手术治疗适应证的患者均可以考虑子宫切除术。子宫切除术的主要类型有全子宫切除术和次全子宫切除术。行次全子宫切除术而保留的宫颈将来有发生癌变的可能,而且发生癌变后处。较棘手。因此,对于大多数患者建议行全子宫切除术。

全子宫切除术的手术途径和方法包括经腹,经阴道和经腹腔镜几种。经腹全子宫切除术仍为最常用的手术方式,其优点为视野暴露清楚,操作相对简单,较容易进行粘连松解,处理附件病变,以及怀疑恶性病变后的处理,是一种最为成熟的手术方式。其缺点为腹壁创伤大,对腹腔干扰多,发生术后胃肠功能恢复慢和伤口愈合不良等问题的概率较大。

经阴道和经腹腔镜全子宫切除术具有对腹腔干扰少,腹壁伤口小,甚至无伤口,术后恢复快等优点。然而,这两种手术方式均有其局限性,仅适用于一部分子宫肌瘤患者。

阴式全子宫切除术的缺点为手术操作空间小,子宫体积较大时从阴道取出困难;对于探查附件区病变以及行附件手术的难度大;同时若盆腔内有粘连,尤其是膀胱腹膜反折和后陷凹处粘连严重时,容易造成损伤。因此,术前要评估子宫大小,活动度,阴道弹性,以及有无附件区病变,包括阔韧带肌瘤可能。

经腹腔镜全子宫切除具备腹壁切口小,对腹腔干扰小,术后恢复快的特点,同时还可以清楚地探查双侧附件区以及整个盆腹腔,并进行相应病变部位的手术操作。但是,如果子宫体积过大,超过16周,可能会因为腹腔镜下视野受限而影响操作。对于不能除外为恶性肿瘤的患者,由于腹腔镜手术中可能将肿瘤剖开或分成小块取出,因此不宜采用经腔镜手术的方式。同时,腹腔镜手术对医师手术技术和器械的要求较高,手术费用也较高。

2. 子宫肌瘤剔除术

对于年轻要求保留生育功能的患者,在除外了肿瘤恶性可能后,可以选择行肌瘤剔除术。子宫肌瘤剔除术也可以经腹,经腹腔镜,经宫腔镜等方式。

经腹子宫肌瘤剔除术,适应证广泛。它不受肌瘤位置、大小和数目的限制,因此特殊部位肌瘤(如接近黏膜的肌瘤),多发肌瘤、子宫体积大于孕10周的子宫肌瘤,以及各种途径剔除术后复发的肌瘤,应首选开腹肌瘤剔除术。

经腹腔镜肌瘤剔除术具有对盆腹腔干扰少,术后疼痛轻,盆腔粘连发生率低,术后恢复快等优点。但是经腹腔镜肌瘤剔除术要求手术医师有充分的手术技术和经验,尤其是肌瘤剔除后的缝合和止血非常重要,决定了术后的恢复和妊娠时子宫破裂的发生率。同时,选择适合的患者进行手术也是决定术后转归的重要因素。目前,腹腔镜下肌瘤剔除术的适应证在各医院和个手术医师之间并未达成统一意见。总的来说,选择进行腹腔镜下肌瘤剔除术的患者,单个子宫肌瘤不能过大(超过10~15cm),子宫肌瘤不能过多,以及肌瘤不能过于靠近黏膜。

经宫腔镜肌瘤剔除术主要应用于治疗黏膜下肌瘤。按照欧洲妇科腔镜协会的分类,子宫黏膜下肌瘤分为三型。0型为肌瘤完全位于宫腔内，1型为≥50%的肌瘤位于宫腔内；2型为<50%的肌瘤位于宫腔内。当黏膜下肌瘤>3cm，子宫体积大（>6周）而且为Ⅱ型时，经宫腔镜剔除肌瘤有一定困难。同时肌瘤个数也是影响术后复发的重要因素。有文献报道，当子宫为正常大小，黏膜下肌瘤数目≤2个，行宫腔镜肌瘤剔除后5年中9.7%的患者需要再次行手术治疗，而当子宫增大并且有超过2个以上黏膜下肌瘤时，这一比例增到35%。因此，在手术前要认真评估黏膜下肌瘤的个数，大小和向宫腔内突出的程度。宫腔镜手术的主要并发症为子宫破裂、出血、水中毒和电解质紊乱。术前选择适合的患者，术中注意监测体液平衡，控制手术时间，以及术中超声或腹腔镜监测操作均有助于减少和避免并发症的发生。

（刘勤英）

第五章 妊娠滋养细胞肿瘤

第一节 葡萄胎诊断

典型的葡萄胎诊断往往不困难，经典临床表现包括停经和阴道流血、子宫异常增大、妊娠剧吐、腹痛、卵巢黄素化囊肿、感染和贫血、咯血、血清的明显升高、妊娠高血压综合征、甲状腺功能亢进等。随着医疗技术的发展和人们生活水平及文化水平的提高，绝大多数葡萄胎的诊断提前，葡萄胎的临床表现有了很大的变化。阴道流血仍然是最主要的临床表现，90%的患者有阴道流血。正是由于早孕期超声和血清β-测定的广泛应用，葡萄胎常常在极早孕期即被诊断；同时，由于上述经典的临床表现在疾病的早期往往并不多见，葡萄胎也常常被误诊为稽留流产或不全流产，往往需要特殊的辅助诊断来确诊。

一、血清测定

血清作为最敏感的标志物，在葡萄胎的诊断中仍然具有重要地位。根据北京协和医院对正常妊娠和葡萄胎妊娠患者进行血清定期测定，两种情况下血清含量及其变化均有一定的规律，据此可协助鉴别：血清的含量和体内滋养细胞活动情况有关。正常妊娠情况下，血清测定呈双峰曲线，至妊娠70～80天达到高峰，中位数多在10万IU/L以下，最高值可达20万IU/L。达高峰后迅速下降，34周时又略上升呈小高峰，至分娩后3周转为正常。增生的滋养细胞比正常的滋养细胞产生更多的血清，而且在停经8～10周以后仍持续上升。因此，葡萄胎患者的血清测定值常远高于正常妊娠，而且持续较久。但也有少数葡萄胎，尤其是PHM因绒毛退行性变，血清升高不明显。可见，由于血清在葡萄胎和正常妊娠两者之间有交叉，故血清作为葡萄胎特异标志物的价值有限。为避免抗体与其他多肽激素发生交叉反应，临床多用抗-β链单克隆抗体进行检测。

二、超声检查

B超是诊断葡萄胎的重要辅助检查，最好采用经阴道彩色多普勒超声。CHM的典型超声影像学表现为子宫明显大于相应孕周，无妊娠囊或胎心搏动，宫腔内充满不均质密集状或短条状回声，呈"落雪状"，若水疱较大而形成大小不等的回声区，则呈"蜂窝状"。常可测到两侧或一侧卵巢囊肿。彩色多普勒超声检查可见子宫动脉血流丰富，但子宫肌层内无血流或仅稀疏"星点状"血流信号。

PHM的超声影像学表现为宫腔内可见由水疱状胎块所引起的超声图像改变以及胎儿或羊膜腔，胎儿常合并畸形。PHM在声像图上可出现胎盘组织中有局灶性囊性结构和妊娠囊横径增加的改变。

三、常规病理诊断

(一) CHM

1. 巨检

水疱状物形如一串串葡萄，直径大小自数毫米至数厘米不等，其间有纤细的纤维素相连，常混有血块和蜕膜组织。水疱状物占满整个宫腔，无胎儿及其附属物或胎儿痕迹。

2. 镜检

见绒毛体积增大，轮廓规则，滋养细胞增生，间质水肿和间质内胎源性血管消失。

(二) PHM

1. 巨检

仅部分绒毛变为水疱，常合并胚胎或胎儿组织，胎儿多已死亡，合并足月儿极少，且常伴发育迟缓或多发性畸形。

2. 镜检

可见绒毛大小不等，常呈扇形，轮廓不规则，有明显的滋养层基质内陷，部分间质水肿，滋养细胞增生程度较轻，间质内可见胎源性血管及其中的有核红细胞。此外，还可见胚胎或胎儿组织。

四、其他特殊检查

近年来细胞遗传学研究表明，在葡萄胎的发生中，染色体异常起着主要作用，其中较为公认的是双精子受精学说和空卵受精学说。

(一) CHM

绝大多数 CHM 的核型为 46，XX，少数为 46，XY。

且均来自父源。有以下几种产生情况：

(1) 一个精子 (23X) 与一个空卵受精后核内 DNA 自身复制而成。

(2) 减数分裂失败的二倍体精子与空卵受精。

(3) 双精子与空卵受精。

(二) PHM

PHM 通常是三倍体，有 69 条染色体，额外的单倍体是父系来源。这可能产生于双精入卵（两个独立的精子与一个正常卵受精）或第一次减数分裂失败的精子与正常卵受精。在后一种情况，父源染色体没有经过配子形成过程中的减数分裂，形成了 46，XY 精子，而正常精子与减数分裂失败的 46，XX 卵子受精不会产生葡萄胎。

(三) BiCHM

尽管绝大多数 CHM 为孤雄起源，偶尔 CHM 也可以为双亲来源，即第 3 种罕见类型。BiCHM 也是二倍体核型，与 AnCHM 不同的是仅一套染色体来自父亲，另一套来自母亲（与正常妊娠类似），但却具有所有经典 AnCHM 的组织病理学特征，包括滋养细胞过度增生及不典型增生，缺乏胚胎发育及异常绒毛间质等，从组织病理学上无法区分 BiCHM 和 AnCHM，需要 DNA 分析才可鉴别。此外，AnCHM 常见于散发病例，而 BiCHM 常与 FRHM 相关，可能存在和 AT/DCJL 基因突变，前者突变约占 70%，后者突变约占 5%。

异常妊娠中绒毛水肿样变包括水肿性流产、PHM 及 CHM，有时对三者的诊断完全依据其组织学形态，存在很大主观性，原因在于：早期的葡萄胎有时缺乏典型的形态学特点，有时可能错诊断为 PHM 或非葡萄胎的水肿性流产。而 CHM、PHM 和水肿性流产之间的区别又很重要，因为 PHM 和 CHM 具有发展为恶性变的危险，而水肿性流产不会。另外，CHM 和 PHM 的区别也很重要，因为 CHM 有较高的恶变率，具体地说，10%～30%的 CHM 会进展为妊娠滋养细胞肿瘤，而 PHM 仅有 1%～7%。因此，正确区分对临床治疗及疾病预后有很大指导意义。此时，常常需要通过免疫组化染色和染色体倍性评估，才能明确诊断出 CHM 和 PHM，或非葡萄胎的水肿性流产。

CHM 的染色体一般均为父系来源，通常核型为 46，XX，少数为 46，XY；PHM 通常为三倍体核型（69 条染色体），多余的单倍染色体通常来自父亲。p57KIP2 是位于人类染色体 11p15.5 上的父源印记、母源表达的印记基因——CDKN1C 基因的表达产物，因此对绒毛间质和细胞滋养层细胞进行免疫染色时，在 CHM 中不表达 p57，而在包括 PHM 在内的所有其他妊娠都具有上述基因产物的特征。由此可见，CHM 为双倍体和 p57 阴性，水肿性流产为双倍体和 p57 阳性，PHM 为三倍体和 p57 阳性。

因此，流式细胞仪测定倍体性、免疫组化染色以及微卫星多态性测定亲源性有助于葡萄胎的鉴别诊断。

（孙萍）

第二节 良性葡萄胎的处理

良性葡萄胎的处理包括葡萄胎组织的清除，并发症的处理及恶性变的预防等几个方面。在处理之前应做详细的全身体格检查和相应的血生化指标检查，包括盆腔检查、血清 β-水平测定、超声检查和胸部 X 线检查等，以了解有无贫血、感染、甲状腺功能亢进、妊娠高血压综合征等情况。

一、葡萄胎组织的清除

葡萄胎一经确诊，应及时清宫。但清宫前应做全身检查，注意有无子痫前期、甲状腺功能亢进、水电解质紊乱及贫血等。必要时先对症处理，稳定病情。清宫应由有经验的医师操作，一般选用吸刮术，因为其具有手术时间短、出血少、不易发生子宫穿孔等优点，即使子宫增大至妊娠 6 个月大小，仍可选用吸刮术。清宫应在手术室内输液、备血准备充分情况下进行，充分扩张宫颈管，选用大号吸管吸引。待葡萄胎组织大部分吸出、子宫明显缩小后，改用刮匙轻柔刮宫。为减少出血和预防子宫穿孔，可在术中应用缩宫素静脉滴注，一般推荐在充分扩张宫颈管和开始吸宫后使用。子宫小于妊娠 12 周应尽量一次清净，子宫大于妊娠 12 周或术中感到一次清净有困难时，可于 1 周后行超声检查，如确有宫腔残留再行第二次清宫术，但一般不主张进行第三次清宫术，除非高度怀疑有残存葡萄胎必须再次行清宫术。在清宫过程中，有极少数患者因大量滋养细胞进入子宫血窦，并随血流进入肺动脉而发生肺栓塞，出现急性呼吸窘迫，甚至急性右心衰竭，需要及时给予心血管及呼吸功能支持治疗。葡萄胎每次刮宫的刮出物均应送组织学检查，取材应注意选择近宫壁种植部位、新鲜无坏死的组织。一般不主张直接行子宫切除术，除非有子宫穿孔或难以控制的大出血等并发症。如果患者年龄大要求手术，宜在清宫后下降至低水平后再进行。

二、子宫穿孔的处理

如刚开始吸宫即发现穿孔，应立即停止操作，给予超选择性子宫动脉栓塞术或剖腹探查术，如进行剖腹探查术，可根据患者的年龄及对生育的要求，决定行剖宫取胎子宫修补术还是子宫切除术。如在葡萄胎组织已基本吸净后才发现穿孔，则应立即停止操作，严密观察。如无活动性子宫出血，也无腹腔内出血征象，可等待1～2周后再决定是否再次吸宫，如考虑有活动性出血，则应进行超选择性子宫动脉栓塞术或及早开腹探查。

三、卵泡膜黄素化囊肿的处理

葡萄胎清除后，大多数黄素化囊肿均能自然消退，无须处理。但如发生卵巢黄素化囊肿扭转，则需及时手术探查。如术中见卵巢外观无明显变化，血运尚未发生障碍，可将各房囊内液穿刺吸出，使囊肿缩小自然复位，不需手术切除。如血运已发生障碍，卵巢已有变色坏死，则应切除病侧卵巢而保留健侧卵巢。

四、合并妊娠高血压综合征或心力衰竭的处理

如症状严重，需先对症治疗，待患者情况稍微好转后，再清除葡萄胎组织。但亦不宜等待过久，因为葡萄胎不排除，一般情况也难以完全恢复。具体处理方法和正常妊娠合并妊娠高血压综合征或心力衰竭基本相同，但心力衰竭患者要注意区分是左心衰竭还是右心衰竭，是否合并有肺栓塞。一般情况下，葡萄胎排除后，妊娠高血压综合征和心力衰竭症状即迅速好转。

五、甲状腺功能亢进的处理

如有发现甲状腺功能亢进症，宜在葡萄胎排除前，先用β肾上腺阻滞剂，以减少手术时发生甲状腺危象的可能性。由于绒毛所产生的促甲状腺激素半衰期很短，葡萄胎排出后36小时，这种危象即不复存在。

六、完全性葡萄胎与正常胎儿共存的处理

完全性葡萄胎与正常胎儿共存（CHMCF）的发生率为1/100 000～1/22 000，发生率可能将随着诱导排卵和辅助生育技术应用的增加而升高。仅仅依靠影像学检查很难将CHMCF与PHM进行鉴别，甚至在终止妊娠后的病理学诊断也不一定准确。CHMCF属于双胎妊娠，前者胎儿核型多为正常二倍体，常能维持其正常宫内发育，而PHM为单胎妊娠，后者由于胚胎染色体核型异常，虽然有胎儿胎盘发育，但胎儿几乎不可能存活到妊娠的中晚期。因此，宫内正确的鉴别诊断对于决定临床处理十分重要。由于两种情况存在明显的遗传学差异，故染色体核型分析可作为鉴别诊断的有效手段。近年来已成功应用的产前诊断技术包括染色体倍体分析，短阵重复序列 DNA 多态性分析，应用 X、Y 染色体以及常染色体探针在绒毛滋养细胞中进行荧光原位杂交（FISH）等。

胎儿的可存活性有赖于孕妇和胎儿等多重因素作用，对 CHMCF 患者是否继续妊娠还必须充分考虑到患者的意愿、医疗条件以及胎儿存活的可能性，应强调遵循个体化处理的原则。若 CHMCF 在妊娠过程中葡萄胎的体积明显增加以及血清β-水平稳定或迅速上升，则葡萄胎恶变的概率较大，应适时终止妊娠。如果能够控制产科并发症，胎儿核型正常，发育正常，妊娠过程中监测葡萄胎的体积变化不大，血清β-水平无迅速上

升,可以考虑继续妊娠。由于CHMCF发展为PTD的风险较高,因此应在妊娠终止之后一直随访血清β-水平直至正常。实际上,很大一部分葡萄胎和正常的健康胎儿并存者可以获得胎儿存活的良好结局,分娩正常胎儿的最大障碍就是孕妇发生了如肿瘤旁分泌导致的内分泌紊乱[如妊娠高血压综合征;急性呼吸窘迫综合征;溶血、转氨酶升高和血小板降低(HELLP综合征)]、阴道出血以及罕见的妊娠期间GTN的转移。

总之,对胎儿与葡萄胎共存的孕妇,应采用有效的产前诊断方法,对正常妊娠和葡萄胎共存与PHM进行鉴别。对双胎之一CHM患者是否继续妊娠应采取个体化处理原则,应强调对继续妊娠者加强孕期产科并发症的监测,同时由于该类患者发展为PTD的风险较高,因此在妊娠终止之后还应密切随访血清β-HCG水平,及时发现恶变患者并及早治疗。

七、FRHM的治疗

FRHM是指在一个家系中两个或两个以上的家族成员反复发生(两次或两个以上)葡萄胎,其最显著的特征是家族中的患者反复发生葡萄胎或自然流产,而几乎没有正常后代。到目前为止文献报道的仅有20多个家系,因此很难估计其真正的发生率。研究表明,尽管绝大多数CHM为孤雄起源(AnCHM),但偶尔也可见到二倍体CHM的基因组中既有母源性遗传物质,又有父源性遗传物质。因此,将其称为BiCHM。BiCHM是二倍体核型,与AnCHM不同的是仅一套染色体来自父亲,另一套来自母亲(与正常妊娠类似),但却具有所有经典AnCHM的组织病理学特征,包括滋养细胞不同程度增生及异常绒毛间质,缺乏胚胎发育等,从组织学上无法区分BiCHM和AnCHM,需要DNA分析方可对进行鉴别。由于BiCHM与AnCHM在所有表型上(包括组织病理学和临床表现)有着惊人的相似性,因此认为正常印记的失调、母源性遗传物质的表达沉默、父系转录基因的过度表达很可能是BiCHM发生的原因。在临床表现方面,BiCHM多表现为反复发生葡萄胎,很少有正常的妊娠结局,发生PTD的概率明显高于AnCHM。除了起源不同外,AnCHM常见于散发病例,而BiCHM常与FRHM相关。

FRHM的候选基因定位于19q13.3~19q13.4染色体上一个15.7cm区域上。最近的基因研究显示,位于19q13染色体上的基因NLRP7与大多数FRHM病例相关,NLRP7是NLR蛋白家族的成员,负责炎症的细胞内调控。IL-1β在胚泡植入和滋养细胞侵袭入子宫肌层的过程中表达,可负性调节IL-1β。此外,位于染色体上KHDC3L基因的突变亦与FRHM相关,14%NLRP7阴性的FRHM患者可检测出KHDC3L阳性。NLRP7和基因参与卵母细胞形成。因此,卵子捐赠可能为预防FRHM患者再次发生葡萄胎的有效手段。目前,基因突变的FRHM患者尝试卵子捐赠,已有获得正常新生儿的病例。

八、恶性变的预防

葡萄胎是良性GTD,大部分可以通过清宫术治愈,但部分病例可能发展为恶性滋养细胞肿瘤。因此,预防葡萄胎恶性变是葡萄胎处理中一项极为重要的工作。根据北京协和医院资料的显示,1948—1975年间与1998—2006年间葡萄胎恶变率分别为14.5%与21.2%。为了降低葡萄胎患者清宫术后的恶变率,Lewis等于1966年首先提出将预防性化疗应用于有高危因素的葡萄胎患者,以改善其预后。然而,近年来研究发现预防性化疗有可能增加化疗耐药性及各种化疗相关的不良反应发生的可能（如绝经年龄提前、继发其他恶性肿瘤等），而且提前绝经的不良反应在40岁以上患者中尤为明显。

因此，目前预防性化疗不推荐做葡萄胎后的常规治疗，一般认为适用于有恶变高危因素且随访困难的葡萄胎患者。恶性变相关高危因素有：

(1) >500 000IU/L。

(2) 子宫明显大于停经孕周。

(3) 卵巢黄素化囊肿直径>6cm。

另外，年龄>40岁和重复葡萄胎也被视为恶性变的高危因素。一般选用甲氨蝶呤（MTX）、氟尿嘧啶或放线菌素-D单一药物，化疗至降至正常。

国外文献一直主张，只有那些难以随诊或血清测定不能保证准确的高危患者，才需要进行预防性化疗，因为即便是高危患者，恶变概率也只有50%左右，如对高危患者都进行预防性化疗，势必会使另外50%不发生恶变的患者遭受化疗之苦。因此，只要有条件进行密切随诊，可以不进行预防性化疗。

九、葡萄胎排出后的随诊

葡萄胎患者作为高危人群，其随访有重要意义。通过定期随访，可早期发现妊娠滋养细胞肿瘤并及时处理。随访应包括以下内容：

(1) 定量测定，葡萄胎清宫后每周1次，直至连续3次正常，然后每个月1次持续至少半年。此后可每半年1次，共随访2年。

(2) 每次随访时除必须进行测定外，应注意月经是否规律，有无异常阴道流血，有无咳嗽、咯血及其他转移灶症状，并做妇科检查，可定期做超声、胸部X线片或肺部CT检查。

葡萄胎随访期间可采用避孕套或口服避孕药避孕，血清自然降至正常者，在血清正常后6个月可以再次妊娠；采用了预防性化疗的患者则推荐避孕一年，以防化疗药物的作用对后代产生不良影响。妊娠后，在妊娠早期进行超声和血清测定，以明确是否正常妊娠；分娩后，胎盘送病理检查，随访血清直至降至正常。

十、良性转移问题

良性葡萄胎亦可发生阴道或肺转移（肺相有阴影），在葡萄胎排出后这些转移可以自然消失，不一定是恶性的表现。Novak称之为"迁徙"或"生理性转移"。既往多按恶性葡萄胎处理，予以化疗。随着比胸部X线片更为敏感的肺部CT等影像手段的应用，有一些患者虽然肺CT出现单发或多发的转移结节，但血清持续下降。对于这些患者，在患者知情同意的基础上，不予化疗，进行严密的随诊。结果发现，随着血清的下降，这些患者肺部的结节能够逐渐吸收。因此，对于肺部出现转移小结节，但血清呈持续下降，如患者能够按要求密切随诊，在获得知情同意的情况下，可以不予化疗，密切随诊观察。

十一、再次葡萄胎问题

单次葡萄胎后复发的风险较低，为0.6%~2%，但连续葡萄胎后再次发生葡萄胎的风险则大大提高，复发葡萄胎的妇女，尤其是有家族史者，有可能是特殊类型的BiCHM，存在NLRP7和基因突变。

再次葡萄胎的临床表现和初次葡萄胎似无明显差别。如是连续发生而中间间隔不到半年者，必须先除外残余葡萄胎或恶性葡萄胎，才能诊断再次葡萄胎。因此，必须注意两次葡萄胎之间月经是否正常，血清测定是否已转阴性或正常。再次葡萄胎一经诊断，也宜及时处理，方法同首次葡萄胎，可采用吸宫的办法，术后宜加强随诊。

(孙 萍)

第三节 妊娠滋养细胞肿瘤的诊断

GTN继发于各种不同类型的妊娠，包括葡萄胎、流产、宫外孕以及产后等。其主要的临床表现为出现阴道流血和（或）转移灶及其相应症状和体征；最终的诊断需要根据患者的病史和症状、妇科查体、血清检测和影像学检查结果进行确定，必要时结合病理结果进行诊断。

一、病史的询问

病史的询问是诊断的重要基础。除了常规的病史询问，还应该重点询问患者的孕产史，尤其是末次妊娠的性质和时间，以及末次妊娠终止时间与本次发病的间隔时间，了解本次发病与前次妊娠可能的相关性。如根据前次妊娠性质以及葡萄胎排出时间，可帮助诊断侵蚀性葡萄胎或绒毛膜癌。同时，重视询问患者的症状，如阴道流血的多少等；除了重视患者的妇科相关症状外，还有一部分患者是以转移灶的症状为首发症状，如合并多发肺转移的患者以呼吸衰竭、咯血为首要表现；脑转移的患者以颅内出血，甚至脑疝为首要表现。不同的临床表现都应引起足够的重视。

二、妇科查体

妇科查体在GTN的诊断中同样重要。妇科检查过程中可以发现有无阴道转移病灶；明确子宫的大小、形态及是否存在宫旁血管搏动；明确盆腔有无包块及包块的位置。

三、血清的检测

血清是GTN特异及敏感的肿瘤标志物，也是GTN诊断与治疗期间病情监测的主要参照指标。当血清升高时应首先排除妊娠，然后再考虑诊断为GTN的可能。当血清呈低水平升高、无临床疾病证据时，还需除外假阳性血清。需要注意的是，血清的检测结果受多因素影响而不同（如不同厂家制备药盒采用的抗体各异、应用的测定方法不同、各实验室条件不同、实验者水平各异等）。因此，临床医师应对此有足够了解，综合分析结果。另外，游离β-及高糖化在GTN中明显高于正常妊娠，可作为判断正常妊娠或GTN的一项指标。

四、影像学检查

影像学检查不仅有助于GTN的诊断、疾病的临床分期和预后评分，还有助于治疗前评估。目前，常用的检查方式包括超声检查、胸部X线片及CT或MRI。

GTN的超声表现通常为子宫轻度或明显增大，肌层回声不均，有不均质回声肿块；合并有丰富的血流信号和低阻血流，部分可形成动静脉瘘。侵蚀性葡萄胎的超声表现主要与肌层分界不清；有血窦形成或小囊状无回声水疱结构。绒毛膜癌的早期病灶表现为边界不清或血流信号异常紊乱；晚期病灶表现为实性回声，中心可无血流。部分患者可能还会合并有黄素化囊肿或者盆腔包块。

GTN 很早就可通过血运发生转移，尤其是以肺部最常见。胸部 X 线片是诊断肺转移的重要检查方法，通常肺转移最初表现为肺纹理增粗，而后发展为片状或小结节阴影；典型的肺转移表现为棉球状或团块状阴影，以右肺及中下部较为多见。CT 对肺、脑及肝脏等部位的转移灶有较高的诊断价值，尤其是肺部 CT 检查可以发现肺部 2～3mm 微小转移病灶，文献报道经胸部 X 线检查未发现肺转移的患者中约有 40% 经胸部 CT 检查可证实有肺部微小转移，因此目前建议进行胸部 CT 检查。MRI 主要用于脑和盆腔病灶诊断。若影像学检查提示肺部转移灶 ≥3cm 或有多发转移，则建议进一步行脑、肝等部位 CT 或 MRI 检查，以明确有无其他远处转移。

其他检查方法还包括选择性动脉造影帮助诊断子宫原发病灶和相关部位转移病灶；存在消化道出血症状应行消化道内镜检查；存在血尿症状，应行静脉肾盂造影和膀胱镜检查以明确诊断。

五、组织病理学诊断

虽然组织病理学诊断并不是 GTN 诊断所必须的，但是，只要有组织病理学结果就一定要遵循组织病理学诊断。如果子宫肌层内或子宫外转移灶组织中若见到绒毛或退化的绒毛阴影，则诊断为侵蚀性葡萄胎；若仅见成片滋养细胞浸润及坏死出血，未见绒毛结构者，则诊断为绒毛膜癌；如果原发灶和转移灶诊断不一致时，只要在任一切片中见绒毛结构，均诊断为侵蚀性葡萄胎。

六、宫腹腔镜检查

用于诊断困难、不能明确诊断的患者，腔镜检查能直观、准确地定位子宫表面、宫角以及盆腹腔脏器病变，不仅可以取得标本来获得病理诊断，同时也可以进行手术治疗。

（孙 萍）

第四节 妊娠滋养细胞肿瘤的诊断标准

不同的妊娠滋养细胞肿瘤的诊断标准如下：

一、葡萄胎后的 GTN 诊断标准

FIGO2015 年的诊断标准为符合下列之一即可以诊断：
(1) 葡萄胎排空后 4 次测定血清呈平台、至少维持 3 周。
(2) 葡萄胎排空后连续 3 周血清上升，并维持 2 周或 2 周以上。
(3) 葡萄胎排空后血清水平持续异常达 6 个月或更长。
(4) 有组织病理学诊断。

二、非葡萄胎后的 GTN 诊断标准

符合下列之一即可诊断：

(1) 流产、足月产、异位妊娠终止 4 周以后，血清 β-水平持续在高水平，或曾一度下降后又上升，已排除妊娠物残留或排除再次妊娠。

(2) 组织病理学诊断。

三、中间型滋养细胞肿瘤诊断标准

中间型滋养细胞肿瘤可以继发于任何妊娠之后，但是必须有组织病理学诊断方可确诊。

（陈友国　黄　翀　阮丽萍）

第五节　妊娠滋养细胞肿瘤的鉴别诊断

典型的 GTN 通过临床病史、血清水平和影像学检查的综合分析，常能确诊。然而，一些不典型病例常常伴有阴道出血，同时超声检查的征象并不十分特异，血清水平又有重叠，因此很难和部分不典型的妊娠相鉴别。而不全流产和异位妊娠与 GTN 的治疗方案又明显不同，故在治疗前明确其诊断十分重要。

需要和 GTN 相鉴别的妊娠相关性疾病包括不全流产、胎盘残留以及不典型的异位妊娠（如输卵管妊娠、宫角妊娠、宫颈妊娠、子宫瘢痕妊娠、肌壁间妊娠和子宫残角妊娠等）。以上疾病均表现为停经后阴道出血，可有子宫增大、宫角、宫旁或附件包块，血清值因妊娠的存在持续异常上升，超声提示病灶内血流丰富，刮宫难以刮到妊娠物，与 GTN 的子宫体病变容易混淆，而容易误诊为 GTN。临床对于这些难以确诊的病例，必要时可通过腹腔镜、宫腔镜，甚至开腹手术，直观、准确地定位子宫表面、宫角以及盆腹腔脏器病变，不仅可以明确诊断，而且可以进行手术治疗取得组织标本，获得病理诊断。

一、宫角妊娠

宫角妊娠在所有异位妊娠患者中的发生率为 2%～4%，多由于子宫内膜炎、宫腔粘连或输卵管炎症导致受精卵不能在宫腔正常部位着床而着床在宫角部。宫角妊娠一般分为妊娠囊型和包块型。妊娠囊型易于诊断，通常通过超声检查即可明确诊断；而包块型宫角妊娠多由妊娠囊型子宫角妊娠经清宫手术、化疗或胚胎停育后转变而来，临床表现及影像学检查表现较复杂，且不易取到组织进行病理检查，易被误诊为 GTN。如果诊断困难，可以考虑行腔镜检查以明确诊断。

二、肌壁间妊娠

肌壁间妊娠比较罕见，术前几乎不能诊断。其发生原因主要包括：

(1) 子宫内膜缺陷，宫腔操作史或行剖宫产及肌瘤剔除史，发生孕卵从受损的内膜种植到肌壁间。

(2) 子宫浆膜炎症，部分浆膜破坏形成缺损，受精卵游离出输卵管，从子宫浆膜缺损处植入肌层内。

(3) 人工授精胚胎移植过程中发生困难，将胚胎植入子宫肌层内。

(4) 滋养细胞活性增强而蜕膜的防御能力减弱假说。

(5) 子宫腺肌症，胚胎随异位子宫内膜进入子宫肌层。

肌壁间妊娠分为孕囊型、包块型和破裂型三种类型。孕囊型表现为肌壁间见到孕囊，四周环绕肌层；包块型主要以混合回声为主，内见不规则液性暗区，四周环绕肌层，包块周边肌层常可见到血管扩张；破裂型以腹腔积血为主要表现。其中包块型肌壁间妊娠，受精卵四周被肌层组织包围，与宫腔及卵管均不通，且出现症状较晚，甚至没有腹痛、阴道流血等症状，超声表现与GTN极为相似，最易被误诊为妊娠滋养细胞肿瘤。对于这类患者，手术探查可能是决定性的手段。

三、剖宫产瘢痕妊娠

剖宫产瘢痕妊娠是指受精卵着床于既往剖宫产瘢痕缺陷处的异位妊娠，是剖宫产术后远期潜在的严重并发症；文献报道发生率为1/2216～1/1800；剖宫产瘢痕妊娠可导致胎盘植入、子宫破裂，甚至孕产妇死亡。北京协和医院将剖宫产瘢痕妊娠分为以下三型：

（一）Ⅰ型

瘢痕处宫腔内孕囊存活型，孕囊大部分位于子宫下段宫腔内，可见胚胎及胎心搏动，绒毛下局部肌层薄，孕囊周围局部肌层血流信号丰富。

（二）Ⅱ型

瘢痕处肌层内孕囊型，孕囊生长于子宫前壁下段瘢痕处肌层内，孕囊附着处肌层阙如或变薄，常见妊娠囊变形，胚胎结构模糊，胚胎停育，孕囊周围血流信号丰富。

（三）Ⅲ型

混合包块型或类滋养细胞疾病型，常常是前两种类型清宫不全或不全流产后残留的妊娠组织继续生长后形成的，表现为子宫前壁下段可见囊实性或实性混合回声团，未见妊娠囊，局部肌层阙如或变薄，与正常肌层分界不清，超声显示局部血流信号极丰富（高速低阻），因持续阴道出血，伴血清持续异常，易被误诊为GTN。

对于Ⅲ型的剖宫产瘢痕妊娠诊断困难，除超声或盆腔MRI有助于诊断外，诊断性腔镜检查也是明确诊断的主要方法。腔镜检查不仅可以明确诊断，也可以进行手术治疗，同时术中送冰冻病理检查，如术中冰冻诊断为GTN，术后第1天应复查血清并及时给予联合化疗。

四、流产后宫腔残留或胎盘残留

表现为妊娠或妊娠终止后出现不规则的阴道流血，伴有血清异常，盆腔超声提示宫腔、一侧宫底或子宫肌壁间有局部血流丰富的占位性病变，与妊娠滋养细胞肿瘤难以鉴别。此类患者血清常常不会异常升高，诊断上可考虑进行宫腔镜检查，不仅可以在直视下观察宫腔形态，明确占位性病变的解剖部位、大小及形态，并可同时在宫腔镜直视下或宫腔镜辅助定位下清除占位性病变送组织病理学检查，以明确诊断。

总之，对于GTN的诊断和鉴别诊断一定要给予足够的重视；当GTN临床特点不典型时，容易与许多疾病相混淆，此时应该综合考虑进行早期正确诊断及鉴别诊断；对可疑患者应首先想到常见病、多发病，综合临床资料进行个体化鉴别诊断。另外，在GTN患者化疗前一定要反复确认诊断，避免误诊误治。

（陈友国　黄　肿　阮丽萍）

第六节 妊娠滋养细胞肿瘤患者化疗方案的选择

一、低危 GTN 患者化疗方案的选择

低危 GTN 患者的治疗目前主要依据是否保留生育功能、是否合并有远处转移及是否具有高危因素进行个体化治疗。治疗以单药化疗为主，目前推荐的常用单药化疗方案为放线菌素 D（Act-D）大剂量冲击方案和 MTX 5 天或 8 天方案。

低危患者的 FIGO 评分范围为 0～6 分，对于从 0 分～6 分的低危 GTN 患者都采用单药化疗目前仍存在争议。不同文献报道对于患者年龄较大（>40 岁）、病理诊断为绒毛膜癌、治疗前血清 β-较高及 FIGO 评分≥4 的患者采用单药治疗后治疗失败率明显增加。北京协和医院的临床总结建议，对于治疗前血清 β->10^4IU/L、病理诊断为绒毛膜癌及 FIGO 评分≥4 的低危患者直接选择联合方案化疗，化疗方案主要包括 FAV（VCR＋5-FU/FUDR＋Act-D）、EMA/CO、FAEV（VCR＋5-FU/FUDR＋Act-D＋VP-16）、AE（VP-16＋Act-D）等。

9%～33%的低危 GTN 患者首次单药化疗后会产生耐药或者对化疗方案不耐受。无论是对 MTX 或 Act-D 单药耐药，后续治疗都应根据不同情况选择其他药物的单药治疗或联合治疗。当对第一种单药化疗有反应，但血清不能降至正常或因毒性反应阻碍化疗的正常实施，且血清<300IU/L 时可以改为另一种单药化疗。当对一线单药化疗无反应（血清升高或出现新病灶）或对两种单药化疗均反应不佳时建议改为联合化疗。文献报道，如果发生耐药时，血清 β->300IU/L 选择联合化疗，最终均可获得接近 100%的临床治愈率。不同文献报道，单药耐药后可选择的方案包括 MTX 耐药后改为单药Act-D 冲击、5d Act-D、AE、MAC（MTX＋Act-D＋CTX）、EMA/CO、FAV、FAEV 方案等。

低危患者在血清正常后建议巩固 2～3 个疗程，可以减少复发机会。等人研究发现，在低危 GTN 患者中，MTX 单药方案化疗后巩固 3 个疗程较巩固 2 个疗程相比复发率明显降低（4.0% vs. 8.3%，$P<0.006$）。低危 GTN 患者经过一线及二线药物化疗后的完全缓解率接近 100%。

二、高危 GTN 化疗方案的选择

高危患者存在较高的化疗耐药和疾病复发风险，一般主张多药联合化疗为主，必要时结合手术等其他治疗的综合治疗。化疗方案首推 5-氟尿嘧啶（）或氟尿嘧啶脱氧核苷（FUDR）为主的联合化疗方案或 EMA-CO 方案；文献报道的其他一线方案包括 EMA/EP、MEA（MTX＋VP16＋ACT-D）和 MEF（5Fu/FUDR＋VP16＋MTX）等方案。研究证实高危 GTN 患者给予 EMA/CO 方案治疗，血清学缓解率为 75%～85%，只有 17%的患者发展为对 EMA/CO 耐药。FAEV 治疗初治的 GTNIV 期患者的缓解率可以达到 80%。手术作为辅助治疗，对控制大出血等各种并发症、消除耐药病灶、减少肿瘤负荷和缩短化疗疗程等方面仍有重要作用。

对于血清正常后的高危患者,美国 ACOG 建议至少进行 2~3 个疗程的巩固化疗,FIGO（2015）推荐血清正常后的高危患者需继续巩固化疗 3~4 个疗程。

三、复发及耐药 GTN 化疗方案的选择

耐药性 GTN 的定义为经过 2~3 个疗程化疗后血清 β-水平未呈对数下降,或呈平台状,或上升,以及影像学提示肿瘤病灶增大,甚至出现新的转移病灶。复发的定义目前尚不统一,不同的文献报道的定义包括巩固治疗结束后血清上升或降至正常后再次上升且除外再次妊娠。

约15%高危 GTM 患者在初次治疗后发生耐药或缓解后复发,对这部分患者的治疗目的不仅为了延长患者的生存时间而是为了达到治愈。复发及耐药 GTN 患者化疗方案的选择目前尚没有统一的方案,主要应根据患者既往的治疗方案及反应、疾病的程度综合考虑,强调个体化治疗,在全身化疗基础上联合手术。

介入、放疗等多种治疗手段的综合治疗策略。如初次化疗以为主的联合化疗者,首选 EMA/CO；如初次化疗为 EMA/CO,可选用或 FUDR 为主的联合化疗；也可选用含铂类的方案,如 EMA/EP、TE/TP、VIP、PVB 等,经上述方案治疗后的整体缓解率为 40%~75%。

化疗途径除了全身静脉化疗外,还包括子宫动脉插管化疗、肝动脉插管化疗及栓塞治疗、脊髓腔鞘内注射 MTX 化疗、膀胱内 5-FU 灌注化疗、子宫旁局部注射化疗以及阴道转移瘤局部注射化疗等。

四、中间型 GTN 化疗方案的选择

中间型 GTN 主要包括 PSTT 和 ETT,其诊断主要依据组织病理学诊断。手术是其主要的治疗方法。对于有远处转移或者病理存在高危因素的患者,建议进行辅助化疗。化疗方案的选择目前尚不统一,文献报道的方案主要有 EMA/CO、EMA/EP、FAEV 及 TE/TP。

五、危重患者化疗方案的选择

对于危重 GTN 患者,肿瘤负荷大,且患者通常一般情况差、生命体征不平稳,这种情况下可以选择化疗不良反应比较轻微的方案,待病情稳定后再采用其他方案,以降低患者的早期病死率。化疗方案包括 AE 方案（VP-16 100mg/m^2, Act-D 0.5mg, d1~3,间隔 9~12 天）及 EP 方案（VP-16 100mg/m^2, DDP 20mg/m^2, d1~2,每 7 天 1 个疗程）。北京协和医院通常选用 AE 方案化疗 1~2 个疗程,国外文献报道,对于危重患者可以应用 EP 方案化疗 1~4 个疗程后再改为标准化疗方案。

（余映辉）

第七节　FIGO 2015 妊娠滋养细胞肿瘤诊治指南更新解读与争议问题

GTD 是一组与异常妊娠相关的不常见疾病,包括良性的葡萄胎以及侵蚀性葡萄胎或转移性葡萄胎、绒毛膜癌、PSTT 和 ETT,其中后三者称为 GTN。恶性 GTD 也称

为 GTN。侵蚀性葡萄胎的治疗基本与 GTN 相同。

一、流行病学

葡萄胎在亚洲一些地区较常见，发病率高达 2/1000 次妊娠。欧洲和北美发病率通常<1/1000 次妊娠。近年来，亚洲国家葡萄胎的发生率有所下降，可能是由于经济和饮食的改善以及生育率的下降所致。绒毛膜癌的发病率难以估算，因其发生率低，1/40 000~9/40 000 次妊娠，并且临床上由于缺乏组织病理学证据，发生于葡萄胎后的绒毛膜癌难以与侵蚀性葡萄胎相区分；PSTT 和 ETT 比绒毛膜癌更为罕见。

二、遗传和病理

（一）葡萄胎

细胞遗传学有助于区分 CHM、PHM 和水肿性自然流产。通常情况下，CHM 为二倍体，核型为 46，XX，其中两套染色体均来自父系；PHM 为三倍体，核型为 69，XXX 或 69，XXY，其中一套染色体为母系来源、两套染色体为父系来源；水肿性自然流产为二倍体，核型为 46，XX 或 46，XY，其中两套染色体分别来自父母双方。位于 11 号染色体上的印迹基因是一个父源印记而母源表达的基因，其蛋白表达产物 $p57^{kip2}$ 为细胞周期素依赖性激酶抑制剂。正是利用其父源印记、母源表达的特性，$p57^{kip2}$ 免疫组化染色阳性则显示母源基因的存在，而排除 CHM。需要补充说明的是水肿性自然流产又有三倍体核型，但其中两套为母系来源、一套染色体为父系来源。另外，还有一种极为罕见的 BiCHM，染色体核型与正常妊娠一致，但是，虽然其为双亲来源，其中母源基因均处于印记沉默状态。因此，p57kip2 免疫组化染色在 BiCHM 中也呈阴性。

（二）侵蚀性葡萄胎

极少数情况下，侵蚀性葡萄胎和转移性葡萄胎是通过切除子宫或转移灶来诊断的。

（三）绒毛膜癌

绒毛膜癌的病理特征是无绒毛结构存在，有异常合体滋养细胞和细胞滋养细胞，常伴有坏死和出血。作为一种恶性肿瘤，可能会侵及子宫及其周围器官，常有远处转移，最常见的转移部位为肺，也可以转移到肝、脾、肾、肠和脑。

（四）PSTT

来源于胎盘床母体侧侵入子宫肌层的单核中间型滋养细胞，其大小和外观不一，可为棕褐色或淡黄色坏死灶，平均长径约 5cm；肿瘤细胞有不规则的核膜，核深染，强嗜酸性或双染性细胞质，无绒毛结构。人胎盘催乳素（HPL）免疫组化染色呈强阳性，而血清免疫组化染色只有局灶阳性或弱阳性。PSTT 需要和良性的胎盘部位超常反应相区分，后者的 Ki-67 指数更低，一般<1%，而 PSTT 的 Ki-67 指数通常>8%；PSTT 的 p63 染色呈阴性，可以和另一种更为罕见的中间型滋养细胞肿瘤——ETT 相鉴别。

（五）ETT

ETT 为绒毛膜型中间型滋养细胞肿瘤，通常表现为孤立、出血、实性或囊性病变，病变可能位于基底部、子宫下段、宫颈，甚至阔韧带中。组织学上，中间型滋养细胞岛周围广泛坏死，合并玻璃样变基质。HPL、细胞角蛋白和抑制素-α 染色均呈局灶阳性。通过 p63 免疫染色阳性可与 PSTT 相区分。ETT 可以与绒毛膜癌及 PSTT 共存，非典型胎盘部位结节（APSN）可以共存和（或）先于 ETT 和 PSTT 出现。因此，APSN 不能被视为良性。

三、临床表现及诊断

(一) 葡萄胎

葡萄胎最常见的表现是在妊娠期阴道异常流血，随着超声的普及，葡萄胎通常在早孕期间得到诊断。因此，妊娠剧吐、子痫、甲状腺功能亢进、肺动脉滋养细胞栓塞和子宫大小比孕周大这些经典的临床表现目前已不多见。在早孕期行超声检查CHM也不会出现典型的"落雪征"。胎儿部分缺失，囊性外观胎盘和变形孕囊可能提示早期葡萄胎。一些葡萄胎妊娠仅在自然流产后清宫的组织学检查得到诊断，甚至相当多的患者在清宫前超声诊断为胚胎停育。因此，对于所有清宫组织均应常规送病理检查。

(二) GTN

葡萄胎后发生的GTN一般无症状，患者通常是通过血清的监测得到诊断。2000年FIGO妇科肿瘤委员会会议根据血清水平的变化以及组织学和特定的检查，规定葡萄胎后发生GTN的诊断标准如下：

(1) 每周监测血清，间隔3周、4次测定持续平台，即第1、第7、第14、第21天。

(2) 每周监测血清，连续2周、3次均较前一周上升，即第1、第7、第14天。

(3) 葡萄胎清宫术后6个月以上血清仍然处于高水平。

(4) 有组织病理学诊断为GTN。

其中平台是指血清较上一周上升或下降均不超过10%，上升则是指血血清较上一周升高超过10%；需要指出的是，在这一版的指南中取消了2012版肺部X线检查的诊断标准，这是由于近年来临床研究发现有部分葡萄胎患者会在清宫前后的肺CT检查中发现典型的"肺转移"结节，按照2012版的指南，这些患者都会诊断为侵蚀性葡萄胎而给予化疗，然而其中有一部分患者如果不给予化疗，在严密随访过程中可以看到十分有趣的现象，即随着血清自然的下降，肺内"转移瘤"亦会随之缩小和消失。因此，被称为良性葡萄胎肺转移。这也是2015版指南中没有把转移性葡萄胎归为妊娠滋养细胞肿瘤的原因。

目前，临床医师都已十分重视葡萄胎清宫术后血清的随访，因此葡萄胎后的GTN相对较容易诊断。但是，仅有约50%的GTN继发于葡萄胎，另外一半GTN则继发于自然流产、异位妊娠或足月产，由于这些类型的妊娠会被患者和医师视为相对"正常"，通常不会推荐这些患者常规进行血清的监测。因此，非葡萄胎妊娠后的GTN发病常常隐匿、临床表现也很多样，可以为异常阴道出血或腹部、肺或脑等各种转移部位的出血所致的症状，如腹腔内出血、咯血、颅内高压症状、突发抽搐、昏厥等。当育龄女性出现上述异常表现时应注意与GTN鉴别，并监测血清及相应部位的影像学检查以明确诊断。由于2015FIGO指南中并未给出明确的非葡萄胎妊娠后GTN的诊断标准，北京协和医院所采用的标准如下：各种非葡萄胎妊娠终止后4周血清仍未降至正常且呈升高趋势，排除妊娠物残留后可以诊断为GTN。

(三) 影像学检查在GTN诊断中的应用

胸部X线片可以用于预后评分中肺转移灶的计数，胸部X线片和肺CT可以用于诊断肺转移；超声或CT可用于肝转移的诊断；磁共振或CT可用于脑转移的诊断。

（四）血清监测

为了对 GTN 患者进行监测，应当测定各种形式的血清，如整分子、β-、核心、羧基末端、缺刻-游离 β、β 核心等，尤其是推荐测定高糖基化（-H）。-H 无论在体内还是在体外都有促进侵袭的作用，此外，通过给予-H 的特异性抗体，可以完全阻断这种侵袭性和肿瘤形成作用。因此，-H 作为一种细胞因子样的分子，在绒毛膜癌的植入、侵袭中起重要的调节作用。此外，-H 与总的比值［-H（%）］可用于鉴别滋养细胞疾病有无活性，并可以将-H（%）作为滋养细胞疾病的早期肿瘤标志物。对于持续性低水平病例，在排除了因异嗜性抗体导致的假阳性后应随访，因为其中有些病例可能会伴随水平的升高而发展为 GTN。

四、治疗

（一）葡萄胎的治疗

葡萄胎清宫应由有经验的妇科医师在超声监测下进行，尽量一次清宫干净，不常规行二次清宫术。如果首次清宫术前子宫超过妊娠 12 周大小、若勉强一次清宫干净有可能会造成子宫穿孔的风险增加，这种情况下可以在首次清宫后一周复查超声，证实有宫腔残留者再行二次清宫术。以往的观点认为葡萄胎清宫术中使用缩宫素会因子宫强烈收缩而导致转移的风险增加，而将缩宫素的使用列为葡萄胎清宫术中的禁忌。但是，目前研究发现，在充分扩张宫颈和清除出大量葡萄胎组织后使用缩宫素并不增加转移的风险，并可以减少大出血的风险。除非有子宫穿孔或难以控制的大出血等并发症的存在，否则没有子宫切除的指征。

葡萄胎清宫后监测血清对于早期诊断葡萄胎后 GTN 非常重要，最近的数据显示，GTN 很少发生在血清自然恢复到正常的患者，因此新的指南推荐血清正常后避孕 6 个月即可再次妊娠；对于血清自然降至正常后 6 个月内意外妊娠者，终止妊娠也并非必须，尽量避免 6 个月内再次妊娠。另外，需要特别强调的是，指南中所说的 6 个月是指血清自然降至正常的患者，不包括采用了预防性化疗的患者，对于这些患者仍然推荐避孕一年，以防化疗药物的作用对后代产生不良影响。

以往认为宫内节育器或各种剂型的避孕药所致的异常阴道流血可能会干扰对病情的监测。因此，一直以来葡萄胎清宫后均推荐患者采用屏障法避孕。鉴于近年来的研究数据，2015 指南推荐口服避孕药对于葡萄胎清宫后的患者也是安全的。

单次葡萄胎后复发的风险较低，为 0.6%～2%，但连续葡萄胎后再次发生葡萄胎的风险则大大提高，复发葡萄胎的妇女（尤其是有家族史者），有可能是特殊类型的 BiCHM，存在 NLRP7 和 KHDC3L 基因突变。

（二）正常妊娠合并葡萄胎

葡萄胎很少与正常妊娠共存，常常经超声诊断。由于葡萄胎的增长速度较正常妊娠快、因此，子宫体积增大明显，发生自然流产或早产的风险较高，很难获得足月产，但仍有约 40% 的患者可获得活产，并且不增加 GTN 的风险。有些患者还有可能会继发甲状腺功能亢进、先兆子痫等，若无各种并发症且遗传学检测正常，则可以在严密监测下继续妊娠。

（三）GTN 的治疗

GTN 的治疗以化疗为主，化疗方案主要取决于分期和预后评分，每一例患者在接受治疗前均需要确定分期和预后评分。

1. 低危 GTN 的治疗

常用于初治、低危患者的一线化疗方案有氟尿嘧啶、MTX 或 Act-D 单药化疗等，存活率可达 100%。随机对照研究分 3 组对低危 GTN 患者采用 MTX 和 Act-D 方案不同给药方式进行了比较，结果显示：脉冲式的 Act-D 方案优于 MTX 周疗，并且不增加不良反应。而联合 MTX 和 Act-D 方案则明显增加了不良反应，但并不提高治愈率。

有学者研究结果认为，MTX 和 Act-D 单药化疗方案的疗效无明显差异：Yarandi 等比较了 MTX 5 天方案和 Act-D 每两周一次的脉冲方案对低危 GTN 患者的疗效，结果发现两组对于一线化疗的完全缓解率为 79%（MTX 组 78.1%，Act-D 组 80%）；21.9% 的 MTX 组和 20% 的 Act-D 组对一线化疗耐药而采用了二线单药化疗，其中 15.6% 和 16.7% 获得 CR；6.3% 的 MTX 组和 3.3% 的 Act-D 组需要多药联合化疗。两组间的差异无统计学意义。

Turkmen 等的研究表明导致低危 GTN 患者对 MTX 耐药的重要因素是治疗前血清 β-水平≥5000IU/L，对于治疗前血清较高的低危患者不宜采用单药 MTX 化疗。也有学者总结了低危转移性 GTN 患者单药化疗失败的危险因素为治疗前血清水平＞10^4 mIU/ml，年龄＞35 岁，FIGO 评分≥4 分，较大的阴道转移病灶。另外，由于 2000 版的 FIGO 评分将 0~6 分均归为低危，全部采用单药化疗似乎并不合适，一般而言，0~4 分单药化疗效果较好，而 5~6 分者单药化疗失败率为 80%，需要改为联合化疗方可达到临床缓解。因此，建议对低危患者进行分层，5~6 分者或治疗前血清 β-水平较高者（≥10^4 IU/L）直接选用联合化疗更为合适。

如果对第一种单药化疗有反应，但血清不能降至正常水平，一般血清＜100IU/L 或 300IU/L，或者由于毒性阻碍了化疗的足够剂量或治疗频率，则可改为另一种单药化疗。如果对单药化疗无反应（例如出现化疗期间血清水平升高或出现新的转移灶，或对两种单药化疗均反应不佳，血清一直无法降至正常），则应改为联合化疗。血清水平降至正常后，还需要原化疗方案巩固 2~3 个疗程，可以减少复发机会。低危 GTN 患者的完全缓解率接近 100%。

2. 高危 GTN 的治疗

高危 GTN 多采用多药联合化疗方案，最常用的是 EMA-CO（依托泊苷、MTX、放线菌素-D、环磷酰胺、长春新碱），完全缓解率约为 85%，5 年总生存率为 75%~90%。合并肝和（或）脑转移的患者预后差，高危患者在血清降至正常后应巩固 4 个疗程化疗。

3. 极高危 GTN 的治疗

在 2015 版指南中提到了极高危 GTN 的概念，是指预后评分≥12 分、合并肝、脑或广泛转移的患者，通常对一线联合化疗反应较差，可以直接选用 EP-EMA 等二线补救化疗方案，可能会产生较好的治疗反应和效果，也可以用于复发或晚期患者。

对于极其严重的病例，上述标准的二线补救化疗可能会引起严重的骨髓抑制导致出血、败血症，甚至多器官衰竭等。因此，刚开始治疗时可以采用低剂量较弱的化疗方案，如 VP-16（100mg/m²）、顺铂（20mg/m²），d1~2，每周一次，重复 1~3 周；待病情缓解后，再转为上述标准化疗。北京协和医院常用于标准化疗前较弱的方案为 AE

方案：Act-D 500μg，d1～3；VP-16（100mg/m²），d1～3。

极高危 GTN 中脑转移患者的治疗，可以在 EMA/CO 方案中将 MTX 的剂量增加到 1g/m²，这将有助于 MTX 穿过血-脑屏障；或者在使用 CO 的同时鞘内注射 MTX 12.5mg。有些中心在化疗的同时给予全脑放疗（每天 200cGy，总量 3000cGy），或采用立体定向放疗。

4. 手术的作用

手术在 GTN 的治疗中具有一定的作用。例如，子宫出血不能控制时，可以采用子宫动脉栓塞或子宫切除术；肝、胃肠道、肾、脾转移灶出血时，可能需要开腹止血；脑转移灶出血或颅内高压可行开颅手术；尤其是对于孤立的耐药病灶，在化疗疗程中通过切除孤立的脑、肺部结节或子宫，可以提高生存率，减少复发机会。

5. 放疗的作用

除了治疗脑转移，放疗在 GTN 的治疗中作用有限。放疗是否比鞘内注射 MTX 对脑转移有效尚存在争议。

（四）PSTT 和 ETT 的治疗

PSTT 和 ETT 对化疗的敏感性低于绒毛膜癌，以往认为子宫切除术是其主要的治疗方式。如果患者希望保留生育功能，对于病灶局限者可以考虑采用保守性治疗（如刮宫、宫腔镜、腹腔镜或开腹切除病灶），除了要保证病灶清除的彻底之外，术中子宫重建也非常重要，以减少再次妊娠时子宫破裂的发生风险。关注病理结果，对于切缘阳性或有病理高危因素的患者术后及时化疗，EP-EMA 是最常用的化疗方案。此外，需要特别强调的是对于病变呈弥散性、有不良病理预后因素者，即使有强烈的生育意愿，也不适合一味追求保留生育功能而延误对肿瘤的治疗。距离前次妊娠 48 个月以上发病者是最显著的不良预后因素。

五、随访

GTN 治疗结束后应定期监测血清至少 12 个月，并严格避孕，以监测复发。虽然某些患者可能需要心理和性心理咨询，但是 GTN 治愈后对将来的生育、妊娠和后代均无影响。

（余映辉）

第六章 年轻未生育妇女的子宫颈浸润癌

第一节 保留卵巢功能

卵巢是维持女性内分泌功能的重要器官,而子宫颈癌的手术治疗、放疗和化疗均会导致卵巢功能的损伤。传统的子宫颈癌根治术需要切除双侧附件,这导致术后年轻女性丧失卵巢功能,出现围绝经期症状,需要术后激素补充治疗。即使附件未切除,手术操作可能引起卵巢血管扭曲、压迫、损伤、纤维化,也可导致卵巢功能衰退。盆腔放疗会使保留于盆腔原位的卵巢功能丧失。化疗可导致卵巢卵泡数目下降、无卵泡或卵巢纤维化。如何对年轻子宫颈癌患者的卵巢功能进行保护,改善患者的生活质量,越来越受到临床医师的关注。在保证安全性的情况下,可考虑最大程度上保留卵巢的生育和内分泌功能。因此,为提高子宫颈癌患者生活质量和改善预后,尤其是对年轻患者,术中保留卵巢显得非常必要,如何保留卵巢功能以及如何监测卵巢功能也至关重要。

一、保留卵巢功能的安全性

1958年,McCall首次对子宫颈癌患者行卵巢的原位保留,结果显示此术式能维持术后卵巢的内分泌功能,改善了患者生活质量,这引起了妇科肿瘤医师对子宫颈癌卵巢转移率及保留卵巢问题的关注。多数学者认为子宫颈癌患者保留卵巢最主要的决定因素是子宫颈癌患者的卵巢转移率,因此对子宫颈癌卵巢转移途径及转移率做了大量研究。子宫颈癌卵巢转移并不多见,不同病理类型子宫颈癌的转移率差别明显。大多数研究表明宫颈腺癌发生卵巢转移的概率大于宫颈鳞癌。子宫颈癌卵巢总转移率约2%,鳞癌为0.12%~0.79%,腺癌为1.81%~8.22%。目前,对于早期鳞癌ⅠA~ⅡA期保留卵巢功能的观念已得到临床工学者的公认。但对于腺癌患者是否保留卵巢功能尚有争议。

(一)子宫颈癌卵巢转移的途径

子宫颈癌卵巢转移的主要途径和其他恶性肿瘤一样,即为:

1. **直接蔓延**

子宫颈癌组织局部浸润生长,向下生长累及阴道壁,向上累及宫颈管、宫腔及输卵管卵巢,向两侧可累及主韧带、双侧卵巢,甚至达骨盆壁。有学者在手术过程中发现一例患者子宫颈癌病灶已转移至阔韧带、双侧卵巢及输卵管,但病理提示淋巴结为阴性,提示子宫颈癌可以直接蔓延转移至卵巢。

2. **淋巴转移**

淋巴结转移是子宫颈癌转移的重要方式,癌灶局部累及淋巴管并随淋巴引流液扩散。

3. **血行转移**

子宫颈癌极少通过血行转移,通常晚期子宫颈癌才会出现肝、肺和骨骼系统的转移。

但有研究表明血管浸润与子宫颈癌卵巢转移密切相关，推测血行转移或是卵巢转移的主要方式。

(二) 子宫颈癌卵巢转移的高危因素

目前关于子宫颈癌发生卵巢转移的风险评估尚无明确标准。研究人员在 1889 例患者中，诊断出 22 例（1.2%）患者为卵巢转移：其中 12 例患者为鳞状细胞癌，5 例为腺癌，4 例为腺鳞癌，1 例为小细胞癌。通过多变量分析发现，淋巴结转移（优势比 5.75，95% 置信区间为 2.16～15.28）、子宫侵犯（5.53，2.11～14.53）、宫旁侵犯（8.24，3.01～22.56）、组织学以及新辅助化疗（0.40，0.13～1.22）均与卵巢转移有关。此外还发现，鳞状细胞癌患者中的卵巢转移与宫旁侵犯（5.67，1.63～19.72）、子宫侵犯（3.25，0.88～12.01）以及淋巴结转移（9.44，2.43～36.65）有关。而对于腺癌而言，FIGO 分期（ⅡB vs. ⅠB；31.78，1.41～716.33）、瘤体较大（12.71，1.31～123.68）、宫旁侵犯（51.21，4.10～639.19）、新辅助化疗（0.003，0.00～0.27）以及子宫侵犯（44.49，2.77～714.70）均为卵巢转移的独立临床病理因素。Plante 等总结分析了 1204 例早期宫颈腺癌（原位腺癌-ⅡA 期）患者卵巢转移的情况。在所有 FIGO 分期中，卵巢转移发生率为 3.7%（范围 0～12.9%），ⅠB 期患者中卵巢转移发生率为 2%（0.8%～3.2%）。在超过 100 例保留卵巢的原位腺癌-ⅡA 期患者中，经过平均为 56 个月的随访，没有发现卵巢复发的情况。因此，学者认为，对于早期宫颈腺癌的年轻女性，保留卵巢是安全的。

子宫颈癌卵巢转移可能与以下因素相关：

1. 临床分期

临床分期越高意味着肿瘤期别越晚，浸润范围越广，预后越差。文献报道子宫颈癌患者卵巢转移的风险随着临床期别升高而升高。其中子宫颈癌Ⅰ～ⅡA 期发生卵巢转移的风险较低，ⅡB 期为 5.45%，Ⅲ～Ⅳ期为 13.04%。

2. 病理类型

子宫颈癌最常见的病理类型为鳞状细胞癌，其与 HPV 感染密切相关，非雌激素依赖性，保留卵巢功能不会导致癌细胞过速生长。目前，认为腺癌比鳞状细胞癌更容易发生卵巢转移。

3. 肿瘤直径

在腺癌患者中肿瘤直径越大越容易发生转移，目前认为直径≥4cm 是发生卵巢转移的高危因素之一。

4. 淋巴管浸润或血管转移

淋巴管浸润是子宫颈癌预后不良的高危因素之一，也增加卵巢转移的风险。有学者报道子宫颈癌出现卵巢转移，但并未出现淋巴结转移，提示血管浸润可能是卵巢转移的独立危险因素。

5. 宫旁或宫体组织受侵犯

宫旁组织受浸润在腺癌患者中更为常见，研究表明其与卵巢转移显著相关。

尽管子宫颈癌的卵巢转移率低，但仍然存在卵巢转移的可能。对于ⅠA～ⅡA 期的早期鳞状细胞癌患者应在术前与患者及家属充分沟通保留卵巢的风险。对于宫颈腺癌的患者在保留卵巢功能的时候必须谨慎,如果病变局限于Ⅰ期可考虑保留卵巢。Nakanishi 等报道,发生卵巢转移的 14 例鳞状细胞癌中 11 例为术后显微镜下所见,15 例腺癌中有 9 例为术后显微镜下所见。可见卵巢外观正常并不能排除无卵巢转移,术中应行冰冻切片检查,而且子宫颈低分化腺癌或术中冰冻切片检出转移癌者为保留卵巢的禁忌。

(三) 保留卵巢功能的生存及预后

早期子宫颈癌患者发生卵巢转移率极低,且卵巢的内分泌功能并不是子宫颈癌生长及复发的高危因素,从远期疗效看,对无卵巢转移高风险的患者保留卵巢较为安全。Morice 等针对 107 例子宫颈鳞状细胞癌的患者施行子宫颈癌根治术+卵巢移位术,术后随访 3~16 年仅发现 2 例出现卵巢转移。Winbichler 纳入 300 例Ⅰ期子宫颈癌行根治术的患者,对比分析保留卵巢和不保留卵巢两组的生存率,结果发现两组在 5 年生存率及 10 年生存率上并无显著差异。另外,国内也有针对ⅠB~ⅡA 期的患者对照保留及不保留卵巢的根治术疗效,结果发现复发率和存活率均无显著差异。但对于ⅡB 期及以上的子宫颈癌保留卵巢功能术后的预后研究较少,还有待于更多的随机对照研究予以证实。另外,子宫颈癌患者一旦发生卵巢转移,则提示预后不佳。因此,如何确定保留的卵巢无转移病灶以及如何降低卵巢转移的发生率,对于临床工学者至关重要。术中若发现有宫颈管浸润、宫体宫旁组织受侵、局部肿瘤较大等高危因素时,保留卵巢功能应谨慎对待。

目前尚无国际通用的保留卵巢功能的子宫颈癌指南,根据文献报道,保留卵巢的适应证可归纳总结为以下几点:

(1) 年龄<40 岁,且月经周期正常,无围绝经期综合征症状。
(2) FIGO 分期为ⅠA~ⅡA,术后补充放疗可能性大。
(3) 肿瘤位于宫颈,无宫腔及盆腔内转移。
(4) 肿瘤直径<4cm。
(5) 无明确淋巴结转移。
(6) 术前影像学及术中评估卵巢外观无异常。
(7) 无乳腺癌病史,无卵巢癌家族史。

我国妇女的平均绝经年龄为 49.5 岁,80% 妇女绝经期在 44~54 岁,但仍有部分子宫颈癌患者在诊断时<40 岁。虽然大部分文献报道早期子宫颈癌术中保留卵巢年龄多限于 40 岁以下,但近几年也有部分放宽年龄界限的报道,国内外也有众多学者选取 45 岁为临界值。研究发现 45 岁以下子宫颈癌患者根治术中保留卵巢安全有效。Nakanishi 等报道,鳞癌发生卵巢转移的平均年龄为 57.4 岁,小于 40 岁的发生率为 0.7%(1/147),此结果进一步说明年轻患者发生卵巢转移的风险相对更低。另外,发现腺癌发生卵巢转移的平均年龄为 50.2 岁,小于 40 岁发生卵巢转移的概率为 1.9%(1/52)。Shimada 等报道 3471 例ⅠB~ⅡB 期子宫颈癌中,发生卵巢转移的平均年龄为 49.9 岁(范围 29~73 岁。因此,患者是否要保留卵巢功能,可与患者及家属充分沟通后做出临床决策。从临床分期上看,FIGO ⅡB 期及以上者,术前均经过化疗和(或)放疗,卵巢功能受到一定程度的损害,不建议保留卵巢功能。

三、保留卵巢的方法

保留卵巢的方法分为原位保留和异位保留。原位保留卵巢位于原有的解剖位置,对卵巢血供及微环境影响较小,术后对卵巢功能影响小,因卵巢功能衰退导致的临床症状较少。且卵巢如果发生病变,在妇科检查时容易被发现。该方法适用于较早分期且预计术后不追加放疗的子宫颈癌患者。术中游离准备保留的卵巢,将其缝合固定于盆腔侧腹膜上。

异位保留卵巢的目的是防止放疗对卵巢的损害,常用于术前评估认为放疗可能性大的患者。具体有4种方法:

(一)卵巢移位术

将保留的卵巢带血管蒂移位至盆腔以外,以免术后盆腔放疗而破坏卵巢功能。该术式是目前国内外较为推崇的保留卵巢的方法。卵巢移位的受区可选择侧腹膜上部、横结肠下以及结肠旁沟,以后者应用较多。无论子宫颈鳞癌或腺癌均有一定的卵巢转移率,因此在行卵巢移位术时对于保留侧的卵巢,应楔形切开后行术中冰冻切片明确有无转移后才能行移位术。以卵巢结肠旁沟移位术为例,术中离断卵巢固有韧带后,充分游离卵巢动静脉15~20cm,随后再行子宫广泛切除术及盆腔淋巴结切除术。病理结果显示卵巢未见转移病灶后将游离侧卵巢提出腹腔,缝合腹膜后将卵巢固定于同侧结肠旁沟腹壁(髂嵴上3~4cm以上),观察卵巢血管是否有扭转打结。此方法优点为保留的卵巢位于盆腔外照射的区域外,尽可能远离放疗辐射。对于局部晚期子宫颈癌患者(如FIGO ⅠB$_2$~ⅣA期),可以在接受放化疗之前进行腹腔镜下卵巢移位术。该术式的术后并发症为:①卵巢良性囊肿形成;②卵巢缺血坏死;③子宫颈癌卵巢转移。

(二)卵巢移植

切除带血管蒂的卵巢,经显微血管外科缝合在远离放射野的部位血管处。目前,以移植于乳房外侧皮下最多见。但卵巢血管吻合需要具备显微外科条件,操作较为复杂,技术要求高。移植后的卵巢约有半年的"休眠期",此后可逐渐恢复卵巢功能。此方法可以使卵巢远离盆腔,远离放疗部位,能保留较好的卵巢功能,但移植后血运的迅速重建是手术成功的关键。

(三)卵巢埋藏

将无血管蒂的卵巢埋于放射野之外的部位,如大腿皮下组织或脐水平的腹直肌内。此法操作简单,但由于离断了卵巢血管,失败率较高,卵巢功能维持时间短。

(四)卵巢皮质移植

术中将卵巢切除,去除髓质后保留一层较薄的正常皮质。目前,多数研究中心采用将卵巢组织切成(0.5~1)mm^{3}大小进行移植的方法,将其移植于前臂或其他部位肌肉内。可新鲜移植,也可低温冰冻保存,在需要时再移植。移植后的卵巢皮质仍具有排卵及内分泌功能。由于该术式为新的保留卵巢功能的方法,国内实施该手术尚不多见,因此改进卵巢皮质移植的方法、提高移植卵巢的内分泌功能还有待进一步临床研究。卵巢皮质移植的并发症包括移植后包块的形成、疼痛等。

四、保留卵巢功能的效果评定

理论上卵巢移位能够保留卵巢功能,但由于卵巢位置的改变所导致的微环境的变化,移位的卵巢功能如何,可通过以下方法进行评估:

(1) 测定血清 FSH、LH、E_2 和 T 值。
(2) 细胞学涂片，观察雌激素水平的影响。
(3) 彩超从形态学上观察卵巢大小、形态有无周期性变化。
(4) 性激素降低的临床症状：性欲降低、多汗、潮热、烦躁、肥胖、皮肤粗糙。

研究发现影响移位后卵巢功能的因素主要有手术方式、患者的年龄、术前术后是否化疗、术后是否接受放疗及卵巢接受放疗的剂量、保留的卵巢离放射野边缘的距离等。卵巢对放射线极其不耐受，研究证实放射诱导的卵巢衰竭的域值为 300cGy，当放射剂量＜300cGy 时仅有 11%～13% 的患者出现卵巢衰竭的激素改变或临床症状，当＞300cGy 时有 60%～63% 的患者出现卵巢衰竭；＞800cGy，所有患者出现卵巢衰竭。并且研究发现不同年龄段对放射剂量的耐受程度并不相同，照射剂量 250～500cGy，15～40 岁的患者仅 60% 出现卵巢衰竭，而＞40 岁的患者 100% 出现卵巢衰竭。Ishil 等对 33 例行子宫颈癌根治术并保留卵巢的患者随访研究发现，仅 2.9% 年龄小于 40 岁的患者出现卵巢功能早衰，而年龄大于 40 岁的患者有 83.3% 出现更年期症状，卵巢功能早衰标准：FSH＞40IU/L，E_2＜20PG/L。TOman 等对比研究了卵巢位于不同区域时接受盆腔外照射时剂量对其功能的损伤程度，发现盆腔内的微小剂量即能导致卵巢功能的衰竭，而放射野边缘 2.5cm 外是相对较安全的区域。Van Eijkeren 的研究发现在未接受放疗的卵巢移位者中有 94.5% 的患者可保留卵巢功能，而接受放疗的患者中仅 72% 能保留卵巢功能。Thomas 等发现未接受放疗的卵巢移位者 98% 能保留卵巢功能，保留卵巢功能的平均时间为 126 个月，平均绝经年龄为 45.8 岁，而接受放疗者仅 41% 能保留卵巢功能，卵巢功能持续时间为 43 个月，平均绝经年龄为 36.6 岁。同期保留双侧卵巢至原位的并未放疗的患者平均绝经年龄为 50.6 岁，远高于前两组。另外，Morice 等研究发现子宫颈癌根治术后仅行阴道后装照射的患者约 90% 的患者卵巢功能得以保留，行阴道后装联合盆腔外照射者仅 60% 的患者卵巢功能得以保存，故认为盆腔外照射是卵巢功能下降的主要原因。

化疗药物对卵巢的损害与患者年龄、化疗方案及剂量等因素密切相关。接受化疗药物后卵巢可以表现为卵泡数目下降、无卵泡或卵巢纤维化等程度不同的各种损害。现常见的化疗药物对卵巢的不良反应可分为以下几类：

（一）有确切卵巢毒作用的药物

烷化剂：环磷酰胺、异环磷酰胺，属于细胞周期非特异性药物，能同时作用于原始卵泡的卵母细胞和颗粒细胞，年龄越小使用该药物，不良反应越强。

（二）对卵巢影响较小的药物

甲氨蝶呤、5-氟尿嘧啶、长春新碱，主要作用于分化增生活跃的细胞。卵巢中大部分细胞为静止的原始卵泡细胞，因此受影响较小。

（三）不良反应不确切

子宫颈癌新辅助化疗及术后化疗常用的药物顺铂、博来霉素等药物。但相同药物和药物剂量对不同年龄患者的卵巢功能的影响不同，不同年龄患者应用化疗药物后出现闭经所需要的药物累积剂量不同，年龄越小，剂量要求越高。

对于年轻的子宫颈癌患者，保留卵巢功能可以提高术后患者的生活质量。但是卵巢功能的保留，手术仅仅是一部分，术后的放化疗也是影响卵巢功能的重要因素，尤其是盆腔外照射对卵巢功能的影响巨大。另外，如何提高卵巢原位癌或转移癌的检出，防止卵巢组织的肿瘤微转移和再植也值得进一步探讨。

（刘勤英）

第二节 保留性功能

医疗模式发展至今，已形成生物-心理-社会医疗模式，除了治疗生理疾病，医师和患者比以往任何时期都更加注重整体的生活质量。治疗疾病的同时保证患者的生活质量，已引起妇产科学家的广泛关注。随着子宫颈癌发病率的增加和发病年龄的年轻化，如何在治疗肿瘤的同时保留患者的性功能，已成为子宫颈癌治中的一个重要问题。子宫颈癌保留性功能治疗的原则是既要达到治疗的目的，即手术彻底、减少复发和转移；又要达到治疗的人性化和个体化，保证患者的生活质量。

一、保留性功能适宜治疗方案的选择

年轻子宫颈癌在诊断时正处于性活跃期。早期子宫颈癌的治疗包括子宫颈癌根治术及盆腔淋巴结清扫术，而当妇科肿瘤医师认为其有不良预后因素时，可能对其增加辅助放疗。性功能障碍是导致早期子宫颈癌患者治疗后生活质量下降的重要原因。手术中对阴道断端的切除需要切除子宫骶韧带和部分下腹下丛神经，推挤膀胱和邻近部分的直肠阴道隔，都会造成阴道断端附近组织的瘢痕形成，同时部分阴道切除缩短阴道长度，都会不同程度地造成性活动过程中女性的不适，甚至疼痛。而对自主神经的损伤则会减少阴道血供，降低性唤起。盆腔放疗也会造成组织的瘢痕形成、阴道挛缩、血管损伤而影响性活动。调查显示不到30%的子宫颈癌患者在治疗前对手术或放疗的后遗症有充分认识并采取措施避免性交疼痛，从而降低自身对性活动的恐惧、避免丧失性欲。2015年NCCN子宫颈癌指南对治疗FIGO分期ⅠA$_2$～ⅡA的病灶不保留生育功能的治疗建议是采用宫颈广泛切除术及盆腔淋巴结切除术。对早期子宫颈癌患者，选择手术治疗而非盆腔放疗，比较重要的一个原因是这部分患者处于性活跃期，手术治疗可以尽可能保留性功能从而提升患者术后的生活质量。本部分将比较手术治疗和盆腔放疗对性功能的影响。性功能障碍主要包括以下四方面：性欲障碍、性唤起障碍、性高潮障碍和性疼痛障碍。

（一）性欲障碍

等纳入61例Ⅰ～ⅡA期子宫颈癌患者，分别比较盆腔放疗和单纯手术对患者性功能的影响，随访12个月后发现，与单纯手术组比较，放疗组患者性欲下降更明显。Bergmark等调查256例ⅠB～ⅡA期子宫颈癌存活者，发现与单纯手术组相比，单纯放疗组增加70%的降低性欲的风险（RR1.7；95%CI为1.2～2.4）；$P<0.05$）。然而，该研究的人群年龄跨度大（25～81岁），其结论未必对年轻子宫颈癌患者适用。Park等比较了860例子宫颈癌存活者的生活质量，该横断面研究显示手术后追加放疗组比单纯手术组治疗后的性活动频率和性欲都降低，而单纯手术组和单纯放疗组在性欲方面则没有统计学差异。该研究最初纳入了七千余人，但最后完成调查并反馈结果的不到一千

人，且疾病分期为Ⅰ～Ⅳa，故混杂因素较大。Pieterse 等纳入 94 例Ⅰ～ⅡA 期子宫颈癌患者，治疗后对其进行长达 24 个月的随访，最终发现在治疗后的前 3 个月内，辅助放疗组比单纯手术组增加性活动下降的风险（RR 1.9；95% CI 为 1.2～3.0；P<0.05），而随访到 12 个月和 24 个月的时候，该差异不具有统计学意义。等和 Cull 等的研究则没有发现两种治疗方式对子宫颈癌患者性欲的影响。

（二）**性唤起障碍**

Park 等三个研究发现单纯手术组与放疗组对性唤起的影响没有统计学差异。Frumovitz 等则发现手术作为子宫颈癌治疗的首要选择，其对患者性唤起造成的影响小于放疗（$P=0.006$），并且手术组在生活质量、心理-社会压力等方面与年龄、种族匹配的对照组没有差异。

（三）**性高潮障碍**

Frumovitz 等比较 74 例子宫颈癌存活者在治疗后 5 年的生活质量和性功能情况，单纯手术组和单纯放疗组各有 37 例，分析结果发现放疗组患者比手术组患者更难获得性高潮。其他四项研究则没有发现两种治疗方式对活动性高潮的影响。

（四）**性疼痛障碍**

Schover 等四项研究均发现，与手术相比，放疗后子宫颈癌患者会遭受更多的性交疼痛。Hsu 等比较 202 例ⅠB～ⅡA 期子宫颈癌存活者的并发症和生活质量，性疼痛方面手术组和放疗组没有显著差异。Pieterse 等则发现手术后补充放疗并不增加性疼痛障碍的风险。

上述研究（表 6-1）发现：性欲障碍方面，手术组效果略优于放疗组；性唤起障碍方面，两种治疗手段没有明显差异；性高潮方面，各个研究结果都表明子宫颈癌患者获得性高潮的能力没有明显受损，只要在性活动方面避免疼痛引起的不适，大部分患者在治疗后都可以获得满意的性生活；性疼痛障碍方面，放疗比手术的发生频率更高，持续时间更长。因此，治疗年轻患者的早期子宫颈癌，手术比放疗更具有保留性功能的优势。不足的是，上述研究中的两个使用了自编问卷，对最终结果可能受其信度影响。三个研究进行自身前后对照，但对照标准不同，可能也会对最终结论造成影响。综上，手术治疗子宫颈癌对患者性功能造成的影响小于放疗。子宫颈癌存活者应在治疗前对手术或放疗的后遗症有充分的认识，治疗后应采取措施避免性交不适或疼痛，从而与配偶保持良好的性关系，获得性满足。

表 6-1 原始文献基本情况

学者	设计	样本量（人）	问卷/量表名称	临床分期	对照组	随访时间
Bergmark	横断面研究	P=332 C=489	自制	Ⅰb～Ⅱa	健康对照	>3 年
SchOver	纵向研究	P=61	自制	Ⅰa～Ⅱa	无	12 个月
Park	横断面研究	P=860 C=494	EORTC CX24	Ⅰ～ⅣA	健康对照	1.4～22 年
Pieterse	纵向研究	P=94 C=224	Leiden Quest.	Ⅰ～ⅡA	健康对照	24 个月
FrumOvitz	横断面研究	P=74 C=40	FSFI	Ⅰ	健康对照	>5 年
Cull	回顾性研究	P=83	RSCL (QOL)	ⅠB	无	17～171 周
Hsu	横断面研究	P=202	EORTC QLQC-30	ⅠB～ⅡA	无	25～86 个月

注：P，病例组；C，对照组。

多数早期子宫颈癌患者诊断时年龄较轻,是性生活活跃人群,手术后的生命质量和性功能状态对于患者及其配偶来说有重要意义。子宫颈癌根治术联合盆腔淋巴结清扫术是早期子宫颈癌患者的主要治疗手段和标准的手术方式,已沿用近百年,尽管该术式有很好的治疗效果,但是术后常会伴有膀胱、结直肠动力障碍以及性功能障碍(阴道缩短、干燥、弹性下降及性交痛等),严重影响患者生活质量。Symmonds 早在 1961 年就提出在子宫颈癌根治性手术中利用前后腹膜边缘延长阴道(即腹膜阴道延长成形术)。该手术的初衷是减少淋巴囊肿和瘘(膀胱阴道瘘和输尿管阴道瘘)的形成,经后人不断改进,该术式可作为子宫颈癌根治术联合盆腔淋巴结切除术后的补充手术。腹膜为自体组织,无排异反应,术后不易发生感染和坏死,具有柔软、润滑、有弹性、形态和功能近似正常阴道黏膜等特点,成形术后不增加排尿、排便困难等相关风险,或可改善患者的性生活满意度和愉悦感。

1. 术前评估

因相关研究不足,病例较少,目前尚无该术的绝对适应证。但根据先天性无阴道手术中以腹膜代阴道成形的一些成功经验,可采用腹膜代阴道以延长阴道,从而保证阴道有足够的长度,使患者术后能保持正常的性生活。因子宫颈癌手术多限于临床分期ⅡA期之前患者,故行子宫颈癌根治者均可行此手术。但如肿瘤已侵犯阴道上 1/3,行此手术可能出现阴道边缘复发,应引起注意。结合现有资料,腹膜代阴道的适应证目前不明确,但患者如符合下列条件,可考虑施行该术:

(1) 病理检查证实为子宫颈癌,临床分期ⅡA之前(FIGO 2014 分期)且可见病灶小于 4cm。

(2) 诊断前患者性生活活跃,患者本人有行阴道延长术的意愿。

(3) 卵巢功能良好。

(4) 术中情况允许主刀医师施行该术。

(5) 术后不需要补充后装放疗。

2. 手术流程

该手术以 Symmonds 描述的为原型,后人针对实际情况有各自的见解,综合上述文献,总结流程为:

(1) 完成标准的广泛性子宫切除联合盆腔淋巴结切除,切除阴道的上 1/3~1/2。

(2) 缝合阴道前壁残端与膀胱后壁反折腹膜,以此延长阴道前壁。

(3) 缝合阴道后壁残端与直乙状结肠浆膜,以此延长阴道后壁。

(4) 缝合两侧阔韧带前后叶腹膜。

(5) 在阴道断端上方 3~5cm 处缝合膀胱后壁腹膜与直肠前壁浆膜,作为延长阴道的顶端。

3. 注意事项

该手术作为广泛性子宫切除联合盆腔淋巴结切除的补充手术,操作过程中还应注意:

(1) 子宫颈癌根治术中剪开子宫膀胱反折与子宫直肠反折时尽量保留较多腹膜。

(2) 术中根据腹膜的张力采用连续或间断缝合。

(3) 子宫膀胱反折腹膜和子宫直肠反折腹膜与阴道前后壁残端缝合时,尽量保持阴道面是光滑的，毛糙面留在盆底腹膜侧以保持阴道腹膜吻合处光滑。

（4）缝合阴道壁与腹膜反折时，缝针间距以 0.3cm 为宜，以免影响阴道断端伸缩性而影响性功能。

（5）缝合子宫膀胱反折腹膜和阴道前壁时注意避开双侧输尿管。

（6）关闭阴道顶端时避免损伤膀胱及直肠。

（7）根据术中情况决定是否需要放置盆腔引流管及术后放置阴道模具。

（8）其他注意事项同子宫颈癌根治术联合盆腔淋巴结清扫术。

4. 术后处理及随访

目前报道的术中、术后并发症同子宫颈癌根治术联合盆腔淋巴结清扫术，常规处理即可。术后随访应结合两方面：子宫颈癌情况，术后根据病理结果决定是否补充放化疗，按常规子宫颈癌术后处理；阴道情况，可放置阴道模具，但目前研究尚未证实术后放置阴道模具有助于改善性功能，但可能出现阴道狭窄的患者可适当放置。

结合现有资料（表 6-2），腹膜阴道成形术或可作为子宫颈癌根治术联合盆腔淋巴结切除术的补充手术，该术不增加排尿、排便困难等手术并发症的风险，能有效延长阴道长度，但是否有助于改善子宫颈癌术后性生活满意度仍存争议，需要进一步研究证实。

表 6-2 原始文献基本情况

学者	设计	样本量（人）	临床分期	处理	随访时间
叶双	非随机对照研究	P=C=28	ⅠB$_1$～ⅠB$_2$	P：RVC；R	21～24 个月
Chen*	非随机对照研究	P=C=48	ⅠB$_1$～ⅡA	P：RVC；R	>1 年
黄懿	单臂研究	P=5	ⅠA$_2$～ⅡA	P：RLV	1～5 个月
孙丽君	非随机对照研究	P=C=20	Ⅰa～Ⅱa	P：RLVOC；RLB	3～18 个月
孙国俭	非随机对照研究	P=C=30	Ⅰb～Ⅱb	P：RLV0C；RL0	5～36 个月
刘海虹	非随机对照研究	P=C=33	ⅠB～ⅡA	P：RLV0C；RL0	2 年

注：P，试验组；C，对照组；R，广泛性子宫切除术；L，盆腔淋巴结清扫术；V，阴道延长术；0，（单侧或双侧）卵巢保留移位术；B，双附件切除术。

*该文献为腹腔镜入路，其他文献均为开腹入路。

三、子宫颈癌后续治疗恢复性功能

子宫颈癌患者术后的常见问题包括排尿障碍、排便障碍和性功能障碍，妇科肿瘤医师往往更加关注膀胱、直肠的功能恢复而容易忽略阴道的生理功能。对年轻的子宫颈癌患者，在术后长期的随访过程中，妇科肿瘤医师将注意力更多地放在患者的生存期长短、肿瘤复发与否等问题而忽略了患者的生存质量和性生活满意度。由于妇科肿瘤医师较少给予子宫颈癌患者足够的心理干预和处理，忽略对其在性生活方面的了解和指导，这部分患者存在较高的性功能障碍风险。作为子宫颈癌患者，她们非常希望从医师处获取健康相关信息，但在我国，受传统文化影响，大部分子宫颈癌患者不愿意主动和妇科肿瘤医师讨论自己性生活的问题，缺乏及时有效的专业指导。

随着医学模式的转变，为提高年轻子宫颈癌患者术后的生活质量和性生活满意度，提升妇科肿瘤医师的人文关怀，子宫颈癌存活者的性功能障碍等问题应当受到越来越多的关注。目前，已有多项研究旨在指导子宫颈癌患者治疗后性功能的恢复。Amsterdam 等通过回顾性分析 204 例妇科肿瘤患者指出：妇科肿瘤患者不同程度地合并心理疾病（19%合并抑郁症，8%合并焦虑症），超过 1/3 的患者使用抗抑郁或者苯二氮䓬类药物，这些药物都对性功能造成影响；妇科医师针对妇科肿瘤存活者应制订一个综合的多学科结合的康复计划，包括精神科医师的抗抑郁、抗焦虑用药指导，性心理咨询服务，以及妇科方面的补充治疗，以改善妇科肿瘤存活者的性功能障碍。

盆腔照射作为首选或术后补充用以治疗约 35%妇科肿瘤患者。阴道上皮对放疗的反应迅速且可持续 3～6 个月，尽管上皮可以再生，但阴道的正常结构和外观却难以恢复，可引起阴道狭窄、黏膜变薄、失去润滑作用、失去弹性等不良反应。Abitol 等报道 80%的患者盆腔照射后出现不同程度的阴道狭窄，且狭窄容易发生于阴道的上 1/3。

针对以上不良反应，现有的性功能康复手段主要是阴道扩张器、局部雌激素应用、局部抗感染药应用和高压氧疗。

（一）阴道扩张器

阴道扩张器是一个可置入的光滑圆柱状装置，每次置入阴道 10 分钟，一周三次，用以机械性分离阴道壁和伸展阴道组织，改善盆腔照射带来的不良反应。Poma 等回顾性报道 5 例盆腔照射治疗子宫颈癌的病例，阴道扩张器的使用有助于自信心的建立，并且没有观察到不良反应。Decruze 等回顾分析 35 例，阴道扩张器可有效预防阴道狭窄（OR=0.10，95% CI，0.03～0.033）并具有安全性。但因相关报道较少，加之其为回顾性分析，样本数量小，存在较多偏差，两篇 Cochrane 系统评价均认为尚无证据表明阴道扩张器可用于盆腔照射后预防阴道狭窄和提升生活质量，阴道扩张器还可能造成负面影响。对手术治疗（指子宫颈癌根治术而不使用新辅助化疗或术后不进行补充放化疗）的患者，因手术切除、缝合不影响阴道上皮细胞再生，阴道扩张器的使用指征显得较为模糊，也没有相关证据支撑其安全性和有效性，故手术后应根据患者实际情况，评估利弊，再决定是否使用阴道扩张器。

（二）局部雌激素应用

局部雌激素应用可促进阴道上皮再生，放疗后通常需要使用至少 3 个月。Pitkin 等报道了 93 例安慰剂对照双盲临床研究，试验组按一周三次的频率使用 0.01%双烯雌酚阴道制剂，对照组以相同频率使用仅不含双烯雌酚的相同制剂。结果显示，局部使用雌激素软膏可用于减轻早期放射伤害，缓解阴道出血、阴道狭窄等症状，并可显著减少性交困难（OR=0.26，95%CI，0.08～0.84）等放疗后阴道并发症的风险。近年来报道子宫颈癌治疗后阴道雌激素局部应用的文献较少，缺乏一致的使用指征。

（三）局部抗感染药应用

非甾体抗炎药，能稳定细胞膜和溶酶体膜，抑制前列腺素的合成，达到抗感染的作用。局部应用可透过表皮迅速吸收，达到较高的药物浓度，其局部抗感染安全、效果可。Bentivoglio 等将 30 例放疗后出现急性阴道炎的患者随机均分为 3 组，每组 10 人，分别接受非甾体抗炎药加阴道冲洗、仅非甾体抗炎药和安慰剂。放疗后 12～24 小时即开始用药,发现使用非甾体抗炎药在患者治疗后第5天和第15天的抗感染效果优于安慰剂组($P<0.05$),而阴道冲洗并无显著差异。等将32例放疗后出现急性阴道炎的患者随机分为2组,每组16人,开始治疗后第14天观察效果,结果显示试验组症状评分下降而安慰剂组评分上升,表明非甾体抗炎药可用于放疗后急性阴道炎的治疗。

(四)高压氧疗

高压氧疗被认为可用来治疗放射线造成的软组织坏死。Feldmeier等回顾性报道44例高压氧治疗腹、盆腔放射后软组织损伤的经验,其中26例治愈(20个疗程以内),增加疗程后另有9例治愈(至少20个疗程)。Williams等的前瞻性研究报道了14例高压氧治疗放射后阴道坏死的经验,入组患者接受了15个疗程,仅1例治疗欠佳,故可以认为高压氧安全,能治疗放射线导致的阴道软组织坏死。上述文献成文较早,而大多数医院没有高压氧设备,且该治疗疗程较长,故少有对照性研究报道其安全性和有效性。另一方面,手术治疗为锐性切除(冷刀或电刀),不会造成阴道等软组织弥散性损伤,故迄今没有文献报道。

目前,确实有较多性功能恢复的手段,但上述手段的安全性和有效性都是从病例回顾或前瞻性观察研究得出的结论,仍缺乏有力的证据支持(表6-3)。其次,上述报道中涉及晚期子宫颈癌,没有文献单独报道年轻患者的早期子宫颈癌,故其证据效力进一步降低。在没有对某一手段得出公认的可以恢复性功能的结论之前,妇科肿瘤医师在随诊中需要慎重告知子宫颈癌患者各个方案的利弊,同时给予人文关怀,不一味关注复发率、生存率等数据而忽视她们的生活质量和性生活状态。询问性生活相关情况应作为子宫颈癌患者随诊阶段的重要内容,纳入随诊计划。子宫颈癌存活者也应当被充分告知可供选择的治疗性功能障碍的方法及其优缺点,同时主动向妇科肿瘤医师咨询各种康复手段,进行深入的交流,针对不同的情况而获得相应指导。

表6-3 原始文献基本情况

学者	设计	样本量(人)	临床分期	处理	随访时间
Decruze	非随机对照研究	P=35,C=35	不详	阴道扩张器	1年
Poma	回顾性病例分析	P=5	Ⅱ	阴道扩张器	1年
Pitkin	安慰剂对照双盲试验	P=44,C=49	Ⅰ~Ⅳ	双烯雌酚	不详
Bentivoglio	随机双盲临床试验	P1=10,P2=10,C=10*	不详	非甾体抗炎药	不详
Volterrani	随机双盲临床试验	P=16,C=16	不详	非甾体抗炎药	不详
Feidmeier	回顾性病例分析	P=44	Ⅳ	高压氧疗	不详
Williams	前瞻性观察研究	P=9	不详	高压氧疗	不详

注:P,试验组;C对照组。

*P_1,非甾体抗炎药+阴道冲洗;P_2,非甾体抗炎药。

恶性肿瘤治疗的最终目标是延长患者的总生存时间。但对子宫颈癌患者而言,这显然不是唯一的目标。在有效治疗疾病的基础上,如何最大限度地提高患者的生活质量受到越来越多的重视。年轻患者性功能的保留，对其个人及其家庭十分重要。妇科肿瘤医师应仔细评估患者的全面情况，选择恰当的治疗、康复措施，让患者对治疗后的短期并发症、治疗后对生活质量及性功能的影响有全面的了解，以较佳的心态面对这些问题，配合妇科医师完成肿瘤的前期治疗及后续随访。

（朱丽丽）

第三节 保留生育功能

年轻未生育的子宫颈癌患者常常有保留生育功能的要求，在保证疗效的同时尽可能保留生育功能是目前妇科肿瘤学家面临的难题。根据分期早晚选择不同的术式、个体化治疗是目前的趋势。保留生育功能治疗以手术为主，包括子宫颈锥切术、单纯宫颈切除术和宫颈广泛切除术。在本节中，将重点阐述上述术式的应用指征、手术注意事项及结局，以及新辅助化疗在年轻患者保留生育功能治疗中的作用。

选择保留生育功能治疗方式的患者必须有强烈的生育要求以及无临床证据表明其生育能力受损。需有严密随访的条件，并定期做宫颈细胞学检查、阴道镜评估及宫颈管搔刮。关于保留生育功能手术患者的年龄，大多数医疗中心并没有界定一个上限，部分中心认为应除外年龄大于40岁的女性。组织学类型方面，研究表明，宫颈鳞癌和腺癌在保留生育功能的手术后具有相似的结局，因此均可纳入。而宫颈神经内分泌癌由于其侵袭力强、预后差，不应实施保留生育功能的手术。即使患者经过严格的筛选，仍有12%～17%的手术由于术中发现淋巴结转移或宫颈切缘阳性而放弃保留生育功能治疗。

一、子宫颈锥切术

子宫颈锥切术主要适用于年轻未生育的宫颈原位癌患者保留生育功能的治疗，是国内外常用的传统治疗方法。但对于治疗原位腺癌和微小浸润癌，曾存有争议。在过去的十多年间，学者们对宫颈原位腺癌及微小浸润癌患者进行保留生育功能手术的研究取得了进展，并达成初步的共识。

（一）手术指征

(1) 宫颈原位鳞癌。

(2) Ⅰa1期和Ⅰa2期宫颈鳞癌，无淋巴脉管间隙受累，切缘阴性。

(3) 原位腺癌和Ⅰa1期宫颈腺癌，宫颈内外切缘阴性以及患者的随访依从性良好。

亦有学者提出，若肿瘤体积小于500mm^3，直径小于2cm，且肿瘤浸润间质小于2mm的子宫颈癌患者，可以考虑行子宫颈锥切术。

（二）手术注意事项

切缘阳性、淋巴脉管间隙受累、宫颈间质受累以及病变的多中心性是宫颈锥切术后病变残留或复发的主要因素。术后病理结果务必明确说明以上四个方面的情况，以制订后续处理方案。为避免病变残留，应根据患者年龄、阴道镜检查结果及肿瘤的病理类型选择适当的锥切范围。切除范围应在病灶外0.3cm，锥切顶应达宫颈管2～2.5cm，并且必须将鳞柱交界一并切除。锥切标本边缘和锥顶须行术中冰冻检查，切缘阳性的患者应当再做一次宫颈锥切活检或按ⅠA₁期子宫颈癌处理。对于ⅠA₁期子宫颈癌伴有淋巴脉管间隙受累和ⅠA₂期子宫颈癌患者应同时行盆腔淋巴结切除术，若伴有阴道上皮内瘤变的患者应切除部分受累的阴道。宫颈锥切术后的近期并发症主要有感染、出血，远期并发症有宫颈管狭窄、宫颈内口松弛，可能导致流产或早产。

（三）结局

1. 肿瘤学结局

Lee的研究显示，85例要求保留生育功能的FIGO ⅠA₁期鳞状细胞癌患者接受了子宫颈锥切术，中位随访时间为81个月，仅有一例患者复发（1.2%）。另一项研究表明，在75例FIGO ⅠA₁期鳞状细胞癌患者中，53位在锥切术后行子宫全切术，22位仅行宫颈锥切术，其中无一例复发。Wright回顾性研究了1409例年龄小于40岁的ⅠA₁期子宫颈癌患者，841例行子宫全切术，568例行宫颈锥切术，结果显示，子宫颈锥切组的五年生存率为98%，子宫全切组为99%，两组没有差异。因此，对于ⅠA₁期宫颈鳞状细胞癌的年轻患者行宫颈锥切术是安全的。尽管目前关于微浸润腺癌保留生育功能的治疗存有争议，但对于经过严格筛选的患者，仍可以像宫颈原位腺癌和微浸润鳞状细胞癌一样，选择保守性的保留生育功能治疗。

2. 术后妊娠

关于子宫颈癌行锥切术的妊娠结局鲜有报道，多为宫颈上皮内瘤样病变接受锥切后的随访结果。宫颈锥切术因切除范围比单纯宫颈切除术和广泛性宫颈切除术小，其手术并发症少、妊娠率高。Schmeler等提出，如果锥切标本横截面直径小于18mm，长度小于15cm，则对妊娠结局无不良反应；反之，早产率和胎膜早破率分别高达25%和15%。

综上所述，只要患者有良好的随访依从性，并且排除了恶性程度高的组织亚型（如神经内分泌肿瘤），子宫颈锥切术对于高度筛选的早期子宫颈癌患者是一种合理的保留生育功能的选择。

二、单纯宫颈切除术

长达几乎一个世纪以来，ⅠA₂~ⅠB₁期的子宫颈癌患者，不论病灶大小，均进行广泛性子宫切除术。而该单一的治疗模式正在受到挑战。近年来单纯宫颈切除术作为非广泛性的术式也随着保留生育功能手术的新趋势而提上日程。

（一）手术指征

最近的研究表明，病灶小、低风险的早期子宫颈癌患者（肿瘤直径<2cm且间质浸润小于1/2），宫旁受侵的可能性很小。一项回顾性研究分析了1000多例低危的广泛性子宫切除术的标本，结果发现宫旁浸润率低于1%。鉴于广泛性手术方式所带来的较高的并发症，因此有必要对该术式的指征和必要性提出讨论。非广泛性手术的概念同样适用于要求保留生育功能的子宫颈癌患者。ROb在2007年提出满足以下条件的患者实施单纯宫颈切除术是可行的：

（1）无淋巴结转移。

（2）肿瘤直径小于2cm。

（3）间质浸润小于1/2。

（4）无淋巴脉管间隙浸润。

(二) 手术步骤

主要包括两个步骤，首先是腹腔镜下盆腔淋巴结切除术，若淋巴结均为阴性，则行单纯宫颈切除术（保留宫旁组织）。

(三) 结局

迄今尚无临床随机试验来比较单纯宫颈切除术和宫颈广泛切除术的肿瘤学及妊娠结局。ROb 等进行了一项初步研究以探寻保留生育功能非广泛性手术的可行性和安全性。共纳入 26 位要求保留生育功能的患者（其中 6 例 IA_2 期，20 例 IB_1 期），利用腹腔镜下前哨淋巴结显影，行淋巴结冷冻切片，并完整地切除盆腔淋巴结作为治疗的第一步。所有的淋巴结均送检做病理检查，若淋巴结阴性，则于一周后行宫颈锥切术或单纯宫颈切除术。单侧前哨淋巴结的平均数量为 1.5，总淋巴结数目为 28。其中 4 例冰冻切片阳性（15.4%），遂立即行广泛性子宫切除术。中位随访时间为 49 个月（18~84 个月）。结果发现，一例患者于手术后 14 个月在子宫峡部中心复发，给予放化疗。在计划妊娠的 15 位患者中，11 位成功妊娠（累计 15 次妊娠），其中 7 位妇女生育了 8 个新生儿（1 例 24 孕周，1 例 34 孕周，1 例 36 孕周，5 例 37~39 孕周）。学者认为，淋巴结定位和前哨淋巴结显影能够改善手术的安全性；宫颈组织切除越多，产科不良结局的可能性越大。

三、宫颈广泛切除术

宫颈广泛切除术是近年来兴起的一种治疗子宫颈癌的新的手术方式，优点是治疗子宫颈癌的同时可以保留患者的生育功能。随着子宫颈癌的发病年龄渐趋年轻化，该种手术方式越来越受到妇科肿瘤临床医师的关注，被认为是 21 世纪子宫颈癌手术的发展标志，并且，NCCN、FIGO、ESMO 等子宫颈癌临床实践权威指南已经将宫颈广泛切除术作为早期子宫颈癌保留生育功能的标准选择。研究表明，IA_2 期子宫颈癌患者淋巴结转移的风险概率为 5%~8%，因此保留生育功能的治疗必须包括盆腔淋巴切除术。

Dargent 于 1994 年首次在要求保留生育功能的 IA_1 期和部分 IB_1 期子宫颈癌患者的治疗中，采取了腹腔镜下盆腔淋巴切除术及宫颈广泛切除术。目前，主要有四种术式：

(1) 经阴道宫颈广泛切除术＋腹腔镜下盆腔淋巴切除术。
(2) 经腹宫颈广泛切除术＋盆腔淋巴切除术。
(3) 腹腔镜下宫颈广泛切除术＋盆腔淋巴切除术。
(4) 机器人辅助宫颈广泛切除术＋盆腔淋巴切除术。

其中术式 (1) 为主流手术方法，使许多年轻患者在宫颈治愈之后，仍能完成生育过程。

(一) 方法

1. 手术前患者的评估

实施宫颈广泛切除术前必须对患者进行充分的评估：

(1) 所有患者均有明确的子宫颈癌病理诊断。
(2) 至少 2 名有经验的妇科肿瘤医师进行仔细地妇科检查，并进行 FIGO 分期。
(3) 患者的生育史及相关情况调查。
(4) 若为宫颈腺癌患者，应行诊断性刮宫，以排除子宫内膜癌。

(5) 应行盆腔 CT、MRI、PET-CT 等影像学检查，测量子宫颈癌病灶大小、肿瘤与宫颈管内口的关系、评估子宫下段肌层是否有浸润以及排除远处转移。文献报道，MRI 判断子宫颈癌是否有肌层浸润以及与宫颈内口的关系的准确性可达 96.7%。

(6) 双肾及输尿管超声检查或静脉肾盂造影。

(7) 心、肺、肝、肾等重要脏器的功能评价及手术前必要的常规检查。

(8) 若患者之前进行了宫颈 LEEP 或锥切术，需等待 4～6 周后再实施宫颈广泛切除术。

需要强调的是，在选择宫颈广泛切除术前，应该告知患者该术式并不是早期子宫颈癌的标准治疗方式，若选择该项保留生育功能的手术治疗，患者将可能面临风险。而且，应该在术前与患者进行充分的沟通，告知她们手术后的不孕率为 14%～41%。

2. 手术指征

由于该手术保留了患者的子宫体，仅适用于早期子宫颈浸润癌，因此对要进行宫颈广泛切除术的子宫颈癌患者应严格掌握手术指征。

(1) 组织学类型为宫颈鳞状细胞癌、腺癌或者腺鳞癌。

(2) 渴望保留生育功能的年轻患者（年龄小于 40 岁）。

(3) 无临床证据表明患者生育能力受损。

(4) IA_2 期。

(5) 病灶≤2cm 的 IB_1 期。

(6) 阴道镜检查未发现宫颈内口上方有肿瘤浸润。

(7) 未发现区域淋巴结有转移。

3. 基本手术步骤

宫颈广泛切除术的手术者应经过严格训练，必须由熟练掌握腹腔镜及阴式手术技术的妇科肿瘤专家来实施。其基本步骤为：

(1) 先行盆腔淋巴结切除术。切除的盆腔淋巴结立即送快速冷冻病理检查。病理检查证实盆腔淋巴结无肿瘤转移后，方可进行宫颈广泛切除术。约 10% 的患者由于发现盆腔淋巴结转移而终止进行宫颈广泛切除术。

(2) 行广泛性宫颈切除术时在结扎的子宫动脉下行支水平，环行截下宫颈，并取留下的宫颈切面 5mm 深的组织送快速冰冻病理检查，以确定留下的宫颈无癌细胞残留。

(3) 手术要切除上 1/3 阴道和穹隆、近端部分主韧带及 80% 宫颈，对保留的宫颈进行环扎缝合，并将剩下的宫颈和阴道进行缝合衔接。宫颈环扎术为宫颈广泛切除术患者术后维持妊娠、预防晚期流产和早产的有效措施之一，术后可以超声检查了解宫颈环扎的效果。

4. 手术注意事项

(1) 保证冰冻病理检查的准确是至关重要的。

(2) 为了完成安全有效的宫颈广泛切除，癌灶侵及的范围不应超过宫颈间质的 1/2。保留部分正常的宫颈间质能够降低宫颈功能不全、继发感染、胎膜早破及早产的概率。

(3) 宫颈环扎应使用不可吸收的缝线，锁边缝合宫颈断端。

5. 手术并发症

与广泛性子宫切除术相比，宫颈广泛切除术的并发症发生率与之相似，甚至更低。

Marchiole 的研究显示，宫颈广泛切除术的术中并发症发生率为 2.5%，广泛性子宫切除术为 5.8%，无统计学差异。而且两组的术后并发症发生率也相似，分别为 21.2% 和 19.4%。文献报道的宫颈广泛切除术的术中并发症有输尿管损伤、膀胱损伤、髂内动脉损伤及肠管损伤等；术后并发症包括痛经、不规则阴道出血、阴道异常流液、宫颈狭窄、闭经、盆腔内出血、一过性阴唇水肿、尿潴留、肢体远端疼痛、深部性交痛以及由于自主神经损伤而导致的结直肠功能紊乱等。术中清楚解剖分离膀胱腹膜反折和膀胱侧窝，仔细辨认输尿管是避免泌尿系统损伤的关键。宫颈口填压碘伏纱条可预防术后出血和宫颈狭窄等并发症。

6. 术后随访

术后半年内每月随访一次，随访内容包括盆腔三合诊检查、B 超、肿瘤标志物血清鳞状上皮细胞癌抗原（SCC-Ag）检查，必要时行 CT、MRI 和 PET-CT 检查。若无异常，此后每两个月随访一次；一年后每三月随访一次；三年后每半年随访一次。

7. 四种宫颈广泛切除术的选择及手术要点

经阴道宫颈广泛切除术（VRT）是目前的主流术式，操需要熟练掌握阴式手术技能。其难点为确定宫颈上切缘较困难，术中难以根据冷冻切片结果补充切除范围。而且阴式手术切除宫旁组织长度有限，损伤膀胱及输尿管的可能性较大。其优点为微创手术切口，且手术范围位于子宫动脉下方，可以保留子宫动脉。目前，广泛认为，由于肿瘤直径≥2cm 的患者接受 VRT 后的复发率高，故对这部分患者不宜实施 VRT。

经腹宫颈广泛切除术（ART）是由 Smith 在 1997 年首先提出的，该种术式的优点包括以下几点：可以切除更宽的宫旁组织；手术并发症可能更少；大部分妇科肿瘤医师更熟悉经腹技术；更短的学习曲线。Cibula 对 100 多例文献报道的以及他们自己的 ART 患者进行了总结，这一术式特别适合于儿童患者、阴道解剖异常的子宫颈癌患者、较大的外生型子宫颈癌、由于子宫颈癌病灶大小和位置而需扩大宫旁切除范围的病例，以及 20 孕周以前的子宫颈癌。笔者认为该术式的主要不足在于非微创的腹部切口，易发生子宫峡部或宫颈粘连，子宫动脉结扎可能会影响子宫血供。为避免上述不足，可采用带尾丝的宫内节育器防止粘连，通过子宫动脉骨骼化后选择性切断下行支来保留子宫动脉。Einstein 及其同事比较了 43 位 FIGO IB_1 期患者的手术及病理结果，这些患者中 28 位行 VRT，15 位行 ART。VRT 组切除的宫旁组织中位长度为 1.45cm，ART 组相对较长，为 3.97cm。只有 ART 组的标本查见宫旁淋巴结（n＝8，57.3%）（表 6-4）。两组患者在组织学类型、中位淋巴结数目以及淋巴脉管浸润方面没有差异。ART 组的中位出血量较多，而手术时间较短。两组的总体并发症率并无差异。因此，他们认为，ART 可以切除更多的宫旁组织，包括更多的宫旁淋巴结。

表 6-4　两种手术方式的宫颈切除标本宫旁组织病理结果

	VRT（n＝28）	ART（n＝15）	P
中位大体长度（cm）	1.45（0.73～1.63）	3.97（2.7～5.36）	0.01
中位组织学长度（cm）	1.07（0.89～1.25）	1.51（1.36～1.77）	≤0.000 1
查见宫旁淋巴结的患者例数	0（0）	8（57.3%）	0.000 2

腹腔镜下宫颈广泛切除术（LRT）于 2003 年由 Lee 等首次报道。该术式的技术要

点在于腹腔镜下完成盆腔淋巴结切除和宫颈广泛性切除,并在腹腔镜下完成宫颈与阴道上端的吻合,故手术并发症相对较多,费时较长。其优点为切除宫旁组织较 VRT 更宽。

机器人辅助宫颈广泛切除术(RRT)于 2008 年首次报道,操作较腹腔镜方便但费用高。其优点是并发症较少,住院时间缩短,宫旁组织切除范围与 ART 相当,子宫血管和膀胱神经均可保留,而且宫颈与阴道易于吻合。

图 6-1 概括了上述几种保留生育功能手术方式的范围。

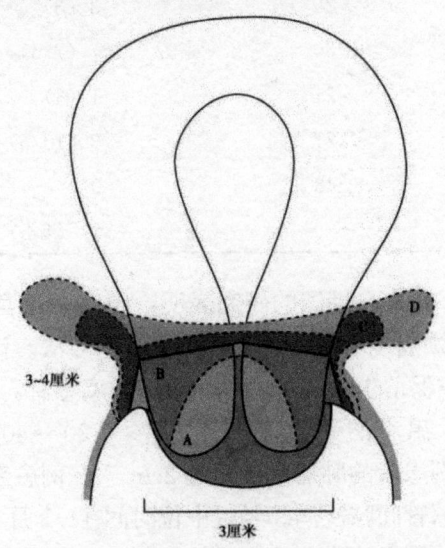

图 6-1 早期子宫颈癌保留生育功能的手术方式
A. 大锥切;B. 单纯宫颈切除术;C. 经阴道宫颈广泛性切除术;D. 经腹或经腹腔镜广泛性宫颈切除术

(二)结局

1. 肿瘤学结局

实施宫颈广泛切除术的最终目的是保留生育功能的同时达到与广泛性子宫切除术相同的生存率。多个回顾性研究已经证实,宫颈广泛切除术与广泛性子宫切除术具有相同的肿瘤学结局。严格根据手术指征筛选合适的患者是达到相同肿瘤学结局的最重要步骤。并且这些数据也为早期子宫颈癌的治疗提出了一种新的可能,非根治性手术也许不仅仅适合于要求保留生育功能的患者,也适合于所有低危的早期子宫颈癌患者。

Plante 及其同事总结了 1998—2008 年间文献报道的 600 多例经阴道宫颈广泛切除术的病例,其中包括她自己的 115 例患者。总体复发率为 4.5%,病死率为 2.5%,肿瘤学结局较为满意,各文献具体数据详见表 6-5。复发的高危因素包括病灶≥2cm 以及伴有淋巴脉管间隙浸润。病灶≥2cm 患者的复发率为 29%,远远高于病灶<2cm 患者的复发率为 1%。伴有淋巴脉管间隙浸润患者的复发率为 12%,是不伴有淋巴脉管间隙浸润患者复发率的 6 倍。尚无证据表明腺癌和腺鳞癌是复发风险增高的高危因素。而组织学类型为神经内分泌肿瘤的患者不应当接受保留生育功能的手术治疗。有 10%~12% 拟行经阴道宫颈广泛切除术的患者在术中被发现宫颈病灶更大或者冰冻切片发现阳性淋巴结,而导致手术中断,改行广泛性子宫切除术或者选择辅助治疗。

表 6-5 经阴道宫颈广泛切除术的肿瘤学结局

学者	患者例数	中位随访时间（月）	复发（%）	死亡（%）
Marchiole	118	95	7 (6)	5 (4)
Plante	115	74	5 (3)	2 (2)
Shepherd	112	45	3 (3)	2 (2)
Hertel	100	29	3 (3)	2 (2)
Covens	93	30	7 (7.5)	4 (4)
Sonoda	36	21	1 (3)	0
Burnett	19	21	2 (10.5)	?
Schlearth	10	48	0	0
总数	603		27 (4.5)	15 (2.5)

而发表于 2014 年的一篇来自韩国的研究表明，腹腔镜下宫颈广泛切除术对于渴望保留生育功能的早期子宫颈癌患者是一种安全、可行的方法。该项研究纳入了来自韩国四家肿瘤中心的 88 例渴望保留生育功能的早期子宫颈癌患者，其中 79 例患者完成了腹腔镜下宫颈广泛切除术。患者的平均年龄为 31 岁（20～40 岁），平均病灶直径为 1.8cm（0.4～7cm），29 例患者的肿瘤大小超过 2cm，22 例患者存在肿瘤间质浸润大于 1/2，12 例患者伴有淋巴脉管间隙浸润。经过中位时间 44 个月（3～105 个月）的随访，结果 9 例复发，1 例死亡。学者认为，肿瘤病灶≥2cm 以及间质浸润深度≥1/2 为复发的高危因素。

尽管以上结果令人振奋，但目前仍然缺乏关于保守性手术与根治性手术的安全性和生存率的Ⅰ级证据（如随机对照研究）。因此，宫颈广泛切除术的实施应是谨慎的，并且由经过严格训练的妇科肿瘤专家来完成。

2. 术后妊娠

有妊娠要求的患者术后半年内每月定期随诊，每 3 个月进行 1 次宫颈细胞学检查，若两次细胞学检查阴性，可建议妊娠。多数学者建议在术后 6～12 个月后妊娠，术后一年内的妊娠率为 37%～61%。Noyes 发表的一篇综述总结了 3 项关于经阴道宫颈广泛切除术患者的研究，在 247 例患者中有 120 例尝试妊娠，约 29% 的患者在一年内未能成功妊娠，其中 65% 的患者是由于宫颈因素，如宫颈狭窄、宫颈黏液减少等。如果自然受孕失败，可以考虑采用辅助生殖技术。妊娠后应进行常规产检，筛查生殖道感染，加强休息。

接受宫颈广泛切除术的患者妊娠后可能面临以下几种风险：宫颈功能不全、流产、早产以及新生儿低出生体重。由于流产及早产发生率较高，建议在孕 18～28 周时每 2 周进行产前检查 1 次，连续监测宫颈管长度，决定是否再次行宫颈环扎术，以避免宫颈功能不全导致流产和早产。广泛性宫颈切除术后患者妊娠应视为高危妊娠，要给予高度重视和细致的产前检查。由于术后宫颈缩短，经阴道分娩时宫颈裂伤的可能性增高，因此推荐在 37～38 孕周进行剖宫产终止妊娠。剖宫产子宫切口通常选择下段横切口，但有时为了降低宫旁组织的损伤和避免子宫动脉裂伤也可选择下段纵切口。

Plante 及其同事总结了 256 名经阴道宫颈广泛切除术患者的产科结局（表 6-6）。早孕期流产率为 18%，与正常人群的流产率相似；而中孕期流产率为 8.6%，高于正常人群。约有 62% 的妊娠能坚持到孕 28 周以后，其中 65% 的患者能妊娠至足月。早产率约为 28%；12% 的患者在 32 周以前分娩，而在此期间早产的新生儿常伴随较多的并发症。总之，40% 的妊娠能最终娩出足月成熟儿。

表 6-6 经阴道宫颈广泛切除术的产科结局

学者	妊娠例数	先兆流产、异位妊娠（%）	早孕期流产（%）	中孕期流产（%）	孕晚期分娩（%）	<32周分娩（%）	33~36^{+6}周分娩（%）	>37周分（%）	目前正在妊娠
Plante	87	4 (5)	17 (20)	3 (4)	58 (66)	3 (5)	8 (14)	47 (81)	5 (5)
Mathevet	56	5 (9)	9 (16)	8 (14)	34 (61)	2 (6)	3 (9)	29 (85)	0
Shepherd	55	3 (5)	14 (25)	7 (13)	28 (51)	8 (29)	12 (43)	8 (29)	3 (5)
Bemardini	22	0	3 (14)	1 (4)	18 (82)	3 (17)	3 (17)	12 (67)	0
Hertel	18	2 (11)	1 (5)	0	12 (67)	-	-	-	3 (16)
Sonoda	11	0	3 (27)	0	4 (36)	0	4 (100)	4 (36)
Burnett	3	0	0	1	1	0	1	0
Schlearth	4	0	0	2	2	1	0	1	0
总数	256	14 (5)	47 (18)	22 (8.6)	158 (62)	18 (12)	26 (16)	102 (65)	15 (6)

四、新辅助化疗

对于不符合宫颈锥切术/广泛性宫颈切除术纳入标准但有保留生育功能要求的子宫颈癌患者，可以先给予新辅助化疗，再行保留生育功能的手术。研究表明，肿瘤直径大于 2cm 的患者行广泛性宫颈切除术后复发的风险明显增高。子宫颈癌对化疗敏感，新辅助化疗能使大多数患者局部肿瘤缩小，甚至获得病理上的完全缓解，此时再行手术可使原本不适合保留生育功能手术的患者保留了生育功能。近年来，关于新辅助化疗联合保留生育功能手术（包括子宫颈锥切术、单纯子宫颈切除术以及广泛性宫颈切除术）的研究报道逐渐增多，但是仅有少数医疗中心从事这一研究，纳入的患者数量有效。因此，目前还处于试验阶段。

1. 适应证的选择及治疗前评估

已有的文献纳入的病例数较少，为 7~28 例不等，其余的文献均为个案报道。而且每个研究纳入标准有所不同。因此，要通过现有的临床证据来统一新辅助化疗的适应证实属不易。综合已有的文献报道，新辅助化疗的适应证包括以下几点：

（1）须有保留生育功能的强烈要求。

（2）肿瘤直径>2cm 的 IB_1 期、IB_2 期和 II A 期。

（3）组织学类型须排除神经内分泌肿瘤、乳头状浆液性肿瘤以及透明细胞肿瘤。

（4）未发现区域淋巴结有转移。

目前的研究纳入的患者大部分为未产妇（85%～100%），而且部分研究机构把"未产妇"作为进行新辅助化疗的一项纳入标准。由于间质浸润深度为影响复发的重要因素，Robova 等亦将间质浸润深度小于 2/3 作为纳入标准。患者应充分知情同意，需详细告知关于术前检查、化疗方案、手术方式、复发的风险以及晚期并发症等相关内容。

MRI 已经成为治疗前评估肿瘤大小及淋巴结转移的标准方法。有条件的机构可以利用 PET-CT 检测大于 7mm 的淋巴结转移。Lan Owska 等在实施化疗前先进行前哨淋巴结示踪和腹腔镜下淋巴结切除术，若发现淋巴结阳性则不应进行新辅助化疗联合保留生育功能的手术。

2. 化疗方案

目前欧洲常用的子宫颈癌新辅助化疗方案有两个：

（1）紫杉醇（175mg/m^2）+顺铂（75mg/m^2）+异环磷酰胺（5mg/m^2），主要用于病理类型为鳞状细胞癌的患者。

（2）紫杉醇（175mg/m^2）+顺铂（75mg/m^2）+表柔比星（80mg/m^2），主要用于病理类型为腺癌的患者。

以上两个方案也用于保留生育功能手术前的化疗。每 21～28 天为 1 个疗程，患者一般接受 3 个疗程的新辅助化疗。尽管上述化疗方案取得良好的有效率，但是药物毒性较大，有时会引起 3～4 度血液系统毒性，以及可能导致卵巢早衰的卵巢纤维化。

顺铂联合异环磷酰胺或多柔比星的剂量密集化疗方案也被用于保留生育功能手术前的新辅助化疗。顺铂（75mg/m^2）+异环磷酰胺（2～3g/m^2）方案主要用于病理类型为鳞状细胞癌的患者，顺铂（75mg/m^2）+多柔比星（35mg/m^2）方案主要用于病理类型为腺癌的患者，每 10 天为 1 个疗程，共 3 个疗程。

文献报道的国内医院的方案有：

（1）博来霉素（20mg/m^2）+顺铂（80mg/m^2）+丝裂霉素（10mg/m^2），每 21 天为 1 个疗程，共 2 个疗程，研究者并未发现有严重的血液系统毒性。

（2）顺铂（100mg/m^2）+5-氟尿嘧啶（1000mg/m^2），每 21 天为 1 个疗程。

（3）博来霉素（15mg/m^2）+顺铂（25mg/m^2）。但纳入的患者数量少，化疗方案的有效性和安全性还有待进一步研究。

3. 肿瘤学结局和术后妊娠结局

表 6-7 总结了文献报道的肿瘤学结局和妊娠结局。

表 6-7 新辅助化疗联合保留生育功能手术的肿瘤学结局和妊娠结局

	化疗方案	手术方式	纳入患者人数	保留生育功能患者人数	复发患者人数	死亡人数	妊娠患者人数	总的妊娠次数	流产	足月妊娠	早产
Robova	Dose-dense	ST	28	20	4	2	10	13	3	6	4
Maneo	TIPATEP	Large cone	21	16	0	0	6	10	1	2	7
Lanowska	TIP/TEP	RVT	20	17	1	0	5	7	2	2	2
Marchiole	TIP/TEP	RVT	10	7	0	0	1	1	0	0	0
Lu	BPM	LRT	7	7	0	0	2	2	1	0	1

注：Dose-dense：顺铂联合异环磷酰胺或多柔比星的剂量密集化疗方案；TIP：紫杉醇＋顺铂＋异环磷酰胺；TEP：紫杉醇＋顺铂＋表柔比星；BPM：博来霉素＋顺铂＋丝裂霉素；ST：单纯宫颈切除术；Large cone：大锥切；RVT：经阴道广泛性宫颈切除术；LRT：经腹腔镜广泛性宫颈切除术。

Robova 的研究是目前为止纳入人数最多的关于新辅助化疗联合保留生育功能手术的研究。该项前瞻性研究纳入了 28 位年龄小于 35 岁、不符合常规保留生育功能手术要求的早期子宫颈癌患者。采用顺铂联合异环磷酰胺（鳞癌）或多柔比星（腺癌）的剂量密集化疗方案，每 10 天为 1 个疗程，共 3 个疗程。患者在新辅助化疗结束后进行手术，其中 20 位患者最终成功接受了保留生育功能手术（腹腔镜下盆腔淋巴切除术＋经阴道单纯子宫颈切除术）。4 例（20％）患者复发，2 例（10％）死亡。需要注意的是，4 例复发患者的宫颈切除术后标本均显示肿瘤浸润深度大于 3mm，提示新辅助化疗后残留病灶大于 3mm 的患者术后复发概率高。妊娠结局方面，10 例（50％）患者共有 13 次妊娠，其中 1 次早孕期流产，2 次中孕期流产，4 次早产，6 次足月产。

从文献报道的数据可以看出，新辅助化疗后患者接受不同的保留生育功能手术方式，宫颈锥切术和单纯子宫颈切除术由于手术切除范围稍小，术后足月妊娠和早产的概率明显大于广泛性宫颈切除术。由于新 10 辅助化疗后部分患者可获得病理完全缓解，对于这部分患者可接受切除范围较小的宫颈锥切术或单纯子宫颈切除术，既可以达到肿瘤学上的安全切缘，也有利于获得良好的妊娠结局。

总之，目前接受新辅助化疗联合保留生育功能手术的患者数量仍然很少，研究处于试验阶段，关于化疗后的最佳手术方式（子宫颈锥切术、单纯子宫颈切除术或广泛性宫颈切除术）的选择以及其肿瘤学和妊娠结局的定论很难得出，还需要进行更多的临床试验。但它已经显示出一定的前景，给渴望保留生育功能的年轻子宫颈癌患者带来希望。

（朱丽丽）

第七章 晚期、复发、未控子宫颈癌

第一节 子宫颈癌治疗后未控和复发的早期诊断

宫颈复发癌大多发生于晚期子宫颈癌（包括局部晚期）治疗后，也有相当病例因治疗不规范导致治疗后短期内复发，另一些即为未控癌，目前我国浸润性子宫颈癌治疗后约有30%复发。复发性子宫颈癌的治疗困难，预后差，是子宫颈癌死亡最重要的原因。

宫颈复发癌是指子宫颈癌经根治性治疗治愈后肿瘤再现，因不同的治疗手段、治疗后治愈情况及临床表现差异而有不同的定义。如Manetta等（1992）提出复发与未控的定义（章文华，1994）。

一、放疗后复发

放疗后复发是指子宫颈癌经放射治疗后局部肿瘤消失（包括宫颈原发肿瘤及阴道、宫旁部位浸润灶），经一段时间（放疗结束后至少6个月）宫颈创面完全愈合后，于盆腔内或远处又发现肿瘤，则称复发，6个月之内发生的病灶称为未控，因考虑到足量放射后子宫颈局部伤口愈合较慢，将半年内仍可见病灶称为未控。按部位复发又分为三类：

（1）中心性复发（包括宫颈、阴道或宫体）。
（2）宫旁复发（包括盆壁）。
（3）远处复发（或转移），即盆腔外全身不同部位的肿瘤转移。

二、手术后复发

指子宫颈癌经根治性手术彻底切除，且手术标本切缘无肿瘤，术后又出现肿瘤，则称术后复发。

患者接受了手术，如果病灶切除干净，但是在手术6个月后，发现有重新长出来的癌，而新发癌与原癌细胞一致，称之为复发癌。如果是在手术6个月之内就发现的同样细胞的癌，则为未控癌。因此，患者手术6个月以后，在手术局部发生肿瘤，为复发。据统计，不管包括手术、放疗，复发率或未控癌约为30%。而且95%以上是在治疗后两年之内发生的。

三、复发与淋巴受侵犯的关系

有淋巴侵犯的复发率是63.8%（184/288），没有淋巴侵犯的复发率是11.0%（32/288）。有淋巴侵犯的患者中淋巴侵犯数目在≤2的复发率是26.6%；而数目在≥3的复发率是50.8%，因此凡有1个以上淋巴浸润均应该考虑辅助性治疗。

四、复发与期别的关系

见表7-1。

表 7-1 复发与期别的关系

	Ⅰb	Ⅱa	Ⅱb	Ⅲ	ⅣA
放疗后复发	10	17	23	42	74%
远处转移	16	31	26	39	75%

子宫颈癌远处转移的部位所占比率：肺21%、骨16%、腹主动脉11%、腹腔8%、锁骨上7%。

多数复发发生在初治两年内，各种治疗方法均有复发可能，但治疗不规范是复发的重要原因。总共约有30%复发，复发的预后取决于复发的诊断时间，复发部位和可能治疗的方法。

五、复发与未控、新发的区别

（1）治疗后肿瘤未控制，多数为不规范治疗造成（简称未控或肿瘤复发），实际上两者在部分病例中很难截然区分，故有学者将"未控"纳入复发癌中讨论。

关于放射治疗后未控与复发的判断，主要根据创面组织曾否愈合而定，有些病例需结合临床动态观察。目前，对宫颈组织愈合的时间标准计算有两种：①以放疗结束后3个月为界（Marietta等，1992）；②从放疗开始计算6个月为界（中国医学科学院肿瘤医院）。因此，放疗后未控是指放疗结束后3个月内、也有指6个月内，宫颈原发肿瘤或＜和）宫旁浸润持续存在，或盆腔内出现新的病灶。

手术后未控是指根治性手术后手术野内病灶继续存在（包括手术中肿瘤未能切除或切缘有肿瘤），或首次手术后半年内局部又有肿瘤生长者。而放疗后肿瘤已经消除，未查出任何肿瘤，3~6个月后、首次手术半年后子宫颈原发局部位置或盆腔内出现新的病灶则为复发。

（2）宫颈晚期复发癌：是指初次治疗5年后宫颈再现肿瘤，然而究竟是真的复发癌还是新发生的癌有待鉴别和讨论，实质上对的临床诊治分析并无影响，但10年后发生的肿瘤应该是新发生的肿瘤。

六、复发的早期诊断

（1）治疗后定期复查第一年每3个月一次，第二年每4个月查一次，治疗后第一年和第二年最重要，以后半年复查一次，5年后每年复查一次，终身随访。

（2）常规检查盆腔、阴道细胞学，多数无症状者均为盆腔检查发现，无一例是细胞检查。

（3）阴道细胞学和HPV，HPV阳性者患者应高度重视复发可能性，需做其他辅助检查。

（4）任何可疑情况均需做CT，MRI或PET-CT。

（5）血清肿瘤标志物检查如SCC-AG，主要与鳞癌相关，SCC升高其复发率是SCC正常的3倍，而且与淋巴转移有关，2/3的SCC＞4ng/ml者中会发现淋巴转移，SCC的升高降低还与病情变化有关。SCC升高可在临床检出复发癌灶前4~16个月出现。

其他如CA125，CEA等对子宫颈癌是非特异性肿瘤标志物，不适合单独应用。

(6) 随复发部位及病变程度不同出现相应的临床症状和体征，早期可无症状。

(7) 中心性复发最常见的症状有阴道不规则出血和（或）白带增多。

(8) 宫旁（或盆壁）复发早期可有下腹不适感，随病变发展可出现患侧下肢疼痛、水肿、骶髂部（或髋部）疼痛、腰痛、下腹痛、排尿排便困难，有时可发现下腹或盆腔包块。

(9) 远处复发转移如肺转移时有咳嗽、胸痛和（或）背痛、咳痰、痰中带血或咯血等。骨转移时常有固定的局灶性疼痛。肝转移时常有肝区不适或疼痛、肝大等。锁骨上淋巴结肿大。恶病质晚期患者可出现全身消耗综合征，诸如，短期内体重急骤下降或消瘦，甚至呈恶病质状态等。

复发早期诊断十分重要，多数早期复发患者都可以及时给予补充治疗取得成效。因此，治疗后密切随访患者，要求定期随访十分重要，但这一环节为多数患者忽视，治疗医院有关部门也未及时定期联系。患者更忽略随诊复查，因此多数复发患者发现时已局部晚期复发或远处转移或局部已侵犯盆底、盆壁，造成治疗的极大困难，甚至失去再次治疗的机会，在短期内死去。

七、子宫颈癌治疗结束一段时间后

出现上述症状及体征应警惕复发的可能，最后确诊仍需根据病理组织学检查。中心性复发经临床、细胞学和组织学检查常可诊断，而宫旁及远处转移的诊断主要依靠病史、盆腔检查及辅助检查。一般认为放疗后盆腔内复发的早期诊断较为困难，其原因可能有：①复发的某些症状类似放疗后不良反应；②宫旁（或盆壁）复发常缺乏明确的客观指标；③放疗后宫颈萎缩、宫旁纤维化等影响检查和取材；④放疗后脱落细胞的放射反应性改变常被误认为肿瘤未控或复发，故细胞学检查发现癌细胞时需请病例会诊中心有丰富经验的专家评估其实际的临床意义。

(1) 全身检查注意全身器官有无可疑病灶、浅表淋巴结有无肿大，尤其是左锁骨上淋巴结及下肢水肿等体征。

(2) 盆腔检查多数复发病灶是在治疗后随诊时发现的。手术后窥视阴道残端可见出血的癌灶或阴道黏膜下增厚僵硬的浸润灶（尤其是腺癌者），或盆腔扪及包块可诊断术后复发，但注意与淋巴囊肿的鉴别。

八、放疗后复发的诊断

(1) 放疗后已愈的宫颈或阴道、外阴又出现充血、糜烂或类似肉芽状病灶时不应忽视，须进一步检查。

(2) 放疗后宫颈萎缩或萎缩不满意组织愈合后又出现宫颈增大、结节、不平，甚至溃疡坏死。此时应高度怀疑复发，但需与放射性坏死鉴别，后者的宫颈质地均匀一致，应取活检或经阴道冲洗局部等短期处理后会渐趋好转并取活检证实。

(3) 宫颈里灰色坏死溃疡、空洞、宫颈也变硬，结节与阴道界限不清，阴道硬为未控表现。

(4) 放疗后子宫增大应与宫腔积液、积脓及其他宫体恶性肿瘤区别，分段取子宫内膜做病检以明确诊断，B超、CT或MRI等辅助检查亦可协助诊断。

(5) 宫旁增厚要注意是均匀的片状增厚或是结节性增厚，结合临床动态观察，以区别复发还是放射性纤维化。

九、细胞学及阴道镜检查

两者对手术后阴道残端、阴道下段及外阴部可疑病灶的诊断均有帮助,由于放疗后宫颈局部变化及细胞的放射反应影响这两者的检查及各自的可靠性,需有一定经验者才能诊断,如能将其作为子宫颈癌治疗后随诊的常规检查,相信对中心性复发的早期诊断率会有所提高,章文华等(1990)运用阴道镜检查子宫颈癌放疗后复发的病例,与细胞学合用诊断准确率由4.7%增加至86.7%。阴道细胞学结合HPV对早期发现复发更有帮助。

(一)病理检查

中心可疑部位多点活检或阴道镜指示下活检、颈管内膜刮取术及分段取宫内膜,必要时穿刺活检以明确诊断。

(二)其他辅助检查

随着影像学及放射性核素诊断技术的进展和应用

对盆腔内复发、腹膜后淋巴结转移及盆腔外器官转移提供较为准确的诊断依据,除X线检查、静脉肾盂造影、放射性核素肾图外,盆、腹腔B超、CT、MRI、骨扫描特别是PET-CT均有重要的参考价值。Marietta等(1992)报道80%~90%的输尿管梗阻为肿瘤压迫所致,术后或放疗后出现输尿管梗阻或肾盂积水时应予高度重视,多数为盆腔复发所致。

(三)肿瘤标志物

鳞状上皮癌抗原(SCC),肿瘤出现复发或进展时92%的患者SCC上升。

宫颈复发癌的诊断必须结合临床、盆腔检查及多种辅助检查,综合评估分析以及时发现早期诊断。

十、复发部位及时间

(1)复发部位以盆腔为主,占60%以上。

1)子宫颈癌术后复发:以阴道上段及原宫颈部位最常见,占1/4。李孟达(1992)报道局部复发59.8%。

2)放疗后复发:盆腔内复发较盆外转移为多。中国医学科学院肿瘤医院报道,在子宫颈癌传统放疗后复发的病例中,盆腔内复发占70%,远处转移占30%。20世纪80年代后随放疗设备及技术的迅速发展,Manetta等认为中心性复发已降低,孙建衡报道腔内后装放疗后盆腔内复发降至41%,远处转移则占59%。张晓春等报道盆腔复发率仅19.7%,其中盆壁复发为53.3%,中心性复发占46.7%。

(2)复发时间:60%以上发生在2年内。据中国医学科学院肿瘤医院统计,在子宫颈癌放疗后复发的95例中,发生在第一年内占42.1%,2年内占60%,5年后占10.5%,10年后仍有6.3%。

(朱丽丽)

第二节 子宫颈癌治疗后复发的治疗

一、宫颈复发癌的治疗原则

宫颈复发癌的治疗极为困难,其原因主要有:①术后或放疗后由于解剖变异、组织粘连、纤维化或已致的放射损伤等,不仅给再治疗增加难度,且易发生更严重的并发症。②根治性放疗后复发(或未控)的再放疗,无论腔内还是体外照射,盆腔组织对放疗的耐受量明显降低,合理适中的放射剂量难以掌握。因此,大多皆为姑息性治疗。③评估既往所致的放射损伤、周围正常组织的耐受程度及预测放射敏感性等,目前尚无有效办法。④手术瘢痕、放疗纤维化及机体免疫功能低下,影响瘤床的化疗药物浓度、机体对化疗的耐受程度及化疗效果均较差。

复发癌的治疗有上述特殊性及复杂性。因此,高度个别对待及综合治疗是十分重要的,应根据复发部位和时间、肿瘤范围及程度、初治方法、首次放疗剂量及全身状况等因素选择不同的治疗方案。尽管如此,复发转移癌的治疗仍是临床面临的一大难题。综合国内外治疗经验原则为:

(1)凡术后盆腔复发者首选同期放化疗,若有手术切除可能时可行剖腹探查。

(2)放疗后中心性复发者以盆腔廓清手术治疗为主,不宜手术者可考虑再同期放化疗。

(3)放疗后盆腔复发达盆壁或盆底者,宜行以化疗为主、辅以姑息性放疗的综合治疗。有条件的可选择 LEER 或 CORT 手术治疗。

(4)远处转移多需综合治疗,可采取相应部位的放疗、手术或以化疗为主的综合治疗。

复发癌治疗前强调对既往治疗史、现病史做详细询问,评估以前所致的损伤及了解肿瘤与周围器官的关系,因此需全面检查,除有关的辅助检查外,还应做钡灌肠、全消化道造影、膀胱镜、乙状结肠镜、CT、MRI 或 PET-CT 等,重视这些检查的结果,以考虑再治疗方案的可行性。

二、治疗方法

(一)广泛切除术后复发的治疗

应争取再次手术的机会,对较大的复发灶可采用化疗与放疗综合。

1. 术后阴道残端复发

可手术切除、体外照射与腔内放疗结合化疗的治疗方法。

2. 阴道中下 1/3 复发

如只是阴道复发可再手术,不宜手术者给以腔内放疗,辅以化疗和体外照射。

3. 术后盆腔复发

以体外放疗为主加化疗结合治疗。

手术后复发癌的患者,由于大多数子宫颈癌复发癌以盆腔内局限性居多,因此能够手术再次切除者以此法为上策。切除后视病理组织学检查结果,再考虑同期放疗、化疗。

(二) 放疗（放化疗）后复发的治疗Ⅱ型广泛性子宫切除术

适用于放疗后未控,及限于宫颈、病灶小且静脉肾盂造影（IVP）正常的中心性复发者。

可免行盆腔脏器切除而受益,但尿瘘的发生率仍很高。Rubin 等、Coleman 等报道5年生存率为62%和72%,直肠或膀胱阴道瘘发生率为47.6%和28%。手术病死率为9.5%,术后并发症率为42%。

1. 盆腔中心性复发

原则上宜手术者尽可能行盆腔廓清术切除,但在放疗区域内手术,难度较大,并发症较多,故须严格选择患者。

2. 晚期中央复发癌侵犯膀胱多于侵犯直肠

由于病灶仍局限在骨盆腔中央,并没有远处或淋巴转移,可以考虑将复发病灶邻近器官如膀胱或直肠切除,并做腹壁结肠造瘘和代膀胱,为盆腔脏器廓清术。目前,手术的病死率是0~1%,5年存活率可达40%~60%。

凡无手术禁忌证的中心性复发者,皆适于手术治疗。但也有相当一部分病例需考虑是否可行LEER手术,如:①中心性复发伴临床难以判断的宫旁复发已达盆壁或盆底;②术中探查发现固定于盆壁的肿块;③单侧下肢水肿、坐骨神经痛和输尿管梗阻,提示已达盆壁,压迫症状明显。

三、盆腔廓清术

晚期妇科恶性肿瘤或复发妇科恶性肿瘤的盆腔廓清术是一个超广泛的外科手术,对于子宫颈癌治疗后复发的患者,尤其是未接受过盆腔放疗但已有膀胱受侵犯或已形成阴道瘘以及初治时不适合放疗的患者,盆腔廓清术是一种可能有效的治疗选择,这种手术根治的手术方式包括完整切除所有女性生殖器官、膀胱或部分直肠和乙状结肠。尽管只有少数患者可能接受这种手术,但是却给那些已经面临死亡的患者提供了一个5年生存率为40%~60%的治愈和生存的希望。自Brunschwig（1946）首先用于宫颈复发癌的治疗以来,六十多年的经验累积和相关学科的发展,至今已成为少数晚期及放疗后中心性复发（或未控）子宫颈癌的一种可行的挽救性治疗方法。20世纪末M. Hockel报道对以上情况,根据胚胎发生解剖学观点,侵犯盆壁盆底者,多为非肿瘤性的炎性浸润,因此即使到盆壁、底侵犯的病例用LEER和CORT盆腔廓清术可以挽救这些患者同样可以达到5年生存率为50%。

(一) 盆腔廓清术的种类

盆腔廓清术按照手术的前后范围可以分为全盆、前盆和后盆三种。Ⅰ、Ⅱ、Ⅲ型和包括切除盆侧壁闭孔肌和部分盆底肛提肌的LEEP廓清术和廓清术中放置导管做术后局部放疗的CORT手术。全盆廓清术指的是切除子宫、输卵管、卵巢、全宫旁、膀胱、直肠或部分直肠、阴道、尿道和部分肛提肌,有时还包括会阴部的切除（肛门、尿道和部分外阴切除）。前盆廓清术不包括直肠的切除,后盆廓清术不包括膀胱和尿道的切除。按照手术切除的上下结构又可以分为三型（表7-2）,Ⅰ型:肛提肌上切除;Ⅱ型:肛提肌下不包括外阴切除;Ⅲ型:肛提肌下同时切除外阴。因为手术的复杂性,没有常规的手术方式，手术范围的选择都应该根据癌灶的部位、范围、以往治疗方法和患者对于手术目标及期望等综合制订。

表 7-2 盆腔廓清术的分型

盆腔结构	Ⅰ型	Ⅱ型	Ⅳ型
肛提肌水平	肛提肌上	肛提肌下	肛提肌下
肛提肌切除	不切除	部分切除	全部切除
泌尿生殖隔	不切除	部分切除	全部切除
外阴会阴组织	不切除	不切除	全部切除

（二）盆腔廓清术适应证

主要用于子宫颈癌经过手术或放化疗后局部复发，癌灶累及膀胱或直肠但尚未达盆壁的中心性复发者。凡未经放射治疗的晚期复发患者均应首先给以放化疗。如晚期、复发患者已因肿瘤侵犯形成膀胱阴道瘘或直肠阴道瘘或膀胱直肠瘘者，无论是否放疗过均应直接选择盆腔廓清术。有时也用于晚期的外阴癌累及膀胱、尿道、肛门或直肠的病例。盆腔廓清术最终的目标是治愈患者，即要求癌灶的完整切除和充足的无瘤边缘。如已侵及盆壁或盆底时，可做 LEEP 或 CORT 手术。

（1）子宫颈癌盆腔廓清术：1946 年 Brunschwig 首次描述盆腔脏器清除术，多年来，主要用于晚期和放疗后复发子宫颈癌的治疗。据统计，局部晚期子宫颈癌患者（ⅡB～ⅣA 期）在接受放疗或同期放化疗后约有 30% 的患者未控或复发。对这些复发患者仔细评估后只有约 1/4 患者属于中心性复发，其余的患者已有远处转移或已达盆壁不再适合做一般盆腔廓清术。该手术开展初期手术的病死率为 3%～5%。只有那些成功进行了盆腔廓清术的患者（阴性手术切缘和无远处转移病灶的）有约 50% 治愈的可能，其余的另一半还是会死于手术后的并发症或癌症复发，但这仍是患者面临死亡唯一可能生存的机会。

（2）外阴癌：晚期外阴癌的治疗中很少会首选盆腔廓清术，仅对复发肿瘤或已经浸润尿道、膀胱或者肛门的患者采用这种手术方式。

（3）卵巢癌和子宫内膜癌：无论是卵巢癌还是子宫内膜癌都很容易转移到盆腔以外，均不适合做盆腔廓清术。有一种例外叫作改良的后盆廓清术，可以用在初次或再次肿瘤细胞减灭术的卵巢癌患者，但是必须保证盆腔外无任何转移的病例。手术采取完整切除整个的盆腔腹膜、子宫、输卵管和卵巢以及部分直肠和乙状结肠。适合于卵巢癌中所谓的骨盆和肠管间隙无法分离的冰冻骨盆。

（4）盆腔廓清术同样可用于阴道癌、横纹肌肉瘤及其他一些罕见的肿瘤患者放化疗后的盆腔内中心性复发。

（5）盆腔廓清术不可作为姑息治疗的方法，对放疗后出现盆腔器官坏死或形成瘘道同时有盆外转移灶的患者可采取造瘘术的一种姑息治疗方法，有助改善患者生活质量但不能延长生存时间，因此很少施行。

（三）禁忌证

1. 绝对禁忌证

（1）存在盆腔以外转移病灶，如盆腔外的淋巴结转移、腹腔脏器转移及肺或骨等远处转移。

(2) 严重的内科合并症不适合手术者。

2. 相对禁忌证

(1) 侵犯盆底肌肉或有盆侧壁转移者。

(2) 患者的年龄、全身情况和精神状况考虑，如年龄超过60岁、全身体质差、贫血体弱或特别肥胖、不愿意接受假肛和代膀胱的患者。

盆腔廓清术的选择：我国自20世纪70年代开始，病例不多。选择子宫颈癌（放射）治疗后中心性复发。没有盆腔外扩散的患者。复发癌累及膀胱和（或）直肠时，如果要准备实行盆腔廓清术，需要十分慎重的对患者的年龄、全身情况、思想、精神因素的考虑。最好年龄在50岁以下，全身状况良好，能接受腹部假肛门和尿道造口术，而且有一定的经济能力。

（四）术前准备

1. 患者的心理准备

准备行盆腔廓清术的患者必须能够接受由于脏器切除和重建造成的身体变化和手术并发症。通过医患充分沟通，得到包括患者、家人的理解接受、关心支持。同时患者必须明白：

(1) 手术可能引发的一系列并发症和手术的病死率（0~3%），更好的应对以后的困难。

(2) 手术的过程和术后恢复。她需要经历6~8个小时的手术，术后需要在重症监护室里治疗1~2天或更长，而且可能还要接受比较长期的住院治疗，有必要告知患者如果术中发现有不能切除的病变或有转移时有终止手术的可能。

(3) 手术后的改变：她需要熟练的处理1~2个造瘘口，并接受性功能的改变。即使如此还要有思想准备接受，还会有约50%还会再次复发的可能。

但对于一个积极要求通过手术挽救生命的患者来说，医师应以关心和诚恳的态度，告知实情，并表示将尽最大的努力与患者合作，帮助患者改善情绪，尽快手术。总之，这是一个极具挑战的手术，手术的合理性是因为可以使部分晚期复发患者有治愈可能。和患者讨论手术过程的医师必须要有丰富经验，必须能够忠实回答患者提出的问题和转达出手术结果的可能性。最后，患者必须接受即使经过所有的这些努力后也不能保证治愈的现实。

2. 医学评价

(1) 患者的一般条件，必须能够承受长时间的手术过程（6~8小时）且术中可能伴随大量的体液流失，输血、营养支持。伴有严重的内科如心血管、肝肾等合并症是盆腔廓清术的禁忌证。年龄>60岁可能增加手术的病死率，但要考虑生物学年龄比简单的实际年龄更重要。

(2) 术前癌症存在的组织学证据和非禁忌证的证据。单纯的病理切片和病理报告证明癌症的存在是不够的。医学评价包括完整的病史、体格检查、实验室和影像学检查，目的是为了尽可能地寻找出能切除的或存在转移的病灶的证据，用以证明不是盆腔廓清术的合适人选。比如，单侧下肢水肿和单侧或双侧坐骨神经痛暗示后外侧盆壁存在转移灶。单侧下肢水肿、同侧的坐骨神经痛和静脉肾盂造影显示的肾积水，往往表明病灶已经侵及盆侧壁而不能行简单的盆腔廓清术而可能选择 LEER 手术。

(3) 全身查体是为了寻找远处转移的证据：可触及的锁骨上或腹股沟淋巴结肿大、肝大或者腹内包块，偶然还可以发现皮肤转移。不推荐对不可触及的锁骨上或腹股沟淋巴结行活检，因为阳性率极低。对可触及的淋巴结应该行组织活检或针吸细胞学检查，如阳性则放弃手术。盆腔检查不容易准确，很难区别放射性纤维化、子宫内膜异位症、蜂窝织炎和癌症，因此查体发现盆侧壁上存在固定物需要进一步检查明确性质。

(4) 实验室和影像学检查：包括慢性活动性肝炎和艾滋病，它们是行盆腔廓清术的禁忌。另外，常规的实验室检查包括全血细胞计数、血小板计数、血糖、电解质、尿常规和肾功能检测。贫血和任何出血的倾向应该在手术前纠正。对于反复的感染术前应该很好控制。

(5) 盆腔廓清术前的 PET 检查对发现盆腔内、外转移病灶的部位的敏感性和特异性分别为 100% 和 73%。是现在评估子宫颈癌可否手术的最好方法。大多数的外科医师在行盆腔廓清术前要行腹部、盆腔、胸部的 PET/CT 来评估盆腔复发情况和盆腔外是否存在转移病灶。CT 和 MRI 都不能用来准确的评价宫旁组织或肛提肌的肿瘤浸润。输尿管梗阻在输尿管膀胱连接处是可以被切除的，所以不是禁忌。

(6) 一般不需要做骨扫描，除非患者有骨痛。

(7) 膀胱镜检查和乙状结肠镜检查不是必须，除非计划要保留膀胱或直肠，在这种情况下做这些检查来排除膀胱或直肠是否存在隐匿性的转移灶。盆腔廓清术后需行放射治疗的患者最好切除膀胱，因为膀胱的存在会增加复发的危险，也可以引发膀胱瘘或阴道狭窄。

3. 术前准备

肠道准备和静脉输液同时进行避免脱水。如果患者存在严重的营养不良，全胃肠外营养在术前就可以开始。术前监测肺功能，预防性应用广谱抗生素。术前尽量纠正贫血，如口服铁剂、静脉补铁或用促红细胞生成素使血红蛋白升到 11g/dl。手术当天准备至少六个单位的压缩红细胞，适当的血浆、纤维蛋白，甚至血小板。在手术当天早晨标定造口位置，并在患者坐、站和躺下的时候分别检查。应小心避免皮肤皱襞、瘢痕，并且避免位置选在患者平时系腰带的地方。准备放置中心静脉管或 PICC 管。

(五) 手术要点和难点

1. 手术技巧

(1) 体位和麻醉：患者取膀胱截石位，助手除可以站在两腿中间，也可以在手术台的两侧，方便腹部和会阴部的两组人同时手术操作，也方便在术中进行腹部盆腔检查来评价手术可行性。尤其是打算用肌皮瓣进行阴道重建的患者更需要这种体位。应用间歇气压压力带预防深静脉血栓。首选硬膜外和全身联合麻醉。

(2) 切口：适合暴露上、下腹部的正中切口，根据需要可以向上延长。

(3) 探查：常规探查横膈、肝脏、胆囊、胃、脾脏、网膜、大肠和小肠、腹部和盆腔腹膜等是否存在转移灶。腹膜后和主动脉旁区域要仔细触摸，任何可疑处都应该取活检并送冰冻。如果没有发现盆腔外转移的证据则取腹主动脉旁的淋巴组织送冰冻，如阴性则开始探查盆腔。小肠粘连在手术中是很常见的，必须把它彻底分开才能充分探查，尽量避免损伤。有时会发现一段小肠紧密在子宫上，虽然肿瘤很少直接侵入肠腔，但是如果小肠的肠管已经受累，则需要切除这段肠管重新吻合并终止手术。注意合理处理溢出的粪便，进行大量的冲洗同时术前和术后使用抗厌氧菌和革兰阴性菌的广谱抗生素。

(4) 手术中的分离和阻断

1) 近盆侧壁切开圆韧带并分离膀胱前间隙，下界一直分离到尿道，同时向两侧分离到侧壁。

2) 锐性分离直肠旁间隙并超过中线，钝性分开直肠后间隙，使膀胱周和直肠周分离的间隙均达到肛提肌水平。直肠就可以很容易的从后面的骶岬上分开，再仔细判断手术的可行性。

3) 无须做传统的淋巴结清扫，只有当盆腔廓清术为初次治疗并从未做过放疗者可以行淋巴清扫。

4) 卵巢骨盆漏斗韧带分离到髂总血管上方。

5) 输尿管分离到跨过髂总交界下几厘米，尽可能长的保留一段输尿管以便做无张力吻合，其断端距肿瘤最少4cm。如果术前表明存在肾积水，输尿管的梗阻在髂血管分叉以下的内侧近膀胱入口处则不需要进一步分离，因为这个区域将会在切除的大范围的标本之中。

6) 手术从有癌浸润的一侧开始，在侧盆壁锐性分开宫旁组织，在跨过髂内静脉后结扎双侧髂内动脉，这时阻断了子宫动脉、膀胱动脉和闭塞的脐动脉。其余的髂内动脉分支包括阴部内动脉和直肠肛门下（痔下）动脉并未阻断，对保持肛管和低位直肠的血供是非常重要的，利于低位直肠吻合和利用大腿的股薄肌建新阴道，因为闭孔动脉分支是唯一为股薄肌提供血供的没有被阻断。

7) 靠近盆壁切断主韧带和骶韧带，分开直肠到骶骨间宽大的连接和阴道到腱弓的连接，在外侧分离并保留阴道动静脉，到达耻尾肌的直肠和阴道的切入点，这时即可完整切除肿瘤复发包块（Ⅰ型肛提肌上的手术）。

2. 术中活检

任何盆腔外可疑部位的活检是决定是否手术的关键。而在廓清术进行中对所切除组织的活检是确定切除边缘是否干净，所以应该从要保留侧的组织切取，以确保切缘阴性。在活检前的对所切除组织界限的彻底分离。在前外侧和后外侧区域，肿瘤可以通过筋膜或肛提肌的肌纤维扩散到盆侧壁，往往取活检很困难，可以用活检钳，如果活检证明盆壁已有转移灶，一般来说则应该终止手术或改做 LEER 手术。如果所有的活检是阴性，盆腔廓清术可以继续进行。

3. 前盆腔廓清术

前盆腔廓清术适合病变局限在宫颈或阴道的前上部并侵犯膀胱者。目的是去除膀胱、尿道和阴道前壁，保留阴道后壁和直肠。术中三合诊可以帮助判断可否彻底切除，会阴部一个手指插入阴道，另一个手指插入直肠，同时腹部的手触摸道格拉斯窝，并向后牵拉直肠。如果宫颈后方的间隙空虚，可以在此切开道格拉斯窝使直肠从阴道上部切下，阴道至少切除4cm或全阴道切除。直肠和阴道后的间隙经腹打开，确保直视下确定充足的阴性切缘。阴道下边的切口从阴道侧完成，更可以保证充足的阴性边缘。留在直肠上保留的阴道后壁切缘要取活检。做会阴切口，切除尿道及周围的软组织和阴道前壁，保留阴蒂和阴唇。标本取出可以用一个尖长钳（长扁桃体钳）从腹部耻骨后穿过从尿道口旁穿出。钳子从上面扩大这个间隙，下面由两个手指进一步扩宽。分离钳从耻骨弓穿过从而使耻尾肌在3~9点处分开。从下往上整个钳夹切断，并缝合止血。阴道上段的后壁从直肠上分离下来，这个后间隙（与盲端交通）与前间隙连在一起，从而把整个标本游离，标本从会阴切口取出。热纱垫经腹部加压放到盆底缺损处，用电凝或结扎止血。仔细检查标本是否所有的边缘都满意。缝一针缝线在标本上为病理医师定向。

如果患者要求保留性功能，可以行阴道重建。如果没有计划行阴道重建，可以从肝曲到脾曲游离大网膜，保留胃网膜右动脉。将游离的网膜疏松的缝合固定铺垫在骨盆腔的缺损处。如果不做阴道重建，接下来实施尿流改道术。

4. 尿流改道术

未经放射治疗复发患者标准的尿流改道术是将输尿管吻合到一段回肠上，并在右下腹部造瘘。目前，常用的方法是做一个自制贮尿袋，袋可以选择远端的回肠、横结肠或部分横结肠和回肠。回肠可选在离回盲瓣10~12cm的近端切断。横结肠在结肠中动脉远端切断。实施回肠或横结肠的。贮尿器的一端缝合关闭，将两侧的输尿管放入肠道存储器，末端黏膜和黏膜吻合，左侧输尿管需通过乙状结肠系膜。将14号尿管放入回肠的贮尿袋，用三个荷包缝合回盲部的回肠，把逐渐变细的回肠末端拿到腹壁外面成为一个造瘘口。两个输尿管内放置输尿管支架，可在右侧腹壁将回肠尿道口固定，再用人工尿袋底圈紧贴回肠口，接外尿袋。尿袋可接尿300~500ml，需每2~3小时放尿一次，尿袋每天换一次，尿道底圈每5~7天换一次。支架和导尿管2~4周后或根据情况更长时间移除。多数人可经短期训练后自行处理换袋或底盘。术后并发症，如狭窄、结石、瘘管、外渗、泌尿系感染，特别是接受过放射治疗的患者，容易发生肠瘘和尿瘘。因此，放疗后患者不选择用回肠膀胱而直接输尿管经皮造瘘或乙状结肠代膀胱手术。如果发生肠瘘，不能修补，只能经保守治疗，往往后果严重，预后很差。

5. 后盆腔廓清术

很少实施后盆腔廓清术，除非子宫颈癌明显只侵犯直肠，而无膀胱侵犯，这种情况十分少见。在行后盆廓清术前，应该首先考虑是否曾经接受放射治疗。对于放疗后复发的患者，行后盆腔廓清伴低位的直肠吻合是第一选择。当子宫颈癌放疗后复发，即使它局限于后阴道和直肠，建议应该切除远端的输尿管、膀胱和尿道来避免很高的术后尿瘘发生率和病死率。后盆腔廓清术与以上描述的不同点在于保留了膀胱、阴道前壁和输尿管。后盆廓清术后，患者容易出现明显的膀胱功能障碍，因为手术切除了支配膀胱的腹下神经丛，可能需要长期保留尿管或自我导尿。在切断圆韧带和打开膀胱和直肠周围间隙后，打开膀胱腹膜反折，尽可能向下锐性分离。游离子宫并切除其周围主、骶韧带，类似于广泛子宫切除术。子宫动脉在髂内动脉起始处断掉，并向中间牵拉。主韧带从两边断开，输尿管完全分离到膀胱入口处，游离直肠乙状结肠，游离宫旁组织，分离到肛提肌。根据病变情况决定分型（肛提肌上或下）。后盆廓清术中外阴的切除仅涉及外阴和肛门部分。盆底可以用游离的网膜填充缺损，再行结肠造口术。I型的后盆腔廓清术在肛提肌上，不包括会阴部分的切除，即可对子宫颈癌达到彻底的切除。

6. 全盆腔廓清术（III型肛提肌下）

如果计划行全盆腔廓清术，在前面的充分分离膀胱、直肠、宫旁和侧盆壁组织后，游离乙状结肠和降结肠，在断开输尿管后在骨盆边缘横断乙状结肠。肠的近端放入上腹部，做结肠造瘘。提起直肠和乙状结肠，肠后面一直游离到肛提肌，将乙状结肠和直肠上动脉切断。

会阴部分先做一个足够大的切口，能够切除尿道和整个阴道及肛门。切开直肠周围的皮下组织，分离尿道和上部阴道。切断耻尾骨与会阴中心腱的连接，如在肛尾韧带后钳夹、断开和缝合。标本从会阴缺损处移去，通过缝合和电凝止血。盆腔留下一个大的缺损，最好的填充物是股薄肌或腹直肌的肌皮瓣。网膜可以游离用来覆盖盆腔创面，腹膜可以在骨盆垫之上松散的缝合，成为一个骨盆底部。

7. 肛提肌上行低位直肠吻合的全盆廓清术（Ⅰ型）

病灶从宫颈扩散到阴道或直肠壁的患者，假如病灶没有转移到阴道的下1/3，可以行此手术。游离膀胱、阴道上方以后，阴道壁的下方切口至少达到肿瘤下4cm。将游离的直肠向头侧牵引，在离肛门括约肌至少4cm处切断直肠。如果小于4cm，发生粪瘘或大便失禁的危险会很高。

沿着乙状结肠动脉和直肠上动脉切断乙状结肠。充分游离乙状结肠和降结肠，必要时切断一些乙状结肠的血管。主要的血供来源于肠系膜动脉，肠系膜动脉与结肠中动脉之间有丰富的交通。当乙状结肠和左结肠被游离后，应该观察结肠血供情况和活力。如果两边切缘正常，即可实施吻合。如果任何一端血供不良，应该修整边缘，直到出现充足的血流。吻合可用直径28mm或31mm的吻合器。吻合后，游离大网膜放入盆腔。用它来围绕低位的吻合口，并填充骶前间隙。

8. 新阴道

根据患者要求可做阴道成型。阴道类型的选择依据需要被填充的空间的大小和患者的解剖决定。可以用股薄肌、腹直肌或者用大网膜，把它们卷成一个模子下方缝到外阴的皮肤上，上方关闭。

（六）廓清术成功要点

严格手术指针，充分术前准备，熟悉盆、腹腔解剖，精细、熟练的手术技巧、高水平的术后处理和护理。

（七）术后护理

1. 一般护理

术后48小时内主要监测血压、脉搏及各项生命体征。需放置中心静脉管，加强对输血、输液和电解质平衡的管理。观察各种引流和体液渗出，重视隐匿性出血和液体补充不足，维持稳定的血细胞比容，使用新鲜冻血浆、维生素K，保持凝血酶原和部分促凝血酶原时间的正常，监测血清蛋白、血细胞计数及电解质，及时纠正和补充。由于创伤大，注重控制疼痛，尽早帮助活动肢体，防止血栓形成和预防压疮。

2. 呼吸护理

连续监测氧饱和度正常时最好马上拔管。用刺激性肺活量测定法和调整患者体位在内的强有力的呼吸道清洁是术后护理的一个重要部分。如果发生急性呼吸窘迫时，需要考虑是否发生了肺栓塞、心肌梗死或充血性心力衰竭。

3. 预防感染

使用广谱高效的抗生素，如可能尽快确定导致感染的病原菌，选择合适的抗生素。在感染原因不明以前，要排除是否存在输尿管梗阻、吻合口瘘、盆腔脓肿。

4. 营养

营养支持可以在盆腔廓清术前就开始，术后患者可能2周或更长的时间里不能通过消化道获得营养，所以术后先要行全胃肠外营养，直到医师确定肠道已经通畅并完全愈合才可改为经口进食。

5. 引流

引流的作用是很重要的，是否放置负压引流和拔出引流的时间要根据病情而定。通常包括盆腔最低点的引流（肠吻合后）；双侧输尿管内和新膀胱内的引流；腹腔内的引流；有时还包括皮下的各种引流等。

6. 填塞

如果术中出血采用了盆腔填塞，这样的患者一定要一直卧床，保持上身抬高利于呼吸道的清洁和引流，48~72小时后可以轻轻拔除一半的填塞物，剩下的一半24小时后去掉。注意盆腔冲洗，可用温盐水和过氧化氢、乳酸林格或者类似溶液，注意不要让液体都停留在骶骨弯曲的地方，每次冲洗后站立一下。整个盆腔的缺损将会随着时间延长生成肉芽而闭合。

7. 造瘘口

回肠代膀胱的贮尿池，每天要多次冲洗以除去黏液和凝块，时间要超过6周。肠造瘘口也要注意护理，观察吻合处的颜色，预防感染，可以涂抹护肤软膏，7~14天拆除缝线。有大便排出后需要放置专用的造瘘袋，出院前要教会患者的自我护理。对于有低位直肠吻合的患者，最初要及时排出粪便，因为直肠的容积是有限的。可以使用药物减少肠蠕动，使患者每天排便少于3~6次。随着低位直肠的自我调节，4~6个月后才会有一个比较正常的排便习惯，这时才可以停用抑制肠蠕动的药物。当吻合口距肛门短于4cm，自我调节会更困难，有些人长期出现便失禁和频繁排便。

8. 伤口护理

由于手术切口大，切口多、包括腹部切口、造瘘口（肠、膀胱）、会阴切口和各种引流管等，一定要注意伤口的清洁，要及时合理的换药，避免污染和感染，同时为了保持会阴清洁，会阴擦洗在术后48小时即开始。

9. 精神护理

盆腔廓清术患者的精神关护很重要。经常和成功实施了盆腔廓清术的患者进行交流能使新手术的患者振奋精神和更加积极应对。造口指导和医师术后和出院后的随访及沟通对患者的帮助也是非常重要的。

（八）手术并发症种类及预防

1. 并发症种类

约50%的患者会发生以下的并发症：伤口裂开或感染（39%），胃肠道瘘（10%），泌尿生殖道瘘（8%），结肠/小肠梗阻（11%）。在一个大宗病例研究中报道的并发症包括感染病率（86%）、肠梗阻（33%）、瘘（23%）。围术期死亡的发生率小于5%，其中超过65岁的患者有很高的危险性。脓毒血症、成人呼吸窘迫综合征、心力衰竭、肺栓塞和多脏器衰竭等是常见的死亡因素。

2. 术中并发症及预防

术中的并发症主要是出血和盆腔重建所引起的。

（1）术中出血：＞1200ml的出血很常见。预防出血可以结扎双侧髂内动脉和必要时阻断腹主动脉（肠系膜上动脉以下），最长可达两个小时，开放15分钟后可以再次阻断。在腹主动脉断流过程中预防血栓的形成，阻断前给予全身抗凝处理；注意手术技巧，减少大血管损伤出血；适当的采用电凝止血和血管闭合器械，减少手术野的渗血，合理使用具有止血效果的凝血物质。术中及时监测凝血状况及血红蛋白量，及时补充血细胞及凝血因子等。迟发性出血主要发生在有盆腔创面感染的患者，预防和控制感染及充分引流是很重要的防范手段。

（2）胃肠道并发症：发生胃肠道并发症主要是由于患者大多接受过放疗，放疗后的肠吻合往往容易出现吻合口的肠瘘问题，小肠吻合瘘是严重的并发症，病死率达20%～50%，其中放疗后患者发生回肠-回肠瘘为10%～32%，结肠代膀胱和盆底重建可以减少小肠瘘的风险。在前盆腔廓清术中，为了保留直肠而进行的困难的延长剥离经常会引发肠瘘，在这种情况下，首选全盆廓清或低位直肠吻合术。或通过结肠造瘘避免了放射治疗后的肠道吻合，从而减少了吻合口瘘的问题。

（3）泌尿道并发症：过去常见的回肠末端代膀胱是标准的尿道改道手术，但是由于大量的并发症的出现，现在多改为横结肠代膀胱，明显减少了肠吻合瘘的发生，而输尿管结肠吻合口瘘的发生也很罕见。可以通过放置输尿管支架及静脉营养起到预防的作用。总之，谨慎的手术和提高手术技巧将会减少并发症的发生。

（4）迟发的并发症：包括肠梗阻、肠或输尿管瘘，由于输尿管梗阻、造口狭窄、肾盂肾炎等导致的肾脏功能减退或衰竭。同时一定要时常考虑癌症复发的问题。

（九）手术并发症的处理

1. 术中出血的预防处理

术前预防很重要，如果手术前探查决定手术并估计出血可能较多时，可以手术开始则结扎双侧髂内动脉及必要时阻断腹主动脉（肠系膜上动脉以下）。因为双侧髂内动脉的结扎可以减弱85%的血管压力，减少50%以上的出血。而腹主动脉阻断可减少70%出血。

（1）双侧髂内动脉结扎术在髂内外分叉处，用直角钳分离动脉避免损伤下方髂外静脉。用7号丝线双重结扎动脉，远端结扎紧，近端可稍松，可避免动脉瘤形成。

（2）腹主动脉阻断：在结扎髂内动脉近端做一小切口将12号导尿管插入髂内动脉向上至髂总动脉分叉以上腹主动脉3～4cm处肠系膜动脉处，用加压推入生理盐水15～20ml，以水囊阻断腹主动脉血流可持续2小时放松15分钟再次阻断。经过腹主动脉阻断和髂内动脉结扎盆腔出血可以减少80%。

（3）术中快速止血：快速辨认出血的血管和止血，辨识解剖位置及输尿管等避免盲目在血池中钳夹，会造成更严重的出血和损伤。多数盆腔血管可以结扎；只有髂外和髂总血管不可以钳夹。因为需要维持下肢的血供。尽管血管夹或电凝可以对小血管有效，对大血管却不行，反而会扩大血管的损伤，放很多的血管夹还会使出血部位的辨别困难。遇到紧急大出血时，特别是盆底静脉出血很难止血，除非非常明确是哪根血管出血并能很容易的应用电凝或Ligasure等能量器械止血或血管钳夹止血，其他情况下最快捷的做法是：①立即用一个手指压迫止血。②然后调整手术灯光，并通知麻醉师遇到出血，通知护士准备止血的器械和缝合针线，拉钩暴露手术野在出血点周围做"8"字缝合3~4针，再稍加压迫即可止血。③有时候为了止血方便，甚至需要先分离输尿管或肠管或分开髂外动脉，使出血部位容易暴露和止血。如果还是止不住，则可以用折叠的湿纱布压迫至少15分钟。压迫时注意避开输尿管、肠管和膀胱。如果还是控制不住出血，则留置纱布以后取出。

（4）盆腔填塞：有时即使压迫止血后推动纱布再次出血，即保留所压长纱条（2m长）持续压迫，压迫时一定要尽可能地防止输尿管或膀胱肠管受压。如同时结扎髂内和腹主动脉阻断出血即可控制，留置纱布可由腹部伤口或阴道引出，然后快速连续缝合，关腹。此时要注意患者的输液、输血、抗感染、紧密监测水电解质、心、肺、肾功能，并在ICU监护48~72小时平稳后再到手术室谨慎、有序的抽取出填塞物，术中观察无出血后关腹。要动作轻柔，避免再次大出血的发生。有时候，腹腔内的填塞可以经阴道取出或者从腹壁小切口局麻下取出。

2. 胃肠道并发症

发生肠瘘后，要禁食和持续全胃肠外营养，对于排出物少、远端没有梗阻的小肠瘘偶尔可能愈合。如果出现肠梗阻，可以行胃肠减压、禁食、补液等保守处理。再次探查和外科修补有很高的并发症和病死率，因此需要非常慎重。

3. 泌尿道并发症

输尿管吻合口瘘发生时，要注意保持引流通畅和输尿管支架的正常位置，同时给予积极的预防感染和静脉高营养。严重时，经皮肾造瘘比试图再次手术重建更可取。

4. 迟发的并发症

对于肠梗阻、肠或输尿管瘘等，尝试保守治疗而不是手术探查永远是明智的选择。如果再次癌症复发，要考虑对症处理和临终关怀问题。

总结和建议：①盆腔廓清术是一个极度根治的手术过程。在这个手术过程中，女性的生殖器官随同整块的下泌尿道和一部分直肠乙状结肠被切除。②于放疗后复发或恶性度高且伴广泛的盆腔中心性转移、小范围手术不能完全切除的患者，无法再选择放疗时可以行盆腔廓清术。③约50%的患者术后会发生主要的并发症。④盆腔廓清术作为挽救措施的盆腔癌症患者中存活率近50%，但这对患者和医师都是极大的挑战。

四、复发到盆壁或盆底的手术治疗

手术后或放、化疗后盆腔复发已达盆壁或盆底者，已不是中心性复发而不能行一般的盆腔廓清术，此时患者已经全量放射和化疗，还能不能再一次选择手术治疗？目前认为在确诊时仍然可严格选择患者条件，考虑做LEER或CORT手术并辅以局部放射治疗、化疗等综合治疗。

（一）超级盆腔廓清术（LEER）

发生解剖学恶性肿瘤局部扩散的分隔理念，并根据多方面的证据，证实根治性手术的一个新的原则，即发展中隔室的切除，其优于传统的治疗理念和技术。将这些观点转化为针对局部晚期和复发的低女性生殖管道肿瘤的手术治疗理念引导了这一流程的发展，将其定义为LEER。这种方式不仅在传统盆腔切除的患者中，还可以在术前和术中外科治疗的盆腔侧壁疾病患者中获得R0切除和局部肿瘤控制的效果。

2012年从德国M. Hockel提出基于个体发生学的肿瘤，切除术LEER手术（旁盆腔廓清术）并报道91例（1999—2012），2例手术死亡（2%），5年存活率为61%。

根据胚胎发生解剖学的原理证实，肿瘤局部扩散是限制在某个体发生解剖学的限制范围内，从不同的胚胎前组织转移到邻近区域是与两种原发不同胚胎的进化程度有关。成年人的米勒式结构包括膀胱、子宫、泌尿生殖，来源于相同区域，而直肠则来源于泄殖腔，因此米勒式系统与膀胱的关系胜过直肠，所以肿瘤侵犯直肠的情况比侵犯膀胱少见。

另外，米勒式系统及泌尿生殖膜属于相同的来源。而壁侧则属于另一个不同区室，所以发现在盆壁结构上的浸润很少，对复发肿瘤固定在盆壁，但很少侵犯盆腔组织，固定在盆壁的情况为炎性反应，这种炎性反应是肿瘤侵犯前就出现的，并造成肿瘤组织纤维化的黏附至邻近尚未侵犯的区域，这就可以做到切除这部分肌肉，可达到完整切除肿瘤的效果，这也是 LEER 手术的依据，且在 LEER 手术中得到证实。

1. LEER/CORT 手术指征

ⅡB期有膀胱侵犯患者，原发肿瘤ⅢA，ⅢB和ⅣA期患者，以及外科手术后复发患者被视为应行放化疗，除非放射治疗医师推荐或患者要求行手术治疗。放化疗治疗后肿瘤顽固及复发患者，肿瘤相关生殖腔泌尿腔瘘和（或）直肠肛门瘘患者被视为应接受 LEER，只要患者术前满足如下条件：①排除远处转移；②肿瘤不位于坐骨孔；③患者身心条件满足大型手术要求。

对于复发肿瘤：①确认局部疾病位置，也就是说，确认肿瘤实体与子宫阴道（米勒）隔的关系；②临床排除多灶疾病。

如果照射后肿瘤复发为局部疾病，应评估肉眼包膜外扩散情况。外科治疗放疗后无包膜外扩散的局部复发患者的途径包括转移灶切除及补充淋巴结清扫术。

子宫颈癌复发已到盆壁或盆底，病灶<5cm，但复发肿瘤不位于坐骨孔。其余同盆腔廓清术。

2. LEER 手术

应用 LEER 手术控制局部肿瘤。

在弥补手术引起的器官功能损失时应坚持以下原则：

（1）从几个备选的重建方案中根据患者意愿选出最佳方案。

（2）在有疑问时手术安全应高于患者舒适度。

（3）严格避免照射组织用于重建。

由于手术目的在于控制局部肿瘤，治疗性的盆腔淋巴结清扫应用于淋巴结区域未接受手术和（或）放射治疗患者及术中探查认为之前淋巴结治疗不完全的患者。

除了米勒隔，膀胱是最易受侵部位，其次是直肠。直肠侵犯在复发肿瘤患者中比原发肿瘤患者更常见，尤其是在盆腔手术术后的患者。尽管泌尿生殖系膜受累常见（97%），盆腔侧壁受累很少见，仅仅发生在1例复发患者身上。

通过 LEER 治疗局部晚期和复发性子宫颈癌手术治疗13年的经验，证实了肿瘤局部扩散的分隔原理，并更加强化了基于个体发生解剖学的恶性肿瘤手术治疗原则。根据肿瘤局部扩散的区室理论 compartment theory，恶性肿瘤最初是局限在其个体发生解剖学限制的范围内。从不同的胚胎前组织转移至邻近区域使得肿瘤的表型转变成为必要条件，而这一转变与晚期恶性肿瘤进展相关。转移遵从一个发展的等级原则。一个肿瘤通过局部浸润侵犯入一个不同来源的区域是依赖于两种组织之间的进化相关程度，而这个可以通过个体发生学的途径进行预计。成年人的米勒式结构包括膀胱、子宫、泌尿生殖肠系膜以及直肠系膜。因为腹膜内米勒式区域在冠状位及矢状位均为凹形结构，因此邻近直肠的区域较邻近膀胱的区域范围大。然而，在最原始的盆腔解剖学中，肿瘤侵犯直肠的情况较侵犯膀胱少见（直肠17%，膀胱67%）。从个体发生学角度讲，米勒式系统和膀胱三角区来源于相同的区域，并且，中肾管和原始泌尿生殖窦均参与了两者的发育过程。而直肠则来源与不同的原始结构，并且其发育过程中参与的米勒式组织是泄殖腔，而从发生学上来说是比泌尿生殖窦远的。因此，从发生学角度讲，米勒式系统与膀胱更加相似胜过直肠，而这也与临床所见的肿瘤的侵犯转移方式一致。

盆腔的外科手术损伤、手术创伤以及因为瘢痕形成和组织缺失引起的边界改变都被认为会减弱它们对肿瘤的抑制作用。因此，直肠受侵在有手术治疗史的患者中相对更常发生（33%），但还是少于膀胱的受侵（57%）。

米勒式系统以及泌尿生殖膜归属于相同的 Metacompartment，因为它们都来源于泌尿生殖嵴，然而盆腔侧壁代表着一个不同的 Metacompartment。经过组织病理学证实，发生在泌尿生殖膜内的局部肿瘤扩散基本上在所有的宫颈以及阴道癌中都可见到，然而发生在盆壁结构（横纹肌、筋膜等）的浸润仅见于一例患者。局部晚期肿瘤和复发性肿瘤固定在盆壁但很少侵犯侧壁组织的这一事实我们在初次观察中就发现，这也引导我们提出了LEER。我们同意这一关点，认为这种固定在盆壁的情况可以解释为炎性反应，这种炎性反应是在肿瘤侵犯发生前伴随出现的，并且能造成肿瘤组织纤维化的黏附至邻近的尚未被侵犯的区域。因为尾部腹膜下泌尿生殖膜的分界区域邻近骨盆底，因此包括耻骨肌、髂骨肌以及尾骨肌肉在内的组织都要作为LEER的切除部分，以保证固定在盆壁的肿瘤的完整切除。然而，泌尿生殖膜针对盆壁的界限更为广泛和复杂，包括髂内静脉系统以及骶丛。我们的病例中接受LEER的一些标本中包括了髂内动脉以及静脉，这些患者实现了尾部腹膜下泌尿生殖膜的广泛肿瘤切除术。但是当肿瘤出现在坐骨孔，并到达了髂内静脉平面，那么广泛切除术就不可能实现了。因此，临床表现有坐骨痛或者盆腔核磁明确的坐骨受侵（不管患者有没有症状），都是手术禁忌证。

LEER也肯定了盆腔淋巴结转移作为预后因素的正确性。在局部晚期和复发的宫颈患者中，出现盆腔淋巴结转移，伴或者不伴有腹主动脉旁淋巴结转移，约失去了50%的治疗机会，这与之前的盆腔廓清术的报道一致。

然而，伴有盆腔淋巴结转移和腹主动脉淋巴结转移患者的5年总生存率仍为30%，出现的淋巴结转移不能作为扩大手术治疗的禁忌证。

当然，多个腹主动脉旁淋巴结转移是一个不良的预后因素。resection 在局部晚期或者复发性子宫颈癌阴道癌患者手术治疗中需要整体切除米勒式系统、泌尿生殖膜、膀胱和输尿管末端，这一概念的应用在所有的患者中。R0切除术已经得到证明是控制和治疗盆腔肿瘤最重要的因素。全部病例中局部肿瘤控制率和总生存率分别是92%和61%，其中包括19例固定在盆壁，而这些患者通常认为完全不适合做廓清术治疗。因为选择那些接受扩大手术治疗的患有局部晚期和复发性子宫颈癌的患者通常是不包括侵犯盆壁或盆底。然而，因为肿瘤的区域转移特征，LEER手术R0根治术和局部肿瘤的控制率证明了基于个体发生解剖学的肿瘤手术原则的价值，同时也对传统的盆腔廓清术的概念和实施提出了质疑。

①这手术除了包括膀胱或直肠肛门切除外，还要将已侵犯到盆壁的闭孔内肌、耻尾肌/髂尾肌/肛提肌等盆壁和盆底的肌肉切除，保证切缘阴性，不用放疗后组织重建。

②手术步骤：剖腹探查、解剖、游离、切断、结扎：髂内动、静脉，闭孔动、静脉、解剖、游离、切断受累的闭孔内肌、耻尾肌/髂尾肌/肛提肌，完整切除复发肿瘤和受累盆腔器官。

③其余同盆腔廓清术。

（二）**术中结合放射治疗（CORT）**

1. CORT 手术步骤

剖腹探查，切除受累器官和盆腔肌肉组织。在盆腔受累部位切除后安放后装金属导管支架和导管固定。术后 10～14 天开始给予后装放疗，6Gy 每周两次，总量 30～48Gy，完成后立即撤除后。

2. LEER，CORT 手术后

同盆腔廓清术，更长时间恢复和护理。

（三）**放疗后盆腔复发**

盆腔内动脉灌注化疗药物和（或）姑息性放疗对不宜手术的中心性复发是否予以再放疗，需根据复发时间、初次放疗的具体情况等决定再放疗的方式、剂量及分割，再次放疗的并发症会明显增加，应高度重视。多数对再次放疗持否定态度，20 世纪 80 年代后虽有学者报道再放疗后的局部控制率达 62%～64%，但并发症仍达 15%～50%。

（四）**远处复发的治疗**

以化疗为主的综合治疗。常有全身广泛扩散或合并盆腔内复发，故宜予以化疗为主的综合治疗。少数病例如肺、肝的单发转移灶可行手术切除，术后也需配合区域性化疗。锁骨上淋巴结转移及骨转移一般采用局部放疗和辅以化疗。宫颈复发癌的治疗还包括近年开展的免疫治疗干细胞治疗等均有待深入研究。

今后期望：规范化治疗，减少治疗后复发并严格治疗后随访争取早期发现复发。如果确定复发病例，应将病例转诊到有治疗经验和条件的医疗中心会诊治疗，今后应在全国组织专题组织晚期和复发性子宫颈癌诊断和治疗的研讨会，互相交流，提高诊治水平。

五、子宫颈癌复发的预后

宫颈复发癌的预后差，Marietta 等（1992）报道 1 年存活率为 10%～15%，5 年存活率<5%。影响复发癌预后的主要因素有复发部位、病灶大小、复发间隔时间、初治方法及再治疗方案等。

（1）复发部位及病灶大小两者均明显影响预后，中心性复发较宫旁及盆腔外复发预后好，有远处转移者预后更差，如骨转移。锁骨上淋巴结转移者平均生存均不到 10 个月。Cleman 等（1994）报道局限于宫颈、小于 2cm 的复发病灶、静脉肾盂造影（IVP）正常者与病灶大于 2cm 者比较，采用根治性子宫切除术后其 5 年生存率有显著差异，分别为 90%和 64%，10 年生存率为 80%和 48%，中位生存 148 个月和 87 个月。

（2）复发间隔时间越长，组织对再放疗的耐受相对增加，并由于血管修复和侧支再建，达到局部病灶的化疗药物浓度增加，因此有利于改善复发再治疗的效果，张晓春等（1995）报道 2 年后复发的预后明显好于 2 年内复发者，中位生存分别为 18 个月和

10个月。

(3) 初始方法，有放疗史者预后差，Verma 等报道盆腔放疗区域内复发灶对化疗的反应率仅 15%～20%，盆腔外转移的化疗反应率为 50%。张晓春等报道术后复发的预后明显好于手术加放疗及单纯放疗后复发，中位生存分别为 24 个月、12 个月和 10 个月。Long 等应用联合化疗治疗晚期复发癌，结果显示有无放疗史的反应率明显不同（61%比 83%）。

(4) 再治疗方法与预后密切相关，经手术治疗的复发癌 5 年生存率高于其他手段治疗后的病例。刘炽明综合文献报道盆腔廓清术后的 5 年存活率为 22%～58%。张晓春等总结术后复发经放射治疗后中位生存 24 个月，而放疗后复发经再放疗和（或）化疗者预后差，中位生存仅 10～12 个月。

综上所述，宫颈复发癌的预后虽差，但经再治疗后仍有不少患者能获得治愈机会，特别是中青年患者的治疗后复发，故不应轻易放弃。

（王圣坦）

第三节　晚期、复发、未控子宫颈癌的放化疗

一、晚期、复发、未控子宫颈癌的临床特点
（一）概述

传统意义的晚期子宫颈癌通常指 FIGO Ⅲ～Ⅳ期子宫颈癌，在临床工作中，一些较重的ⅡB期子宫颈癌也可归为晚期疾病的范畴。此外，国外肿瘤学家常将ⅠB$_2$ 和ⅡA$_2$期巨块型子宫颈癌也作为晚期处理，后三种情况可称为局部晚期子宫颈癌。随着宫颈病变筛查技术的推广和应用，越来越多的子宫颈癌前病变和子宫颈癌得以早期诊断，预后明显改善，总体病死率也呈现下降趋势，但仍有相当比例的子宫颈癌患者就诊时已属晚期。这些患者的治疗十分棘手，往往在就诊时已发生淋巴结转移，在治疗后发生复发和未控的概率也远高于早期患者，因此预后较差。据文献报道，Ⅲ期子宫颈癌的 5 年生存率为 30%～50%，Ⅳ期仅为 5%～15%（Downs 等，2004）。

复发性子宫颈癌是指在根治性治疗后，经过一段时间的临床治愈阶段后又发现新的肿瘤病灶。根据复发部位，可分为中心性复发（指宫颈、阴道或阴道残端、宫体等部位复发）、宫旁复发（靠近盆壁处的复发）以及远处复发（腹主动脉旁淋巴结、肺、骨等处）。据统计，42%～50%的复发病灶发生于治疗后 1 年内，75%发生于治疗后 2 年内，绝大多数的复发癌发生于治疗后 3 年内，少数（10%）在治疗后 4～5 年发生，5 年之后的复发十分少见。总体上看，约有 35%的子宫颈癌患者在治疗后复发，5 年生存率低于 20%。其中，根治术后的复发 25%位于阴道上段或残端，放疗后的复发 27%位于宫颈、宫体或阴道上段，6%位于阴道下 2/3 段，43%位于宫旁组织，16%为远处转移。

手术后未控是指根治术后原发肿瘤仍然存在，或术后 1 年内局部肿瘤重新出现。放疗后未控是指经过根治性放疗后，原发肿瘤持续存在，或放射野内出现新的病灶，通常以放疗结束后 3 个月为评估界限未控与复发同属初始治疗失败的表现，在本质上并无

区别。

肿瘤复发后由于局部解剖改变、组织粘连及既往治疗引起的纤维化等情况，给治疗带来了一定的困难，且容易发生严重治疗后并发症。对这一部分患者的治疗，不仅需要考虑患者的肿瘤情况，还需要考虑既往治疗的特点，以及患者的一般状况和承受能力。目前，国内外对这些患者主要采用多种手段联合的综合治疗，在保证患者生活质量的前提下，尽可能取得最大疗效。

如何个体化处理晚期、复发、未控子宫颈癌，使患者得到最适宜的治疗，是当前妇科肿瘤医师面临的难题。

（二）**临床表现**

晚期子宫颈癌的临床表现通常随着病情进展而逐渐加重，复发、未控子宫颈癌可随复发部位和病变范围不同出现相异的临床症状和体征，但在病程初期可无症状。随着病情的进展，晚期、复发、未控子宫颈癌可出现的症状包括：

1. *阴道排液或流血*

当肿瘤病灶在宫颈原位复发或侵犯阴道残端时，患者可出现阴道排液、不规则流血或分泌物增多症状，可伴有异味。阴道排液/流血是子宫颈癌中心性复发最常见的症状。

2. *疼痛*

晚期癌灶或宫旁复发常侵犯盆壁组织、输尿管或盆腔神经，可引起下腹痛、腰骶部痛，以及下肢痛症状。发生腹主动脉旁淋巴结转移时，可因侵犯邻近神经引起腰部疼痛。发生骨转移时，可引起转移部位的骨痛症状。

3. *邻近器官受累症状*

若病灶侵犯膀胱或尿道，可出现尿频、排尿困难或血尿症状；若病灶侵犯直肠，可出现排便困难或肛门坠胀感，亦可伴血便症状。

4. *咳嗽*

若发生肺部转移，可引起咳嗽、胸闷、咯血，甚至呼吸困难症状。

5. *全身症状*

晚期患者因肿瘤消耗、长期食欲缺乏、放化疗不良反应等原因可表现为消瘦、贫血、重度营养不良、恶病质等全身消耗症状。

体格检查对判断晚期、复发、未控子宫颈癌患者病情进展程度十分重要。晚期子宫颈癌于妇科检查时可发现阴道、宫颈，以及宫旁组织呈浸润状改变，阴道浸润严重者可出现阴道狭窄，甚至无法显露宫颈；宫旁组织浸润严重者可表现为盆底增厚、变硬，甚至为冰冻骨盆。中心性复发患者常见阴道和宫颈局部结节或肿块，可伴感染、溃疡或坏死，周围组织弹性亦下降。子宫体亦可表现为增大、变硬，活动度下降。发生宫旁复发或盆腔淋巴结转移时，由于癌灶压迫髂血管及堵塞淋巴管，可出现下肢水肿。发生锁骨上淋巴结转移时，可出现锁骨上肿大、固定的淋巴结。另外，需要注意，当肿瘤处于复发早期或位于隐匿部位时，患者可能无任何症状或体征，此时需要重视进行其他辅助检查。

（三）**病程特点**

晚期子宫颈癌大多具有明显的临床症状和体征，且病程较长，通过妇科检查、组织病理学和影像学检查较容易确诊。复发、未控子宫颈癌的早期诊断较为困难，尤其是接受过放疗的患者，主要原因在于放疗往往引起盆腔组织纤维化，以及阴道和宫颈口闭锁，影响妇科检查时的判断和组织学取材。此外，放疗导致的不良反应也会影响医师对患者复发症状的辨别，据文献报道，有20%～76%的子宫颈癌患者在发生复发、转移时无任何症状，仅有血清SCC抗原水平增高，或经影像学检查发现肿瘤病灶。因此，详细、系统的监测在子宫颈癌患者的随访过程中十分重要，应尽可能做到对复发、未控病灶的早期发现。

据文献报道，80%的子宫颈癌复发在初次治疗结束后的2年内，90%复发发生于初次治疗后的3年内，5年之后的复发率低于5%。复发的部位大多数仍然局限于盆腔区域，占治疗失败病例的60%～80%。远处转移的比例为10%～30%，常见的转移部位包括肺、骨和腹膜后及锁骨上淋巴结。此外，约有10%的盆腔复发可同时合并远处转移，使治疗更为棘手。有学者报道了213例经治疗后远处转移的子宫颈癌患者，其中腹主动脉旁淋巴结转移率最高，为21.5%，其次为锁骨上淋巴结转移21%，肺转移18%，骨转移15%，肝转移9%，脑转移2%。

由此可见，初次治疗结束后2年内的随访监测至关重要，而盆腔检查应是随访检测的重点项目，此外，在患者出现可疑症状时，应及时进行全面系统的检查。每次随访的间隔不应超过6个月，检查内容至少应包括妇科检查（由高年资妇科肿瘤医师进行）、盆腹腔超声检查（包括腹主动脉旁淋巴结区域）、血清SCC抗原水平测定，必要时还应进行胸部X线片、骨扫描、CT/MRI或PET/CT检查。其中，PET/CT是检测子宫颈癌复发病灶的有效手段，据文献报道，PET/CT诊断宫颈鳞癌复发的总敏感性高于90%，而对腹膜后淋巴结转移诊断的敏感性和特异性几乎为100%。细胞学检查和阴道镜检查也是可选项目，对根治术后中心性复发的诊断具有一定的意义，往往能够直接获得明确的病理学诊断，但对放疗后的复发诊断价值有限。

在初始治疗后，发生复发和未控的风险因素包括盆腔淋巴结转移、脉管癌栓浸润、宫旁组织浸润和手术切缘阳性等。其中，盆腔淋巴结转移、宫旁组织浸润和手术切缘阳性被认为是复发和未控的高度风险因素。此外，一项包含了2158名ⅠB～ⅡA期子宫颈癌患者的队列研究确定了中度复发风险的"四因素模型"，确定的风险因素包括肿瘤大小≥3cm、宫颈外1/3深肌层浸润、淋巴脉管浸润、腺癌或腺鳞癌组织学。在术后病理检查中出现任何两个上述因素都意味着中等程度的复发风险。对这些患者应给予适当的术后辅助治疗，以降低复发的机会。此外，规范的手术方式，以及足够的宫旁切除和淋巴结清扫范围对于降低复发率也是至关重要的。

子宫颈癌一旦确诊为复发，治疗即转为姑息性，其中约60%的患者会在2年内死亡，5年生存率不足20%。影响复发患者预后的因素较多，包括既往肿瘤的期别、肿瘤分化程度、复发间隔、复发的部位和范围、复发时的症状、患者年龄、治疗前血红蛋白水平和治疗方法等。Hong等分析了375例放疗后复发的宫颈鳞癌患者的预后因素，发现肿瘤局限在宫颈的患者预后明显好于邻近组织受累的患者（5年生存率：22% vs. 4%），采用手术治疗的患者预后明显好于非手术治疗的患者（5年生存率：32% vs. 3%）；单独腹主动脉旁淋巴结转移者的预后明显好于合并锁骨上淋巴结转移的患者（5年生存率：27% vs. 0），采用同步放化疗的患者预后明显好于接受单纯放疗或姑息性化疗的患者（5年生存率：40% vs. 30% vs. 0）。Legge等分析了75例复发性子宫颈癌患者，发现能否获得根治性手术切除是独立的预后影响因素（$P=0.037$）。

总体而言，晚期、复发、未控子宫颈癌的病情复杂，治疗困难，预后也较差，但患者个体差异较大，仍有部分患者经过适当、积极的治疗后可显著改善预后，甚至达到治愈。因此，如何为这些患者制订合理的个体化治疗方案，提高治疗效果，并保障患者生活质量，是当前妇科肿瘤领域需要深入探索的问题。

二、晚期、复发、未控子宫颈癌的个体化治疗原则

晚期、复发、未控子宫颈癌的治疗属于妇科肿瘤领域的难点，在治疗前应详细了解患者的病史，进行全面的检查（包括体检、血、尿、大便常规、肝肾功能、肿瘤标志物、胸部X线片、心电图、B超、CT或MRI或PET/CT），其中妇科检查应至少由2名高年资妇瘤科医师进行。当怀疑存在邻近器官受累时，可进行膀胱镜、肠镜检查。静脉肾盂造影检查也有助于明确输尿管受累情况。腹膜后淋巴结转移有时仅靠影像学检查难以辨别，在CT扫描或超声引导下对可疑肿块进行细针穿刺抽吸（FNA）有助于诊断。当怀疑存在浅表淋巴结转移时，可进行切除活检。

根据获取的信息，充分评估肿瘤的范围、与周围组织器官的关系、是否存在手术切除机会以及患者对治疗的耐受程度等。对复发和未控的患者，还应详细了解既往的肿瘤情况（FIGO分期、肿瘤病理类型、分化程度、浸润范围等）、既往治疗情况（初次治疗的时间、手术方式、术后病理、放疗的范围和剂量、化疗的方案和剂量等），在开始治疗前应尽可能获得复发的组织病理学证据，并综合评价患者可能的治疗获益、潜在的风险以及对生活质量的影响。总体而言，晚期、复发、未控子宫颈癌的治疗十分个体化，往往需要进行多学科联合诊治，全面的评估和沟通是进行最佳治疗决策的基础。

对晚期、复发、未控子宫颈癌基本的治疗应遵循如下原则：

（1）对排除远处转移的晚期子宫颈癌，目前国际通用治疗准则是同步放化疗，在进行盆腔放疗的同时给予顺铂为基础的化疗，再辅以阴道腔内近距离放疗。当影像学提示存在腹膜后淋巴结转移时，可考虑施行腹膜后淋巴结活检或清扫，之后再加以延伸野的放疗。若患者不能耐受同步放化疗，也可采用单纯放疗或化疗进行姑息治疗。

（2）在子宫颈癌根治术后发生的盆腔复发或腹膜后淋巴结转移，首选放射治疗，推荐采用同步放疗与化疗联合治疗。若复发病灶较小，与盆壁组织尚存界限，可考虑再次手术切除病灶，之后再补充肿瘤靶向放疗，以及含铂类的方案化疗，必要时再加上阴道腔内近距离放疗。治疗后再复发者，可采用姑息性化疗、支持治疗和参加临床试验。

（3）放疗后的肿瘤复发，在原照射野外复发的病灶宜选择放疗或化疗，若经评估后认为病灶较局限，可手术切除者，亦可选择手术切除，手术后补充区域放射治疗和化疗；在原照射野内较小的或中心性复发病灶宜选择手术治疗切除病灶；对原照射野内较大的复发病灶的再放疗存在一定争议，由于再照射可用的剂量受限，疗效差，且并发症发生率高，达30%～50%，故目前临床上应用较为有限，使用时需十分慎重。

（4）若考虑对复发患者施行手术治疗，则需要评估盆壁和周围器官受累情况，并排除盆腔以外的转移，评估应由多名高年资妇瘤科医师共同进行。中心型复发往往侵犯膀胱和直肠，如果没有腹腔内或骨盆外扩散的证据，且盆壁与肿瘤间有可分离的间隙，可考虑行盆腔器官廓清术。此术式步骤复杂，创伤大，并发症多，需要多学科协作并做好充分术前准备。Berek JS等报道了67例复发性宫颈/阴道癌患者，在接受盆腔脏器廓清术后，5年生存率为54%，术后感染发生率达86%，而肠瘘和尿瘘的发生率分别为8%和4%。此外，如果患者存在单侧下肢水肿、坐骨神经痛和输尿管阻塞三联征，则提示患者存在难以切除的盆壁浸润，此时不宜考虑手术治疗，应采用姑息性治疗。

（5）对放疗后复发的患者，若病灶直径<2cm并局限于宫颈者可考虑施行广泛或次广泛子宫切除术。部分患者可以经此术式达到临床治愈且无须进行造瘘或切除邻近器官，但手术并发症较高，且治疗前需要经过严格的评估以排除其他部位的病灶。美国MD肿瘤中心采用广泛子宫切除术治疗50例复发患者，病变<2cm者5年生存率达90%，而>2cm者为64%，严重术后并发症发生率为42。

（6）在对复发患者施行手术治疗时，应尽可能切除所有肿瘤病灶以及转移性淋巴结。若存在无法切净的病灶，可进行术中多学科会诊，在评估安全且有效的前提下，对残留病灶或可疑切缘阳性的区域施行局部治疗。可选治疗手段包括术中放疗、冷冻消融、射频消融、放射性粒子植入等，治疗时注意保护正常组织器官。Tran PT等对36例复发性妇科恶性肿瘤患者施行术中放疗（其中47%为子宫颈癌），结果显示5年局部控制率为44%，5年疾病特异生存率为47%。

（7）对肿瘤广泛转移或无法耐受手术和放疗的患者，可选择姑息性化疗、生物免疫治疗、中医治疗或加入临床试验，在选择治疗时应充分考虑患者的耐受程度和生活质量。

（8）在治疗出现并发症或不良反应时，如手术后的感染、尿瘘以及放化疗后的骨髓抑制等，应给予积极的处理，并注重患者的心理安抚和鼓励，必要时需要重新制订后续治疗方案。

（9）晚期、复发、未控的子宫颈癌患者可能合并较多症状，有些可能严重影响患者生活质量，如疼痛、恶病质等；有些甚至可能会危及生命，如肿瘤出血、感染等，因此需要重视此类患者的对症处理，加强支持治疗。对合并大出血的患者，若常规填塞压迫和药物止血无效，可尝试行紧急后装照射或介入栓塞止血。对肿瘤侵犯神经引起强烈疼痛的患者，若药物止痛效果不佳，可尝试行短程放疗或局部神经毁损术解除疼痛。对脑转移和孤立性骨转移的患者，进行局部放疗可减轻症状，获得良好的姑息治疗效果，改善患者生活质量。

三、晚期子宫颈癌的放射治疗

（一）晚期子宫颈癌的定义

目前广泛采用的国际妇产科联盟提出的子宫颈癌国际临床分期标准（FIGO分期），晚期子宫颈癌指ⅡB～ⅣB期不能手术的子宫颈癌患者。另外，需要区分的概念是，局部晚期指的是ⅡB～ⅣA期的患者。另外，广义上，临床上也将临床病灶最大直径>4cm的情况定义为局部晚期。下面讨论的是Ⅱb～Ⅳb期患者的放射治疗。

（二）晚期子宫颈癌的治疗现状介绍

放射治疗是晚期子宫颈癌最重要的治疗手段。子宫颈癌的放射治疗进展与放射物理学、放射生物学、放射技术及影像学的进步息息相关。近二十年来放射治疗有了很大的发展，放疗机器由深部X线机发展为钴机，进而由直线加速器所替代，今后质子、重粒子等更先进的治疗机器都将广泛应用于临床，提供了更加有效放射线类型；放射生物学提供了更加准确的数据，让临床医师在保护正常组织的前提下尽量提高肿瘤组织的放疗剂量；影像学方面由最初的 X 线，到 CT、MRI、PETCT 等，能够更加明确清楚的了解肿瘤的形状大小及侵犯范围；放疗技术由最初的二维放疗，进步为三维适放疗，直至现在广泛应用的调强放疗，为临床提供更加适合肿瘤形状的放疗计划，有效降低了正常组织的放疗剂量，从而保证了肿瘤的高剂量受照，提高了肿瘤的治愈率。

综合国内外报道的材料，各期子宫颈癌放射治疗的 5 年生存率表 7-3。

表 7-3　各期子宫颈癌放射治疗的 5 年生存率

		Ⅰ	Ⅱ	Ⅲ	Ⅳ	合计
综合国外资料	例数	35 480	45 844	36 286	6195	123 805
	5 年生存率（%）	79.2	58.1	32.5	8.2	54.1
综合国内资料（13 单位）	例数	616	5005	3767	82	9470
	5 年生存率（%）	86.2	66.6	48.7	19.5	60.1
中国医学科学院肿瘤医院	例数	320	2028	5509	199	8056
	5 年生存率（%）	93.4	82.7	63.6	26.6	68.7

（引自：谷铣之．肿瘤放射治疗学．北京：人民卫生出版社，2002）

以上数据大部分来源于回顾性分析，所以主要为二维、三维放疗的放疗技术下的生存统计。而中山大学肿瘤防治中心放疗科自 2010 年开始对晚期子宫颈癌患者进行最先进的调强放疗＋组织间插植后装放疗，2010 年的统计数据提示，108 例子宫颈癌Ⅰ、Ⅱ、Ⅲ、Ⅳ期子宫颈癌的 2 年生存率分别为 92%、90.2%、88.4%、66.7%，明显高于《肿瘤放射治疗学》（2002）的统计数据。虽然只是一个中等大小的样本分析，但明确提示了放疗技术的进步对治疗效果有明显的影响。

子宫颈癌的初始治疗方式从根本上决定了患者的预后及转归，所以在晚期子宫颈癌的放疗上，宜尽量采用可获得的最先进放疗技术，为患者提供最大的治疗获益。

（三）晚期子宫颈癌的放疗原则

Ⅱb～Ⅳa 期的局部晚期子宫颈癌患者可以通过放疗达到根治效果，根据目前循证学的依据，首选同期放化疗。放疗方面，包括外照射放疗及后装近距离放疗；应尽量采用调强放疗的外照射技术；由于肿瘤较大并有宫旁侵犯，宜采用组织间插植的后装近距离放疗以保证宫旁组织的放疗剂量。

ⅣB 期患者为肿瘤弥散至远处器官，治疗需要根据患者的病情进行个体化治疗。ⅣB 期中腹主动脉旁淋巴结、纵隔淋巴结、锁上淋巴结转移的这部分患者，由于肿瘤仍局限在淋巴系统，其预后明显较腹膜弥散。

肺、肝、骨等血行转移的ⅣB 期患者疗效好，局限于淋巴结系统的这部分患者通过适当的治疗可以得到长期生存，甚至根治。因此，ⅣB 期子宫颈癌患者需要注意个体化的综合治疗，放疗目的可根据病情决定为根治性放疗或姑息性放疗（高姑息或普通姑息），同时化疗、生物治疗、对症支持治疗等也是这部分患者的重要治疗手段。

放疗禁忌证包括：

(1) 骨髓抑制：外周血白细胞总数$<3\times10^9$/L，血小板$<7\times10^9$/L 者。

(2) 急性或亚急性盆腔炎症为控制者。
(3) 肿瘤广泛、恶病质或有尿毒症者。
(4) 急性肝炎、精神病发作期间、严重心血管疾病未获控制者。

四、晚期子宫颈癌的放疗方法

子宫颈癌的放疗方法特殊于其他病种在于，除了常规的外照射放疗之外，还需要使用后装近距离放疗。

美国国立综合癌症网络（NCCN）2012版开始明确提出，即便是调强放疗（IMRT，体外照射的一种最新技术）空前发展，能够得到与后装近距离放疗类似的处方剂量，也不能用体外照射放疗（EBRT）替代后装近距离放疗。这是由后装近距离放疗的放射剂量学与放射生物学原理不同所决定的。体外照射的剂量学分布为相对平坦的剂量曲线，一个合格的外照射放疗计划里，肿瘤靶区内部的剂量为均匀分布，波动大部分在95%～105%（DVH图表现为急速跌落的陡直倒S曲线）；而后装近距离放疗的剂量学分布为急速衰减的剂量跌落，放射源周边肿瘤与稍远处距离2cm左右处肿瘤受照剂量可由处方剂量的300%急速跌落至100%，放射源4cm外的部位，甚至跌落至处方剂量的25%（DVH图表现为拖长尾巴的倒S曲线）。

从放疗概念而言，子宫颈癌的外照射放疗主要针对淋巴结引流区的预防性放疗及阳性淋巴结的推量放疗；而后装近距离放疗则针对原发病灶的推量放疗。所以两者缺一不可。

具体来说，子宫颈癌的体外照射主要针对盆腔转移区，包括宫颈、宫体、子宫旁、宫颈旁、阴道旁组织，盆腔淋巴结引流区及盆壁组织，必要时包括腹主动脉旁、腹股沟、锁骨上淋巴结引流区，是整个子宫颈癌放疗的基本治疗。而子宫颈癌的后装近距离放疗主要针对肿瘤原发病灶，有效照射范围包括宫颈、阴道、子宫体及宫旁三角区，为子宫颈癌原发灶的推量治疗，采用组织间插植的方法可以提高宫旁组织的放疗受照剂量，进而提高子宫颈癌的局控率。

（一）子宫颈癌的体外照射放疗

子宫颈癌的体外照射主要经历了二维、三维、调强放疗的三个发展阶段；使用的机器也从深部X机改进为钴机，到现在基本被直线加速器所替代。以下分别介绍主要介绍直线加速器的调强放疗。

子宫颈癌调强放疗优于二维、三维放疗的根本在于前者能够在一个单次治疗中同时给予不同的靶区不同的放疗剂量，是以所谓调节强度的放疗。二维放疗以骨性标志来定位，最初为等距离照射，前后两野对穿照射，其高剂量区分别位于腹前壁的膀胱、小肠以及腹部后方的直肠，故放疗不良反应非常严重，常导致严重的放射性肠炎及放射性皮肤损伤。经改进后的二维盆腔四野盒式放疗增加了双侧野，在提高靶区均匀性的同时明显降低了上述放疗不良反应，但没有个体病例影像学为基础，所有患者都统一照射大骨盆野，加或不加腹部延伸野，缺乏个体性，也没有对个体淋巴结转移情况的针对性。三维放疗以CT图像为基础勾画靶区，能够个体化根据病例的淋巴结转移情况来确认靶区，但其设野方式与二维四野盒式放疗无根本区别，由于肠道受照剂量的上限为45Gy，三维适形放疗难以对腹主动脉旁及盆腔淋巴结行局部推量治疗，导致三维适形放疗出现后对子宫颈癌的治愈率几无提筒。

而调强放疗主要包括 IMRT 及 VMAT 两种方式，都可以通过众多子野来对不同的范围给予不同的放疗强度，其优势在于可以完美实现计对 GTV、CTV 给出的不同的处方剂量，并保证肠道、膀胱等正常组织维持较低的受照剂量，从而在不增加放疗不良反应的前提下，提高可见肿瘤局部的受照剂量，最终提高肿瘤控制率；其中，VMAT 由于其效率高，治疗时间短，在子宫颈癌的治疗中更为常用。中山大学肿瘤防治中心的近期统计数据表明，调强放疗技术对于有淋巴结转移的晚期子宫颈癌患者体现出非常大的优势，对晚期子宫颈癌的生存率有明显提高；国内外 2004 年以前的Ⅲ期子宫颈癌二维、三维放疗 5 年生存率在 30%～60%，而中山大学肿瘤防治中心调强放疗的Ⅲ期子宫颈癌患者 2 年生存率达 88%（暂无法统计 5 年生存时间）。

1. 调强放疗在子宫颈癌治疗中的优势

（1）重要器官的保护：宫颈位于盆腔正中央，周围重要器官组织多且密集，包括直肠、膀胱、小肠、肾等，常规照射技术无法避开或者保护这些器官，并且子宫颈癌患者疗效较好，生存期长，对生存质量要求高。因此，在不降低子宫颈癌患者局部控制率的前提下，最大程度降低周围正常组织的受量是调强放疗的主要优势之一。

（2）子宫颈癌生物学行为特点：大部分子宫颈癌为中低分化癌，对放疗敏感，但由于淋巴结引流区大且不规则，肿瘤区（GTV）与临床靶区（CTV）形状不一致性大，常规照射技术很难得到与处方要求一致的放疗计划。因此，从理论上来说，子宫颈癌患者是从调强放疗中获益最大的肿瘤之一。

（3）物理剂量分布的优势：对于子宫颈癌来说，正常组织尤其是肠道、肾脏的剂量限制成为限制提高肿瘤剂量的主要因素，调强放疗的物理剂量分布优势，是进一步提高肿瘤剂量成为可能。

（4）不同期别子宫颈癌的个体化治疗：调强放疗使高剂量区可以在三维方向上与靶区形状一致，适形度高，可以使医师有机会对于不同肿瘤情况的病例进行区别对待，最大限度提高肿瘤控制率及降低周围正常组织的照射剂量。

2. 子宫颈癌调强放疗流程

（1）治疗前准备：CT 扫描前，患者可采用真空袋或体膜固定。由于子宫颈癌患者个体差异性大，固定技术的优缺点各有其适合的情况。，一般状况较差，伴有疼痛等不适，难以接受俯卧位的患者宜选用真空袋，以保证其治疗的可持续性及摆位的可操作性；特别肥胖，腹部脂肪较多的患者宜采用体膜固定，可以有效降低肠道放疗剂量。另外，临床中还发现，如果患者在治疗中体重变化过大，真空袋固定患者的摆位误差较体膜固定患者稍小，可操作性较强。

（2）CT：模位 CT 点应取在固定的骨性体表标志处如髂前上棘，以保证其稳定性；扫描时，可以采用 3～5mm 的层距，建议每个患者行平扫及增强扫描，图像融合后勾画靶区。由于勾画靶区时需要严格分辨淋巴结及血管的位置，所以增强扫描更有利，但增强扫描时体内的造影剂将导致 5% 左右的剂量误差，导致胃肠道受照剂量增加，故建议在平扫图像上做治疗计划。

（3）靶区的勾画及确定：子宫颈癌的外照射放疗靶区包括肿瘤区（GTV）及临床靶区（CTV）。由于子宫颈癌的原发灶可以通过妇科窥器打开并置入施源器，可以通过后装近距离放疗得到更好的疗效，所以外照射放疗的 CTV 仅包括可见的盆腹腔转移淋巴结及部分后装近距离放疗治疗范围之外的病灶；若为姑息性放疗，则包括可见的转移病灶。

GTV勾画最大的争论焦点在于，以怎样的标准来作为阳性淋巴结的标准？很多文献提示，以淋巴结短径≥8mm或9mm为诊断标准，可达到80%～90%的灵敏度。但对于放疗医师而言，10%～20%的漏诊率仍然是不可接受的。由于调强放疗能够有效提高GTV区域内剂量，且不明显影响正常组织受照剂量，中山大学肿瘤防治中心经过数例由于漏掉小淋巴结而导致治疗失败病例的后，目前将所有可见淋巴结均纳入GTV范围，并予较高的处方剂量。

CTY范围包括子宫、双附件、闭孔髂内、髂外、髂总淋巴结引流区；侵犯阴道中下1/3患者包括双侧腹股沟淋巴结引流区；髂总、腹主动脉旁淋巴结肿大患者需包括可见淋巴结，即GTV以上2cm左右的腹主动脉旁淋巴结区域；姑息性放疗更可包括纵隔、锁骨上等淋巴结引流区或转移病灶区域。其中盆腔靶区侧界为壁腹膜及盆膈，前界为膀胱后壁，后界为直肠前壁；考虑到直肠及膀胱的器官运动及内容物体积的变化，宜在前后界处适当放宽1cm左右；此部分是PTV需要考虑到的误差，但仅存在于有膀胱和直肠出现的位置，无法通过统一外扩PTV来实现，故建议在CTV中考虑进来，以防止靶区过度精确导致的漏照射情况。具体靶区勾画示例如下。

PTV则需要根据各医院的摆位误差行EPID或IGRT实地测量后给出。中山大学肿瘤防治中心子宫颈癌放疗的PTV定为6mm，其中A方向（腹前壁方向）为10mm。

（4）处方剂量：NCCN指南的子宫颈癌处方剂量为GTV 5992cGy，CTV 5040cGy/28F。中山大学肿瘤防治中心使用该处方一年左右，发现这批患者放射性肠炎的比例较前明显升高（8%左右），可能与南方女性体型及体质有关，目前处方剂量已经改为GTV 6000cGy，CTV 4500cGy/25F，经过两年多的观察发现放射性肠炎患者比例降至较二位、三维放疗时期水平5%稍低，约3%（表7-4）。

表7-4 中山大学肿瘤防治中心子宫颈癌靶区及正常组织命名/扩边/处方及限制剂量

序号	命名	PTV命名	边界（mm） L	R	S	I	A	P	处方 处方剂量1	处方剂量2	限制剂量 评价指标	
11	GTV	PTVn	5	5	5	5	5	5	60Gy/25F	60Gy/25F	V95	≥95%
2	CTV	PTV	6	6	6	6	10	6	45Gy/25F	50Gy/25F	V110	≤20%
3											D1cc	≤45Gy
4	Rectum										V45Gy	≤60%
5	Bladder										V45Gy	≤60%
6	Kidneys										V18Gy	<20%
7	head										V30Gy	<15%
8											V40Gy	<30%

（5）治疗计划的验证及确认：可通过EPID或IGRT的方式来进行靶区验证，前者需要EPID设备，后者需要配置Cone-beam CT。在高级物理师及主管医师的确认后，

方可执行放疗计划。

如放疗后复查影像学提示仍有淋巴结残留，可考虑继续观察，或针对淋巴结残留区域继续调强放疗推量10～14Gy。

（二）晚期子宫颈癌的后装近距离放疗

子宫颈癌的后装近距离放疗包括腔内放疗和组织间插植；治疗用机器目前大部分为高剂量率近距离后装机。

子宫颈癌后装近距离治疗的具体治疗方式包括常见的Fletcher一管两球施源器放置以及以中山大学肿瘤防治中心为代表的宫腔管+宫旁组织间插植；前者在前文已经有详述。由于晚期子宫颈癌一般肿瘤较大，宫旁侵犯明显，组织间插植的治疗方式经过实践证明能够为这部分患者的大肿瘤及宫旁受侵带来更多获益，下文主要介绍中山大学肿瘤防治中心的宫腔管+宫旁组织间插植治疗经验。

1. 后装近距离治疗介入的时机及总剂量控制

对于晚期子宫颈癌来说，中山大学肿瘤防治中心的后装近距离放疗一般在放疗30～40Gy后开始，此时宫颈原发病灶经过外照射后较治疗前缩小，后装放疗的目标靶区可以尽量控制在较小范围内，导致的直肠膀胱不良反应较小。如果患者初诊时宫颈肿瘤出血明显，尽量用阴道填塞压迫止血+口服止血药物的方式治疗，大部分患者有效；极个别患者需要行后装放疗止血的，尽量用组织间插植的方式或颈管局部后装，治疗次数控制在2次内（按照放射治疗学的惯例，消瘤剂量不计入最终处方剂量，但其对正常组织的损伤是客观存在的）；应使用尽量避免外照射前的急诊止血后装放疗，以减少直肠膀胱的放疗受照剂量。但需要强调的是，介入栓塞、介入化疗、放疗前全身静脉化疗等方式的止血效果欠佳，且为后续的放疗带来较多遗留问题；压迫止血后尽快开始外照射放疗是整个治疗的根本原则。

子宫颈癌的后装放疗一般为每周一次，每次6Gy，其等效生物剂量为8Gy（取肿瘤的α/β为10），根据肿瘤退缩的情况决定放疗次数在4～6次，外照射+后装的总剂量为85～90Gy。剂量过小可致肿瘤未控，剂量过大可导致严重的晚期不良反应。

2. 后装近距离放疗的实施

中山大学肿瘤防治中心自1997年开始使用高剂量率后装机及其配套的治疗计划系统。以下为后装近距离放疗的治疗流程。

（1）复习患者治疗前的CT、MRI影像，了解宫颈肿瘤的范围；详细妇科检查，了解外照射放疗后肿瘤的退缩情况；结合影像学资料及妇科检查了解到的肿瘤情况初步计划组织间插植针的数量及位置。

（2）消毒后置入阴道窥器并固定，消毒阴道及宫颈，宫腔探针置入了解宫腔深度，退出探针并置入宫腔施源器。用橡皮塞固定插植针前端，留出可置入深度，并按照计划将插植针分别依次从阴道穹隆或阴道壁进针置入计划部位；塞纱固定并退出阴道窥器。

（3）患者行盆腔CT扫描，根据CT图像所示的插植针位置调整针的角度及深度，要求针、管之间的间距在5～13mm，并均匀分布于肿瘤组织内。调整完毕后再次扫描CT，直至满意为止。部分特殊患者，甚至需要重新操作，重新置入施源器。步骤（2）和（3）的操作需要较丰富的经验。

（4）CT图像传输至治疗计划系统：医师根据影像学所见的肿瘤范围勾画靶区，

HRCTV 及周围正常组织直肠、膀胱、乙状结肠等，并给出处方剂量（HRCTV 为 6Gy）。物理师在治疗计划系统中模拟施源器位置，根据处方剂量计算出放射源需要停留的位置及其时间，通过调整放射源驻留时间来达到 HRCTV 范围内较好的剂量分布，并保证正常组织器官受照剂量不超量。一个合格的后装放疗计划必须保证 HRCTV D90≥600cGy，直肠 D2cc≤400cGy，膀胱 D2cc≤520cGy，乙状结肠 D2cc≤400cGy。

目前中山大学肿瘤防治中心使用的后装放疗计划系统软件可直接计算出 V90、D2cc、D1cc、等重要后装放疗参数并进行评估，均记录后装治疗记录单（表 7-5）。

表 7-5　中山大学肿瘤防治中心放疗科妇科放疗组后装放疗记录单内容

HRCTV：		cc、D90	cGy、EQD2	cGy
	V200：	%、V150：	%、V100：	%
膀胱：		cc、V100：	cc、EQD2	cGy
	D2cc	cGy、D1cc	cGy、D0.1cc	cGy、
直肠：		cc、V100：	cc、EQD2	cGy
	D2cc	cGy、D1cc	cGy、D0.1cc	cGy、
乙状结肠：		cc、V100：	cc、EQD2	cGy
	D2cc	cGy、D1cc	cGy、D0.1cc	cGy、
COIN：		V-ref	cc＞Index：	

（5）物理师进入机房，按照计划的顺序插入连接管，连通后装机及患者体内的施源器、插植针，退出机房后开机。要注意连接管对应的施源器及顺序，如在此环节出错，一个合格计划将被错误实施。

（6）治疗完毕后护士拔出施源器及插植针；如有出血，以阴道填塞纱布或碘仿纱压迫止血，一般十分钟左右可止；严重出血患者可以碘仿纱+手指加压压迫止血，并平躺夹紧腿部，必要时给予止血药物及输液治疗。

后装放疗过程中及治疗结束后半年内，由于部分阴道受侵患者需要较高的阴道放疗量，导致阴道黏膜毁损，常出现放疗后阴道粘连，故建议患者坚持阴道冲洗或阴道上药，清除分泌物、坏死物并控制感染，保证治疗后生活质量。

五、晚期子宫颈癌的疗效及不良反应

晚期子宫颈癌包括ⅡB～ⅣB期患者，中山大学肿瘤防治中心放疗科妇科放疗组 2012 年至今的数据统计显示，Ⅱ、Ⅲ、Ⅳ期子宫颈癌的 2 年生存率分别为 90.2%、88.4%、66.7%。明显高于既往二维、三维放疗时代的疗效。笔者认为，如此高的生存率一方面得益于调强放疗对淋巴结的局部推量；另一方面，得益于组织间插植对宫旁组织病灶的控制。

目前的统计数据显示，中山大学肿瘤防治中心放疗科妇科放疗组在调强放疗时代，晚期子宫颈癌的急性放疗反应与早期子宫颈癌的急性放疗反应没有统计学差异，95% 以上的患者能够顺利完成整个放疗过程。

中山大学肿瘤防治中心放疗科妇科放疗组远期不良反应统计显示，2012 年初—2013 年 5 月，中山大学肿瘤防治中心采用 RTOG 的处方剂量 CTV 5040cGy/GTV，

5992cGy/28F 时，患者放疗后 6 个月后的远期不良反应（放射性肠炎为主）发生率接近 10%。发现这一情况后，及时调整处方剂量为 CTV 4500cGy/GTV，6000cGy/25F。至今为止的统计数据提示，患者放疗后 6 个月后的远期不良反应（放射性肠炎为主）发生率稳定在 5%左右。笔者认为，这个改变可能与人种以及南方女性的饮食习惯、营养状况有关。

六、复发及未控子宫颈癌的放射治疗

据估计，世界范围内，每年新发 50 万例宫颈浸润癌，29%～38%的子宫颈癌患者在治疗后复发或未控。因此，复发及未控子宫颈癌的诊治成为临床关注的重点。子宫颈癌术后复发指大体肿瘤被完全切除且切缘病理阴性，术后再次出现肿瘤。术后病灶持续存在指肿瘤未被切净。子宫颈癌放疗后复发指宫颈和阴道病灶治愈后盆腔内或远处肿瘤重新生长，一般在治疗后半年左右出现。放疗未控指治疗后肿瘤仍存在，或治疗中盆腔内出现新病灶。

复发或未控的子宫颈癌预后很差，5 年生存率仅为 3.2%～13%。多数患者治疗失败，偶有孤立性肺转移或盆腔局部复发治愈的报道。因此，既往对绝大部分复发及难治性子宫颈癌的治疗只能是姑息治疗。

调强放疗技术在临床广泛使用后，经过一段时间的实践及观察，发现部分未接受过放疗的术后复发子宫颈癌以及放疗后野外复发的患者可得到非常好的疗效；放疗后野内复发的患者再程放疗也可以得到较好的控制或长期生存。以下分为两个部分讨论。

（一）初治未接受放疗患者的放疗（术后复发或放疗后野外复发、野边缘复发）

此部分的患者由于既往没有经历过放疗，或需要放疗的复发部位在上一次放疗的放射野外或放射野边缘，本次放疗范围内的正常组织器官最高放疗受量上限与初次治疗相同或相似，故治疗原则与初次放疗无明显区别，能够给予肿瘤靶区及临床靶区较高的处方剂量，得到较好的疗效。

据统计，中山大学肿瘤防治中心 2012 年开始收治的 89 例术后复发或放疗后野外盆腔、腹主动脉旁淋巴结复发，已经过 PETCT 检查排除其余部位血行转移的患者，予调强放疗，必要时配合近距离后装放疗，随访后统计数据提示，放疗后一个月评价疗效，局控率达到 90%；其 2 年生存率高达 82%，部分患者在放疗后 1 个月以后新发现肝转移、骨转移、脑转移等。

（二）放疗后野内复发的再程放疗问题

子宫颈癌根治性放疗后约有 10%病例复发仅限于盆腔，而不伴远处转移。原放疗盆腔区域内的复发约占 80%，其中 20%的复发早可以考虑进行再次挽救性放疗。对位于原放疗盆腔中央区的复发病灶可考虑手术切除，但与手术相关的严重并发症不可忽视，而对于盆腔多灶复发，或由于存在医疗禁忌，或复发部位不适合进行手术治疗，可以采用的有效治疗措施非常有限，这部分患者的肿瘤局控率和生存率均不佳。

目前已发表的妇科肿瘤再放疗的研究非常有限，因此对于再放疗时的剂量限制和正常组织的耐受性、在放疗对组织修复的影响极其安全实施再次放疗的时间间隔均知之甚少。肿瘤放疗领域的技术进展，如图像引导的放射治疗和调强放射治疗等的广泛应用，逐渐使再程放疗的可能性出现，并极其缓慢在临床中开始尝试应用，推进了对盆腔复发灶进行再次放疗的可行性研究，以期改善目前较差的预后。

1. 诊断

多数情况下面临床上怀疑复发的病灶在治疗前需要经组织病理学确诊。临床检查包括病史收集和体格检查；还需详细评估前期治疗情况，检查过去放疗照射区以了解其慢性毒性反应是否存在；并明确有无隐匿的远处转移（通过 PETCT 检查）。

2. 放疗目的的确认

放疗的目的可以是根治性，也可以是姑息性。局部复发伴转移的患者预后通常不佳，治疗目的应主要为提高生活质量并延长生命，以姑息为主；对于一般情况好、盆腔内复发灶局限且无远处转移、前期放疗耐受性好且未出现严重不良反应的患者可以推荐进行根治性放疗。

3. 再程放疗不良反应的预期

文献综述，初次放疗后大部分患者将出现程度不一的急慢性放疗反应；10%~20%的患者出现轻度慢性肠道毒性反应；仅 5%~10% 的患者出现严重的肠道毒性反应（肠瘘、肠道狭窄、肠梗阻等）。约 5% 的患者在放疗后 20 年内出现 3~4 级的泌尿系毒性反应（尿道狭窄、慢性血尿、膀胱阴道瘘形成）。几乎没有临床文献数据指出再程放疗的正常组织耐受情况；仅有数篇放射生物学实验研究文章提供了基础数据支持：急性反应组织如皮肤和胃肠道黏膜的损伤通常在放疗后一个月内修复，因而可以在初次治疗 1~3 个月后耐受再次全剂量放疗（Stewart, van der Kogel, 1994 年；Stewart, 1999 年；Nieder, 2000 年）；这部分文献也指出，直肠耐受剂量与后装近距离放疗的 D2cc 受量有正相关性；膀胱的放射性损伤后修复能力有限。

4. 疗效预期

与放疗反应和生存显著相关的一个因素是无病间期。较短的无病间期伴随射野内复发通常说明存在对放射线不敏感的肿瘤细胞群。在初次根治性治疗后 12 个月内复发的肿瘤提示有病变的进行性生长，必须高度怀疑存在远处转移的可能性。较长的无病间期则提示肿瘤内部进行性生长的比率较少，同时为正常组织的放射性损伤修复提供了时间。对于无病间期超过 10 年的复发子宫颈癌患者，通常疗效非常好。

5. 再程放疗技术

再程放疗技术包括调强放疗、立体定向放疗、术中放疗、普通后装腔内放疗、组织间插植后装放疗等。其中 Carsten Nieder, Johannes A. Langerdijk 编著的《肿瘤再程放疗》一书中推荐再程放疗剂量及技术如表 7-6 所示。

表 7-6 推荐的再程放疗分割模式

复发部位	根治剂量/分割方式（适形技术）	姑息剂量-高姑息剂量/分割方式
盆腔壁复发	EBRT 50Gy/25F 45Gy/25F 40Gy/20F	EBRT 40Gy/20F 25~30Gy/10~15F

(续表)

复发部位	根治剂量/分割方式（适形技术）	姑息剂量-高姑息剂量/分割方式
阴道复发	EBRT+近距离放疗 50Gy/25F 40Gy/20F +近距离放疗，总剂量至65～75Gy 单独 EBRT 45Gy/25F 40Gy/20F 单独近距离治疗 35～50Gy LDR/4～6 天 20～25Gy HDR/4～5F bid/2～2.5 天	EBRT 40Gy/20F 30Gy/20F 单独近距离治疗 20～25Gy HDR/3F

(王圣坦)

第八章　腹腔镜下子宫憩室切除术

第一节　简述

一、子宫切口憩室原因

憩室是指腔隙样脏器的黏膜向壁层外突起的局限性扩张或囊样突出。在消化系统中常见于食管、十二指肠、空肠等,在泌尿系统中常见于膀胱,也可发生在输卵管为输卵管憩室,但少见于子宫。子宫憩室分为先天性和后天性两种,先天性憩室与胚胎发育异常有关,系先天性副中肾管发育异常所致,位于宫壁,为卵圆形,直径1~2mm,开口于宫腔,与宫体仅有一小孔相连。后天性憩室也称假憩室,多由剖宫产术后引起。近年来随着剖宫产率的增高,后天性子宫憩室逐渐增多,并因其可导致经期延长、憩室妊娠或再次妊娠子宫破裂等而逐渐引起重视。子宫切口憩室位于子宫下段或峡部,少数位于宫颈上段,主要与原剖宫产切口部位及行剖宫产时是否临产、宫颈有无缩短和扩展有关;在剖宫产切口憩室的发生中,65%呈囊状憩室,35%呈细线状缺损,发生部位54%位于宫腔下段,36%位于子宫峡部,10%位于宫颈上段。子宫切口憩室产生的原因可能因剖宫产切口感染、对合不良、缺血、出血等原因形成薄弱处,导致子宫内膜呈疝状向肌层突出。此外,由于子宫切口内膜异位,反复的周期内膜剥脱、出血、压力增加向宫腔内破裂也可形成憩室。

二、子宫切口憩室的临床表现

子宫切口憩室由于憩室的发生部位、大小等原因,其临床表现也不尽相同,一般可以出现如下症状:

(一)月经淋漓不尽

由于子宫切口憩室内膜周期性脱落、出血,但憩室与子宫的通道较小,撤退性出血排出不畅,常表现为经后阴道出血淋漓不尽或月经中期少许阴道出血。

(二)切口囊肿

部分患者由于切口积血或内膜异位而形成囊肿,常导致痛经或盆腔包块。

(三)继发性不孕

子宫切口憩室时,由于宫颈部位存在积血可以影响宫颈黏液的质量妨碍精子穿透宫颈管,最终影响胚胎着床,特别是后倾子宫由于经血反流并积聚在宫腔内,最终导致继发性不孕。在IVF胚胎移植中,子宫憩室对卵子的发育及优质胚胎的形成无明显影响,但在移植后由于憩室窦道形成及子宫瘢痕挛缩导致宫腔变形,出现移植困难,移植管容易误插入憩室窦道内。

(四)妊娠流产

子宫切口憩室可以合并憩室妊娠,其预后和转归与憩室壁的厚度及憩室的大小有关，可以发生憩室流产、破裂等；憩室妊娠容易造成早孕人流失败或误诊为输卵管妊娠。

三、子宫切口憩室的诊断

先天性子宫憩室的诊断比较困难，后天性子宫憩室的诊断可以根据剖宫产后月经淋漓或剖宫产后再次妊娠人流困难而做出诊断。

（一）人流过程诊断

剖宫产患者再次妊娠施行人工流产时，如果反复操作仍然没有吸出妊娠组织，应考虑子宫憩室妊娠的可能。此时应采用彩色 B 超检查或 B 超定位下小心探查孕囊位置以明确诊断。

（二）B 超诊断

经阴道超声检查可以得到初步诊断，该方法操作简单，患者无痛苦，重复性好，结果迅速、准确，可以作为诊断剖宫产后子宫切口憩室的首选影像学检查方法，为临床诊断和治疗提供可靠依据。对有月经淋漓不尽、曾有剖宫产史的患者应该做阴道 B 超检查，B 超图像可以显示子宫前壁下段剖宫产切口处宫腔内凸向肌层或浆膜层的近乎三角形液性暗区，边界清，彩色多普勒显示暗区内及周边未见血流信号。

（三）宫腔碘油造影

剖宫产后子宫切口憩室可由宫腔碘油造影得到确诊，但操作复杂，患者痛苦大，并可出现并发症，且重复性差，不易推广。

（四）宫腔镜检查

能够明确子宫切口憩室的诊断，同时可以排除宫腔内病变；宫腔镜检查时需仔细观察原剖宫产切口部位的愈合情况，伴有经期异常延长时需首先排除是否由子宫憩室形成所致。

四、子宫切口憩室的处理

子宫切口憩室的处理可以有经阴道、宫腔镜或腹腔镜等多种方法，各有优劣，也可以采用宫、腹腔镜联合的方法。

（一）阴道处理

明确诊断后可以从阴道处理。水垫分离阴道前壁并切开黏膜，往上推开膀胱，暴露切口瘢痕，将瘢痕切除，再分层缝合创面。

（二）宫腔镜下处理

子宫峡部及宫颈上段的憩室窦道可以在宫腔镜下用电刀切除憩室两侧及底部的纤维变性组织，直至露出深部的平滑肌组织，促进憩室部位积血的排出，电凝切口部位的异位病灶及扩张的毛细血管，可明显改善胚胎的种植环境，有利于胚胎的着床。

（三）腹腔镜下处理

子宫峡部及宫颈上段的憩室可以在腹腔镜下处理。切开腹膜反折，往下推开膀胱，暴露切口瘢痕并将瘢痕切除，再分层缝合创面。

（四）宫、腹腔镜联合处理

先用宫腔镜检查明确憩室的部位、大小，同时可以切除憩室周围增生的瘢痕组织，再从腹腔镜下处理憩室。也可以在腹腔镜监视下进行宫腔镜处理。

（余映辉）

第二节 腹腔镜下子宫憩室切除术

一、手术适应证与禁忌证

（一）手术适应证

（1）剖宫产后月经淋漓不尽。
（2）B超检查提示子宫前壁异常回声，提示为憩室。
（3）宫腔镜检查提示子宫切口憩室。
（4）月经干净7天内。

（二）手术禁忌证

（1）月经期。
（2）未排除子宫颈或子宫内膜恶性病变。
（3）合并严重盆、腹腔粘连不能置入腹腔镜
（4）患者全身状况不能耐受腹腔镜手术。

二、手术方法与操作步骤

（一）置入腹腔镜

常规消毒腹部皮肤，铺无菌巾。消毒阴道后插导尿管。常规建立人工气腹，维持腹腔压力12～13mmHg。切开脐孔皮肤，常规人工气腹、穿刺主套管并置入腹腔镜。在左髂前上棘与脐孔连线中点、耻骨联合上30mm偏左20mm，相当于脐侧韧带内侧的位置及右下腹，于麦氏点的位置分别穿刺5mm，进操作器械。

（二）探查盆腹腔

镜下探查一般都见子宫正常大小，盆腔大多无粘连，膀胱腹膜反折大多粘于子宫下段并成皱褶样。在腹腔镜监视下同时进行宫腔镜探查并做透光试验，通过左、右移动宫腔镜，最光亮之处就是憩室部位。

（三）剪开膀胱腹膜反折

在瘢痕组织前方剪开膀胱腹膜反折及两侧的粘连带，分离膀胱宫颈间隙，将膀胱推离至宫颈外口，通过宫腔镜透光试验显示憩室的位置。退出宫腔镜，从阴道经宫颈插入6号扩张棒直到预定的憩室位置。用超声刀切开憩室前组织，打开憩室，显露扩张棒。用吸管吸出宫颈黏液组织，避免污染盆、腹腔。由于憩室周围瘢痕组织增生，修复憩室前应该清除瘢痕组织，促进憩室修复后的组织愈合。由于宫颈组织较硬，操作时用鼠咬钳钳夹并分离憩室周围肌层组织，用超声刀剪除憩室周围瘢痕组织，使创面与宫颈管及宫腔相通。

（四）封闭憩室

憩室大多数位于宫颈内口，封闭憩室时必须分层间断缝合子宫颈及子宫肌层。为了避免封闭憩室时误缝宫颈管，可以从阴道通过宫颈上举宫棒，并穿出创面，作为缝合子宫肌层的标志。用带针的1号可吸收线先从创面右侧宫颈管下段黏膜前进针，于右侧宫

颈管旁出针，再从宫颈管侧进针，穿过宫颈管上段（缝针经过宫颈管腔），出针后，穿过宫颈管腔，从下段出针，收紧缝线，8字形缝合创面，重复上述操作，缝合创面，消除憩室，取出举宫棒。

（五）缝合宫颈管与子宫肌层组织

封闭憩室后，逐层缝合宫颈管与子宫下段肌层组织。操作时用带针的1号可吸收线从子宫下段浆肌层进针，穿过第一层缝线的肌层组织，从宫颈管肌层出针，重复上述操作，收紧缝线，第二次8字形缝合创面，加固创面前方的组织厚度。

（六）修复创面

双层缝合宫颈肌层后，冲洗创面，彻底止血后连续缝合膀胱腹膜反折，覆盖创面。窥开阴道，先用探针探测宫腔深度，再用6号扩宫棒进入宫腔，证实宫颈及宫腔通畅，结束手术。

三、术后处理

(1) 麻醉清醒后可以自由选择饮食。
(2) 术后48小时拔除导尿管，鼓励术后早期下床活动及自行排尿。
(3) 为了预防感染，可以考虑术后预防性使用抗生素2天。
(4) 如无特殊，术后4天即可出院。
(5) 术后1个月内每周门诊复查，了解术后恢复情况。特别注意阴道流血情况。

四、手术要点及并发症预防

（一）腹腔镜下子宫憩室的处理方法与技巧

手术时，首先插入腹腔镜，在腹腔镜监视下经宫颈插入宫腔镜直达宫腔，通过透光试验判断憩室的具体部位、大小，然后根据光线的长度剪开膀胱腹膜反折，分离膀胱宫颈间隙，暴露憩室部位菲薄的肌层。消除憩室应该先切开憩室前的瘢痕组织，暴露憩室，使之与宫腔相通，并修剪憩室周围的粗糙组织，再从阴道通过宫颈上举宫棒，穿透憩室，作为缝合子宫颈肌层、封闭憩室的标志，这种操作方法可以达到彻底修补憩室的作用。

（二）并发症预防

子宫憩室多由剖宫产后所致，膀胱有可能粘于憩室部位，剪开膀胱腹膜反折后，从宫颈正中推开疏松组织，找到膀胱的解剖位置，显露粘连带，紧贴宫颈管上段切断粘连带，再把膀胱推离憩室部位，暴露憩室位置打开憩室后，用吸管吸出宫颈管黏液组织，防止污染盆腹腔。

（余映辉）

第九章 抗尿失禁手术和骶神经调节治疗

第一节 耻骨后膀胱尿道悬吊术

女性压力性尿失禁是指腹压上升时尿液非自主性从尿道溢出的临床现象，多发生于中老年妇女，其发病率为5%～25%，严重影响患者的生活质量。

治疗压力性尿失禁的现代耻骨后手术始于1949年，这一年Marshall、Machetti和Krantz描述了他们给一名男性前列腺切除术后尿失禁患者实施的尿道悬吊技术。之后出现了各种改良术式，所有手术术式遵循两个基本原则，只是在应用上有所差别：①经下腹部做切口或腹腔镜辅助暴露Retzius间隙；②将尿道或膀胱周围的盆内筋膜固定到前盆腔的支持结构上。

MMK手术将尿道周围筋膜固定于耻骨联合后骨膜或耻骨联合软骨。Burch阴道悬吊术将膀胱颈水平筋膜固定于髂耻韧带（Cooper韧带），也可用其他组织，如闭孔筋膜、耻骨筋膜的弓状缘、直肠筋膜附着处和耻骨支骨膜。缝合Cooper韧带的Burch手术更具优势，故临床应用最多。所有手术的目的都是纠正解剖上尿道和膀胱颈的过度活动。初次实施该手术治疗压力性尿失禁的长期有效率在70%～90%。

一、相关解剖

女性盆底是由封闭骨盆出口的多层肌肉和筋膜组成，有尿道、阴道和直肠贯穿其中。盆底肌肉群、筋膜、韧带及其神经构成了复杂的盆底支持系统，其互相作用和支持，承托并保持子宫、膀胱和直肠等盆腔脏器保持正常位置。耻骨后膀胱尿道悬吊术（Burch手术）的手术相关解剖如下：

（一）膀胱的位置与毗邻

膀胱：空虚时呈三棱锥体状，位于盆腔前部，其上界约与骨盆上口相当。膀胱尖朝向前上，与腹壁内的脐正中韧带相连。膀胱底为三角形，朝向后下。膀胱底与子宫颈和阴道前壁直接相贴，与尿生殖膈相邻。膀胱尖与膀胱底之间的部分为膀胱体，其上面有腹膜覆盖，下外侧面紧贴耻骨后隙内的疏松结缔组织以及肛提肌和闭孔内肌。膀胱充盈时呈卵圆形，膀胱尖上升至耻骨联合以上，这时腹前壁折向膀胱的腹膜也随之上移，膀胱的下外侧面直接与腹前壁相贴。临床上常利用这种解剖关系，在耻骨联合上缘之上进行膀胱穿刺或做手术切口，避免伤及腹膜。

（二）尿道膀胱的支托组织

耻骨尿道韧带、耻骨尾骨肌结缔组织的盆筋膜腱弓、肛提肌板及部分阴道筋膜，在腹压增加时，提举支托结构的肌肉收缩。耻尾肌收缩向前拉阴道形成"吊床"作用，使近端尿道及膀胱颈闭合，在上述组织松弛起不到"吊床"作用时，尿道就不能闭合而出现尿失禁。

（三）耻骨后间隙

位于耻骨联合后方与膀胱之间，又称膀胱前间隙。其上界为腹膜反折部，下界为尿生殖膈，两侧为盆脏筋膜形成的耻骨膀胱韧带。正常为大量的疏松结缔组织及丰富的静脉丛占据。手术在此操作要小心，以防引起出血和血肿。耻骨后间隙是经腹膜外到达膀胱及子宫下部与阴道的手术途径，也可经此间隙行抗尿失禁手术、膀胱颈悬吊术。

（四）Cooper 韧带

即髂耻韧带，亦称 Cooper 韧带，是耻骨骨膜的增厚部分，在 Burch 手术时常常作为锚定位置。

二、手术适应证

对于轻、中度的压力性尿失禁推荐采用非手术治疗，的患者需要采用手术治疗，适合尿道高活动性压力性尿失禁。手术原理是经耻骨后将膀胱底、膀胱颈及近端尿道两侧之阴道壁缝合悬吊于 Cooper 韧带，将膀胱颈及近端尿道上提，降低膀胱颈的活动度，缩小膀胱与尿道后角的角度。然而，合并有尿道括约肌功能缺陷的尿失禁患者则不能采用此方法。

三、手术禁忌证

（1）尿道内括约肌功能不全的患者不存在尿道过度活动，因此不适合 Burch 手术。

（2）肥胖的患者一方面容易发生尿失禁，术后容易复发；另一方面术中腹壁脂肪太厚，操作难度增加，而且容易出血，一般不建议施行该术式。

（3）有腹壁手术史者或仍有生育要求者不推荐 Burch 手术。

（4）压力性尿失禁合并阴道前、后壁膨出者，同时需要进行经阴道式手术，故应用腹腔镜行 Burch 手术并无优势。

四、术前准备

同其他腹腔镜手术，完善常规术前准备，包括血常规、尿常规、血生化、凝血酶谱、肝功能、乙肝及丙肝系列、梅毒、人类免疫缺陷病毒（HIV）、胸部 X 线片、心电图、B 超、尿动力学检测等。围术期应用抗生素预防感染。术前晚行阴道冲洗，以防术中穿透阴道壁。常规灌肠和留置尿管。

五、手术操作方法和技巧

麻醉方式为全身麻醉，体位是头低臀高位（Trendelenger 体位）。Burch 手术是将膀胱颈及尿道的位置的提高，使尿道膀胱后角缩小，膀胱颈的阻力增加，当腹压增加时，膀胱颈部控制力增强，增强控制尿溢出的作用。

（一）开腹手术

使耻骨后间隙充分暴露，在尿道膀胱交接处和膀胱颈底部（膀胱三角）外侧的阴道前壁至同侧的髂耻韧带，用延迟吸收或不可吸收线缝合膀胱颈旁 1cm 外阴道筋膜组织和同侧的 Cooper 韧带，每侧共缝 2~3 针，缝线不可以穿透阴道黏膜层，打结的松紧需要能抬高尿道膀胱连接处 2cm 左右，另外不能阻塞膀胱出口为度。

（二）腹腔镜手术

分为腹膜内和腹膜外两种。术前常规放置 18 号 Folley 气囊导尿管。设计 4 个腹腔镜穿刺通道。其中脐部通道置镜，下腹左侧 2 个穿刺通道（分别为 10mm 和 5mm 口径），右侧 1 个 5mm 口径穿刺通道。

腹膜内的步骤为腹膜切口在膀胱底上缘2cm，采用单极电刀或超声刀切开自一侧脐动脉到另一侧脐动脉之间的腹膜，充分游离膀胱前间隙，对膀胱显露困难的患者宜用200～300ml液体充盈膀胱。然后继续向下游离耻骨后间隙，打开Retzius间隙，暴露耻骨和双侧Cooper韧带，直达膀胱颈。此间隙内的血管清晰可见，应避免损伤，如有损伤可用双极电凝止血，向后内侧推开膀胱，同时对侧用抓钳抓牢阴道壁组织，将膀胱与阴道彻底分离，暴露阴道前壁。此时将一手指插入阴道通过气囊尿管辨认尿道膀胱连接，用2/0号不可吸收带针缝线首先缝Cooper韧带，尽量穿过Cooper韧带全层，以增强其抗张力的能力，顺其纵轴方向出针。术者将左手中指放置阴道内，暴露尿道膀胱连接处和阴道前壁缝合进针点，避开膀胱，距膀胱颈旁开1cm处缝合，缝合时应避免穿透阴道黏膜层。出针后收紧缝线，打结。打结的松紧度以尿道膀胱连接不形成锐角为宜，也有以尿道与耻骨两指距离为宜。第1针缝合必须在尿道膀胱连接部外1cm，然后再依次缝合第2针悬吊，每针之间间隔约1cm，如悬吊不满意，行近膀胱颈的第3针缝合。先缝Cooper韧带还是阴道筋膜组织，视术者习惯均可。用可吸收线间断缝合腹膜。术后静脉注射靛胭脂5分钟后行膀胱镜检查，观察尿道是否通畅，以及缝合时是否误缝膀胱及尿道。Burch悬吊术后不必常规缝合、封闭膀胱腹膜反折。术后一般盆腔内不需要放置引流。有时为了预防术后血肿形成也可在Retzius间隙内放置引流管。

腹膜外的步骤以开放式腹腔镜操作达耻骨后间隙，充气后行Cooper韧带悬吊术。

六、手术方式和疗效

近年来随着腹腔镜技术的发展和微创外科技术的进步，使压力性尿失禁的微创治疗也取得了长足的发展。1991年Liu和Paek报道了第一例腹腔镜下Burch术式，由于腹腔镜具有放大作用，分离更为精细，术中出血少；避免了开腹大切口、住院时间短、恢复快；术后需要止痛少、肠道功能恢复快和能较早地恢复正常的性生活；如合并有其他妇科疾患，可以同时术中解决。

近5年文献报道腹腔镜下Burch手术术后3个月1年治愈率为71%～95%。近年随着腹腔镜技术的发展，采用腹腔镜Cooper韧带悬吊具有更独到的创伤小、恢复快的优点，是治疗压力性尿失禁的微创手术方法，其有效率可达到95%。但是，腹腔镜手术技术难度较大，要求术者非常熟悉镜下盆底深部解剖结构、具备娴熟的腹腔镜下深部组织分离及缝合技巧、手术时间较长。

由于术者经验、样本大小、术前有无尿动力学检查和随访评判指标的差异，治疗效果差别亦较大，对疗效的评判多基于患者的主观感觉。对比开腹Burch手术与腹腔镜Burch手术，随访18个月到5年的研究显示，开腹Burch手术的客观治愈率为58%～96%，而腹腔镜Burch手术为62%～100%，两者具有同样的效果。另一些学者报道初次行腹腔镜下Burch手术时，治愈率在80%以上，长期有效率为70%～90%。二次手术时治愈率与初次手术基本相同。长期随访显示其控尿效果持久。比较无张力阴道吊带术（TVT）组复发率为3.2%，腹腔镜组为18.8%，提示腹腔镜Burch手术复发率相对较高。因此，目前不主张腹腔镜Burch手术用于治疗单纯压力性尿失禁患者，建议用于妇科其他疾病合并压力性尿失禁，在行腹腔镜手术治疗同时行Burch手术。Burch手术同时行子宫切除时疗效不受影响，术后子宫、阴道脱垂发生率为22.1%，其中约5%需要进一步行重建手术。

腹腔镜 Burch 手术与开放 Burch 手术比较，腹腔镜下 Burch 手术优点有：①不需要腹部切开；②手术视野清晰，组织放大使操作更加精细，术后并发症如伤口感染、耻骨后血肿及逼尿肌不稳定等减少，术后恢复快，留置导尿管时间减少；③住院时间短；④同时可行其他妇科手术，解决其他妇科疾患；⑤对于悬吊带手术失败的患者仍然可以进行腹腔镜下悬吊带手术。

腹腔镜下 Burch 手术缺点有：①操作技术要求高，需较长的学习期；②手术时间长；③老年妇女全身一般状况差者，不能耐受较长时间的麻醉和特殊体位。

有学者认为该术式对盆底支托组织位置亦有影响，MRI 检查发现肛提肌与膀胱颈距离的缩短程度与手术的成功率显著相关。

七、手术并发症

腹腔镜下 Burch 手术的并发症发生率基本同开腹手术，为 6.3%～23.8%。Saidi 等报道腹腔镜下 Cooper 韧带悬吊术的并发症发生率为 4.9%，除手术本身并发症如感染、损伤外，耻骨后血肿、耻骨炎、膀胱颈过度矫正而引起的输尿管扭曲或尿道受压造成排尿障碍、尿潴留、逼尿肌过度活动发生率为 6.6%～10%。术后肠疝等均是 Burch 手术常见的并发症，其中最常见的为分离时发生膀胱损伤。此类患者均有下腹部手术史，包括剖宫产手术史，大多发生在术式开展的前期阶段。与开腹手术相比，所不同的是膀胱尿道损伤机会增加。Cooper 等对 113 例腹腔镜下 Burch 手术进行了研究，有 10 例出现膀胱损伤，发生率为 8.85%。这 10 例既往均有下腹部手术史，为分离膀胱颈周围组织时发生膀胱损伤。处理和预防办法与开腹手术基本相同。减少此类手术并发症的关键在于：对有盆腔粘连或解剖变异的患者，因其解剖结构的模糊，增加了膀胱和尿道损伤的机会，需要娴熟的腹腔镜操作技巧并且更仔细辨认，使用阴道照明器有助于防止膀胱损伤。膀胱损伤可开腹进行修补，也可在腹腔镜下完成修补，因损伤多发生于膀胱前壁和侧壁，腹腔镜下操作并不困难，多能在镜下完成修补。所以，腹腔镜下 Cooper 韧带悬吊术的并发症与腹腔镜操作技术密切相关。腹部手术史是并发症的高危因素，也是术者决定术式的重要因素。

八、手术经验荟萃

手术成功的关键在于详细了解局部解剖关系和良好的腹腔镜操作技巧。在术中应小心分离膀胱和尿道，避免损伤 Santorini 静脉丛，如有出血则需要双极电凝止血，如果出血量较多则需要中转开腹。同样需要重视的是避免损伤膀胱和尿道。缝线部位须得当，否则易引起血肿、血尿、耻骨上漏尿和耻骨炎。必须强调的是缝线的固定点和松紧度必须可靠，如太松或缝线仅拉住尿道旁疏松组织而不是阴道筋膜，则悬吊作用降低，是术后复发或手术失败的因素；如果因矫枉过正使膀胱颈提升过高，则可发生持续性尿潴留，排尿困难发生率为 9%～12.5%，处理方法有间歇导尿、尿道扩张等。控制感染也是保证手术成功的关键，因为感染最直接的后果是造成手术的失败。术后拔除导尿管后，还应测残余尿，了解有无尿潴留。

(朱丽丽)

第二节 阔筋膜尿道悬吊带术

尿道悬吊带术系由 Von Giordano 于 1907 年首先报道,用股薄肌包绕在尿道周围使尿道缩紧;后相继报道各种不同材料的尿道悬吊术。由于手术较复杂,悬吊带术相对停滞了很长时间未能发展。直至 1978 年,McGuire 和再次介绍了经腹和阴道联合进行这一术式,并报告了良好的手术效果和低术后病率,才使得尿道悬吊带术得到推广,并被美国泌尿学会女性压力性尿失禁(SUI)临床指南列为压力性尿失禁的首选术式之一。该手术可采用多种自体材料作为吊带,如腹直肌、阔筋膜。

一、相关解剖

尿道悬吊术的手术目的是修复尿道周围撕裂、损伤的支持组织,恢复尿道正常解剖和功能。根据 DeLancey 的尿道闭合"吊床"学说,压力性尿失禁是由于尿道支持结构(包括盆筋膜、耻骨尿道韧带、耻骨尾骨肌、膀胱尿道周围组织及阴道前壁等)撕裂损伤,尿道支持薄弱,产生过度活动性,腹压增加时压力只能传送到膀胱而不能传递到尿道,不能产生足够的尿道下抗力,导致膀胱压高于尿道压,尿道不能闭合而发生尿漏出。尿道悬吊手术即纠正膀胱和尿道的过度活动性,通过悬吊恢复膀胱颈尿道的正常解剖,在尿道下形成一个类似后板挤压尿道的效应,增加尿道阻力,达到尿自控。

二、手术适应证

最初仅用于尿道高活动性、尿道固有括约肌功能缺陷(ISD)伴膀胱膨出的Ⅱ、Ⅲ型压力性尿失禁或伴神经性病变、既往针式悬吊、耻骨后固定、阴道悬吊术失败的患者。近年的实践证明对各种类型尿失禁均有效,故也开始用于Ⅰ型压力性尿失禁,尤其是有腹压增高的患者如肥胖、慢性呼吸道阻塞性疾病和运动员等。

三、手术禁忌证

(1)妊娠。
(2)计划怀孕的妇女。
(3)未完成发育的患者。
(4)生殖道、泌尿系统急性炎症。
(5)抗凝治疗中。

四、术前准备

术前各项常规检验如血、尿、便常规,肝、肾功能,凝血,血压,血糖,胸部 X 线片、心电图,消化系统、泌尿系统 B 超,心脏彩超,肺功能等;专科检查如压力试验、尿垫试验、棉签试验、尿动力学检查、盆底肌功能测定等;术前备皮,阴道擦洗;禁食、灌肠;向患者及家属详细介绍手术方法、术后注意事项以及并发症的防治和预期效果、术后膀胱收缩训练的重要性。

五、手术操作方法和技巧

(1)硬膜外麻醉或全身麻醉。

(2) 阔筋膜条取法：左侧或右侧卧位，膝臀弯曲约60°，切口位于膝上4cm，纵向切开3~4cm，分离皮下达阔筋膜表面。

(3) 以筋膜取器沿皮下向阔筋膜方向潜行，切取一宽3.5cm、长15cm的阔筋膜条，浸入生理盐水中备用。皮下组织和皮肤常规缝合，腿外侧加压包扎。

(4) 将筋膜条从中剖开，一端双层折叠以获得足够的长度和厚度，确保放置所需的张力。

(5) 耻骨联合上方横行切开5cm，分离皮下组织，暴露出腹直肌前鞘，在其下端两侧分别做1cm的小切口。

(6) 取仰卧膀胱截石位，先进行阴道前壁分离，从尿道口下方至宫颈横沟正中切开，在膀胱内导尿管的指引下小心地与尿道、膀胱呈约45°的方向进行分离，进入耻骨后间隙。

(7) 大弯钳从耻骨联合上的腹直肌鞘下方小切口进入，同时以手指从阴道切口进入耻骨后引导钳尖向下打洞，钳取筋膜条末端，向上拉至腹部。

(8) 调整筋膜带松紧度，筋膜条应松松地、无张力地放置于膀胱颈下方。通常以颈部和筋膜之间能轻松插入一组织剪为宜，并进行2~3针固定缝合以防止滑脱。

(9) 行膀胱镜检查排除膀胱尿道损伤，通常易在膀胱的2点和10点处发生损伤。对悬吊带两臂施压，观察括约肌内口情况，如放置适当，施压时膀胱颈应是关闭的。

(10) 将阔筋膜两端缝合固定于腹前壁。

六、围术期注意事项

（一）手术注意事项

(1) 在尿道旁分离要扩展耻骨后盆膈，使手指能进入并接触到腹部打洞的器械，以降低膀胱损伤。

(2) 筋膜带不能拉得太紧，防止术后尿潴留，要用多大的张力多由手术者经验决定。

(3) 术中应小心避开血管、神经、膀胱；术后可能出现耻骨后出血，应仔细观察排除异常，腹泻、出血等应立即就诊。

(4) 尿路感染者应在治疗痊愈后手术。抗凝血治疗者应在停止抗凝治疗至少1周后进行。尤其是特别要注意的是，阔筋膜舒缩弹性差，无网状结构，放置时更要掌握吊带与膀胱颈之间间隙的适应度，防止术后发生排尿费力和尿潴留。

（二）术后注意事项

术后2周可恢复日常活动。术后4周不能进行性生活和重体力活动。如果有膀胱不适、膀胱痉挛症状时，可采用抗胆碱药或解痉药治疗。嘱患者养成定时排便、排尿习惯，适当增加饮水量，控制体重，并坚持盆底肌功能训练和耻骨肌锻炼。

七、手术并发症

最常见的并发症为尿道，膀胱损伤，术后逼尿肌不稳定，排尿功能障碍，膀胱排空延迟，疼痛，Retzius间隙或尿路感染。排尿功能障碍主要是由于悬吊得过紧。逼尿肌不稳定主要与以下因素有关，移植物引起的出血、肉芽组织形成、硬结、脓肿形成。术后排尿障碍的患者，应尽量使用保守疗法，如可以自主排尿，有残余尿，可以先进行等待观察，行神经电刺激、生物反馈、膀胱收缩训练、间歇性导尿等治疗，多数患者在

2～4周内可恢复正常自主排尿。

八、手术经验荟萃

阔筋膜尿道悬吊带术治疗女性压力性尿失禁历史悠久，曾发挥过重要作用。因存在许多弊端，近些年在临床已很少使用，主要是由于手术需要切取自身筋膜，创伤大，且自身组织容易退化导致疗效减退。手术失败的主要原因有膀胱颈悬吊放置不准确、悬吊张力不够等。因此，术中、术后应注意以下几点：

（1）尿道旁分离要充分，达耻骨后盆膈，便于手指进入并接触到经下腹部下送的器械，同时尿道放入硬质尿管拨动膀胱，以降低尿道膀胱损伤。

（2）吊带应在无张力的状态下放置于尿道下方，需要特别注意的是，筋膜舒缩弹性差，且无网状结构，放置时更要掌握吊带与膀胱颈之间间隙的适应度，以保持无张力状态，防止术后排尿困难和尿潴留。术中可嘱患者咳嗽行压力试验，以1～2滴尿液漏出为宜，由于膀胱逼尿肌、腹肌及尿道周围的韧带会受到麻醉的影响而松弛，所以不能完全反映吊带的松紧度。

（3）术中应注意避开血管、神经、膀胱，且术后可能出现耻骨后血肿，需要仔细观察，若出现血肿及时处理。

（4）尿路感染者应在治疗痊愈后手术。抗凝血治疗者应在停止抗凝治疗至少1周后进行。

（5）术后发生排尿障碍，可尽量使用保守疗法，如电刺激、生物反馈、膀胱收缩训练、间歇性导尿等治疗，多数患者可在2～4周内恢复正常自主排尿。如3个月不能自主排尿，可考虑经阴道行松解术。

（6）术后4周避免性生活和重体力活动。出现膀胱不适、膀胱痉挛症状时，可用抗胆碱药或解痉药短期治疗。

（朱丽丽）

第三节　阴道无张力尿道中段悬吊带术（耻骨后路径）

一、阴道无张力尿道中段悬吊带术（TVT）

1994年DeLancey提出了压力性尿失禁发生的新机制——"吊床"假说，认为尿道的关闭是通过耻尾肌前部收缩形成"吊床"来完成，正常情况下，腹压增加时耻尾肌收缩，致使"吊床"发生作用而关闭尿道，继而尿道关闭压增高以维持腹压增高下的尿自禁；反之，尿道中段不能形成良好的"吊床"，则腹压增加时不能尿自禁。鉴于"吊床"假说，1996年瑞典Ulmsten等开创了经阴道无张力尿道中段悬吊带术（TVT）。该手术简单、微创、快捷，据报道目前施行该手术者已逾百万人以上。TVT方法的出现是治疗压力性尿失禁的手术取得显著进步的一个标志，使用专门的器械使手术过程更加便捷而手术效果更趋理想。

（一）相关解剖

女性骨盆底由三层肌肉和筋膜组成，封闭骨盆出口，并承载和支持盆腔内的器官。

外层由会阴浅筋膜及肌肉组成,包括会阴浅横肌、球海绵体肌、坐骨海绵体肌和肛门外括约肌。上述肌肉群会合于阴道出口与肛门之间,形成会阴中心腱。中层为尿生殖膈,覆盖在耻骨弓及两坐骨结节间所形成的骨盆出口前部的三角平面上,包括会阴深横肌及尿道括约肌。内层为盆膈,由肛提肌、盆筋膜组成,其内贯穿尿道、阴道和直肠。

1. 膀胱的结构及周围组织

膀胱壁由浆膜层、肌层、黏膜下层和黏膜层组成。膀胱的前下方为耻骨联合及闭孔内肌,之间隔着一层疏松的结缔组织及静脉丛称 Retzius 间隙。膀胱的外下部为肛提肌、闭孔内肌及其筋膜,其间有疏松结缔组织称膀胱旁组织,膀胱后面上部覆盖腹膜,即膀胱顶有一小块面积黏着较牢固并连接子宫形成膀胱子宫陷凹。后下壁紧贴子宫及阴道,膀胱颈及尿道上部与耻骨、肛提肌相连的是耻骨膀胱韧带,如该部位损伤可导致膀胱颈位置活动度过大而引起尿失禁。

2. 女性尿道相关的盆底组织

女性会阴隔膜下面游离缘由会阴浅横肌、坐骨海绵体肌起自坐骨结节至阴蒂,球海绵体肌起于中心腱,肌肉经阴道两侧分开至阴蒂,耻骨尾骨肌行走于尿道及阴道两侧。正常尿道膀胱的支托组织为耻骨尿道韧带、耻骨尾骨肌结缔组织的盆筋膜腱弓、肛提肌板及部分阴道筋膜。在腹压增加时,提举支托结构的肌肉收缩。耻尾肌收缩向前拉阴道形成"吊床"作用,使近端尿道及膀胱颈闭合,在上述组织松弛起不到"吊床"作用时,尿道就不能闭合而出现尿失禁。

3. 尿失禁的临床应用解剖

(1) 闭孔的解剖:髋骨由髂骨、坐骨、耻骨构成。三块骨骼由耻骨降支、坐骨升支及后部构成闭孔。闭孔的上方外侧有闭孔血管神经穿过。闭孔有闭孔膜、闭孔内肌、闭孔外肌,外侧有内收长肌、内收肌、内收短肌止于耻骨结节。

(2) 膀胱前间隙:在耻骨联合的后方与膀胱之间,有疏松的结缔组织及丰富的静脉丛,这个间隙又称 Retzius 间隙,是做尿道无张力吊带悬吊术时需要通过的间隙。吊带必须穿过盆膈经 Retzius 间隙和腹壁软组织,依靠吊带摩擦力固定在腹壁上。穿刺时一定要避开耻骨联合后方与膀胱之间的静脉丛,以防引起出血和血肿。

(3) 尿道括约作用:尿道含有丰富的海绵状结构,表面覆盖黏膜,外面环绕平滑肌和弹力纤维组织,黏膜下遍布纤维平滑肌束和丰富的血管丛。黏膜下层对尿道括约作用起到垫环作用,帮助尿道关闭,周围平滑肌的张力维持黏膜下层内对黏膜压迫以达到对抗尿失禁的作用。

(二) 手术适应证

(1) 压力性尿失禁,包括尿道高活动性、尿道内括约肌功能缺陷等。

(2) 混合性尿失禁。

(3) 行压力性尿失禁手术失败或复发的。

(4) 合并膀胱膨出(可同时行阴道修补术)。

(5) 心、脑、肺功能减退及麻醉风险大的年老体弱者。

(6) 糖尿病和过度肥胖者。

(7) 合并有慢性气管、支气管炎,便秘等。

(三) 手术禁忌证

(1) 孕妇和计划怀孕的妇女。

(2) 近期接受抗凝治疗或正在服用抗凝药物的患者（需停药10天以上）。

(3) 严重尿路感染和有尿道梗阻者。

(4) 尿流动力学检查显示膀胱逼尿肌无力者。

(5) 髋关节病变导致下肢不能外展者。

(6) 患有严重的心、肝、肺、肾等疾病者。

(7) 有盆腔手术史者应谨慎选择。

(四) 术前准备

1. 一般术前准备

详细地询问病史，进行系统的全身体格检查及必要的实验室检查和辅助检查，以明确诊断，排除手术禁忌证。并据此确定手术治疗方案，安排手术时间，选择麻醉方式以及针对术中和术后可能出现的问题制订预防措施和应对方案，准备好手术中需要的特殊材料、器械和药物等。患者的生理准备和患者及家属的心理准备，包括医务人员的心理准备都是十分重要的，并就相应的治疗方案要向患者和家属做必要的、详细的解释工作。

2. 手术前准备

除外，一般患者入院后都需要在完成充分的术前准备工作后再安排手术。有尿失禁者，会阴常有湿疹或皮炎，应先给予治疗，保持局部清洁和干燥，待治愈后再行手术。有些老年患者，子宫及阴道壁脱垂严重，可合并有宫颈、阴道壁的溃疡，术前可给予局部清洁并涂抹雌激素软膏，促进溃疡创面愈合。经阴道手术者，手术前晚及手术当日晨，各行灌肠一次。术前一天，清洁术野皮肤，剃除阴毛并督促患者洗澡。经阴道手术者仅需手术当日禁食。

3. 老年患者术前准备

老年有其特殊性，术前准备需更全面、更仔细。对贫血、低蛋白血症者，应积极纠正。有心血管症状的或常规心电图检查有心肌缺血表现者，需行心功能的运动试验以了解心肺的储备功能情况。肾功能低下者，术前、术中、术后对水、电解质及抗生素的使用均要慎重。对长期卧床者，术前鼓励离床活动，有利于预防术后下肢静脉血栓。吸烟者鼓励戒烟，至少术前2周禁烟。联合深呼吸及咳嗽可促进痰液引流及预防术后肺不张的发生。

4. 材料

一次性TVT装置包括聚丙烯网带、膀胱尿道导杆和送针器。

(五) 手术操作方法和技巧

(1) 患者取膀胱截石位，稍微呈头低位使肠管远离盆腔。常规消毒外阴、阴道。充分暴露阴道前壁，于尿道周围的阴道前壁黏膜下注射生理盐水20ml，如果患者血压情况允许，可于100ml生理盐水中加入5滴去甲肾上腺素（浓度为1∶200 000），并分别向两侧及耻骨坐骨支后方亦注入上述生理盐水20ml，以便分离合适的层次并减少出血，而且有扩大尿道旁侧窝、推开膀胱的作用。

(2) 自尿道外口下方约1cm处开始纵向切开阴道前壁黏膜全层1.5cm。

(3) 用鼠齿钳钳夹切开的阴道壁，用组织剪向两侧外上方分离尿道旁侧窝达耻骨坐骨支后方，达到可容纳一个示指尖大小的间隙。分离阴道与尿道时注意分在合适的层次内，不要把阴道黏膜分得过薄。

(4) 在耻骨联合上缘，腹中线旁2~3cm处各做一个长约0.5cm的皮肤切口。切口及进针路径以1%利多卡因浸润麻醉。

(5) 完全引流干净膀胱后放置尿道导杆将尿道推向右侧，左手示指放在切口深处约1cm保护尿道并且保证阴道黏膜不被穿过，以助推器夹持吊带穿刺针经阴道前壁切口从尿道右侧沿分离的尿道侧窝进入耻骨坐骨支后方，然后向前刺破尿生殖膈，轻轻地紧贴耻骨后向上推进，垂直经过Retzius间隙，从耻骨上缘距中线2cm处右侧皮肤切口穿出，无须拔出。

(6) 用尿道导杆将尿道推向右侧，保证吊带不要扭转，同法穿刺左侧。

(7) 穿刺成功，取出尿道导杆。置入膀胱镜边充水边观察，注意膀胱内腔情况，如有无出血、血肿、赘生物、输尿管开口、膀胱肌小梁等。注意膀胱的侧壁和底部有无穿刺针穿过，确认无膀胱损伤。一旦发现有膀胱损伤应退出穿刺针，排空膀胱，再重复上述穿刺过程。穿刺后再行膀胱镜检查确认无膀胱损伤。

(8) 耻骨上缘拔出左右穿刺针，同时提拉两侧吊带尾端，可在尿道与吊带间放置一剪间隙为松紧度，以尿道无抬拉变形为宜，达到静息状态时零张力的目的。非全麻者可请患者用力咳嗽，以尿道口可漏尿1~2滴为适宜的吊带放置的松紧度。

(9) 剪断耻上连穿刺针的吊带（注意暂保留耻骨上一定长度），用鼠齿钳分别钳夹两侧吊带的塑料外套（仍将组织剪衬于尿道与吊带间），以上述的Mayo剪控制松紧度，均匀缓慢地用力提拉去除塑料外套。如因提拉去除塑料外套时吊带略有收紧，可适度用力下压衬于尿道与吊带间的Mayo剪，调节好松紧度后再移去组织剪。用剪线剪剪去耻上多余的吊带。

(10) 用2-0可吸收线连续缝合阴道前壁切口，可术后即拔除尿管或术后第二天拔除。如术中有膀胱损伤，应留置导尿3~5天，长期开放即可。阴道内放置无菌纱布24小时以压迫止血，防止阴道壁血肿形成。耻上切口一般不用缝合，无菌敷料覆盖即可。

(六) 围术期注意事项

1. **手术注意事项**

(1) 术者应熟悉膀胱颈尿道悬吊带手术的解剖路径。

(2) 吊带须无张力地放置于尿道中段下方。

(3) 术中应注意避开血管、神经和膀胱，术后有可能产生耻骨后出血，需要仔细观察并及时处理。

(4) 为减少术中膀胱损伤，术中麻醉要保证下腹部松弛；穿刺前先确定耻骨联合上穿刺点并切开皮肤及皮下组织；穿刺时穿刺针尽可能紧贴耻骨后，与尿道呈45°~60°穿刺进针，以耻骨联合上的穿刺点为引导方向。

(5) 尿路感染者应在治愈后手术。抗凝血治疗者应在停止抗凝治疗至少一周后手术。

2. **术后注意事项**

(1) 导尿管及尿量观察：TVT手术涉及尿道、膀胱，可引起水肿，同时由于全麻药物的作用,术后短期内不能自行排尿,故应留置导尿管 24 小时。充分引流尿液使膀胱始终处于空虚低压状态,有利于创口愈合。拔除尿管后要行 B 超膀胱残余尿测定,如超过 100ml 时,仍应继续放置导尿管直到能自然排尿为止。局麻者术后不需留置导尿管而让自行排尿,适当应用抗生素预防感染。

(2) 体温:术后 24 小时内的体温升高多系手术创伤引起的反应热。如为 38℃ 以内的低热,属于正常手术反应,不需临床特殊处理。如发现术后 24 小时以后体温突然升高,并持续不降,应根据发热的时间和是否有切口及相应系统的症状,进一步检查并明确诊断,积极地给予相应的处理。

(3) 镇痛:麻醉作用消失后,切口在外界刺激下会出现疼痛。例如咳嗽、翻身时会加剧切口疼痛,因此患者往往心情烦躁、不能入睡、不愿变换体位,这样不利于术后恢复。切口疼痛在术后 24 小时内最为明显,2~3 天后疼痛会明显减轻。对于 TVT 手术,术后口服镇静、止痛药物即可取得较好效果。

(4) 术后:不能做重体力活动 3~4 周,禁止性生活 3 个月。术后 2 周后可恢复正常活动。

(七) 手术并发症

1. 出血

出血大多为术时血管结扎不牢而滑脱、原痉挛的断端小动脉舒张、电凝止血不彻底或凝血功能异常所致。依出血部位分为腹腔内出血、腹膜后出血、阴道残端出血及切口渗血。TVT 手术主要表现为切口渗血,因易于观察发现,一般出血量不多即可察觉,100~200ml 即可引起足够重视。切口渗血可采取加压包扎的方法止血,加压后,血管阻力增大,出血停止。

2. 膀胱、尿道损伤

发生率为 4.0%~6.8%,有外科手术史者可达 30%,为弧形针穿刺时或分离尿道旁隧道时形成一个假的通路,或穿孔通路未确认好引起膀胱、尿道的损伤。据国外文献报道多见于有过压力性尿失禁手术史者。膀胱、尿道损伤的主要临床表现是阴道壁切口或腹壁穿刺点处有液体流出,但在膀胱不充盈或者穿孔较小时,渗液并不明显。因此,每一侧穿刺后需行膀胱镜检查,特别注意观察膀胱的两侧壁和膀胱底部以避免遗漏。当术中发现膀胱损伤后,一般通过拔出穿刺针再次穿刺,并延长留置导尿的时间至 3 天即可。为减少术中损伤的发生,术中穿刺前一定要排空膀胱;穿刺时弧形针走向需尽可能紧贴耻骨后,以耻骨联合上缘的穿刺出点为引导方向,与尿道呈 45°~60°穿刺进针较为安全;穿刺后膀胱镜检查确认。对既往有尿道悬吊手术及盆腔手术史的患者,其盆底解剖位置会有所改变,应请有丰富经验的医师操作。

3. 术后"尿路症状"

如排尿困难、尿急迫、尿频等发生概率很小,发生与术后吊带移位有关。术后早期的排尿困难多系尿道水肿所致,持续导尿 1 周多可治愈,经尿道理疗和下压松解吊带对缓解尿潴留有帮助。4 周后仍然尿潴留者,可在局麻下经原切口行简单的经阴道吊带松解术或者吊带剪断术。尿潴留是术后并发泌尿系统感染的常见病因,感染可起自膀胱炎,上行感染引起肾盂肾炎。术后留置导尿,无论是短期还是长期导尿,导尿管相关的感染率约为每日 5%。大肠埃希菌仍是最常见的致病菌。无症状的导尿管相关性尿路感染一般不主张大量应用抗生素治疗，因为抗生素不仅不能起到预防的作用，还容易增加细菌耐药的机会。对于有症状的尿路感染，则应积极处理，以预防感染上行造成急性肾盂肾炎的发生。下尿路感染的主要症状为尿频、尿急、尿痛，有时尚可有排尿困难，尿常规检查有较多的红细胞和脓细胞，一般都无全身症状。上尿路感染的主要表现有高热，为间歇热伴有腰酸、肾区疼痛、血常规增高，中段尿做镜检可见大量脓细胞和细菌。抗生素治疗通常有效，至于是静脉给药还是口服用药则取决于患者的临床表现。用药前需行尿液细菌培养及药敏试验，在细菌培养出结果后再更改敏感的抗生素。

4. 耻骨后血肿

发生率约 0.5%，为穿刺损伤血管所致，TVT 手术后可 B 超检查排除耻骨后血肿。有血肿一般可保守处理成功。等于 1999 年报道 1 例术中损伤髂外静脉需修补的病例，穿刺时应注意不要过度外偏以免损伤血管。

5. 吊带侵蚀和暴露

主要发生于使用如尼龙、涤纶、-Tex、等吊带材料者，聚丙烯材料较少见。最常见的侵蚀部位为阴道壁。其发生原因与阴道壁局部感染、补片或吊带材质、手术者的手术方法和缝合技巧有关。阴道部位的网片或吊带侵蚀可以是无症状性的，但多数会有阴道流液和流血。这两种症状都会由于性生活而加重。通过阴道窥诊，在阴道中能够看到暴露的网片或吊带局部。小面积的网片外露称之为暴露，临床处理可修剪暴露出的网片及局部阴道壁肉芽组织后自然愈合。网片外露于膀胱和直肠的面积大于 1cm 者，称为侵蚀，比较罕见。侵蚀膀胱者可有典型症状，如为排尿疼痛、血尿、反复尿路感染、急迫性尿失禁等。可通过膀胱镜检查明确诊断并治疗，处理上建议手术时麻醉下剪除外露的吊带，松解周边阴道黏膜组织并缝合之。

6. 切口感染

切口感染是指清洁切口和可能污染切口并发感染。切口感染主要与以下因素相关：细菌侵入、血肿、异物、局部组织血供不良、全身抵抗力削弱等，还有未能很好地做到无菌和止血，尤其是应用合成材料时包装破损。其临床表现为术后 3~5 天，切口疼痛加重，或减轻后又加重，切口局部有红、肿、热和压痛，或有波动感等典型体征，并可伴有体温升高、脉率加速等全身症状。实验室检查可有白细胞计数增多、中性粒细胞比例增高。诊断有疑问时，可以做超声检查或在超声引导下做局部穿刺或拆除部分缝线后敞开切口，进行观察。凡有切口渗液者，均应取标本送细菌培养及药敏试验，以便明确感染细菌类型，并为选择有效的抗生素提供依据。预防切口感染除严格执行无菌技术外，重要的是在缝合腹壁脂肪层时，必须彻底电凝止血，防止发生血肿。脂肪层缝合切忌留下无效腔，缝线间距恰当，结扎要松紧适宜。对有切口感染高危因素者，术后需选用广谱抗生素预防感染。

7. 盆腔感染

多见于原有盆腔感染基础病变者，术后局部小血肿的形成、创面渗血、渗液的刺激，再加上术后抗生素剂量不足或疗程不足，都可诱发盆腔感染。发病多在术后 5 天左右，多数合并发热，并出现下腹部、盆腔及背部、腰部疼痛及酸胀等症状。对高度怀疑盆腔感染的患者，应行肛门检查，了解盆腔有无囊实性包块，有无增厚、触痛等。对于早期盆腔局限性血肿，还需通过 B 超检查明确。如有局部脓肿形成，需行穿刺引流术，能在B超引导下穿刺引流疗效更好。脓液一经排出，全身症状即可缓解。盆腔感染多为混合性细菌感染，对高热伴有腹胀、腹痛的患者，应排除肠管损伤可能，可通过腹部X线检查、腹穿及后穿刺明确，如穿刺物有粪臭味，需立即请外科医师会诊明确诊断、剖腹探查。尚需静脉补液，以补充能量及维持水、电解质平衡。抗生素需选用能同时兼顾抗厌氧菌及抗需氧菌的药物。

8. 其他

静脉血栓、闭孔神经损伤等，较罕见。

(八) 手术经验荟萃

据大量随访和随机对照研究报道，压力性尿失禁的治愈率在85%～90%，混合性尿失禁和既往尿失禁手术失败者的治愈率也可高达80%。TVT手术的优点是手术切口小、疼痛轻、出血少、术后恢复快、住院时间短、复发率低。手术最大的进步在于提高了吊带无张力置放的新观念，降低了术后排尿困难、尿道侵蚀等并发症，提高了手术治愈率。由于手术可在局麻下进行，使许多心脑肺功能减退、麻醉风险大、糖尿病、过度肥胖者都能接受手术，扩大了手术适应证，且术中患者清醒，可保证术者在术中将吊带的松紧度调整到适宜程度。另外，使用的吊带具有特殊的网状结构，可产生摩擦力而固定在组织内，使得操作简单、不需缝合固定。

二、经耻骨上膀胱尿道悬吊带术

经耻骨上膀胱尿道悬吊带术（SPARC）与TVT手术原理相近，但操作路径不同。其与TVT手术的不同之处在于，TVT术吊带的穿刺针是经阴道向上从耻区穿出；而SPARC术的穿刺针是经腹部向下从阴道穿出。与传统的针穿线悬吊术相比，SPARC术采用耻骨后路径进入，减少了对膀胱、血管和神经等的损伤。手术可在局麻下进行。

(一) 手术相关解剖、适应证、禁忌证、术前准备、术后注意事项、并发症等与TVT相同。

(二) 手术操作方法和技巧

(1) 在阴道前壁距尿道内口约1cm处，做一个长1.5cm的横行切口，向阴道两侧分离，以便手指进入，接应来自耻骨上切口的穿刺导针。

(2) 在耻骨联合上缘中线两侧分别做两个0.5cm的腹部切口，两切口相距4～5cm。分离阴道和尿道间隙与经阴道途径相同，只是在分离尿道旁侧窝时要足够，大到可容纳一个示指尖并能触及耻骨坐骨支形成阴道隧道。

(3) 排空膀胱后，操手握腹部阴道针柄，另一只手固定穿刺器的基底，针尖放入耻骨上缘皮肤切口内，稍向下用力即可穿过腹直肌筋膜，一只手的示指放入同侧尿道旁侧窝内。穿刺器的针尖紧贴耻骨后向下推进直至阴道隧道内的示指触及针尖，就可以在示指的引导下，将针穿过尿生殖膈从阴道引出。以同样的方法在对侧穿刺第二根导针。

(4) 膀胱镜检查，确定穿刺针未损伤膀胱、尿道。

(5) 将聚丙烯吊带连接到从阴道切口穿出的导针上，调整吊带平直、无张力地放置在尿道中段后除去吊带的塑料保护套膜，可使用吊带上的张力调节缝线，进一步调整张力。

(6) 缝合阴道前壁切口、留置导尿以及其他步骤与TVT操作相同。

(三) 手术注意事项

(1) 调整吊带适宜的松紧度是手术成败的关键，吊带应无张力地放置在尿道中段下方。

(2) 在调整到理想位置之前不要除去塑料保护套膜和剪去吊带上的张力调节线，一旦除去就很难再进行调整。

(3) 不要随意用锐器钳夹、打折聚丙烯吊带，以免损伤。

（廖　敏）

第四节　阴道无张力尿道中段悬吊带术（经闭孔路径）

经闭孔路径阴道无张力尿道中段悬吊带术有 TOT 和 TVT-O，手术在局部麻醉加静脉麻醉或硬膜外麻醉下完成。TOT 手术为法国 Mellier 医师于 2002 年创造，其闭孔穿刺方向为"外—里"；2003 年法国 Tayrac R 医师将闭孔穿刺方向改为"里→外"，即 TVT-O 术。由于解剖位置的不同，与耻骨后途径的 TVT 术相比，放置体内吊带相比"U"形吊带更趋平缓。手术紧贴两侧闭孔穿出，避免了膀胱损伤，同时缩短了穿刺路径，从而减少了髂血管的损伤。阴道无张力尿道中段悬吊术（经闭孔路径）具有操作简便、创伤小、吊带悬吊程度可随意调整，尤其是无膀胱损伤并发症等优点，故对年老有内科合并症的患者具有广泛的应用前景。

一、相关解剖

（一）女性尿道

女性尿道长 3~4cm，尿道内括约肌由膀胱的平滑肌组成，尿道外括约肌由横纹肌形成。尿道内括约肌不是环状而是半环状，一部分肌纤维由膀胱颈部前方向后方呈马蹄状包卷，其肌纤维组织移行膀胱后壁；另一部分肌纤维由膀胱颈的后方向前方包卷，肌纤维移行膀胱前壁。肌束收缩时，将尿道内口向后压迫而闭锁，而不是环形如口袋样收缩。尿道括约肌的随意肌附着于阴道侧壁，然后交叉经过阴道与尿道之间呈环形围绕尿道。尿道括约肌也附着于耻骨联合的后侧，环形肌围绕尿道的后缘，因此尿道被拉向耻骨联合的后面。

正常情况下，膀胱膨胀时，膀胱前壁及左右侧壁向下扩张，膀胱越膨胀，越向尿道口呈切线状压迫，越不易引起不随意的排尿。压力性尿失禁患者因尿道膀胱颈部下降，使得尿道后壁与膀胱间的角度消失，尿道后壁与膀胱三角之间呈一平面，尿道内口松弛呈漏斗状，尿道亦扩张，严重者坐立或静卧位状态下，亦有溢尿出现。

（二）闭孔窝解剖

闭孔窝解剖结构较为复杂，其由骨性结构耻骨、坐骨和髂骨组成，围绕闭孔窝内侧缘分布有闭孔血管，闭孔窝由内向外解剖结构有闭孔内肌、闭孔膜、闭孔外肌和内收肌等。

经闭孔途径手术的主要目的是加强耻骨尿道韧带的功能，通过吊带将中段尿道正确地固定在耻骨上，中段尿道的固定可使耻骨尿道韧带功能恢复，同时增强尿道下阴道壁的"吊床"作用及其与耻尾肌的连接，形成新的"吊床"。

腹部压力增大时，吊带对尿道形成强有力的支托，在放松时吊带则无张力地处于尿道下方，尿道功能不受影响。尿道中段的稳定可以使近膀胱颈的近段尿道得到稳定。

二、手术适应证

(1) 中、重度压力性尿失禁。

(2) 中、重度混合型尿失禁。

(3) 复发性尿失禁。

(4) 盆腔脏器脱垂需手术治疗合并有压力性尿失禁症状者。

(5) 尿道内括约肌缺陷（尚有争议）。

三、手术禁忌证

(1) 逼尿肌无力。

(2) 膀胱出口梗阻。

(3) 急迫性尿失禁。

四、术前准备

(1) 术前清洗腹壁及会阴部皮肤，同阴式手术。

(2) 肠道准备，灌肠。

(3) 术前晚10：00后禁食、水。

(4) 术前晚给镇静剂使患者安静入睡。

(5) 有阴道黏膜破损或溃疡，痊愈后方可手术；绝经后患者可局部短期应用雌激素。

五、手术操作方法和技巧

(1) 标志会阴部穿刺部位：沿阴蒂水平标记一水平线，耻骨降支外侧约2cm，与尿道中段的角度呈30°～45°处为闭孔窝穿刺点。

(2) 在尿道中段下方阴道前壁黏膜中线做一1.5cm切口，在两侧阴道黏膜下分离尿道旁组织，直至剪刀尖碰到坐骨耻骨支的中间部分，使术者的手指能够轻轻触到骨性标记。

(3) 穿刺并放置吊带：在一侧用弧形穿刺针经阴蒂旁切口依次穿过皮下组织和皮下脂肪、股薄肌、内收短肌、闭孔外肌、闭孔膜、闭孔内肌、尿道旁盆腔内筋膜和阴道隧道，到达坐骨耻骨支的侧方，术者另一手指放在尿道旁隧道内，当器械绕过坐骨耻骨支，穿过闭孔肌和闭孔膜，会遇到术者的手指，在手指的引导下直至从尿道侧方穿出。将吊带连接于穿刺器械上，经尿道两侧的隧道和闭孔膜，再从阴唇外侧切口拉出。另一侧同样方法操作。这种方法是由外向内，通称外向内路径经闭孔悬吊带术（TOT）。另一穿刺方法是由阴道切口，即尿道旁穿刺，经由闭孔窝各层组织在阴蒂水平的闭孔内上缘的皮肤处穿出，这种方法是由内向外，又称内向外路径经闭孔悬吊带术（TVT-O）。

(4) 调整吊带张力：以一把剪刀的间隔使其在尿道下方处于无张力、无扭转状态。

(5) 剪除体外的吊带：去除吊带外包绕的塑料套，在皮肤水平以下剪掉两侧吊带，可吸收线缝合阴道和皮肤伤口。

六、围术期注意事项

(一) 手术注意事项

(1) 确定尿道长度：如何将吊带准确放置于尿道中段是手术能否达到预期效果的一个关键因素。任何数字都不能替代每一位患者个体的实际差异。因此，我们的做法是术中测量尿道长度。方法很简单，置入导尿管，向尿管球囊注入生理盐水，血管钳紧贴尿道外口钳夹导尿管，抽出生理盐水，拔除导尿管后重新将生理盐水注入球囊，测量球囊底端距离血管钳钳夹部位的长度，即尿道的长度。

(2) 尽量减少对尿道下方组织的破坏：分离阴道前壁黏膜时，应从尿道旁分离，尽量减少对尿道下方组织的损伤，保障尿道正常的血供，对于手术效果及患者排尿症状有一定影响。

(3) 术中穿刺时应注意排空膀胱，减少膀胱损伤。

(4) 有条件的医院可以在穿刺完毕后，行膀胱镜检查，除外膀胱及尿道穿刺损伤。

(二) 术后注意事项

(1) 如同时行阴式子宫切除术和（或）阴道前后壁修补术，术后护理同阴式子宫切除术和阴道壁修补术。

(2) 如仅行经闭孔尿道中段无张力悬吊带术，则保留尿管 12~24 小时，预防性应用抗生素 24~72 小时。

(3) 拔除尿管后，应测量膀胱残余尿。

七、手术并发症

(一) 尿道感染

可能与术中反复导尿操作相关，术前半小时即给予抗生素预防感染可有效降低该并发症。

(二) 暂时性排尿困难

发生率比较低，文献报道为 1‰~3‰，术前细致全面的检查可以成功预测哪些患者术后会发生膀胱排空异常，如术前发现膀胱逼尿肌无力或尿道出口梗阻等。此外，重度阴道前壁脱垂修补时，剥离面过大，以及过度修补可能延长正常膀胱排空的时间。发生排尿困难者，多主张继续保留尿管 3~5 天，多数患者可恢复正常排尿。如果持续排尿困难，出现严重尿潴留，应认真检查是否存在吊带过紧等，如属吊带过紧，可以用 68 号扩宫棒扩张阴道并下压。如仍无效，建议留置尿管至术后 3~4 周，待瘢痕形成后再剪除吊带。

(三) 阴唇外侧和大腿内侧部位疼痛或烧灼感

可能与术中穿刺经过局部肌肉（内收肌）、筋膜组织有关，多不需特殊处理，观察 5~7 天即逐渐缓解。

(四) 闭孔间隙血肿或脓肿

非常少见，可能与穿刺器穿过闭孔时远离耻骨、损伤闭孔血管所致，小的血肿可局部压迫，应用止血药治疗，多能控制出血。要应用抗生素预防感染。如遇大的血肿或脓肿形成，则主张手术清创处理。

(五) 膀胱损伤

相当少见，可能发生在膀胱膨出很大的情况下或术者使用穿刺器穿过坐骨耻骨支时。术中穿刺时，要排空膀胱，并注意避开尿道。一旦发现膀胱穿刺损伤，且吊带经由膀胱穿出，即应立即手术，去除膀胱内的吊带，留置尿管持续开放7~10天。

八、手术经验荟萃

（一）充分暴露闭孔窝

患者体位取膀胱截石位并抬高下肢使髋关节垂直屈曲，可使穿刺路径清晰，便于穿刺，尤其是肥胖患者。

（二）吊带穿刺角度

两侧穿刺方向均为斜上方45°，向内45°，使两侧构成90°角，可减少术后吊带对尿道侧方及尿道功能的影响，减少术后尿潴留的发生。

（三）熟悉局部解剖

穿刺时紧贴耻骨降支穿过闭孔膜，可最大限度减少闭孔血管和闭孔神经损伤的概率。闭孔管位于闭孔外上方，闭孔管内有闭孔血管和闭孔神经，所以吊带穿过闭孔膜的位置越靠近闭孔管，损伤闭孔血管和闭孔神经的风险越大。

（四）穿刺出点

应尽量靠近闭孔内侧，避免穿刺针和吊带经过内收肌，引起术后大腿内侧疼痛。

（五）调整吊带松紧度

吊带放置于尿道中段下方应无张力、无扭转。吊带的松紧度以保持一组织剪尖端的间距为宜。吊带的松紧度调整应在抽出塑料袋之前，否则吊带粗糙的边缘将增加调整的难度。吊带的放置应强调无张力。过紧将抬高尿道及膀胱颈，造成术后尿潴留和排尿困难；过松不能起到加强"吊床"的作用，影响手术效果，尿失禁将持续存在。

（六）先行完成其他手术

如需同时完成阴道前壁修补或盆底重建手术，应在TVT-O之前完成，并尽量选择不同切口，以防止吊带移位，影响手术效果。

（七）重视围术期管理

术前内科合并症的控制非常重要，例如血糖、血压的稳定，慢性咳嗽、呼吸系统疾病以及便秘等的治疗，以提高手术安全性和疗效。

（廖 敏）

第五节 尿道中段悬吊带术（单阴道切口路径）

压力性尿失禁的治疗自20世纪90年代经阴道尿道无张力吊带（TVT）系列产品问世以来，一直在推出更新换代的产品，第一代是TVT产品，第二代是2003年推出的经闭孔系统（TVT-O），最新一代的经阴道单切口路径的尿道中段悬吊带是由强生公司于2007年推出上市的TVT-Secur系统，该产品在2008年6月在中国大陆市场上市。目前，在国内市场有TVT-Secur的应用，下面仅对TVT-Secur相关的技术做一介绍。

TVT-Secur区别于前两代经耻骨后和经闭孔的穿刺路径，新一代的产品不再穿刺出皮肤。吊带系统由网片、植入翼、指垫、保护套和释放丝组成，且吊带长度为8cm。

网片仍同第一、二代。穿刺系统设计了一个丙交酯 910（薇乔）和聚对二氧六环酮（PDS 缝线）的可吸收缝合垫，起到局部固定网片的作用，可吸收的缝垫在 12 周内慢慢吸收，使得网片能和组织结合在一起。

TVT-Secur 分为两型，一种是耻骨后的 U 型，另外一种是穿刺向闭孔的吊床型（简称 H 型）。H 型的吊带是将网片的翼固定在闭孔内肌上，起到支持带的作用，而 U 型的吊带是固定在耻骨后的尿生殖膈上，利用压迫起效。H 型产生梗阻症状较轻，也较少发生一些新的急迫症状，但是成功率相对来说也低些。

和前两代阴道无张力吊带相比较，TVT-Secur 的优点如下：

（1）微创：相比于第一、二代抗尿失禁手术，患者体内的植入材料更少，穿刺的组织更少，对组织的损伤也减少了，避免了肠道和血管神经的损伤。

（2）需要解剖的距离减少：与第一、二代抗尿失禁手术相比较，仅需要在尿道口下方 1cm 做一个 1.5cm 的切口即可。

（3）术后疼痛减少：术后患者发生腿部疼痛的机会明显降低，神经损伤的机会也较少。

（4）对组织的穿刺损伤减少：整个吊带长 8cm，采用特殊放置的方式，术者操作更加方便。

（5）可根据患者的情况自由地调整悬吊带的张力。

（6）恢复更快：因为损伤较少，患者术后住院时间更短，恢复工作的时间更短。

一、相关解剖

因为穿刺的路径与经耻骨后路径和经闭孔路径相比较更短，TVT-Secur 手术相关的解剖可参考前面相关的章节。

二、手术适应证

TVT-Secur 主要适用于尿道高活动性所致尿失禁，U 型还可适用于尿道内括约肌功能障碍所导致的尿失禁。

三、手术禁忌证

（1）妊娠。

（2）计划妊娠。

（3）尚处于生长发育期。

（4）生殖道、泌尿系统急性炎症。

（5）抗凝治疗中。

四、术前准备

（1）尿动力学评估同耻骨后路径和经闭孔路径。

（2）术前给予适量的镇静剂。手术可以在门诊或住院完成。

（3）术前的心理辅导应向患者进行相应的教育，告知手术相关的并发症以及手术后的效果。

（4）患者如果有慢性咳嗽和便秘等因素，应该在术前寻找相关科室会诊并给予治疗。

（5）患者如存在肥胖或者超重的情况，术前降低体重有助于术后的恢复。

五、手术操作方法和技巧

（1）手术的麻醉选择：患者可在局麻、区域阻滞麻醉或者静脉全麻下进行。

（2）体位：患者应该置于膀胱截石位，维持手术床、身体与地面平行。在手术前对患者进行体位相关的教育有助于术中体位的完成。

（3）插入尿管或者排空膀胱。

（4）在阴道前壁尿道口开口下方约1.0cm处做一个1.5cm的纵向切口，Allis钳钳夹阴道壁。剪刀向两侧阴道壁平行或斜上方（45°）做锐性和钝性分离约1cm，达耻骨降支，不进一步深分离闭孔内肌。

（5）用针持夹住没有塑料保护套的一侧植入翼，针持钳夹的时候注意要将植入翼上的释放丝一并夹住，并保持针持的方向与植入翼的尾部一致。另外，一侧植入翼的塑料保护套先不取出。

U型和H型操作步骤有些不同，以下分别说明。

U型手术分步解析如下：①持针器在一个直立的位置，植入翼向右侧斜向上方（与纵向保持45°的夹角）朝对侧肩部的方向穿刺。推进植入翼，直至抵触到耻骨的下缘。继续推进植入翼，穿刺尿生殖膈，保持植入翼的尖端始终与耻骨的后缘接触。②去掉另外一侧植入翼的保护套，同法穿刺左侧的植入翼。③调整在尿道中段下方的悬吊带，避免扭曲，保持一定的张力，如需调整张力，通过针持握住植入翼以后进行。通过咳嗽或者其他方法评估悬吊带的张力。理想吊带放置的张力大于第一、第二代吊带，应见吊带紧贴下方组织的"枕头"效应。④膀胱镜检查了解有无膀胱和尿道的损伤。如果发现有穿刺损伤，必须要将植入翼取出重新进行评估。⑤如果对悬吊带的位置满意，用针持或止血钳夹出一侧的释放丝。⑥取出植入翼的时候需小心，用旋转倾斜的方法有助于取出植入翼。用一条形的压板有助于固定悬吊带的位置。在取出另外一侧植入翼的时候需要再次确认悬吊带的位置，避免移动。⑦关闭阴道黏膜的切口。

H型手术分步解析如下：①针持握住植入翼，保持针持手柄与水平面平行，植入翼向耻骨降支方向穿刺，使得最终尖位于患者9点的位置，推进植入翼与耻骨降支保持接触，直至进入闭孔内肌。如果推进3~4cm后遇到骨的阻力，应调整方向后再穿刺。②去除第2个植入翼的保护套，确保悬吊带没有扭曲，同法穿刺左侧，保持植入翼的尖端穿刺到3点和右侧对应的位置。③同U型操作方法调整悬吊带的张力。④可根据医师的意愿来决定是否进行膀胱镜检查。⑤植入翼的去除和阴道黏膜的缝合方法同U型操作。

六、术后注意事项

（1）手术后尿管保留1天即可。

（2）可根据术者的经验预防性使用抗生素。

（3）术后3个月内应该避免负重，避免存在腹腔内压增高的情况，如慢性咳嗽和便秘。

七、手术并发症

（一）膀胱和尿道损伤

在U型穿刺时发生机会较大。为避免膀胱和尿道的损伤，在穿刺的时候应使植入翼紧贴在耻骨后方，在穿刺后常规进行膀胱镜检查了解有无膀胱和尿道的损伤。H型发生概率稍小于U型，是否行膀胱镜检查取决于手术医师，如疑有损伤则应行膀胱镜检查。一旦发现有损伤，需取出植入翼，修补损伤的位置，留置尿管1～2周。是否可考虑再次放置悬吊带的相关资料较少。

（二）术中血管损伤

如果在术中发生较多量的出血，要考虑术中有血管损伤的可能。如果出血点可视，可单独结扎。如果不可视，可考虑使用压迫止血，必要的时候可能需要手术干预。术后进行阴道内络合碘纱布填塞也可起到压迫止血的作用。

（三）网片暴露、侵蚀

表现为网片从阴道壁黏膜上显露出、白带增多，阴道检查有助于发现暴露和侵蚀。严重的侵蚀也可能会造成术后尿道阴道瘘或膀胱阴道瘘，需要手术干预。对于暴露的网片可通过经阴道修剪暴露出的网片。手术中对阴道黏膜层次的正确解剖有助于减少术中网片的暴露。

（四）网片感染

感染会导致网片的暴露和局部的炎症症状，一旦发生感染，需将整个网片取出。术中无菌操作以及避免血肿的形成可减少感染的发生。

（五）排尿困难

术中若有悬吊带过紧，可造成短暂或长期的排尿困难，短期的排尿困难可通过保留尿管暂时缓解，如持续得不到缓解可能需要剪断、剪除或取出悬吊带。术中避免过大的张力是预防的要点。

（六）新发的膀胱过度活动

表现为术后尿急、尿频等症状，应先除外泌尿系统的感染，必要的时候可以给予M受体阻滞剂治疗。

八、手术经验荟萃

（1）在进行U型操作时，需使用金属导尿管，通过金属导尿管将整个尿道推向一侧，避免损伤。

（2）手术前，在阴道黏膜内注射稀释的万分之一的肾上腺素可以减少手术过程中的出血。

（3）阴道黏膜层的解剖，对于避免手术后发生的网片暴露较为重要，需仔细寻找阴道黏膜下的黄色脂肪组织，游离足够深度的阴道黏膜，减少术后网片的暴露率。经验不足的时候为了避免膀胱损伤，往往容易分离层次过浅，造成出血过多和术后补片暴露概率过高。

（4）手术中如遇出血较多时，需止血确切。血肿形成是术后发生网片暴露和感染的高危因素。

（5）如果采用U型的方式，完成操作后需要进行膀胱镜检查，除外膀胱损伤。H型是否需要膀胱镜检查取决于医师的意愿。

（6）在穿刺过程中如果遇到骨阻力，不可强行穿刺，应该退回后调整穿刺方向后再行穿刺。

（7）U型向尿道生殖膈穿刺的时候，为避免对膀胱、血管、神经的损伤，应该尽可能保持植入翼的尖与耻骨后下缘紧密接触。

(8) 在调整张力的时候,应该调整植入翼,而不是直接通过牵拉网片来完成。区别于 TVT 和 TVT-O,TVT-Secur 需要保持一定的张力。

(9) 释放丝一旦取出后,悬吊带和植入翼就无法再黏合上,因此在取出植入翼之前需确保悬吊带的位置合适。倾斜旋转以及条状压板有助于植入翼的取出。

(10) TVT-Secur 手术对术者的经验相对来说比 TVT 和 TVT-O 要求更高,根据文献中的资料,TVT-Secur 相对来说有更长的学习曲线。

(廖 敏)

第六节 骶神经调节治疗

骶神经电调节或骶神经刺激(SNS)作为排尿功能障碍的一种治疗手段,近年来在欧美非常流行,被誉为对传统治疗方法的革新。排尿功能障碍是一种常见的下尿路疾病,包括急迫性尿失禁、尿频尿急症、尿潴留等。多数患者排尿功能障碍有明确的原因,如多发性脊髓硬化症患者尿急和急迫性尿失禁的原因是逼尿肌反射亢进。然而,在某些病例中,排尿功能障碍找不到明确的原因,且临床常用的治疗手段无效。在临床实践中可以体会到,一旦急迫性尿失禁及尿频尿急症对抗胆碱能药物、盆底康复等保守治疗措施无效,那么进一步处理将变得极为困难。同样,对于非梗阻性尿潴留患者,除了间断性清洁导尿外几乎没有其他有效的处理方法。骶神经电调节尤其适用于经保守治疗失败而即将接受膀胱扩大或尿流改道等不可逆手术治疗的患者。骶神经电调节是近年发展起来的一种治疗排尿功能障碍的微侵袭性新方法。它的出现大大改观了排尿功能障碍的治疗状况。

一、定义

SNS 是指利用介入技术将一种短脉冲刺激电流连续施加于特定的骶神经,以此剥夺神经细胞本身的电生理特性,人为激活兴奋性或抑制性神经通路,干扰异常的骶神经反射弧,进而影响与调节膀胱、尿道括约肌及盆底等骶神经支配的效应器官的行为,起到神经调节的作用,发挥对慢性排尿、排便功能障碍的治疗作用。

美国食品与药品管理局(FDA)已批准 SNM 用于急迫性尿失禁、尿频尿急综合征、非梗阻性慢性尿潴留及慢性排便障碍的治疗。欧洲的多中心试验亦对脊椎裂、脊髓损伤、多发性硬化等所致的排尿排便障碍、间质性膀胱炎的盆底疼痛综合征做尝试治疗,但疗效不及 FDA 批准的上述 4 种适应证。

国内亦有小样本研究显示 SNM 对骶椎裂致神经源性膀胱有效。

二、发展历史

电调节技术起源于临床电刺激治疗,后逐渐发展成为一种专门的治疗方式。作为一种盆底治疗手段,电调节指通过电流刺激神经纤维,借助神经元之间的突触连接,干预原有的神经反射,从而达到调节膀胱括约肌和盆底诸多结构功能的作用。通常选择的电调节部位有膀胱内电调节,骶神经根、阴部神经、下肢胫神经等部位电调节电刺激与电调节是有区别的,根据其适应证和刺激后组织反应特点的不同可进行区别:电刺激用于神经性损伤后,是对神经和肌肉的直接刺激,刺激后组织即刻反应,表现为肌肉收缩,主要用于预防肌肉萎缩、静脉血栓、骨质疏松等;而电调节主要用于非神经源性损伤和神经源性下尿路功能障碍,通过干预现有的神经反射,改善某些症状,并不引起患者的疼痛、肌肉震颤等不适感,主要治疗某些顽固性疼痛,抑制逼尿肌过度活动以及改善盆底肌肉痉挛等。

1963年,Caldwell首次报道运用植入电极对盆底进行电刺激来治疗压力性尿失禁。随后,这方面的报道增多,并有不同的刺激部位,如肛门、膀胱内、阴道及会阴等。加州大学泌尿外科应用骶神经电极植入治疗脊髓损伤后尿潴留获得一定经验。20世纪80年代末期,Schmidt和Tanagh O等发现,骶神经根刺激能够抑制不合适的神经反射,为神经调节及骶神经电刺激(SNS)技术的成熟奠定了基础。20世纪90年代中期,Sheriff等应用骶神经根磁刺激技术对神经调节的机制进行了深入研究。最近多中心临床研究结果使SNS治疗急迫性尿失禁、尿急尿频综合征和慢性尿潴留通过了美国FDA的批准。

三、作用机制

目前,SNM既能改善贮尿期尿频、尿急及急迫性尿失禁,又能对排尿期的排尿困难起作用。其具体机制尚不明确,但在众多学者的努力下取得了一定的进展。

(一) 解剖基础

骶神经各根的纤维不仅在椎管外构成神经丛或神经干时相互交叉编织,而且在椎管内各神经根也存在着丰富的根间神经纤维联系,因此盆底器官的每一功能均能得到多个节段的神经支配,并互为代偿补充;但每一功能也均有其相对主要的神经支配节段和神经根。人类的脊髓排尿中枢在S_2~S_4节段,膀胱逼尿肌及尿道括约的支配主要由S_2~S_4的前根和后根完成。MacDnagh对15例患者的术中研究发现,刺激S_3能产生逼尿肌最大收缩压力的有9例,34有5例,而且右侧强于左侧。有学者研究骶神经前根电刺激对尿道括约肌的影响,发现约70%的尿道压力由S_3前根提供,主要通过尿道横纹肌和肛提肌获得,另30%的压力由S_2和S_4提供。

(二) 可能的机制假说

SNS的作用机制尚未完全阐明,神经调节主要依据如下原理:一条神经通路的活动能够影响另一条神经通路的活动。SNS可以导致脊髓内躯体神经感觉性传入纤维的抑制。S_2~S_4神经根提供了膀胱、尿道及盆底最原始的自主和躯体神经支配;因此,骶神经调节通过兴奋或抑制这些神经根进而达到纠正下尿路功能障碍的目的。这一调节过程是原发性地通过阴部神经传出通路来稳定盆底,还是存在1个通过脑桥或更高的皮层中枢介导的重要传入通路尚存有争议。

(1) SNS具有双向作用,使尿路控制系统的兴奋与抑制恢复平衡。

Fall等认为,膀胱过度活动症是神经系统对包括阴部传入神经在内的控制系统抑制不够充分或失败的结果。膀胱活动过低可能是兴奋反射系统和抑制反射系统失平衡的结果。而骶神经电调节具有双向作用,它可以恢复尿路控制系统内兴奋与抑制之间的正常平衡关系,如它既可以用来治疗逼尿肌活动过度,又可以治疗逼尿肌活动过低,从而改善排尿功能障碍两种相反的症状:急迫性尿失禁和尿潴留。因此,我们将人们以前习惯用的"骶神经刺激"改称为"骶神经电调节"。调节一词意思比较准确,而"刺激"则给人只有兴奋这一单向作用的错觉。据报道，急迫性尿失禁患者在症状消失后停止使用神经调节器并随访12个月仍没有症状的复发。这表明，骶神经电调节很可能将原本失衡的尿路控制系统的兴奋与抑制重新调节到一个平衡状态。

(2) SNS通过抑制脊髓反射通路中的C传入纤维的活性，降低基因的表达并抑制逼尿肌反射亢进。

在开展骶神经电调节临床研究的同时，一些基础性研究也在展开。研究发现，正常成人存在中枢和脊髓两个排尿反射通路，而C传入纤维作为脊髓排尿反射的主要传入通路，通常与膀胱反射亢进和无抑制性逼尿肌收缩的发病机制有关。C传入纤维对膀胱充盈无反应，但它能被膀胱内膜的有害刺激如冷刺激激动，其传入冲动将易化排尿反射。基因是研究C传入纤维活动的一个非常有用的工具。基因为一原癌基因，在神经系统中编码合成蛋白，通过计算脊髓中蛋白的神经元数目就能对基因的表达水平进行定量分析。正常情况下，基因在脊髓中不表达，只有当感觉细胞受到跨膜刺激时才能被激活，而这种刺激是由C传入纤维传导的，因此在膀胱内受到有害刺激如冷刺激、痛觉刺激后，因的表达会明显增加。有学者通过动物试验发现：逼尿肌反射亢进的动物经过慢性骶神经根电刺激调节后，含蛋白的神经元数目明显减少，提示电刺激神经调节能明显抑制C传入纤维的活动；于是提出骶神经根电刺激能明显抑制基因的表达和抑制逼尿肌反射亢进，而抑制脊髓反射通路中的C传入纤维的活性可能是其中的机制之一。

(3) SNS通过调整盆底肌和括约肌的痉挛状态，治疗盆腔痛、尿频尿急和尿潴留。

盆底肌肉和尿道括约肌主要受S_3神经支配，并且神经电刺激能减轻横纹肌的痉挛状态，那么电刺激S_3神经就能调整盆底肌和尿道外括约肌的痉挛状态，从而改善症状。

一般认为，急迫性尿失禁的原因是由于高度兴奋的排尿反射所致兴奋和抑制系统之间失衡，从而导致盆底肌包括括约肌的痉挛和逼尿肌不稳定。SNS可以调节外括约肌横纹肌成分的张力至一个更合适的程度，最终为逼尿肌提供抑制效应，从而降低逼尿肌和盆底肌的痉挛性，并调节两者功能，最终产生生理和正常的行为。

SNS对难治性盆腔疼痛和慢性尿潴留患者亦有效。盆腔痛患者均存在不同程度的盆底肌肉活动度增高，甚至痉挛状态；而特发性慢性尿潴留可能是一种习惯性改变，推测与括约肌舒张障碍和逼尿肌功能不全有关。通过基础研究发现慢性尿潴留患者均缺乏盆底肌肉的控制，不能自如地控制这些肌肉收缩或舒张。SNS可以调节盆底肌的痉挛状态，并改善排尿模式，最终松弛尿道括约肌，同时匹配或触发有力的逼尿肌收缩，SNS还能使患者意识到膀胱胀满，刺激尿道括约肌松弛，改善逼尿肌收缩力。

(4) SNS引发的"刺激后排尿"可以纠正脊髓损伤导致的贮尿与排尿功能双重障碍。

脊髓损伤的患者绝大多数并发高张力、高反射痉挛性膀胱，膀胱的贮尿与排尿功能双重障碍，尿失禁与尿潴留并存。当对$S_2\sim S_4$的前根进行电刺激时，不仅激发膀胱逼尿肌的收缩，而且更激发了尿道括约肌的收缩；尿道括约肌为横纹肌，其刺激阈值远低于膀胱逼尿肌（平滑肌），而收缩速度和收缩强度却远大于逼尿肌。当采用低频率（<50z）的方波串刺激时，逼尿肌与括约肌均收缩，且括约肌收缩压力远大于逼尿肌压力，不能发生排尿；停止电刺激后，尿道括约肌立即松弛；但在停止电刺激后的一定时段内，膀胱逼尿肌仍维持收缩，此时逼尿肌产生的膀胱内压超过括约肌舒张后的尿道内

压，逼尿肌即可将尿液逼出体外而发生排尿，这种排尿方式被称为刺激后排尿。

(5) SNS通过调节传入通路发挥作用，并可在脊髓以上抑制过度兴奋的排尿反射。

Lavelle等发现，SNS可导致脊髓内躯体感觉神经传入纤维的抑制，$S_2 \sim S_4$神经根提供了膀胱、尿道及盆底等下尿路初始的自主和躯体神经支配，因此骶神经电调节通过兴奋或抑制这些神经根可以达到治疗下尿路功能障碍的目的。等的研究也表明，传入通路在神经调节中起着肯定作用，可能通过脊髓-延髓-脊髓通路上行至脑桥排尿中枢进行神经调节。

骶神经电调节时脊髓上的通路控制已经被脑电图所证实。研究证明，脊髓上通路控制的位点很可能在皮质感觉区。结合正电子发射断层扫描技术（PET）及核磁研究已经证实，骶神经电调节对于控制排尿的重要的大脑区域没有影响，但是它可以相对降低右侧大脑半球为优势半球的患者控制膀胱初感、充盈期感觉及控制排尿启动的大脑区域的活动。骶神经电调节在经过几小时或几天的治疗后，仍长期发挥作用，提示大脑有记忆改变（例如神经重塑）。这一发现也被PET研究所证实：在骶神经电调节治疗的前几个小时，大脑中只有对于运动行为记忆重要的区域（例如下肢的皮质运动中枢及小脑）被调节；在治疗初期后，盆底和腹部的皮质运动中枢更易激活，骶神经电调节的作用时间被延长了。这些研究表明，骶神经电调节可能通过激活扣带回的中部起作用。PET研究证明，在骶神经电调节时尿潴留的患者其大脑的脑桥部分被激活。通过单光子发射计算机断层摄影技术发现，在骶神经电调节时大脑中控制排尿的区域局部脑血流量增加。

也认为，治疗膀胱过度活动机制为刺激调节感觉神经。这种学说已经通过研究运动反映的潜伏期被证实了：接受骶神经电调节的患者肛周出现运动反应的潜伏期比通过直接刺激运动神经出现肛周运动反应的潜伏期长近10倍；接受骶神经电调节治疗时，皮质区反应的潜伏期比直接刺激运动神经短，也表示可能是通过调节躯体传入神经起作用。还有学者认为可能是通过调节腹下交感神经起作用，通过对盆神经节的副交感神经纤维起抑制作用而发挥作用。此外，最近的研究表明，非N-甲基-D-天冬氨酸受体、质子敏感和热敏感的香草受体也在骶神经电调节中起作用。

Pal等认为，治疗压力性尿失禁，神经调节是通过改变括约肌及盆底肌起作用的。治疗膀胱过度活动综合征、非梗阻性排尿功能障碍及慢性盆腔疼痛的机制是复杂的，很可能是几种不同方式的作用机制共同作用的结果。具体的机制仍有待进一步研究。

综上所述，SNM既能改善贮尿期尿频、尿急及急迫性尿失禁，又能对排尿期的排尿困难起作用。较为一致的观点是骶神经根受电刺激后传入纤维兴奋，经脊髓和脑桥反射后再作用于腔器官，调节其贮尿与排尿功能。故SNM具有双向调节作用，可以恢复尿路控制系统内兴奋与抑制之间的正常平衡关系，其中阴部神经起重要通道作用，不仅可以通过抑制保护反射通路来激活排尿反射，亦可通过阻断上行感觉通路的信号输入，从脊髓以上抑制过度兴奋的排尿反射。总结文献后推测其具体机制有以下几点：

(1) 抑制脊髓排泄反射。

(2) 抑制脊髓反射的中间神经元。

(3) 直接抑制节后神经元。

(4) 抑制初级传入通路。

(5) 抑制内括约肌交感神经传入。

(6) 抑制传入纤维和中间神经元的传递。

四、适应证

SNS 的绝对适应证目前包括 3 类：难治性的急迫性尿失禁；难治性尿频尿急综合征，包括间质性膀胱炎等疾病引起的疼痛症状；非梗阻性慢性尿潴留。在既往 SNS 多中心临床实验中，神经源性疾患以及以疼痛作为原发症状者被排除在外，但包括了尿频尿急合并疼痛的患者。已有少量的临床研究表明，SNS 在多发性硬化症等神经源性疾患引发的排尿功能障碍中也有较好疗效。Schmidt 等报道，神经反射处于过度活跃状态的疾病均适合 SNS 治疗，如尿道综合征、盆底疼痛、肠道刺激征、大便失禁、便秘等。这些可视 SNS 的相对适应证。

所有被选择接受 SNS 的患者均须进行全面的病史询问与物理检查，尤其强调泌尿生殖系和神经系统检查、排尿日记的记录、尿动力学测定、心理评估等。接受治疗患者的结果的多样性促使学者研究预测治疗有效的因素以及严格入选患者的标准。心理学的评估十分重要，它可以提高骶神经电调节治疗长期有效的比率。神经生理学评估是预测每位患者接受骶神经电调节结果的一种新的方法，它对于确定治疗的标准化程序及每一位患者合适的治疗参数有意义。在盆底功能障碍治疗前，应用临床神经生理学检查对于患者的诊断，选择接受治疗的患者，理解治疗的机制、将来的疗效都十分有用。必须告诉患者治疗原则与顺序：对于急迫性尿失禁及尿频尿急症患者，经初次筛选后进行排尿日记及尿动力学检查；然后进行行为治疗、介入治疗及药物治疗，有效者继续，无效者可以开始 SNS 试验性刺激；试验刺激有效者植入刺激器，无效者可考虑其他外科途径。对于慢性尿潴留患者，经初次筛选后进行排尿日记及尿动力学检查，排除膀胱出口梗阻；然后进行药物治疗及导尿管治疗，有效者继续，无效者可以开始 SNS 试验性刺激；试验刺激有效者植入电刺激器，无效者可考虑其他途径。

五、操作步骤

（一）骶神经测试

试验性刺激可持续 3～7 天以决定患者对 SNS 是否有效以及是否适合植入神经刺激器。患者在开始试验性刺激前必须进行排尿日记记录。试验性刺激一般在门诊局麻下进行。患者取俯卧位，下腹部放置 1～2 个枕头；骶尾部常规碘酒乙醇消毒，触诊确定恰当的骶骨标志，1% 利多卡因局麻，术者用标记笔在体表标出左右 S_2、S_3 和 S_4 骶孔的位置。用穿刺套针与皮肤成约 60°斜向下穿刺，进入 S_3 或 S_4 骶孔，从 0 开始逐渐增加电压，刺激骶神经根，观察患者的感觉和运动应答。S_2、S_3 和 S_4 神经根的应答反应不一样，S_2 神经根通常不产生感觉反应，其运动反应有肛门括约肌和会阴的前后收缩（称 damp 反应）和腿的旋转动作；S_3 的感觉反应为阴道或直肠的振动感或牵拉感，并可传至阴唇或阴囊，运动反应包括肛提肌收缩（所谓"风箱样"反应）和蹬趾的跖屈反射；S_4 可有直肠牵拉感，也产生"风箱样"反应（但不如 S_3），无腿和脚趾的运动反应。S_3 主要负责肛提肌功能，对下肢运动功能影响较少，故通常选择在 S_3 水平放置电极，但最终由各骶神经的应答结果来决定测试电极留置的位置。选定骶孔后，拔出穿刺套针的导芯，插入测试电极，退出穿刺针套，电极在体外妥善固定，并与脉冲发生器连接。患者可以回家，并可以自行调节刺激强度，以舒适为度，同时记录排尿日记 3～7 天。试验刺激操作完成后应立即行 X 线检查以确定电极导丝的位置，3～7 天后拔除导丝，并继续记录排尿日记1周，确定患者是否重新回到初始的排尿状态。比较患者试验刺激前、后的排尿日记，如果急迫性尿失禁次数等客观指标有大于50%的客观改善以及主观症状明显改善，那么可以考虑永久性植入电刺激器。

（二）永久性植入术

试验性刺激成功的患者可以考虑植入永久性电刺激器。植入手术前患者必须完全了解该方法可能带来的好处与危险以及刺激器电池6~10年的有限寿命。孕妇不适宜该方法，因为目前尚不知道神经刺激是否对胎儿产生影响。另外，MRI检查也是神经刺激器植入的相对禁忌证。刺激器植入术在全麻下进行，应使用短效、非肌松性麻醉剂。手术期间可预防性使用广谱抗生素，并严格保持无菌条件与状态。

患者取俯卧位，骶尾部以碘酒乙醇消毒，取骶骨中线切口、深达腰背筋膜，向电极植入侧游离并推开软组织约1.5cm，分离椎旁肌、显露骶骨骨膜，在骶骨表面可触及略凹陷及大理石样感觉的骶神经孔。在恰当的骶神经孔刺入1根绝缘针，给予刺激并观察运动应答，直到确定为正确的骶神经孔。将含4个电极的电极头插入骶神经孔，将电极头上的固定环缝合于骨膜以防电极移位；再次刺激测试电极，在4个电极中至少确保3个电极能获得肛提肌及大踇趾良好的运动应答。

在髂嵴下后方上臀部另取1条长3~5cm的切口，将电极导线经皮下潜行引入该切口，使用10cm长的连接导线，将该导线与电极导线和电刺激器连接妥当后，逐层闭合切口，一般不放置引流条。患者出院前应行X线检查。对特别瘦的患者可将电刺激器植于前腹部皮下，方法与后置法相似，不同的是使用50cm长的连接导线。患者一般在1天内可以出院回家，1周后回医院启动神经刺激器。神经刺激器的控制与调节均由外部控制器进行，患者可以在设定的范围内自行调节电刺激的幅度至舒适的感觉刺激水平。根据需要可以周期性地调节神经刺激水平。记录植入前、后排尿日记和植入后的不良反应。

有些学者双侧植入骶神经刺激器，这在理论上是可行的，但很少有数据表明双侧刺激明显优于单侧刺激。另外，一些学者行骶骨椎板切除术，并在双侧骶神经根放置包绕骶神经根的袖套式电极，以防止电极移位以及维持电极与神经根间的距离恒定，但在美国目前尚不能获得这种袖套式电极，并且该方法因需行骶骨椎板切除术而变得更加复杂。

骶神经刺激的另外一种变异形式是分两个阶段植入刺激器，适应证是针对试验性刺激有效但症状改善程度尚不值得永久性植入刺激器的患者。在该方法中，患者首先植入4极刺激电极，经改进的电极连接导线由皮下潜行后穿出皮肤并与暂时的外部刺激器相连接；如果试验成功，连接导线被1根新导线所取代，并植入永久性Inter Stim刺激器。与经皮穿刺的试验刺激相比，该方法的主要优点是在试验刺激过程中避免了电极的移位，同时很可能因为电极类型的不同而产生更好的刺激效应。最近，FDA已经正式批准了被称为"Stages"的SNS测试方法。

六、疗效

近几年SNS的设备和技术已发生了一些改变，例如目前使用的装置较以前有更好的编程能力并且提供了患者自行调节参数，另外刺激器的后臀部植入明显缩短了手术时间、患者避免了术中变换体位。这些变化有可能影响SNS疗效的可比性。

自1991年始,至1998年,大量的临床研究结果均表明,SNS对于难治性排尿功能障碍是有效的,但是这些研究在患者数量、随访时间以及对成功或有效的定义等方面均存在局限性,这些缺点在一项前瞻性、随机、多中心的SNS临床研究中得到了克服。1999年,以Schmidt为首的SNS研究组发表了该项研究的部分结果:在SNS术后6个月,77%随机接受SNS植入术的急迫性尿失禁患者已完全没有重度漏尿的发生,未植入的对照组仅为8%;在这组患者中,临床效果持续达18个月,此时植入组52%的患者达到完全干燥,24%尿失禁患者得到大于50%的改善。难治性尿频尿急症患者平均每天排尿次数下降率为56%,而对照组仅为4%;慢性尿潴留患者植入组无残余尿率为69%,而对照组仅为9%。

Kessler等为了评估骶神经电调节治疗难治性下尿路功能障碍的有效性及安全性在瑞士进行了大规模的研究回顾,调查了209例接受骶神经电调节治疗的患者(2000年7月—2005年12月),以症状改善50%作为有效的标准,209例患者中有102例(49%)是有效的。在检测成功的患者中,91例患者(89%)安装了植入起搏器。这91例患者中71例有急迫性尿失禁,13例有非梗阻性慢性尿潴留,7例患有慢性盆腔疼痛综合征。在随后24个月的中期随访中,91例患者中有64例是有效的(70%),27例不成功。在这27位不成功的患者中,15例患者由于解决了故障,其治疗有主观上的改善,并且都很满意,但是排尿日记等客观指标改善没有达到50%。剩下的12例不成功的患者将刺激器移出。在治疗期间,不良反应的发生率为6%(12/209)和11%(10/91),需要外科手术解决的占1%(3/209)和7%(6/91)。结果表明骶神经电调节是有效的,并且不良反应是暂时的,而且都能有效地解决。

盆底功能障碍是一种复杂的疾病,现在还没有有效的治疗方法。骶神经电调节治疗难治性盆底功能障碍也有一定疗效:在平均为24个月的随访中发现,80%的患者有50%或者是更多的症状或者生活质量的提高。尿频的患者经治疗后每天的排尿次数明显减少,每次排尿量明显提高。尿失禁的患者每天尿失禁的次数也明显减少,从6~4次/24小时降至2次/24小时,每天尿垫的使用量也有了明显减少。尿潴留的患者残余尿量也明显减少,少于1000ml。患有慢性盆腔痛的患者经过治疗后其疼痛症状评分从5~8分降低至3~7分。骶神经电调节对于治疗儿童的排泄功能障碍综合征(DES)大部分是有效的,对于尿失禁、尿频尿急、夜间遗尿和便秘的有效率分别为88%(14/16)、69%(9/13)、89%(8/9)、69%(11/16)和71%(12/17),认为可以用来治疗对于使用最大剂量药物治疗后仍然无效的DES儿童。

骶神经电调节的长期疗效仍然需要观察。目前,大多数的研究时间相对较短(小于1~2年)。Lati-ni等报道了在1年中期随访时,开始治疗有效的急迫性尿失禁患者只有90%仍然有效。Siegel等也报道了在平均为22个月的随访中,只有70%的患者仍然保持疗效。最近Oerlemans等也发现,骶神经电治疗的长期疗效有一个明显的下降,6个月随访中有效率高达83%,而在一个研究中,2年的有效率降至43%;在其他的一系列研究中,5年的有效率为59%;要求手术干预的并发症也随着时间的增加而增加,接近33%。

七、并发症

经皮试验性刺激是非常安全的,目前尚无神经损伤的报道。在试验刺激过程中出现的主要问题是电极移位，发生率约15%，经皮放置的电极导丝由胶带固定于皮肤，因此有可能随患者的运动而移位。一旦电极远离神经，则患者不再获得刺激感觉，症状也不会得到改善，但这并非真正的并发症；若电极移位发生较早，则应该进行另一次试验刺激。最近设计的一种圈状电极有可能减少电极移位的发生，但尚未得到临床证实。

SNS植入术存在一定的并发症发生率，其中一些需要通过外科途径纠正。术后1年最常见的并发症是刺激器部位疼痛（15.3%）、新出现的疼痛（9%）、可疑电极移位（8.4%）、感染（6.1%）、一过性电休克（5.5%）、电极部位疼痛（5.4%）、肠道功能改变（3%）。在1组157例SNS患者的临床观察中，51例（33%）需要通过外科途径纠正并发症，包括暂时或永久性取出装置、更换装置、电极或刺激器的复位等；外科修正的可能性在该研究的前6个月为29%，后6个月下降为12.1%，外科修正的潜能似乎随时间延长而下降，或许代表了学习效应。尽管如此，为了获得成功的临床刺激应答而进行外科修正是值得的，大多数不良反应或并发症可以被更正。

八、现状与前景展望

骶神经电调节是一项疗效满意、临床可行的微创治疗方法，为常规治疗无效或保守治疗失败的难治性排尿功能障碍者提供了一条有效的新方法。目前，神经刺激存在的主要障碍来源于该项技术的启蒙时期。神经刺激的技术设备原本为其他目的而设计，后来才用于骶神经电调节，这可能是只有40%的患者对试验性刺激有效的部分原因。随着SNS技术的进步，设备的革新，治疗成功率一定会提高，并发症也会降低。最近有建议在SNS试验刺激及植入后使用肛塞电极和尿道电极同步测定记录肛提肌及尿道括约肌活动，有助于精确定量判断试验刺激和植入术的效果。有学者正在研究智能电调节，它可以监测、评估，然后根据患者的情况来纠正患者的功能失调。目前，有这样的研究正在大量地进行。使用骶神经电调节治疗的原理虽然尚不清楚，但是疗效明显。进一步从神经生理学方面研究骶神经支配区域可能会改变我们对于盆底功能障碍（包括泌尿系统和肛直肠系统）的认识，从解剖学方面异常的解释上升为更多功能方面异常的解释。这样骶神经电调节的应用将更广泛。

另一方面，SNS技术似乎应该从以下方面加以改进：进一步大幅度降低费用、简化操作以便应用于更多的患者；如果刺激器体积能够显著减小、永久性电极能够经皮穿刺放置而不移位，那么SNS装置的植入将变得更加容易，甚至可以在门诊局麻下完成手术。与其他疾病的治疗相似，目前对于排尿功能障碍的处理正处在一个不断进化的过程中，其方式为药物治疗→微创伤治疗（如SNS）→侵入性更大的手术治疗。随着人们对排尿功能障碍以及SNS作用机制的不断阐明，我们相信更加理想的SNS改进技术必将造福于更多的排尿功能障碍患者。

（廖　敏）

第十章 妇科急症

第一节 异位妊娠

受精卵在子宫体腔以外着床称为异位妊娠,临床上习惯称为宫外孕,包括输卵管妊娠、卵巢妊娠、腹腔妊娠、阔韧带妊娠、残角子宫妊娠、瘢痕妊娠、宫颈妊娠等,其中95％以上为输卵管妊娠,是妇产科常见的急腹症。

一、输卵管妊娠

(一) 病因

慢性输卵管炎症是输卵管妊娠的主要病因,还与输卵管妊娠史或手术史、输卵管发育不良或功能异常、辅助生殖技术、避孕失败等因素有关。

(二) 临床表现

1. 症状

典型症状为停经后腹痛及阴道流血,也是患者就诊的主要原因,停经时间长短与受精卵种植部位有关。腹痛轻时可表现为一侧下腹部隐痛或酸胀感,重时可表现为一侧下腹部撕裂样疼痛。常有不规则阴道流血,流血量一般不超过月经量。输卵管妊娠发生流产或破裂时,出血积聚在盆腹腔,出血量多时可引起昏厥与失血性休克。

2. 体征

(1) 一般情况:出血多时有贫血貌、血压下降及休克表现。

(2) 腹部检查:下腹部尤以患侧有明显压痛及反跳痛,轻微腹肌紧张。内出血较多时,叩诊可有移动性浊音,部分可触及包块。

(3) 盆腔检查:阴道内常有少许血液。输卵管妊娠未发生流产或破裂者,妇科检查有时可扪及增粗的输卵管及轻度压痛;输卵管妊娠流产或破裂者,阴道后穹隆饱满,有触痛,宫颈举痛或摇摆痛。内出血多时,检查子宫有漂浮感,子宫一侧或其后方可触及边界不清楚、有触痛的包块。

(三) 辅助检查

1. 测定

尿妊娠试验或血测定对早期诊断异位妊娠非常重要,异位妊娠时患者血水平较正常妊娠低。连续测定血对异位妊娠保守治疗效果的评价意义也较大。

2. B超检查

阴道超声检查较腹部超声检查准确性高。异位妊娠的声像特点是宫腔内未见孕囊,附件区可探及异常低回声区,若该区探及胚芽及原始心管搏动,即可诊断为异位妊娠。内出血多时,可探及盆腹腔积液。

3. 阴道后穹窿穿刺

怀疑有盆腹腔内出血的患者，可行此检查，是一种简单可靠的诊断方法。消毒阴道后用长针头在后穹窿穿刺，如抽出暗红色不凝固血液，说明有内出血存在，但穿刺阴性不能排除异位妊娠。

4. 腹腔镜检查

在其他检查方法不能确诊时，可行腹腔镜检查。其优点在于明确诊断的同时可行镜下手术治疗。

（四）诊断及鉴别诊断

根据病史、临床表现及辅助检查可诊断。但输卵管妊娠未破裂或流产时，临床表现不典型，诊断相对困难；输卵管妊娠破裂或流产时，有明显的临床表现，较易诊断。

本病需与流产、急性输卵管炎、急性阑尾炎、黄体破裂及卵巢囊肿蒂扭转鉴别。

（五）治疗

治疗原则：对内出血量多伴有休克的患者，应在补充血容量的同时，积极手术。对无内出血或内出血量少的患者可保守治疗。

1. 保守治疗

主要是化学药物治疗，可联合应用中医中药治疗，少数患者还可采用期待疗法。

化学药物治疗主要适用于：早期输卵管妊娠，要求保留生育能力的年轻患者。需符合以下条件：无化学药物治疗禁忌证，输卵管妊娠未破裂或流产，输卵管妊娠包块直径＜4cm，无明显内出血，血＜2000U/L。常用药物是甲氨蝶呤（MTX），可单次给药，也可分次给药。治疗期间用B超检查和血测定进行严密监护，并注意患者的病情变化及药物的不良反应。

2. 手术治疗

适用于：生命体征不稳定或有腹腔内出血征象者，异位妊娠有进展者（如血＞3000U/L或持续升高，附件区包块增大等），诊断不明确，随诊不可靠，保守治疗禁忌证或无效者。手术治疗可采用经腹手术或腹腔镜手术，随着腹腔镜技术的广泛开展，目前多采用腹腔镜手术。

(1) 保留输卵管手术：行输卵管妊娠开窗取胚术，适用于有生育要求的年轻女性。

(2) 输卵管切除术：可行患侧输卵管切除术或部分切除术，适用于出血量多并发休克的急症患者。

二、其他部位妊娠

（一）卵巢妊娠

卵巢妊娠是指受精卵在卵巢种植。诊断需符合以下条件：双侧输卵管均正常，胚泡种植在卵巢组织内，卵巢及囊胚以卵巢固有韧带与子宫相连，胚泡壁上有卵巢组织。

（二）腹腔妊娠

腹腔妊娠是指受精卵种植于腹腔内，分为原发性和继发性两类。原发性腹腔妊娠是指受精卵直接种植于腹膜、肠系膜、大网膜等处，极少见。诊断需符合以下条件：

(1) 输卵管和卵巢正常，无近期妊娠的证据。

(2) 妊娠只存在于腹腔内，妊娠期短，足以排除来源于输卵管的妊娠。

(3) 无子宫腹膜瘘形成。继发性腹腔妊娠是指继发于输卵管妊娠流产或破裂后，胚胎种植于腹腔内。腹腔妊娠确诊后需及时手术取出胎儿。

(三) 宫颈妊娠

宫颈妊娠是指受精卵种植在子宫颈管内,极罕见。本病易误诊为难免流产,B超检查对诊断有帮助,确诊后可行搔刮宫颈管术或行吸刮宫颈管术。

(四) 残角子宫妊娠

残角子宫妊娠是指受精卵种植在残角子宫内。残角子宫是子宫畸形的一种类型,受精卵可经残角子宫侧输卵管进入残角子宫内妊娠。常于妊娠中期发生残角自然破裂,引起严重内出血,症状与输卵管间质部妊娠相似。偶有妊娠达足月者,但胎儿往往在临产后死亡。确诊后应及早手术,切除残角子宫及同侧输卵管,若胎儿存活,应先行剖宫产术,再切除残角子宫。

(五) 宫内妊娠合并异位妊娠

宫内妊娠合并异位妊娠在自然状态下罕见,发生率为 1/100 000～1/7000。随着辅助生殖技术的推广,宫内妊娠合并异位妊娠发病率明显提高。宫内妊娠合并异位妊娠发生时,严重威胁宫内妊娠的继续和孕妇的生命,需采取安全有效的措施治疗异位妊娠。

1. 临床表现

多数患者早期无症状,明确宫内妊娠的患者出现下腹痛,腹腔内出血,甚至失血性休克,要考虑同时存在异位妊娠的可能。

2. 早期的超声监测

非常重要,尤其是在有辅助生育技术等影响因素存在时,可在宫腔内和其他部位同时发现胎囊,甚至胎心搏动。

3. β-诊断意义不大。

4. 治疗原则

为保证宫内妊娠的继续和患者的生命安全必须尽早治疗异位妊娠。如果无生育要求,可以同时人工流产。但全身麻醉、局部或全身小剂量甲氨蝶呤注射液化学治疗对早孕胚胎的影响尚无大量的安全性研究。

(六) 持续性异位妊娠

持续性异位妊娠(PEP)指异位妊娠经手术,尤其是保守性手术或非手术治疗后,部分残存的滋养细胞继续生长发育,最终可再次发生腹腔内出血。因此,经手术或非手术治疗的患者,应密切监测β-,保守性手术术后可用甲氨蝶呤预防性治疗。

(刘勤英)

第二节 剖宫产瘢痕妊娠

剖宫产瘢痕妊娠(CSP)是异位妊娠的一种特殊类型。近年来,随着剖宫产率的急剧上升,发病率迅速增加。

一、定义

剖宫产瘢痕妊娠是指胚胎着床在子宫前壁下段(或称"峡部"),原来剖宫产瘢痕处,绒毛组织侵入瘢痕深处并继续向子宫浆膜面生长。该病缺乏明显的症状,常被误诊或造成人工流产术中大出血休克,在中期妊娠时则可能发生子宫自发破裂。本病一旦发生,则可能使患者失去生殖能力,甚至生命。因此,剖宫产瘢痕妊娠虽然着床部位在子宫腔内,却是病理妊娠,是剖宫产术后远期潜在的严重并发症之一。

二、分型

根据胚胎的生长行为,瘢痕妊娠可分为两种类型:

Ⅰ型:绒毛种植在瘢痕处并不断向子宫壁发展。可出现子宫破裂、穿孔、出血。刮宫时不能完全剥离而导致大出血。

Ⅱ型:向子宫颈管和子宫腔发展,可至分娩时,但胎盘着床部位往往会发生大出血,危及生命。

三、临床表现

早期妊娠时没有典型的临床表现,只是在超声检查时偶然发现。如果没有诊断出瘢痕妊娠而行人工流产或药物流产时,会发生难以控制的大出血,子宫破裂时常伴有突发的剧烈腹痛、昏厥,体格检查发现腹腔内出血,抢救不及时则有生命危险。

四、辅助检查

(一)超声检查

超声检查是诊断剖宫产瘢痕妊娠最常用的方法。

(二)MRI 检查

其对盆腔脏器结构的评估优于超声。但 MRI 费用较高,不能动态多次重复,目前多用于疑难病例的确诊。

(三)诊断性宫腔镜和腹腔镜检查

当 B 超和 MRI 等辅助检查手段难以确诊时,诊断性宫腔镜和腹腔镜检查可提供更准确的信息,进一步明确诊断。

(四)β 人绒毛膜促性腺激素(β-)

β-可以反映滋养细胞活性,在剖宫产瘢痕妊娠诊治过程中有重要价值。

(五)组织病理学检查

单纯病灶切除或子宫全切除标本病理检查是诊断剖宫产瘢痕妊娠的"金标准"。

五、诊断及鉴别诊断

瘢痕妊娠的临床表现因胚囊种植深浅、胚胎发育情况而不同,无明显特异性。超声检查是主要诊断依据,组织病理学检查是诊断本病的"金标准"。

(刘勤英)

第三节 卵巢囊肿或肿瘤蒂扭转

卵巢囊肿或肿瘤的蒂由骨盆漏斗韧带、卵巢固有韧带和输卵管组成。当患者的体位突然改变或在妊娠期及产后子宫大小、位置发生改变时,蒂均易发生扭转,好发于瘤蒂长、中等大、重心偏于一侧、活动度良好的肿瘤。蒂扭转后,囊肿或肿瘤可发生出血、坏死、破裂和继发感染。

一、诊断

（一）症状

有盆腔或附件包块病史的患者突发一侧下腹剧痛，常伴恶心、呕吐，甚至休克。当扭转蒂部自然复位或肿瘤完全坏死时，腹痛可减轻。

（二）妇科检查

子宫颈举痛，子宫正常大小，一侧附件区可触及肿块，张力高，有压痛，以蒂部明显。

（三）B超检查

发现附件区包块，边界清楚。

二、治疗

本病确诊后应尽早手术治疗。术中若发现肿瘤完全坏死，应将肿瘤和扭转的蒂一并切除；若为不全扭转，卵巢未坏死，可剥除包块，保留卵巢；如可疑恶性，应快速冷冻病理检查，确定肿瘤性质，必要时扩大手术范围。

（刘勤英）

第四节　卵巢黄体囊肿破裂

卵巢在排卵后形成黄体，黄体腔内积液较多，使腔的直径超过3cm，则称为黄体囊肿。妊娠黄体也可增大为囊肿，一般于妊娠3个月后自然消失。黄体囊肿破裂易出血且不易止血，20%可发生在性生活后，出血多时可引起急腹症。

一、诊断

（1）生育年龄的女性，发生在月经周期后半期，突发下腹疼痛，伴恶心、呕吐，伴肛门坠胀感。出血多者可有昏厥、休克等症状。

（2）贫血貌，脉率快，血压下降。下腹压痛，可出现移动性浊音。子宫颈举痛，穹隆饱满，触痛。子宫一侧可触及境界不清的包块，明显触痛。

（3）血红蛋白下降。血、尿妊娠试验阴性，但若妊娠黄体破裂，可阳性。

（4）盆腹腔积液。

（5）后穹隆穿刺可抽出暗红色不凝血。

（6）腹腔镜检查可确诊。

二、治疗

（一）非手术治疗

若患者生命体征平稳，内出血不多，可卧床休息，输液、止血等。

（二）手术治疗

内出血较多的患者，在抗休克的同时及时手术探查，首选腹腔镜下黄体切除手术。

（刘勤英）

第五节　卵巢巧克力囊肿破裂

随着子宫内膜异位症发病率的上升，卵巢巧克力囊肿（或称卵巢子宫内膜异位囊肿）的发生率也随之增加。经期囊内出血、压力增加可出现多次小的破裂，由于破裂后立即被周围组织粘连而仅造成一过性的下腹部或盆腔深部疼痛。较大的卵巢巧克力囊肿出现大的破裂时可引起妇科急腹症，破裂可自发或受外力影响而发生。

一、诊断

（1）常有痛经、性交痛及不育史。发病大多在月经前或月经周期后半期，无闭经或阴道不规则出血，突发一侧下腹剧痛伴恶心、呕吐。偶可出现血压下降或休克症状。

（2）腹部有明显的腹膜刺激症状（腹部压痛、反跳痛及肌紧张）。妇科检查盆腔一侧或双侧可触及周界不清的包块，与子宫紧密粘连，压痛。

（3）B超检查发现卵巢有包块，囊壁厚，内有液体暗区，有反光增强的细点或见有分隔状。

（4）后穹隆穿刺抽出咖啡色巧克力样液。

二、治疗

（1）巧克力囊肿不大，症状、体征不重的患者可以观察，保守治疗，用抗生素预防感染。

（2）巧克力囊肿大，症状、体征重的患者应尽快手术治疗，手术时应吸净囊液。年轻未生育者，做囊肿剥除术，尽量保留卵巢组织；对年龄较大且无生育要求者，若对侧卵巢正常，可考虑行患侧附件切除术。术后可酌情使用治疗子宫内膜异位症的药物。

（刘勤英）

第六节　外阴血肿

外阴血肿常由外伤造成，如外阴骑跨伤、暴力性交或强奸损伤，多见于年轻女性。

一、诊断

（1）有外阴部外伤史。

（2）外阴部疼痛，影响行走。如皮肤、黏膜撕裂可流血，量可多可少。如皮肤、黏膜未破损可见外阴部紫蓝色血肿，血肿较大时可造成尿路梗阻。

二、治疗

（一）非手术治疗

血肿小者，最初24小时冰袋冷敷，以降低局部血流量和减轻外阴疼痛，并密切观察血肿有无增大趋势。外伤24小时后，可用超短波、远红外等照射促进血液吸收。

（二）手术治疗

若血肿快速增大或出血虽已止但血肿较大者，应在麻醉下切开血肿，排出积血，缝扎止血，伤口加压包扎或引流。对感染性外阴血肿应尽快切开引流并清创。术后常规用抗生素预防感染，外阴创伤污染重的患者应注射破伤风抗毒素。

（刘勤英）

第十一章 宫颈功能不全

一、引言

由于先天或后天各种原因导致的宫颈功能性或宫颈结构的变化及缺陷，无力支持妊娠的子宫而使宫颈内口形态和功能异常，致使非分娩状态下宫颈发生病理性扩张、无痛性的宫颈管消退、宫口的扩张，羊膜囊突出、胎膜破裂，最终发生流产或早产，此情况称为"宫颈功能不全"。

正常妊娠孕妇的宫颈管保持一定长度，初产妇为 2.5～4.7cm，经产妇为 2.4～4.0cm。正常妊娠 14～30 周宫颈长度为 3.5～4.0cm，正常孕妇孕 30 周前宫颈长度稳定，孕晚期宫颈进行性缩短。宫颈长度的临界值为 2.5cm，存在宫颈功能不全的患者其宫颈缩短及形状改变常见于孕 18～22 周。妊娠期宫颈功能不全可导致 RSA 的发生，其发生率高达 8%～15%，严重者导致中期妊娠流产，程度轻者导致早产。连续 2 次妊娠中期流产史的患者，下次妊娠维持至足月的可能性仅为 60%～70%，因此临床上治疗宫颈功能不全显得尤为重要。宫颈环扎术是治疗宫颈功能不全的常用方法，其次是保守治疗：适当使用宫缩抑制剂、绝对卧床休息、减少活动、避免性生活、禁止吸烟等。

二、引导性问题

(1) 患者有多少次妊娠发生流产？在妊娠的哪个时期流产的？
(2) 孕前有无做过宫颈功能不全的检查？
(3) 妊娠中期流产时有无宫缩？
(4) 宫颈功能不全常用的诊断方法有哪些？
(5) 妊娠中期流产时采用了哪种治疗方法？
(6) 如何根据病情选择宫颈环扎术？
(7) 宫颈环扎术的最佳手术时机？
(8) 宫颈功能不全的非手术治疗有哪些？

三、宫颈功能不全发生机制

宫颈主要是由纤维结缔组织组成的，位置处于子宫的最下端，其上为子宫峡部与宫体连接，下经宫颈外口与阴道相连，解剖上分解剖学内口和组织学内口。伸入阴道部的宫颈部分称宫颈阴道部，阴道穹隆以上的部分称宫颈阴道上部。宫颈的纤维主要包括Ⅰ型纤维、Ⅲ型纤维及少量的Ⅳ型纤维非孕时宫颈胶原纤维形成束，排列紧密而不规则，妊娠后宫颈的形态及组织学发生巨大的变化，胶原纤维明显减少，且疏松呈网状，随着妊娠的进展，宫颈组织中的胶原酶增多。妊娠 3 个月时胶原纤维成平行排列，胶原纤维细胞及细胞外基质逐渐水解，宫颈渐渐软化，当宫颈口扩张时，其胶原纤维解聚，解聚后碎片形成颗粒样物质，而诱发流产的发生。弹力纤维是宫颈细胞外基质的重要成分，与胶原纤维平行排列，此纤维是强有力的功能蛋白，对维持宫颈形态、保持宫颈口关闭状态起主要作用。随着妊娠进展，宫颈的各种组成成分都发生着变化，而宫颈成熟的机制是一个复杂的生化过程，宫颈成熟的初发因素至今尚不明确，宫颈管的消退及宫颈口的扩张机制目前也不清楚。

四、宫颈功能不全发生病因

（一）先天性因素

约占宫颈功能不全的 1/3，先天性宫颈功能不全常合并苗勒管的发育异常，如单角子宫、纵隔子宫、双子宫等。另外，也可能有宫颈组织学缺陷，如胶原纤维减少、胶原/平滑肌的比率降低等而使宫颈维持宫内妊娠物的能力减弱，对于妊娠晚期 RSA 或早产的患者行子宫输卵管造影（HSG）会发现有不同程度异常。

（二）后天性因素

包括机械性损伤、创伤及生化因素等，主要是手术及产伤等造成的颈管损伤，特别是中期妊娠引产引起的宫颈组织损伤等，也可继发于宫颈或子宫下段的解剖结构的改变。有学者研究表明，人工流产时扩张宫颈的程度与宫颈功能不全的发生相关，当扩张宫颈口超过 10mm 时，宫颈损伤及发生宫颈功能不全的概率明显增高。所以，人工流产手术中扩张宫颈的动作要轻柔，使其慢慢扩张，以免发生宫颈功能不全。其次，宫颈的局部损伤也可导致宫颈功能不全，比如宫颈锥切术及宫颈环切术等均可造成日后的宫颈功能不全。研究还发现，中期妊娠发生 RSA 及早产的危险与宫颈锥切的范围和深度具相关性。因此，对于有生育要求的患者，宫颈锥切术不宜切得太深。

（三）感染因素

感染因素也是一个不容忽视的因素。众所周知，宫颈的局部感染也是日后发生宫颈功能不全的重要原因。宫颈局部受到感染后，炎性细胞浸润，这些细胞的胞质及溶酶体内含有大量的胶原酶、蛋白酶等，这些物质可促进基质金属蛋白酶的产生，宫颈组织中的胶原纤维束松解，胶原降解，这些因素可导致宫颈的成熟，诱发和加重宫颈功能不全的发生。

五、宫颈功能不全与复发性流产

妊娠期宫颈功能不全可导致 RSA 的发生，其发生率高达 8%～15%。宫颈功能不全多见于经产妇，初产妇也时有发生。流行病学资料显示，宫颈功能不全在整个产科人群中的发生率为 0.5%，在有中期妊娠流产史的女性中发生率为 8%。10%～25% 的晚期流产和约 15% 左右的早产是由宫颈功能不全引起。发生过宫颈功能不全的患者下一次妊娠时，发生宫颈功能不全的概率升高为 15%～30%。连续 2 次妊娠中期流产史的患者，下次妊娠维持至足月的可能性仅为 60%～70%。

六、宫颈功能不全的临床表现及诊断

非孕期患者宫颈功能不全不同于孕期的诊断，除存在反复流产及早产病史外，妇检时宫颈外口呈松弛状，HSG 提示宫颈管内口宽度≥5mm，或行宫腔镜检查可见宫颈内口已经丧失其环状结构，8 号 Hegar 扩宫棒无阻力通过宫颈内口，上述情况则可以诊断孕前宫颈功能不全。

临床上常采用 B 超检查初步诊断是否存在宫颈功能不全，但是由于腹部超声检查测得的宫颈长度会受膀胱充盈程度的影响，因此目前常经阴道超声检查来检测宫颈管的长度（CL）及宫颈内口的形状。正常妊娠 14～30 周宫颈长度 35～40mm，妊娠晚期宫颈进行性缩短。孕 12 周时对宫颈长度、宽度和宫颈管内径 3 条径线进行测量，如宫颈

长度＜25mm、宽度＞32mm 和内径≥5mm，符合上述任何一条，即提示宫颈功能不全。有学者提出宫颈长度＞32mm，且宫颈管无开大征象者，其预后良好；而宫颈长度＜28mm 时则有发生宫颈功能不全的危险，宫颈管扩张＞8mm 时，则需要缝扎宫颈管。

孕期宫颈功能不全诊断缺乏特异性指标和临床诊断标准，通常为回顾性诊断。临床上患者有反复流产、早产病史，妊娠中晚期无宫缩情况下宫颈发生病理性扩张、宫颈管进行性缩短超过 50%，宫口扩大超过 2cm，宫口扩张，宫口开大，羊膜囊突出、胎膜破裂，最终发生流产或早产。B 超检查测量宫颈外口到宫颈内口的距离＜2.5cm，同时 B 超下描述宫颈管的形状为 T、Y、V、U 4 种形状，如果宫颈管是关闭的，只需测量 CL。宫颈内口形状的变化较宫颈管的长度变化更为重要。一般通过阴道超声检查宫颈管的长度及宫颈内口的形状对是否存在宫颈功能不全做出初步诊断，其次结合病史。

七、宫颈功能不全的治疗方法

因为宫颈功能不全与机械性薄弱有关，一些支持性措施如宫颈环扎术可以预防和治疗这种薄弱的缺陷，从而延长妊娠过程。其治疗分为孕前治疗及妊娠期治疗，多数是妊娠期治疗。目前，将宫颈环扎术作为主要治疗手段，但缺乏足够证据证明手术治疗一定优于保守治疗。

宫颈环扎术是目前治疗宫颈功能不全最主要的手术方法，最大的受益者是发生 3 次或更多次中期流产或早产的患者，目的是修复和建立正常的宫颈结构、形态以及宫颈内口的扩张。一般对于无宫缩或无绒毛膜羊膜炎情况下，超声显示宫颈缩短（＜2.5cm）或宫颈管进行性漏斗形成的患者，于孕 12~18 周进行预防性宫颈环扎术；但当宫颈发生颈管的进行性缩短、宫颈口开大或羊膜囊突出而发生流产及早产时，实施紧急环扎手术，孕 37~38 周予以解除缝扎线。

按手术途径分经腹手术及经阴道手术，经腹手术又分为腹腔镜下高位宫颈环扎术及常规经腹宫颈环扎术；经阴道手术分 McDonald 法（宫颈荷包缝合法）、Shirodkar 法、改良 Shirodkar 法。另外，还分为双褥式 U 字缝合法、左右搏式交叉缝合法及单褥式 U 字缝合法。

根据手术时机的不同又分为择期宫颈环扎术、紧急宫颈环扎术及应急性宫颈环扎术。

（一）择期宫颈环扎术

在妊娠早、中期对明确诊断的宫颈功能不全或怀疑宫颈功能不全，在宫颈未出现宫颈管缩短及形态的改变以前，择期进院实施宫颈环扎术，以预防自然流产及早产的发生。最佳手术时机为孕 13~18 周。

（二）紧急宫颈环扎术

在妊娠中、晚期宫颈管发生进行性缩短、宫颈口开大或羊膜囊突出而发生流产及早产时而施行的急症手术，多数将时间限定在 24 小时内。如果宫口开大，羊膜囊突出到阴道口者，可行水囊堵塞法，回纳胎膜后再行宫颈环扎术，但有一定的手术风险，失败率也较高，应与患者做好沟通。

（三）应急性宫颈环扎术

是指对已经诊断为宫颈功能不全但没有定期做检查，或者不知道宫颈功能不全者，阴道 B 超提示宫颈＜25mm，伴有宫颈内口形态的改变，但无宫颈口的开大或羊膜囊脱出而实行的手术。目前，这种情况下实施的手术较多。

（四）孕前宫颈环扎术

对于先天性宫颈缩短、接受宫颈手术的患者（如宫颈锥切术、宫颈切除术、宫颈损伤所致宫颈手术形成的瘢痕等），其手术方式即腹腔镜或开腹下的高位子宫峡部环扎：在腹腔镜或开腹下分离膀胱腹膜反褶及宫颈周围，暴露宫颈峡部，于宫颈上部进行高位的子宫峡部环扎。对于严重宫颈功能不全，连续多次发生中期妊娠自然流产、早产及孕前宫颈极短或宫颈曾严重损伤的患者，可考虑预防性孕前宫颈环扎术。

八、宫颈环扎术方法选择

（一）宫颈环扎术禁忌证

绝对禁忌证：胎膜早破、绒毛膜羊膜炎、胎儿畸形、宫腔出血。

相对禁忌证：前置胎盘、胎儿生长受限。

（二）经阴道宫颈环扎术

1. McDonald 法（简称 M 法）

不切开宫颈阴道部的黏膜，创伤及出血较少，但因不能将膀胱从宫颈前方向上推移，只能在膀胱附着部位以下进行缝扎，缝扎处只能达到宫颈中 1/3 段。此种做法只能将宫颈管下段水平缩窄，当宫腔内压增加时，仍可以将宫颈内口及宫颈管上段膨胀造成流产及早产。

2. Shirodkar 法（简称 S 法）

切开宫颈阴道前后壁黏膜，将膀胱向上推至宫颈内口以上，行高位宫颈环扎术，缝扎位置可达宫颈上 1/3 段。此种做法治疗效果佳，当宫腔压力增加时不易发生宫颈口的扩张而导致流产及早产。

（三）改良的宫颈环扎术

只切开宫颈阴道前壁，上推膀胱，于宫颈内口处进行环扎。此种做法简单，治疗效果好，创伤小。

（四）经腹宫颈环扎术

适合多次经阴道宫颈环扎术失败、经阴道手术困难、宫颈极短，估计经阴道手术效果欠佳者等，行腹腔镜及开腹宫颈环扎术，多用于孕前纠正宫颈功能不全。目前，我院使用穆斯林环扎带行各种环扎术，其优点是环扎作用确切，治疗效果好，更加便捷，减轻局部张力；避免了缝合线陷于宫颈肌层，造成拆除缝合线困难。

（五）宫颈内口菱形切除缝缩术

此术式适合于曾行宫颈环扎术失败患者或严重宫颈功能不全患者，可提高宫颈环扎术的疗效。具体操作，缝合宫颈内口的顶端，在其下薄弱处做一菱形切除，切除组织不宜过少也不宜过多，过少则起不到治疗的作用，过多则容易引起宫颈内口的狭窄，然后缝合宫颈。

（六）宫颈环扎术术后并发症

宫颈损伤、宫颈血肿、阴道出血、胎膜早破、宫内感染、流产、早产、宫颈管撕裂等。

（七）宫颈环扎术注意事项

1. 手术时机

经阴道环扎一般选择在孕 13～18 周，我院为孕 14～24 周，最好在既往发生流产孕周之前；腹腔镜下环扎一般我院选择在超声检查见胎芽胎心胚胎发育正常孕 7～10 周，否则成功率大大降低，且并发症升高。

2. 术前评估

手术前对孕周、妊娠史、流产史及宫颈功能进行评估。阴道 B 超确定宫颈管长度及宫颈内口的形状、宫颈扩张情况、胎儿发育情况等，并做常规术前检查。

3. 术前常规检查

术前行白带常规、阴拭子培养、血常规、凝血功能、肝肾功能、电解质、（CRP）等检查；对阴道炎患者积极治疗，治愈后再行手术治疗。术前准备不建议阴道灌洗。

术前动态超声评估宫颈：对宫颈进行性缩短和宫颈管漏斗形成的妇女，施行连续超声宫颈评估，并适时进行选择性宫颈环扎术，能有效地改善预后。宫颈环扎术缝合宫颈组织要适中，缝合太深可能会引起宫颈管狭窄，缝合太浅则起不到治疗作用。

4. 使用宫缩抑制剂

对术前有明显宫缩的患者，先使用宫缩抑制剂，抑制宫缩治疗，待宫缩消失后再行宫颈环扎术，以防宫颈撕裂。宫颈环扎术时对宫颈刺激可引起宫缩，术后常规使用宫缩抑制剂；孕 20 周以内多使用静脉滴注硫酸镁，孕 20 周后多使用盐酸利托君控制宫缩。定期观察宫颈长度以初步评价治疗效果。

术后臀高头低卧床休息，禁止性生活。可阴道放置微粒化天然黄体酮 200mg/d 直至妊娠 36 周以上胎膜破裂或出现其他临床状况终止。

5. 预防性使用抗生素

尽管没有研究支持围术期使用抗生素预防感染治疗，但因为宫颈环扎术容易引起羊膜炎或绒毛炎等，根据化验指标仍选择术后 24～48 小时才停用抗生素。

6. 拆除缝线时机

术后如发生流产、临产、胎膜早破、感染等征象时及时拆除缝线，如无上述情况则妊娠 37 周时应拆除缝线。

九、宫颈功能不全非手术治疗

（一）孕激素

孕激素可减轻子宫肌层的敏感性，减少子宫收缩。孕激素常用品种有黄体酮针剂、黄体酮软胶囊、黄体酮胶囊、黄体酮胶丸、地屈孕酮片剂。黄体酮针剂 20～40mg/d，肌内注射；地屈孕酮片 20～30mg/d，黄体酮软胶囊 0.3～0.4g/d，黄体酮胶囊 0.4～0.6g/d；酌情选择一种黄体酮，口服或注射至孕 10～12 周。之后可阴道放置微粒化天然黄体酮 200mg/d 直至妊娠 36 周以上胎膜破裂或出现其他临床状况终止。

（二）宫缩抑制剂

常用药物有硫酸镁、间苯三酚、β_2 肾上腺能受体激动剂（安宝）、催产素受体拮抗剂（阿托西班）、钙通道阻滞剂（硝苯地平）等。

1. 硫酸镁

首次剂量：25%硫酸镁 20ml＋25%葡萄糖 100ml，缓慢静脉推注。

维持剂量：25％硫酸镁 60ml＋5％葡萄糖 1000ml，静脉滴注，1.5～2g/h，宫缩抑制后以此剂量维持滴注 4～6 小时。

镁离子直接作用于子宫肌细胞，拮抗钙离子对子宫的收缩作用，从而抑制子宫收缩。

注意事项：重症肌无力、肾功能损害、心肌梗死病史的患者禁用硫酸镁。使用硫酸镁期间要定期监测呼吸、尿量、膝反射，防止镁中毒，必要时注射钙剂。

2. 间苯三酚

80～200mg 加入 5％葡萄糖 250ml 中静脉滴注，1 次/天；24 小时最大剂量可达到 400mg。

间苯三酚与硫酸镁相比，能在较短时间内有效抑制宫缩，显效率达 88.2％，有效率达 94.12％。间苯三酚是亲肌性非阿托品类、非罂粟碱类纯平滑肌解痉药，在解除平滑肌痉挛的同时，无抗胆碱样不良反应，不会引起低血压、心率加快、心律失常，对心血管功能无影响。特殊毒理实验研究表明，间苯三酚没有致畸、致突变及致癌性。可用于孕 20 周前各种原因引起的不规则宫缩、下腹胀痛或（和）阴道流血的先兆流产孕妇。

3. 安宝

安宝 100mg 加入 500ml 液体中静脉滴注，开始剂量为 0.05mg/min，每 10 分钟增加 0.05mg/min，维持在 0.15～0.35mg/min，宫缩控制后，继续使用 12～18 小时。结束静脉给药前 30 分钟改为口服安宝片剂，24 小时内每 2 小时给药 10mg，此后每 4～6 小时给药 10～20mg。

安宝选择性地与子宫平滑肌细胞膜 β_2 受体结合，抑制钙的释放，降低平滑肌钙离子浓度，抑制子宫收缩。用于妊娠 20 周以后的流产及早产，但对于宫口开大 4cm 或开全 80％以上的有效性及安全性尚未确定。

注意：静脉滴注时选择左侧卧位，从小剂量开始，将心率控制在 140 次/分以内；每天控制液体量不超过 2000ml；检测血糖。

4. 阿托西班

初始剂量为 6.75mg，首先采用 7.5mg/ml 注射给药；紧接着用 7.5mg/ml 浓缩持续 3 小时大剂量（每分钟 300μg）输注；然后以 7.5mg/ml 浓缩液低剂量（每分钟 100μg）输注，最多达 45 小时。持续治疗应不超过 48 小时。整个疗程中，总剂量不宜超过 330mg。

作用：与缩宫素竞争受体而起到抑制宫缩的作用，具有高度的子宫特异性，能有效地抑制子宫收缩。具有不良反应轻微的优点。

注意：该药禁用于产前大量阴道出血、重度子痫前期、高血压及发热的患者和对本药过敏者。

5. 硝苯地平

首次 10mg 舌下含服，1 次/20 分，共 3 次，以后每 6～8 小时 1 次，10～20mg/次。硝苯地平能阻止钙离子进入子宫肌细胞，降低细胞内钙离子浓度而抑制宫缩。

注意：硝苯地平可以使血压降低，减少胎盘灌注量；不能与硫酸镁合用。

（三）其他方法

子宫托：通过改变宫颈位置，减轻胎先露向下的压力而取得治疗的成功。

硅胶套：有报道使用硅胶套治疗宫颈功能不全均取得一定的治疗效果。

对发生宫颈功能不全或者有发生宫颈功能不全趋势的患者，要嘱其严格卧床休息。

十、总结

宫颈功能不全是由于各种原因导致子宫颈的功能性或结构性缺陷，致使宫颈内口松弛，无能力维持妊娠至足月。宫颈功能不全严重者导致妊娠中期流产，程度轻者可能发生早产。

宫颈功能不全患者其宫颈缩短及形状改变常见于孕 18～22 周。孕 12 周时对宫颈长度、宽度和宫颈管内径 3 条径线进行测量，如宫颈长度＜25mm、宽度＞32mm 和内径≥5mm，符合上述任何一条，即提示宫颈功能不全。一次流产及时检查，明确诊断；多次流产，症状典型，即可诊断；多次流产，阴扎失败，即可诊断。

宫颈功能不全目前常用的治疗方法是宫颈环扎术。按手术途径分经腹手术及经阴道手术。根据手术时机的不同又分为择期宫颈环扎术、紧急宫颈环扎术及应急性宫颈环扎术。对术前有明显宫缩的患者，先使用宫缩抑制剂治疗，待宫缩消失后再行宫颈环扎术，以防宫颈撕裂术后常规使用宫缩抑制剂，定期观察宫颈长度以初步评价治疗效果。

对部分宫颈功能不全也可选择非手术治疗。如肌内注射、口服或阴道放置天然黄体酮，使用宫缩抑制剂硫酸镁、安宝、阿托西班、硝苯地平等。对发生宫颈功能不全或者有发生宫颈功能不全趋势的患者，严格卧床休息建议臀高头低位。

（李　铮）

第十二章 宫腔镜

第一节 门诊宫腔镜检查：适应证和禁忌证

一、介绍

门诊诊断性宫腔镜已经彻底变革了妇科医学以及很多妇科疾患的诊治。其所需费用、便利性、精确性，以及患者对门诊宫腔镜操作的接受程度都要明显优于传统的诊刮。现在，宫腔镜检查已经成为评估子宫内膜的"金标准"。虽然不能够给出病理诊断，但是宫腔镜检查能提醒医师宫腔内病理状况的存在，并能够为手术及治疗提供指导。

随着直径更小的内镜的出现，宫腔镜在门诊环境下的操作更加可行，而无须扩张宫颈。纤细内镜不仅简化了检查流程，而且使对宫腔的检查更安全简单。门诊宫腔镜检查操作简单，可以在短时间内完成操作从而大大降低了患者的不适和不便。Bradley撰文介绍了417例患者接受门诊宫腔镜检查的情况，说明其诊断精确且节省费用，患者对其接受性高。

现今，门诊宫腔镜检查和诊断性腹腔镜一样不再被认为仅仅是一个单一的操作。宫腔镜器械的发展使得"检查＋治疗"的理念成为可能，大量的疾病在检查的同时就可以得到治疗，从而提高了患者的接受度和满意度。否则，患者还需要进行术前评估、麻醉以及此后的手术治疗。

门诊宫腔镜可视系统的优势包括直接检视宫腔内膜和宫颈内膜并行评估，可以发现内膜局部小的病灶，且可直接进行内膜活检操作。

门诊宫腔镜的不利之处在于：所需器械价格昂贵（照相机、膨宫设备、内镜设备和录像设备），需要经验丰富操作熟练的宫腔镜医师，所需手术费用较高。

二、操作技术

尽管宫腔镜操作相对简单，但一个重要的影响因素是通过充分的术前指导来减少患者的焦虑和担忧。术前需向患者清晰地介绍手术过程以及知情同意。应尽量使患者处于放松状态，并向患者解释各种方案及可能的手术结果。如果条件许可，尽量使用电动的舒适的检查床来提升或调整患者体位。

因此，配备适宜的检查仪器，经验丰富的助手，适宜的知情同意过程，以及治疗低血压或者其他并发症所需的复苏设备是至关重要的。

（一）阴道内镜检查

阴道内镜检查无须扩张宫颈、放置窥器，或者使用宫颈把持钳。唯一需要的器械是直径纤细、连续灌流的宫腔镜，其可以使用半硬的5Fr的器械穿过操作孔，从而实现抓取、切除、活检、气化或者凝固等功能。

对于拟行宫腔镜检查的患者医师需要在术前进行内诊来评估子宫的位置、大小和形状,以及宫颈的状况(软硬程度和位置)。

术前先行使用例如氯己定等消毒液对阴道和宫颈消毒。检查过程无须全麻或药物治疗,因为操作基本上是无痛的。

将宫腔镜插入阴道直至宫颈外口,然后,动作轻柔地通过宫颈管进入宫腔。膨宫是通过位于阴道水平上方1m处的2个相连的3L的生理盐水袋,产生约70mmHg的压力来维持的。宫腔镜镜体前端的膨宫液体流会形成微小的腔隙,宫腔镜可以缓慢且系统地跟随之完成检查。完成对宫颈管的检查后,把镜体置入宫颈管内口来对宫腔进行全景式的检查,包括宫角和双侧输卵管开口。可以在镜体撤出的时候对宫颈管进行检查。在观看监视器的同时医师就可以向患者讲解所观察到的病变。

门诊宫腔镜检查操作简单、快速、舒适,从而体现这一技术对患者的最高价值,通过降低费用,减少对患者和医师的不便,更好地利用资源。

阴道内镜操作的失败率在0~2.4%,大部分是因为技术的原因。即使是宫颈管狭窄的患者也很容易通过内镜剪刀或者活检钳来发现正确的路径。

(二) 宫腔镜诊断的麻醉

采用硬镜进行门诊宫腔镜检查有很好的视野,操作时间短,成功率高,但是患者对硬镜的不适感强烈和气体膨宫递质CO_2相比,在操作过程中生理盐水导致的痛感和CO_2一样,但是术后痛感更轻微,患者舒适感更强,并且血管迷走神经反应更低。门诊宫腔镜采用4~5mm直径的内镜可达到96%~98%的成功率。最常见的失败原因是强烈痛感所致。这也是部分学者报道采用宫颈阻滞麻醉来提高门诊宫腔镜可操作性的原因。

可以通过服用药物或者各种方法,例如镇痛药、局部麻醉、安定镇痛麻醉和全身麻醉来缓解疼痛。

(三) 局部麻醉

在患者意识清醒的情况下可以通过围术期给予药物来镇痛。对宫颈和子宫可以使用各种凝胶和喷雾剂来镇痛。利诺卡因凝胶涂抹在宫颈并不能减轻宫腔镜检查带来的疼痛,而利多卡因气溶胶喷雾剂喷洒在宫颈则可以减轻疼痛和不适。宫腔内使用5ml 2%利多卡因不能减轻门诊患者宫腔镜检查和内膜活检时的疼痛。此外,利多卡因不能预防血管迷走神经反应的发生。

宫颈旁镇痛麻醉的优势目前仍在争论中。和子宫壁不同,子宫内膜和内膜息肉对疼痛感觉迟钝。扩张宫颈通常很疼。最近的一个综述总结认为术前1小时给予非甾体类抗感染药是合理的。若非如此则有药物禁忌,并在宫腔镜操作前给予表面麻醉。

无论如何,必须注意最好的预防疼痛的方法是术前要向患者正确地讲解操作过程,以及轻柔的操作以通填宫颈。

(四) 宫颈预处理

某些情况下,尤其是宫颈萎缩、宫颈瘢痕或者解剖狭窄的情况下,不能直接进行宫腔镜检查,可以让患者服用一些药物或者给予宫颈软化药以便为宫腔镜检查做准备。例如米索前列醇(前列腺素类似物)通过释放一氧化氮来软化宫颈,利于宫腔镜通过宫颈。

扩张宫颈方面,宫腔镜检查前12小时口服米索前列醇$40\mu g$的效果优于安慰剂组。

这种效果在绝经前和绝经后人群中都可以体现，在那些使用进行预处理的患者中也可体现。

阴道内放置米索前列醇 200μg，在绝经期前女性进行宫腔镜检查前 9～10 小时给予，和安慰剂相比更易进行宫颈扩张，更利于宫腔镜操作，并且并发症更少。应该考虑的是，如果有内膜息肉，子宫收缩会使得息肉充血和出血，可能导致视野模糊。

米索前列醇最常见的不良反应是胃肠道反应、腹泻和轻度腹痛。较少见的不良反应是恶心和（或）呕吐、胃肠胀气、下腹痉挛、阴道出血、头痛或发热。所有这些不良反应都有剂量依赖性，通常在停止使用米索前列醇后消失。因为阴道内置米索前列醇产生的不良反应最小，因此也是最常用的用药途径。在将米索前列醇药片放置在阴道前，必须使药片湿润，掰开以取得更好的效果。

（五）门诊电外科手术操作

宫腔镜手术的一个重大革新就是采用双极电外科器械来大大降低电烧灼的风险。

宫腔内手术采用的是 1997 年开始应用的，可以在生理盐水中操作的多功能同轴双极电极。电外科手术系统包括一个高频电外科发生器，和同轴双极电极用于切除、脱水（凝固）或者气化组织。其直径为 1.7mm（5Fr），长 36cm，前端可弯曲的双极电极可以通过任何宫腔镜操作孔隙。有三种电极头可供选择：弹簧型用于气化，绞花型用于电切，球型用于电凝。这些"聪明"的电极已经被预设了输出电量，因此可以最大程度降低在操作选择过程中的错误并且只能在生理盐水环境下工作。

Versa Point 系统可以用来治疗很多宫内疾患。这种迷人的操作系统的用武之地是介于可以通过半硬的剪刀和抓钳完成的手术（内膜活检，小的息肉，轻度粘连或者小的中隔）和需要在手术室完成的手术（大的息肉，黏膜下肌瘤，子宫完全中隔，Asherman 综合征）之间。表 12-1 列出了这种操作系统的特性和优点。

表 12-1　Versa Point 系统的特点和优点

- 无须额外宫颈扩张（5.5mm）
- 门诊操作，"检查＋治疗"
- "接触式"技术
- 使用生理盐水（0.9%）
- 低电压，双极电流
- 预设的"智能"电极
- 使组织气化，减少了需要取出的组织

三、特殊并发症

（一）血管迷走神经综合征

文献报道在没有麻醉下接受门诊宫腔镜检查的 2079 例患者中有 15 例（0.72%）发生血管迷走神经综合征。血管迷走神经反应通常伴随有重度疼痛。在使用硬镜（1.85%）和以 CO_2 作为膨宫递质（2.3%）的患者中这种风险更高，而和宫腔镜检查的适应证无关。其他研究也报道了门诊宫腔镜检查发生血管迷走神经综合征的概率为 1.0%～1.7%。

表面麻醉和更加纤细的宫腔镜（3.5mm）可以降低血管迷走神经综合征的发生率。在门诊诊室应该有一套急救操作规程用于所有接受侵入性操作的患者，例如宫腔镜检查。医护人员应该熟知急救手册内容，急救包的放置地点，并且确保急救包能够随时用于急救。大多数患者在停止手术操作后即能从血管迷走神经反应中恢复。另外，一些患者需要保持成角度很大的头低脚高的姿势。如果血管迷走神经反应持续存在，皮下注射1安瓿阿托品有助于快速恢复。如果血管迷走神经反应很严重，则需要静脉给予阿托品。

（二）子宫穿孔

一项前瞻性多中心研究报道在13 600例宫腔镜操作中子宫穿孔的发生率为0.13%。一项针对医师的调查显示有52%的子宫穿孔发生在前5例进行子宫内膜切除术的患者，33%发生在第1例患者。

当子宫穿孔发生后，必须将患者收住院并严密观察。必须给予抗生素，镇痛药和饮食限制。由于大多数宫腔镜检查的穿孔发生在扩张子宫阶段，并没有电流输入，因此期待疗法已经足够。如果患者病情加重，需要考虑进行诊断性腹腔镜探查。

癌细胞弥散：子宫内膜癌伴有异常子宫出血的发生率为10%~15%。诊断性宫腔镜检查并取活检是切实可行并被广泛接受的用于评估异常子宫出血的手段。最近，对于子宫内膜癌手术前进行诊断性宫腔镜检查的质疑很多。有几项研究显示诊断性宫腔镜操作后腹膜冲洗癌细胞阳性率升高，提示宫腔镜检查有可能导致癌细胞在腹腔的弥散。在几项研究中曾有宫腔镜操作后间隔时间较长的腹膜冲洗液癌细胞检出阳性率更高（高达17%）的描述，但是没有在其他研究中被证实。Obermair发现FIGO Ⅰ期的患者无病生存率更高，不同的预后也在文章中进行了描述。

无论如何，尚没有研究可以给出一个结论，在没有更多的证据显示前，也没有理由拒绝诊断性宫腔镜操作。同时，正确的做法应该是在诊断性宫腔镜检查的过程中要把宫内的压力降到最低并保持宫腔镜膨宫液体出水通路持续开放，以避免液体进入输卵管。

四、门诊宫腔镜检查的适应证

在实施宫腔镜检查前，术者必须选择正确的适应证，获得知情同意，进入并且膨胀宫腔，使用合适的器械来实施操作。充分的培训和手术技能，包括完整的关于内镜手术原则和手术器械的知识是至关重要的。妇科医师还必须了解宫腔镜操作的严重并发症以便预防，快速识别并正确处理这些并发症。

在过去的几年中，手术技能、手术器械和宫腔镜的适应证已经被不断地优化、革新和提高。这些都是为了减少患者的不适和不便，减少并发症的发生，使患者安全性和手术结果日臻完善。

下列临床状况涵盖了门诊宫腔镜的大部分适应证（表12-2）。

表12-2 诊断性宫腔镜的适应证

- 评估绝经期前女性无法解释的异常子宫出血
- 对绝经期后子宫内膜萎缩伴有反复发生的子宫出血女性进行评估
- 对宫颈管内癌和子宫内膜癌进行诊断和分期
- 对影像学检查（TVUS，SIS，MRI）结果异常的宫腔内病灶进行诊断

(续表)

- 对子宫输卵管造影结果异常的不孕症患者进行诊断
- 反复出现的妊娠失败
- 对反复发生的试管婴儿失败的不孕症患者进行诊断
- 宫腔镜术后随访
- 激素治疗子宫内膜增生后的随访
- 宫腔镜手术前探查
- 持续的产后或者流产后出血
- 探查和取出阴道内异物（阴道狭窄，儿童）
- 取出妊娠妇女子宫内的 IUD

（1）不能解释的子宫出血，包括药物治疗失败的绝经期前有排卵和无排卵女性，以及绝经后出血的患者。

（2）对不孕进行评估：常规分类，试管婴儿前的评估，对异常的子宫输卵管造影结果的随访评估，或者对不能确定的盐水灌注超声（SIS）检查结果的随访评估，对反复的试管婴儿失败，或者复发性流产进行宫腔评估。

（3）检查先天子宫畸形，包括单角子宫、双子宫、子宫中隔或者双角子宫。

（4）子宫肌瘤切除术（经腹或者经宫腔镜）后评估或者对剖宫产瘢痕评估。

（5）对经腹子宫肌瘤切除术，子宫内膜去除术或者宫腔粘连松解术进行术前内膜评估。

（6）对怀疑子宫内膜增生患者，术前进行门诊宫腔镜检查评估疾病的严重程度，或者治疗后进行随访。

（7）持续的产后、葡萄胎清宫后或者流产后出血。

（8）从例如儿童或者处女的狭窄的阴道中取出异物。

（9）从孕妇子宫内取出宫内节育器。

表 12-3 中列出了在门诊配置的宫腔镜检查同时可以进行的操作。

表 12-3 门诊宫腔镜检查时可行的操作

- 直接进行活检
- 切除内膜息肉
- 定位和取出"迷失"的宫内节育器和其他异物
- 改善宫颈管狭窄
- 切除子宫中隔
- 对轻度宫内粘连进行松解治疗
- 宫腔镜节育

（一）异常子宫出血

患者因为异常子宫出血而频繁就诊。约 1/3 的妇科患者罹患此类疾病；对于围绝经期和绝经期后患者,这个比例达到69%。10年前,最常用来诊断出血异常的手段是诊刮。根据不同的报道,诊刮的准确率在10%~25%,因为一些病灶很小(例如息肉,黏膜下肌瘤,早期瘤样病变),即使是有经验的医师也很难在诊刮中刮除超过50%的子宫内膜。宫腔镜直视下活检减少了盲目诊刮的假阴性。

异常子宫出血是宫腔镜的主要适应证之一,尤其是绝经期前女性伴有持续异常出血,以及围绝经期和绝经期后伴有出血。宫腔镜直接检视并通过对异常和可疑内膜进行活检增加了子宫疾病诊断的准确率。尽管吸宫处理内膜通常用于评估异常子宫出血的患者,但是这种方法对于宫腔镜检查的准确性和完整性在有黏膜下肌瘤或者内膜息肉和子宫内膜局灶病变存在的情况下会受到影响,尤其是在子宫输卵管口区域。

内膜息肉和肌瘤是最常见的导致异常子宫出血的原因。患者通过经阴道子宫超声(TVUS)对内膜进行评估,会因为宫腔内的病灶产生子宫内膜异常回声。此外,活检假阴性可能会出现在此类患者身上。

宫腔镜可以对异常的或者可疑的内膜进行定位活检。宫腔镜下直接观察宫腔提高了对子宫形变的评判,可以对整个宫腔进行检视。因为仅仅靠肉眼并不能分辨良性和恶性,以及子宫内膜癌前病变,因此活检非常重要。

如果子宫内膜活检不够,或者仍不能做出判断,或者无法完成活检,还有两种方法可以评价子宫内膜赘生物。因此,至关重要的是持续的不能解释的出血一定要获得准确的诊断。

约10%的绝经期后妇女出血原因是罹患子宫内膜癌,诊断性检查对诊断子宫内膜癌非常重要。但是,检测率随着患者年龄的增加而升高,尤其是60岁以上的女性。内膜癌可疑表现为多个病灶,多形性,或者是存在于息肉内的孤立病灶。

TVUS在诊断出血性疾病方面的准确性和月经期有关。因为绝经后正常子宫内膜的回声清晰且菲薄,所以TVUS在排除绝经后出血患者子宫内膜异常方面是首要的诊断手段。对于绝经前伴有异常出血的患者,TVUS的使用有限,因为正常子宫内膜的厚度变化很大。

有几项研究显示,TVUS测量的子宫内膜厚度和绝经后女性的子宫病理是相关的。对绝经期后女性测量子宫内膜的厚度非常重要,因为子宫内膜的厚度和子宫内膜潜在疾患相关。在绝经期,子宫内膜主要由一层薄薄的基底层组成。

子宫内膜回声厚度的测量由两层基底层构成。正常的绝经后内膜相当稳定,外观或者厚度很少有改变。Granberg评估了接受TVUS和内膜活检的205例绝经期后出血的患者。内膜活检诊断为内膜萎缩的患者的平均内膜厚度为(3.4 ± 1.2)mm,而内膜癌患者的平均内膜厚度为(18.2 ± 6.2)mm。采用5mm厚度为截止值,可以发现子宫内膜增生和赘生物的阳性预测值为87.3%。

由Karlsson发表的北欧地区的研究,入选了1168例绝经期后出血的患者,是数据最大的一个评估经阴道超声测量子宫内膜厚度(1~72mm)和诊刮病理学两种方法的敏感性和特异性的试验。绝经期后女性,采用5mm的截止值,TVUS诊断内膜疾病的敏感性为94%,特异性为78%。

如果有症状的患者通过TVUS检测出内膜局灶性病变,则很适合行宫腔镜手术以去除病灶,而不是依赖于"盲目诊刮"的报告。

绝经后出血的患者首先应该采用 TVUS 进行评估。如果 TVUS 检测内膜厚度为 5mm 或者小于 5mm，并且是首次出现，则无须进行进一步的检查。如果内膜异常增厚，或者因技术原因无法测量，则需要进一步检查。如果检测出宫腔内息肉或者肌瘤，则需行宫腔镜手术去除之。如果内膜只是局部增厚，进行宫腔镜操作或者使用吸引管进行内膜活检是必须的。如果患者反复出血而 TVUS 结果阴性，则门诊宫腔镜检查是不二之选。

在 20 岁以后，月经异常的发病率随着年龄增长而增长，发病的高峰期在 40～50 岁。随着女性寿命的延长，以及选择性使用激素替代治疗（HRT）或者使用他莫昔芬的增加，绝经后出血的发生率也在增加尽管通常遇到的多为病理结果正常或为良性，但仍要对异常出血的病因学保持警觉。Nagele 报道在 2500 例门诊宫腔镜检查中有异常发现的比率仅为 48%。但是，如果发现宫内存在良性病变例如内膜息肉和黏膜下或者壁间内突肌瘤，并行宫腔镜治疗，将获得很高的患者满意度。

（二）**宫腔镜治疗生育障碍**

一项前瞻性随机性研究发现，门诊宫腔镜检查、SIS 和 HSG 在诊断不孕症宫内状况方面在统计学上结果相当。但是，考虑到并发症发生率较低、操作时间短暂、术后影响小等方面，门诊宫腔镜检查应该成为对所有进行诊断性腹腔镜检查的不孕患者进行的一项常规的检查手段。绝大部分有宫内疾患的患者影响了对不孕的治疗效果。

（三）**子宫中隔**

宫腔镜联合腹腔镜被认为是诊断和治疗子宫中隔的"金标准"。如果患者没有不孕或者不良史，偶然发现的子宫中隔并不是手术介入的指征。子宫中隔可以通过宫腔镜剪刀、电极（单极或者双极）或者激光纤维来切除，可以在局麻、全麻或者无麻醉的情况下来完成。小于 1cm 的子宫残隔不会对生育造成影响。

（四）**宫腔粘连**

宫腔粘连可发生在子宫内膜基底层受损之后，此创伤来源于粗暴的检查或产后刮宫、子宫内膜炎、多发性子宫肌瘤切除术、子宫内膜去除术和盆腔放射治疗。子宫粘连可表现为月经量减少或闭经，不孕和妊娠异常例如反复流产、胎盘植入和胎儿宫内发育迟缓。有报道称宫腔镜松解粘连术过程中发生子宫穿孔的概率为 7.5%。宫腔镜松解粘连术需要使用直径较小的镜体。可以使用手术剪、激光纤维或者 Versa Point 双极来松解粘连。

（五）**宫腔胚胎镜检查**

对无法解释的胎儿早期死亡的检查包括影像学检查、组织和生化检查、子宫排出物检查。通常，胎儿死亡的原因一直无法清楚，这成了让父母和医疗保健人员感到挫败和自责的原因之一。胚胎镜检查可诊断胎儿解剖学畸形、皮肤表面缺损和脐带意外，可以对胚胎进行选择性定位活检。

1. **近端输卵管绝育**

采用宫腔镜对输卵管进行阻塞起自 20 世纪 70 年代。人们采用已经成型的硅胶塞、水凝胶装置、激光纤维或者射频电极来凝固输卵管口。约 90% 的女性能成功完成门诊宫腔镜绝育术，没有发现严重的并发症发生。

2. Essure 装置

Essure™（Conceptus 公司，圣卡洛斯，加利福尼亚州，美国）是一种永久性的，不可逆的绝育器，它是可以动态膨胀的小型线圈，这个线圈通过宫腔镜的方法放置在输卵管近端。3 个月后，纤维化的组织就可以完全堵塞输卵管。

3. Adiana 装置

Adiana 装置是目前正在使用和评估中的另一种宫腔镜输卵管绝育术。在手术过程中，把低电压（<1W）的双极放置在输卵管黏膜上并在管腔留下一个多孔矩阵体。3 个月内，增生的纤维化组织就会把输卵管堵塞。这个装置的一个优势是只需将导管插入输卵管内 1cm 深处即可。这种装置的双侧首次操作的成功率为 94.5%（241/255 患者），超过 50% 的患者只需要接受局部麻醉。平均手术时间为 14 分钟。在 1000 例每月过性生活的女性中，没有妊娠的报道，没有与手术操作和此种装置相关的严重并发症发生。

（饶　燕）

第二节　子宫内膜增生和宫腔镜诊断

每种类型子宫内膜增生都没有特征性形态，肉眼观察具有以下一种或几种表现预示它的存在。

局灶或弥散性子宫内膜增厚，内膜表面形态不规则且不平整，可见息肉状或乳头状突起。

（1）表层血管形成增加，与正常子宫内膜的规则血管网相比，子宫内膜血管紊乱，血管丰富的黏膜容易出血。

（2）子宫内膜腺体开口密度、间隔及不规则性增加，伴或不伴腺体开口的增大。

（3）子宫内膜腺体扩张，增厚的子宫内膜呈囊腺性改变。

在子宫内膜高度增厚的增生晚期宫腔镜诊断可能会有困难，因为此期与子宫内膜增生在外观上有相似之处。同样困难的是宫腔膨胀可能会干扰子宫内膜原有的厚度及表面血管形成的图像判读。尽管已有明确的肉眼观察诊断标准，但是它的图像判读仍是不容易的。

宫腔镜检查的有效性和与组织病理学诊断的相关性实际为 56%~83%，阳性预测值为 63.5%，阴性预测值为了 79.4%。一篇涵盖 65 个研究的文献综述对 26 346 例宫腔镜检查诊断为子宫内膜增生或子宫内膜癌的患者进行了分析，发现宫腔镜检查对子宫内膜增生的诊断具有局限性（敏感为 78%，特异性为 95.8%）。宫腔镜检查诊断子宫内膜癌的数据要好一些，敏感性为 86.4%，特异性为 99.2%。

在提高宫腔镜检查对子宫内膜增生诊断率的尝试中，一些学者已经详细描述了与组织病理表现更相关的肉眼观察标准，如：①弥散性和息肉样子宫内膜增生；②边缘隆起的白色腺体开口、大小不等及不规则的簇状分布。

如果我们考虑到宫腔镜检查不能区分高危子宫内膜增生（复杂型不典型增生）和弥

散性高分化子宫内膜腺癌，而发现并存的概率，甚至占子宫内膜增生病例的29%，诊断将变得更加困难。

除了子宫内膜增生的宫腔镜检查标准以外，还有几种可提高发现严重的子宫内膜病变概率的方法：①子宫内膜厚度增；②息肉样形成、脑回样和不规则的团块；③异型血管；④易碎的赘生物；⑤坏死；⑥自发的及接触性出血。

（饶 燕）

第三节 宫腔镜检查和子宫内膜癌

一、介绍

子宫内膜癌一直是最常见的女性生殖道恶性肿瘤。在西方国家，子宫内膜癌的发病率为每年17/100 000，病死率约每年7/100 000。在美国，每年有40 100新发病例，7470例死亡病例90%的子宫内膜癌病例发生于50岁以上的妇女当中，70～74岁的女性发病率最高。仅有25%的子宫内膜癌发生于绝经前妇女，其中小于40岁的女性占3%～4%。

约80%的子宫内膜癌有以下共同特征：子宫内膜样组织学特征、高分化肿瘤、诊断时病灶局限于宫底。最重要的预后因素包括FIGO分期、组织学分级和子宫肌层的浸润深度。其他应考虑到的因素包括患者的年龄、组织学类型、腹腔冲洗液细胞学阳性、淋巴管受侵范围、孕激素受体活性、激素水平和瘤体大小。

绝经后子宫出血的妇女患子宫内膜癌的可能性为3.7%～19.9%。

（一）危险因素

子宫内膜癌的危险因素见表12-4。

表12-4 子宫内膜的危险因素

主要危险因素	月经初潮小于12岁
	绝经延迟（超过50岁）
	未生育不孕
	三苯氧胺治疗激素替代治疗（HRT）
	遗传性非息肉性结肠直肠癌
	糖尿病
	多囊卵巢综合征
次要危险因素	肥胖
	高动物脂肪饮食
	子宫内膜癌家族史
	乳腺癌或卵巢癌病史
	既往盆腔放射治疗史

子宫内膜癌可分为三种类型：

(1) Ⅰ型为雌激素依赖型（外源性和内源性雌激素）。已知这一类型是由子宫内膜不典型增生发展而来，子宫内膜增生被认为有很高的恶变倾向。Bergeron等建议将WHO的子宫内膜增生分类简化为三类：单纯增生、复杂增生和不典型复杂增生。根本差异因素是不典型细胞的出现，它显著增加了发展成内膜癌的可能性。据报道，子宫内膜增生进展为子宫内膜癌的概率单纯性增生仅为1.1%，复杂性增生为2%～36.7%，不典型增生为52%～88.9%。子宫内膜恶变的病例中，雌激素依赖型子宫内膜癌占80%～85%，而且大部分肿瘤为高分化或中分化的子宫内膜样腺癌。表12-4中列出的子宫内膜癌危险因素通常体现在此类子宫内膜癌患者中。在欧洲，肥胖是一项独立的危险因素，约40%的子宫内膜癌与超重有关。

(2) Ⅱ型子宫内膜癌不依赖雌激素，并且与子宫内膜增生无关。这种发病机制上的差异更具侵袭性，常见于高龄绝经后妇女。通常为低分化肿瘤，与其他高细胞核分级肿瘤一样，主要为浆液性乳头状和透明细胞样腺癌。

(3) Ⅲ型子宫内膜癌或称Lynch综合征Ⅲ型，常被称作遗传性非息肉性结肠直肠癌，是一种常染色体遗传的消化道肿瘤，占子宫内膜癌病例的10%。此类妇女罹患胃肠道（结肠、直肠、胃、小肠、肝、胆道系统）肿瘤的风险增加，同时有患子宫内膜癌的高风险。此类妇女更倾向于有一个遗传性的肥胖体质。

(二) 生存率

子宫内膜癌的病死率估计占女性全部恶性肿瘤病死率的3%，5年生存率取决于诊断时的疾病分期。在美国，Ⅰ期子宫内膜癌的5年生存率约为90%。不同期别子宫内膜癌的生存率见表12-5。

子宫不规则出血是子宫内膜癌的主要症状。绝经后妇女出现子宫出血提示子宫内膜癌可能，大于35岁的绝经前妇女子宫持续出血，标准治疗措施无效，也提示子宫内膜增生或子宫内膜癌的可能。

在一项4200例行诊断性宫腔镜检查的临床病例研究中，156例发现子宫内膜癌（资料尚未发表）。最常见的宫腔镜检查适应证见表12-6。绝经后妇女异常子宫出血是宫腔镜检查最常见的适应证，其次是40岁以上妇女子宫不规则出血，其他适应证包括无症状妇女经阴道超声发现异常子宫内膜赘生物或异常宫颈细胞学（阴道分泌物涂片或活检发现细胞核异型或子宫内膜腺细胞。

表12-5 不同分期子宫内膜癌的5年生存率

分期	生存率
Ⅰ	81%～89%
Ⅱ	72%～80%
Ⅲ	51%～63%
Ⅳ	17%～20%

表 12-6　156 例妇女宫腔镜检查适应证

适应证	比例（%）
绝经后子宫出血患者	83
绝经前月经过多患者	8
经阴道超声发现子宫内膜异常（无症状妇女）	3
异常宫颈 PAP 涂片或内膜活检异常	3
三苯氧胺治疗	1
子宫颈管息肉	1
子宫内膜增生治疗的控制	1

二、子宫内膜癌的诊断

子宫内膜活检、经阴道超声和宫腔镜检查是子宫内膜良恶性病变的主要诊断方法。组织病理学检查是诊断子宫内膜癌的"金标准"。

全麻下分段诊刮是过去常用的诊断方法，现在不推荐使用。这种操作方法的局限性包括病理组织取样不充分（许多病例仅可获得低于 50% 厚度的子宫内膜），10% 的子宫内膜病变未被诊断出来，息肉、子宫肌瘤和一些病例中的子宫内膜增生和局灶性子宫内膜癌被漏诊。刮宫的敏感性为 20%，阳性预测值为 50%。此外，为避免例如子宫穿孔和感染之类的并发症，住院治疗、全麻、扩张宫颈是有必要的。基于以上原因，盲目刮宫已被宫腔镜检查所替代。

然而，何时进行宫腔镜检查仍存在争议。鉴于费用问题，应首先进行超声检查。大量超声测量子宫内膜厚度的研究显示，小于 5mm 厚的子宫内膜极少发生癌变。经阴道超声与子宫内膜活检相结合提高了阴性预测值。

在门诊使用 2.3～3mm 直径刮匙进行子宫内膜活检，缺点之一是质硬的肿瘤组织（息肉或子宫肌瘤）不是都能被诊断出来，而可能继续存在于宫腔内，但其诊断准确率很高，可达到 87%～100%。

当子宫内膜厚度小于 5mm 时，用 Pipelle 器械很难获取足够量的子宫内膜标本，因此在对绝经后子宫出血者的检查中，避免对厚度小于 4mm 的子宫内膜取样是合理的。

对 7914 例通过诊刮或宫腔镜检查进行内膜取样来诊断子宫内膜癌的 39 项研究进行荟萃分析显示，绝经后妇女内膜癌检出率高于绝经前妇女。无论绝经后还是绝经前妇女，Pipelle 是最好的检查器械，检出率分别为 99.6% 和 91%。但在 16%～25% 的病例中，Pipelle 活检提供分析的样本量是不足的。对 1168 名绝经后子宫出血的妇女进行多中心研究显示，刮取经阴道超声测得厚度小于 5mm 的内膜时，发现有病理学改变的子宫内膜危险率仅为 5.5%。因此，应限制对内膜厚度小于 5mm 的绝经后出血妇女进行刮宫间。

不能通过经阴道超声检查对子宫内膜癌进行确诊，但此检查可以发现可疑的子宫内膜恶变表现。大量研究已经明确了经阴道超声诊断和（或）筛查绝经后妇女子宫内膜癌的有效性，内膜厚度小于 5mm 的阴性预测值为 99%～100%，在这些病例中，诊断性研究包括宫腔镜检查和（或）子宫内膜活检。

尽管价格低廉的经阴道超声作为绝经后子宫出血妇女的初始诊断方法，但宫腔镜检查仍被认为是首选检查方法。

（一）子宫恶性肿瘤宫腔镜检查图像

子宫恶性肿瘤宫腔镜检查图像的形态学分类很难确立，通过文献回顾，唯一的宫腔镜检查图像形态学分类是由 Sugimoto 等描述的，见表 12-7。

表 12-7　改编于 Sugimoto 等的宫腔镜检查图像形态学分类

受累范围	大体表现	起源
局限受累	息肉状	原发
	结节状	转移
弥散受累	乳头状	
	溃疡状	

息肉样子宫内膜癌最常见，它由息肉状、脑状突出的不规则赘生物组成，这种组织表面似棉花，通常很薄、质脆、宫腔镜活检钳触之易出血。表面弯弯曲曲不典型的异常血管清晰可见，通常可见稠厚半透明的分泌物使图像变得模糊，偶尔可见带有发白、发黄细点的深棕色坏死区。

乳头状浆液性肿瘤常见于小的萎缩子宫，这类肿瘤常由大量树枝状乳头组成，每个乳头组织带有一根血管，这种组织同样质地极其糟脆，活检钳触之易出血。

外观似肿瘤团块的赘生物可以是来源于间质的肿瘤、腺肉瘤、平滑肌肉瘤、间质肉瘤、中胚层混合瘤等，因为其肉眼表现和组织硬度，这类赘生物与肌瘤相像，使其很难获得足够的标本量进行组织学检查。在许多病例中，这类肿瘤容易被误诊为子宫肌瘤，残留的子宫内膜往往是萎缩的。

原发于卵巢癌或乳腺癌等的子宫转移性肿瘤也可以偶尔被发现。

（二）肿瘤浸润

子宫腔内受侵情况通过表 12-8 很容易评估出来。

表 12-8　子宫内膜癌浸润范围大体评定

局灶性或局限性受侵	宫腔内受侵范围非常小，子宫解剖结构无改变
小于 1/3 宫腔受侵	宫腔受侵范围增大，但仍可见宫腔解剖结构
1/3～2/3 宫腔受侵	受侵范围更大，剩余宫腔解剖结构难以辨认
大于 2/3 宫腔受侵	整个宫腔受侵，输卵管开口及剩余宫腔解剖结构不可辨认
宫颈受侵	子宫颈内蔓延

不同研究评估了宫腔镜检查诊断子宫内膜癌的准确性（见表 12-9），在大多数报道中，宫腔镜检查的敏感性为 80%～93%，特异性为 100%。

表 12-9　宫腔镜检查和活检诊断子宫内膜癌敏感性和特异性比较

学者，发表年份	敏感性（%）	特异性（%）	阳性预测值（%）	阴性预测值（%）
Labastida，1990	91.1	99.6	78.8	99.8
Perez-Medina 等，1994	88.9	100	100	99.2
Haller 等，1996	93	93.9	95	93.9
Clark 等，2002	86.4	99.2		
Lasmar 等，2006	80	99.5	81.6	99.5
Cayuela（个人资料）	92.3	99.7	92.3	99.6

宫腔镜检查在判定子宫内膜增生和子宫内膜癌方面存在一定的局限性。事实上，即使是用特殊的染色方法，在放大 400 倍的显微镜下对组织样本进行组织学检查，病理学家有时也对子宫内膜不典型增生的诊断及区分子宫内膜不典型增生和Ⅰ期子宫内膜癌存在困难。有多种组织学分类可用来区别复杂性不典型增生和Ⅰ期子宫内膜癌。

宫腔镜检查不用染色方法对活体形态学进行研究，对子宫内膜增生存在误诊的可能性是难以避免的，这能够说明在先前经宫腔镜检查诊断的子宫内膜不典型增生的病例中，其在手术切除的标本中有发现子宫内膜腺癌的风险，子宫内膜癌的漏诊率为 21%～50%。难以对子宫内膜息肉恶变进行诊断是宫腔镜检查的另一局限性，子宫内膜息肉的恶变倾向为 0.5%～4.8%。

（三）诊断宫颈受侵的可能性

通过直接蔓延和浸润，或通过淋巴结转移至宫颈间质，10%～20%的子宫内膜癌可以发生宫颈浸润。

宫颈间质受累增加了内膜癌的扩散率和宫旁组织受侵的概率，在这些病例中，5 年生存率降至 60%～70%。由于这一原因，测定宫颈受累的范围来决定最合适的治疗方法是非常重要的。

宫腔镜检查在诊断宫颈受累上有部分作用（表 12-10），阳性预测值低，而阴性预测值却特别好。宫腔镜检查的诊断准确率受限于以下几方面原因，包括异型血管接触性出血和直视下取活检易出血而导致的视野模糊，以及难以维持足够的膨宫压力使宫颈内膜充分显现。此外，宫腔镜检查无法看见宫颈间质转移灶，增加了假阴性率。

表 12-10　宫腔镜检查诊断宫颈受侵时的准确率

学者，发表年份	敏感性（%）	特异性（%）	阳性预测值（%）	阴性预测值（%）
Toki 等，1998	82	90	64	96
Lo 等，2001	68	99	93	92
Avila 等，2008	87	47	66	75
Cicinelli 等，2008	93	88	58	98
Cayuela（个人资料）	62	92	57	93

（四）宫腔镜检查和腹腔液细胞学阳性

曾有学者怀疑，对子宫内膜癌患者行宫腔镜检查时的宫腔压力可以使肿瘤细胞扩散至腹腔。因此，宫腔镜检查时子宫内膜癌细胞扩散至腹腔一直是人们忧虑的问题。1989年国际妇产科联盟（FIGO）将腹腔液细胞学检查纳入子宫内膜癌的分期中。无子宫外病变的子宫内膜癌患者，腹腔液找到恶性细胞对临床和预后的重要性尚不明确。

1. 宫腔镜检查是否会促使肿瘤细胞扩散入腹腔

文献已经报道了许多有争议性的结论，一些学者表示诊断性宫腔镜检查可以使肿瘤细胞扩散至腹腔，然而其他学者指出宫腔镜检查并不会引起子宫内膜癌细胞的扩散。

对涵盖756例患者的5项研究进行系统性回顾性分析发现，其中腹腔液细胞学阳性的有79例，这一结果证明诊断性宫腔镜检查并不会显著提高肿瘤细胞向腹腔扩散的风险。另外，有报道显示，宫腔镜检查与诊断性刮宫或子宫内膜活检相比较，肿瘤细胞侵入腹腔的风险并未提高。其他研究也证实诊断性刮宫、宫腔镜检查或者Pipelle内膜活检等诊断方法对腹腔液细胞学阳性率并无影响。

另一方面，比较诊断性宫腔镜检查二氧化碳和生理盐水两种膨宫递质对内膜癌细胞扩散的影响，一项研究显示用生理盐水更有可能引起癌细胞扩散。而另一项前瞻性随机交叉对照研究显示，无论是用生理盐水还是用二氧化碳气体膨宫，肿瘤细胞经输卵管扩散的发生都与之无关。另有文献报道通过输卵管漏入腹腔的灌流液的宫腔灌注压力阈值需超过70mmHg或者40mmHg。

2. 扩散入腹腔的内膜癌细胞是否有生物学活性

对24例进行经腹全子宫及双附件切除术的子宫内膜癌患者的切除标本进行研究，选择液体膨宫对离体子宫进行宫腔镜检查，收集经输卵管流出的液体，并对有活性的肿瘤细胞进行培养。经分析得出结论，培养的肿瘤细胞对聚氯乙烯培养皿壁具有黏附性，这表明肿瘤细胞有生物学活性。17（71%）份样本中发现了肿瘤细胞，10（42%）份样本中扩散的肿瘤细胞具有生物学活性。这个模型表明宫腔镜检查可以使局限于子宫的内膜癌恶性细胞扩散入腹腔内，而且这些细胞可能具有生物学活性并黏附于基质。然而，这些数据并未在活体内得以证实。

对16例子宫内膜腺癌患者在开腹手术时进行子宫声学造影的一项前瞻性研究显示，所需要的足量造影剂体积中位数是8.5ml，对临界溢出体积没有任何识别，仅扩散的良性细胞显示出生物学活性。

在约12%（5%～20%）的Ⅰ期子宫内膜癌患者中发现腹腔冲洗液中有恶性细胞，以我们的经验，有3.3%的Ⅰ期子宫内膜癌患者在外科手术中被发现腹腔液细胞学阳性。Yazbeck等报道腹腔液细胞学阳性率为10.4%，Takac等研究报道为12.5%。对比之下，Grimshaw等研究发现没有使用诊断性宫腔镜进行检查的患者，手术中证实有子宫外病变者为2.3%。先前有无诊断性宫腔镜检查与Ⅰ期子宫内膜癌腹腔液细胞阳性率的不同研究数据见表12-11。

表12-11　Ⅰ期子宫内膜癌腹腔液细胞学阳性率

学者	宫腔镜检查	年份	病例数	细胞学阳性率
Grimshaw等	无	1990	305	2.3%
Cayuela（个人资料）	有	2001	123	3.3%
Yazbeck等	有	2005	756	10.4%
Takac等	有	2007	146	12.5%

3. 腹腔液细胞学阳性对 5 年预后的影响

不同的研究已经表明，尽管诊断性宫腔镜检查增加了恶性肿瘤细胞向腹腔扩散的风险，但这与相关的任何宫腔内操作结果相似，并没有任何证据表明这些患者的预后不良。在一个对 250 例 Ⅰ 期子宫内膜癌患者进行的临床细胞病理学研究中，评估了腹腔液细胞学阳性对预后的影响价值，恶性肿瘤细胞阳性和阴性患者的 5 年无病生存率分别为 98.1% 和 100%。对 43 名 FIGO 分期 Ⅰ 期的子宫内膜癌患者连续随访的结果进行回顾性研究，经过宫腔镜检查和组织取样，并行经腹全子宫及双附件切除术治疗，特定疾病的 5 年生存率为 91.8%，这一数据表明诊断性宫腔镜检查对 Ⅰ 期子宫内膜癌患者的预后没有任何不利影响。

三、结论

尽管已经发表的文献研究中有回顾性设计、小样本量和方法学缺陷等局限性，但宫腔镜检查在对子宫内膜癌患者的检查研究中起着重要作用，总结如下：

(1) 带有内膜活检的宫腔镜检查是诊断子宫内膜癌的适合的操作方法。

(2) 当具备合格的宫腔镜医师、充足的器械和设备时，带有内膜活检的宫腔镜检查是绝经后子宫出血妇女可选择的方法。

(3) 宫腔镜检查评估子宫内膜癌患者宫颈内受侵存在困难。

(4) 宫腔镜检查时的膨宫可能会导致肿瘤细胞扩散入腹腔，这可能与膨宫递质的压力有关，因此应使用宫腔可视下的最小膨宫压力。如果子宫内膜活检已经证实为内膜癌的患者，则没有必要进行宫腔镜检查。

(5) 扩散入腹腔的恶性肿瘤细胞似乎很少有生物学活性。

(6) 诊断性宫腔镜检查对子宫内膜癌患者 5 年生存率没有任何不利影响。

（饶　燕）

第四节　诊断性和手术性宫腔镜中的仪器设备与膨宫递质

一、仪器设备

首次记载的内镜是在 1807 年由 Bozzini 实施的膀胱镜。直到 1970 年宫腔镜才开始获得发展。霍普金斯光学系统的设计意味着一项重大的技术变革，它引进更薄更明亮的镜片，可获得优异的图像清晰度。宫腔镜及其他内镜技术的发展从这一时期开始。

（一）宫腔镜

根据宫腔镜镜体的可弯曲度，宫腔镜主要分为两种：硬性和软性宫腔镜。

1. 硬性宫腔镜

他们的特点是具有一个硬性的镜头和镜鞘。熟悉前斜角内镜系统非常重要，它决定检查者可以观察到的视野范围。视野范围取决于内镜远端的角度。内镜有三种类型，即 0°、12°和 30°，每一种类型均有不同的应用。镜体与镜鞘的直径因生产厂家的不同而不同。所以，在应用的最大及最小直径中，我们尝试囊括市场上尽可能多的产品。

2. 硬性诊断性宫腔镜

单灌流膨宫：传统诊断性宫腔镜：这是一种专用的诊断性单灌流宫腔镜。具有直径 2.9～3mm 的 30°直侧视镜，及 4～4.5mm 的可拆卸外鞘。灌流递质（如 CO_2 或膨宫液体）由鞘内通过。目前，应用 CO_2 膨宫的宫腔镜的使用少于应用液体膨宫递质持续灌流膨宫的宫腔镜（表 12-12）。

迷你宫腔镜：近期开始应用，内镜前斜角 30°、直径 1.2～1.9mm，外鞘 2.5～3mm。图像质量与传统宫腔镜相似。

表 12-12 内镜的分类

外鞘直径	分类
>5mm	传统型
2～5mm	迷你宫腔镜
<2mm	微型宫腔镜

微型宫腔镜：它们是由光纤组成的直径小于 2mm 的宫腔镜。它们非常脆弱易损，且图像质量不是太好。

持续灌液膨宫：持续灌流式宫腔镜的一个特点是它们具有两个独立的孔道：一条孔道用来灌入液体膨宫递质，而另一条管道用来排出液体膨宫递质。应用液体递质膨宫的一个优点是宫腔可以被持续灌洗。这可排出血液、黏液、碎片和气泡，只要不是很严重的子宫出血时，就可获得清晰的图像。

硬性宫腔镜分为两种类型：

单纯的诊断性宫腔镜：外径 4～4.5mm、内镜直径 2～3mm、前斜角 30°。

诊断及治疗式宫腔镜 I：外径 5～5.5mm、直径 2～3mm 的 30°直侧视镜。它拥有一个 5Fr（1Fr=1.3mm）的操作孔道，通过这里可插入剪刀、抓钳、活检钳、切割电极和凝固电极。通过这些设备，可进行直视下活检和简单的操作，如息肉切除、取环、小的有蒂肌瘤的切除；同时也可分离不太复杂的膜样或纤维样的粘连及薄的中隔。通过 Essure 方法也可进行输卵管绝育。

诊断及治疗式宫腔镜 II：外径 7～8.3mm，直径 4mm 的 30°内镜，操作孔道 7Fr。因其外径较大，需要进行局部麻醉和 Hegar 式扩宫棒扩宫。

3. 软性宫腔镜

光纤宫腔镜：直径 3.1～3.7mm 的软性宫腔镜用于诊断，而直径 4.9～5.3mm 具有一操作孔道的软性宫腔镜用于手术。它们应用的一个原理是宫腔镜的末端拥有 100°视野，从而可以看到硬性宫腔镜无法看到的视野（如子宫过屈或宫角过深）。因为它是光导纤维，所以呈现的图像单元类似于蜂窝状，图像质量较差。它们不是持续灌流，但是由 Olympus 公司生产的光纤宫腔镜除外，该宫腔镜可被装配一硬性的外鞘。价格昂贵。

单极手术：宫腔镜使用的电源发生器与手术室日常使用的一样。使用单极电流，发生器必须使用回流电极板。膨宫递质必须是非电解质液。

种类：诊断-治疗式宫腔镜配备有纽扣状的 5Fr 单极电凝和电针电极。这一宫腔镜仅被应用在小息肉和薄中隔的特殊病例中。

单极电切镜：由外鞘、内鞘、工作手件、光镜、闭孔器和电极这些基本结构组成。工作手件根据适宜外科医师手部操作而设计。它配备有一个连接接头，连接来自电流发生器的电缆。拇指放在后手柄上，其他三个手指放在前手柄上。工作手件静止时，可通过一弹簧使电极保持在鞘内。当拇指向其他三个手指方向施压时，电极从鞘内伸出，完成切割或电凝操作。根据外径的尺寸，电切镜有三种型号：7mm、8mm、9mm。7mm电切镜配有0°或12°的镜体头端及直径3mm的环形、球状和针状电极。应用局限在需要微小操作的不育或宫颈狭窄的患者。缺点是电极很小且易碎。8mm电切镜配有同样的0°或12°的镜体及直径3mm的环形、球状和针状电极。可以对各种患者进行较大范围的操作。它配备一个闭孔器，使宫颈不受损害。9mm电切镜是最常用的，它配备直径为4mm的12°或30°的前斜角内镜，但12°的镜体是最常用的。电极有滚球电极、圆柱状、杆状、针状或切割电极。电极头端可为圆柱形，用于汽化肌瘤和子宫内膜切除。所有这些电极均在非电解质膨宫递质的持续灌流系统中应用。

双极手术：目前双极电极也可使用，它相比单极能量的优势在于不需要回流电极板、可以使用生理盐水作为膨宫递质。双极电极需要特定的电流发生器。

VersapOint™ 系统：该系统由与一些特定电极相连接的双极电流发生器组成。直径为5Fr，和持续灌流的宫腔镜的操作孔道相匹配。息肉、小的0型黏膜下肌瘤和中隔切除术等这类小手术可在诊疗室进行。

双极电切镜：主要特点是两个电极端都在工作手件上。与单极电切镜相比有三个不同之处：首先是环行与球形电极的尺寸都非常小，所以每次切除的组织较小，手术时间有一点长。第二，需要比单极手术中更大的电功率（瓦特）。第三，正如前面所提到的，由于膨宫递质是生理盐水，双极手术更安全。一旦缺点能够解决，双极电切镜就是手术宫腔镜的未来发展趋势。

激光手术：这种类型的手术必须要有75W的Nd：YAG激光源。能量通过0.4～0.8mm的涂有特氟纶的石英光纤传送。这些治疗性宫腔镜被用在传统手术中。它们配有5Fr的工作孔道。所有的宫腔镜手术都能使用Nd：YAG激光操作。其缺点是购买和维护费用昂贵。最近几年在宫腔镜手术中的使用率已大幅降低。

（二）光源

市场上有几种商业品牌在内镜的领域中有所应用。在通过CO_2膨宫的诊断性宫腔镜中，使用250W 24V的卤化钨光源已足够。尽管费用更高，但理想的光源应是配备300W 50～60z的氙气灯泡，它发出的光与自然光相似。多数光源配有一150W的辅助卤化应急灯。当光源和摄像主机由同一个制造商生产时，配有自动调光功能：当摄像主机检测到光线过强或不足时，会向光源发出信号来适应新的亮度状态，不会因为过亮或过暗而导致成像质量降低。光纤电缆的作用是将光从光源传输到宫腔镜。一些光缆在末端装配聚光器，其缺点是极易脆裂。当弯曲或撞击时内部的光纤很容易折断。因此，正如所有的内镜材料一样，在使用光缆时要高度小心。

（三）摄像主机

宫腔镜使用的摄像主机与腹腔镜使用的一样。最常用的摄像主机的"芯片"分辨率为470 000像素、敏感度为1勒克斯。在宫腔镜中带有3个芯片的摄像主机并未证实更有效。系统必须与NTSC和PAL格式兼容。对外的图像信号连接对记录手术或检查非常重要。多数摄像主机有几个不同的 BNC 连接器（低质量），使用 S-VHS 信号的 Y/C 连接器，RGB 连接器，以及使用数字信号、提供高质量图像记录的 DV 连接器（火线）。通过合适的软件可以连接到录像机或计算机。考虑到将来，一些摄像主机已经配有光缆连接器。

（四）电视监视器

直到高清技术商业化，电视和监视器才被引入，目前有三种监视器。

1. 传统的阴极射线监视器

目前 14 寸或 20 寸的显像管仍然可以提供最高质量的图像。尽管这项技术是陈旧的，但目前它仍可获得最佳图像。

2. 等离子

这种显示屏由两块中间有很小孔隙（0.1mm）的玻璃屏组成。两块屏之间，气体以等离子的形式储存。气体由电脉冲激活变成红、绿和蓝像素（RGB）。这些成千上万的光点可产生稳定性好、复制保真度高、颜色和对比度质量高的图像。它们被用于大屏幕。图像质量不像传统的三相显像管监视器那样好。

3. 液晶显示屏或薄膜晶体管（LCD-TFT）

这是一种液晶屏，一个像素用一个晶体管。这套晶体管调节来自监视器后部的光。使用这种技术，观察角如果不在屏幕前方，图像质量也几乎不受影响。图像质量和显像管相似。

（五）图像记录

图像记录非常重要，可用于多种目的。首先，最重要的是教学，可供要学习该技术的住院妇产科医师使用。而且医师还可以提取记录，并和组织学诊断相比较。其次，尽管该目的尚存争议，但在法律上是有用的。

图像记录设备有许多，包括几乎过时的 VHS 和 S-VHS 录像机，以及近期的 DVD、迷你 DV 或数字化格式的 DVCAM。

（六）辅助材料

在手术台上需要的材料包括：

(1) 柯林斯窥器。
(2) 镊子。
(3) 宫颈钳。
(4) 以半号递增的 Hegar 扩宫棒 3 到 7 号（3 到 10 号用于电切镜手术）。
(5) 血管钳。
(6) 探针。
(7) 复方碘。
(8) 10ml 注射器和长针（0.9×70mm）。
(9) 局部麻醉剂。
(10) 无菌拭子（10×10）。

二、膨宫递质

子宫内膜腔是个塌陷的腔隙，只在有病变（息肉、肌瘤）的情况下才膨起。除了这些情况，子宫壁和子宫内膜贴覆在一起类似三明治。为了能够达到很好的视野，子宫腔必须被膨起。自从 1914 年，Heineberg 用水来膨宫后，一些不同的物质也被用于膨宫，但效果不好。直到 1970 年，Edstrom 和 Fernstrom 用右旋糖酐-70（一种高黏度的液体）膨宫才获得了非常优质的图像。1981 年，Goldrath 第一次用一种低黏度液体施行子宫内膜切除手术。目前，有许多不同的膨宫递质可以应用，描述如下：

（一）高黏度液体

葡聚糖是一种用于诊断和手术宫腔镜的膨宫递质。这种递质在 20 世纪 80 年代的英语国家经常使用，但是在西班牙很难看到。目前，它已被其他递质取代。

（二）含电解质的低黏度液体

因为这些液体有扩容效果，并能用作药物的载体，所以通常用于日常临床工作中的静脉输液。这些液体的一个重要特点是实际上它们能够传播电流。因此，因其存在引起损伤的风险，在应用单极电流发生器的手术中它们是明确禁止使用的。

这些膨宫递质适合应用在持续膨宫的诊断和手术宫腔镜中。优势如下：

（1）液体渗入血管内的可能性更大（流入患者血液中）。然而，如果大量流体流失，不能排除肺水肿和脑水肿可能（尤其是对于和肾衰竭的患者）。

（2）容易获得。

（3）成本低。

直视下活检、息肉切除、中隔切除、肌瘤切除、膜样粘连切开和异物取出等操作，可通过诊断-治疗性宫腔镜，利用剪刀、活检钳和异物钳完成。也可以应用双极电切术、Versa point 和激光手术。最常用的是

生理盐水：溶液由 0.9% 的等张氯化钠组成，它含有 154mEq/L 的 NaCl，渗透压为 310mOsm/L。Na^+ 是溶液中的主要阳离子。它也是细胞外液的主要阳离子，在细胞外液中它的重要功能是控制液体流动和酸碱代谢。

乳酸林格液：溶液由氯化钠、乳酸钠、氯化钾和氯化钙组成。包含 130mEq/L 的钠、4mEq/L 的钾、3mEq/L 的钙和 110mEq/L 的氯。渗透压是 275mOsm/L。它的使用少于生理盐水。

（三）非电解质的低黏度液体

为了进行电切术，特别是在使用单极电流的宫腔镜手术中电切，应使用非电解质的膨宫液体。

1. 5% 葡萄糖

渗透压是 256mOsm/L。这种递质在使用量达 1L 容积时会呈现出它的缺点。它应用在短时间操作中。渗入血管内过多会导致高血糖症和水中毒（如下描述）。

2. 1.5% 氨基乙酸

这是最常用的递质，也是使用最有经验的递质，因为该递质自 1948 年就用于泌尿科的经尿道切除术。氨基乙酸是一种氨基酸，以氨、丝氨酸和乙醛酸的形式代谢。它是一种渗透压为 200mOsm/L 的低渗溶液。如果患者吸收量超过 1000～1500ml，可能引起严重的并发症，包括水中毒。这种情况的病理生理学反应和治疗将在关于并发症的章节中描述。

为了预防并发症，我们应该坚持严格控制膨宫递质的输入输出平衡，注意膨宫压力和流量，操作时间不能超过 60 分钟，使用膨宫机，它能提供关于膨宫递质平衡的实时

信息。如果发生血管内渗液或膨宫递质损失超过 1000ml，则要停止操作。

3. 山梨醇/甘露醇

指 Cytal 或 Mein 溶液。该溶液含有 2.7％山梨醇和 0.54％甘露醇。甘露醇是一种渗透性利尿剂。然而，尽管有利尿剂的预防作用，也可能发生水中毒。过量吸收导致水中毒的机制和氨基乙酸一样。血管内渗液的临床表现是一致的，但同时也会造成高血糖症。对于治疗，与治疗氨基乙酸中毒的原则一致。

三、膨宫系统

(一) 诊断性宫腔镜

如果将 CO_2 用作膨宫递质，必须使用一种特定的子宫导气泵。如果使用液体递质，将有以下几种选择：

(1) 重力灌注：将 3L 的生理盐水袋放到比宫腔镜高 1~1.5m 的位置。在这个高度，灌注压力为 85~105mmHg。这样可达到很好的膨宫效果，灌流速度为 300~500ml。并发症很少。

(2) 压力套灌注：市场上有几种装置可以在血浆袋的四周形成压力套。可以手工灌注，应用一个类似压力计中使用的压力球，设定压力 100~150mmHg；或电动灌注，通过一压缩机以同样的压力自动向一套袋充气。

(3) 膨宫泵。

(二) 手术宫腔镜

电切镜手术需要使用膨宫递质。在这种情况下，有如下几种选择：

1. 重力灌注

这种技术和前面描述的一样，不同之处在于使用 3L 1.5％的氨基乙酸代替生理盐水（高度和压力一样）。因为这些手术时间长，医师必须特别小心地保持氨基乙酸出入的平衡以防止发生水中毒。因此，必须测量袋中剩余的液体量和在抽吸装置中收集的液体量。为了测量经阴道流出的液体量，患者屁股下必须放置一个收集袋。在一些情况下，可以在该系统下进行手术（如短时间的小手术）。然而，因为存在膨宫递质血液内渗的风险和严重的并发症风险，一般不推荐使用这种系统。

2. 膨宫泵

应用该种膨宫泵，灌注压力可以事先设定。常用的工作压力范围是 80~100mmHg、流速 100~400ml/min。膨宫泵根据子宫壁的阻力调整压力和流速，并计算出实际的宫腔内压力。为了电子化计算患者吸收的膨宫递质的量，使用了一个体重计。一套管道系统收集从宫腔镜排出孔道排出的膨宫递质，经阴道流失的液体通过一个袋子收集。这种膨宫泵的主要优势在于当氨基乙酸平衡指示器表明有 1000ml 液体渗入血液内时，操作将被停止。为了防止液体计算时的人为因素错误，AAGL（美国妇科内镜协会）推荐在宫腔镜手术时使用膨宫泵。

（饶 燕）

第五节 子宫内膜息肉

一、介绍

子宫内膜息肉（EP）是含有不同数量的腺体、间质和血管的子宫内膜突出物。子宫内膜息肉通常是单发的，但20%是多发的。子宫内膜息肉的大小不一，从几毫米到占据整个宫腔，甚至经宫颈管脱落至阴道。子宫内膜息肉蒂部或宽或窄，可生长自宫腔各处。

多数子宫内膜息肉是基底层内膜的过度增生所致，尽管它们的病理学改变尚不明确。子宫内膜息肉可能发生在各年龄段的妇女，30~50岁为好发年龄，但60岁之后发病率很低。在一般妇女中子宫内膜息肉的发病率约为25%。患者的常见症状为子宫异常出血。据推测2%~23%的子宫异常出血患者是由子宫内膜息肉引起。子宫内膜息肉可在形态上干扰胚胎移植，或者改变分泌期子宫内膜的发展，使子宫内膜对种植胚胎的容受性降低，因此也被认为是不孕的一个病因。用他莫昔芬治疗的乳腺癌患者也常发现子宫内膜息肉。巨大的子宫内膜息肉可能脱落至颈管，使管内口处于开放的状态，引起子宫内膜炎。一般来说，子宫内膜息肉是良性病变，无恶性潜能。子宫内膜息肉组织上罕见癌，包括浆液性癌或混合中胚层肿瘤。

有些研究认为子宫内膜息肉和子宫内膜癌的发生有一定相关性。但是，不认为子宫内膜息肉是子宫内膜癌的主要风险因素，并且大多数息肉通过宫腔镜切除的微创手术即可达到理想的治疗结果。

二、病理生理学

表现为子宫异常出血的15%的育龄期妇女和25%的绝经期妇女患有子宫内膜息肉。文献报道所有子宫异常出血的患者50%有子宫内膜良性息肉，而绝经后出血患者占25%。子宫内膜息肉导致子宫异常出血的机制不一：子宫内膜息肉摩擦周围正常内膜，促进邻近内膜逐步萎缩，以及息肉内部血管梗死，而非息肉内潜在可能的恶性病变。除了这些特征性表现外，息肉还可以表现为局部腺体或间质的崩解。Resoval报道了245例子宫内膜息肉的病例，其中58%有子宫异常出血。Preuttipan比较了绝经前后的子宫内膜息肉病例，发现81%的绝经前病例和44%的绝经后病例表现为子宫异常出血。

子宫内膜息肉有时在不孕症妇女的常规B超检查中发现。虽然子宫内膜息肉导致不孕的确切原因还不清楚，但切除息肉后可以显著提高妊娠率。我们有一项研究，204例子宫内膜息肉患者接受宫内人工授精（IUI）（对照组103例未接受内膜息肉切除术，实验组101例行内膜息肉切除术），最终93例成功妊娠，其中64例来自实验组，29例来自对照组。实验结果显示切除子宫内膜息肉可以提高妊娠的可能，相对风险系数为2.1（CI95%，1.5~2.9）。生存率分析显示4个治疗周期后妊娠率在实验组和对照组分别是51.4%和25.4%（$P<0.001$）。有趣的是，实验组中65%在第一次人工授精治疗前即成功妊娠，余下的在之后4个周期内妊娠，但未对治疗周期一一分组统计。

出现这样的结果原因不清。Richlin认为子宫内膜息肉患者围排卵期的妊娠相关子宫内膜蛋白含量增加。子宫内膜蛋白是一种帮助孕卵着床的蛋白质,它通过降低NK细胞的活性起作用。在正常生理周期的排卵前期,其含量是下降的,因为它会阻碍精子和卵子的结合。子宫内膜息肉可以产生大量的子宫内膜蛋白从而阻碍孕卵的着床。

息肉通常是良性生长的赘生物,但是也有发现合并恶性成分的息肉。根据不同的患者入选标准和诊断方法,息肉合并子宫内膜癌的风险为0~4.8%。总之,如果诊断恶性息肉,恶性成分应该局限在息肉内部,而息肉蒂部和周围内膜组织是良性改变。

三、组织病理学

虽然子宫内膜息肉的病因不清,但是一般认为息肉样的组织结构是子宫内膜局部的过度增生形成的。此组织局部过度增生的病理生理机制不清。有可能是局部组织对激素反应不一,从而导致子宫内膜基底层的过度增生。首先由经阴道超声检查发现,之后宫腔镜证实宫内团块为子宫内膜息肉。

子宫内膜息肉的腺体和间质表现不同的组织学形态。无论子宫内膜息肉生长方式是否不同,但有共同的病理学特点帮助诊断。息肉样形态,三面为上皮结构,致密的间质,厚壁血管,腺体扩张或较正常腺体扭曲,腺体表现为"超正常周期"或增生过度。

息肉的类型由不同的腺体和间质结构来分类,通常分为以下六大类:增生性息肉、萎缩性息肉、功能性息肉、子宫内膜宫颈息肉、腺肌瘤性息肉、非典型的息肉样腺肌瘤。这个分类临床意义不大,但对于息肉的明确诊断和将息肉与过度增生的内膜组织区别还是非常有用的。

(一) 增生性息肉

增生性息肉是最常见的。它们大小不一,其直径,甚至可至数厘米。除了大小不一,还可见与子宫内膜增生相似的不规则增生期腺体。它们的致密间质中有典型成束的厚壁动脉。

绝经后妇女的息肉,宫腔镜下表现为周围围绕萎缩、增生或功能性内膜的分化良好的息肉,它们有局限性的厚壁血管表现为不规则的血管网,上皮腺体结构或拥挤或不规则排列,且没有坏死或可疑恶性征象。因为纤维成分含量高,它们的间质呈纤维化,蒂部可见一束厚壁血管。用宫腔镜剪刀碰触有质硬感觉。

(二) 萎缩性息肉

萎缩性息肉,或"囊腺性息肉"是绝经后妇女常见的类型。这些息肉表面可见散在的由低柱状上皮构成的萎缩腺体,表现为无有丝分裂活性。其他类型的萎缩性息肉,腺囊性息肉,可见明显扩张的腺体,由于纤维化的间质结构在周围包绕,形成了圆形的腺体外观。多数这样的息肉表现为无增生活性的增生肥大的息肉。它们是无功能性息肉,可见细直的血管。

(三) 功能性息肉

这些息肉如周围内膜一样,有激素反应并且可见增生或分泌的变化。它们是绝经前妇女息肉的典型类型。

最重要的宫腔镜下的诊断特征是表面多种多样的腺体开口,体现了息肉内膜的功能性反应。由于表面内膜的遮挡,血管不明显。因为以上皮成分为主,它们非常柔软容易切除,甚至可用宫腔镜活检钳钳口去除。

(四）混合的子宫内膜-宫颈管息肉

有些息肉发生于宫颈上段和宫腔下段，同时可见子宫内膜和宫颈管的腺体典型表现。这些息肉的纤维化间质更类似宫腔下段的间质成分。宫腔镜检查重要的一点是鉴别息肉是在子宫峡部发生的。

（五）腺肌瘤性息肉

这些息肉间质内有平滑肌组织，通常近端可见不规则条束状厚壁血管。大多数息肉体积肥大，间质内部分区域含有平滑肌细胞成分。它们很难通过宫腔镜检查确诊，需要病理学检查确诊。

（六）非典型息肉样腺肌瘤

这类不常见的息肉特点是腺体为非典型增生的上皮细胞构成，周围可见平滑肌细胞成分。它们在绝经前或围绝经期妇女中发生，平均年龄 40 岁。这类息肉常常在宫腔下段生长，也可见于宫体部位。

有一些文献报道了子宫内膜腺癌合并非典型息肉样腺肌瘤的病例，我们也见过类似的病例。通常这类息肉不显示恶性生长行为，切除息肉即达到治愈效果。

（七）非典型息肉

一些息肉可以发现非典型增生的表现。息肉质脆，表面可见非典型的血管和坏死灶。它们常常生长在输卵管开口处。对这类病例，应常规进行诊断性刮宫。

四、诊断

子宫内膜息肉的发病率报道范围之大表现了病理学诊断的困难。息肉常常因为刮宫成碎片样组织很难识别。宫腔镜对子宫内膜息肉的确诊是有用的，但也有一项研究显示 13％的息肉样改变的组织未在病理学检查中确诊。

子宫内膜息肉的确诊是很重要的，因为在大多数病例中不能通过体检和诊断性刮宫发现息肉，这些患者在刮宫后症状持续存在或反复出现。我们需要找到更有效的诊断方法。

尽管子宫内膜息肉有时可以通过患者的病史可疑诊断，但是无法通过普通的妇科检查来确诊，而是需要某些特定的辅助设备。最初子宫输卵管造影检查被认为是最好的诊断方法，但通过之后子宫切除后的病理学检查来检验，它有较高的假阳性率和假阴性率。然后经腹超声检查开始应用，因为其分辨率不高，所以检查结果在有效性上有很多问题。随着仪器设备的改良，尤其是经阴道探头的应用，对这一疾病更精确的影像学描述成为可能。

Fedele 限定子宫内膜息肉在超声检查的特征改变是高回声。因为分泌期增厚内膜的遮挡，他认为应该在月经周期的增生期做检查，那时内膜厚度小于 4mm。

Goldstein 认为盐水灌注超声可以鉴别子宫内膜息肉、球形增厚组织和黏膜下肌瘤。为了更好地鉴别我们可以使用彩色多普勒超声沿着子宫壁附着的息肉蒂部检查可疑息肉。息肉在彩色多普勒超声下特征为血管数量增加且为厚壁低阻表现，而子宫肌瘤为圆形无蒂类肿瘤样表现。

Syrop 介绍了一种超声使用的造影剂。因此，Hulka 描述息肉的超声表现为内膜回声中有囊腔样结构图。Atri 进一步描述了三种类型的息肉（根据激素反应状态）超声表现：增生性、功能性和萎缩性息肉。

现今，宫腔镜检查被认为是检查宫内疾病的"金标准"。宫腔镜提供全方位直视的视野，并能够活检病变组织，提高了诊断宫内疾病的准确性和精确度。

五、处理原则

如上所述，子宫内膜息肉的发病率在一般人群中为24%。随着阴道超声在健康妇女体检中的常规使用，阳性确诊率提高，发病率也随之上升。因为即使无症状患者息肉的诊断率也在不断增加，并且息肉的恶变潜能尚未完全清楚，是以临床医师不得不面临着如何治疗息肉的问题。我们知道息肉都能被切除，但是宫腔镜手术还是有风险的，因此切除息肉可能过于激进，留着息肉可能有恶变的危险，当然息肉的恶性潜能仍然成谜。大多数文献报道息肉诊断是根据诊断性刮宫或其他活检技术，如Pipelle子宫内膜采集器。在一部分病例中，"盲法"可能无法取得完整的息肉，而是混有息肉和内膜组织的标本。因此，息肉碎片、不完整的组织和周围内膜都会妨碍诊断，也不能判断内膜癌是来源于息肉组织还是来源于内膜组织的。只有宫腔镜检查才可能从根蒂部完整地切取息肉，而留下周围内膜，这样评估子宫内膜息肉的恶性风险才是可靠的。早期文献报道息肉恶变可能从0.5%～4.8%。Savelli一项大的子宫内膜息肉患者研究中证实，息肉的恶变率是很低的（0.8%），但是增生改变更常见。他描述了息肉的危险因素（年龄，绝经状态和高血压）可能会增加息肉癌前病变和恶性息肉的发病率。他在有症状息肉患者和无症状息肉患者中未发现非典型性息肉和子宫内膜癌的发病率的区别。他同时认为对有症状的患者和有危险因素的息肉患者应该在宫腔镜下完整切除息肉并进行病理学诊断%。

另一方面，虽然子宫肌瘤的恶变率为0.1%～0.6%，我们对无症状的子宫肌瘤也不进行手术处理。最应该关注的是什么样的息肉应该手术切除，什么样的息肉可以安全地保留暂时不手术（如同我们对待无症状的子宫肌瘤，它们的恶性潜能是相似的），这样我们就能避免麻醉和手术风险（我们研究中26.8%的并发症可以避免）。经阴道的彩色多普勒超声可以得到精确的息肉营养血管的多普勒特征图像。这些血管生成提示息肉的功能状态，应该手术处理。相反，阴性的彩色多普勒图像提示息肉无活性，其内部无继续生长的能力，提示我们可以随访观察，这样在我们的入选息肉病例中有30%的患者避免了宫腔镜手术。

六、治疗方案

对异常子宫出血的患者，很长时间以来，刮宫被认为是标准的诊断方法，在临床中应用十分广泛。刮宫作为最初步的诊断方法被采用，那么刮除病变组织，尤其是子宫内膜息肉也应该是有效的治疗方法。然而，在阴道超声监导下刮除增厚的子宫内膜来治疗异常出血不总是有效的。简单的盲刮，不认为是治疗子宫内膜息肉的有效方法。之前有研究显示，10%的宫内病变，尤其是子宫内膜息肉是无法通过刮宫刮除的。

盲刮后一些患者做阴道超声检查仍发现持续存在的异常增厚内膜，这一点提示我们应该应用宫腔镜检查来诊断宫内疾病。

现今，宫腔镜检查是诊断宫腔内病变的"金标准"。在妇科领域，自20世纪80年代至今，宫腔镜检查和手术逐渐成为常见的、重要的、普及的检查和处理手段。对子宫黏膜下肌瘤、子宫内膜息肉和其他疾病，如子宫中隔和宫腔粘连，宫腔镜手术也是安全有效的治疗方法。宫腔镜提供了宫腔内全景视野，可以直视下进行组织活检，相对诊断性刮宫这样的盲法对宫腔内疾病的诊断更准确。我们可以得出正确的诊断、可以鉴别病变的性质和病变的发生部位。宫腔镜手术减少了大型、非必须进行的手术的需求。

宫腔镜检查可以简单、安全并有效的诊断宫腔内异常病变。对有宫腔内疾病的患者，宫腔镜手术成为常见的重要手术方法。子宫内膜息肉常常在宫腔镜检查中发现。

宫腔镜子宫内膜息肉切除术是微创手术，可以在直视下完整地切除息肉，避免了息肉在原部位的复发。手术器械根据术者的经验、息肉生长部位和大小决定。

息肉可以用宫腔镜抓钳使用正确力量完全取出宫腔。应该打开外鞘孔道以便息肉牵出。如果不能牵出息肉，可以用宫腔镜网网住息肉组织，宫腔镜网类似于胃镜的使用，更适合宫腔镜（更短更轻质硬）套住息肉。

如果计划在门诊用5F的宫腔镜剪刀剪除息肉，一定要记住以下手术要点：

（1）息肉蒂部可以用剪刀探及并处理。

（2）生长在宫底的息肉，剪刀很难垂直地置于息肉的蒂部，完成剪除息肉的手术动作，因此切除困难。

（3）息肉不能太大，因为手术后很难取出宫腔。

（4）萎缩性息肉和增生性息肉由于组织纤维化质地稍硬，宫腔镜抓钳容易抓取并取出，尤其是在狭窄6勺部位如输卵管开口处。而对于功能性或腺囊性息肉来说，如果抓钳力大，组织容易破碎。

（5）息肉的蒂部不能太大，如无蒂的息肉剪除时需要更多的操作动作。当术野开始出血时，手术就不好操作了。

根据这些要点，手术者应该更现实一些，只有能保证完全去除息肉时才可以开始手术。每位手术者都应该知道自己的局限性。

如果一旦切除息肉但无法取出息肉组织，需要遵循以下方法：①需行活检以得到准确的病理诊断；②给予两晚米索前列醇使息肉娩出宫腔，适用于大多数病例；③3天后再次证实息肉是否娩出宫腔；④不需要应用抗生素。

大息肉需要采用电切镜切除。当大息肉充满整个宫腔时，由于血运丰富易出血较难切除。蒂部应该清晰观察到。从根蒂部切除安全且花费时间短，是值得花些时间寻找并看清楚根蒂部位的。如果成条切下息肉，如同子宫黏膜下肌瘤那样，这些条状组织会包围电切镜，造成视野不清晰，容易发生并发症。

七、结论

子宫内膜息肉的患病率在一般人群中约是25%。息肉患者可能没有临床症状。息肉的主要临床症状是异常子宫出血。子宫内膜息肉可能是不孕的原因，但其导致不孕的确切致病机制还不清楚。有报道证实切除息肉可以提高妊娠率。

简单的盲刮术不是治疗子宫内膜息肉的有效手术方法。有研究报道，10%的宫腔内病变主要为子宫内膜息肉，刮宫时可被遗漏。相反，子宫切除术治疗子宫内膜息肉这样的良性独立宫内疾病是过度的手术方法，可能导致一定的致死率和致病率。现在，宫腔镜检查和手术在快速诊断和治疗宫腔内疾病中发挥着重要作用。它可以正确诊断，同时初步鉴别病变性质和确定生长部位。宫腔镜手术减少了过度和非必要的手术。

（饶 燕）

第六节　宫腔镜技术在子宫内膜去除术中的应用

一、介绍

子宫内膜去除术（EA）是将整个宫腔的子宫内膜去除的一种外科手术方式。

当异常子宫出血患者药物保守治疗失败时，子宫内膜去除术被认为是子宫切除的替代治疗方式。

子宫内膜有很强的再生能力。所以要抑制再生必须去除全层子宫内膜和子宫肌层浅层。子宫肌层浅层含有基底层深部的腺体，这些腺体是子宫内膜上皮再生的原发灶（这包括 2.5~3.0mm 的子宫肌层）。

去除子宫内膜为严重的经血过多的患者提供了一种替代子宫切除的外科治疗方式。两种治疗方式的有效率和满意度都很高。尽管子宫切除需要较长的手术时间，较长的恢复期和有较高的术后并发症率，但它可永久地治愈经血过多。去除子宫内膜的花费远低于子宫切除，但由于复发需要再次诊治，需要额外的时间和花费。

二、适应证

主要的适应证是功能失调性子宫出血或全身性疾病引起的月经过多。

治疗方式为以下患者设计：①月经过多；②保守治疗失败（患者对药物无反应或无法忍受）；③正常宫腔；④正常的子宫内膜组织学；⑤强烈的生育要求；⑥希望保留子宫；⑦对闭经无要求；⑧无显著的痛经。

也可在以下患者中实施：①排除其他疾病的绝经后复发子宫出血；②服用他莫昔芬或激素替代治疗（HRT）治疗患者的持续子宫出血；③作为子宫内膜息肉切除和黏膜下肌瘤切除术的预防性手术。

三、禁忌证

子宫内膜病理为癌前病变或恶性：不典型增生和子宫内膜癌是绝对的禁忌证。无不典型增生的腺体增生是相对的禁忌证，但应该严密随访。

（1）壁间或多发子宫肌瘤：子宫肌瘤并不是子宫内膜去除术的禁忌证。是否是禁忌证取决于肌瘤的位置和大小，因为这些问题并不能通过子宫内膜去除术来解决。但例外的是，绝经前妇女有较大的子宫肌瘤或壁间肌瘤是可以用子宫内膜去除术来处理的，因为她们已经接近绝经。

（2）子宫腺肌病：这是绝对的禁忌证，因为它有很高的失败率（二次手术或子宫切除术）。

（3）宫深大于 12cm 的子宫：禁忌证取决于子宫的尺寸，这是由于内镜无法达到宫底和输卵管开口，并且增大的子宫经常合并其他病理状况存在（子宫肥大、子宫肌瘤、子宫腺肌病）。

（4）盆腔脏器脱垂：对于严重的脱垂，子宫切除对于缓解症状是更为合适的处理方法。

(5) 有生育要求的患者。

四、患者咨询

术前谈话是必要的，每个患者都应被告知通过治疗可达到的预期效果。患者应被告知子宫内膜去除术后通常的结果是月经过少或月经正常，而非闭经。然而，大部分咨询月经过多的患者其治疗满意度取决于月经量的减少。闭经率在 25%～60%，其余患者月经量显著减少。5 年随访满意率超过 75%。15%～25% 的患者需接受二次手术，再次的子宫内膜去除或子宫切除（因为疼痛、异常出血或两者都有）。大多数子宫内膜去除术的常见问题或手术失败是由于子宫腺肌病导致的。

患者在子宫内膜去除术前应被告知术后的避孕方法，如果可以的话，应提供绝育方法或者解除避孕方法。

五、术前评估

尽管子宫内膜去除术是腔内手术，但是不能简化一日手术的决定因素，而应作为大手术处理。事实上，子宫内膜去除术是较为复杂的宫腔镜手术。完善的术前检查有很多优点。

经过慎重地选择患者，子宫内膜去除术会有更高的成功率。要使子宫内膜去除术达到预期效果，首要事情就是选择合适的患者。

术前检查应包括以下内容：

(1) 完整的病史。

(2) 体检和盆腔检查。

(3) 近期的宫颈细胞学检查。

(4) 经阴道超声：这是子宫内膜去除术前必不可少的辅助检查，可得到子宫内膜性状和子宫肌层结构精确的信息，排除卵巢的病变和其他的病变如子宫肌瘤和子宫腺肌病。超声可探知子宫的大小，子宫内膜的厚度，子宫肌瘤的位置和尺寸。当宫腔镜检查只能提供宫腔的信息而无盆腔其余信息时，超声关于子宫肌瘤和卵巢的信息是十分有用的。

(5) 宫腔镜诊断和活检：可以评估宫腔形态、子宫内膜和实行可疑部位的定位活检。子宫内膜的活检在子宫内膜去除术前是必要的。宫腔镜检查可以检出任何异常的宫腔形态。甚至，子宫内膜的活检可检出癌前病变，这是宫腔镜手术的禁忌证。

(6) 一般的分析检查，电解质测定（体液紊乱的患者），血细胞比容，血红蛋白，血凝，人绒毛膜促性腺激素（β-）（任何生育年龄的妇女）和心电图。

六、麻醉

实行子宫内膜去除术的麻醉类型可以是：

(1) 全身麻醉。

(2) 局部麻醉：对于较复杂的操作或痛阈低的患者，可选择全身麻醉或局部麻醉。

(3) 静脉注射的局部麻醉：子宫的神经是自主神经，它对于外科的切割和凝固相对不敏感。但是，宫颈的扩张可导致迷走神经反应以至于患者疼痛。谨记这一点，子宫内膜去除术可实施局部麻醉。

所有的患者在 2～4 小时完全恢复，6 小时可安全出院。

有血栓危险因素（高血压、肥胖、代谢综合征）和有血栓倾向，特别是抗血栓药物预防的患者应在术前 2 小时应用低分子肝素。

尽管之前有过子宫内膜炎、盆腔炎症、免疫系统疾病或临床上严重的瓣膜病，但预防性抗生素并不是必须的，建议使用每个中心建立的草案，采用常规的方法。

七、建议

(一) 宫腔镜手术宫颈的预处理

建议宫腔镜手术前每个患者进行宫颈预处理。对于未产妇或绝经后妇女，或服用三苯氧胺和后子宫内膜变薄的患者，宫颈预处理是必须的。

宫颈预处理的可行方法：

（1）人工合成的吸水性强的海藻棒：手术前提早实施。

（2）手术前 3 小时使用米索前列醇：胶囊湿润后阴道用药非常有效。此药无害且便宜。它可软化宫颈间质导致宫颈扩张。

如果术前没有做宫颈预处理，术中宫颈扩张将会很困难。

（3）一氧化氮供体：当在手术室宫颈扩张出现困难时，一氧化氮供体直接松弛结合组织的能力是非常理想的。应用 1% 的硝酸甘油，稀释至 20ml 的生理盐水，由静脉注射 1ml。也可应用单硝酸异山梨醇。

（4）每半号递增扩宫：Hegar 扩张棒，降低宫颈裂伤或穿孔的可能。

（5）建议将带有闭孔器的宫腔镜鞘导入宫腔，然后再导入电切工作组件。

(二) 宫腔镜手术前子宫内膜的预处理

1. 目的

（1）通过使电切区域薄化（内膜）使切割子宫内膜手术容易进行。

（2）减少手术出血。

（3）减少液体吸收。

（4）提高手术的有效性（更完整的内膜切除）。

（5）减少复发。

2. 内膜预处理的可行方法

（1）增生早期进行子宫内膜去除术。需要有效的手术设计。

（2）孕激素或达那唑：现在很少应用，因为它们作用有限且有严重的并发症。孕激素可使内膜蜕膜化，导致血管过多和间质水肿。

（3）尽管和达那唑都可产生满意的效果，但能使子宫内膜连续性的薄化。这些药物在术后长期的效果随着时间而减弱，例如无月经和需要进一步的外科手术干预。

当决定了电切环的尺寸后，子宫内膜去除术前子宫内膜预处理的优势是即刻显现的。27Fr 电切镜配置 4mm 的电切环，意味着最深只能切 4mm。薄化内膜后子宫内膜的厚度是 2mm，意思是整个子宫内膜，甚至基底的腺体深度，可有效地被环形电极切除。为了避免并发症，环形电极切割的每个沟槽不应重复，否则切割深度就会超过 4mm。因此，手术将更简单和快捷。

另一方面，应用 GnRH-a 可能产生一些问题，例如宫颈萎缩，扩宫时子宫穿孔，绝经后症状，第一次用药后子宫不规则出血，而且花费高。

八、手术方法

患者取截石位仰卧，不需置尿管。

双合诊检查子宫，仔细消毒阴道，把持钳固定宫颈，探针探测宫腔，充分扩宫使电切镜能自由地进出宫腔运动。如果使用27Fr电切镜，它的外鞘直径是9mm，需用Hegar扩棒充分扩至10号，这样当维持宫腔压力的时候，可避免宫颈和外鞘之间流失灌流液。外鞘由闭孔器导入宫颈管。取出闭孔器，插入并安装工作组件，打开灌流系统。应用冷的膨宫液可使血管收缩、减少失血量和灌流液吸收量。

子宫内压力对维持视野清晰是必要的。这非常好理解，一方面，如果压力高，子宫内的液体压迫血管，因为没有出血视野就会清晰，但这样一来，子宫内压力高于血管内压力迫使液体被吸收，液体吸收过多综合征就会出现。另一方面，如果压力太低，血管内压力高于子宫内压力，就会发生出血，使视野模糊，手术困难。最好的办法是维持宫腔压力在平均动脉压之下，当切割到困难的地方如输卵管开口和宫底时，可升高压力。一旦进入子宫，检查宫腔，切除手术即开始。建议使用12°的电切镜，因为它可看到子宫的全貌。

EA可使用电切环或滚球电极。电切环是直径8mm的金属环，它在两极形成电流，可切除在此之间的组织（电切）；而滚球是圆形的电极，可在切割电流下破坏子宫内膜（消融）。电流发生器设定电切在80W，电凝在40W，混合单极电流选择达到20%的电凝。外科医师对整个宫腔的电切用一种电极或两种结合，两种电极效果相当。

EA手术和其他内镜切割技术一样，手术过程中必须进行严密的监护。EA因为没有外在的伤痕，不需住院，所以看起来像个小手术，但因其潜在的危险，它其实是个大的外科手术。医师应时刻谨记EA手术的安全性，仔细监护每一个手术步骤。

九、环形电极子宫内膜切除术

切除手术应有顺序地进行，以确保切除整个子宫内膜区域，可通过切除前后的颜色来判断，切除后内膜是灰褐色，切除前内膜是红色。切除时应该将电切环自远端向镜鞘的方向移动，如果将电切环从镜鞘向远方推切容易造成子宫穿孔。

切除术应先切除子宫角和输卵管开口处内膜，因为这些地方切除困难。两个宫角之间的内膜应呈小片状切割，非必要时注意不要将电切环向肌层内推切过深。特别注意两个输卵管开口处，此处子宫肌层最薄，最好行薄片状削切直至切除此处所有内膜，而不是行大块切割有穿孔危险。尽管这些听起来有些复杂和危险，但宫底部的切除并不难学，也很安全但是有些外科医师喜欢用滚球电极电凝宫底部及双侧输卵管开口区域，其他区域转换成电切环进行切除。

一旦宫底部内膜切除完，即开始用标准的切割环切除子宫壁内膜。切割的第一刀非常重要，因为它将给整个的切除手术建立一个切割深度的标准，当子宫肌层可见时，切割应该停止。最好先切除子宫后壁内膜，因为子宫内膜的切除碎片在此聚集，而使视野逐渐模糊。电极的切割速度为1.0～1.5mm/s。非常重要的是，当电切环完全在鞘外时，每一次环的切割都是环到鞘的距离。所以，当电切环切割时，电切镜不应移动，在电流发生器电源关闭前，电切环应完全回到鞘内。否则，部分切割的组织会连接在子宫上，妨碍视野。一旦后壁切割完成，就处理侧壁和前壁。这也可用不同的顺序进行切割（顺时针或逆时针），同一地方不要切割2次。有剖宫产瘢痕时，小心切割子宫前壁峡部，因为此处的子宫肌层非常薄，易穿孔。

尽管宫腔碎屑可一条条的从宫腔中取出，但是很慢，从宫颈漏出的液体尽管很少，但也有发生空气栓塞的可能。手术过程很可能是连续不断地切除,将切除的组织留在宫腔直至切割结束,切除组织将积聚在宫底。

子宫颈管内必须切割得很浅,尤其是侧壁,此处是子宫动脉降支所在处。切割颈管内膜并不会引起宫颈狭窄,可能因为之前宫颈管已扩张以及术后无月经率较高。

切除的组织送病理科进行病理学检查,这是子宫内膜切除术相较于其他去除术的优点,去除术将子宫内膜在手术部位即破坏。

十、滚球电极子宫内膜去除术

切割时,调整电流发生器功率为40～60W。医师将电极置于子宫壁,并踩下电凝踏板。第一件要学的事情就是有效地控制去除子宫内膜的力量,因为不同的解剖位置应用的力量也不同。显然,在电凝术之前,医师应探查整个宫腔以除外其他病变。

技术上最难到达的区域就是并发症易发生的地方。需要一定的手术技巧才能到达像输卵管开口这样的区域。重复滚球去除操作直至电凝整个宫底和附近宫角区域。操作要小心,不要强行将电极放置在输卵管开口处。

就像大多数内镜电切技术一样,电极向着镜鞘的方向缓慢的滚动。控制电凝操作使其作用于电极前方。子宫壁应有次序地电凝。是否从前壁或其他部位开始并不重要。但是,一旦在每一例患者应用,就应采用某一特定的操作顺序。宫颈内口是电凝的界限。最后,要进行宫腔检查。降低压力,如果见点状血管出血,即可开始电凝止血。

十一、正常的术后随访和进展

像其他微创手术一样,EA在手术的原则下,仍是一种合适的手术方式。住院时间为3～6小时。术后最常见的症状是恶心和盆腔痛,不超过24小时,可用止吐药和非甾体抗炎药(NSAID)控制症状。患者恢复快,3～7日即可回归正常生活。

12～24小时后的出血是很少见的,但是浆液血性分泌物通常持续几天。偶尔,在10天后凝固的子宫内膜剥脱,有略严重的出血。有出血时,应避免阴道冲洗和性交。通常术后30天随访,评估患者的情况和探测宫颈。建议其后3个月、6个月,然后每年一次随访检查。

十二、特殊的并发症

根据出现的时间,并发症可发生在术中或术后。

(一)术中并发症

(1)出血(0.8%～1%):环形电极较深的切割至子宫肌层会切开血管壁,有时会导致出血。宫腔内置入膨大的15～30ml球囊,压迫2～4小时可有效止血。

(2)穿孔(1%～5%):半数发生在扩宫过程中。单极EA过程中子宫穿孔经常是在腹腔镜或剖腹手术探查盆腔时发现。腹膜炎和败血症的风险经常发生在未发现和未处理的肠管热损伤。如果穿孔发生在扩宫或不带电的切割过程中,可采用期待疗法,同时应用抗生素,观察24小时即足够。

(3)宫颈撕裂伤:发生在扩张宫颈时或者导入电切镜时。术前应用药物或机械的宫颈扩张器可减少扩宫时的阻力。

(4)肌层内假道形成:属于部分穿孔。是重要并发症,因为可能会影响手术视野而妨碍手术顺利进行。

(5)生殖道的电灼伤。

(6) 空气栓塞（3/17 000）：它由以下因素引起：宫腔镜反复进入和撤出宫腔，应用没有空气探测器的压力泵和（或）宫颈外伤伴随静脉撕裂。

(7) 经宫颈子宫内膜切除术综合征（TCRE）（1.8%～2%）：在 EA 过程中，大量的高分子膨宫递质从宫腔进入血管时常发生，并且受以下因素影响：

1) 膨宫压力过高（发生在膨宫压力高于平均子宫动脉压时侵入子宫血管）。

2) 肌层切除过深，那里的血管更粗大。

3) 手术时间超过 60 分钟。

4) 失控的液体平衡。

（二）术后并发症

1. 早期

(1) 宫腔感染：如果患者术前有感染（宫颈或子宫内膜炎）或严重的慢性盆腔疾病病史，建议术前治疗，但是预防性应用抗生素并不能降低术后感染的风险。引起坏死的子宫内膜炎是一种特殊的感染形式，严重的情况会伴随坏死的子宫肌层炎症，并检出革兰阳性菌和厌氧菌。附件、腹膜和输卵管炎症并不常见。

(2) 栓塞（0.05%）：发生于有栓塞的危险因素者（肥胖，糖尿病和遗传性血栓形成倾向）。栓塞是因为子宫肌层血管和静脉"分流"的形成，过高的宫腔压力和强制的 Trendelenburg 体位也是促使因素。

(3) 子宫积血（0.7%）：是由于子宫峡部切割过深引起宫颈粘连，和宫颈狭窄而致切除组织残留。建议随访 2～4 周，可扩探宫颈和破坏子宫峡部形成的瘢痕组织。

2. 晚期

(1) 怀孕：子宫内膜切除术后妊娠率报道是很低的，约 0.7%（年轻的妇女中较高）。这些妊娠常并发胎盘异常、自然流产、早产和需要开腹子宫切除的高风险。因此，子宫内膜切除后要采用避孕措施。

(2) 不典型增生和腺癌（罕见）：尽管文献中已有电切术后发现非预期病变的报道，但大部分"复发"的症状与在 EA 之前内膜增生的级别相关。

(3) 输卵管电切术后综合征：以前做过输卵管绝育的患者灌流液积聚于输卵管，导致严重的疼痛，类似急性输卵管积水。组织病理学检查发现宫角区域持续存在子宫内膜。

（余映辉）

第七节　宫腔镜下输卵管绝育术 Essure™ 系统

一、介绍

腹腔镜输卵管绝育术是除分娩后立即绝育外，应用最广泛并且毫无疑问是众人皆知的不可逆的避孕方法。在一些国家，这种方法使用率很高。例如从 1994—1996 年，在美国超过 2000 000 人次实施了输卵管绝育术。发生率是每年 684 000 人次（即 11.5/1000），每年有近 700 000 的患者实施该手术。

第十二章 宫腔镜

然而腹腔镜手术也有不可避免的风险。因此，在20世纪80年代初，宫腔镜逐步应用于输卵管绝育术。与腹腔镜手术相比，此法快速、不需要或很少需要使用全身麻醉剂，除此之外患者普遍接受该法。因此，宫腔镜手术可以不需要使用手术室，而直接在门诊进行即可达到以上要求。

自从1849年Froriep用硝酸银成功完成输卵管堵塞术、1869年Pantaleoni用宫腔镜进行首次宫腔内检查至今，经宫颈管入路的几种不同输卵管绝育方法已经临床验证。这些技术的问题和失败因素已有文献报道。

理想的避孕方法除了费用低廉，还具有低失败率（有效性）、低致病率（安全性）、操作简单（操作时间短）、微创性、无须全麻以及患者良好的接受性和耐受性的特点。

在20世纪70年代初，随着宫腔镜的应用，曾经在输卵管绝育术中遇到的一些困难得以解决。有两种主要技术逐渐推广：电凝或硬化剂损坏输卵管黏膜层的破坏性手术以及在输卵管开口放置栓塞物的闭塞性手术。

目前，破坏性手术已不再使用，因其功效有限及其严重的并发症，如子宫穿孔或肠道损伤等。在一些病例中，已有因实施了电凝而出现患者死亡的报道。然而，虽然并发症的发生概率较低而且防治相对简单，但闭塞装置并没有作为理想的方法被接受。已有文献报道一些病例出现输卵管不完全阻塞和脱落。

经过20多年的研究，宫腔镜下输卵管绝育术已经成为可能。

1998年以来，输卵管内节育器™（Concep-tus公司）第Ⅱ阶段的多中心临床研究已经在美国、澳大利亚、比利时和西班牙的5个医院进行。

在2000年开始开展多中心的试点研究（大量的医院及病例），用以证实第Ⅱ阶段结果的满意度。根据计划，在2010年完成两项试验。2001年7月，欧盟批准临床使用。2002年10月，美国食品及药物管理局批准其在美国应用。

二、Essure系统的阐述

（一）Essure™设备

此设备包含由钛合金和镍制成的可伸展的弹簧（外线圈）。弹簧长4cm，折叠起来时直径为0.8mm、展开时2mm。其功能是将其自身锚定并固定在输卵管里。该装置内部含有聚对苯二甲酸乙二酯（涤纶）纤维，贴附于中心金属轴（内线圈），此金属轴由各种铁、铬、镍金属合金制成。此设备位于导管内。为便于操作，此设备安装了一个通过金属支架与器械上的金属轴相连接的手柄。

（二）作用机制

该设备的目的是用纤维化的方法阻塞输卵管管腔。涤纶纤维诱导的巨噬细胞、成纤维细胞和胶原蛋白的良性组织反应，此反应最终植入并锚定于此装置；Valle进行了此项研究，在志愿者患者拟行子宫切除术的3个月前植入此装置，使其输卵管阻塞，并用组织学证实。在第二和第三阶段的研究中，输卵管阻塞后3个月的子宫输卵管造影证实了输卵管闭塞成功。由于此原因，我们只能在3个月后才能证实此法的功效。

（三）材料

(1) 需要一个外鞘5Fr（内径1.7mm）连续灌流的宫腔镜和活检钳。
(2) 膨宫递质：生理盐水。
(3) 光源：300W氙灯。

(4) 压力轴/泵：要实现好的膨宫效果，压力轴/泵极为重要。要做到这一点，首选使用膨宫泵。压力从 80mmHg～150mmHg 不等并且流速为 400ml/L 时，可以达到良好的膨宫效果并获得优质的图像。

(5) 摄像头：满足此目的的最新一代摄像头。

(6) 电视监视器。

(7) 辅助材料：水溶性聚维酮、纱布、宫颈钳，侧边开放的窥器，宫颈扩张棒（3～6号）每 0.5mm 逐号扩张，用于宫颈/宫旁局部麻醉的药品。

三、操作程序

(一) 患者选择

该过程是不可逆的。因此，只有那些没有生育要求的患者才能被列为候选人。

(二) 禁忌证

1. 绝对禁忌证

(1) 没有明确决定的患者。

(2) 近期或活动期盆腔炎性疾病。

(3) 妇科癌症。

(4) 妊娠期。

2. 相对禁忌证

(1) 因为之前已经提到，此设备由钛镍合金制造，Essure™ 的禁忌证中包含已知镍过敏患者。Essure™ 已成功通过所有必须的生物相容性的测试。此外，COnceptus 曾实验测试评估 Essure™ 在一个模拟腐蚀性环境中的镍离子的浸出率。测试结果表明从 Essure™ 微栓中释放的镍离子数量低于平均每日自食物、水和环境资源中摄入镍的数量。此外，迄今为止在Ⅱ期和Ⅲ期的临床试验中还没有对镍过敏不良事件的报道虽然迄今为止在应用 Essure™ 的临床试验的患者还没有对镍过敏的记录，但 Onceptus 还是建议医师区分接触性皮炎和可能会导致患者的损害的严重过敏反应：

1) 如果一个拟放置 Essure™ 的患者自述有镍过敏反应，先前曾因金属首饰或牙齿填充治疗物质发生皮肤反应（接触性皮炎）。应建议这类患者请皮肤科宁变态反应科专家进行皮肤接触测试。

2) 依据皮肤接触测试的结果，皮肤科医师可以确定患者是否有发生更严重反应的风险，如全身的荨麻疹。

(2) 肾上腺皮质激素或免疫抑制剂治疗：在某些情况下，可能不发生纤维化或发生不完全纤维化，因此可能不能达到闭塞而导致妊娠。肾上腺皮质激素通过抑制对涤纶纤维的炎症反应起作用。激素治疗完成后，可能适宜采用这种方法。

(3) 如果需要子宫输卵管造影检查，也要考虑到使用造影剂也会导致过敏。

(三) 术前准备

1. 诊查患者

如果患者有临床症状，或者体检发现病变，需详细介绍绝育方法、询问完整病史、完成妇科检查，以及行经阴道超声检查。排除禁忌证。让患者阅读并签署知情同意书。

2. 放置的时间

选择在月经周期的哪个时期放置是十分重要的。卵泡期是理想的放置时期。在分泌期放置可能会面临几个问题：首先是子宫内膜肥厚，因此输卵管开口可能看不见，其次，患者可能已经妊娠。为了防止这些问题，应该在放置前1个月服用避孕药。这将会薄化子宫内膜和降低妊娠风险。而且口服避孕药后，可以在月经的任何时期放置。

（四）特殊情况

（1）对那些已经放置宫内节育器的患者，最好在操作前1个月取出。

（2）对于一个分娩或流产的患者，必须至少在6周的过渡期之后放置。

（五）药物准备

Arjna在操作前1小时给所有的患者服用600mg布洛芬与10mg的地西泮。在另一项研究，操作前2小时给患者服用5~10mg的地西泮和600mg的布洛芬。因为我们的经验是多数患者不需要任何药物准备，故这个方案可以用于焦虑的患者。

（六）避孕装置的放置

从大多数患者我们得到的经验是，只要具备基本设备能够满足宫腔镜I级诊断及治疗的需要，避孕装置的置入就可在妇科诊室进行。对一些特殊病例，操作必须在有麻醉师的门诊手术室进行（例如严重宫颈狭窄、强迫性子宫后屈位、迷走神经综合征风险、显著相关的全身疾病和非常紧张或不合作的患者）。对320名患者的研究表明在门诊手术室进行操作组与在诊室操作组比较没有差异。他们已经统计了操作时间、植入的成功率、并发症和不良反应。

Arjona已经发表了一系列的报道，1630例患者在既无镇静亦无宫颈旁麻醉的诊察室实施操作，只有3.1%的报告疼痛程度超过经期。

（七）放置技术

必须遵循以下的步骤：

1. 位置

患者应该被摆放呈大腿弯曲至腹部的妇科体位，这将有利于因宫腔内解剖学原因而导致置管困难的病例顺利置入避孕装置。

2. 宫腔镜检查

可以放置窥器和宫颈钳，或行阴道内镜检查。我们推荐阴道内镜检查技术。

3. 检查

以生理盐水作为灌流液，用带着套管或输注泵的Essure™装置，宫腔镜经宫颈管插入直至进入宫腔。一旦进入宫腔，宫腔镜向左或向右旋转45°可以看到输卵管开口。需要预先行宫腔镜检查用来评价是否有宫腔内病变（息肉、子宫肌瘤、粘连）存在及阻碍避孕装置放置的解剖学异常。

4. 导引器的置入

在证实宫腔及输卵管开口正常后，开始在操作孔道中插入导引器。当装置前行通过操作孔道时导引器起保护作用。

5. 宫腔镜定位

然后避孕装置插入操作孔道且缓慢前进。宫腔镜下继续定位，将输卵管开口放置在视野中心位置。由于设备远端呈弯曲形状，根据要插管的输卵管口的位置，将此弯曲端偏向右侧或左侧。

6. 避孕装置的植入

一旦输卵管与装置呈一条直线，用力将避孕装置插入输卵管直到黑色标记清楚地显示在输卵管口。

7. 展开装置

下一步是移动手柄上的齿轮朝向术者，直到达到极限。这样可确定撤回保护导管，并且该装置仍然折叠在输卵管内，此折叠装置在中心有黄色标志区。移动该装置直到此黄色标记区域在输卵管开口外 1cm。

8. 展开弹簧

按下施放器手柄上的按钮，展开弹簧，并再次旋转齿轮朝向术者。在子宫腔内可以见到 3～10 个环，这是最理想的状态，不过介于 1～14 也是可以的。

9. 施放器的移除

下一步是要移除施放器装置。旋转手柄上的滚轮就能自动取出施放器。一旦释放该装置，即可用相同的方法对另一输卵管操作。

(八) 操作中存在的问题

(1) 宫颈狭窄：在宫旁或宫颈麻醉后，Hegar 扩张棒扩张宫颈至 6 号。

(2) 肥厚的子宫内膜阻碍输卵管开口的显露：中止操作并安排在月经后或使用口服避孕药后再进行。

(3) 当操作结束时，将置入操作分类为满意或不满意十分重要。当有以下情况时，我们认为置入操作不理想：①置入操作困难；②手术中出现剧烈疼痛；③宫腔内可见线圈少于两个；④在宫腔内超过 14 个线圈（如果超过 18 个环，最好用宫腔镜活检钳移除该装置）。

阻碍其插入的因素：①输卵管痉挛：在这种情况下，当我们遇到阻力时不得不维持压力直到痉挛解除；②输卵管之前存在梗阻；③在以往失败的病例中，我们可以尝试在 HSG 表明两侧输卵管均通畅后再次插入此装置。

(4) 对于很紧张并伴有焦虑的患者，最好中断操作，并尝试在门诊手术室进行，这样我们可以使用麻醉药物以使患者镇静。

(九) 即刻并发症

虽然不常见，但在某些情况下可能出现强烈的盆腔疼痛或痉挛症状。这些症状可以通过肌肉或静脉注射 50mg 的右酮洛芬缓解。有时，如果疼痛不能解除，则需要静脉注射曲马多 50～100mg。症状将会在一个到两个小时内缓解，不会留下任何后遗症。

另一个可能的并发症是血管迷走神经综合征的症状，出现恶心、头晕、心动过缓、低血压等症状，有一些患者甚至会出现昏厥。处理方法是静脉注射 0.5～1mg 的阿托品，症状立刻缓解。

四、建议

(1) 在诊室完成操作并且无并发症的情况下需休息 1～4 个小时，如果应用镇静药物，则建议休息 6～8 个小时。

(2) 约 24 小时后恢复正常活动。

(3) 不常规使用镇痛药。如果有疼痛，建议每隔 8 个小时使用 600mg 的布洛芬。

(4) 少量子宫出血是正常的，并可能持续一周。

(5) 在一周后可以有性生活。提醒患者在前 3 个月使用安全避孕方法是非常重要的。

三个月后检查：

(一) 盆腔 X 线检查

此协议草拟时，术后 3 个月检查包括单一的骨盆放射线检查。在绝育装置置入或者术后 3 个月放射学检查的任何变化均需要行子宫输卵管造影。

(二) 超声检查

如今在欧洲超声已取代骨盆 X 线检查。

超声可显示装置的位置及其与子宫的关系。当装置位于宫底水平横向穿过壁内部位时，我们认为装置的位置正确。

如果其中之一插入不正确，或者不可视，那么应该行子宫输卵管造影。

带有对照的经阴道超声（即显示是否有阻塞），尤其是三维超声的应用前景很广泛。我们附上 Veugels 的改良超声管理规则。

(三) 子宫输卵管造影

子宫输卵管造影是"金标准"，因为它能有效地定位装置，它还可以显示有关两侧输卵管闭塞的情况。

(四) 宫腔镜检查

超声和（或）HSG 检查提示装置完全在子宫腔内的病例需行宫腔镜检查。宫腔镜检查可用于验证宫腔内螺旋线圈的数量。如果多于 18 个线圈，该装置应通过宫腔镜取出。

五、并发症

(一) 装置经阴道排出

多中心研究显示当出现技术问题或者装置在腔内展开超过 16 个线圈时会出现并发症。在本章出现的病例中，还未有阴道排出的报道。这可能是由于技术设备的改进和妇科医师经验丰富。

(二) 穿孔

这种情况在第二阶段病例中发生率为 3.1%，在初级研究病例为 0.9%。在临床患者中发生 2 例（0.5%）。

(三) 装置移位

装置移位包括从输卵管内向腹腔的移动。它可以发生在装置仍在子宫腔内，但却看不到线圈的病例。在我们的病例组中，没有任何病例发生这种情况。

六、其他问题及应用

(一) 关于宫内节育器

患者在置入避孕装置前可以应用宫内节育器。然而，这仍有争议；Mascaro 的 28 例和 Agostini 的 6 例患者证明对于已有宫内节育器的患者是可以放置 Essure™ 装置的。未出现任何感染病例。它的优点是在放置后的 3 个月内可以使用宫内节育器作为一种避孕方法，但需要更多的研究来证实。

(二) Essure™ 相关的妊娠因素

使用 Essure™ 的妇女已有妊娠的报道；经分析证实，妊娠不是由于置入装置方法失败引起。

Conceptus 公司从 1998—2008 年 12 月 31 日记录了 305 例妊娠,其中 83% 发生在美国,17% 发生在美国以外的国家。在此期间已有 259 746 个 Essure™ 被放置。

患者的不配合是妊娠的一个重要因素;妊娠患者(96 例)中近 1/3 术后没有遵医嘱。Essure™ 操作后,患者必须随访,以确定装置放置是否正确(在美国需确定输卵管阻塞);妊娠的 72 例患者没有随访行验证检查。此外,患者必须使用替代避孕方法,直至他们随访时接受验证检查,并且在医师指示下停止替代避孕方法,依赖 Essure™ 设备避孕;24 例妊娠的患者没有遵循此指令。

验证检查方法错误也促成 Essure™ 使用者的妊娠,在验证检查后阶段有 91 例患者妊娠,再次验证检查证实先前结果错误。这些患者中,36 例穿孔、21 例放置不满意、16 例 HSG 示输卵管显影不满意、14 例微栓脱落或迷失,4 例患者输卵管通畅在第一次检查中未发现。

其余避孕失败由于各种原因。在临床试验中 1 例妊娠者使用商业未推广的装置。3 例患者在确认装置已排出后妊娠。17 例妊娠发生在医师非正规应用 Essure™ 装置的患者,包括故意单侧放置和没有告知患者进行随访确认检查的。装置插入在晚黄体期时,有 21 人已经妊娠。

(三)放置 Essure™ 后希望再次妊娠

已决定不再要孩子后来又改变想法的女性并不罕见,由于情况的改变患者会寻求解决办法。

由于 Essure 的作用原理,该装置几乎不会破坏输卵管内部,除一个已发表的病例外,该装置不能取出,也无法行恢复性手术。Kerin 报道了 1 例放置了 Essure™ 后使用 IVF 技术妊娠的病例。虽然我们需要更多的研究以证实,但对于放置 Essure™ 后希望再次妊娠的女性 IVF 可能是一个好方法。

(四)Essure™ 对妊娠的影响

Conceptus 随访了带着 Essure™ 装置妊娠及分娩的 52 名孕妇。在 52 例患者中,有 3 例自然流产。对于其他 49 例随访其妊娠、分娩及新生儿情况,母亲或新生儿中监测到的不良反应(流产、早产、胎膜早破、高剖宫产数、病理新生儿)没有增加。在未进行大规模病例研究前,对于绝育后又后悔的病例可以考虑行 IVF。

(五)输卵管积水与 IVF

Essure™ 可以在拟行 IVF 合并有输卵管积水的不孕症妇女中得到应用。根据文献报道,输卵管积水患者拟行 IVF 时有较高的失败率,在输卵管切除后失败率有所改善。输卵管切除术的目的是避免积水的输卵管内的液体与移植胚胎间的接触。

Essure™ 曾经成功地用于输卵管积水患者以及有严重手术禁忌证的患者。在有积水的输卵管患者放置 Essure™ 后,实施 IVF,成功地获得了两个健康的宝宝。Mijatovic 发表了一篇文献讨论对 10 例输卵管积水患者的研究,他成功地在所有患者中放置 Essure™,其中 40% 的患者因行 IVF 而妊娠并且其中 20% 获得了新生儿。

这些数据是非常令人欣喜的,不过在输卵管积水成为 Essure™ 一个新的适应证之前还有待更多的研究。

（六）月经过多

我们发现另一种情况是带有 Essure™ 装置的患者月经量会增加。一旦我们排除了其他病理情况，这些患者可以考虑放置带孕激素的宫内节育器，但是到目前为止，还没有支持置入 Essure™ 者放置 IUD 的文献报道。

另一项观点提示可用单极电切镜行子宫内膜切除，但单极能源因为它有引起盆腔器官电灼伤的风险（电流可以通向该装置而不回到电流发生器）而被列为禁忌。

双极电切镜应该没有这方面的问题（Conceptus 公司）。

热球子宫内膜去除术是一种在宫腔内放置充满热水的球囊而使子宫内膜消融的方法。Valle 对一组 39 例患者同时实施了热球子宫内膜去除术以及 Essure™ 输卵管绝育术，术后患者均无并发症。Donanadieu 在一篇文献综述中得出的结论是 Essure™ 与宫腔内加热液体的热水循环子宫内膜去除术（波士顿科学）和诺舒（包括射频子宫内膜去除术，Cytyc 公司）是相容的。但是，还要有待更多的研究以明确在带有 Essure™ 装置的患者中使用这些消融术是否存在问题。

（七）同腹腔镜下绝育术相比较的经济学研究

很多文献支持 Essure™ 避孕方法比腹腔镜方法费用低。

（八）磁共振

已有研究对应用 Essure™ 装置的患者行。未发现有并发症发生的临床证据。因此，认为对置入 Essure™ 装置的患者应用是安全的。

最后，当同腹腔镜技术比较，仅有一项研究设计比较了腹腔镜和 Essure™ 装置两种方法。Essure™ 装置使用的结果优势明显。

（九）其他罕见不良结果

在我们的经验中，有 2 例患者在 Essure™ 装置置入后发生持续盆腔痛。其中 1 例在 Essure™ 装置成功置入后首先发生在右侧髂窝处。3 个月后 X 线和超声检查结果正常。因为疼痛持续存在，故行宫腔镜检查和腹腔镜探查，结果正常。两例患者在疼痛起源部位行子宫角的楔形切除术。一例患者发现 Essure™ 装置切入输卵管肌层；另一例患者未发现解剖学病因。

Connor 回顾了 MAUDE 数据库，发现 20 例 Essure™ 装置置入后发生疼痛的报道。5 例患者是因除穿孔外 Essure™ 装置位置异常引起，另外 5 例患者是因为单侧或者双侧穿孔。还有 4 例是因为同时行子宫内膜去除术，剩余病例无异常病因发现。

七、结论和评价

迄今为止，基于研究报道中的信息和收集的临床资料，Essure™ 装置可被视为在永久性避孕领域占有明显优势的方法。它是一个在宫腔镜检查室进行的非手术方法的操作，几乎不需要任何类型的麻醉。此外，患者在操作过程中耐受性好、不良反应少，并且在 3 个月后即可获得有效的避孕效果。尽管事实上，最初建议该操作在门诊手术室进行，随后的经验已证实这项操作可以在门诊诊室进行。

3 个月后的复查仅需要行经阴道超声，在一些特殊的病例中需要行 HSG。

迄今为止在 3 个月复查时还没有发现装置位置正常却妊娠的病例。

所有的调查报告均显示该技术满意度非常高（96%）。

Essure™ 结果与 CREST 的报道就关于避孕的效果进行了比较。已经证实经典的输卵管绝育术有更高的失败率。基于此统计学计算的数据，预测的有效性为99.6%。

此技术的一个缺点是必须由宫腔镜手术专家实施。据统计，熟练的妇科医师插入的失败率为1‰~5‰。而不熟练的妇科医师这一数字可能会增加至10‰~15‰。对于技术的培训，一篇文献中学者建议的使用子宫切除标本的方法已不再提倡。而是必须具备宫腔镜手术经验、熟悉所有使用设备、使用模型训练、应用适合的宫腔镜器械，并且在专家的指导下完成第一次操作。

（饶 燕）

第八节 宫腔镜并发症

一、介绍

和所有的侵入性操作一样，宫腔镜存在发生并发症的风险。随着时间的推移，并发症的发生率一直在下降。这些通过手术设备的改进和术者经验的提高得以实现。由美国妇科内镜协会Hulka发起的2项多中心观察研究显示在3年内严重并发症从1%下降到0.2%。Jansen等对荷兰的82家医院进行了一项调查得出结论：在11 085例诊断性宫腔镜操作中并发症的发生率（0.13%）低于2515例宫腔镜手术并发症的发生率（0.95%）（表12-12）。如果在术前、术中和术后采取一系列的预防措施可以降低并发症的发生率。在这一章节中，我们将会讨论宫腔镜诊断和手术中出现的各种并发症，以及预防措施。一些预防措施适用于宫腔镜诊断和手术，而另外一些则是特异性的。应该告知患者可能的风险，签署知情同意，表示患者知晓了可能的风险。

表12-12 宫腔镜的并发症

	AAGL调查结果	Nicoloso	Jansen	西班牙调查结果
子宫穿孔	1.1%	1.5%	1.3%	1.35%
出血	0.2%	0.11%	0.16%	0.2%
液体超负荷	0.14%	0.11%	0.67%	0.1%

二、诊断性宫腔镜

诊断性宫腔镜操作中可能发生的并发症可以归为机械性，血管迷走神经反应，疼痛，局部麻醉，膨宫递质和感染性并发症等几类：

（一）机械并发症

这些机械并发症最常见。它可以出现在诊断性操作和手术中。

1. 宫颈裂伤

宫颈裂伤通常是由于用Pozzi把持钳或者夹钳用力牵拉宫颈导致。未产妇、宫颈发育不全、绝经期或者患者接受GnRH类似物治疗都是可能导致宫颈裂伤的先决条件。宫腔镜手术过程中使用Hegar棒扩张宫颈时，或者在宫腔镜进入抑或从宫腔中退出经过宫颈的时候最常发生宫颈裂伤。宫颈裂伤很容易且很快就能做出诊断。如果宫颈没有出血，可以继续观察。反之，必须进行压迫止血。

预防：①小心操作宫腔镜；②如果可能的话先练习阴道内镜；③使用扩张棒扩张宫颈时每次增加 0.5mm 直径的幅度循序渐进进行扩张；④如果预计宫颈扩张较难，术前可以先使用海藻棒，前列腺素凝胶，阴道放置米索前列醇（200mg）或者使用雌激素来软化宫颈。

2. 宫颈管内或者子宫内损伤

这通常发生在插入宫腔探棒，使用宫颈扩张棒扩张宫颈，或者是在插入宫腔镜但尚未造成子宫穿孔时。绝经、宫颈狭窄和子宫后屈都是诱发因素。一些警示征象包括器械难以置入，视野不清或者可见出血，及患者疼痛。如诊断及时，可以重新置入宫腔镜并继续操作。

预防①在进行宫腔镜操作前进行双合诊，以便确认子宫的位置。②进行宫颈扩张时要小心操作，仅通过宫颈内口，必要时可依前文所述来预先处理子宫。③在直视下插入宫腔镜，需谨记宫腔镜目镜倾斜的角度以便置入宫腔。宫腔镜诊断所用镜体角度总接近于 30°。

3. 子宫穿孔

子宫穿孔发生在子宫测量，宫颈扩张或者宫腔镜置入时。根据 Jansen 的报告，子宫穿孔的发生率为 0.13%。预防子宫穿孔尤其重要，因为它会引起大血管的损伤或者邻近脏器的损伤，例如膀胱、输尿管或者肠管损伤。

有一系列的生理的诱发因素。例如，子宫前倾前屈位或者后倾后屈位，及绝经期子宫。其他的诱发因素和病理因素包括术后宫颈狭窄（例如，宫颈锥切术后）、宫腔粘连、子宫内膜癌、子宫发育不全和（或）先天性子宫畸形。如果宫腔镜下看到肠管，大网膜或者膀胱，或者尽管膨宫液流速和压力都适当但是膨宫压力不能维持，有大量液体损耗时，则怀疑子宫穿孔，应立即终止操作。撤出宫腔镜，并尽量弄清楚子宫穿孔位置及发生原因。应对患者进行血流动力学检测并评估是否有子宫出血。通常子宫穿孔直径较小，最大 5.5mm。如果子宫穿孔不是由切割或者电外科损伤所致，通常问题不大。子宫穿孔的治疗包括给予广谱抗生素，持续监护 2 小时，包括对血压、脉搏和疼痛状况的监测。一旦怀疑腹腔积血，应立即采用腹腔镜或剖腹探查腹腔内脏器。1~2 个月后可以再次行宫腔镜检查，检查可在超声的监护下进行，避免再次穿孔。

预防：①如有必要，需软化宫颈。②置入宫腔镜动作需轻柔，并总在直视下向着宫腔的方向置入。③如果因为宫内出血和内膜碎片而致视野不清，不要继续插入宫腔镜直到连续灌流系统将宫腔冲净，视野清晰。④如果视线不清，不要使用活检钳或其他的器械进行操作，特别是当宫腔镜进入宫颈内、外口之间，宫颈管内的方向不清时。为了避免并发症，宜先移出宫腔镜，以宫腔探棒取而代之，其不仅能扩张宫颈，还能够探知宫颈管内的方向。

（二）血管迷走神经反射

常发生于在宫颈管内操作时；疼痛或者焦虑诱发了血管迷走神经反射的发生。患者会出现无力，发热、出汗、面色苍白、、心动过速，有时出现低血压。严重的病例，患者会由于一过性大脑缺氧出现昏厥并伴有角弓反张。治疗方法包括将患者置于头低脚高位，使患者保持安静并监护重要的生命体征。症状轻微时患者通常在 30 分钟内自然缓解。如果症状严重，应给予氧气，以及 0.1mg/kg 的阿托品进行静脉注射。如果患者出现昏厥,应置入口咽通气管。尽管这种状况令人印象非常深刻,但是患者的康复迅速且无后遗症。

为了避免血管迷走神经反射,宫腔镜置入时要避免对宫颈的突然操作。对于一些非常敏感的患者,应预先给予布洛芬和地西泮类药物。如果患者既往有血管迷走神经反射的病史,可以在操作前 30 分钟皮下给予阿托品。宫颈局部麻醉或者宫颈周围麻醉可以有助于预防此类症状发生。诚然,这同样可以在手术室麻醉状况下完成。

(三) 疼痛

需根据膨宫递质的不同采取不同手段。

(1) 液体膨宫递质:在置入宫腔镜时可能会出现下腹部疼痛,尤其是在经过宫颈管内口的时候。子宫膨胀也可能造成子宫收缩性疼痛,有时可能为剧痛。

(2) 如果膨宫递质为 CO_2,可能会有心前区压榨疼痛或者肩胛下疼痛。这种疼痛是由于 CO_2 经过输卵管进入腹腔刺激膈下神经引起的放射性疼痛。

治疗包括中断检查和应用止痛剂。如果收缩性疼痛剧烈,可以考虑胃肠道外给药。预防措施包括给予痛觉敏感患者布洛芬和地西泮。实施局麻并且避免操作时间过长有助于控制子宫收缩性疼痛。

(四) 局麻

可能发生毒麻药物过敏,用药后立即出现或者迟发,或者因为麻药误入血管导致心血管疾患。因此,推荐给予酰胺类的麻药,因为这类药物对全身影响很小,过敏反应较少,因而容易掌控。我们将在宫腔镜的麻醉章节中对此做深入探讨。

(五) 膨宫递质

在诊断性宫腔镜操作中经常使用的膨宫递质为生理盐水,CO_2 使用越来越少。

(1) CO_2 是一种安全的递质,吸收迅速并且通过呼吸很快能排出体外。当膨宫压力超过 100mmHg 或者流量大于 100mmHg 时存在 CO_2 大量进入血管的风险。可能导致代谢性酸中毒并伴有 CO_2 分压升高和 O_2 分压下降。气体栓塞的风险较小;这通常是由于 CO_2 的压力和流量过大导致的。呼吸困难是最常见的症状,也可能伴有心律失常,O_2 饱和度突然下降,发绀,低血压,心搏加剧和心动过速。治疗包括立即结束检查,将患者置于左侧横卧位,高压氧治疗,插入 PVC 导管来吸出右心的气泡,必要时进行心肺复苏。

(2) 生理盐水如果被大量吸收的话会引发问题。对于有心脏和肾脏疾患的患者,它可以导致液体过度负荷和。可以通过置入 PVC 导管,给予利尿剂,吸氧,如果必要的话,给予强心药。如果宫腔镜检查使用的是生理盐水作为膨宫递质,不要使用带电流的电极切割或电凝,因为这可导致非常严重的烧伤。

为了预防上述并发症,适宜的膨宫流量和压力是很重要的。在宫腔镜检查的时候可以使用特制的膨宫注气仪,但绝不能在腹腔镜操作的时候使用。如果使用 CO_2 作为膨宫递质,流量应该控制在 40~60ml/min,压力保持在 100mmHg(最大 150mmHg)。避免头低脚高位。如果以液体作为膨宫递质,选择适宜的贮液袋悬挂高处并注意监控,使用压力耦合器,或合理使用膨宫泵,以避免压力超过 120mmHg。

(六) 感染并发症

感染并发症通常罕见 (0.7%) 并且程度不重。此外,一般预后很好,因为子宫内膜周期性脱落因而子宫有很强的抵抗能力最常见的并发症是子宫内膜炎。可以因为宫腔镜污染或者感染的宫颈黏液被引入所致。如果使用液体膨宫递质，感染的风险会稍微大些。有临床症状的子宫内膜炎可进展为输卵管炎。可以先从子宫内膜炎开始后发展为输卵管炎。临床症状和盆腔感染类似，伴有发热和下腹部疼痛。治疗包括休息，抗生素治疗和止痛。为了避免并发症，注意无菌操作和消毒手术器械；在开始检查前对阴道和宫颈消毒；只在需要的时候才置入和撤出宫腔镜，至关重要的是，如果伴有阴道炎或者盆腔炎活动期不要进行操作。文献中没有关于抗生素预防使用的具体指征。然而，有心脏瓣膜疾病，以及不孕症患者，免疫抑制，或者有盆腔炎病史的女性患者推荐使用抗生素。通常的用法是在检查前一天，检查当天和检查后给予口服多西环素100mg，每12小时一次。

（七）肿瘤细胞弥散

罹患子宫内膜癌的患者，宫腔镜检查可以将癌细胞弥散至腹腔。如果腹腔内出现癌细胞理论上说明癌症发展到了Ⅲa期。然而，腹腔内出现癌细胞的临床意义还不清楚，因为癌细胞的弥散不一定意味着细胞种植。在一项5年生存期的研究中，没有发现有差异。

三、宫腔镜手术

宫腔镜手术中的并发症要远远多于宫腔镜检查。表12-13显示了统计结果。这些结果是基于Hulka等人对17 298例手术，Nicoloso等人对2757例手术 Jansen等人对2515例手术，和西班牙Heredia等人对1776例手术的研究而得。在这些研究中，除了出血以外其他并发症发生比率大致相同，在西班牙的报道中手术中出血的比率较高。

在宫腔镜手术中并发症可以分成机械类的，与膨宫液相关的，出血，电损伤，与激光相关的，感染性的，晚期的，或者和新技术相关的等几类。

（一）机械性并发症

这与诊断性宫腔镜中的并发症一样。但是，宫腔镜手术使用的电切镜平均直径在以上，需要扩张宫颈，辅助器械（机械、电极、激光等）同样有穿孔的风险。因上述原因导致的损伤可能更常见且程度更重。某些类型的手术子宫穿孔的风险更高，宫腔粘连分离术无疑是子宫穿孔风险最高的手术，其次是子宫中隔切除术，宫角部位宫底Ⅱ型肌瘤切除术，宫角部内膜切除术，以及输卵管插管。并发症的发生因使用的技术不同而不同。使用环形电极比使用球形电极、滚球电极或者激光导致子宫穿孔的风险高得多。如果宫腔镜手术中出现子宫穿孔，治疗方法也不尽相同。如果穿孔发生在使用宫腔探棒，Hegar扩张棒，或者未通电的电切镜电极时，其处理方法和诊断性宫腔镜操作中导致的子宫穿孔一致。如果子宫穿孔是由于电极或者激光所致，应该进行腹腔镜手术来探查其对盆腔血管、泌尿道系统，和小肠及大肠的损伤。有时术者并不会注意到发生了子宫穿孔。然而，如果出现以下两个警示症状，应引起警觉。首先是膨宫液丧失过多，其次是在短期内有大量的膨宫液消耗。

为了避免宫腔镜手术中机械损伤，应遵循诊断性宫腔镜操作中的建议。此外，影响术野的血管应该被凝固，如果操作装置的末端（例如电切环、滚球电极、激光纤维等）在视野中不可见时切勿通电。尽管我们并非完全同意，但如发生穿孔风险很高时，有一些医师会同时采用腹腔镜进行监护。

(二)和膨宫液相关的并发症

膨宫液的作用是膨胀宫腔,清除宫腔中的血液和组织碎片来保证视野的清晰。理想的膨宫液应该是透明、等渗(以避免水中毒)、非导电(以避免电流传导)、非代谢性(这样可以通过血液循环快速消除)、非血溶性、无毒、清洁和廉价的。目前,经常使用的膨宫液是甘氨酸、Cytal(甘露醇-山梨糖醇)、葡萄糖和生理盐水,所有这些溶液黏度都很低。还有一些高黏度的溶液,例如葡聚糖液,很少被使用。

1. 甘氨酸

为一种非氨基酸溶液,含1.5%水,与血液及黏液的相容性有限,非离子,低渗(200mOsm/L),通过肝脏代谢,在转变为乙醛酸和氨后通过肾脏排出体外。甘氨酸可以引发三种并发症:与水中毒,与甘氨酸中毒和代谢产物相关。

水中毒发生率为0.2%～6%。包括通过暴露的静脉窦快速吸收大量的非电解质液体,引起稀释性低钠血症、急性的液体超负荷、高血压和反射性心动过速。这和经尿道前列腺切除术综合征(TURP)非常相似,病理生理学和治疗也几近相同。可以在术中和术后发生。女性发生的这种并发症的病理生理学起于甘氨酸通过子宫肌层内部的血管孔隙进入血流,以及通过输卵管进入腹腔由腹膜吸收。吸收液体的量取决于开放血管的数量、手术持续时间和膨宫液的压力。理想状态下,膨宫压力不应大于患者平均动脉压。血管内甘氨酸导致高血容量并影响血浆渗透压。因此,它使得渗透压下降和电解质浓度下降,尤其是血钠和下降。约85分钟后甘氨酸进入细胞内导致低渗性低钠血症。低渗状态下,血管内的水分会转移至间质和细胞内(高渗)以维持平衡这会导致肺水肿和脑水肿,导致颅内压升高、血流下降和缺氧。颅内压升高可以通过血压升高和心动过速来反映。大脑体积增加5%可以导致脑疝的发生,增加10%会危及生命。对于骨骼肌和心肌来说单纯的低钠血症是有害的,会改变细胞膜的特性和神经冲动。在甘氨酸和手术应激状态下会导致抗利尿激素的生成增加,以及肾素和醛固酮的生成增加,会导致过度负荷。如果在手术过程中或者术后出现神经系统症状,例如恶心、头痛、视力模糊、兴奋、神志不清,甚至发展为抽搐,应怀疑水中毒。选择可使患者保持清醒的麻醉方式非常重要,这样术者就可以从首发症状中获得警示信息。前文述及的心血管系统症状可以显现,例如高血压、中心静脉压升高、心动过速或者异常心电图(心律失常,QRS波增宽,ST段抬高或者T波倒置)。最后,呼吸系统症状或者体征,例如呼吸困难、发绀和低氧血症可能出现。病程取决于血钠水平和疾病的发生速度。如果血钠下降到120～125mEq/L就会出现严重的症状。如果下降到120mEq/L以下,患者会出现意识模糊和烦躁不安。如果下降到115mEq/L以下,可能会出现恶心、头痛、嗜睡,或者出现心脏收缩力降低作用和轻度低血压。血钠下降到110mEq/L以下会出现心律失常(心动过速或者)、严重低血压、抽搐、昏迷和死亡(表12-13)。

表12-13 低钠血症的症状

血钠水平	症状
135～145	正常
120～135	焦虑
115～120	神志不清,焦虑

(续表)

血钠水平	症状
110～115	呕吐，头痛，嗜睡，轻度低血压
<110	心动过速，心律不齐，心室纤颤，严重低血压，痉挛，昏迷和死亡

水中毒发生的速度也很重要，因为急性低钠血症通常都伴随有非常明显的症状。和缓慢发生的低钠血症不一样，急性低钠血症会导致严重的和不可逆的神经系统损伤。如果水中毒诊断明确，立即终止手术，吸氧，进行严格的血流动力学控制和急查血常规和电解质的分析。

水中毒的治疗取决于吸收液体的量和稀释性低钠血症的程度。如果有膨宫泵和膨宫液回收装置的话，液体吸收量容易控制。

如果发生水中毒，但是血钠水平正常，只需要监测重要的生命体征和尿量。如果血钠下降但仍在 120mEq/L 以上，治疗包括给予 0.9%生理盐水以维持血容量，给予静脉 40～60mg 利尿。如果血钠水平低于 120mEq/L，给予 3%高钠溶液和（1mg/kg 体重/4～6 小时）。如果患者出现抽搐，建议静脉给予咪达唑仑（2～4mg），地西泮（3～5mg），或者硫喷妥钠（50～100mg）（表 12-14）。

表 12-14 低钠血症的治疗

血钠水平	治疗
135～145	无
135～130	控制
120～130	吸氧
	如出现肺水肿则通气支持
	使用 0.9%生理盐水
	40～60mg EV
110～120	使用 3%高渗盐水
	每 4～6 小时使用 1mg/kg
	如出现痉挛抽搐则使用镇静剂

必须指出的是过度快速矫正血钠会导致脑桥中央髓鞘溶解或者渗透性脱髓鞘综合征的发生。病程包括神经系统症状恶化，局部麻痹，运动障碍性缄默征，伴有发声障碍和吞咽困难的假性球麻痹，行为异常，共济失调和抽搐，上述状况可以导致不可逆的神经后遗症和死亡。低于或者等于 105mEq/L 的低钠血症持续 2 天后，发生上述综合征的情况最为常见。如果血钠矫正速度超过每天 12mEq/L（每小时 0.5mEq/L），上述情况将必然发生。这就是一些学者制订治疗低钠血症的指导原则的原因。

如果可能的话，无症状的低钠应对因治疗，如果显示有过多的水摄入的话应限制水的摄入量。应监测血钙、钾和钠水平。可以考虑静脉给予 10～20mg 的。

无论低钠血症的发生是急性或者慢性，有症状的低钠血症都是真正的急症。应以每小时 0.5~1mEq/L 的补钠速率补充钠离子来提升血钠水平。

如果给予补充钠盐治疗，无论是什么类型的低钠血症，血钠水平提升都不能超过每天 12~15mEq/L，在治疗的前 48 小时内也不能超过 25mEq/L，在治疗的前 24 小时内血钠水平不能超过 120mEq/L。任何情况下都不能超过正常的血钠水平（135~140mEq/L）。

甘氨酸中毒：甘氨酸中毒会导致视力下降和一过性失明。这是因为甘氨酸直接抑制了视网膜的神经传导。患者会出现视盲并伴有瞳孔高度散大，对光反射和适应消失，仍有眨眼反射。患者 24 小时内会恢复正常，没有后遗症。甘氨酸中毒还可以引发抽搐。甘氨酸提高了 N-甲基-D-天冬氨酸（NMDA）的作用，NMDA 是一个神经传导兴奋剂。镁离子可以控制 NMD 受体。血镁水平降低增加了抽搐的易感性。

甘氨酸代谢产物中毒：肝脏和肾脏将甘氨酸代谢为乙醛酸和氨，前者以草酸盐的形式在尿中代谢，这可以导致高草酸尿症，其对肾脏有毒性；后者导致高血氨性脑病、皮质水肿、恶心和呕吐。

2. 生理盐水

生理盐水常用于 Versa Point™ 和双极电切环。使用这些设备和生理盐水并不一定会出现水中毒。尽管膨宫液是生理盐水，大量盐水的吸收可能导致严重的水电解质紊乱及肺水肿。应给予同样的控制措施。

3. Cytal

Cytal 是 0.54% 的甘露醇和 2.7% 的山梨糖醇的混合溶液。甘露醇是利尿剂，山梨糖醇可以从血浆中迅速代谢。这可以降低过度负荷的可能性。如果发生水中毒，除了出现水中毒的一般症状，还会出现高血糖和溶血。

4. 葡萄糖（2.5%~4%）

通常不用，因为会导致高血糖。

5. 右旋糖酐 70（32%）或葡聚糖

目前不使用这种溶液。这种溶液黏性很大，因此它有焦糖的作用很难从仪器上被清洗掉。右旋糖酐 70 是高渗性溶液。可以引起过敏反应，呼吸窘迫综合征，肺水肿和凝血异常。

6. 生理盐水

只有在使用双极电切或者激光时才使用，以避免电事故发生。术中如果吸收了过量的生理盐水同样可能导致严重的疾病例如肺水肿。

所有膨宫液都有的一个不良反应是体温过低。如果术中液体使用量大，手术时间长，这种情况尤易发生于老年女性。患者会出现心律失常，心脏收缩力下降，以及凝血障碍。因此，建议加热膨宫液体。

（三）出血

不常见。出血的发生率取决于使用能源的类型。使用滚球电极和电切环进行子宫内膜去除术，出血的发生率为 2.57%；仅使用电切环其发生率为 3.57%；使用激光的发生率为 1.17%；仅使用滚球电极的发生率为 0.97%。出血是因为对要切除的病灶（肌瘤、息肉、粘连）的血管造成了损伤，对肌层内血管（子宫内膜切除，肌瘤切除）造成了损伤，持续的出血是因为对黏膜下毛细血管网造成了损伤。出血过多也可能和血小板被稀释有关。术中出血和术后出血治疗有显著的区别。术中出血治疗最初方法是通过膨宫液来增加宫腔内压力。应该注意的是此种方法可能增加膨宫液体内渗。还可以用滚球电极/环或者激光对出血血管进行选择性凝血。如果是术后出血,当子宫收缩的时候通常出血就会自然停止。治疗包括采用导管或者专门的子宫球囊插入宫颈进行宫腔压迫,球囊内总共可以注入约 30ml 的生理盐水。约 6 小时后可以放出生理盐水。不要撤出导管,让患者采用半坐卧姿势证实有否出血。如果出血量不多,可以完全撤出导管。如果仍有出血,则再次充盈球囊并留置 24 小时。24 小时后,仍然出血的情况非常少见。

(四) 与电能相关的并发症

这些并发症是因为在行子宫内膜去除时,滚球电极、电切环和球状电极的电能通过热传导弥散至宫壁外所致;因为负极板放置不当造成皮肤电损伤;应用的电设备状态不良,或应用含有离子的膨宫递质行单极电流手术(生理盐水或者 Ringer 液)。为了避免上述情况的发生,在术前要仔细检查带电的手术设备,确认都在良好的状态。检查电线的连接,尤其是否绝缘。确保在使用单级电流时负极板放置位置正确,尽量把它放置在离手术区域最近的地方。每当使用单极电流时,应选择合适的电流功率(100W 用于切除和 80W 用于凝固)以及不含离子的膨宫液。

(五) 与激光相关的并发症

应避免使用同轴纤维,尤其是带有蓝宝石尖端的同轴纤维,因为它需要不断地通过气体或者液体来冷却,会造成过度吸收,或者甚至栓塞。激光可以对邻近的器官造成热损伤,例如肠道和大血管。此外,激光还会损伤离穿孔部位距离较远的区域,因为在穿过子宫肌层后,激光可以对到达的下一个表面进行汽化。

(六) 感染性并发症

已经在诊断性宫腔镜章节中进行了讨论。

(七) 与新技术相关的并发症

向子宫内注入加热的生理盐水:由 PerⅡtz 进行的一项包含 14 个患者的试验没有发现有并发症。此外 Das、Weisberg、Richart 和 Bustos-Lopes 进行的采用这种新技术进行内膜去除来治疗月经过多的试验也没有发现并发症。上述试验都是前瞻性的、观察性的、少量患者的临床研究。

(八) 晚期并发症

1. 宫腔积血

内膜切除术后宫腔积血的发生率为 1‰~2‰。宫腔积血继发于宫颈内口或者宫腔粘连,导致慢性、周期性下腹痛。治疗包括在宫腔镜下或在 B 超监护下排出积血。为了避免宫腔积血的发生,在切除子宫内膜的时候,除了宫颈内口区域,还应保留子宫峡部区域的内膜。

2. 粘连

宫腔粘连可以发生在宫腔镜手术后,尤其肌瘤切除术后切除的两个肌瘤生长在相对的两侧肌壁。这种情况下,最好是把手术分成几次实施,以避免粘连的发生。

3. 子宫内膜去除术输卵管绝育术后综合征

子宫内膜去除术后,残留在宫角区域的内膜会造成局部宫腔积血的发生。患者报告在术后 2 个月出现单侧或者双侧周期性疼痛。有些病例会伴有生殖道出血。治疗方法是双侧输卵管切除术和（或）子宫切除术。

4. 子宫破裂

在某些特殊手术例如子宫中隔切除术、宫腔粘连松解术和子宫肌瘤剔除术术后，会有发生孕期或者分娩时子宫破裂的风险。主要的病因学是子宫穿孔（手术剪，电切环或者激光）和子宫肌层的手术创伤。

5. 胎盘粘连

在子宫内膜去除术后妊娠的病例中有26%报告了胎盘粘连。

宫腔镜手术并发症少见，但是一旦发生可能会很严重。这些有关并发症的知识，以及有关器械知识和手术技术，结合已经获得的经验，对于减少并发症的发生及降低并发症的严重程度至关重要。

（饶 燕）

第十三章 不孕症医论

第一节 黄体功能不全性不孕

黄体激素（黄体酮）是由卵巢分泌的一种孕激素，黄体细胞功能旺盛时则变为黄色，所以称为黄体。

黄体功能不全（LPD）指黄体分泌孕酮不足或黄体过早衰退，以致子宫内膜分泌反应不良，引起月经失调性不孕，早期流产或反复早期流产。黄体功能不全属于卵巢内分泌系统功能失调。

黄体功能与不孕的关系：黄体功能不全属卵巢病变，因为女性的性激素是卵巢分泌的，它包括雌激素和孕激素两种，雌激素是由卵泡的颗粒层细胞、卵泡膜细胞和卵巢黄体细胞分泌的。雌激素（如雌二醇）主要是维持女性的一系列生理特征。孕激素主要是卵巢黄体细胞分泌的一种天然激素，妊娠后逐渐改由胎盘分泌。此外，肾上腺皮质也能分泌少量孕激素。人类卵巢分泌的孕激素主要是黄体酮（俗称孕酮）和17-羟孕酮，其中以黄体酮的生物活性最高。黄体酮的主要作用是为孕卵（受精卵）着床发育以及胎儿成长创造条件的。黄体功能不全，主要是卵巢黄体细胞衰弱，黄体细胞分泌的雌、孕激素不足，进而导致子宫内膜腺体分泌不足，有碍于孕卵着床，即使受孕也容易引起早期流产。特别是黄体酮，在雌激素作用的基础上使子宫内膜发育并分泌黏液，为孕卵的着床做好准备，为孕卵供给营养物质，有利于胚胎的发育。子宫内膜如土地，黄体产生的黄体酮犹如肥料、水分和阳光，孕卵即可视作种子，黄体功能良好，产生的黄体酮足够，则子宫内膜发育良好。土地肥沃，种子顺利种植则发芽、长叶、开花、结果。否则，黄体功能不全则产生的黄体酮缺乏，子宫内膜发育不良，则孕卵难以着床生长，此即黄体功能不全引起不孕不育的病机。

一、黄体功能不全的临床表现

（1）月经周期（从月经的第一天开始，一直到下一次月经来潮的第一天，算一个完整的月经周期）不规律。

1）月经周期短，月经频发。

2）月经期延长，淋漓不断。

（2）不孕不育是因为黄体功能不全的患者均有卵泡发育不良，所以不会怀孕或孕而不育，即早期流产或习惯性流产，容易流产的妇女34%由于黄体功能不足。

（3）经前期综合征：经前烦躁易怒，胸胁胀闷，乳房胀痛，口干苦或失眠。

（4）月经基本规则并有排卵，婚后性生活正常，丈夫精液检查正常，患者无器质性疾病，无其他原因可解释的不孕不育，也可能是黄体功能不全。黄体功能不全常与子宫内膜异位症、高泌乳素血症、未破裂卵泡黄素化综合征合并存在。

二、黄体功能不全的病因

正常黄体功能的维持有赖于下丘脑-垂体-性腺轴功能的正常,如果此性腺轴功能紊乱,不仅黄体期,即是卵泡期也可导致黄体功能障碍。目前,一般认为黄体功能不全的病因是:

(1) 卵泡期卵泡刺激素(FSH)分泌不足。

(2) 排卵期促黄体素(LH)分泌不足。

(3) 黄体期促黄体素分泌不足。

(4) 其他如放置节育环后子宫内膜释放前列腺素(PG)增加,前列腺素能抑制黄体酮的产生。

(5) 医源性因素:干扰黄体功能,如克罗米酚(CC)及合成的孕激素、等应用后可引起黄体功能不足,但如加用人绒毛膜促性腺激素(HCG)多可纠正此不良反应。

(6) 高泌乳素血症:因催乳素(PRL)有损害促黄体素的作用,影响黄体酮合成(用甲磺酸溴隐亭片治疗,可改善黄体功能,得以受孕)。

三、黄体功能不全的治疗

西医治疗黄体功能不全,分为激素补充疗法和刺激黄体方法,前者用天然黄体酮为主,其有良好的促子宫内膜分化作用。不宜用合成黄体酮,因为人工合成的黄体酮如甲羟孕酮、炔诺酮类有黄体溶解作用,而抑制患者本身促黄体素分泌的缺点。刺激黄体疗法,用人绒毛膜促性腺激素是有效的黄体功能刺激剂,可增加黄体酮合成及延长黄体的寿命。其他如克罗米酚,是常用的促排卵药,因而也是矫治黄体功能不全的一线用药。克罗米酚有促进下丘脑分泌促黄体素和促黄体素释放激素(LH-RH)的作用,从而使垂体分泌卵泡刺激素、促黄体素增加,致排卵前卵泡的发育和成熟,使排卵后黄体细胞分泌较多的黄体酮。

中医认为肾虚是黄体功能不全的重要病因,而以肾阳虚、子宫寒冷占主流。其治疗多以滋阴助阳补肾气立法。

四、肾阳与黄体的关系

在正常排卵周期中,如28天一次者,在卵泡期基础体温波动<36.6℃,至排卵日更低,称谷日,是月经周期中阴阳互根、消长及其转化的时间。谷日为阴精充盛,阴长至重,称为重阴,否极泰来,物极必反,重阴转阳,少阳生,阳气内动,太冲脉盛,所以谷日开始升温,即开始排卵。排卵后黄体酮随即增加(7.4mg/ml),黄体酮可促进去甲肾上腺素释放,后者又促进下丘脑产热中枢活性,使基础体温升高,较卵泡期高0.3~0.5℃,波动在36.6~37℃,持续约14天,称黄体期。如果黄体期延长,基础体温上升后呈双相型曲线,持续达20天,可诊断为早孕。所以黄体期及早孕期,孕激素升高,基础体温即升高,说明受孕过程如种子入土发芽需要增加温度,证明黄体酮是一种至热源。它与中医所说的肾阳发动胞宫温暖,利于受孕是一回事。所以肾阳不足则黄体不健。中医的肾阳是人体热源的来源根本。西医的黄体功能也是人体的致热源。换言之,肾阳就是黄体,黄体就是肾阳。中医的肾阳不足命门火衰就是《素问·骨空论》所说的"督脉有病,其女子不孕"。西医的黄体功能不全其女子亦不孕。所以治疗黄体功能不全性不孕,就要以肾阳虚立法。夏桂成教授说:"黄体功能不全性不孕,绝大部分与肾阳不足、心、肝、气郁有关,极少数属于阴虚。而在阳虚的比例中,阴虚及阳者占

多数。"这是因为阴阳互根，余每见失精或失血过多者，其形体恶寒，是水去火亦去。肾阳虚乃肾精不足造成，所以补助肾阳，要阴中求阳。例如金匮肾气丸、六味五子丸、苁蓉菟丝子丸、毓麟珠、傅青主温胞饮都是用之有效的良方。

附方如下。

(1) 毓麟珠方：八珍汤加菟丝子、杜仲、鹿角霜、川椒。

(2) 苁蓉菟丝子丸：肉苁蓉、菟丝子、覆盆子、蛇床子、当归、川芎、白芍、牡蛎、乌贼骨、五味子、防风、黄芩、艾叶。

(3) 傅青主温胞饮方：白术、巴戟天、人参、杜仲（炒黑）、菟丝子、山药、芡实、肉桂、附子、补骨脂。水煎服，疗程1个月，可改汤为丸，朝夕吞服。

余拟罗勒助孕汤：罗勒12g、当归12g、川芎6g、白芍12g、熟地25g、怀山药25g、川断12g、菟丝子15g、山茱萸12g、淫羊藿（别名，仙灵脾）15g、蛇床子10g、香附12g、红参12g、砂仁6g、巴戟天15g、紫石英30g。

（杨援朝）

第二节　子宫发育不良性不孕

子宫发育不良是子宫体小于正常标准，称为幼稚子宫。这种子宫结构和形态正常，只是体积太小，有的小如大拇指，有的如鸽子蛋大小。子宫发育不良的患者往往伴有卵巢发育不良，因为子宫和卵巢是一个相连的机体，很难想象子宫小的患者，而她的卵巢和输卵管是正常的。正常的子宫体与宫颈的比例因年龄而异，婴儿期为1：2，青春期为1：1，生育期为2：1，老年期又为1：1。发育不良的子宫多为青春期型，其次为幼儿型。幼儿型子宫常伴有卵巢发育不良。原发性闭经和原发性不孕患者多属幼儿型子宫者。轻度、中度的子宫发育不良，即单纯小子宫不一定是不孕的直接原因，若同时卵巢发育不良、黄体功能不全者则生育希望不大。原发性闭经者其卵巢发育必然不良，所以很难怀孕。

一、病因病机

（一）中医病因病机

中医认为子宫发育不良的病机是肾气-天癸-冲任-胞宫轴气血不足而影响了胞宫的生长发育。子宫发育不良多属先天禀赋不足。肾为先天，肾中阴阳两虚，肾精匮乏，肾阳不足，胞宫失于滋养而发育不良。肾藏精，为发育生殖之源，人体生命之根，所以称为"先天之本"。冲为血海，任主胞胎，《灵枢·五音五味篇》说："冲脉，任脉，皆起于胞中"。胞宫的络脉又与肾相系，所以胞宫与肾和冲、任二脉均有着互联网状的关系，胞宫发育不良与肾脏关系尤为密切。中医的补肾之药即是补冲、任或补胞宫之药。所以很多中药称归经肝、肾，并不称归经胞宫，就是肾主生殖，胞宫系于肾的道理，小子宫是发育不良的主要征象，更有甚者，由于子宫体前后壁发育薄弱，大多呈前倾后歪的形状，特别是子宫后屈位时，宫颈呈上翘状态，不易在性交后浸泡在精液中，影响受孕。当然，子宫过度前倾，亦不利受孕。子宫前倾后屈是肾虚，填补肾精，温补肾阳，以促进子宫发育是治本之法。另外，脾为后天之本，脾胃虚弱，化源不足，胞宫失养，同样影响子宫发育。女子以肝为先天，肝肾同源，肝郁常波及于肾，影响冲任，也是子宫发育欠佳的原因。识此，健脾疏肝与生精补肾有时需要同步进行，这就是中医的"整体观念"和"整体论治"。

（二）西医病因病理

现代医学认为本病多由下丘脑-垂体-卵巢轴功能失调，导致雌激素分泌不足，子宫发育受到影响而生长不良。子宫是雌激素的主要靶器官，雌激素能增进子宫的血液循环，促进子宫的生长、肥大。子宫发育不良，主要是在青春发育期，雌激素缺乏或分泌不足，影响子宫发育或导致停止生长。月经量少，月经稀发，痛经，月经后期或渐至闭经均系子宫发育不良。内膜分泌功能不足，缺乏雌激素的支持而引起。

二、临床表现

子宫发育不良属肝肾虚者，年过18岁仍未行经，或月经后期量少，渐至闭经。目框黧黑，脉沉细而涩。

（1）脾肾阳虚者：经行后期，四肢不温，少腹冷感，舌胖或有齿痕，脉沉细。

（2）肾虚肝郁者：月经后期，痛经，经色黯黑有块，舌下静脉怒张，脉沉涩或沉弦。

（3）气虚血亏者：闭经或经行延迟，经血量少、色淡，舌淡，苔白，面色萎黄，脉沉细无力。

（4）子宫体小或子宫前倾后屈，月经稀发，量少，痛经，甚至闭经是不孕子宫发育不良的主要临床表现。重度发育不良者为实性子宫。

三、西医治疗

西医治疗是补充雌激素，以促进子宫发育。如用己烯雌酚0.1～0.25mg，自月经周期第5天开始连用20天，3～6个周期，待子宫增大后，再于月经后半周期给适量孕激素共3个月，使黄体功能旺盛，易于受孕。或其他雌、孕激素序贯疗法。例如从周期第16天开始用黄体酮，每天20mg肌内注射，连用5天，停药3～7天发生撤退性出血。促排卵于周期第5天开始服用克罗米酚50，连服5天，下月重复治疗。如效果不明显，克罗米酚可增至100。在周期的其他日期内，用雌激素补充治疗。雌激素、孕激素合用时需治疗3～4个疗程。也可采用异物刺激疗法，如子宫腔内放置小型宫内节育器2～3个月，有促进子宫增大的作用。

四、中医治疗

中医认为，子宫发育不良性不孕，虚与寒是主要病因。中医的补肾壮阳药好比阳光与温度，滋阴养血药好比肥料与水分，是物质基础。子宫好比土地，只有阴阳相济，土地肥沃，植物才能生长。

子宫发育不良需要长期的治疗，天然中药的不良反应小而疗效好，适合长期服用，所以较之西药有独特的优势。如补肾壮阳药中的菟丝子、巴戟天、仙灵脾、蛇床子都有性激素样作用，所以能兴奋性腺，促进子宫发育。滋阴补血，如熟地、何首乌、女贞子、山茱萸、枸杞子等能生精补肾，促进子宫发育。特别是紫河车、鹿茸等，一些血肉有情之品，大多能补充人体的精微物质，是促进子宫发育的物质基础。如紫河车含有雌激素、黄体酮、促性腺激素等，有促进卵巢发育和子宫发育、兴奋子宫的作用。鹿茸，含有丰富的氨基酸、维生素、蛋白质和微量元素（锌、硒、铁、铜、锰等），还含有雌激素、雄激素等，能促进子宫发育，用于治疗子宫发育不良有较好疗效。

中医方药（以温补为着眼）如下。

(1) 肾脾两虚：毓麟珠（《景岳全书》）或资生汤加山茱萸、熟地。

(2) 肝肾不足：补天育麟丹（《辨证录》）。

(3) 肝郁肾虚：肾气汤（《金匮》）合五子衍宗丸加柴胡、五灵脂、丹参、郁金。

(4) 血气两亏：人参养荣汤加鹿角、紫河车。

(5) 丸药可用自拟参茸状元丸，长期服用。如无参茸状元丸者，可用中成药如全鹿丸或鹿胎膏。

中西医结合治疗子宫发育不良是较好的治法。

(1) 患者有月经者，常用六味五子汤加鹿角片、益母草、砂仁、紫河车、紫石英、海螵蛸，水煎服，每日1剂。另用己烯雌酚1mg，每日1次，睡前口服。自月经周期第5天起连用20天，停药后5~7天月经来潮。下次月经来潮后第5天继续服用，连用3~6个月。待子宫增大后，再于月经后半周期给适量孕激素，共3个月，以促使黄体功能旺盛，易于受孕。

(2) 对于月经稀发或闭经患者，亦用上方水煎服，每日1剂，同时配合黄体酮，每天20mg，肌内注射，共5天，等诱发月经来潮后再用中药，序服三促汤（促卵泡汤、促排卵汤、促黄体汤）。又于来经的第5天，口服克罗米酚50，连用5天，3个月为1个疗程。又令患者每日加服状元丸，早、晚各1次，每次15g。此法对轻度、中度子宫发育不良的患者，有一定疗效。

（于婷儿）

第三节 输卵管阻塞性不孕

一、定义

输卵管阻塞性不孕占不孕症的第一位，占余所诊治不孕原因的60%以上。各种内因、外因都能导致输卵管阻塞或积水，甚至扭曲变形。

二、形态

输卵管为一对细长而弯曲的管道，像道路一样，狭窄的地方容易堵塞。输卵管内侧与子宫角相连，外端呈伞状游离。输卵管有活动移位性，它不仅能随子宫位置的改变而移动，而且自身亦能经常有节奏地收缩蠕动而变易位置。在宫腔镜下，可直接观察到输卵管伞端开口处时张时闭的正常生理现象。输卵管全长8~14cm，峡部长2~4cm，管径为2~3mm，如毛线粗细。由峡部向外侧延伸的膨大部分称为壶腹部，管径一般为5~6mm，愈往远端愈宽大，管径可为10mm以上，如纸烟之粗，壶腹部约为输卵管全长的1/2以上，长5~8cm。

三、功能

输卵管的内环境担任着捡拾卵子、运送卵子、受精、营养精子和卵子及受精卵发育等作用。它是精卵结合的场所、生命的发源地。因此，在此幽微玄妙的地方，即使轻微的病变，亦可造成不孕。当输卵管受到损伤，尤其是输卵管壶腹部一旦受到严重的损伤，希望通过手术重建输卵管、恢复其功能是很困难的。例如做输卵管植入术、输卵管吻合术、输卵管造口术、输卵管伞端成形术、利用通液或导管导丝分离扩张术以及卵巢囊肿剔除术后，都能在解剖上恢复其通畅，但不一定能恢复输卵管的功能。这也可能与人体的大环境有关，如肾阳不足，胞宫寒冷而输卵管不通。正如冬天的水管，通开后因外界气候寒冷而再次闭锁。输卵管阻塞，有的经治疗而痊愈，有的功能再也无法逆转。

四、输卵管阻塞性不孕的主要病因

先天性的输卵管发育不良，其管壁薄、细长，易于扭曲，形成部分或全部阻塞。未发生阻塞者，因其管形纤细或扭曲，不利于受精卵的运行而导致异位妊娠。病理性的阻塞主要由盆腔炎、盆腔结核和子宫内膜异位症引起。

（一）输卵管结核

在输卵管不通中75％为盆腔结核引起。患盆腔结核者，几乎百分之百的累及输卵管，使输卵管阻塞成为不可逆的病变。在腹腔镜下可见输卵管呈结节状或僵直。

（二）盆腔感染

盆腔感染是引起盆腔粘连和输卵管梗阻的主要原因。盆腔感染可造成输卵管炎，继而输卵管积水、积脓或形成卵巢脓肿。盆腔炎的发生，常见于性生活不洁、丈夫感染性病再传染给妻子。如剖宫史、人工流产史、宫内放置节育器，尤其是婚前人工流产，护理不当，继发细菌或病毒感染。随着性病的传播，支原体与衣原体引起的盆腔感染日益增加。研究发现，支原体与衣原体感染是输卵管阻塞的重要原因之一，此类感染能导致盆腔膜状粘连，输卵管内瘢痕形成及组织损伤，输卵管阻塞或通而不畅。有的伞端和周围组织粘连，形成输卵管积水，有的伞端与卵巢粘连并贯通，液体溢出，形成炎症性卵巢囊肿。支原体感染时，它改变了男女生殖道的内环境，损伤免疫系统，而产生抗精子抗体，不利于精子成活，从而导致男子不育和女子不孕。所以不孕不育与支原体、衣原体感染有很大的关系，对输卵管的损害非常严重，已是不孕不育研究的焦点。中医辨证论治属于湿热瘀阻。

盆腔感染的其他原因，如不负责任的侵入性的妇科检查、诊断性刮宫术、宫颈治疗术、消毒不严格的器械都会造成感染（有几例患者曾告知余，她并无妇科炎症，因妇检查后感染），最后累及输卵管，形成阻塞。子宫内膜异位症亦是导致输卵管粘连的主要病因。所以，盆腔感染是个大病理概念，而造成炎症的各种病理条件才是致病的根源。

五、西医的检查治疗

输卵管阻塞性不孕，很难不治自愈。特别是结核性输卵管炎对输卵管的破坏最为严重，即使结核治愈后，其生殖功能仍难以恢复。结核性输卵管炎的治疗用药一般用链霉素、利福平、异烟肼、吡嗪酰胺、乙胺丁醇、卡那霉素等。

对于非结核性慢性输卵管炎应用抗生素治疗一般无明显效果，但在急性感染期仍然需选用敏感的抗生素治疗。其中，甲硝唑或替硝唑与乳酸左氧氟沙星合用比较常用，感染严重的可选用头孢类，如头孢西丁或头孢哌酮舒巴坦钠等。对于淋病，可选用头孢曲松。对于支原体、衣原体引起的炎症，可选用司氟沙星或阿奇霉素。

输卵管通液术有检查与治疗的双重作用，而且简单易行。一般在月经干净后3～5日开始进行，隔日一次。过早可引起残留的经血倒流，过迟则因子宫内膜生长增厚，影响通畅或引起出血。但疑有宫颈癌变者、子宫出血者、内外生殖器的急性炎症和盆腔炎急性发学者禁忌。通液术每周1～2次，药用庆大霉素8万U，加糜蛋白酶5mg、地塞米松5mg、生理盐水20ml，共23ml。其中抗生素抗感染，糜蛋白酶能消除坏死组织，地塞米松抑制炎性纤维素渗出和肉芽增生，每月3次，共3个月。

腹腔镜是近年来发展起来的先进的微创技术，也有诊断与治疗的双重作用。目前，用腹腔镜或联合宫腔镜诊断输卵管性不孕是经典的方法之一。可精确地检查盆腔内环境，即可直视输卵管周围有无粘连，以及输卵管、卵巢的解剖关系有无改变，是诊断和鉴别诊断盆腔炎、输卵管结核和子宫内膜异位症等输卵管病变较好的技术。腹腔镜可分离输卵管粘连及伞部的梗阻，在腹腔镜下做输卵管通液术被认为是评价输卵管通畅的"金标准"。更有效的是在腹腔镜的直视下，利用导丝将梗阻的粘连部位捣通，使其通畅，称为粘连松解术。这种方法疏通输卵管的成功率高达80%～90%，但妊娠率只有50%左右，这是因为阻塞严重的输卵管管壁僵硬、增厚、黏膜破坏或积水严重，不能灵活地蠕动与运送精卵，生理功能难以恢复的原因是解剖上的通畅不能代表功能上的恢复。其他如输卵管植入术、吻合术、肌瘤剔除术和卵巢肿瘤切除术后有不少患者仍不能怀孕，证明解剖学的正常不等于中医学气血功能的恢复。

六、中医的病因与治疗

中医认为输卵管阻塞，多因经期或产后或宫腔手术操作后摄生不慎，邪毒入侵胞宫，造成冲任损伤、气血失调，宿血积于胞中而致不孕。临床多见虚实夹杂症。但其根本原因在于"瘀"，故其治疗以活血化瘀、消积为主要方法。上海中医药大学李祥云教授将输卵管不通辨证归纳为五型，广州中医药大学黄健玲教授增加肾虚血瘀共为六型，主要分为湿热、寒湿、痰湿、气滞血瘀、气虚血瘀、肾虚血瘀，分别给予针对性强的治疗。

余认为输卵管阻塞性不孕，当以疏通输卵管为要务。通过多年的临证观察，输卵管不通因内伤七情，或饮食生冷，或外感寒湿者占临床比例很小，而造成输卵管不通的首要原因多为有剖宫产史和人工流产史，特别是婚后初孕流产、引产和婚前人工流产（包括药物性流产，其所占比例很大），有的患者多次打胎后造成不可逆的阻塞性不孕，究其原因，是流产手术损伤了冲任脉络，造成胞宫瘀血。

人类生育是繁衍生息的自然造化规律，流产或上节育器避孕，特别是长期避孕违背了人类的自然生育功能，造成气血逆乱，瘀阻胞宫，形成大量的占位性病理产物充塞于胞宫之间"流水不腐，户枢不蠹"，该运转的机器长期搁置不动也会生锈，物理与医理是相通的。所以，输卵管阻塞性不孕的病因病机——气滞血瘀是着眼点，那么活血化瘀即是治疗阻塞的根本方法，是提纲，其他病因病机都是辅助性的病理概念。

关于输卵管阻塞性不孕的治疗，最常用桃红四物汤合少腹逐瘀汤二方化裁加减，验之临床效果良好，自拟为逐瘀通管汤。

附：自拟逐瘀通管汤。组成：当归尾、川芎、白芍、生地、桃仁、红花、延胡索、五灵脂、桂枝、制香附、皂角刺、败酱草、白术、山药、海螵蛸、丝瓜络，共16味组成。

桃红四物汤来源于清·吴谦等所著的《医宗金鉴》，功效活血祛瘀，养血调经，是治疗经期超前属瘀血证者，若血多有块，色紫黏稠，乃内有瘀血，用四物汤加桃仁、红花破之，名"桃红四物汤"，此方是一首疗效比较平和的活血祛瘀方剂。

少腹逐瘀汤是王清任《医林改错》中调经种子第一方，适用于虚寒性血瘀证，临床表现为月经不调、闭经、痛经等。余摘取五灵脂入肝、脾，疗心腹，伤冷积聚，行血止痛。夏桂成教授说"五灵脂是促发卵巢、输卵管活动的要药""五灵脂入肝经少腹部，卵巢处，活血化瘀以促发排卵"。延胡索入肝、胃，活血化瘀，理气止痛。桂枝温经通脉，治闭经癥瘕。《长沙药解》认为："桂枝入肝家而行血分，走经络而达荣郁，善解风邪，最调木气，升清阳之脱陷，降浊阴之冲逆，舒筋脉之急挛，利关节之壅阻，入肝胆而散遏抑，极止痛楚。通经络而开痹涩，甚去湿寒。"《神农本经疏证》记载：桂枝"盖其用之之道有六：曰和营，曰通阳，曰利水，曰下气，曰行瘀，曰补中。其功之最大，施之最广，无如桂枝汤，则和营其首功也"。夏桂成曰："可见桂枝温阳解表之外，宣通血脉，入肝家经络，温阳活血，推动血行而有利于转化也。"香附理气解郁，调经止痛，为妇科之主帅，利三焦、解六郁，通十二经气。败酱草苦平入肝、胃，清热解毒，排脓破瘀，治产后瘀滞腹痛，主破多年瘀血，能化脓为水。

海螵蛸，后世医家所谓"味腥气秽，善走奇经"，用之为引经药。海螵蛸又能调和血脉，溢者可收，瘀则可通，有双向调节的功能。皂角刺，辛温，无毒，有搜风、拔毒、消肿、排脓之功，以其性善开泄，为疡毒药中第一要剂。所以治疮疡肿毒之"仙方活命饮"与"透脓散"中均起用了皂角刺。本方引用亦借其穿透之力，且加入白术、山药以助活血化瘀之药力，又能防疏散太过。清叶天士治奇经八脉疾病时，强调通补结合。输卵管阻塞之病机是肾虚血瘀，虚实夹杂，所制方用药，寓通于补是立法用药之宗旨。

上方，气虚加人参、黄芪；气血凝滞严重，妇科检查有肿块加三棱、莪术，既善破血，尤善调气；输卵管积水加益母草、泽兰、海藻以活血、利水；血虚加何首乌、阿胶；痰湿加白芥子、皂荚、石菖蒲；肾虚加熟地、山茱萸；湿热瘀结加七叶一枝花、白花蛇舌草、忍冬藤；结核性粘连加猫爪草、夏枯草。加减得法，在于医者之功底深浅。

（杨援朝）

第四节 子宫腔粘连性不孕

"子宫"一词，最早见于《神农本草经》（简称《本经》）紫石英条下："女子风寒在子宫"。子宫又称"胞宫"，是主月经和孕育胎儿的主要器官。《素问·五脏别论》称为"奇恒之府"。

一、子宫的形态功能

成年人子宫体长7～8cm，宽4～5cm，厚2～3cm，子宫壁厚约0.5cm，重约50g，内脏容量5ml左右，妊娠足月时宫腔容积可达5000ml。谷祖善教授认为："子宫除了妊娠分娩、月经等生理功能外，恐怕还会有其他尚未弄清的生理功能，否则为什么经过一次诊刮竟能治好视丘垂体的功能性病呢?"这与心脏不只是一个"血泵"而已的道理相同,心还包括神经系统功能即精神意识思维活动,中医认为心为"君主之官"而主"神明"。余是借此说明,我们不能单以西医的解剖学去认识"子宫"的单纯功能。

二、病因病机

子宫是一个不存在空间的腔体。在未孕时,正常子宫腔前后壁紧贴,但因内膜完整,不易发生粘连,即使在月经来潮,内膜功能层剥脱,因基底层仍完好,所以不会在一起。但因人工流产、引产、诊刮、吸宫术和继发性感染,子宫内膜严重损伤时,子宫内膜基底层裸露,其创面不易修复,则易行成宫腔粘连。在非孕子宫做宫颈管手术或肌瘤摘除术,亦可造成宫腔内粘连。

子宫腔粘连,可引起闭经。如粘连位置在子宫峡部或宫颈管处,而宫腔无明显粘连,仍有月经形成但无法排出。经血经输卵管向腹腔倒流种植,刺激腹膜可有腹痛。宫腔粘连可使子宫腔变形及子宫内膜供血不足,导致不孕、流产或早产。

三、治疗

宫腔粘连的治疗口服药不如手术分离。在宫腔镜下分离粘连,准确而彻底,是首选治法。分离粘连后为了防止再粘连,可在宫内放入适当大小宫内节育器,3个月后取出。并可同步服药,按人工周期顺序治疗3个月,以促使子宫内膜增生和修复。口服中药仍以活血化瘀为要法,方法如《千金》荡胞汤更为有效。

(杨援朝)

第五节 未破裂卵泡黄素化不孕

未破裂卵泡黄素化综合征(LUFS),是指卵泡成熟但不破裂,卵子未排出而原位发生黄素化(也称黄体化),并分泌孕激素,致使子宫内膜发生一系列类似排卵周期的改变:如月经周期规则,给人以有排卵的假象,又有双相基础体温,多种检查结果示血浆黄体酮水平增高等黄体化表现,而B超监测无排卵发生,是无排卵月经的一种特殊类型。此种不孕患者在临床上常被误诊为黄体功能不全、盆腔炎或不明原因性不孕症,对排卵功能障碍患者诱发"排卵成功"而仍不能怀孕者当考虑本病的可能。

一、黄体的形成与黄素化的意义

黄体是由卵泡发育成熟、卵子排出后的卵泡变化而来,具体地说,卵子排出后,卵泡壁塌陷时,卵泡中留下的颗粒细胞和卵泡内膜细胞发生了黄素化,而变化成黄体细胞,这种黄体细胞在切面上肉眼所见为金黄色花瓣状的椭圆体,所以称为黄体。黄体会逐渐发育增大,在排卵后7～8天,黄体发育到高峰,直径为1～2cm,称为成熟黄体。旺盛期的黄体能使子宫内膜继续增厚,又能充分供给受精卵的营养物质,因而有助孕作用。如果所排出的卵子未能受精和种植,黄体于排卵后9～10天即开始退化,14天左右大部分萎缩,3个月左右黄体经过透明退化转变为白体。如果精子与卵子结合成功,并移入子宫壁种植,则黄体细胞增生肥大,并同时同步产生较多的雌激素和孕激素,黄体功能一直维持到妊娠终止。所以卵泡的充分成熟,适时的排卵与黄素化是黄体功能健全的重要因素。也就是说，正常的黄素化是正常的排卵后卵泡必然的、生理性的生化演变过程。而未破裂卵泡黄素化综合征是卵子未排出卵泡在卵泡内发生了黄素化。犹如孵化小鸡的鸡蛋，还未等到小鸡形成或破壳而出，鸡蛋的内在蛋黄在蛋壳内液化而变成了荒蛋。

二、临床表现

未破裂卵泡黄素化的未破卵泡有两种征象，一为卵泡发育欠佳，小而不破；二为卵泡持续增大而不破裂。有的卵泡发育大于17mm且在促黄体素峰后卵泡继续增大到平均直径为33.5mm或35mm以上而滞留不破。因为正常的受孕卵泡平均直径为18～21.5mm。小卵泡不破属肾虚血瘀，影响了卵泡的发育；卵泡超大滞留不破是肝郁。余认为同多囊卵巢有类似的病因。这两种极端反常的卵泡都是以不会破裂、无卵子排出，最后发生黄素化而告终。

未破裂卵泡黄素化综合征随同月经周期而变化，本次的未破裂卵泡黄素化综合征消失后，又有新的卵泡生长至一定时期，卵泡仍不发生破裂，再次形成未破裂卵泡黄素化综合征。

三、西医病因病理

西医至今对未破裂卵泡黄素化综合征的病因、病理等尚未完全明确，其诊断及治疗当然缺乏准确有效的方法，找不到具体的证据就只能笼统地说是与内分泌功能失调有关。现代医学认为，内分泌轴失调造成了促性腺激素与促黄体素分泌不足。特别是促黄体素分泌不足，影响了卵泡的成熟、破裂、卵子排出。还有部分的患者伴催乳素升高，而因催乳素有抗促性腺激素的作用，其升高时可使促黄体素、卵泡刺激素降低，而影响排卵功能。此外，前列腺素 F2α 合成减少，也可发生未破裂卵泡黄素化综合征，因 F2α 能溶解卵泡壁，促使其破裂而排卵。在此，情绪紧张与焦虑是导致下丘脑-垂体-卵巢轴失调的第一因素。

四、中医病因病机

中医对未破裂卵泡黄素化综合征缺乏记载，但据其临床表现，中医可做出解释，并可制订出有效的方法。其中肝郁、肾虚仍是中医辨证论治的焦点。肝主疏泄、主藏血、主调节周身气血，《内经》论六经把肝胆分别称为厥阴和少阳。少阳胆附于厥阴肝，其经脉相连，所谓肝胆相照。所以胆有病治肝亦是中医惯例。肾为先天之本，肾藏精、主生殖发育，六经把肾称为少阴。《内经·阴阳离合论》有"少阳为枢"和"少阴为枢"。"枢"者，开合之枢纽，所以人体阴阳之升降，脏腑之升降、开合、疏泄，无不与肝、肾有关。因此，肝与肾是卵泡生长发育与卵子排出的枢纽，是卵泡破裂的主宰，而肾虚、肝郁是所有不孕症的主要病因，疏肝、补肾及调冲、任亦为治疗未破裂卵泡黄素化综合征的根本大法。

五、诊断与治疗

B超是监测卵泡生长发育的主要诊断技术。自月经第8天开始，每日或隔日监测一次，观察测量卵泡生长发育情况，至排卵征象出现。如在预测日期无排卵发生，而发育中的卵泡持续增大，壁增厚，平均直径为33.5mm或35mm以上而滞留不破，无光团及积液出现，即可诊断为未破裂卵泡黄素化综合征周期。正常有排卵B超征象：排卵前卵泡直径（21±0.5）mm，排卵后优势卵泡小或边界模糊，有皱褶，失去张力的暗区有细稀光点，1～2天后可见黄体形成光团区，整个卵巢为低回声区，直肠后陷凹区可有积液，未破裂卵泡黄素化综合征做B超检查未见上述排卵现象。为减少假阳性诊断，可采取腹腔镜直视下观察卵巢表面有无排卵孔或血体存在，其确诊率报告为79%，但亦有周期未见排卵孔而发生妊娠的报道。

（一）**西医治疗**

目前尚无特殊有效的方法。如促性腺激素疗法，采用人绒毛膜促性腺激素、人绝经促性腺激素及克罗米酚联合应用治疗。具体用法参考有关书籍。有些学者报道用克罗米酚治疗有促排卵率高而妊娠率低的现象，可能是由于克罗米酚诱发的促黄体素峰值不高而导致了未破裂卵泡黄素化综合征，此时可暂时停用克罗米酚观察。

（二）**中医治疗**

无论大小卵泡不破裂排出卵子，均与肾阳不足、命门火衰有关。阳生阴长，阴升阳降，卵泡才能发育，卵子才能破壳而出。所以，小卵泡不破宜补肾精为主，加助阳之品；大卵泡不破宜疏肝解郁加温肾之药。补肾通透汤治小卵泡不破，活血通透汤治大卵泡不破，阳和通透汤治冲任虚寒，婚久不孕或原因不明的不孕症属于未破裂卵泡黄素化综合征。

（1）补肾通透汤：路路通、透骨草、急性子、皂角刺、桂枝、二头尖、熟地、山茱萸、怀山药、菟丝子、枸杞子、鹿角片、紫石英。

（2）活血通透汤：路路通、透骨草、急性子、当归、川芎、赤芍、生地、桃仁、红花、山茱萸、怀山药、桂枝、皂角刺、海藻、柴胡、萆薢、鹿角片。

（3）阳和通透汤：路路通、透骨草、急性子、熟地、鹿角片、炮姜、桂枝、炙麻黄、白芥子、炙甘草、黄芪、当归、菟丝子、山茱萸、红花、老鹳草。

在上述三种通透方中，路路通苦平，利水除湿，祛风通络。透骨草辛温，活血祛风除湿。急性子辛温，破血软坚消积。急性子成熟时，种壳微加外力立刻破裂，弹出种子，所以取其有开破之力，以利排出卵子。皂角刺辛温，搜风、拔毒、消肿，对输卵管粘连、卵泡不破及多囊卵巢的囊壁增厚都有穿透力。桂枝辛温，入肝家血分，疏肝解郁，善解风邪，助阳活血，温经通脉。二头尖，祛风湿、消痈肿、疗冲任虚寒。萆薢，苦平入肝，祛风湿、利湿浊、温经络，治冷风顽痹，祛肾间与胞宫湿浊。老鹳草，苦平，祛风、活血、清热解毒，治妇人经行受寒，不能受胎。鹿角咸温，入肝、肾经，行血消肿，为血肉有情之品，其性温煦，补肝肾、助阳气、强精益髓，《本经》说："主留血在阴中"，有驱逐胞宫瘀血的活血功能。鹿角与鹿茸本是一物，只是老嫩不同，鹿茸提取物可促使睾酮分泌，促进前列腺、精囊和包皮腺生长，并有促进子宫发育和兴奋子宫的作用，证明鹿茸有雌激素、雄激素样作用和促性腺激素样作用。鹿角如草木逢春，年年更新换角，其再生之力与透发之力极强，所以能促进骨折愈合，能使卵子透出卵泡而排卵。是以通透汤中必用鹿角，况且鹿角比鹿茸价廉许多。海藻，咸寒润下之品，软坚散结、行水是其主功，故对坚结滞留型大卵泡，必用海藻破其增厚囊壁。紫石英，《本经》曰："补不足，主女子风寒在子宫，绝孕十年无子"，诚为要药。或问："卵泡不破，在上述三方中应用大量的温和祛风除湿之药何也？"余答曰："不孕不育，不管何种类型，风寒湿伤于胞宫是其主要病因。"即使临床表现为炎症，亦大多为寒湿热化而成，所以余治不孕不育三十余年，辨证多从阳虚立论，制方多从温通立法，用药多用祛风、利湿、温经、散寒之药。验之临床，确有卓效。

识此，肾阳不足、命门火衰，是卵泡不破、卵子不出的主要病因，而胞宫瘀血，亦是冲任气血因寒而滞涩，不能营养卵泡，造成卵泡不能充分发育。这同大自然中植物种子的发芽、生长需要阳光的道理是相通的。

（杨援朝）

第十四章　女性免疫性不孕症

女性免疫性不孕症是指由女性生殖系统的同种免疫及自身免疫引起的不孕症。与女性不孕症有关的免疫因素，主要有抗精子抗体、抗子宫内膜抗体、抗心磷脂抗体、抗甲状腺抗体、抗透明带抗体以及抗卵巢抗体等。

一、抗精子抗体与不孕

抗精子抗体（AsAb）引起的不孕是目前研究较多、较深入，最常见的一种免疫性不孕。15%～18%的不孕妇女体内有 AsAb 存在。1964 年 Franklin 和 Duke 报道在原因不明女性不孕者血清中，约 80%的患者被检出 AsAb。其可引起精子凝集，尤其是宫颈黏液中的 AsAb，降低精子的活动能力，抑制精子穿透宫颈黏液，影响精子获能及顶体反应，影响精子穿过透明带，干扰精卵结合，能增强生殖道局部巨噬细胞对精子的吞噬作用，影响受孕。还有研究表明，AsAb 可溶解受精卵，导致早期流产。

（一）诊断要点

（1）久婚不孕，或有流产史。

（2）多方面检查，排除了其他原因的不孕不育。

（3）应用可靠的免疫学检查方法，证实血清内或生殖道局部 AsAb 升高。根据病史和免疫学检查，即可诊断为免疫性不孕（抗精子抗体所致）。

（二）辨证论治

1. 肝肾不足，阴虚内热证

素体肝肾亏虚，或经期、产后、房事不节，邪毒乘虚入侵胞宫、冲任，虚火内生，损伤男精以致不孕或流产。

妇科特证：原发或继发不孕，或有月经先期，色红。

全身证候：头晕耳鸣，五心烦热，口干咽燥，腰膝酸软，或无明显症状。舌红，苔少或薄黄。脉细或细数。

治法：补益肝肾，滋阴降火。

方药：经验方消抗助孕汤主之。

2. 肝肾不足证

肾为先天之本，藏精，主生殖。禀赋不足，肾气虚弱，或房事不节（洁）损伤肾精肝血，正气不足，免疫功能失调，损伤男精，不能成孕或流产。

妇科特证：婚久不孕，月经量或多或少，色黯，或停经不潮。

全身证候：腰酸膝软，舌淡红，脉细。或伴有头晕耳鸣，精神倦怠。

治法：补益肾气，充养冲任。

方药：

（1）方用归肾汤（《景岳全书》）

熟地黄、山茱萸、山药、茯苓、菟丝子、枸杞子、杜仲、当归加黄芪、女贞子、白芍、丹参，偏阳虚加淫羊藿。卵泡发育欠佳加五子衍宗丸以增强卵泡发育而助孕。

（2）程氏滋肾抑抗汤加减。

（3）罗氏助孕Ⅰ号丸加减。

3. 肾阳亏虚证

禀赋不足，肾阳亏虚，命门火衰，不能温养五脏阳气，正气不足免疫功能减退，致两精不能相合而不孕；冲任胞宫失于温煦而流产。

妇科特证：婚久不孕，月经后期、稀发，或经闭不行，经色淡黯。

全身证候：腰膝酸软，形寒肢冷。舌淡红，脉细。或有头晕耳鸣，性欲淡漠，夜尿频数，带下清稀，溺清便溏，面部色黯。

治法：温肾暖宫，调养冲任。

方药：

（1）经验方温阳毓麟汤主之。

（2）罗氏助孕Ⅱ号丸加减。

4. 脾气虚弱证

"正气存内，邪不可干。""邪之所凑，其气必虚。"素体气虚血弱，或劳倦思虑伤脾，或病后失养，气血不足者，经行之时气血下注，其气益虚，营卫失调，卫外不固，则外邪乘虚侵扰而发病。

妇科特证：婚久不孕，月经先期，量多，色淡质薄。

全身证候：平素倦怠少气，自汗出，当风则鼻塞流清涕。舌淡红或有齿痕，苔白，脉虚。或伴心悸失眠，食少便溏，或于经行、经后低热。

治法：应于平时益气固表，调和营卫。

方药：

（1）方用加味补中益气汤合玉屏风散加减。

（2）夏氏助阳抑抗汤加减。

5. 脾肾阳虚证

禀赋不足，或房劳损伤肾阳；或饮食劳倦，脾气受损，生化不足；或久病体弱，气血亏虚而致脾肾阳虚，正气不足，不能纳精成孕；冲任胞脉失于温养而流产。

妇科特证：原发或继发不孕，或反复流产，月经量少，色黯淡有块。

全身证候：腰膝酸软，或伴头晕耳鸣，倦怠肢冷，尿频便溏。舌黯有齿痕，苔白，或有瘀点，脉沉细无力。

治法：温补脾肾，益气养血。

方药：

（1）经验方河车毓麟汤主之。

（2）程氏温肾消抗汤加减。

6. 湿热瘀血证

肝郁化热，或湿热内蕴；或经期、产后、房事不节或不洁，邪毒入侵，而生湿热。日久气血失调，瘀血内阻，正气受损，抗病乏力，损伤男精而不孕或流产。

妇科特证：原发或继发不孕，月经先期量多，或经期延长。或伴有小腹疼痛，经期加重，带下黄稠，或夹血，气秽，或阴痒。

全身证候：小便短黄或不利，腰骶酸痛，舌黯红，苔黄腻，脉弦数。妇科检查提示阴道炎、宫颈炎，或盆腔炎，或衣原体、支原体培养（+）。治法：清热利湿，活血止痛。

方药：

（1）以肝经湿热下注，口苦带下量多，小便不利为主者，经验方加减龙胆泻肝汤主之。

（2）以湿热瘀血蕴结，腹痛之盆腔炎为主者用经验方炎痛消方加减：加土茯苓，薏苡仁以清热解毒。病久兼气血虚者加黄芪，当归以扶正祛邪，活血化瘀，除湿止痛。以上二方为治此类 AsAb 升高的有效方剂。

（3）李氏化湿消抗体汤加减。

7. 肾虚血瘀证

肾气、肾精亏虚，任脉不充；肝血不足，情怀不畅，肝气不疏，冲任涩滞。以致月经失调，不能毓麟。

妇科特证：婚久不孕，月经后期或稀发，量少或闭经，经血不畅有块。

全身证候：小腹有时痛胀，腰酸膝软为主症。或伴有头晕眼花，小便夜多，或痛经。舌黯淡，脉弦细。

治法：补肾养血，活血调经。

方药：经验方调经毓麟汤主之。

本病以肝肾不足，阴虚火旺为多见。阴虚火旺多为免疫亢进和免疫失调，消抗助孕汤为对症良方，近 20 年来用之每获佳效。肝肾不足证用归肾汤加味调治，以补益肾气，调节免疫。肾阳虚、脾气虚、脾肾阳虚之证，细胞免疫和体液免疫功能均低下，甚至合并卵巢功能失调，所列之方均可增强免疫功能，也可提高卵巢功能。生殖道炎症是导致免疫功能失调的重要因素，因此要重视，特别是支、衣原体生殖道感染。临床往往消除炎症（包括盆腔炎）后，抗体滴度也会有不同程度的下降。抗感染有全身用药和局部用药，联合应用效果更好。

肝肾不足证和肾虚血瘀证多见于 AsAb 滴度不太高，或其他类型经治后 AsAb 下降而仍未孕者，所用二方均有调经助孕，促进卵泡生长排出功用。

（三）预防与调护

（1）AsAb（+）者，性生活时应采用避孕套隔离半年以上，以便隔绝精子抗原的刺激，抑制新的抗体产生，使原有抗体滴度逐渐下降。

（2）注意经期、产后卫生，此期忌性生活，以预防生殖道损伤感染。

（3）生殖道有炎症及损伤时，应积极彻底治愈。

二、抗子宫内膜抗体与不孕

抗子宫内膜抗体（EmAb）是一种自身免疫抗体。EmAb 可以与子宫内膜中的抗原结合，发生抗原抗体免应，激活补体系统，导致子宫内膜的病理损害，使子宫内膜发育不良，可抑制排卵，阻碍受精，干扰精子与卵子的运动输送、着床，影响早期胚胎发育致不孕。

（一）诊断要点

（1）原发或继发不孕，或有流产史。

(2) 部分患者有痛经及子宫内膜异位症史。

(3) 多种检查排除其他原因的不孕。

(4) 检测血清 EmAb 阳性。根据病史和血清免疫学检查，即可诊断为免疫性不孕（抗子宫内膜抗体阳性所致）。

(二) 辨证施治

1. 气滞血瘀证

内伤、外感、人工流产等妇科手术等均可致气血不调，瘀血阻滞冲任、胞脉，日久肾气受损，不能孕育。

妇科特证：原发或继发不孕，经期腹痛或无腹痛，经血有块。

全身证候：腰酸膝软，或伴有经前乳胀，胁痛，情志抑郁，头晕耳鸣。舌黯有瘀点瘀斑，苔薄，脉弦或弦细。

治法：活血化瘀，疏肝补肾。

方药：经验方化瘀消抗汤主之，临床实践证明，本方消除抗子宫内膜抗体有很好的疗效。

2. 肾虚血瘀证

禀赋不足，或房劳多产，肾气亏虚；并有人工流产、手术损伤，瘀血阻滞冲任、胞宫，以成肾虚血瘀之月经失调、痛经、癥瘕、不孕不育。

妇科特证：月经量少，色黯有血块，经行腹痛，或有癥瘕，不孕或流产。

全身证候：头晕耳鸣、腰膝酸痛、夜尿频数。舌淡黯，脉沉细。

治法：补益肾气，活血化瘀。

方药：王氏化瘀补肾助孕法加减。

3. 脾肾阳虚，气虚血瘀

禀赋不足，或房事不节，或多次流产，或饮食劳倦，或人工流产、手术等导致肾气不足，脾气亏虚，瘀血内阻，不能毓麟。

妇科特证：原发或继发不孕，或流产，月经后期或量少，色暗淡有块，或有痛经。

全身证候：头晕耳鸣，倦怠乏力，腰膝酸软，肢冷腹凉，或便溏尿频。舌淡黯或有瘀点，边有齿痕，苔白，脉沉细无力。

治法：温补脾肾，益气化瘀。

方药：经验方河车毓麟汤加马鞭草，红花等。

4. 胞宫瘀结证

平素摄身不慎，经期或人工流产，妇科手术后感受寒湿邪气，或贪凉饮冷等，以致寒湿客于冲任、胞宫，气血瘀滞，经行不利，病久发生免疫失调，以致不孕。

妇科特证：经期小腹剧痛、肛门坠胀，得热则减，月经后期、量少，色黯有块，癥瘕、性交痛、不孕或流产。

全身证候：面色青白，畏冷身痛，四肢厥逆，甚者呕吐、昏厥，舌黯苔白，脉弦紧。

治法：温经散寒，化瘀止痛。

方药：少腹逐瘀汤加减。经期加桃仁、田三七、血竭以止痛为先；非经期，去延胡索、没药，加黄芪、桃仁、红花、三棱、莪术以化瘀消癥消抗为主。

若属气滞血瘀化热者，经期用膈下逐瘀汤以理气化瘀，清热止痛。非经期则活血祛瘀消抗为法。用化瘀消抗汤加减为治。

EmAb阳性不孕，多合并有子宫内膜异位症。临床有部分患者有痛经，经期以止痛为主，按胞宫瘀结证型施治。化嵌消抗汤，理气化瘀，能抑制免疫反应。近20年来的临床验证消除抗子宫内膜抗体效果颇佳，为治疗EmAb阳性之主方。虚瘀相兼者，按2、3证型辨治，可获良效。现代研究活血化瘀药对已沉积的抗原抗体复合物有促进吸收作用，能消除血液中过剩的抗体，防止免疫复合物的产生。

三、抗心磷脂抗体与不孕

抗心磷脂抗体（ACA）是一种以血小板和内皮细胞膜上带负电荷的心磷脂作为靶抗原的自身抗体。系机体免疫功能紊乱状态下所产生的抗磷脂抗体（APA）的一种。能使局部血管收缩，影响子宫血液循环，干扰卵子形成和排卵。并可使子宫内膜分泌不足，影响受精及受精卵着床、发育，是导致不孕的重要原因之一。

（一）诊断要点

(1) 久婚不孕，或有流产史。

(2) 多方面检查，排除了其他原因的不孕不育。

(3) 应用可靠的免疫学检查方法，证实血清内AcA（＋）。根据病史和免疫学检查，即可诊断为免疫性不孕（抗心磷脂抗体阳性所致）。

（二）辨证施治

1. 肝肾阴虚，血虚血瘀证

素体肝肾亏虚，房室所伤；或人工流产、妇科手术等。使肾精肝血益虚，瘀血阻滞冲任、胞脉，不能孕育。

妇科特证：原发或继发不孕，或有反复流产史，月经先期量少或月经正常。

全身证候：腰酸膝软，口干咽燥，或有头晕耳鸣，或无明显症状。舌黯红，或有瘀点，脉细。

治法：补益肝肾，养血活血。

方药：消抗地黄汤主之；夏氏滋阴抑抗汤加减。

2. 肾阳亏虚，瘀血阻滞证

禀赋不足，肾阳亏虚，命门火衰，不能温养五脏阳气，正气不足而免疫功能减退。阳虚冲任、胞宫失温，而血脉凝滞。或反复流产、手术，胞宫损伤而胞脉阻滞等，干扰两精相合而不孕；胞宫失温而流产。

妇科特证：不孕或有流产史，月经后期，或痛经，经色淡黯。

全身证候：面部色黯，头晕耳鸣，形寒肢冷，或性欲减退，夜尿频多，带下清稀，舌淡黯，脉沉细。

治法：温肾暖宫，通脉化瘀。

方药：温阳毓麟汤加减主之；王氏化瘀补肾助孕法加减。

3. 肾亏血虚，气血不调证

肾气、肾精亏虚，任脉不充；肝血不足，肝气不疏，冲任涩滞，而致月经失调，不能毓麟。

妇科特证：婚久不孕，或反复流产；月经后期或稀发，量少，或闭经，经血不畅有块，或痛经。

全身证候：小腹有时痛胀，腰酸膝软，或伴有有头晕眼花，小便夜多，舌黯淡，脉弦细。

治法：补肾养血，理气活血。

方药：经验方调经毓麟汤主之。

抗体经治后转阴，也可根据证情用本方以种子。

4. 脾肾阳虚，血虚血瘀证

禀赋不足，或房事不节，或饮食劳倦，或多次流产、人工流产手术损伤。导致肾气不足，脾气亏虚，瘀血内阻，不能孕育。

妇科特证：原发或继发不孕，或有流产史，月经后期或量少，色暗淡有块，或有痛经。

全身证候：头晕耳鸣，倦怠乏力，腰膝酸软，肢冷腹凉，或便溏尿频。舌淡黯或有瘀点，边有齿痕，苔白，脉沉细无力。

治法：温补脾肾，益气化瘀。

方药：河车毓麟汤加鸡血藤、红花等；王氏化瘀益脾肾助孕法。

抗心磷脂抗体阳性主要引起反复流产。但其可形成免疫复合物沉积，导致血小板聚集形成血栓，血管供血受阻，可影响子宫内膜，使之分泌不良而不孕。此类不孕或反复流产者多属肾虚血瘀，其治以补肾为主，兼以活血化瘀。

四、抗卵巢抗体与不孕

抗卵巢抗体（AOAb）是一种自身免疫抗体。在感染、创伤、反复穿刺取卵，或促排卵药物的作用下，造成大量卵巢抗原释放，导致体液免疫和细胞免疫功能过强所产生的抗体，可引起卵巢损害。多方面干扰卵巢功能，如包裹卵细胞，影响其排出，或阻止精子穿入；破坏透明带和卵细胞，干扰孕卵破壳而妨碍着床而导致不孕。同时还影响卵巢分泌功能，使体内激素水平发生异常改变，性腺轴功能紊乱，引发卵巢早衰。

（一）诊断要点

(1) 月经不调或闭经史。

(2) 久婚不孕或流产史。

(3) 血清免疫学检查出 AOAb（+）。

(4) 内分泌激素检查，FSH、LH 增高，E_2 降低。通过病史及免疫学检测和内分泌性激素检查，不难诊断。

（二）辨证论治

1. 肾阴虚血瘀证

素体肾阴亏虚，或房劳多产、久病，耗损真阴，天癸乏源，冲任血海空虚，或妇科手术损伤，瘀阻冲任胞宫。久之导致免疫失调而致不孕。

妇科特证：原发或继发不孕，月经失调，经血色红，或月经量少、后期稀发，甚至经闭。

全身证候：头晕耳鸣，腰酸膝软，五心烦热，阴中干涩，舌红或有瘀点少苔，脉细或细数。

治法：滋阴补肾，养血活血。

方药：经验方养阴毓麟加桃仁、红花等。

2. 肾阳虚血瘀证

素体肾阳不足，或久病伤肾，命门火衰，冲任、胞宫失于温煦，天癸不至，任冲不盛，经血乏源，而月经失调、闭经；或久病致瘀，或人工流产等妇科手术损伤，瘀阻冲任、胞宫。久之导致免疫功能低下而不孕。

妇科特证：婚久不孕，月经后期、稀发，经色淡黯，或停闭不行。

全身证候：腰膝酸软，形寒肢冷，头晕耳鸣，性欲淡漠，夜尿频数。或带下清稀，溺清便溏，面部色黯。舌淡，苔白，脉沉细尺弱。

治法：温肾暖宫，活血化瘀。

方药：温阳毓麟汤加桃仁、红花、鸡血藤等；王氏化瘀补肾助孕法。

3. 脾肾阳虚，血虚血瘀证

禀赋不足，或房事不节，或多次流产，或饮食劳倦，或人工流产、手术等导致肾气不足，脾气亏虚，瘀血内阻，经血乏源而闭经。不能摄精成孕。

妇科特证：原发或继发不孕，或有流产史，月经后期或量少，色暗淡有块，甚至闭经痛经。

全身证候：头晕耳鸣，倦怠乏力，腰膝酸软，肢冷腹凉，性欲低下，阴中干涩，或便溏尿频。舌淡黯或有瘀点，边有齿痕，苔白，脉沉细无力。

治法：温补脾肾，益气化瘀。

方药：河车毓麟汤加减；王氏化瘀益脾肾法加减。

4. 肝肾亏虚，气血瘀阻证

肾气、肾精亏虚，任脉不充；肝血不足，情怀不畅，肝气不疏，冲任涩滞，而致月经失调，不能毓麟。

妇科特证：婚久不孕，月经后期或稀发，量少或闭经，经血不畅有块。

全身证候：小腹有时痛胀，腰酸膝软，或伴有头晕眼花，小便夜多。舌黯淡，脉弦细。

治法：补肾养血，活血调经。

方药：调经毓麟汤加紫河车、鹿角胶、红花等。

抗卵巢抗体阳性不孕不育，系大量卵巢抗原释放，机体免疫过强所产生的 AOAh 引起卵巢损害。不但干扰生殖过程，同时也影响卵巢分泌功能，使性腺轴功能紊乱而引发卵巢早衰，可以说是免疫性不孕中最为棘手难治之病。王忠民氏认为：补肾等法固然可促进与修复卵巢功能，但对 AOAb 转阴并无特效。临床促使 AOAb 转阴，对解除诸症至关重要。活血化瘀之品不仅可通过下丘脑-垂体-卵巢轴改善卵巢功能，也会通过体液免疫调节，改善卵巢局部血液循环等环节，改善卵巢功能与促使 AOAb 阴转。并举出有研究人员通过动物实验也得到验证，单一的补肾法可改善卵巢功能，但对 AOAb 等无明显影响。王氏这一学术思想与我们的认识颇合，故而本篇诸证用方，均合入不同程度的活血化瘀药物，扶正祛邪并施。一般治疗须 3～6 个月，甚至更长，若能坚持可获效果，临床经调毓麟者，不乏其例。

五、抗透明带抗体与不孕

抗透明带抗体（AzpAb）属自身免疫抗体。可封闭透明带上的精子受体，阻止精子与透明带结合，使精子不能穿透透明带；使透明带变硬，即使卵细胞受精，也因透明带不能自孕囊表面脱落而影响着床而不孕，同时也可引起流产和卵巢早衰。

(一) 诊断要点

(1) 久婚不孕、月经不调或有流产史。

(2) 多方面检查，排除了其他原因的不孕不育。

(3) 应用可靠的免疫学检查方法，检测出血清中 AzpAb 阳性。根据病史和免疫学检查，诊断并不困难。

(二) 辨证施治

1. 阴虚内热证

素体肝肾亏虚、房事过度，邪气乘虚入侵胞宫、冲任，虚火内生，导致免疫功能失调，而发不孕或反复流产。

妇科特证：不孕或有反复流产史，或有月经失调、经血色红，或月经量少、后期，甚至闭经。

全身证候：五心烦热、口干咽燥、腰膝酸软，或头晕耳鸣，舌红少苔或薄黄，脉细或细数。或无明显症状。

治法：补益肝肾，滋阴降火。

方药：经验方消抗助孕汤加减。

阴虚甚加龟甲去黄芪。兼瘀血见舌黯或腹痛者，加红花。

2. 肝肾不足证

肾为先天之本，藏精，主生殖，又主免疫。精血同源，禀赋不足，肾气肝血亏虚，或房事不节，损伤肾气精血。正气不足，免疫功能失调，冲任失养，不能孕育。

妇科特证：久婚不孕或有流产史，月经不调，量少后期，甚至闭经。

全身证候：腰酸膝软，或伴有头晕耳鸣、精神倦怠，舌淡白，脉细。治法：滋补肝肾，充养冲任。

方药：程氏滋肾消抗汤加减。

3. 脾肾阳虚证

禀赋不足，或房劳损伤肾阳，或饮食劳倦，损伤脾气，生化不足；或久病体弱，气血亏虚。以致脾肾阳虚，正气虚弱，免疫功能低下，冲任胞脉失于温养，不能孕育。

妇科特证：久不受孕或有反复流产史，月经量少，色黯淡，或闭经。

全身证候：腰膝酸软，或伴头晕耳鸣，倦怠肢冷，便溏尿频，带下清稀。舌淡红有齿痕，脉沉细无力。

治法：温补脾肾，益气养血。

方药：河车毓麟汤主之；王氏化瘀益脾肾法加减。

AzpAb 所致之不孕不育，中医治疗罕见报道。仅见李大金等以滋阴补肾，清泻虚火为原则。采用中成药知柏地黄丸治疗 4 例 AzpAb 阳性患者，3 例受孕并足月分娩。并认为其机制：一是降低抗体水平，二是改善患者的生育能力，最终有利于胚胎在母体内存活。程泾有经验方滋肾消抗汤治疗肝肾阴虚抗透明带抗体阳性不孕。

上述 3 证 4 方，我们用于治 AzpAb，均适当加入活血化瘀药味，以消抗体，有一定效果。

六、抗甲状腺抗体与不孕

抗甲状腺自身抗体（AT-Ab）系由甲状腺器官免疫异常（也称甲状腺炎）所诱发。抗甲状腺自身抗体包括抗甲状腺球蛋白抗体（TGAb）和抗甲状腺过氧化酶抗体（TPOAb）。TGAb 和 TPOAb 中之一者阳性，或两者均为阳性，可引起甲状腺组织形态的破坏和功能失调，均可导致不孕和反复自然流产。

（一）诊断要点

(1) 原发或继发不孕，或有流产史。
(2) 部分患者有甲状腺功能亢进或减退及月经不调史。
(3) 多种检查排除其他原因的不孕或流产。
(4) 血清检测 TGAb、TPOAb 一种或两种均为阳性。

甲状腺功能检测在正常范围，为单纯甲状腺免疫抗体阳性。TSH 升高，FT_4 低于参考值为合并甲状腺功能减退；若 TSH 高于 10mIU/L，无论 FT_4 是否正常，即视为甲减；TSH 高于参考值参考范围上限，FT_4 在参考值范围内为合并亚临床甲状腺功能减退。根据病史和甲状腺自身抗体阳性，甲状腺功能检查，可诊断为本病。

（二）辨证施治

1. 肝火痰结证

素为肝郁之体，情志失调，肝失疏泄，气机郁滞，津液输布失常，气滞痰凝，日久化火而成本证。

妇科特证：月经先期，量多，或经期延长或不孕等。

全身证候：甲状腺轻、中度肿大，质软不痛而胀，或有结节，急躁易怒，汗出手颤，口苦胁痛。舌红苔黄，脉弦数。

治法：清肝衔火，解郁化痰。

方药：栀子清肝汤（《类证治裁》）加减。

栀子 10g，丹皮 10g，柴胡 10g，当归 10g，白芍 15g，茯苓 10g，生甘草 6g，郁金 10g，香附 12g，牛蒡子 12g，夏枯草 15g，浙贝母 12g，玄参 15g，牡蛎 15。

方解：方中栀子、丹皮清肝泻火；柴胡、白芍疏肝解郁清热；茯苓、甘草、当归健脾养血；牛蒡子散热利咽消肿；夏枯草泻肝散结；浙贝母、玄参、牡蛎养阴化痰散结。郁解火泻，痰化结散，则病可渐愈，而不致进一步发。

加减：热盛加黄芩、大黄。多食善饥加生石膏、知母。

2. 肝肾阴虚证

素体肝肾不足，或肝郁日久化火，致肝肾阴伤，肾气肝血益虚，冲任、胞宫失养，不能孕育。

妇科特证：月经量少，闭经或崩漏，阴中干涩、带少，不孕，或有流产史。

全身证候：眩晕耳鸣，视物不清，口干咽燥，腰酸膝软，舌红少苔，脉弦细。

治法：滋补肝肾，益气活血。

方药：加味：左归丸。《景岳全书》

熟地黄 20g，山药 12g，山茱萸 12g，枸杞子 15g，菟丝子 20g，龟甲胶 10g，鹿角胶 10g，牛膝 10g，女贞子 15g，旱莲草 15g，当归 10g，白芍 12g，丹参 20g。

方解：方中左归丸、二至丸滋肾水、补肝阴；当归、白芍养血；丹参活血，使全方滋补而不滞血。

加减：兼气虚加黄芪益气扶正。

3. 肾阳不足证

肾阳不足之体，患病日久，更损肾阳。命门火衰，不能温养五脏阳气，免疫功能减退，致两精不能相合而不孕，冲任、胞宫失于温煦而流产。

妇科特证：月经后期，量少，闭经或崩漏，带下清稀，不孕，或有反复流产史等。

全身证候：面色苍白，畏寒肢冷，腰膝冷痛，夜尿频，大便清稀，神疲水肿。舌黯淡，有齿痕，苔白，脉沉细。

治法：温补肾阳，益气活血。

方药：经验方温阳毓麟汤去车前子、五味子，加黄芪，丹参，炙甘草，益气活血以消抗体。

加减：气虚甚加人参加强益气。便稀甚加补骨脂，用炒山药补脾肾，湿肠止泄。

4. 脾气亏虚证

劳倦思虑，饮食不节伤脾。患病日久失治，脾气益虚，健运失常，气血不足，营卫失调，卫气不固，免疫功能失调而发病。

妇科特证：月经先期，量多，经期延长，或崩漏，白带量多，不孕，或有反复流产史等。

全身证候：面色㿠白，倦怠气短，四肢乏力。或少腹二阴下坠，水肿便溏，汗出怕风，容易感冒。舌淡有齿痕，苔白，脉虚。

治法：补中益气，升阳固表。

方药：加味补中益气汤加减。

水肿便溏明显者用参苓白术散（《太平惠氏和剂局方》）加味；以益气健脾，止泻消肿。

黄芪30g，人参10g，炒白术15g，炒山药30，茯苓12g，陈皮10g，炙甘草6g，莲肉15g，炒扁豆10g，砂仁10g，薏苡仁15g，桔梗10g，大枣10g。

气阴两虚见心悸气短，口干，舌红脉细者，用经验方加味生脉散以益气滋阴。

人参10g，麦冬12g，五味子10g，黄芪30g，白术12g，炙甘草10g，熟地黄12g，当归10g，川牛膝10g，菟丝子20g，枸杞子15g。

阴虚甚酌加女贞子、白芍、玄参。

加减：以上第一、二方，兼阳虚均可加制附子10g以温脾肾阳气。黏液水肿明显者酌加益母草、红花、牛膝、白芥子等以活血通络，祛痰消肿。

此型多属甲状腺抗体阳性合并甲状腺功能减退。

5. 脾肾亏虚，气血不足证

禀赋不足，或房劳损伤肾阳；饮食劳倦，脾气受损，生化不足；或病久失治，气血亏虚而致脾肾阳虚，正气不足，免疫功能低下，冲任胞脉失于温养而发不孕不育。

妇科特证：月经不调，后期量少，不孕，或有反复流产史。

全身证候：面色萎黄，眩晕心悸失眠，倦怠气短，腰酸膝软。舌淡有齿痕，苔白，脉细无力。

治法：补益脾肾，养血活血。

方药：河车毓麟汤加减。

加减：兼阳虚加淫羊藿或附子、鹿角胶以温阳肾阳督脉。兼血瘀、抗体难消去茯苓加桃仁、红花、徐长卿，以活血化瘀，消除抗体。容易感冒加防风以固表祛风。

6. 肾水亏虚，肝郁化火证

肾阴亏虚，复加肝郁，日久则水不涵木，肝郁化火，复伤阴血。以致冲任、胞宫受损而月经不调、不孕不育。

妇科特证：月经先期，量少，不孕或有流产史。

全身证候：情怀不畅，心烦易怒，胁痛太息，腰酸耳鸣，口干。舌红苔薄黄，脉弦细数。

治法：滋阴补肾，疏肝清火。

方药：滋水清肝饮（《医宗己任编》）加味：柴胡10g，当归10g，白芍15g，栀子10g，生地黄15g，山茱萸12g，山药12g，茯苓10g，牡丹皮10g，泽泻10g，丹参20g。

方解：本方用六味地黄丸滋阴补肾，壮水制火；柴胡、白芍疏肝解郁，柔肝敛阴；栀子、牡丹皮清泻肝火；一味丹参饮功同四物汤，用以养血活血清热。肾水得充，肝木得以涵养，郁解火平，则经调而可孕育。

加减：肝火甚颈有结节，酌加夏枯草、玄参、浙贝母、牡蛎以泻肝火化痰散结。兼虚火甚加黄柏、知母以清虚火。血瘀明显加红花、益母草以活血化瘀。

此型主要是单纯甲状腺抗体阳性或合并甲状腺功能减退（甲减）引起免疫性不孕。

篇中肝火痰结证，多为甲状腺炎，轻、中度甲状腺功能亢进（甲亢），如果不尽早有效控制，可发展为重度甲状腺功能亢进（甲亢）。治疗不当可转为甲减，导致不孕不育。故而列出此证型以施治。

肝肾阴虚证，肾虚肝火证多为单纯甲状腺自身抗体阳性和亚临床甲减，左归丸加味、滋水清肝饮，滋阴补肾，滋肾清火临床用之有效。肾阳不足，脾气亏虚，脾肾亏虚、气血不足以及气阴两虚数证，多为甲状腺抗体阳性合并甲状腺功能减退，甚至伴有卵巢功能失调。所用诸方辨证准确，可获效果，但亦应适当加入活血化瘀之味，既能消除炎症，修复受损的甲状腺等组织；又可对已沉积的抗原抗体复合物促进吸收，消除血液中过剩的抗体，防止新的免疫复合物的产生。然而，无论何证型的治疗时间均较长，一般3~6个月。以上病证经治后复查抗体转阴，甲状腺功能恢复正常，若未妊娠，即应助孕。根据证型用调经毓麟汤、补肾调经汤等方调治。有流产史者，按流产辨治。若能坚持，可获正常妊娠。

（三）按语

肾为先天之本，主生殖，主骨髓。现代医学认为骨髓是免疫系统的中枢器官，是免疫性细胞的生成发源地，成熟的微环境。肾对免疫系统功能的稳定、调节有重要作用。只有在肾的正常功能作用下，才能发挥正常的免疫作用。因而肾又主免疫，是免疫之本。

脾为后天之本，主运化，是气血生化之源，是免疫活动的物质基础，与免疫系统密切相关。

肾气足则能"做强"，脾气旺则不"受邪"，脾肾气旺，则"正气存内，邪不可干"

免疫功能正常。

若脾肾亏虚，正气不足，则免疫功能低下。外不能抗御热毒邪气和男子病精之毒而成湿热。正邪相争，则呈免疫失调之势；内则导致脏腑功能不调，气血失和，阴虚火旺，阳虚失温，气虚不运，肝失疏泄，湿热、瘀血内阻而形成免疫反应过强。免疫功能低下、免疫失调和免疫反应过强均可引起免疫性不孕不育。

本篇中数种免疫抗体的产生，致病的特点虽各有不同，然内因是肾虚、脾虚，而肾虚又为主要方面，为本；湿热、毒邪是外因，然外因系经内因之虚而致病，"邪之所凑，其气必虚"。"风雨寒热不得虚，邪不能独伤人"。（《灵枢·百病始生》）瘀血，既是脏腑功能失调的病理产物，又是继发免疫性不孕的病因。

以上六种抗体所致之免疫性不孕，临床表现多有不同，其治法方药亦各有异。AsAb阳性者以阴虚内热为多，如《女科经论·嗣育门》引朱丹溪言："妇人久无子者，冲任脉中伏热也……其原必起于真阴不足，真阴不足则阳胜而内热，内热则荣血枯。"其治多以滋阴降火为主，消抗助孕汤为对证经验方，颇效。《圣济总录·妇人无子》云："所以妇人无子者，冲任不足，肾气虚故也。"《金匮要略》谓："四季脾旺不受邪。"临床肝肾不足证，脾虚，脾肾阳虚证为免疫性不孕所常见，按篇中辨治多有效果。生殖道和盆腔感染，往往导致免疫功能失调，AsAb增高。主要表现为湿热瘀血证，《校注妇人良方》引薛己按："妇人阴内痒痛，内热倦怠……此肝脾郁怒，元气亏损，湿热所致。"可根据感染部位，辨证选用炎痛消方、加减龙胆泄肝汤，或李氏化湿消抗汤等方以清热利湿，解毒活血，可获抗体下降。然而，此类苦寒之剂不可久用，待湿热减轻，即应加入扶正之品，如黄芪、白术等，或选用消抗助孕汤、归肾汤加味等方。如果抗体降至正常或接近正常，可选用调经毓麟、归肾汤加味以继续消抗体以助妊娠。以上数证，或兼瘀血，在主证方药中适当加入活血化瘀之品即可。EmAb阳性者则以气滞血瘀为主要证型。《医宗金鉴·妇科心法要诀》云："不子之故伤冲任……或因积血胞寒热。"其治则以理气活血化瘀为主，经验方化瘀消抗汤是为主要方剂。肾虚血瘀等证，亦以化瘀为主，兼以补肾，或化瘀补肾并用，方如化瘀补肾助孕法、河车毓麟汤等方。若以瘀血为主者，则选用少腹、膈下逐瘀汤加减为治。ACA阳性则以肾虚为主，兼夹瘀血。其治亦以补肾为主，兼以活血化瘀，所用诸方均遵此治则。AOAb阳性多伴有卵巢早衰、闭经、不孕，其以肾虚为主，多兼瘀血。如《医学正传·妇人科》所云："月经全借肾水施化，肾水既乏，则经血日以干涸。"《沈氏尊生书》有云："气运乎血，血本随气以周流，气凝则血亦凝矣。"调节免疫，改善卵巢局部血液循环可获效果。其治以补肾为主兼以活血化瘀，若能坚持，亦能获效而妊娠。AzpAb分阴虚内热、肝肾不足和脾肾阳虚之证辨治。消抗助孕汤是知柏地黄为基础，滋阴补肾，降火消抗有良效。肝肾不足证，用程治氏之滋肾消抗汤。脾肾阳虚证用河车毓麟汤加减为治。TPO-Ab阳性者较为复杂，涉及肝、脾、肾、痰、嵌。初期多肝火痰结和肝肾阴虚、肝郁证。如《景岳全书·妇人规》所云："产育由于气血，气血由于情怀，情怀不畅则冲任不充，冲任不充则胎孕不受。"其治以清肝火、化痰结和滋肾疏肝为法，多用栀子清肝汤、左归丸加味、滋水清肝饮。当合并甲状腺功能减退，则多出现肾阳不足，脾气亏虚，脾肾亏虚，气血不足，气阴两虚和脾肾阳虚等证，均可兼瘀血证，其治以补益脾肾，益气养阴和兼以化瘀。篇中所用诸方辨证准确，均可获良效。若兼黏液水肿，则宗张发荣氏经验，加用益母草、红花、白芥子等以祛瘀化痰，通络消肿。

上述六种抗体所致之免疫性不孕，临床表现多有不同，治亦有异，此为"同病异治"。然而，多以肾虚、脾虚为主，也有不同程度的瘀血为患。治疗或以补肾、补脾为主，或以活血化瘀为主，或补肾、补脾活血并施。补肾、补脾固然为主，活血化瘀亦甚重要。因活血化瘀药能消除血中抗原，防止免疫复合物的产生，同时对沉积的抗原抗体有促进吸收和消除作用。六种抗体阳性者，均有脾肾阳虚兼瘀证，都可用河车毓麟汤加减治疗，该方有提高免疫功能，调节神经，生殖内分泌作用，是学者用于治疗多种免疫性不孕不育经验效方。此又是中医的"异病同治"。

临床往往同时出现两种以上抗体阳性，可根据临床证候，轻重缓急，分清主次，分而治之，或合而治之。不论何种抗体，治疗时间均较长，临床实践证明，抗体滴度愈高，治疗时间愈长；抗体滴度愈低，治疗时间则较短。一般须1～3个月，甚至可达半年之久，若能坚持，多有效果。

辨证论治是中医学的精华。免疫性不孕不育亦是通过望、闻、问、切四诊获得病情资料以进行辨证施治。但有部分临床无明显症状者，可凭舌、脉以辨证。"有诸内必形诸外"，人体脏腑、气血发生病变，可通过经络反映到舌脉。如舌红、苔薄黄或少苔，属阴虚或阴虚有热；舌淡边有齿痕属气血不足或脾肾阳虚；舌黯有瘀点瘀斑多属瘀血；舌黯红、苔黄腻属湿热瘀血；脉细，无力属虚；脉数属热；脉涩多为瘀血等。

有不良生育、反复流产史者，或不明原因不孕应做免疫学检测。发现有抗体阳性者，应积极坚持治疗，直至转阴。

（杨援朝）

第十五章 计划生育

第一节 避孕

避孕是应用科学手段使女性暂时不受孕。主要控制生殖过程中的三个环节：①抑制精子与卵子产生；②阻止精子与卵子结合；③使子宫环境不利于精子获能、生存，或者不适宜受精卵着床和发育。目前，常用的女性避孕方法有宫内节育器、药物避孕及外用避孕等，目前我国常用的男性避孕方法主要是阴茎套及输精管结扎术。

一、宫内节育器

宫内节育器（IUD）一般是采用防腐塑料或金属制成，有的加上一些药物，放置在子宫腔内局部发挥作用，是一种安全、有效、简便、经济、可逆的避孕工具。我国约有40%的育龄女性采用IUD避孕，是世界上使用IUD人数最多的国家。

（一）种类

1. 惰性IUD（第一代IUD）

由惰性原料（金属、硅胶、塑料、尼龙）等制成。由于容易脱落和带器妊娠，国内1993年已停止生产使用。

2. 活性IUD（第二代IUD）

除惰性支架外，其内还含有活性物质（如铜离子、激素及药物等），这些物质不但能提高避孕效果，而且能减少不良反应。分为含铜IUD和含药IUD。

（1）含铜IUD：是目前我国应用最广泛的IUD。在子宫内持续释放具有生物活性、有较强抗生育能力的铜离子。从形态上分为T形、V形、宫形等多种形态。不同形态的IUD，根据含铜的表面积，分为含不同表面积的IUD（TCu380A、TCu220C等）。含铜IUD的避孕效果与含铜表面积成正比。但表面积过大时，不良反应相应增多。包括带铜T形宫内节育器（TCu-IUD）、带铜V形宫内节育器（VCu-IUD）、母体乐（MLCu-375）、宫铜IUD、含铜无支架IUD。

（2）含药IUD：通过每天微量释放节育器内的药物，可降低不良反应。目前，我国临床主要应用含孕激素IUD［左炔诺孕酮IUD（LNG-IUD），又称曼月乐］和含吲哚美辛IUD。

（二）作用机制

宫内节育器的避孕机制复杂，至今尚未完全明了，主要有杀精毒胚作用和干扰着床。

（三）宫内节育器放置术

1. 适应证

凡育龄女性无禁忌证，要求放置IUD者。

2. 禁忌证

(1) 妊娠或可疑妊娠。

(2) 生殖器官急性炎症。

(3) 人工流产、分娩或剖宫产后,可疑有妊娠组织残留或感染可能。

(4) 生殖器官肿瘤。

(5) 生殖器官畸形,如纵隔子宫、双子宫等。

(6) 子宫颈过松、重度裂伤、重度狭窄以及重度子宫脱垂。

(7) 较严重的全身疾患。

(8) 宫腔<5.5cm 或>9cm。

(9) 近3个月内有月经失调、不规则阴道出血。

(10) 有铜过敏史者。

3. 放置时间

(1) 月经干净后 3~7 日无性交。

(2) 人工流产后立即放置。

(3) 产后 42 日恶露已净,会阴伤口已愈合,子宫恢复正常。

(4) 剖宫产术后半年放置。

(5) 含孕激素 IUD 在月经第 3 日放置。

(6) 自然流产月经恢复后放置,药物流产 2 次正常月经后放置。

(7) 哺乳期放置应先排除早孕。

(8) 性交后 5 日内放置,为紧急避孕方法之一。

4. 术后注意事项及随访

(1) 术后休息 3 日,1 周内避免重体力劳动,2 周内禁性交及盆浴,保持外阴清洁,3 个月内排便时和月经期注意有无 IUD 脱落。

(2) 术后第 1 年 1、3、6、12 个月进行随访,以后每年随访 1 次直至停用,特殊情况随时就诊。

(四) 宫内节育器取出术

1. 适应证

放环后不良反应重且治疗无效或出现并发症者,改用其他避孕措施或绝育者,带器妊娠者,计划再生育者,放置期限已满需更换者,绝经过渡期停经 1 年内。

2. 禁忌证

并发生殖道炎症时,抗感染治疗后再取出 IUD;全身情况不良或疾病的急性期,应待病情好转后再取出。

3. 取器时间

(1) 月经干净后 3~7 日为宜。

(2) 带器妊娠行人工流产时取出。

(3) 带器异位妊娠术前行诊断性刮宫术或术后出院前取出。

(4) 子宫不规则出血者,随时可取,取出时同时行诊断性刮宫。

4. 注意事项

取器前应做 B 超或 X 线检查,确定 IUD 是否在子宫腔内,了解 IUD 类型;2 周内禁性生活和盆浴；取出 IUD 后应落实其他避孕措施。

（五）宫内节育器的不良反应

宫内节育器是一种异物，放入子宫后会产生一定的不良反应，如不规则阴道出血，一般不需特殊处理，3~6个月后逐渐恢复。少数患者可能出现小腹胀痛或腰酸、白带增多、尾丝过硬或长短不合适等，应根据具体情况明确诊断后对症处理。

（六）放置宫内节育器的并发症

并发症有子宫穿孔、节育器异位、嵌顿、感染、宫内节育器脱落与带器妊娠。

二、激素避孕

（一）定义

激素避孕是指女性使用甾体激素达到避孕，是一种高效避孕方法。成分是雌激素和孕激素。避孕药物制剂大致分3类：

（1）睾酮衍生物：如炔诺酮、18甲基炔诺酮、双醋炔诺醇等。

（2）孕酮衍生物：如甲地孕酮、甲羟孕酮、氯地孕酮等。

（3）雌激素衍生物：如炔雌醇、炔雌醚、戊酸炔雌醇等。

（二）作用机制

药物作用机制包括抑制排卵，改变宫颈黏液性状，改变子宫内膜形态与功能，改变输卵管的功能。

（三）种类

1. 口服避孕药

包括复方短效口服避孕药、复方长效口服避孕药。

（1）复方短效口服避孕药：由雌激素和孕激素配伍而成，雌激素成分为炔雌醇，孕激素成分各不相同，构成不同配方及制剂。

使用方法：复方炔诺酮片、复方甲地孕酮片，于月经第5日开始服用第1片，连服药22日，停药7日后服第2周期。复方去氧孕烯片、复方孕二烯酮片、屈螺酮炔雌醇片和炔雌醇环丙孕酮片，于月经第1日服药，连服21日，停药7日后服用第2周期的药物。若有漏服应及早补服，且警惕有妊娠可能。若漏服2片，补服后要同时加用其他避孕措施。漏服3片应停药，待出血后开始服用下一周期药物。单相片的整个周期中雌、孕激素含量是固定的。三相片中每一相雌、孕激素含量，是根据女性生理周期而制订不同剂量，药盒内的每一相药物颜色不同，每片药旁标有星期几，提醒服药者按箭头所示顺序服药。三相片的服用方法也是每日1片，连服21日。复方短效口服避孕药的主要作用为抑制排卵，正确使用避孕药的有效率接近100%。

（2）复方长效口服避孕药：由长效雌激素和人工合成的孕激素配伍制成，这类药物主要是利用长效雌激素炔雌醚，从胃肠道吸收后，储存于脂肪组织内缓慢释放起长效避孕作用。服药1次可避孕1个月。避孕有效率达96%~98%。复方长效避孕药激素含量大，不良反应较多，如类早孕反应、月经失调等，市场上已经很少见。

2. 长效避孕针

目前的长效避孕针有单孕激素制剂和雌、孕激素复合制剂两种。有效率高达98%以上。尤其适用于对口服避孕药有明显胃肠道反应者。用法：第1个月于月经周期第5日和第12日各肌内注射1支，以后在每次月经周期第10~12日肌内注射1支。一般于注射后12~16日月经来潮。

不良反应及其处理：用药头3个月可能发生月经周期不规则或经量多，对症用止血药或用雌激素或短效口服避孕药调整。

3. 探亲避孕药

这类药物为甾体化合物，除双炔失碳酯外均为孕激素类制剂或雌、孕激素复合制剂。服用时间不受经期限制，适用于短期探亲夫妇。有抑制排卵、改变子宫内膜形态与功能、使宫颈黏液变稠等作用。探亲避孕药的避孕效果可靠。但是由于目前激素避孕种类的不断增加，探亲避孕药的剂量又大，已很少使用。

4. 缓释系统避孕药

缓释系统避孕药是将避孕药（主要是孕激素）与具有缓释性能的高分子化合物制成多种剂型，在体内持续恒定进行微量释放，而起长效避孕作用。目前，常用的有皮下埋植剂、阴道药环、避孕贴片及含药的宫内节育器。微球和微囊还处于研究阶段。

（1）皮下埋植剂：是国外常用的一种缓释系统的避孕剂。用法：于月经周期第7日内在上臂内侧做皮下扇形植入。可避孕5年，有效率为99%以上。优点是不含雌激素，随时可取出，恢复生育功能快。不影响乳汁质量，使用方便。不良反应主要是不规则少量阴道出血或点滴出血，少数闭经。一般3~6个月后可逐渐减轻及消失。可用止血剂或雌激素止血。

（2）缓释阴道避孕环：国内研制的硅胶阴道环，又称甲地孕酮硅胶环，含孕激素，不含雄激素和雌激素活性的避孕药。可连续使用1年，月经期不需取出，避孕效果好，妊娠率为0.6%。其不良反应与其他单孕激素制剂基本相同。

（3）避孕贴片：美国研制的与口服避孕药作用相同的局部用药。药物由3块有效期为7日的贴剂构成。用药3周，停药1周，以后再用。此贴剂含人工合成雌激素和孕激素储存区，可从药膜中按一定量及比例释放，效果同口服避孕药。

（四）禁忌证

（1）严重心血管疾病、血栓性疾病。

（2）急、慢性肝炎或肾炎。

（3）血液病或血栓性疾病。

（4）内分泌疾病，如糖尿病需用胰岛素控制者、甲状腺功能亢进者。

（5）恶性肿瘤、癌前病变。

（6）哺乳期不宜服用，因避孕药可抑制乳汁分泌。

（7）不明原因的阴道出血。

（8）有严重偏头痛，反复发学者。

（9）年龄>35岁的吸烟女性不宜长期服用。

（10）精神病生活不能自理者。

（五）不良反应及处理

1. 类早孕反应

雌激素刺激胃黏膜引起食欲缺乏、恶心、呕吐以致乏力、头晕。轻症不需处理，历时数日可减轻或消失。较重者坚持1~3个周期后方可消失，症状严重者需更换制剂或停药改用其他措施。

2. 闭经

停药后月经不来潮，需排除妊娠，停药 7 日后可继续服药，若连续停经 3 个月，需停药观察。

3. 不规则阴道出血

服药期间发生不规则少量出血，称突破出血，多发生在漏服药后，少数人虽未漏服也能发生。若在服药前半周期出血，每晚增服雌激素，与避孕药同时服至停药。若在服药后半周期出血，每晚增服避孕药 1/2～1 片，同时服至第 22 日停药。若出血量多如月经，应即停药，待出血第 5 日再开始下一周期用药。

4. 体重增加

激素使水钠潴留所致。

5. 色素沉着

少数女性颜面部皮肤出现淡褐色色素沉着如妊娠期所见，停药后不一定都能自行消退。

6. 其他影响

长期服避孕药在停药 6 个月后妊娠者，随访胎儿无异常发现，遗传学检查无致畸证据。短效避孕药停药后即可妊娠，不影响子代生长与发育；长效避孕药内含激素成分及剂量，与短效避孕药有很大不同，停药后 6 个月妊娠安全。据国内外多年的观察及远期安全性研究资料表明，长期服用甾体避孕药不增加生殖器官恶性肿瘤的发生率，可减少子宫内膜癌、卵巢上皮癌的发生。甾体激素避孕药对脂代谢有影响，长期应用甾体激素避孕药对心血管系统有一定的影响，可增加脑卒中、心肌梗死的发病率。有心血管疾病发生潜在因素的女性（如年龄较大、长期吸烟者，有高血压等心血管疾病者）不宜长期用甾体激素避孕药。但目前使用的低剂量甾体激素避孕药对血栓性疾病及心血管疾病的风险明显降低，尤其是对年轻（年龄＜35 岁）、无吸烟、无高血压病史或服药期间血压不增高的女性。

7. 避孕药的其他益处

（1）减少盆腔炎的发生。

（2）治疗某些月经病，短效口服避孕药能缓解痛经和经前期综合征、调节月经周期、减少月经量等。

（3）对某些疾病有辅助治疗的作用，如缺铁性贫血、血小板减少性紫癜、子宫内膜异位症、卵巢生理性囊肿、类风湿关节炎、痤疮等。

三、其他避孕方法

（一）紧急避孕

1. 定义

紧急避孕是指那些在无防护性生活后或者避孕失败后几小时或几日内，女性为防止非意愿性妊娠的发生而采用的避孕方法。

2. 适应证

（1）在性生活中未使用任何避孕方法。

（2）避孕失败，包括避孕套破裂、滑脱，体外排精未能做到，安全期计算错误，漏服避孕药，宫内节育环脱落。

(3) 遭到性暴力。

3. 禁忌证

已确定怀孕的女性。

4. 方法

放置宫内节育器或口服紧急避孕药。

(1) 宫内节育器：带铜宫内节育器可以用作紧急避孕方法，一般应在无保护性生活后 5 日（120 小时）之内放入带铜 IUD，其有效率可达 95％以上。

(2) 紧急避孕药：有激素类和非激素两类，适合于那些仅需临时避孕的女性。一般应在无保护性生活后 3 日（72 小时）之内口服紧急避孕药，其有效率可达 98％。

(3) 米非司酮：为抗孕激素制剂。在无保护性生活 120 小时之内服用米非司酮 10mg 或 25mg 即可，有效率达 85％以上，妊娠率为 2％。

5. 不良反应

可能出现恶心、呕吐、不规则阴道出血及月经紊乱，一般不需处理，若月经延迟 1 周以上，需除外妊娠。

紧急避孕仅对一次无保护性生活有效，避孕有效率明显低于常规避孕方法，且紧急避孕药激素剂量大，不良反应亦大，不能代替常规避孕。

（二）外用避孕

1. 阴茎套

也称避孕套，由男方掌握，需要在每次性交时使用，否则易避孕失败。需正确使用，阴茎套还具有防止性传播疾病的传染作用。

2. 阴道套

也称女用避孕套，既能避孕，又能防止性传播疾病，目前我国尚无供应。

3. 外用杀精剂

由阴道给药，对精子有灭活作用的一类化学避孕制剂。一般对局部黏膜无刺激或损害，少数女性自感阴道灼热。正确使用的避孕效果达 95％以上。使用失误、失败率高达 20％以上，不作为避孕首选药。

4. 安全期避孕

采用安全期进行性生活而达到避孕目的称安全期避孕法。由于其单靠避开易孕期性生活而不用药具避孕，又称自然避孕法。使用安全期避孕需事先确定排卵日期，通常根据基础体温测定、宫颈黏液检查或通过月经周期规律来推算。由于女性排卵过程可受生活、情绪、性活动、健康状况或外界环境等因素影响而推迟或提前，还可能发生额外排卵。因此，安全期避孕法并不十分可靠，失败率达 20％。

5. 其他避孕

目前正在研究中的有黄体生成素释放激素类似物避孕、免疫避孕法的导向药物避孕以及抗生育疫苗等。

（刘勤英）

第二节 输卵管绝育术

输卵管绝育术是一种安全、永久性的节育措施，它通过切断、结扎、电凝、钳夹、环套输卵管或用药物栓堵输卵管管腔，使精子与卵子不能相遇而达到绝育目的。

一、经腹输卵管结扎术

（一）适应证

(1) 自愿接受绝育手术且无禁忌证者。

(2) 患有严重全身疾病不宜生育或医学因素不宜生育者。

（二）禁忌证

(1) 各种疾病急性期。

(2) 全身情况不良不能胜任手术者，如心力衰竭、血液病等。

(3) 腹部皮肤有感染灶或患急、慢性盆腔炎者。

(4) 患严重的神经症者。

(5) 24 小时内两次体温在 37.5℃ 及以上者。

（三）手术时间

选择非孕女性绝育时间最好选择在月经干净后 3~4 日。人工流产或分娩后宜在 48 小时内施行手术。哺乳期或闭经女性则应排除早孕后再行绝育术。

（四）术后并发症

一般不易发生，若发生，多因操作粗暴、未按常规进行所致，包括：

(1) 出血、血肿。

(2) 感染。

(3) 脏器损伤。

(4) 绝育失败。

二、经腹腔镜输卵管绝育术

（一）适应证

同经腹输卵管结扎术。

（二）禁忌证

腹腔内广泛粘连，心肺功能不全等。

（三）术前准备

患者应仰卧采取头低臀高位。

（四）术后注意事项

平卧 4~6 小时后可下床活动，注意监测生命体征。

（刘勤英）

第三节 避孕失败的补救措施

人工流产是指因意外妊娠、疾病等原因而采用人工方法终止妊娠，是避孕失败的补救方法。人工流产对女性的生殖健康有一定的影响，做好避孕工作，避免或减少意外妊娠是计划生育的真正目的。终止早期妊娠的人工流产方法包括手术流产、药物流产和中期妊娠引产。

一、药物流产

（一）定义

药物流产是用药物终止早孕的一种避孕失败的补救措施。目前，临床应用的药物为米非司酮和米索前列醇，两者配伍应用终止早孕完全流产率达90%以上。

（二）用药方法

米非司酮分顿服法和分服法。适用于停经7周内的孕妇，不良反应轻，仅有恶心、呕吐、下腹痛和乏力，但其远期不良反应尚需进一步观察。用药后应严密随访，若药物流产失败，宜及时手术终止；有时引起不全流产出血量多者需急诊刮宫。值得指出的是，药物流产后出血时间过长和出血量过多是其主要不良反应。尽管流产后加用缩宫素、益母草、口服避孕药、中药、抗生素或米非司酮等方法，直至今日尚无肯定、有说服力的疗效，药物流产必须在有正规抢救条件的医疗机构进行。

二、人工流产术

人工流产术是指在妊娠早期用手术方法终止妊娠，包括负压吸引术和钳刮术。

（一）负压吸引术

1. 适应证

（1）妊娠10周以内，要求终止妊娠而无禁忌证者。

（2）因某种疾病不宜继续妊娠者。

2. 禁忌证

（1）各种疾病的急性期或严重的全身性疾患需待治疗好转后住院手术。

（2）生殖器官急性炎症。

（3）妊娠剧吐致酸中毒尚未纠正。

（4）术前两次体温>37.5℃。

（二）人工流产并发症

1. 近期并发症

（1）子宫穿孔：是人工流产术的严重并发症，小的穿孔可无明显症状；严重时，受术者可感到腹痛，伴恶心、呕吐；也可出现出血和失血性休克等。

（2）人工流产综合反应：是指术中或手术结束时出现心动过缓、心律失常、血压下降、面色苍白、出汗、头晕等症状。

（3）吸宫不全：为人工流产术常见并发症，术后出血超过10天，血量过多或停止后又发生多量出血，应考虑为吸宫不全，B 超检查有助于诊断。

（4）漏吸：常因胎囊过小、子宫畸形、位置异常或操作不熟练引起，确诊漏吸应再次行负压吸引术。

（5）术中出血：多发生在妊娠月份较大的钳刮术，组织不能迅速排出，而影响宫缩。

（6）术后感染：可出现急性子宫内膜炎、子宫肌炎、附件炎、盆腔炎等。

（7）栓塞：较少见。

2. 远期并发症

有宫颈粘连、宫腔粘连、慢性盆腔炎、月经失调、继发性不孕等。

三、中期妊娠引产

（一）米非司酮配伍前列腺素引产

1. 适应证

孕 10～16 周要求终止妊娠及因疾病不宜继续妊娠且无药物禁忌者。

2. 禁忌证

肝肾功能不全、糖尿病、血液系统疾病、血栓性疾病、与甾体激素相关的肿瘤、青光眼、高血压、支气管哮喘、肾上腺及内分泌疾病者。

3. 注意事项

服药前 2 小时空腹，以防服药后出现胃肠道反应。用药后 72 小时无宫缩为失败。

（二）依沙吖啶羊膜腔内注射引产

1. 适应证

凡 14～28 周要求终止妊娠而无禁忌证者。

2. 禁忌证

（1）发热、各种疾病急性期、严重高血压疾病、心脏病及贫血等。

（2）阴道炎需治疗后方能引产。

（3）妊娠期间反复阴道出血，胎盘前置状态确诊或不能排外者。

3. 注意事项

（1）术后如疑有宫腔感染，应行抗感染治疗。

（2）注射药物后观察宫缩情况、阴道出血及不良反应等。

（3）一般注射药物后 48 小时内出现宫缩，72 小时内胎盘胎儿排出，5 日仍未排出，考虑失败，可行第二次注射。

（4）如有强直宫缩，阴道前或后穹隆膨出，应及时肌内注射哌替啶或地西泮。

（5）警惕羊水栓塞，应规范操作，减少发生的高危因素，并做好抢救准备。

（刘勤英）

妇产科临床诊断要点与综合治疗

朱丽丽等◎主编

吉林科学技术出版社

第十六章 辅助生殖技术

第一节 人工授精

人工授精指收集丈夫或供精者的精液，使其优化，由医师注入女性生殖道，以达妊娠目的的一种助孕技术。人类的人工授精术始于1790年，由英国的John Hunter将一位尿道下裂患者的精液收集后置其妻子阴道内，而获妊娠为先例，1844年William Pancoast报道首例使用供精者精子人工授精成功，1954年Bunge等又首例用冷冻精液人工授精获得妊娠，从而完善和推动了人工授精技术。1983年我国湖南医学院生殖工程研究组，用冷冻精液人工授精成功。1984年上海第二医学院行洗涤丈夫精液宫腔内授精，获健康婴儿出生。目前，在我国有些地区已建立了人类精子库，并使妊娠成功率逐步提高。

一、分类
（一）根据精液来源分类
1. 夫精人工授精（AIH）
使用丈夫精液人工授精。
2. 供精人工授精（AID）
使用自愿供者精液人工授精。
（二）根据精液制备分类
新鲜精液人工授精和冷冻精液人工授精。
（三）根据授精部位分类
（1）阴道内人工授精：只是将整份精液标本注入阴道穹隆部，本法不需暴露子宫颈，操作简易。

（2）宫颈周围或宫颈管内人工授精（ICI）：本法是将0.3~0.5ml精液慢慢注入宫颈管内，其余精液放在阴道前穹隆。

（3）子宫帽人工授精：子宫帽要在阴道内保留6~12小时以延长精液与宫颈黏液接触的时间。

（4）宫腔内人工授精（IUI）：将洗涤处理后的0.3~0.5ml精液，通过导管注入女方宫腔内。在受精的周期，给予诱发超排卵可以提高成功率。

（5）直接经腹腔内人工授精（DIPI）：洗精处理后的精液0.5~1.0ml，用22cm19G长针经阴道后穹隆注入子宫直肠窝内，本法操作不难，成功率通常较经超排卵，治疗的IUI低，宜用于宫颈狭窄IUI操作困难者。（临床上极少采用）

（6）经腹腔精子与卵子移植（POST）将精子和卵子直接放入腹腔。（临床上极少采用）

(7) 经输卵管人工授精。(临床上极少采用)

二、适应证

(一) 精子质量问题

(1) 轻度少弱精症，合并非严重畸精症，中度的弱精子症合并非极度畸精子症。另外，还包括精液液化异常。

(二) 正常性交时阻碍精子进入阴道的因素

(1) 解剖异常，如严重尿道下裂、逆行射精、子阴道与宫颈狭窄、子宫高度移位。
(2) 精神神经因素，如阳痿、早泄、不射精、阴道痉挛。

(三) 精子在女性生殖道运行障碍

1. 宫颈因素

在不育妇女占 5%~10%，排卵前宫颈黏液最有利于精子穿透，宫颈黏液一方面可以储存精子，缓慢释放至宫腔；另一方面还对质量不良的精子起过滤作用。此外，宫颈黏液还有助于精子获能。当患有宫颈息肉或肌瘤、慢性宫颈炎或深层宫颈锥形切除、电熨或冷冻治疗后，宫颈黏液量少而质稠，不利于精子的穿透。一般通过性交后试验可以发现宫颈因素所致的不孕。可进行 IUI 避开宫颈屏障直接将精子送到宫腔内。

2. 女性免疫性不孕

女性可由细胞或抗体介导对精液发生免疫反应，此种反应属于一种局部而不是全身性的反应。女性通过抗精子抗体产生补体介导的精子细胞毒性作用、干扰精子在宫颈黏液中的制动和顶体反应与获能直接妨碍受精。

3. 男性免疫性不育

如感染、创伤或突发性因素等可致血睾屏障崩溃诱发自身免疫。

4. 不明原因性不孕

对于多年不孕，原因又不明确的患者，经腹腔镜或子宫输卵管造影检查，示一侧以上输卵管通畅者，适合以 IUI 方法治疗。

三、女方检查与准备

(一) 女方要求

除了常规询问病史、全身查体、妇科检查和输卵管碘油造影外，尚需内分泌测定，必要时给予 B 超检查和染色体检查。要求接受人工授精的女方必须具备：体格和精神健康，有规律的月经周期，具正常排卵生育功能，至少有一侧输卵管通畅，并能承受正常的妊娠和分娩而对身体无害。

(二) 诱发排卵

在 IUI 周期中，常给予药物诱发排卵。研究表明，药物刺激周期比自然周期妊娠率明显提高，可能与以下作用有关。

(1) 增加卵子数目。
(2) 降低了生殖道内补体浓度，减少了其对精子的毒性作用。
(3) 使用 HMG 治疗可纠正一些不利于卵子发育的内分泌异常，如低水平的 E_2，LH 峰值下降和不适时地出现而影响卵子的质量。

促排卵方案有 CC 单用法；CC+HMG/HCG；HMG/HCG；近年对于 PCOS 患者多用 LE（来曲唑）单用法及 LE+HMG/HCG。

国内常用 HMG/HCG 方案。自月经周期第 3 天开始，每日肌内注射 HMG 75～150U，从周期第 8 天开始 B 超监测，见 1 个优势卵泡达 18mm，或 2 个达 16mm 时停用 HMG，当日 1 次肌内注射 HCG 5000～10 000U。

四、精液处理

（一）精液处理的目的

(1) 达到符合要求的活动精子密度。
(2) 减少或去除精浆内前列腺素、免疫活性细胞、抗精子抗体、细菌与碎片。
(3) 减少精液的黏稠性。
(4) 促进精子获能，改善精子受精能力。

（二）精液标本收集

(1) 精液需经手淫法收集到一干净无毒的容器内，如取精困难，可通过性交将精液收集于无毒的避孕套内。

(2) 逆射精：逆射精进入膀胱并非罕见，特别是进行过膀胱手术的患者，为收集逆射出的精液，必须先用碳酸氢钠碱化尿液，然后排空膀胱，通过性交或手淫法射精，然后将尿排入一干净无毒的容器中，尿中可见精子并可被 Percoll 法收集到。

收集逆射精精液的程序如下：向患者仔细地解释整个过程，取得他的合作理解；在试验前一晚的 9：00，要将 4g NaHCO$_3$ 放入杯水中，混匀后服下；在取样前 1 小时，必须再饮一杯含 4g NaHCO$_3$ 的水并且再多饮 1～2 杯水；在射精前排尿（即小便后立即射精）；射精后，将小便排入一干净无毒的容器内；逆射出的精子必须立即检查和处理。

（三）精液处理方法

精液处理方法取决于精液量，精子浓度与活动率等，如果精液稠或者存在抗精子抗体，可直接用机械吹打法或者 G-IVF Plus 培养液后再用机械吹打法处理。

1. 上游法

将精液置于管底部，然后在精液上方轻缓加入 2ml 已平衡的 G-IVF Plus 培养液形成液层。

将离心管倾斜 45°，37℃，6％ CO$_2$ 孵育 1 小时。吸取最上层的云雾状液体，加入 3ml 已平衡的 G-IVF Plus 培养液稀释，以 200g 离心 5 分钟，沉淀用 0.5ml 已平衡的 G-IVF Plus 培养液重悬精子沉淀团做受精用。

2. 密度梯度离心法

把 2.0ml 90％浓度培养液置于管底部，然后将 45％浓度培养液沿 90％浓度培养液面上方的试管壁缓慢注入，两层培养液间形成一个界面。最后小心地把 2.0ml 液化的精液放置于低浓度培养液上方，以 300g 离心 20 分钟细胞、碎片、不活动精子、异常精子积聚于上层，其沉淀则包含有正常活动的精子，把所有分层移去，留最底层液 0.5ml 沉淀，把沉淀物全部移入一新的 15ml 圆锥离心管，加 3.0ml G-IVF Plus，用 200g 速度离心 10 分钟。沉淀再用 0.5mG-IVF Plus 悬浮做受精用。

五、授精时间的选择

（一）观察宫颈黏液预测排卵

排卵前雌激素形成的高峰，宫颈黏液量增加，稀薄透明似"蛋清样"，其黏滞度降低使拉丝度增大，达 10cm 长。宫颈外口也呈松弛、扩张状，称"瞳孔反应"，而利于精子的通过。此时将黏液涂片干燥后于镜下可见典型羊齿状结晶，预示为明显的排卵征象，应在 48 小时内完成授精。

（二）激素测定预测排卵

若使用血清或尿标本测定 LH 应于估计排卵日的前 2～3 天开始，行 ICI 应在 LH 峰出现当天进行，而 IUI 可以稍后，LH 峰出现 24 小时左右进行。若注射 HCG 控制排卵时间，IUI 则应在注 HCG 后 36～40 小时进行，此刻正是卵子从卵泡释出的时间。

（三）B 超监测卵泡发育和子宫内膜厚度

卵泡的大小应以长、横二径线平均值来估计，近排卵日卵泡每日可生长 2.5～3.0mm，B 超所见的排卵征象为卵泡变小或萎陷、子宫直肠窝有液性暗区。当子宫内膜的厚度＞10mm 表示已完全雌素化。

六、授精方法

患者取膀胱截石位，以生理盐水消毒外阴。置窥器后用无菌盐水棉球及干棉球轻擦阴道及宫颈。以无毒无菌授精管尾端接注射器，抽空气 0.2ml，根据精子质量抽精液 0.3～0.5ml；沿子宫位置方向进入宫腔，缓慢注入精液，注意不要造成出血；注后稍停片刻取出导管，抬高臀部原位仰卧 30～60mm。

七、黄体支持

尽管黄体期用 HCG 和（或）孕酮支持黄体的作用尚未完全肯定，但在促排卵周期由于雌激素水平较高而孕酮相对不足，多数中心都主张使用。一般每天肌内注射黄体酮 20～40mg，或口服黄体酮胶囊 0.1g，每天两次，直至妊娠 8～10 周或月经来潮。

（陈雪梅）

第二节　配子移植

人类配子是指男性的精子和女性的卵子。当这两种配子结合受精后即成为合子——孕卵，进一步发育成一个新个体。将精卵于配子期移植进女性体内的技术，称配子移植技术。配子移植技术是继 IVF-ET 之后发展起来的比较成熟的助孕技术之一。根据配子移植途径和部位的不同，目前国际上有以下几种成功的报道，临床上最多用的是配子宫腔内移植（GIUT）。

(1) 配子输卵管内移植（GIFT）。

(2) 配子腹腔内移植（POST）。

(3) 配子宫腔内移植（GIUT）。

(4) 配子经阴道输卵管内移植（TV-GIFT）。

一、配子输卵管内移植（目前已较少应用）

1984 年首先由美国的 Asch 等报告 GIFT 成功，并于 1985 年获健康婴儿出生。GIFT 与 IVF-ET 相比，具有以下特点：

(1) 在输卵管壶腹部受精，使配子得以在正常生理条件下受精。

(2) 免除了体外授精和培养及卵细胞植入的复杂环节，生殖细胞在体外存放时间由 48 小时缩短到几个小时。故此程序在许多方面较 IVF 简单，特别对实验室的要求低。近年的研究表明，GIFT 妊娠成功率可高达 20%～48%，几乎接近自然受孕率。目前，在国际上已广泛开展，并取得了很大的成绩。

（一）适应证

目前认为，除要求至少一条形态和功能都正常的输卵管外，其他适应证与 IVF 相同。但对盆腔有粘连的患者特别是中度和重度者，即使输卵管通畅也不宜行 GIFT，否则宫外孕发生的危险将明显增加。

1. *男性不育*

对不适合做 IVF-ET 的男性因素患者有效。

2. *原因不明的不孕症*

可能为精子的运输、受精能力异常；或输卵管伞的拾卵功能障碍；或卵泡未破裂黄素化综合征等。

3. *免疫性不孕*

免疫球蛋白中的 IgG 可抑制受精，精子数量越多，抗原越多，越能激发免疫反应。

4. *子宫内膜异位症*

药物或手术治疗失败后均可用 GIFT 或 IVF 治疗，轻、中度子宫内膜异位症较合适，而重度子宫内膜异位症成功率低。

5. *其他因素的不孕症*

如宫腔的异常，宫颈不孕和不排卵等也可用 GIFT 治疗。

（二）技术步骤

GIFT 和 IVF 的步骤在取卵前是完全相同的，不同的是 GIFT 取卵后立即将精子和卵子植入输卵管内，受精发生在输卵管内，而 IVF-ET 是在试管内受精，然后将胚胎植入子宫内。GIFT 的主要步骤包括超排卵，取卵和精子处理及配子移植。

1. *超排卵*

用药方案及监测同 IVF-ET。

2. *采精与洗涤处理*

一般在取卵前 2 小时采精，以上游法处理精液，优选后的精子液调浓度为 (10～30)×10^9/L，置 CO_2 孵箱中待用。

3. *卵母细胞的采集*

(1) 腹腔镜下取卵（目前已较少应用）：GIFT 最多用的是腹腔镜，在取卵后经识别和分级，于体外适时培养 3～12 小时，待其进一步成熟后，由原穿刺点在腹腔镜下行配子输卵管内移植。取卵步骤：先行全身麻醉或节段阻滞麻醉，以 CO_2 5%、O_2 5% 和 N_2 90% 的混合气体输入腹腔，成气腹。测气压不得超过 2.67kPa，在脐下插入腹腔镜，用于照明和观察，另选下腹壁插入吸卵针和卵巢固定钳。吸卵针内芯为聚四氟乙烯导管，以"Y"型管为好，以便再次冲洗卵泡用。卵巢钳用于剥开腹膜和粘连并固定卵巢。选择卵泡集中表面又无血管处垂直进针，避免从卵泡顶部薄弱处进针以免裂口过大丢失卵母细胞，将吸卵导管连接抽负压的培养管内。注意在每支培养管内预先要加入肝素 1 滴（50 万 U/L），防止抽出的卵泡液中出现血凝。抽吸负压掌握在 12～16kPa。

(2) 在超声引导下经阴道穿刺取卵：此种穿刺取卵技术简便易行。无须气腹，患者痛苦小；卵母细胞前培养和配子移植术的时间便于掌握。

(3) 开腹取卵（目前已较少应用）：局麻下于下腹壁做 3～4cm 长的切口，进入腹腔直视下抽吸卵泡液，迅速识别和显微加工卵母细胞，立即由原切口处找到输卵管伞端行配子移植。此方法要求在短时间内连贯完成，目前已较少应用。

采卵时间均掌握在注射 HCG 34～36 小时之后。首次吸引未取到卵时要进行 2～3 次冲洗和抽吸，或旋转穿刺针改变角度以提高取卵率。

4. 卵子识别和显微加工

(1) 卵子识别：同 IVF-ET。分级后的卵细胞置生长液中培养。

(2) 显微加工：移植前再将成熟卵置镜下，用清洁无菌针器剥除其周围的黏液及血块，以免植入体内影响受精。注意这种"显微加工"的动作要轻稳，不可损伤透明带。加工后将成熟卵吸入移植液（TM）中待用。移植液由 F10 培养液加 50％血清配制。部分研究者把经过前培养或显微加工的卵子，加入处理后的精子液中，混合培养 1 小时再移植。但此时无法证实受精过程是否已经开始，精卵是否仍属配子期。

5. 配子移植

(1) 吸取精卵移植液：目前国内多使用 Tom Catheter 移植管，或是美国 Cook 公司生产的 IVF-ET 移植管。先在导管尾端接一次性 TB 注射器，用 GM 液冲洗移植管 2～3 次，然后在移植管内依次吸入 25μl 精液，5μl 空气，25μl 培养液内含 2～3 个卵母细胞，5μl 空气，1μl 培养液。经过混合培养的精卵则不需抽吸气柱。

(2) 配子输卵管内移植（目前已较少应用）：重新进入手术室，再由原腹腔镜入口处或下腹小切口进入腹腔；吸尽子宫直肠窝内血性腹腔积液，持钳固定输卵管；将移植管自输卵管伞端向壶腹部插入 2～3cm，缓慢注入精卵配子液，稍停 30 秒后退出移植管，立即在显微镜下检查移植管内是否有卵子遗留。再以相同方法行对侧移植。但也有医师认为以单侧移植为好，避免在进行对侧操作时，因牵拉、拨动或不顺利而影响已移植好的一侧，也可减少多胎妊娠的发生。他们比较两种方法的妊娠结果无差异。术后彻底放出腹腔内的气体，以减少 CO_2 与配子接触的时间。

移植的卵细胞数目与妊娠率有关，移植的卵细胞数越多，妊娠率越高，但为了防止多胎妊娠，目前大多数中心限制移植的卵母细胞数目，仅对年龄较大，精子质量较差或以往反复失败的妇女适当增加移植的卵母细胞。如移植多个卵母细胞，最好分别在两侧输卵管。严重的男性不育可增加活动精子的数量到 100 万。

6. 黄体支持

配子输卵管内移植后的黄体支持同 IVF-ET。

二、配子宫腔内移植（GIUT）

GIUT 是指将卵母细胞和洗涤后的精子直接移植入妇女宫腔内的一种助孕技术。这是在经典的 IVF-ET 基础上发展而来的一种更简易的助孕技术。

(一) GIUT 的依据

GIUT 于取卵后几小时就把配子植入宫腔，并不意味着床时间提前，而是让卵子在宫腔内进一步成熟，受精和早期胚胎发育，待子宫内膜同步化，时机成熟后才完成着床过程。IVF-ET 程序于取卵后 3～6 天移植，孕卵进入宫腔后也并非立即植入，同样要处于"等待植入"的状态 3~4 天。

虽然宫腔内与输卵管的环境有一定差别，但配子和孕卵对外界条件极为敏感，如光、温度、pH 及渗透压等。宫腔内则具备比体外培养更稳定、更利于生存的条件。因此，宫腔有可能成为卵子成熟、受精和早期胚胎发育的良好场所。

（二）适应证

同 IVF-ET 适应证，主要适应于双侧输卵管阻塞或功能丧失的不孕患者，也可治疗其他多种不孕症：

（三）操作特点

1. GIUT 与常规 IVF-ET 技术程序比较

两者在卵子体外培养前的技术程序是相同的，但 GIUT 省去了体外授精、培养这一最复杂、最精细的操作步骤，缩短了生殖细胞在体外的停留时间，大大减少了外界环境及人工操作对它们的损害。操作方法简捷，环境条件的要求相对低，适用于临床开展。取卵后数小时即行移植，手术费时短，患者不必焦虑等待多日。

2. GIUT 与 GIFT 程序比较

两者在移植前的技术程序是相同的，配子在体外存留时间也相同，但 GIUT 与 GIFT 的根本区别在于：

（1）GIFT 要求患者至少一侧通畅输卵管，而 GIUT 无此要求，因此 GIUT 的适用范围更广。

（2）无须腹腔镜设备及技术，移植时不必经腹操作，痛苦小。

（3）从基础医学研究的角度认识，GIFT 模拟了人类卵子受精、孕卵运输和胚胎着床的生理过程，而 GIUT 则是对人类生殖奥秘的挑战，对今后受精及着床机制的研究具有重要的价值。

三、配子经阴道输卵管内移植（TV-GIFT）（目前已较少应用。）

此项技术过程也要通过促排卵、取卵、精液处理及体外处理，再将配子经阴道-宫腔-输卵管途径移植，是配子移植中具有发展趋向的一种助孕技术。它既符合生理受孕部位的要求，又无须经腹操作，易于被接受，并且妊娠成功率较高。但是需要特殊移植导管，寻找和进入输卵管时较困难。

（陈雪梅）

第三节　未成熟卵体外培养

随着体外受精-胚胎移植技术的发展，未成熟卵细胞体外培养（IVM）成熟技术成为治疗不孕症的一种新途径，不仅降低 IVF-ET 的费用，而且还避免大剂量超排卵药物所带来的不良反应。目前，未成熟卵母细胞体外培养成熟技术具有广阔的应用前景，成为生殖医学领域的一个研究热点。

一、IVM 临床

（一）月经稀发或闭经

口服或肌内注射孕激素 5~7 天撤血。月经周期 2~4 阴道 B 超了解子宫及双附件，排除卵巢囊肿，计数窦卵泡数。月经周期 6~9 天阴道 B 超监测排除主导卵泡，通常于周期第 10~14 天卵泡直径<1.0cm 采卵。采卵前 36 小时注射 HCG 10 000IU。

（二）月经周期规则

月经周期 2~3 天阴道 B 超了解子宫及附件，排除卵巢囊肿，计数窦卵泡数。周期第 6~9 天阴道 B 超监测排除主导卵泡，通常于 9~10 天卵泡直径<10mm 时采卵。采卵前注射 HCG 10 000IU。

（三）采卵术

采用 17~19G 单枪采卵针，56mmHg 的负压下吸出未成熟的卵母细胞，注意将所有可见卵泡的卵泡液吸尽。

（四）子宫内膜的准备

根据采卵日子宫内膜厚度调整雌激素（补佳乐）剂量：子宫内膜厚度<4mm，补佳乐 10~12mg/d；内膜 0.4~0.6cm，补佳乐 8mg/d；内膜厚度>0.6cm，补佳乐 6mg/d。ICSI 日开始给予黄体酮 60mg/d。妊娠后续用补佳乐及黄体酮至孕 12 周。若 ET 日内膜厚度<0.7cm，取消胚胎移植，冷冻胚胎。

二、IVM 实验室操作

将采集的 OCCC 放置于培养液含蛋白的输卵管液中孵育 2 小时。再以机械法去除卵丘细胞，在倒置显微镜下观察卵母细胞成熟度。未成熟卵（MI、GV）立即转入 IVM 培养基中进行体外成熟培养。于 37℃、6%CO_2 及饱和湿度条件下单独培养 24 小时、48 小时，分别在显微镜下观察，排出第一极体者认为成熟，立即进行 ICSI。

（陈雪梅）

第四节　卵胞质内单精子注射

一、卵胞质内单精子注射（ICSI）的发展历史

世界上第一例试管婴儿诞生于 1978 年（Steptoe 和 Edwards）。过去的 30 多年里，辅助生殖技术经历了重大的发展和改变，在促排卵技术，卵母细胞采集的方式，体外培养条件，胚胎的冷冻保存等多个方面获得了长足的进步。其中，显微受精无疑是辅助生殖领域最具亮点和实效的突破。

常规的 IVF-ET 技术帮助了许多因为输卵管因素而不育的夫妇解决了生育困扰。然而，在不育夫妻中仍有相当数量的患者因为男性因素或其他因素无法完成常规体外受精。因此，各种显微操作辅助受精技术开始引入试管婴儿的治疗之中。显微受精经历了借助显微操作仪器将部分透明带切除（PZD）、精子直接注入卵周隙即透明带下（SUZI）以及最终的卵胞质内单精子注射（ICSI）来实现受精等几个阶段的发展，成功地解决了男性少弱精患者因为精子不能有效地穿过卵母细胞透明带完成精卵融合而导致

受精效率低下问题。

早在20世纪初期,科学家们就开始尝试在显微镜下对活细胞进行直接操作。最早的显微受精报道出现在1966年,Hiromoto等发现向非洲爪蟾卵母细胞中注射精子可以激活卵母细胞并形成雌雄原核。不过当时的研究目的并不在于辅助生殖而是为了证明精核去致密以及原核的形成并不需要之前精子和卵细胞膜的相互作用。随后,在1988年,Iritani和Mann分别报道了兔单精子胞质内受精和小鼠单精子带下受精获得后代。最早关于人卵母细胞单精子注射的报道也出现在这一年。Lanzendorf等的实验结果证明人卵母细胞经过显微注射能够存活并且形成雌雄原核。这项技术发展到1992年终于获得重大突破,比利时自由大学中心的Palermo等利用卵母细胞胞质内单精子注射,ICSI辅助授精获得成功妊娠,这是人类助孕技术方面一个突破性进展。1996年,我国首例ICSI试管婴儿在中山大学附属第一医院生殖医学中心诞生,之后ICSI技术在全国多个生殖中心广泛展开,成为最主要的辅助生殖技术之一。

二、ICSI 的临床应用

ICSI临床应用的主要适应证包括严重的少弱畸精症;临界性少弱精症;通过手术从睾丸或附睾中获得的精子;常规IVF受精失败史;不明原因不孕症;免疫性不孕;精液冻存;不成熟卵体外培养和冻融卵母细胞植入前遗传学诊断。

(一)少弱精症

ICSI技术在临床中最广泛应用于因为男性因素而引发的不孕症治疗中。采用ICSI技术,只需数条精子即可完成受精过程,达到妊娠目的是针对少弱精患者的最有效助孕方案。目前,各个实验室对于适用ICSI的精液指征有所差别,通常认为以下情况应该采用ICSI方案:

(1)严重少精子症、严重弱精子症、严重畸精子症,获得的精子不能满足IVF要求。

(2)极度少精子症、极度弱精子症、极度畸精子症。

(3)不可逆的梗阻性无精子症(不能行复通手术或复通手术失败或患者拒绝行复通手术)。

(4)生精功能障碍(排除遗传缺陷疾病所致)。

(5)免疫性不育和不明原因不育,常规IVF受精率<30%的患者。

(6)精子顶体异常。

(7)逆行射精,获得的精子不足以行IVF-ET。

(8)需行植入前胚胎遗传学检查的。

除了原始的精液数据外,在IVF治疗中采用何种授精方式也要着重参考精液处理后所获得的总活动精子数。在考虑是否采用ICSI受精时要结合精液密度、活力、形态和相关功能检查及女方生育史等因素综合考虑,尽量严格把握ICSI指征,如果能够采用常规IVF方式,不应该扩大ICSI指征。

(二)通过手术从睾丸或附睾中获得的精子

男性不育患者中约10%为无精症患者。无精症又可分为梗阻性无精症(OA)和非梗阻性无精症(NOA)。梗阻性无精症患者是由于输精管阻塞或阙如所致,由于睾丸精子生成功能正常,可经手术采集附睾或睾丸中精子行ICSI,现在最常采用的是经皮附睾穿刺精子抽吸术（PESA）获取精子。非梗阻性无精症是由于睾丸生精功能障碍所致，部分患者曲细精管中内存在精子，可通过睾丸取精技术（TESA 或 TESE）获取可用的精子。Meniru 等用睾丸和附睾精子对 1456 个卵行 ICSI 统计受精率和临床妊娠率，结果显示采用睾丸和附睾精子与射出的精子相比可获得相似的临床妊娠率。此外，有些非梗阻性无精症患者只能从睾丸组织中得到精子细胞或其他未成熟的生精细胞。1994年 Oyura 等利用圆形精子细胞进行 ICSI 取得成功，等用圆形精子细胞核进行 ICSI 治疗取得成功。1995 年 Tesarik 用长形精子细胞治疗取得成功。由于原发性生精功能障碍可能伴有遗传性疾病，因此在采用 ICSI 前应给予患者合适的遗传学咨询。

1996 年，Gianarolie 等将 TESE 获得的精子一部分做 ICSI，其余分成多份冷冻保存。有研究表明冻融后的附睾精子仍然能够保持其受精能力；而冻融保存会降低睾丸精子的受精能力，但并不影响其临床妊娠率。

（三）**常规 IVF 受精失败或低受精史**

据报道常规 IVF 受精失败率占总周期的 5%～10%，低受精周期约占总数的 20%。受精率低下成为影响 IVF 成功的重要因素。非男性因素不育患者常规 IVF 受精率低的主要原因有

（1）取卵日大部分卵母细胞不成熟，或者卵细胞胞质与核的成熟不同步。

（2）精卵结合障碍，精子与透明带结合后不能发生顶体反应；也有人认为是随着体外培养时间的延长卵细胞膜和透明带结构发生改变，影响了精子与透明带的结合。

（3）卵母细胞未被激活或者原核形成障碍。

有学者认为如果前一周期 IVF 受精失败或者低受精，第二个周期可采用 IVF/ICSI 各半方式，以预防再次发生受精失败。常规受精失败后补救 ICSI 的数据也提示，ICSI 仍可以获得较高的受精率，在一定程度上挽救常规受精失败的结局。然而，根据 Payne 和 Flaherty 的回顾分析 IVF 治疗中采用 ICSI 的方法约有 30% 的卵仍然无法受精，而 ICSI 的完全受精失败周期也达到 2%～3%。因此，虽然受精失败者在新的治疗周期中倾向采用 ICSI 受精，但是 ICSI 替代常规 IVF 不一定能避免受精失败的发生，在确定新的方案时应详细分析前一次失败原因。

（四）**不明原因不孕症**

是一个在定义和诊断上争议较大的临床问题，在不孕的病因分类中占 10%～30% 目前对于这类患者都是采用排他性诊断，而首选治疗方案是诱导排卵加宫腔内人工授精（COS+IUI），如果多次 IUI 未孕，在改行 IVF 方案治疗时可采用 RT 和 ICSI 受精各半的方式。根据统计，在这类不明原因不孕的患者中有 14%～20% 存在受精的问题。Azem 等回顾性分析显示不明原因不孕夫妇采用 half-ICSI 的受精方式后，ICSI 部分的受精率显著高于 RT 受精，但是依靠常规 IVF 方式获得可用胚胎患者的妊娠率较高，因而认为采用 ICSI 方式虽然可提高受精率。但对于提高妊娠率并无帮助。因此，在确定不明原因不孕患者的受精方案时还需结合精液质量综合判断。

（五）**免疫性不孕**

多指因抗精子抗体（AsAb）阳性所致的不孕，由于 AsAb 能阻碍精子释放透明质酸酶，从而抑制精子的顶体反应造成受精失败。采用 ICSI 可以克服因顶体反应受限而导致的精卵结合问题。

（六）精液冻存

在 IVF 治疗中因为男方取精困难或其他因素导致取卵日无法获得精液者，可提前冻存精液备用。冷冻复苏会引起精子活力减弱并可能导致受精能力下降，在这种情况下也可采用 ICSI 的方式保证受精率。

（七）不成熟卵体外培养（IVM）和冻融卵母细胞

采用不成熟卵体外培养（IVM）方案，获得的未成熟卵母细胞需要经 24~48 小时的体外培养诱导成熟。长时间的体外培养可能导致卵母细胞透明带韧性发生改变，妨碍精子穿透，故而通常使用 ICSI 辅助受精。

冷冻保存的卵母细胞经过冻融后其受精潜能受到影响，ICSI 技术可应用于冷冻卵子的受精过程以提高冻融卵子的受精率，不过采用 ICSI 作为冻融复苏卵子的辅助受精方式并不能提高卵裂率及优质胚胎率。

植入前遗传学诊断：对于进行植入前遗传学诊断的胚胎，为了避免透明带上黏附的精子影响诊断结果，尤其是针对高灵敏性的 PCR 技术可能产生的信号污染，必要时可采用 ICSI 辅助受精再行 PGD。

综上所述，考虑到 ICSI 安全性和潜在风险，在临床治疗中应当严格保守的选用 ICSI 方案，除了参考精液原始的密度、活力或形态的参数外，还要结合精液处理后获得的总活动精子数目以及夫妻双方的病史等因素综合考虑以确定合适的受精方式。

（陈雪梅）

第五节 体外受精胚胎移植

体外受精与胚胎移植（IVF-ET）技术，是两位英国学者 Steptoe 和 Edwards，经过 20 年的潜心研究首先建立的，并于 1978 年 7 月 25 日采用该技术成功地诞生了世界第一例"试管婴儿"。至今，世界上已有数以万计的"试管婴儿"出生。我国第一例"试管婴儿"于 1988 年在北京诞生。

IVF-ET 技术，即从妇女体内取出卵子，放入试管内培养一阶段与精子受精，再将发育到一定时期的胚泡移植到妇女宫腔内，让其着床发育成胎儿的全过程。主要技术程序包括患者选择与准备；促进与监测卵泡发育；卵子采集；体外受精及胚胎培养；胚胎移植及移植后处理。

一、IVF-ET 患者选择与准备

（一）IVF-ET 的临床适应证

(1) 女方各种因素导致的配子运输障碍

1) 输卵管疾病不适合手术修复者：梗阻、积水、阙如等。
2) 手术修复失败。
3) 通畅但功能异常。
4) 女性绝育术后。

(2) 排卵障碍：如 LUFS 等。

(3) 子宫内膜异位症。

(4) 男方少、弱精子症。

(5) 免疫性不孕。

(6) 原因不明的不孕症。

(二) 患者准备

1. 监测月经周期及血内分泌

如有高催乳素血症，应先用溴隐亭降至正常。

2. 盆腔检查

包括卵巢、输卵管、子宫及周围组织，注意有无异常或炎症、粘连情况，以确定最佳取卵方式及移植位置。

3. 血液学检查

血常规、肝功能、人类免疫缺陷病毒、梅毒螺旋体血凝试验等。

4. 宫颈及阴道分泌物检查

除常规检查滴虫、真菌外，还应排除生殖道沙眼衣原体、支原体的感染。

5. 精液分析

分析精液量、液化时间、精子密度、活动率、动力、运动方式、精子形态等。

二、超排卵与卵泡监测

通过刺激和控制排卵，可获得多个卵子，从而提高了 IVF-ET 总的成功率。常用的刺激超排卵药物有克罗米酚（CC）、人绝经期尿促性腺激素（HMG）、纯卵泡刺激素（pFSH）、促性腺激素释放激素激动药（），以及绒毛膜促性腺激素（HCG）等。这些药物组成不同的方案，可根据具体情况及条件制订和选择某一方案。常用方案如下：

（一）CC-HMG/HCG

从月经周期第 3 天开始，CC100mg/d，连服 5 天。从周期第 5 天起开始，HMG2 支/（每支含 FSH75U，LH75U）肌内注射。从周期第 7 天起，每日 B 超检测，观察卵泡生长的数目、优势卵泡的大小，对卵巢反应较差者可适当 HMG 用量。当优势卵泡直径≥18mm 或 2 个以上卵泡≥16mm 时，HMG 停止。有条件时每日测定血 E_2，当 E_2≥500pg/ml 时，可停用 HMG。停 HMG36 小时后，1 次注射 HCG1 万 IHCG 注射后 32~36 小时行取卵术。

（二）HMG/HCG

周期第 3 天开始，HMG3，连用 5 天后开始 B 超及血 E_2 检测，对反应很好者，可改用 HMG1~2，对反应差者可加至 4 支/天，停止时间及 HCG 用法同上。

（三）-FSH/HCG

即用使垂体脱敏后再刺激超排卵。从前次月经黄体中期开始使用，当血 E_2 及 B 超检测提示垂体已去敏感作用后（LH＜5U/L、FSH＜5U/L、E_2＜50pg/ml、卵泡＜8mm），给予 FSH2~4 支/天，第 6 天可根据卵泡大小及数目调整 FSH 剂量。当优势卵泡直径≥18mm 时停 FSH，36 小时后注射 HCG 10 000U。同时行阴道准备。

近年-FSH/HCG 方案应用较多，由于的降调节可以避免内源性 LH 峰的出现，有利于改善卵子质量，从而得到更好的胚胎，提高足月分娩率。

在超排卵周期中，可能出现卵巢过度刺激或刺激不足。对前者应严密检测，严重时采取适当的对症处理；后者由于卵巢对药物的不敏感，常取消 IVF-ET 治疗，或在下一周期促排卵方案。

三、取卵

卵子收集方法有多种，但最常用的是在超声引导下经阴道穿刺取卵术。

（一）卵泡抽吸

术前一般不需任何麻醉，也可用哌替啶（哌替啶）肌内注射或采用静脉麻醉。患者排空膀胱，取膀胱截石位。0.5％聚维酮碘消毒外阴后，用生理盐水擦拭阴道。阴道探头用 75％乙醇浸泡 30 分钟后再用生理盐水冲洗，擦干后外套避孕套。穿刺时通过探头上配置的导向器经穹隆部进针。穿刺针为 16G，内径 1.25mm，穿刺针后接一个三通管，一分支接抽负压的试管内，另一分支与盛有卵泡冲洗液的注射器相接，以便冲洗卵泡。卵泡冲洗负压为 12～16kPa。进针前先确认双侧卵巢位置，卵泡数目及大小，注意周围大血管的分布。进针时动作要敏捷，在超声监视下沿穿刺线，由近至远依次穿刺所有直径≥14mm 的卵泡。超声屏上可显示穿刺针尖的强回声影及针尖在卵泡内的位置，随着卵泡液的流出卵泡也随之缩小消失。卵泡液第一部分为透明、淡黄色，量较多；中间部分为稍混、淡红色；最后部分为少量血性液体。如果仅吸出第一部分，肉眼未见可能有卵存在的黏液团，则可进行卵泡冲洗，即将已备好的卵泡冲洗液注入原卵泡中，量 3～5ml，再次行负压抽吸。

（二）卵子识别

取出的卵泡液应迅速移至培养皿中用眼大体观察。卵子主要存在于卵泡液中间部分中，外包微白色透明黏液样物质，中央一致密圆形小白点，即为卵丘冠复合体。一般愈接近成熟的卵，其周围黏液样物质愈多，易于辨认；而不成熟的卵，其周围黏液样物质少，呈实性白色小块状，与其他细胞组织碎片相似，易漏检。肉眼识别后，再用实体显微镜检查确认，并通过对卵丘冠复合体及颗粒细胞观察，迅速判断卵的成熟度。

四、体外受精和培养

（一）卵细胞培养

根据显微镜下卵丘冠复合物的成熟分型，分别将不同的卵移至培养皿不同孔内。在 37℃、5％CO_2 培养箱中培养 3～6 小时，未成熟卵可增加培养时间。

（二）精液处理

用手淫无菌操作取出精液。精液液化后，用授精液洗涤 2 次，去上清液，沉淀物加 2 份授精液，试管倾斜 45°，置培养箱内，30～60 分钟后活动精子已上游并获能。

（三）授精

取已准备好的精子悬液 1～2 滴（要求 5 万～10 万个精子对一个卵子）加入一个卵的生长液中，置培养箱内。在受精后 16 小时，观察有无原核或多精受精。多精子受精卵分裂迅速，但不能用于移植。将受精卵转移到生长液中，继续培养 24～48 小时，多数受精卵发育成 2～8 个细胞期的胚卵。一般受精率可达 70％～90％，而卵裂率为 50％～70％。在培养过程中应观察有无分裂，并根据其形态，即分裂球均匀度、有无碎片及分裂速度评分。

五、胚胎移植

胚胎移植是指将体外已培养成的 2～8 个细胞期的早期胚胎，在尽可能保证胚胎不受损伤的情况下，送回到母体子宫中去。这是 IVF-ET 技术程序中最后的关键步骤。每次移植的胚胎数一般不超过 3 个。

各 IVF 中心采用的移植管不同。常用的是管，后接 1mlTB 注射器。具体方法如下：

（一）体位与阴道宫颈准备

患者常取膀胱截石位。一般不需麻醉或镇静药。用生理盐水拭净宫颈及阴道。根据前一周期施行的模拟胚胎移植记录，明确子宫方位及宫腔长度、子宫体和子宫颈间的角度，必要时用宫颈钳夹住宫颈以减少宫体和宫颈的屈度。

（二）胚胎移入移植管

移植管内依次吸入生长液、空气泡、生长液和胚胎、空气泡、生长液。空气泡的意义是保护胚胎不致丢失。

（三）胚胎移入宫腔

将吸有胚胎的移植管准确轻柔地经宫颈口插入宫腔，离宫底 0.5cm 处缓慢注入生长液及胚胎，总注入量不超过 0.03ml，静置 10 秒钟后抽出移植管。将移植管、培养皿置实体显微镜下检查，以核实胚胎是否已全部移入子宫。如发现有胚胎残留应立即行第二次胚胎移植术。

六、移植后处理

由于超排卵导致的卵巢过度刺激，以及取卵时造成的卵泡液、颗粒细胞丢失，极易影响黄体功能，应在黄体期采取以下措施：

（一）休息

移植后卧床休息 6 小时，限制活动 3 天。

（二）孕激素补充

黄体酮 40～60mg/d，从 ET 日开始肌内注射。

（三）β-HCG 检测

移植后 12 天、14 天分别测血或尿 β-HCG 值，若升高可诊断为生化妊娠。移植后 4～5 周，若 B 超检查见到妊娠囊、胚芽及胎儿原始心管搏动，即诊断为临床妊娠。黄体酮可在妊娠 2.5～3 个月时停用。

七、影响结局的因素

胚胎移植的成功率为 30%～70%，可能的因素有：

（一）不孕原因

不明原因的不孕症效果最差。

（二）年龄

年龄超过 40 岁，卵巢的储备能力降低，卵巢对药物的刺激反应较差，取出的卵子质量差，影响妊娠率，且流产率增加，可达 60%。

（三）移植的胚胎质量

获得多个近成熟卵是成功的前提。累计胚胎评分较高者临床妊娠相对较高。

（四）移植的胚胎数量

根据一些统计资料，移植一个胚胎，妊娠率为 20%～30%，移植 2 个胚胎为 50%～60%，但需结合胚胎质量。

（五）子宫内膜的容受性

子宫内膜的厚度与形态均影响胚胎的着床；促排卵后雌激素水平过高或孕酮水平相对不足会影响子宫内膜的发育。

（六）移植技术的应用与掌握

医师掌握移植技术的熟练程度、移植时是否出血均影响成功率。

八、并发症

（一）卵巢过度刺激综合征

在接受促排卵药物的患者中约20%发生卵巢过度刺激综合征。其原因与多个卵泡发育、血清雌二醇过高有关，也与HCG应用有关。症状往往出现在使用HCG后3~6天，如妊娠失败，则在注HCG后9~10天症状缓解；如妊娠成功，症状会进一步加重，可持续6周以上。轻度仅表现为腹部胀满、卵巢增大，重度表现为腹部膨胀，大量腹腔积液、胸腔积液可导致血液浓缩、肝肾功能损害、电解质紊乱。治疗包括在早期多饮水，记进出量，如发现尿少、血液浓缩，应及时补充液体，如右旋糖酐-40、葡萄糖等。胸腔积液多而影响呼吸时可抽胸腔积液。必要时在B超监测下抽腹腔积液，甚至终止妊娠。为预防卵巢过度刺激综合征的发生，在刺激周期中若观察到每侧卵巢有15个以上卵泡，应适当调整FSH用量，或放弃该周期，或不用HCG改用，或胚胎冻存不予移植，忌用HCG维持黄体功能。

（二）流产和宫外孕

IVF-ET妊娠成功后的早期和晚期流产率均较高，多发生在年龄较大的患者中，可能与胚胎质量有关。宫外孕的发生率约为3%，可能与输卵管积水、输卵管蠕动能力异常以及移植管顶端偏向输卵管开口有关。

（三）多胎妊娠

由于促排卵药物的应用及多个胚胎移植，致多胎妊娠的发生率增高。IVF-ET后多胎发生率为22%~40%。多胎可增加母体孕期并发症、流产和早产的发生，导致围生儿病死率增加。因此，应限制移植的胚胎数目，注意胚胎的质量。若三胎及三胎以上妊娠，可施行选择性胚胎减灭术。

（陈雪梅）

第六节　胚胎移植前遗传学诊断

胚胎移植前遗传学诊断（PGD）是伴随辅助生殖技术及分子生物学的飞速发展而产生的一项新技术。它是在胚胎移植前对胚胎进行遗传病的检测，确定胚胎正常后，再进行移植。目前，由已知的遗传物质缺陷造成的遗传病的发病率为1%~3%。PGD技术的应用可有效避免带有遗传病患儿的出生，为优生优育提供了新的方法，较传统的产前诊断具有更多的优势，应用前景广泛。

一、适应证

（一）遗传病夫妇

凡是能够被诊断的遗传病都可适用于 PGD，主要用于 X 连锁遗传病，单基因遗传病，染色体病等。

（二）多次 IVF 治疗失败患者

这类患者的胚胎染色体异常率较高，利用 PGD 技术筛选正常胚胎移植，可显著提高他们的妊娠成功率。

（三）男性不育者

ICSI 解决了男性不育的治疗问题，但 ICSI 后胚胎染色体异常者明显高于自然授精者，这一方面是由于显微操作过程及外环境对卵子造成的影响，更是由于精子的基因缺陷。这个问题的发现对于讨论 ICSI 后胚胎的基因安全性显得尤为重要。对这类患者 ICSI 后的胚胎应常规进行 PGD 及产前诊断，从而降低对子代的遗传风险。

二、PGD 基本技术与方法

对移植前胚胎进行 PGD 的目的在于：①明确遗传学诊断；②确定所研究基因的来源及遗传方式；③提供所研究基因的多样性和表达方式。

（一）取活检类型

1. 极体活检

第一极体产生于卵子第一次减数分裂时，可以在取卵 24 小时内对其进行分析，由于极体包含了与相关卵子互补的基因型，通过分析极体就可以确定卵子的基因型，这种类型的分析胚胎本身没有进行显微操作，且在种植窗口内获得了更多的分析时间。对第一、第二极体的连续性分析可对来自母亲的染色体异常做出准确的分析。这项技术的缺点是它不能用于男性中常染色体显性遗传患者和 X-性连锁遗传病的检测诊断。

2. 卵裂球活检

大多数生殖中心进行单基因疾病 PGD 时采用对分裂期胚胎进行卵裂球活检，女方经超排卵取卵后，经过传统的 IVF 过程或 ICSI 过程受精，然后在体外培养至第 3 天，胚胎达到 6～8 细胞期，对每个胚胎取 1～2 个细胞分析，在分析的同时，活检后的胚胎继续培养，确诊后将 2～3 个正常胚胎放入子宫。

卵裂球活检的主要缺点在于只有 1～2 个细胞被用于遗传学分析，它并不能代表整个胚胎。

3. 囊胚活检

胚胎在体外培养至受精后 5～6 天，达到囊胚期时可提供更多的细胞用于分析，胚胎在这个时期分化为滋养外胚层和内细胞团，对滋养外胚层的活检不会伤及内细胞团。因此，理论上的最佳活检时期是囊胚期。但不幸的是，即使给予最佳的培养条件后，只有 50% 左右的正常胚胎在体外发育到囊胚期。

（二）活检方法

目前多采用机械切割或酸消化后，用平口针吸出细胞的方法，近期也有采用激光打洞后取活检的方法，认为这种方法更安全、有效，对胚胎的远期影响最小。

三、检测手段

（一）PCR 技术（聚合酶链反应技术）

它能在体外将包含引起疾病的突变基因的 DNA 扩增，通过应用特定的底物，DNA 聚合酶，经过变性、退火的重复过程，DNA 序列扩增万倍，这样就能检测出单个细胞内 DNA 上某个碱基的改变。这个扩增过程可以在几小时内完成。该方法快速灵敏，但问题在于单一序列的扩增可能导致扩增失败，对男性卵裂球 Y 序列的 PCR 扩增失败可能达到 15%。另外，显微操作过程中 DNA 的污染也会造成误诊的可能。一种新的检测方法荧光 PCR 技术有望提高其确诊率。

（二）荧光原位杂交技术（FISH）

主要用于染色体结构及数目异常的检测，它是将单个细胞的核在显微镜载物片上展开，用经荧光色素标记的染色体特异探针与这些核进行原位杂交，每条被检测的染色体由于荧光素的作用而显示不同的颜色。该方法快速、灵敏，但也存在因杂交失败或杂交信号过弱而误诊的可能。

在进行染色体分析时，FISH 较 PCR 优越，特别是在性别检测时，FISH 可同时检测 X 和 Y 染色体，因此不仅可以检测胚胎的性别，还可检出性染色体的非整倍性畸变。当已知父母为平衡易位携带者时，双色 FISH 可诊断胚胎的染色体是否存在不平衡易位，PCR 技术一般用于单基因缺陷疾病如囊性纤维变的诊断。PCR 技术与 FISH 结合分析同一细胞，可以使检出率达到 90%～95%。

四、PGD 存在的问题及发展前景

（1）PGD 虽然可以提高某些患者的妊娠成功率，但它在总体上每周期的妊娠成功率并不高。它在理论上提高了产前诊断的质量，因为它是对种植前胚胎的检测，但其可能造成误诊和漏诊，因此大多数中心建议和要求妊娠后再进行产前诊断。PGD 过程对胚胎进行显微操作必然引起胚胎所处环境波动，活检更是一种创伤性操作，虽一般不会影响其发育潜能，但仍不排除有导致胚胎发育延迟及造成胚胎缺陷的风险。

（2）大多数中心都进行 PGD 检测胚胎的性别，目前对于 X 连锁隐性遗传病的检测是通过检测活检细胞 DNA 确定胚胎的性别来实现的，而不能检测确切的突变基因。该技术同样可用于非基因缺陷者，如非医学原因的性别选择，对社会家庭将造成巨大的影响。

（3）随着 PGD 的发展，对多基因疾病的移植前诊断成为可能，如糖尿病、冠状动脉性心脏病、恶性肿瘤等疾病易患性的基因因素的研究，对这类胚胎的筛选将大大降低上述易患疾病的发生率。

（陈雪梅）

第七节 促排卵技术及卵泡期监测

在实施 IVF-ET 等助孕技术的过程中，提高妊娠率的首要问题是促排卵方案的选择。目前，全世界广泛采用了超排卵方法，其目的在于增强与改善现存卵巢功能，达到

不受自然周期所限制，获取多个健康卵子，提供受精后胚胎移植。

一、超排卵

超排卵方案应根据患者的年龄、病因和以往治疗的反应决定超排卵方案，如年轻人和 PCOS 患者容易发生卵巢过度刺激综合征，故促性腺激素的剂量应偏低，而以往反应较差者剂量宜加大。目前，常用的方案有 CC，HMG，FSH，CC＋HMG 或 FSH 以及＋HMG 或 FSH。

（一）单纯氯米芬

氯米芬主要作用于下丘脑、垂体与雌激素竞争占领受体，阻断雌激素所产生的负反馈效应以达到促性腺激素分泌增加。月经第 3 天或第 5 天开始口服氯米芬 100mg 共 5 天。氯米芬的优点是价廉，卵巢过度刺激综合征的发生率低，监测要求不严，缺点是获卵少，血中和卵泡液中 E_2 水平低，内源性 LH 峰发生率高，氯米芬的抗雌激素作用可影响子宫内膜的正常功能而干扰着床，此外，有 22％的周期因卵巢反应差而取消。

（二）克罗米酚和 HMG

同时或序贯用药，如第 3～7 天用 CC 100mg/d，第 5 天开始 HMG 2～4 肌内注射，2～3 天后根据 B 超检查决定 HMG 用量，当优势卵泡直径≥18mm 时停 HMG，注射 HCG。

（三）单纯 HMG

月经第 3 天开始用 HMG 3，PCOS 患者酌情减量，2～3 天后根据 B 超监测的结果决定 HMG 的用量和持续时间。当优势卵泡＞16mm，E_2 浓度每天加倍，LH 峰出现时，注射 HCG 的时间缩短为 28～30 小时后。该方案比氯米芬妊娠率高，流产率低。

（四）单纯 FSH

FSH 主要对卵泡早期募集的启动起作用，过去认为 LH 对雌激素生成及改善卵子质量是必须的，但目前已证明单独使用纯 FSH 在卵泡期也能达到目的。FSH 用于对 HMG 治疗周期反应不满意者如多囊卵巢综合征可有改善作用。适用于一些年龄稍大基础 FSH 水平较高或过去使用 FSH/HMG 反应欠佳者。其用法同 HMG。

（五）FSH/HMG

使用此方案认为合乎正常周期 Gn 分泌顺序的治疗方法。对以往反应不好者于月经第 3 天加用 FSH 2，接着使用 HMG 可增加获卵数和妊娠率。

（六）/FSH/HMG

已广泛应用于 IVF 中，并已取得满意效果。对 GnRH 受体有高度亲和力，形成具有生物活性的激素受体复合物，刺激垂体 Gn 急剧释放。由于激素复合物能产生对抗蛋白酶降解作用，从而延长了半衰期。若持续应用，垂体细胞表面可结合 GnRH 受体减少，对刺激不敏感，即所谓降调节作用，使 Gn 分泌处于低水平，但这种去垂体状态可停药而恢复。根据的生物学作用特点，应用于 IVF 中有长方案、短方案和超短方案之分。长方案是从上一周期的 21 天或 23 天开始应用直到注射 HCG 时，起完全降调节作用。短方案是从治疗周期第 1 天开始应用直至注射 HCG 时，利用了的"flareup"作用，随后抑制了内源性的 LH 峰。超短方案是从治疗周期第 3 天开始用，仅用几天，主要利用其"flareup"作用。

应用于 IVF 的超排卵中具有以下优点：①防止卵泡过早黄素化；②长方案可改善

卵泡生长发育的同步化；③增加高质量卵子提高妊娠率；④改善子宫内膜种植环境。

但具有以下缺点：①增加使用 Gn 的用药量及延长用药时间；②黄体功能不全；③卵巢囊肿；④卵巢过度刺激征。

二、卵泡检测

卵泡检测的目的是观察卵巢对促性腺激素治疗的反应，以决定 FSH/HMG 用量，注射 HCG 的时间，以及是否取消该周期。目前，普遍使用 B 超和测定血中 E_2 水平来检测卵巢的反应。

（一）B 超检测

从月经的第 6~8 天开始 B 超检测，根据卵泡生长的速度每天或隔天测量卵泡的直径和子宫内膜的厚度与形态，优势卵泡平均每天生长 1.5~3.0mm，当卵泡发育成熟时内膜的厚度应达 8mm 以上，如<6mm 则妊娠率低，内膜的形态若呈三线征则表示内膜发育良好。

（二）E_2 水平的变化

当用 HMG 后 E_2 水平一直上升，而用 HCG 后 E_2 水平也上升者，说明卵泡发育良好，卵细胞质量高。若用 E_2 水平无上升趋势，说明卵巢对刺激的反应差，应取消该周期。若 E_2 水平≥5000pg/ml，则有可能发生严重卵巢过度刺激征。

（三）尿 LH 峰的测定

由于注射 HCG 的时间十分重要，如未用，注射 HCG 前应测血或尿 LH 峰，如已出现内源性 LH 峰，应提前采卵。

（四）注射 HCG 的标准

卵泡内卵母细胞的最后成熟需要 LH 的刺激，注射 HCG 的时间非常关键，过早可促使卵泡闭锁或过早黄素化，卵母细胞不成熟，过晚则已排卵，卵母细胞丢失，当最大的卵泡直径达 18mm，另外至少 3~4 个卵泡直径≥14mm，子宫内膜厚度≥8mm 时，可肌内注射 HCG5000~10 000U。

（陈雪梅）

第八节 冷冻技术在辅助生殖中的应用

约在 200 年前，人类开始尝试对组织细胞进行冷冻保存，但直到 1940 年，人们成功地应用甘油做保护剂将精子存于 80℃，才使冻存技术的研究获得了突破性进展。随后，随着其他保护剂二甲基亚枫（DMSO）、丙二醇的应用，冻存技术被广泛地应用于人类助孕技术领域。1983 年，Trounson 等首次报道了冻融人类胚胎移植获得妊娠成功，1986 年，Testart 等人成功地将冻融人类早期胚胎扩大到冻融人类合子，并成为目前冷冻人类胚胎的最普遍的方法。然而，冷冻保存未受精的人类卵子仍面临技术方面的困难。可替代的方法是冻融卵巢组织后再移植，为人们保存生育力提供了新的希望。

一、冻融技术的原理及关键步骤

尽管不同组织、细胞对冷冻的敏感性存在显著差异，但它们冻存的基本原理是相同的。

（一）控制冷冻时细胞脱水的速率

在冻融过程中造成细胞损伤的主要原因是胞内冰晶的形成。因此，在冷冻保存过程中，最重要的是减少细胞内水分的含量，去除大量的水分，然而过度的脱水也是有害的。过度脱水造成溶质浓度的升高，渗透压也加大，液体中溶质渗透压过高会在冷冻过程中损伤细胞。因此，既要在冷冻过程中从细胞内移去足够的水分，尽可能减少胞内冰晶形成，又要调整溶质的渗透压使其造成的有害影响最小。

（二）植冰

植冰是在略低于水溶液的正常冰点的温度下诱导冰晶形成，以防止超冷现象的出现，阻止核冰晶的自动形成。这是胚胎存活所必须的。植冰可在～℃人工诱导或经程序冷冻仪控制形成。这样能尽量减少由于轻微的冷却速率的变化引起结晶时潜在热量释放对细胞造成的有害影响。

（三）复苏

复苏过程是整个冷冻操作过程的逆转。这个过程的基本目的有两点：①细胞再水合；②移去渗透到细胞内的冷冻保护剂。

融解后的胚胎一般表现为立刻收缩得很小，这表明在冷冻后的缩小的细胞内，由于透过的冷冻保护剂的浓度高，很少发生再水合。因此，细胞的再水合与细胞内冷冻保护剂的渗出通常是一个结合的过程。复苏过程中细胞内冷冻保护剂移出的速率对细胞今后的存活起着决定作用。水的快速流入会导致胚胎肿胀和裂解（称渗透性休克），避免发生这种渗透性休克的方法是将胚胎逐步移入含有较低浓度冷冻保护剂的液体中使冷冻保护剂逐步移出，在每一次移动时，细胞的体积都长到最大，以达到等渗平衡。

二、人类胚胎的冷冻保存

冷冻技术的发展使体外受精胚胎移植工作取得较大进步。冻存胚胎的价值很大，因为它没有重复的花费和长期的激素治疗，而使患者获得额外的胚胎移植，增加了单次取卵周期的总体妊娠率。

（一）分裂期胚胎冷冻

大多数生殖中心选择在分裂期评价胚胎的质量后再决定冻存哪些胚胎。冻存胚胎的保护剂一般选用DMSO或丙二醇，由于胚胎质量与冻存方法的不同，17%～70%的人类胚胎经冻存后不能存活，且其临床妊娠率低于非冷冻胚胎，这样就使人们不得不考虑冻存胚胎的效率。

（二）原核期胚胎冷冻

慢速冷冻方法的成功应用使原核期胚胎冷冻取得极大成功，丙二醇是目前冻融原核期胚胎最常用的冷冻保护剂，较高的胚胎存活率与妊娠率使原核期胚胎的冷冻保存最大限度地提高了单次取卵的妊娠成功率。

三、卵子的冷冻保存

（一）成熟卵子冷冻

冻融后卵子的成活率远低于胚胎，冷冻复苏后卵子的授精率低于5%，妊娠率仅达到1%。

对于卵子在低温下保存的低成功率有几种合理的解释：

(1) 在冷冻过程中卵子的透明带发生硬化，这可能是过早的皮质颗粒胞吐作用的结果。这个变化阻止了精子的穿透和胚胎的孵化。

(2) 冷冻卵子提高了非整倍体的发生率。

(3) 在冷冻过程中卵子的细胞骨架遭到破坏，导致细胞器和分子结构的显著变化。使卵子复苏后不能存活。

（二）冻存生发泡卵子

冻融成熟卵子的低成功率使人们开始了其他不同的尝试，一种选择是在卵子成熟前，卵子发育到足够大并具备减数分裂能力时冻存。通过阴道穿刺格雷夫氏卵泡可获得此期的卵子。由于生发泡卵子处于双线期前期，没有纺锤体的形成。因此，在随后的减数分裂过程中较少发生基因型的错误。但在保护剂渗透及冻融过程中仍有发生透明带硬化及破坏细胞骨架的危险。

（三）冻存孤立的原始卵泡

孤立的原始卵泡由一个卵子和单层的颗粒细胞组成。冻存原始卵泡在理论上具有很多优势，原始卵泡中的卵子远小于MⅡ卵子（体积约为其1%）它们不易分辨，拥有较少的细胞器、缺少透明带和皮质颗粒，所有这些特点对于冷冻保存都非常有利。原始卵泡在融解后的生长阶段有时间修复由冷冻造成的细胞器及其他结构的亚致死的损伤，原始卵泡冻融后的存活率高达70%。

四、卵巢组织冷冻

保存女性生育能力的最长远的选择是冷冻保存卵巢组织。随着冷冻技术的改进，冷冻的卵巢组织在经过简单的移植过程而不用进行血管吻合即可恢复其周期的功能。对于需要保存生育力的人进行卵巢组织冻融后的自体移植可能是最好的选择，对人类卵巢组织应用4种保护剂进行定量对照研究，在DMSO、次乙基乙二醇、丙二醇中原始卵泡冻融后存活率的变化范围为40%～80%。在甘油中仅有10%存活。另外，加入蔗糖或甘露醇可帮助减少由于渗透压的改变而引起的损害。

对于卵巢冻存的进一步研究是必须的，冻存的卵巢组织可分次移植，以防一次移植失败。

（陈雪梅）

第十七章　遗传咨询与产前诊断

第一节　遗传咨询

一、定义

遗传咨询是从事医学遗传学的专业人员或咨询医师，对咨询者就其提出的家庭中遗传性疾病的发病原因、遗传方式、诊断、预后、复发风险率、防治等问题予以解答，并就咨询者提出的婚育问题提出医学建议。

其目的是及时确定遗传性疾病患者和携带者，并对其生育患病后代的发生风险进行预测，商讨应采取的预防措施，从而减少遗传患儿的出生率，降低遗传性疾病的发生率，提高人群遗传素质和人口质量。遗传咨询是预防遗传性疾病中十分重要的环节。

二、适应证

（1）妊娠前优生咨询或检查。

（2）用药。

（3）高龄（35岁以上）孕妇。

（4）唐氏综合征筛查高风险的孕妇。

（5）地中海贫血等遗传病基因携带者。

（6）妊娠期感染。

（7）胎儿超声结构异常。

（8）不良生育史（包括自然流产、死胎、死产、曾育畸形或发育异常儿）。

（9）智力低下、生长发育迟缓或第二性征发育异常。

（10）家族中存在已知或可疑的遗传病。

（11）双胎或多胎妊娠。

（12）有致畸因素接触史的孕妇。

（13）近亲婚配者。

三、遗传咨询程序

（一）医师首先询问先证者病史

先证者又称索引病例，是指家族中第一个就诊或确诊的遗传病患者。详细询问先证者自觉症状、发病年龄、发病原因、有害因素接触史及父母双方的血缘关系、父母的职业。母亲妊娠期，特别是怀孕前3个月有无接触有害因素，如射线、农药、有害化学物质、有毒气体；有无慢性病史，如肝炎、糖尿病、肾病、高血压等；有无病毒感染史；有无缺氧、高热及用药史，如催眠药、四环素、氯霉素、烷化剂等。孕妇生育史，如是否生过畸形儿、遗传患儿、有无自然流产史等。

（二）询问家族史并绘制系谱图

询问家族史时，应从患者的同胞开始问起，然后再分别沿父系和母系追问，尤其是不要遗漏先证者的级（级亲属是指父母、子女、同胞兄妹）、Ⅱ级亲属，将上述情况绘制成系谱图。系谱是指一个人的家谱，它反映一个人与祖宗、同胞、子孙之间的血缘关系与成员构成情况。系谱图就是将上述关系和情况按国际通用的方式绘成的图解。系谱图中不仅要包括患病个体，也要包括全部的家族成员。

（三）临床检查

按一般临床要求进行检查，但要注意肤纹的检查。

（四）实验室检查，根据需要确定检查项目

如染色体核型分析，分子生物学诊断，绒毛、羊水、脐血的产前诊断、生化、内分泌、免疫学检查及各种必要的物理检查等。

（五）确定是否为遗传病

从家谱调查出发，结合患者的病史、体征及实验室检查，包括染色体分析、生化检查结果等，做出明确诊断。

诊断的正确性至关重要。但有时较难做到这一点，因为许多遗传病病种患病率极低，临床上很罕见，对其认识还很不足。因此，争取临床科室的支援，甚至外院专家的会诊，会很有益处。

（六）确定疾病的类型

是遗传病，还是先天性疾病。是单基因病、多基因病，还是染色体病。

（七）确定遗传方式，推算再发风险率

所谓的再发风险率是指已经出生了一个遗传性疾病的患儿，以后再出生的每个子女发病的可能性。如常染色体隐性遗传病，再发风险率为25％；如已有一个患儿，其第二胎的再发风险率为25％；如已有了两个患儿，其第三、四胎的再发风险率仍各为25％。所以说再发风险率没有记忆能力。

（八）提出处理意见和建议，登记建卡，便于以后的查询。

（九）资料整理存档及计算机管理。

四、常见遗传病再发风险估计和优生原则

人类的遗传病可分为三大类，即单基因遗传、多基因遗传及染色体病。临床医师在进行产前咨询时，必须牢固掌握常见的遗传病及其特点，以便正确推算再发风险率。

（一）常染色体显性遗传病

1. 常见病种

软骨发育不全、成骨不全、腓骨肌萎缩、马方综合征、先天性球形红细胞增多症、视网膜母细胞瘤、无虹膜、节结性硬化症、原发性癫痫等。

2. 再发风险率

（1）患者为杂合子时，他们的子女患病危险率为50％。如果患者为纯合子，其子女再发风险为100％。

（2）患者健康的同胞及其子女一般不发病。

（3）患儿双亲正常时，经过家系调查分析，有两种可能性，一是患儿双亲之一带有致病基因，而未完全外显；其二是由于基因突变产生的，如为基因突变再发风险很低。

(二)常染色体隐性遗传病

1. 常见病种

先天聋哑、白化病、苯丙酮尿症、半乳糖血症、小头畸形、肾上腺生殖综合征、散发性呆小症、糖原累积病、黏多糖病、恶性近视、视网膜色素变性、先天性青光眼、先天性全色盲、先天性肌弛缓、婴儿型进行性肌萎缩、早老病、多囊肾等。

2. 再发风险率

(1) 患者双亲表型正常,但为隐性致病基因携带者,其后代有23%的发病概率。

(2) 患者与正常人婚配后生子女一般不发病,但都是此致病基因携带者。

(3) 患者的健康同胞中约有2/3的可能携带者,但其子女一般不发病,如为近亲婚配时,发病危险性增加。因血缘越近,患病率越高。

(三)X性连锁显性遗传病

1. 常见病种

抗维生素D性佝偻病、遗传性肾炎等。

2. 再发风险率

(1) 男性患者与正常女性婚配后,所生子女中,女性都发病,男性都正常。

(2) 女性患者与正常男性婚配后所生子女中50%发病。

(四)X性连锁隐性遗传病

1. 常见病种

假性肥大型进行性肌营养不良、血友病、无丙种球蛋白血症(BrutOn)、导水管阻塞性脑积水、视网膜色素变性、血小板过少性免疫缺陷、肾性糖尿病、黏多糖病Ⅱ型、眼脑肾综合征(LOwe综合征)、慢性肉芽肿等。

2. 再发风险率

(1) 女性患者所生男孩全部发病,女孩1/2为携带者。

(2) 男性患者子女中一般都不发病,女孩都是携带者。

(3) 女性携带者所生男孩1/2发病,女孩1/2携带者。

(五)多基因遗传病

1. 常见病种

先天性心脏病、重症肌无力、少年型糖尿病、哮喘、原发性癫痫、精神分裂症、先天性髋关节脱位、先天性巨结肠、脊椎裂、无脑儿、唇裂、腭裂等。

2. 再发风险率

多基因遗传是由于效果小的多种基因相累积的结果,环境因素占有重要位置,其再发风险率多根据经验来推测,其特点如下。

(1) 一般人群中的频率比单基因遗传病明显增加,约占0.1%以上。

(2) 异常家族中出现频率高,患者级亲属再发风险率为一般群体患病率的平方根,如唇裂,群体中的患病率为0.17%,其遗传度为76%,患者级亲属的患病率为4%。故一般患者Ⅰ级亲属中患病率比群体高3~15倍。

(3) 单卵双胎儿的一致性为双卵胎的5~10倍。

(4) 近亲婚配再发风险明显增高。

(5) 因多基因遗传受环境因素影响较大,用遗传度来表示遗传因素和环境因素的相互作用，遗传度小则表示遗传作用少，当遗传度＞60%，则认为该病的遗传作用大，如无脑儿、脊椎裂为60%，先天性心脏病为35%，哮喘为80%。

(6) 一个家庭中如果有两个小孩受累，则以后再发畸形的危险率明显增加，或达12%～15%，而且畸形越严重，再发畸形的危险率越高。

(7) 先天性畸形有性别之差，无脑儿70%见于女性，幽门狭窄80%见于男性。

（黄淑瑜）

第二节　产前诊断

一、定义

产前诊断又称宫内诊断或出生前诊断，是指在胎儿出生之前应用各种检测手段，如影像学、生物化学、细胞遗传学及分子生物学等技术，了解胎儿在宫内的发育状况，如观察胎儿有无畸形、分析胎儿染色体核型、监测胎儿的生化项目和基因等，对先天性和遗传性疾病做出诊断，为胎儿宫内治疗（手术、药物等）及选择性流产创造条件。

二、分类

产前诊断的方法分非侵入性和侵入性。

非侵入性产前诊断是指通过超声、磁共振等影像学方法检测胎儿的结构是否存在异常，通过母血胎儿游离DNA富集行非整倍体筛查（无创性产前诊断）等，不会对胎儿直接造成创伤性的检查。

侵入性产前诊断，又称介入性产前诊断，是指通过绒毛穿刺术、羊水穿刺术或脐血管穿刺术等获取胎儿的组织、细胞或血液，以行相关的细胞遗传、分子遗传或生化免疫等检测的方法。

本节重点介绍侵入性的产前诊断操作方法。

（一）绒毛穿刺术

1. 适应证

(1) 妊娠早期唐氏综合征筛查高风险的孕妇。

(2) 妊娠早期胎儿超声检查发现异常的孕妇。

(3) 既往生育过染色体异常患儿（如21-三体，18-三体，13-三体等）的孕妇。

(4) 夫妇一方是染色体平衡易位、倒位或其他异常携带者的孕妇。

(5) 有生育严重遗传病（如地中海贫血、血友病、遗传代谢病等）患儿风险的孕妇。

(6) 高龄孕妇。

2. 禁忌证

(1) 术前感染未治愈或手术当天感染及可疑感染者。

(2) 先兆流产未治愈者。

(3) 孕妇无明确的手术指征。

3. 操作孕周

10～14 周。

4. 术前评估

(1) 孕妇能否配合。

(2) 有明确的适应证。

(3) 无操作禁忌证。

(4) 操作应由高年资专科医师完成。

(5) 操作在专科手术室进行。

5. 知情告知

操作前做到全面、准确、通俗地告知,向孕妇充分说明目前的胎儿评估结果,此次检查的目的、利弊、检查成功的可能性及胎儿异常的临床处理。取得同意后,与孕妇签订绒毛穿刺术知情同意书。

6. 术前准备

(1) 孕妇准备消除紧张情绪,常规检查血常规及血型、乙肝 5 项、HIV、梅毒等,测体温,准备好血常规及相关检查报告单的复印件。

(2) 器材、药品准备超声仪、手术包、绒毛穿刺针、一次性薄膜套、无菌离心管、注射器、0.1g 利多卡因 2 支,10ml 生理盐水 2 支等。

(3) 医务人员准备"六步洗手法"洗手、戴帽子、口罩、手套等。

7. 操作步骤

(1) 术前常规超声检查,测量顶臀径、羊水量及确定胎盘位置,了解是否有可见的结构性畸形,测量胎心率。

(2) 常规消毒下腹部、铺手术巾;超声探头罩上无菌薄膜套,寻找并固定于合适穿刺部位。

(3) 在穿刺点部位应用 1% 利多卡因做局部皮肤及皮下浸润麻醉。

(4) 持 18G 绒毛穿刺专用引导套针在超声指引下刺入皮肤、皮下、筋膜、子宫壁,进入胎盘;退出针芯,将活检针经引导套针胎盘组织,活检针事先连接有含 4～5ml 生理盐水的 20ml 注射器。

(5) 在超声直视下,以 10～15ml 的负压快速上下移动活检针 5～6 次吸取绒毛组织,拔针后观察注射器生理盐水中的绒毛量。

(6) 插入针芯,拔针,超声观察胎心率及穿刺部位是否渗血。

(7) 再次消毒穿刺点,覆盖上穿刺贴。

8. 术后处理

(1) 嘱孕妇注意休息,两周内不宜进行剧烈运动和体力劳动。如孕妇术后出现明显腹部疼痛、阴道出血或流液的情况,应疑先兆流产,需住院观察。一般建议孕妇 2 周后行超声复查。

(2) 根据临床需要填写检验单,分送标本。

(3) 清洁器械及操作场所、垃圾分类处理。

(4) 书写穿刺记录。

9. 注意事项
(1) 绒毛穿刺有造成流产的风险,术前应向孕妇充分说明并签署知情同意书。
(2) 严格掌握穿刺适应证及禁忌证。
(3) 胎盘位于后壁,穿刺针难以到达时,可让孕妇适当充盈膀胱。
(4) 术前应记录胎心率。
(5) 孕妇术后应休息观察至少0.5小时后才离去,应向孕妇告知术后注意事项。

10. 常见并发症及处理
(1) 穿刺部位出血或血肿,局部压迫即可。
(2) 腹痛、阴道出血或流水,立即住院治疗。

(二)羊膜腔穿刺术

1. 适应证
(1) 产前唐氏综合征筛查高风险的孕妇。
(2) 胎儿超声检查发现软指标或结构性畸形的孕妇。
(3) 既往生育过染色体异常患儿(如21-三体,18-三体,13-三体等)的孕妇。
(4) 夫妇一方是染色体平衡易位、倒位或其他异常携带者的孕妇。
(5) 有生育严重遗传病(如地中海贫血、血友病、遗传代谢病等)患儿风险的孕妇。
(6) 高龄孕妇。
(7) 其他原因需要羊膜腔穿刺手术的孕妇。

2. 禁忌证
(1) 术前感染未治愈或手术当天感染及可疑感染者。
(2) 中央型前置胎盘或前置、低置胎盘有出血现象。
(3) 先兆流产未治愈者。
(4) 无明确的手术指征者。

3. 操作孕周
16~24周。

4. 术前评估
(1) 孕妇能否配合。
(2) 有明确的适应证。
(3) 无操作禁忌证。
(4) 操作应由专科医师完成。
(5) 操作在专科手术室进行。

5. 知情告知
操作前做到全面、准确、通俗地告知,向孕妇充分说明目前的胎儿评估结果,此次检查的目的、利弊、检查成功的可能性及胎儿异常的临床处理。取得同意后,与孕妇签订《羊膜腔穿刺术知情同意书》。

6. 术前准备
(1) 孕妇准备消除紧张情绪,常规检查血常规及血型、乙肝5项、HIV、梅毒等,测体温,准备好血常规及相关检查报告单的复印件。

（2）器材准备超声仪、手术包、羊水穿刺针、一次性薄膜套、无菌离心管、5ml注射器等。

（3）医务人员准备"六步洗手法"洗手、戴帽子、口罩、手套等。

7. 操作步骤

（1）术前常规超声检查，测量胎儿生长经线、羊水量、胎心率及确定胎盘位置，了解胎儿是否合并有可见的结构性畸形。

（2）常规消毒下腹部、铺手术巾；超声探头罩上无菌薄膜套，寻找并固定于合适穿刺部位。

（3）持22G PTC针在超声指引下刺入宫腔，拔出针芯，接上注射器，弃去最初的1～2ml羊水，抽出15～20ml，拔针。

（4）超声观察胎心及穿刺部位有无渗血。记录羊水性状、抽吸量、穿刺部位出血时间及胎心率。

（5）再次消毒穿刺点，覆盖上穿刺贴。

8. 术后处理

（1）嘱孕妇注意休息，两周内不宜进行剧烈运动和体力劳动。如孕妇术后出现明显腹部疼痛、阴道出血或流液的情况，怀疑先兆流产，需住院观察。一般建议孕妇2周后行超声复查。

（2）根据临床需要填写检验单，分送标本。

（3）清洁器械及操作场所、垃圾分类处理。

（4）书写穿刺记录。

9. 注意事项

（1）羊水穿刺有造成流产的风险，术前应向孕妇充分说明并签署知情同意书。

（2）严格掌握穿刺适应证及禁忌证。

（3）前壁胎盘时应尽量避开胎盘；若不能避开，选取胎盘较薄处作为穿刺部位。

（4）术前应记录胎心率。

（5）若抽出混有陈旧性出血的羊水，应及时告知孕妇可能会影响细胞培养成功率。

（6）孕妇术后应休息观察至少0.5小时后才离去，应向孕妇告知术后注意事项。

10. 常见并发症及处理

（1）穿刺部位出血或血肿，局部压迫即可。

（2）腹痛、阴道出血或流水，立即住院治疗。

（三）经腹脐血管穿刺术

1. 适应证

（1）产前唐氏综合征筛查高风险的孕妇。

（2）胎儿超声检查发现软指标或结构性畸形的孕妇。

（3）既往生育过染色体异常患儿（如21-三体，18-三体，13-三体等）的孕妇。

（4）夫妇一方是染色体平衡易位、倒位或其他异常携带者的孕妇。

（5）有生育严重遗传病（如地中海贫血、血友病、遗传代谢病等）患儿风险的孕妇。

（6）高龄孕妇。

(7) 羊水细胞染色体嵌合体。
(8) 羊水细胞培养失败。
(9) 胎儿感染 TORCH 可能。
(10) 其他原因需要脐血管穿刺手术的孕妇。

2. 禁忌证

(1) 术前感染未治愈或手术当天感染及可疑感染者。
(2) 中央型前置胎盘或前置、低置胎盘有出血现象。
(3) 先兆流产未治愈者。
(4) 无明确的手术指征者。

3. 操作孕周

20~32 周。

4. 术前评估

(1) 孕妇能否配合。
(2) 有明确的适应证。
(3) 无操作禁忌证。
(4) 操作应由高年资专科医师完成。
(5) 操作在专科手术室进行。

5. 知情告知

操作前做到全面、准确、通俗地告知，向孕妇充分说明目前的胎儿评估结果，此次检查的目的、利弊、检查成功的可能性及胎儿异常的临床处理。取得同意后，与孕妇签订《脐带血穿刺术知情同意书》。

6. 术前准备

(1) 孕妇准备消除紧张情绪，常规检查血常规及血型、乙肝 5 项、HIV、梅毒等，测体温，准备好血常规及相关检查报告单的复印件。
(2) 器材准备超声仪、手术包、羊水穿刺针、一次性薄膜套、无菌离心管、5ml 注射器等。
(3) 医务人员准备"六步洗手法"洗手、戴帽子、口罩、手套等。

7. 操作步骤

(1) 术前常规超声检查，测量胎儿生长经线、羊水量、胎心率及确定胎盘位置，了解胎儿是否合并有可见的结构性畸形。
(2) 常规消毒下腹部、铺手术巾；超声探头罩上无菌薄膜套，寻找并固定于合适穿刺部位。
(3) 用配置了穿刺架的无菌超声探头定位脐带，调整探头位置，将脐带清晰地显示在引导区内。将探头固定，将 22GPTC 针插入穿刺架的针槽内进针，刺入皮肤后便可见针尖回声呈一强光点，当针尖触及脐带时迅速刺入脐血管，拔出针芯，接 5ml 注射器，抽取胎血 1~2ml，拔针。
(4) 压迫穿刺点片刻，继续超声观察胎盘脐带穿刺处有无渗血，监测并记录胎心率。
(5) 再次消毒穿刺点，覆盖上穿刺贴。

8. 术后处理

(1) 嘱孕妇注意休息，两周内不宜进行剧烈运动和体力劳动。如孕妇术后出现明显腹部疼痛、阴道出血或流液的情况，应疑先兆流产，需及时返院或就近医院就诊。一般建议孕妇2~3周后行超声复查。

(2) 根据临床需要填写检验单，分送标本。

(3) 清洁器械及操作场所、垃圾分类处理。

(4) 书写穿刺记录。

9. 注意事项

(1) 脐带血穿刺有造成流产、胎死宫内或早产的风险，术前应向孕妇充分说明并签署知情同意书。

(2) 严格掌握穿刺适应证及禁忌证。

(3) 严禁进针次数超过3次、操作时间超过10分钟。

(4) 术前应记录胎心率。

(5) 所抽胎血应常规送检胎血鉴定。

(6) 孕妇术后应休息观察至少0.5小时后才离去，应向孕妇告知术后注意事项。

10. 常见并发症及处理

(1) 穿刺部位出血或血肿局部压迫即可。

(2) 胎儿一过性心动过缓术中或术后可出现，应立即停止穿刺，孕妇左侧卧位，吸氧。

(3) 腹痛、阴道出血或流液立即住院治疗。

（黄淑瑜）

第三节　常见病的产前咨询及处理原则

一、唐氏综合征

(一) 产前筛查的背景

唐氏综合征（DS）又称为先天愚型或21-三体综合征。是由21号染色体三体引起的先天畸形，也是智力低下最常见的遗传性病因，占整个新生儿染色体病的90%。患者存活时间长，且无生活自理能力或生活自理能力差，目前也无有效的治疗手段，对社会、家庭造成了巨大的负担。通过孕期筛查的方法预防DS患儿的出生有着重大的意义。

(二) 产前筛查的年龄危险度

从图17-1不难看出，DS患儿出生的危险度随着孕妇年龄的增长而迅速上升，特别是孕妇年龄超过35岁，危险度明显增高。35岁为0.25%，而超过40岁，危险度可达1%以上。因此，《中华人民共和国母婴保健法实施办法》将孕妇年龄超过35岁作为法定进行产前诊断的年龄。所以，对年龄超过35岁的孕妇都建议做羊水染色体核型分析。

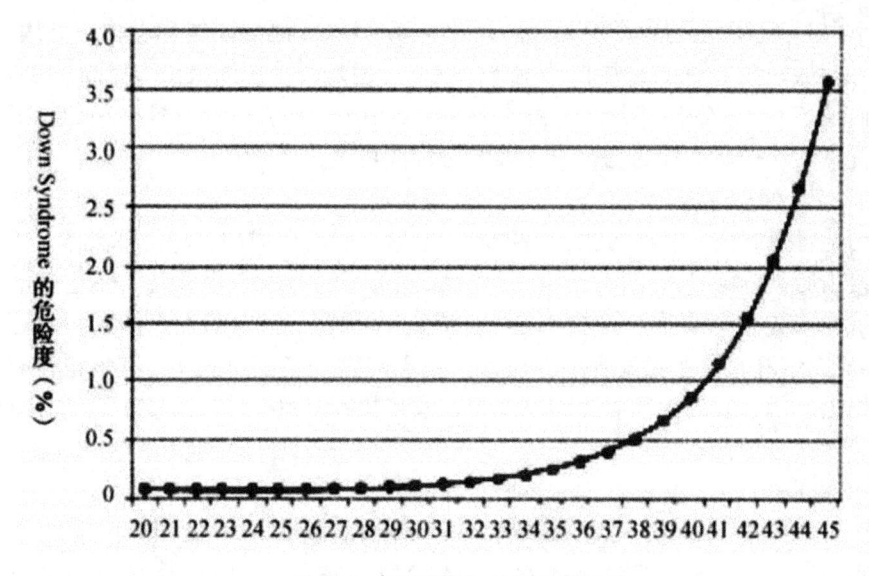

图17-1 唐氏综合征的年龄危险度

（三）产前筛查的意义

诚然，染色体核型分析是对DS做出诊断的唯一依据，但目前所施行的染色体核型分析的取材方法基本上都是有创性的，具有一定风险，在没有比较充分的依据时，孕妇及其亲属不易接受。另外，只能对有指征的孕妇建议做诊断性羊水穿刺，不适宜于普遍开展。但是，虽然孕妇年龄超过35岁出生DS患儿的危险度迅速增高，但实际超过35岁生育的妇女比例较小，而多数是在35岁以前生育第一胎。因此，羊水穿刺检查用于DS患儿时，>35岁的孕妇阳性检出率为30%，而<35岁的孕妇阳性检出率为70%，而后部分人群在临床上往往被忽略。所以，对35岁以下孕妇采用普遍性筛查的方法可以尽可能地减少DS患儿的出生。

（四）产前筛查的血清标志物

采用血清标志物筛查DS越来越受到重视并广泛应用。目前，采用的筛查DS的血清标志物主要有AFP（甲胎蛋白）、uE$_3$（游离雌三醇）、HCG（绒毛膜促性腺激素）、PAPP-A（妊娠相关血浆蛋白）。另外，其他血清标志物对筛查DS的作用也受到关注，如Inhibin-A（抑制素-A）、SP-1（妊娠特异性β1糖蛋白）。

1. 甲胎蛋白AFP

是胎儿血清中最常见的球蛋白。孕早期由卵黄囊产生，孕晚期由胎儿肝大量产生。AFP最早用于开放性神经管缺陷的诊断。1984年，Merkatz等首先报道一些21-三体综合征胎儿的孕妇AFP明显低于正常。很快，这一发现被其他人证实并用于DS等染色体异常疾病的妊娠期筛查。如果母血清AFP水平低于正常人群中位数MOM时，结合年龄相关危险因素，可以发现25%的DS。由于单项AFP筛查阳性检出率比较低，目前除部分实验室还在使用外，多数实验室已采用了多项指标结合使用进行筛查。

2. 绒毛膜促性腺激素HCG

1987年，Bagart最先报道孕18~22周时HCG的变化与21-三体的发生有关。HCG在妊娠后持续上升，至孕8周后逐渐下降，直到孕20周达相对稳定。对血清中各种不同的 HCG 状态含量的研究发现，游离 FHCG 是敏感性最高的标志物，其用于 DS 检测的敏感期从妊娠早期到妊娠中期（3～22 周），但妊娠中期的检出率更高。在 DS 的孕妇中，血清游离-HCG 异常升高。由于游离 β-HCG 在血清筛查中具有稳定性好、检出率高等优点，这一血清标志物已成为筛查必选项目之一。

3. 游离雄三醇 uE_3

是由胎儿肾上腺皮质和肝提供前身物质，最后由胎盘合成的一种甾体激素，它以游离形式直接由胎盘分泌进入母体循环。母体血清中，uE_3 水平随孕周增加而上升。1988 年，Canick 等最先报道胎儿 DS 时 uE_3 明显下降。推测可能与 DS 胎儿生长发育迟缓或 DS 胎儿不成熟致肝、肾上腺发育不全所致。由于对这一指标筛查 DS 有争论，有的研究认为其检出率低，假阳性和假阴性率增高，故多数实验室已放弃了将 uE_3 作为 DS 的筛查指标。

4. 妊娠相关蛋白-A

PAPP-A 是产生于胎盘合体滋养层的大分子蛋白复合物。在妊娠期间，随着孕周的增加而升高。Zimmermann 等对年龄为 25～44 岁的 1151 例孕妇在孕 10～13 周进行研究时发现，21-三体和 18-三体胎儿的母亲血清 PAPP-A 水平低于正常，分别为 0.51MOM 和 0.08MOM。PAPP-A 作为孕早期一种单项血清标志物筛查 DS 有着重要意义。单项 PAPP-A 检测结合年龄对孕早期 DS 的检出率为 41%～52.5%，检出率高于单项检测 AFP、uE_3 及 β-HCG。由于 PAPP-A 随着孕周的增加而升高，则胎龄对 PAPP-A 的检测有较大的影响。因此，对 PAPP-A 的检测在孕早期进行才更有意义。

5. 抑制素-A

抑制素是一个异二聚体的糖蛋白，其来源可能是胎盘的合体滋养层。P 亚单位与一个（3A 亚单位组成抑制素-A，与 α、β 亚单位组成抑制素-B。抑制素-A 在孕 10～12 周时升高并达高峰。在孕 15～25 周形成一个稳定状态，期间无孕周差别。这与同期其他血清标志物不同。而抑制素-B 在孕妇血清中不能被检出。因此，与 DS 相关的抑制素为抑制素-A。Wald 等的研究认为，早孕时检测母体抑制素-A 对筛查 DS 有意义。其单独使用的价值尚有争议，但在组合应用时其作用不可忽视。

6. 妊娠特异性 β1 糖蛋白

SP-1 也是由滋养层分泌的一种糖蛋白，在整个妊娠期中其浓度增加。SP-1 作为标志物有两个诊断范围，即孕 5～9 周（用 SP-1MOM 低值作为危险标记）和孕 14～20 周（用 SP-1MOM 高值作为危险标记）。

（五）血清标志物的组合应用

上述所有 DS 筛查血清标志物，在临床单项应用过程中，大都存在着检出率不高，假阳性、假阴性不低等问题。为了弥补这些缺陷。近年来，人们更愿意采用组合应用血清标志物对 DS 进行筛查。究竟那种组合是最佳组合？即那种组合可以达到最佳检出率和最低羊水送检率？人们还在探索之中。但目前常用的组合为二联或三联。当然甚至可以是六联、七联。但从卫生经济学和社会效益的角度看，选择最少的指标组合而达到最大的效果是最理想的选择。另外，不同的血清标志物在孕期最敏感的检测时期不尽相同。因此，可以将筛查的时间分为孕早期和孕中期，在不同时期组合相对敏感的指标有利于提高检出率。下面就目前应用较多的组合进行讨论。

1. 妊娠早期筛查血清标志物组合

作为妊娠早期筛查 DS 的血清标志物的组成的首要条件是必须都能够在妊娠早期有较高的检出率和较低的假阳性和假阴性率。在众多的组合中，Wald 的研究发现，β-HCG、PAPP-A 组合在孕 10 周 DS 的阳性检出率最高，可达 63%，相当于 AFP、HCG、uE$_3$ 三联标记在妊娠中期的水平。因此，这两项血清标志物的组合被认为是妊娠早期 DS 筛查血清标志物的最佳组合。

2. 妊娠中期筛查血清标志物组合

妊娠中期筛查即是指妊娠 15 周以后的筛查。AFP、β-HCG、uE$_3$ 是最先被使用的组合，也是目前世界上应用最为广泛的组合，被称为传统的三联标记。这一组合的最敏感时期为孕 15～22 周，DS 阳性检出率为 65%～75%，其中用于高龄孕妇则检出率更高。近年来不少学者用其他指标替换 uE$_3$，形成了其他组合，如 AFP、HCG、Inhibin-A 三联组合，DS 的阳性检出率可达 90%（但假阳性率为 20%），因此认为，这一组合是比较理想的组合。

3. 早孕期"一站式唐氏筛查"

"一站式"理念最初由英国胎儿医学基金会建立，这是在 11～13^{+6} 周进行的一种妊娠早期唐氏筛查方法。先利用超声检查测量胎儿的大小和胎儿颈项透明层的厚度（NT），并检查母亲血清中妊娠相关蛋白（PAPP-A）、人绒毛膜促性腺激素（β-HCG）生化指标，结合孕妇的年龄和妊娠周数，利用筛查的风险软件来计算出胎儿患有唐氏综合征的风险值。这种方法的唐氏儿检出率可高达 85%～90%（假阳性率<5%），而孕中期血清筛查的检出率仅 60%～70%（假阳性率为 5%）。所以，一站式唐氏筛查是目前首选的唐氏综合征的筛查方法。

（六）唐氏筛查的咨询原则

唐氏综合征筛查包括妊娠早期筛查和妊娠中期筛查，分别适用于妊娠早期和妊娠中期。唐氏筛查可应用于所有孕妇，在操作和咨询时应遵循以下原则。

1. 筛查孕周

（1）妊娠早期"一站式"筛查。①筛查孕周：11～13^{+6} 周；②筛查指标：NT＋PAPP-A＋fβ-HCG；③筛查步骤：先超声测量胎儿 CRL 及 NT；当 CRL 在 45～78mm 时，建议孕妇于当天抽血检查 PAPP-A 及 fβ。对少数超声检查了 NT，但当天忘记抽血的孕妇，若在超声检查 3 天内且未超过 13^{+6} 周，仍建议孕妇抽血完成"一站式"筛查。

（2）妊娠中期筛查。①筛查孕周：15～20^{+6} 周；②筛查指标：AFP＋β-HCG＋uE$_3$；③注意要有妊娠早期或中期的超声资料核实孕周。

2. 临床质控

认真填写申请单，孕妇信息应准确，不能漏填；应注意孕妇有无签名；特别注意孕周的准确，应有超声测量的经线估计孕周；若孕妇就诊时的孕周为 14 周，应建议 1 周后行孕中期筛查。

3. 产前咨询

（1）妊娠早期筛查：①若为高风险，建议产前诊断行绒毛穿刺；若已超过 14 周，建议羊水穿刺。②若为临界风险，建议行胎儿染色体非整倍体无创产前检测，并于孕

20~24周彩超检查，若胎儿出现结构性异常或多个软指标，建议介入性产前诊断。③若为低风险，建议孕妇正常产检。④若为低风险，但单项血清指标异常，应向孕妇解释筛查试验的检出率，建议行胎儿染色体非整倍体无创产前检测。

（2）妊娠中期筛查：①若为高风险。建议产前诊断行羊水穿刺；②若为临界风险，经遗传咨询后建议行胎儿染色体非整倍体无创产前检测，建议孕20~24周彩超检查，若胎儿出现结构性异常或多个软指标，建议介入性产前诊断；③若为低风险，建议正常产检；④若为低风险，但单项血清指标异常，应向孕妇解释筛查试验的检出率，建议行胎儿染色体非整倍体无创产前检测。

（七）高龄孕妇

若为高龄孕妇（年龄≥35岁），应告知高龄仍是产前诊断的指征，建议介入性产前诊断，若选择侵入性诊断，应告知流产风险若选择胎儿染色体非整倍体无创产前检测，应告知胎儿染色体非整倍体无创产前检测的检出率及假阴性率。

（八）遗传咨询时应体现以下内容

（1）已告知各种筛查方法的检出率和假阳性率。

（2）对筛查高风险者已书面告知需要产前诊断。

（3）已书面告知孕妇高龄是产前诊断的指征，可以直接选择侵入性产前诊断。已告知各种侵入性产前诊断技术的并发症（流产率）。

二、地中海贫血

（一）地中海贫血的分子基础

1. α地中海贫血

α地中海贫血是由于α珠蛋白基因缺失（缺失型）或点突变（非缺失型），使α链合成受到抑制而引起的贫血。正常人共有4个α基因（每条16号染色体上有2个）。

（1）缺失型α地贫：占α地贫的95%以上，由a基因缺失引起，其中东南亚缺失型占广州地区人群的5.6%。

（2）非缺失型α地贫：约占α地贫的5%。由α基因点突变引起。

2. β地中海贫血

β地中海贫血由于β珠蛋白基因的突变，引起血红蛋白β链合成的减少或缺乏而形成的溶血性贫血。β基因在11号染色体上，每条染色体上有1个基因。

大多数β地贫是由于β珠蛋白基因点突变所致，目前在全世界已发现了近200种突变类型。在中国人群中共发现约30余种，其中常见有41-42/N、654/N、71-72/N、-28/N、17/N、27-28/N等，占95%以上。

（二）筛查时机

孕前筛查或孕期第一次就诊时筛查。

（三）筛查对象

所有生育夫妇。双方同时筛查；若就诊为单方，先筛查一方，告知另一方应及时筛查。

（四）筛查方法

抽血同时检查血常规和Hb电泳分析，两者缺一不可。血常规指标为Hb、MCV和MCH，怀孕妇女首选MCH。

（五）结果判读及基因检查

(1) MCV≥82fl，MCH≥27.0pg，Hb电泳分析无异常：筛查阴性。

(2) MCV<82fl，MCH<27.0pg：筛查阳性。Hb_2正常或Hb_2≤2.5%，提示α-地贫；建议做α-基因检查。Hb_2≥3.5%，提示β-地贫；建议做β-基因和α-基因检查。Hb电泳分析出现异常条带，建议做β-基因和α-基因检查。

(3) 若一方为-SEA，应注意检查另一方是否合并非缺失地贫。

（六）产前诊断

经上述检查，若双方为同一类型地贫（都为β地贫或都为-SEA，或一方为-SEA并另一方为非缺失地贫），应建议做产前诊断。

(1) 双方为β地贫（基因型已明确），根据不同孕周建议绒毛穿刺或羊水穿刺。

(2) 双方为α地贫（-SEA），若在14周内，建议行绒毛穿刺；若孕周>15周，建议先行超声检查，根据超声结果决定是否行羊水穿刺。

(3) 一方为-SEA并另一方为非缺失地贫（HbQS或CS），根据不同孕周建议行绒毛穿刺或羊水穿刺。

(4) 若实施侵入性产前诊断，要求同时抽夫妇双方血送检。

（七）地中海贫血筛查及产前诊断流程图

地中海贫血筛查与产前诊断流程见图17-2。

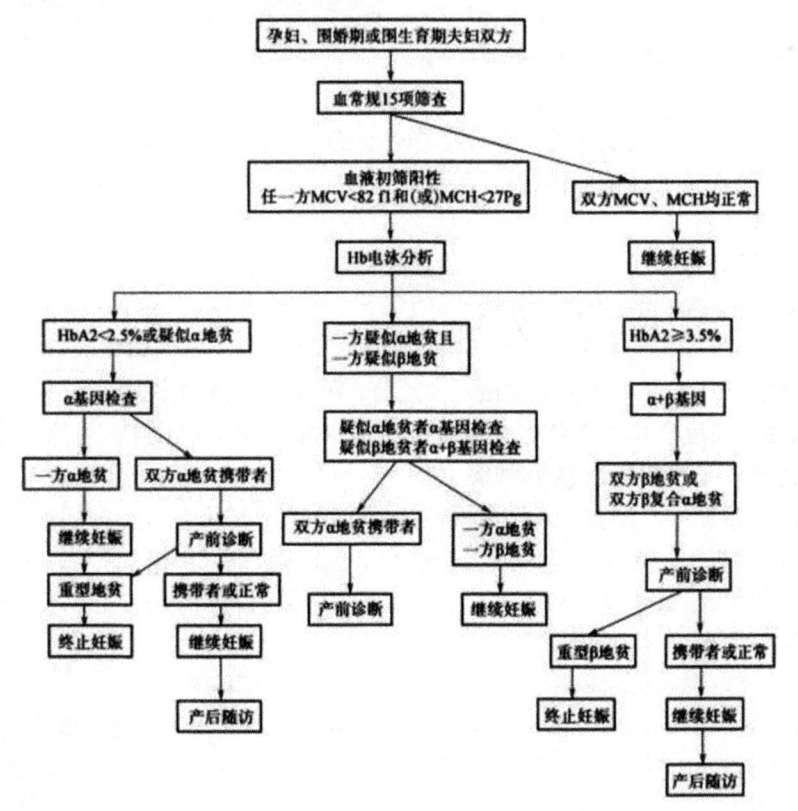

图17-2 地中海贫血筛查与产前诊断流程图

三、染色体异常

(一) 外周血染色体检查适应证

(1) 曾生育过染色体异常的夫妇。

(2) 有原因不明的自然流产、死产、畸胎和新生儿死亡史的夫妇。

(3) 不孕不育的夫妇。

(4) 家族中有染色体平衡易位、倒位等染色体结构畸变携带者。

(5) 第二性征发育异常（如身材矮小、原发性闭经）的患者。

(6) 智力低下、器官畸形、生长发育迟缓或异常的患者。

(7) 其他要求行染色体检查的就诊者。

(二) 染色体产前诊断适应证

(1) 产前唐氏综合征筛查高风险的孕妇。

(2) 胎儿超声检查发现软指标或结构性畸形的孕妇。

(3) 既往生育过染色体异常患儿（如21-三体，18-三体，13-三体等）的孕妇。

(4) 夫妇一方是染色体平衡易位、倒位或其他异常携带者的孕妇。

(5) 高龄孕妇。

(三) 染色体异常的遗传咨询

1. 染色体结构的多态性

(1) 定义：不同个体之间染色体结构和染色的着色强度都存在着恒定但属非病理性的细小差别，称为染色体多态性或异态性。

(2) 特征

1) 按照孟德尔方式遗传的，在个体中是恒定的，但在群体中是变异的。

2) 集中表现在某些染色体的一定部位。这些部位都是含有高度重复 DNA 的结构异染色质所在之处。

3) 通常不具有明显的表型或病理学意义。

(3) 染色体多态的常见部位和形式

1) 倒位结构多态性：倒位结构多态性最常见的是 9 号染色体臂间倒位，其频率可达 10%，表达式为 inv (9)() 或 inv (9)()。另一倒位结构多态性为 inv (2)(.)。

2) 次缢痕长度变化：染色体着丝粒附近的区域含异染色质 DNA 顺序，可以通过特殊的染色（如 C 带染色）显示出来。这个区域的大小在不同个体间有不同程度的差别，常见的有第 1 号、9 号、16 号常染色体的次缢痕和 Y 染色体长臂远侧 2/3 的长度。

3) 随体多态性：不同个体的近端着丝粒染色体所含的随体数量及大小都不同。常见类型有随体增大 (ps+)、双随体 (pss)、随体柄增加 (pstk+) 等。

(4) 遗传咨询

1) 有研究发现，自然流产的人群中 inv (9) 的检出率较高。

2) 除此之外，其他染色体变异通常不具有明显的表型和明确的临床意义。

3) 但若胎儿染色体查出染色体变异，一般建议进行家系调查以更好地评估预后。

2. 染色体畸变

染色体畸变分为数目畸变和结构畸变。

(1) 染色体数目畸变

1) 定义：以二倍体为标准，由染色体数目的增加或减少引起的染色体畸变，称为染色体数目异常。染色体数目异常又可分为整倍体和非整倍体。

2) 类型：整倍体，指细胞核中染色体数目是单倍体整数倍的核型。多倍体，指体细胞的染色体数超过2倍，即不是2n＝46，而是3n＝69，4n＝92……时，这些细胞称为多倍（3倍，4倍……）体细胞，而这种状态称为多倍性。异或非整倍体，指细胞的染色体数不是23的整倍体数时，称为异倍体细胞。如细胞具有44、45、48、67、90条染色体，这些数都不是23的整倍数。因此，这些细胞都是异倍体。三体性和单体性，正常体细胞的染色体除男性性染色体为XY外，都是成双（二体）的，但如减数分裂时发生某号染色体的不分离，则导致该染色体增多或减少一条，亦即导致三体性或单体性。嵌合体，分镶嵌体（MOsaic，mOs）和开米拉（Chimaera，chi）两种。镶嵌体，是指同一个体里同时存在来源于同一个合子的两种或两种以上不同染色体组成的细胞系的现象。开米拉，是指同一个体内同时存在来源于不同合子的两个或两个以上的细胞系的现象。

3) 染色体数目畸变的机制：染色体在减数分裂过程中的不正常分离。

(2) 染色体结构畸变：许多物理的、化学的和生物因子可以引起染色体断裂，染色体还可能自发地断裂。断裂的末端被认为具有"黏性"，即易与其他断端重新接合或重接，导致多种染色体结构异常。主要分为缺失、重复、倒位、易位和插入等类型。

1) 缺失：染色体部分丢失成为缺失。

2) 重复：一般是指染色体上个别区段的重复，除相互易位等机制外，插入也是重复的重要原因。

3) 倒位：如果两次断裂形成的片段倒转180°后重新连接，那么虽然没有染色体物质的丢失，但基因的顺序却颠倒了。倒位如果发生在同一臂内，称为臂内倒位。如果两次断裂分别发生在长臂和短臂，则称为臂间倒位。

4) 易位：两条及两条以上染色体的断裂产生的染色体片段位置的改变称为易位，伴有基因顺序的改变。当易位发生在一条染色体内，称为移位（shift）或染色体内易位。染色体间的易位又可区别为转位和相互易位。前者指一条染色体的某一片段转移到了另一染色体，而后者则指两条染色体间相互交换了片段。

两条染色体发生断裂后相互交换其无着丝粒断片，形成两条新的衍生染色体，称为相互易位。

罗伯逊易位为易位的一种特殊形式。当两条近端着丝粒染色体（D/D或D/G或G/G）在着丝粒处（或其附近）断裂后又相互连接并形成两条衍生染色体时，即为罗伯逊易位。一条由两者的长臂构成，几乎具有全部遗传物质；而另一条由两者的短臂构成，由于缺乏着丝粒，或因几乎全由异染色质组成，常被丢失，而且其存在与否不引起表型异常。

5) 插入：一条染色体发生断裂，其将部分片段转移到另一条染色体，而另一条染色体没有发生片段的转移，成为插入。

6) 等臂染色体染色体的一次断裂如果发生在着丝粒区，使着丝粒横断则两个臂的姐妹染色体单体可分别互相连接，结果形成两条与短臂和长臂相应的等臂染色体。

7) 环状染色体：当一条染色体的两臂各有一次断裂，含有着丝粒节段的两个断口彼此重新连接，即形成环状染色体。

8）双着丝粒染色体：当两条染色体断裂后，具有着丝粒的两个片段相连接，就形成一个双着丝粒染色体。

9）衍生染色体：是一种结构上发生了重排的染色体，是由两个或两个以上染色体的重排而产生的。

10）标记染色体：任何形态上可辨认出，但又无法全面表明其特征的异常染色体。

3. 染色体畸变的遗传效应

任何染色体都可能发生畸变，畸变形式也多种多样。但是，不是所有的染色体畸变都会导致胎儿畸形。在产前诊断过程中，判断染色体畸变可能发生的致畸效应与评估再发风险率和进行遗传咨询关系密切。

4. 评估染色体畸变遗传效应的原则

（1）家族性或新发生性：如果发现胎儿细胞含有一个家族性额外标记染色体，而其父母双方之一也是同一染色体的携带者，那么可以根据父母的健康情况来判断胎儿是否发生畸形。如果父母健康正常，则该胎儿患额外标记染色体引起的机体畸形的风险就甚微。但是，如果这一额外标记染色体属新发生性，胎儿发生畸形的风险为10.9%～14.7%，相当于正常人群中先天畸形发生率的3.5～5倍。

（2）平衡性或非平衡性：非平衡性染色体畸变通常可以致畸，平衡性染色体畸变则一般不产生致畸效应。但是，在分析平衡性染色体畸变时要注意以下特殊情况。a. 断裂点刚好落在基因的位点上：此时，基因的结构可能会被破坏从而导致基因突变，引起疾病的发生。如21号染色体和X染色体之间的平衡易位导致断裂点上基因突变，引起假肥大型肌营养不良的发生。b. 位置效应：平衡染色体畸变虽然没有遗传物质的增减，但是染色体重排往往改变基因之间毗邻关系，而导致具有相同基因组成（基因型）的个体表现出不同的性状（表现型），即位置效应。

（3）染色体非平衡片段的大小及其所含基因的数量与功能：通常非平衡片段越大，所含的能表达的基因就会越多，致死性或致畸性就越大。临床上用单倍体常染色体长度指数来估计非平衡染色体片段的遗传效应，并以能成活到产生畸形胎儿作为指标。一般来说，如果丢失的非平衡片段少于HAL的1%，畸形胎儿就可存活出生；如果重复的非平衡片段超过HAL的4%，则通常为致死性，胚胎不能在宫内存活而流产。

（4）遗传物质的丢失或重复：人体对遗传物质的增加的承受力比对遗传物质缺少的承受力要大。除X染色体外，任何常染色体的单体通常都是致死性的。20%的21-三体都可以存活出生。如上所述，如果丢失的染色体片段大于HAL的1%，畸形胎儿就可能在出生前死亡；而大于HAL2%的染色体片段重复，才会使胎儿流产。

（5）嵌合体程度和部位：嵌合体中含染色体畸变的细胞比例越高，表现型就越严重；相反，嵌合体中含正常细胞越多，表现型就越轻。嵌合体发生的组织部位会直接影响染色体不平衡的遗传效应。如果嵌合体局限于脑组织，尽管比例很小，却能产生严重的效果；相反，只局限于胎盘的胎盘限制性嵌合体，通常只引起胎儿生长缓慢。

（四）染色体畸变对胚胎发育的影响

染色体畸变可以导致胚胎停止发育、宫内生长发育迟缓、胎儿畸形和智力低下等。

(五) 遗传咨询的注意事项

遇到染色体异常，在遗传咨询中请注意以下几点。

(1) 对于染色体数目异常，除性染色体外，一般建议终止妊娠。对于一些非严重畸形，但影响第二性征发育的性染色体异常（如 45X、47XXX、47XXY、47XYY），应向父母详细告知其预后，由其父母决定是否继续妊娠。

(2) 当出现染色体非平衡性结构异常，一般建议终止妊娠。对于平衡性的染色体结构异常（如平衡易位、倒位等），应建议查父母染色体，根据家族性还是新发生性评估预后，并注意告知位置效应。

(3) 对于标记染色体或复杂的染色体畸变，建议行荧光原位杂交技术（FISH）或染色体微阵列分析（CMA）、低深度全基因组测序（CNVseq）等染色体新技术以进一步明确诊断。

（黄淑瑜）

第十八章 自然流产总论

第一节 概述

一、定义

不同国家和地区对流产限定的妊娠时期范围不同其定义稍存差异，世界卫生组织（WHO）将流产定义为妊娠在 20~22 周以前终止、胎儿体重在 500g 以下者，而我国采用的流产定义是妊娠不足 28 周、胎儿体重不足 1000g 而终止者。此外国外多数学者将与同一性伴侣连续遭受 2 次或 2 次以上在妊娠 20 周前的胎儿（体重≤500g）丢失者定义为复发性自然流产（RSA），而我国专家多把 3 次或 3 次以上在妊娠 28 周之前的胎儿丢失称为复发性流产。

二、流行病学

流产可分为人工流产和自然流产，其中自然流产是育龄期妇女的常见疾病之一。综合不同地区、不同阶层及不同年龄的统计结果，自然流产的发生率为 15%~40%，而其中 80% 以上为发生在妊娠 12 周前的早期流产。发生 2 次或 2 次以上流产的患者约占生育期妇女的 5%，而 3 次或 3 次以上者占 1%~2%。近年采用敏感的 β-放射免疫法于月经周期的后半期对已婚妇女进行检测，发现有 30%~40% 的受精卵在着床后月经前发生流产，临床表现仅为月经稍延迟、经量稍增多，这即是生化妊娠或隐形流产。因此，自然流产的实际发病率可能会高于上述报道。此外，该疾病的复发风险随着流产次数的增加而上升，即流产次数越多，复发率亦越高。数据显示，既往有 1 次自然流产史者再次流产率为 13%~17%，2 次自然流产后，流产的复发风险约为第一次的 3 倍，发生率可达 38%，有 4 次以上流产史者，如未接受适当治疗，则多数再次妊娠流产。

（赵鹏玉）

第二节 病因学

在既往临床实践中，对自然流产物进行绒毛染色体分析时发现半数以上都存在染色体核型异常，因此人们将自然流产视为异常胚胎自然淘汰的一种临床现象，但是随着围产医学及生殖免疫科学的发展，专家学者们逐渐发现自然流产的病因十分复杂，除了遗传因素之外，还包括解剖因素、内分泌因素、感染因素、环境因素及母体的全身性疾病等，目前由免疫功能异常及血栓前状态导致的流产也日渐引起国内外专家学者的关注。另外，不同的致病原因导致的自然流产，其发生时限也有所不同，早期流产多为染色体异常、内分泌异常、生殖免疫紊乱、感染及血栓前状态等所致；晚期流产且胚胎停止发育者，多见于血栓前状态、感染等；晚期流产但胚胎组织新鲜者，多数是由于子宫畸形、宫颈功能不全等解剖因素所致。

一、遗传因素

染色体异常是早期自然流产最常见的病因，尤其是孕龄不足6~8周者中染色体异常的发生率可高达50%~60%，对复发性流产夫妇而言染色体异常的检出率更是明显升高，可达3%~8%。但另有研究发现，随着自然流产发生次数的增加，夫妇染色体异常的检出率反而有下降趋势，分析其原因可能是由于患者的就医意识增强，多次流产后才开始就医者病例数较少。较为常见的异常包括易位、嵌合体、缺失或倒位，其中以平衡易位携带者最为多见。近年有学者研究发现，原因不明复发性流产妇女高度偏性（>90%）X染色体失活现象明显升高，达12%~18%，正常妇女仅为4.7%。目前，通过常规的分子遗传学技术仍然难以发现染色体的微缺失和微小结构异常，故不排除这些异常也与流产有一定的相关性。

胚胎染色体异常也是早期自然流产的原因之一，多是由环境中的致畸胎因素如放射线、病毒或药物等作用于生殖细胞或发育早期的胚胎所导致，其发生率近50%。最为常见的异常包括三倍体、多倍体、X单体和结构畸形，其中三倍体多发生于16号和22号染色体。

二、免疫因素

近年来生殖免疫研究表明，复发性流产的病因约半数以上与免疫紊乱有关。根据不同因素导致流产所表现的免疫病理变化不同可将免疫性流产归纳为以下5种情况：

（1）表现为封闭抗体产生不足的同种免疫紊乱，其病理变化特点为滋养细胞浅着床、血管重铸障碍、滋养细胞的合体层形成不足以及在种植部位有针对滋养细胞的免疫攻击征象。

（2）抗磷脂抗体形成，引起胎盘微循环血栓，其胎盘的病理变化为蜕膜血管炎、蜕膜血管栓塞。

（3）组织非特异性抗体例如抗核抗体、抗DNA抗体的形成，损害胎儿和胎盘DNA，引起胎盘炎症，表现为绒毛炎、绒毛间质炎和蜕膜炎。

（4）组织特异性抗体例如抗精子抗体、抗子宫内膜抗体、抗甲状腺抗体和抗孕激素抗体等的形成，损害胚胎和滋养细胞，胎盘的变化表现出存在APLA和抗DNA抗体的特点。

（5）免疫细胞［$CD56^+$和（或）$CD19^+$］数量增加或活性升高，其中前者损害蜕膜细胞和滋养细胞，后者破坏滋养细胞产生的激素如雌激素、孕激素和。

病理变化主要是蜕膜炎症坏死、纤维蛋白沉着和纤维蛋白样物质形成以及滋养细胞形态学异常。

三、血栓前状态

血栓前状态（PTS）系凝血因子浓度升高，或凝血抑制物浓度降低而产生的血液易凝状态，尚未达到生成血栓的程度，或者已形成的少量血栓正处于溶解状态。PTS包括先天性和获得性两种类型，前者是由于凝血和纤溶有关基因突变造成，后者主要是抗磷脂抗体综合征、获得性高半胱氨酸血症以及其他各种引起血液高凝状态的疾病。先天性血栓形成倾向引起自然流产的具体机制尚未阐明，目前国内外学者研究较多的是抗磷脂抗体综合征,并已经肯定它与早、中期妊娠的胎儿丢失有关。国外报道 RSA 患者中 7%～42%抗磷脂抗体阳性,而国内报道 RSA 患者抗磷脂抗体的阳性率为 10%～20%。普遍认为高凝状态使子宫胎盘部位血流状态改变,易形成局部微血栓,甚至胎盘梗死,使胎盘血供下降,胚胎或胎儿缺血缺氧,最终引起胚胎或胎儿的发育不良而流产。

四、其他高危因素

各种子宫先天畸形、宫腔粘连、子宫肌瘤、子宫腺肌症以及宫颈功能不全等疾病均可导致自然流产,解剖因素所致的自然流产基本为晚期流产(发生于孕 12 周后)或早产,倘若在孕前未经手术纠正子宫解剖异常或宫颈功能不全者未在孕期行宫颈环扎术,则大多数妇女有流产复发;黄体功能不全、高泌乳素血症及多囊卵巢综合征等妇科内分泌异常和甲状腺功能异常、糖尿病等全身性疾病均可能影响胚胎正常发育而引起流产。此外,病原微生物感染、不良环境因素、不良的心理因素、过重的体力劳动、吸烟、酗酒等不良嗜好均可被认为是造成自然流产的高危因素。

(赵鹏玉)

第三节 自然流产的诊断流程

正如前文所述,自然流产的病因及相关因素十分复杂,而且不同原因导致的流产,尤其是早期流产在临床表现上缺乏特异性,因此难以仅凭借临床症状和体征对其病因做出准确的推测,并且较多患者同时存在多种致病因素,如若检查项目不全面,未能及时给予适当的综合治疗,致使遗漏了对某些相关因素的处理,将可能导致安胎失败。但从另一方面考虑,正由于自然流产病因复杂,因而进行全面筛查时涉及的检查项目繁多,如若对所有患者均进行全套检查,不仅耗费时间,而且费用昂贵,所以在临床实践中可以以自然流产发生时的孕周及胚胎或胎儿的状况作为判断依据适当缩小筛查范围,从而选择适当且必要的检查项目。

一般而言,晚期流产、且胚胎组织新鲜或胎儿有生机则考虑主要是由解剖因素导致,需明确是否存在宫腔粘连、子宫纵隔等生殖器畸形及宫颈功能不全,常用的检查手段包括子宫输卵管碘油造影(HSG)、B 超、宫腔镜及腹腔镜;对于晚期流产且胚胎已经停止发育,或者胎死宫内患者的筛查则主要侧重于血栓前状态、病原体感染及脐带羊水状况等;对于早期流产者则必须依照程序进行全面规范的检查。

(赵鹏玉)

第四节 自然流产的处理

一、以流产次数为依据进行处理

有研究发现,随着流产次数的增加,胚胎染色体异常的检出率逐渐降低,这可以理解为随着流产复发次数的增加,其中属于自然淘汰的情况相应减少,此时则需综合考虑导致流产的各种病因,全面分析后做出判断。因此,对于发生流产次数不同的患者在临床处理上存在差异。对于初次妊娠出现先兆流产或仅有1次的流产史的患者,可认为此次妊娠失败多是由于胚胎异常自然淘汰所致,无须勉强保胎或给予特殊检查。但对于复发性流产患者则必须对各种可能的病因进行全面排查,并根据病因进行针对性治疗。

（一）免疫紊乱

对于免疫性流产患者,应通过细致而全面的检查了解其免疫紊乱的类型,给以针对性治疗。例如,对于封闭抗体产生不足的同种免疫紊乱患者可用淋巴细胞注射主动免疫治疗,以刺激封闭抗体的产生；对于抗磷脂抗体阳性的患者则应采用必要的抗凝、抗血小板处理；对于存在组织非特异性抗体的患者,例如抗核抗体阳性、抗dsDNA阳性者可应用小剂量泼尼松龙,必要时可酌情使用其他种类的免疫抑制剂类药物；对于自然杀伤细胞（NK细胞）数量增加或活性升高者给予大剂量静脉注射免疫球蛋白（IVIG）后可使NK细胞水平和毒性下降,从而取得较好的妊娠结局；抗精子抗体阳性的妇女,需采用避孕套避孕3~6个月,防止新的抗精子抗体产生,使原有的抗体滴度下降。但需要注意的是,部分患者可能存在多种免疫异常因素,应采取综合治疗。

（二）血栓前状态

血栓前状态者的主要治疗方法是低分子肝素（LMWH）单独用药或联合应用阿司匹林。用药时间可从早孕期开始,在治疗过程中如监测胎儿发育良好,孕妇凝血-纤溶指标检测项目恢复正常即可停药,但必要时治疗可持续至整个孕期。

（三）染色体异常

染色体异常导致的流产目前尚无有效的治疗方法,需根据夫妇双方染色体异常的类型分别处理:对于罗伯逊同源易位携带者则应避孕或绝育,以免反复流产或分娩畸形儿；常染色体平衡易位及罗伯逊非同源易位携带者,有可能分娩正常核型及携带者婴儿,应于妊娠早期取绒毛或妊娠中期取羊水脱落细胞进行产前遗传学诊断和咨询,以便决定胚胎的取舍。

（四）其他

由于子宫肌瘤、子宫畸形、宫腔粘连、子宫纵隔等解剖异常因素造成自然流产者,主张在孕前予以手术纠正,通常选用创伤小、恢复快、对生育能力改善效果好的腹腔镜或宫腔镜手术,疑有宫颈功能不全者应在孕期（一般16~26周）行宫颈环扎术；对存在内分泌异常者,应针对基础疾病进行积极治疗,例如糖尿病患者应积极控制血糖水平,对黄体功能不足者可通过氯米芬诱导排卵,黄体期给予和黄体酮增强黄体功能；存在生殖道感染的流产患者,应在准确检测出感染因素的基础上加以针对性治疗,例如支原体、衣原体感染的治疗首选大环内酯类药物。

三、以临床类型为依据进行处理

按照自然流产发展的不同阶段,可以分为先兆流产、难免流产、不全流产、完全流产等临床类型,以及稽留流产、感染性流产、复发性流产等特殊流产情况。在明确诊断后,应根据自然流产的不同类型进行相应的处理。

四、妊娠后的监测

有自然流产史者妊娠后,除了给予保胎治疗外,还要进行严密的监测：包括定期检测β-、雌激素和孕激素等,一般认为早孕期间隔5~7天重复测量β-,增加不足2倍者流产可能性大，雌、孕激素上升缓慢者也易发生流产；早孕期间B超监测胎心搏动情况也对流产有一定预测价值，孕5周超声检查未见原始胎心搏动者发生流产的概率约为29%，孕8周时B超仍无胎心搏动或孕囊较正常为小，则预示流产可能性极大；必要时还可进行绒毛活检、羊水穿刺等产前遗传学检查。此外，一旦发生流产，有必要对流产的胚胎行细胞遗传学、形态学及组织学检查，以便发现此次流产原因并预测今后再次妊娠的结局。

（赵鹏玉）

第五节　复发性流产

一、复发性流产的定义

与同一性伴侣连续遭受2次或2次以上自然流产称复发性流产，其特点是流产往往发生在妊娠的同一月份，其临床经过与一般流产相同。

二、复发性流产的原因及处理

复发性流产原因复杂，包括遗传性因素、内分泌异常、生殖免疫紊乱、解剖异常、血栓前状态、感染因素、心理因素及环境及其他因素。上述流产的原因及针对各种原因的处理将在后续章节陆续介绍。

（赵鹏玉）

第十九章 自然流产的临床分类及处理

第一节 先兆流产

先兆流产首发的症状往往是妊娠 28 周前出现阴道流血,一般阴道流血量少,常为暗红色,也可为鲜红色或为血性白带,持续时间长短不一,可达数天。在出现阴道流血后,可出现下腹或腰骶部不适、隐痛、胀痛或轻微阵发性痛。妇科检查可见阴道内少量积血,流血来自子宫颈口,但宫颈口未开,子宫大小与妊娠周数相符,胎膜完整,妊娠物未排出。

根据先兆流产发生的时间分为早期妊娠先兆流产、晚期妊娠先兆流产。

一、早期妊娠先兆流产

早期妊娠先兆流产是指在妊娠 12 周前出现先兆流产的临床表现。

(一) 常见原因

(1) 胚胎染色体异常:导致发育异常,出现先兆流产。

(2) 母体因素:包括内分泌异常、感染性疾病、免疫紊乱、解剖异常、创伤刺激、不良心理因素如过度紧张焦虑等、不良生活习惯等。

(3) 不良环境因素:如砷、铅、氧化乙烯等化学物质接触过多或接触射线;严重的噪声和振动。

(二) 早期妊娠先兆流产的诊断

有停经史,停经后出现少量阴道流血,和或伴下腹、腰骶部疼痛,妇科检查宫口未开,子宫增大符合妊娠周数,血、尿妊娠试验阳性,超声影像见宫内正常孕囊、胚芽或胎儿等可作为先兆流产的诊断依据。值得注意的是,在先兆流产的诊断和治疗过程中,要动态了解胚胎情况,观察胚胎是否存活,判断能否继续妊娠。可使用超声、血 β-水平、孕激素水平等方法进行动态监测。

1. 超声检查

阴道超声最早可于妊娠 4~5 周检出孕囊,当胚芽头臀长 (CRL) 达 5mm 以上应出现胚心管搏动。Goldstein SR 等证实,若超声见到孕囊,随后的流产率约为 11.5%;若见到卵黄囊,流产率为 8.5%;若胚芽 CRL<5mm,流产率为 7.2%;若胚芽 CRL6~10mm,流产率为 3.2%;当胚芽>10mm,流产率仅为 0.5%。妊娠 14 周后,流产率为 2%。T 等认为,孕囊直径超过 13mm 但未见卵黄囊,或孕囊直径超过 17mm 而未见胚芽均提示胚胎死亡,特异性和阳性预测值为 100%。下述情况均提示不良预后:连续超声检查仅见孕囊而不见胚芽;有胚芽而不见胎心搏动;孕囊大、不规则;胚芽偏心性;胎心<85 次/分;绒毛膜后明显出血,血肿超过孕囊大小的 25%。

2. 血β-、孕激素检测

受精后1周，血β-水平可从5IU/L上升至50IU/L。妊娠4周时，血β-约为100IU/L。血β-达1000～2000IU/L水平，阴道超声可检出孕囊。正常早期妊娠，血β-水平36～48小时增长一倍。若每48小时血β-水平上升幅度不到65%，预示妊娠结局不良。若已见妊娠囊，但血β-水平低于1000IU/L，则胚胎一般已死亡。

孕激素水平在妊娠早期变化不大，血孕激素水平在25ng/ml以上，胎儿存活的可能性为97%，若血孕激素水平低于5ng/ml，提示胚胎死亡。

（三）早期妊娠先兆流产的治疗

目前对先兆流产仍没有确切有效的治疗方法。详细询问病史、进行详细全身体格检查，有助于寻找病因。

1. 一般措施

适当卧床休息，禁止性生活，解除精神紧张、给予精神安慰和支持，适当补充维生素E、叶酸、复合维生素、营养等，但不主张补充大剂量维生素。

2. 对症治疗

（1）阴道出血：可予止血药治疗，目前常用的止血药物有：

1）卡络柳钠（卡巴克洛）或卡络磺钠：这两种药物可以增强毛细血管对损伤的抵抗力，使断裂的毛细血管回缩，降低毛细血管的通透性和脆性，从而达到止血的目的。卡络柳钠使用方法：每次2.5～5mg口服，每日3次。卡络磺钠使用方法：20mg肌内注射，每日两次；或者60～80mg加入生理盐水或5%葡萄糖溶液稀释静脉注射，每日一次。

2）氨甲环酸片或6-氨基己酸：这两种药物通过抗纤溶而达到止血目的，用法：氨甲环酸片每日1～2g分2次口服。6-氨基己酸4～5g加入生理盐水或5%葡萄糖溶液250ml，于15～30分钟内滴完，每日一次。

3）去氨加压素：该药可通过促进凝血因子Ⅷ的活性达到止血目的。用法：去氨加压素15吨加入生理盐水100ml中静脉点滴，30分钟内滴完，每日一次。

（2）下腹、腰骶部疼痛：可采用解痉药物治疗，常用的解痉药物有间苯三酚，使用方法：40mg IM或Ⅳ，Bid或Tid，也可200mg加入5% GS 500ml中静脉注射，12小时内滴完，每日最大剂量400mg。

3. 对因治疗

对孕激素水平低下者，可每日或隔日肌内注射一次天然黄体酮10～20mg或绒毛膜促性腺激素1000～2000IU。另外，对于患有甲状腺功能亢进、甲状腺功能减低、糖尿病等内分泌异常者，孕期应该积极控制病情。

有复发性流产史患者出现先兆流产临床表现时，除了予以上述常规安胎治疗以外，还需完善复发性流产相关检查针对相关原因进行治疗。

（四）早期先兆流产的预后

先兆流产的预后与出现阴道流血时的孕周及流血量有关。Basama FM等报道182例在妊娠5～6周、7～12周、13～20周发生阴道流血的先兆流产患者，其流产率分别为29%、8.2%、5.6%。Weiss等进行多中心前瞻性调查16 506例妊娠，结果显示孕10～14周前发生少量阴道流血，其实际流产率为1%，而出现大量阴道流血者（接近月经量），其流产率为 2%。Johns 等则报道 214 例活动性阴道流血患者，其流产率为 9.3%。

一般认为，早期先兆流产经过积极处理后症状消失可继续妊娠。但一部分患者经过积极处理后仍发展成为难免流产，此时为了解流产原因，可做胚胎绒毛染色体检查。

二、晚期妊娠先兆流产

晚期妊娠先兆流产是指在妊娠 12~27 周末前出现先兆流产的临床表现。

（一）常见原因

晚期自然流产的原因复杂，其发病原因可随孕周不同而不同。妊娠 12~15 周时，其病因与早期自然流产类似，多与胎儿染色体异常、内分泌异常等有关；而更晚发生的流产与生殖道感染、子宫解剖缺陷有关，包括子宫畸形、子宫肌瘤、宫颈功能不全等，另外子宫过度膨胀（如多胎妊娠、羊水过多）可增加流产机会。中期妊娠时进行羊膜腔穿刺术也可增加 0.5% 的流产机会。

（二）晚期妊娠先兆流产的诊断

晚期先兆流产常先出现不规则子宫收缩，之后会有少量阴道流血或血性分泌物。但也可只表现为轻微腰背痛或下腹部不适。产科检查时可扪及宫缩，子宫大小符合孕周，胎心正常，阴道窥器检查宫颈管未消退或部分缩短，宫颈口未扩张或轻微扩张、胎膜完整。通过腹部超声检查可以确定妊娠和胎儿是否存活，了解羊水量等。阴道超声还可以测量宫颈长度，一般认为，正常中期妊娠的宫颈长至少 35mm，宫颈口应闭合。同时，可做清洁中段尿、阴道宫颈分泌物检查了解泌尿生殖道感染情况，血细胞计数了解有无贫血、白细胞增高等。另外，应进行血型检查，若 RH 血型阴性者有阴道出血，可考虑预防性予 RH 血型（抗 D）免疫球蛋白。

晚期先兆流产根据临床表现和相关检查进行诊断一般不难，但是诊断过程中需要与消化道疾病、泌尿系统疾病、子宫病变等引起的腹痛鉴别，也要与宫颈病变等引起的阴道出血相鉴别。

（三）晚期妊娠先兆流产的治疗

晚期先兆流产的一般治疗包括适当卧床休息、精神安慰、缓解疼痛。有宫缩者，可予宫缩抑制剂控制宫缩。对感染明确或高度怀疑者，应及时使用抗生素控制感染。对宫颈功能不全者，可考虑宫颈环扎术，术后使用宫缩抑制剂抑制宫缩。

（四）宫缩抑制剂的应用

子宫收缩与先兆流产的因果关系尚不清楚，子宫收缩可以是流产的表现和结果，但自发性子宫收缩增加也可以引起流产。如果可以有效抑制宫缩，就可以延长妊娠时间，甚至避免流产。因此，在晚期先兆流产治疗中，宫缩抑制剂有着重要的临床价值。β_2 肾上腺素能受体激动剂、催产素受体拮抗剂、硫酸镁、前列腺素合成酶抑制剂、钙通道阻滞剂、一氧化氮供体等是临床常用的宫缩抑制剂。各种宫缩抑制剂的作用及选择如下。

1. β_2 肾上腺素能受体激动剂

通过与子宫平滑肌细胞膜上的 β_2 受体结合，兴奋 β_2 受体，激活细胞内腺苷酸环化酶，促使三磷腺苷合成环磷腺苷（cAMP），使细胞内 cAMP 增多。cAMP 作为第二信使可引发一系列细胞内反应，最终降低细胞内钙离子浓度，降低子宫平滑肌对钙离子和前列腺素的敏感性，阻止子宫肌收缩蛋白活性，使子宫平滑肌松弛，达到抑制子宫平滑肌收缩的作用。

β肾上腺素能受体在人体多种器官、系统、组织广泛分布，具有活化、调节多种生理功能的潜能。目前，尚未有仅作用于子宫 $β_2$ 受体的 $β_2$ 肾上腺素能受体激动剂。因此，使用期间可能出现心血管方面的不良反应及其他不良事件，如震颤、心悸、头痛、恶心、出汗等全身不良反应，也可致心动过速、心律失常、心肌缺血、低血压、糖代谢紊乱（高血糖）、低血钾、低钙血症、酸中毒、水钠潴留等，严重者有致孕妇肺水肿、死亡报道。此外，$β_2$ 肾上腺素受体激动剂可通过胎盘屏障，致胎儿心率增快、心动过速、心律失常，并可刺激胎儿胰岛，引起高胰岛素血症和生长激素水平升高，引起胎儿高血糖及新生儿反应性低血糖。对新生儿的不良反应还有心肌缺血、脑室内出血的报道。因此，妊娠合并心脏病、甲状腺功能亢进、未控制的糖尿病、重度高血压等孕妇应慎用或不用。

目前，临床常用的 $β_2$ 肾上腺素能受体激动剂是盐酸利托君，是美国 FDA 唯一批准用于治疗早产的药物，在 20 世纪 80 年代用于临床后迅速在全球成为一线用药，也被我国列入《国家基本药物目录》。用药方法：100mg 利托君加于 5% 葡萄糖溶液 500ml 中静脉滴注，起始滴速为 0.05mg/min，根据宫缩调节，每 10 分钟可增加 0.05mg/min，最大用量为 0.35mg/min。待宫缩抑制后，继续输注至少 12～18 小时，在维持期间可逐渐减慢滴速，当滴速减至 0.05mg/min 仍无宫缩时，可改口服片剂。改口服片剂时需注意，应于停止静脉滴注前约 30 分钟口服 10mg，继以每 2 小时 1 片，然后根据宫缩情况逐渐减量至停药。若停药后再次出现明显宫缩，可重复上述方法。用药过程中宜左侧卧位，以减少低血压危险。应密切注意孕妇不适主诉、心率、血压、呼吸、宫缩变化，限制输液量<2000ml/d，以预防肺水肿的发生。若孕妇心率>140 次/分，应减低药物剂量。若出现胸痛，应立即停药观察，并进行心电监护。长期用药者，应严密监测血糖及电解质变化。

2. 催产素受体拮抗剂

催产素受体拮抗剂阿托西班是具有催产素九肽结构的合成肽，化学名称为 1-(3-硫醇丙醇酸)-2-(O-乙基-D-酪氨酸)-4-L-苏氨酸-8-L 鸟氨酸-催产素，其催产素分子在 1、2、4、8 位被修饰。通过与催产素竞争位于子宫肌细胞膜、蜕膜、胎膜上的催产素受体，抑制细胞内肌质网 Ca^{2+} 的释放、阻断 Ca^{2+} 内流、并抑制催产素诱导的前列腺素 $F2α$ 的产生等，在受体水平、剂量依赖性地抑制催产素对子宫的收缩作用。

阿托西班是目前唯一具有高度子宫特异性的宫缩抑制剂，不良反应较少，心血管等不良事件发生率较低，不影响糖代谢，尤其适用于多胎妊娠、子痫前期、心脏病、高血压、糖尿病等存在高危因素的孕妇。其血浆半衰期短，通过胎盘循环进入胎儿体内剂量少，不在胎儿循环中蓄积，尚未发现对胎儿有毒性作用，是欧洲药物总署批准用于治疗早产的宫缩抑制剂，2002 年被英国皇家妇产科学院（RCOG）推荐使用。多中心、前瞻性随机对照研究显示，阿托西班与传统 $β_2$ 肾上腺素受体激动剂相比，推迟分娩 48 小时或 7 天的效果没有明显差异。

阿托西班用药方案：首次单剂量 6.75mg（7.5mg/ml，每瓶 0.9ml），静脉推注，注射时间不少于 1 分钟。接着用 150mg（20ml）（每瓶 5ml，37.5mg）稀释于 5% 葡萄糖或者生理盐水180ml中，前3小时负荷剂量300μg/min（18mg/h，即2.4ml）静脉点滴。继以用维持剂量100μg/min（6mg/h，即0.8ml）持续静脉点滴。

3. 硫酸镁

钙离子拮抗剂，具有抑制神经肌肉冲动、松弛平滑肌作用。镁离子可直接作用于子宫平滑肌细胞，通过与钙离子竞争，阻止钙离子通过电压通道进入肌细胞内，或阻止钙离子从肌浆网内释放，从而非特异性发挥抑制宫缩作用。一般认为，血镁浓度达到1.5～3.5mmol/L时，可有效抑制宫缩。

因镁离子并非特异性的针对子宫部位钙离子发挥作用，对子宫外的全身其他部位有同样效应，故酸镁有引起广泛不良反应的潜在可能。常见不良反应有潮热、头痛、胸闷、恶心、呕吐、肌无力、低血压、运动反射减弱等。不良反应主要涉及心血管和呼吸系统，有孕妇肺水肿、呼吸停止、心肌缺血、心搏停止的报道。硫酸镁可通过胎盘，过高浓度的镁离子可抑制胎儿呼吸和运动，使胎心率变异减少、基线下降、呼吸运动减少。出生前应用硫酸镁，可使新生儿呼吸抑制、肌张力低下，甚至增加新生儿死亡的发生。硫酸镁禁用于重症肌无力、肾功能不全、近期心肌梗死和心肌病史患者。

硫酸镁常用方法：25%硫酸镁20ml（5g）加入5%葡萄糖溶液100ml中，在30分钟内缓慢静脉滴注，然后以25%硫酸镁30ml加入5%葡萄糖溶液500ml中，以每小时1～2g速度滴注，持续维持至宫缩消失为止。

一般认为，血镁浓度＞3.0mmol/L即可发生镁中毒。血镁浓度＞3.5mmol/L时，膝反射消失；血镁浓度＞5mmol/L时可出现呼吸抑制；血镁浓度＞6mmol/L可导致心力衰竭。因为硫酸镁的治疗剂量接近，甚至超过中毒剂量，所以应用时应注意呼吸（每分钟不少于16次）、膝反射、尿量（每小时不少于25ml）。如出现中毒反应，应立即停药并缓慢静脉注射10%葡萄糖酸钙10ml。

4. 前列腺素合成酶抑制剂

前列腺素有刺激子宫收缩和促进宫颈软化作用，前列腺素合成酶抑制剂作用于环氧化酶系统，可抑制前列腺素前体-花生四烯酸转化成前列腺素，减少前列腺素的合成或抑制前列腺素的释放，降低前列腺素水平，从而抑制子宫收缩。

前列腺素合成酶抑制剂可引起恶心、呕吐、胃肠道溃疡、胃出血、产后出血等不良反应，但孕妇一般都可耐受，若孕妇患有消化道溃疡、吲哚美辛过敏、凝血功能障碍、肝肾疾病等应禁用。前列腺素合成酶抑制剂可通过胎盘，抑制胎儿前列腺素的合成和释放，使胎儿体内前列腺素减少，引起胎儿、新生儿严重不良反应，包括胎儿动脉导管早闭、胎儿心脏衰竭、新生儿肺动脉高压、颅内出血、坏死性肠炎、胎儿肾脏血流减少和羊水减少等。因此，该类药物仅限于短程应用，主张治疗不要超过48小时，在妊娠30～32周以后不建议使用。

前列腺素合成酶抑制剂中最常用的是吲哚美辛（吲哚美辛），早期临床研究显示其延迟分娩48小时的效果与β_2肾上腺素受体激动剂相当。吲哚美辛用法：可口服或直肠给药。首次负荷量直肠给药100～200mg或口服50～100mg，此后4～6小时口服或直肠给药25～50mg，每日总量150～300mg。

5. 钙通道阻滞剂

通过阻断子宫肌细胞的电压依赖性钙离子通道，抑制钙离子内流，降低细胞内钙离子浓度而抑制肌肉收缩。钙通道阻滞剂可造成心血管不良反应，引起头痛、潮红、低血压、房室传导缓慢、心悸、肺水肿、严重心肺并发症、子宫胎盘血流减少、胎心率减慢、胎儿窘迫。钙通道阻滞剂与硫酸镁联合使用，可造成显著低血压，甚至有孕妇死亡报道。

常用钙通道阻滞剂为硝苯地平，用法：首剂20mg口服，此后6～8小时给予10～20mg口服。

6. 一氧化氮供体

一氧化氮（NO）是强烈的平滑肌舒张剂，不仅可以松弛血管，而且可以抑制子宫的收缩，NO通过影响环鸟苷酸作用于子宫平滑肌，进而影响子宫收缩。因该领域的研究基本处于实验阶段，极少应用于临床，对于如何合理用药尚不明确。其不良反应主要是低血压，因此患妊娠期高血压疾病孕妇治疗早产可考虑使用一氧化氮供体。

（赵鹏玉）

第二节 难免流产

一、难免流产的定义

难免流产指先兆流产进一步发展，阴道流血增加，宫颈口扩张，腹痛加剧，甚至胎膜破裂，流产不可避免。

二、难免流产的诊断

临床上难免流产表现为，在先兆流产的基础上，出现阴道流血量增多如月经量或超过月经量，阵发性下腹疼痛或腰痛加剧，可伴有阴道流液（胎膜破裂）。妇科检查见宫颈管消退，宫颈口已扩张，在宫颈口或宫颈管内见妊娠组织物堵塞或羊膜囊膨出，胎膜可已破裂也可未破裂。子宫大小基本与妊娠周数相符或略小。血、尿定性检查阳性，但其定量检查常低于相应妊娠周数正常水平。超声检查可见妊娠囊位置下移，或胚胎各种生长发育指标低于正常标准，或胚胎已停止发育，宫腔内可见积血，宫颈口扩张。难免流产进一步发展，可表现为不全流产、完全流产。

三、难免流产的处理

根据临床表现和辅助检查，难免流产的诊断较为容易一旦确诊，应尽早使妊娠物完全排出子宫，及时进行清宫术。若子宫小于妊娠12周，可选择负压吸引术或钳刮术。若子宫较大，吸宫或刮宫困难，可根据宫缩情况，先用催产素10U加入5%葡萄糖溶液500ml中静脉点滴以促进子宫收缩和妊娠物排出，必要时再刮宫以清除宫内残留妊娠组织。妊娠物吸出、刮出或排出后，要认真检查是否完整，并送病理学检查。清宫前，要检查ABO血型、RH血型、血常规、凝血功能等，若阴道流血多，应做好配血、输血准备，必要时输血或补液。对RH血型阴性者，要及时注射RH血型（抗D）免疫球蛋白。清宫术后可酌情给予抗生素预防感染、子宫收缩剂加强宫缩。

（赵鹏玉）

第三节 不全流产

一、不全流产的定义
不全流产指妊娠物部分排出体外,部分残留于子宫腔内。

二、不全流产的诊断
不全流产时,往往先有难免流产的临床表现,部分患者有妊娠组织物自阴道内排出史。在妊娠 10 周以前,可见胎儿与胎盘同时排出子宫;妊娠 10 周后,常见胎儿与胎盘各自分开排出。下腹部疼痛常明显加剧,表现为类似分娩的阵发性疼痛。由于妊娠物部分残留宫腔,影响子宫收缩,故阴道流血量常较多,可发生大出血,甚至出血性休克。妇科检查可见阴道内积血,宫颈口扩张,宫颈口有活动性出血,通常可见血块与妊娠物混合,妊娠物部分堵塞于宫颈口,部分已排出,位于阴道内,子宫小于相应妊娠周数。

不全流产时,血、尿等辅助检查阳性,定量测定可正常或低于相应妊娠周数水平。超声检查可显示宫腔内仍有妊娠物回声,孕囊萎缩、不规则、无完整妊娠囊结构,或见胎盘组织回声。

三、不全流产的处理
根据在难免流产的基础上,阴道流血、腹痛等临床症状加重,妇科检查见部分妊娠物已排出宫腔,超声声像显示宫腔内有妊娠物残留可确诊不全流产。一旦诊断不全流产,应及时进行清宫术,尽早清除宫腔内残留妊娠组织,可行吸宫术或钳刮术。可予宫缩剂,如催产素 10U 以加强子宫收缩。若出血多,应根据失血情况,及时补充血容量和输血。要认真检查排出或清出的妊娠物是否完整,并送病理学检查。必要时可适当使用抗生素预防感染,以减少子宫内膜炎、盆腔感染等。RH 血型阴性者,要及时注射 RH 血型(抗 D)免疫球蛋白。

(赵鹏玉)

第四节 完全流产

一、完全流产的定义
完全流产指妊娠物已完全排出子宫腔外。

二、完全流产的诊断
完全流产时,可先有难免流产或不全流产的临床表现,妊娠物排出后,下腹痛明显减轻并逐渐消失,阴道流血也明显减少并逐渐停止。妇科检查可见阴道内少量积血,宫颈口已关闭或松弛、可有少量流血,子宫明显小于相应孕周或接近正常大小。超声检查可见宫腔内无组织物回声,宫腔呈线状回声,也可见少许液性分离。

三、完全流产的处理

确定完全流产后,不必进行清宫术,但要观察阴道流血、子宫收缩情况,必要时使用缩宫素促进子宫收缩,抗生素预防感染。排出组织物送病理学检查。RH血型阴性者,多主张注射抗D免疫球蛋白。

(赵鹏玉)

第五节 稽留流产

一、稽留流产的定义

稽留流产是指胚胎或胎儿已死亡,但滞留宫腔未排出,是流产的一种特殊类型。若胎儿死亡发生妊娠20周后,则称为死胎。

二、稽留流产的诊断

稽留流产的临床表现为有停经史,停经后出现早孕反应,但一段时间后早孕反应骤然消失。已到中期妊娠者,未出现胎动或胎动出现后反而消失。孕妇未感觉腹部增大,产检子宫不再继续增大或反而缩小。部分患者可曾有轻微先兆流产症状。若胎儿死亡时间过长,孕妇可出现凝血功能障碍,发生齿龈出血、鼻出血或微小创伤则流血不止等。妇科检查见宫颈口未开,子宫体积可小于相应孕周,胎心不能探及。

稽留流产时,血、尿等定量检测显示其低于相应妊娠周数水平。超声检查虽可确定胚胎或胎儿死亡,但对于胚胎或胎儿死亡的时间通常难以推测确定。依据妊娠不同周数,超声下可见宫腔内孕囊内无胚芽,或有胚芽但无胎心搏动,或孕囊已变形不规则。较大孕周者,可见胎儿无胎心搏动和胎动,肌张力消失,胎儿变形。稽留流产时间长,可有血小板降低、出凝血时间延长、血纤维蛋白原降低等凝血功能异常表现。

三、稽留流产的处理

确诊稽留流产后,应尽快终止妊娠。治疗前详细检查凝血功能,做好配血、输血准备。若凝血功能异常或障碍,应酌情输新鲜血、新鲜冰冻血浆、血小板、纤维蛋白原等,纠正凝血功能后再终止妊娠,必要时可用肝素。

如果子宫小于妊娠12周,可直接行清宫术,对稽留流产时间长者,手术时慎防子宫穿孔和出血,因有组织机化和与子宫粘连可能,若一次清宫不能刮净妊娠物,可5~7天后再次刮宫。

若晚期稽留流产,孕周较大,子宫较大,估计吸宫或刮宫困难,可用催产素5~10U加入5％葡萄糖溶液500ml中静脉点滴引产,也可使用前列腺素、利凡诺(依沙吖啶)等方法引产,使胎儿、胎盘排出。必要时再根据具体情况进行刮宫,以清除宫内残留妊娠物。

胎儿死亡时间长者,妊娠物易与宫腔粘连,使清宫或引产困难,可预先给予雌激素3~5天,如每日2次口服炔雌醇1mg,或每日3次口服或肌内注射己烯雌酚5mg,以提高子宫对催产素的敏感性。

(赵鹏玉)

第二十章 生殖免疫紊乱与流产

第一节 概述

一、自然流产的发生率

临床可确认的自然流产发生率为 12%～15%，而其实际发生率远高于此。因部分自然流产发生在胚胎着床后很短时间内，临床没有典型的停经、确定早孕，继而胚胎停育的过程，而仅仅表现为月经延迟，经量增多，甚至有些患者没有任何月经周期或量方面的异常表现。因此，统计自然流产的真实发生率较为困难，有学者认为 70%～80% 的人类妊娠是以自然流产告终的。近年，使用检测 β- 的方法估计自然流产发生率为 30%～40%。

大部分的早期自然流产源自胚胎染色体异常。据估计，几乎所有的染色体异常胚胎都会以自然流产终结，而染色体核型正常的胚胎超过 90% 能够继续维持妊娠。因此，偶发的自然流产可以视为自然选择、自然淘汰的机制。但自然流产仍然会给女性带来不可预估的身心创伤。一旦自然流产连续发生，就必须给予足够的重视。

复发性自然流产（或称为习惯性流产）定义为女性与同一配偶发生 3 次及 3 次以上自然流产者，临床发生率约为 1%。也有部分学者认为 2 次自然流产即需要予以积极的处理。因此，将 RSA 定义为 2 次及其以上自然流产者。据此，RSA 发生率为 3%～5%。这种定义方法有利于自然流产和 RSA 的早期诊断治疗。

二、自然流产的高危因素

早在 20 世纪 30 年代，已经有研究者认为随着前次妊娠丢失次数的增加再发自然流产的概率也随之升高。根据 Malpas 和 Eastman 的计算，如已连续发生 3 次自然流产，则再次妊娠后流产风险高达 73%～84%。这也是复发性自然流产定义为 3 次或 3 次以上自然流产的理论基础。

但是上述结论是基于理论的估测，而不是真正对 3 次流产后患者再次妊娠结局的实际观察。因此，又有设计相对完善的临床研究对预期的流产风险进行校正，并且发现既往是否曾经有活产也是一个重要的影响因素（表 20-1）。如果曾经有成功妊娠，会降低再发流产的风险。因此，复发性自然流产分为原发性 RSA 和继发性 RSA。

由此，对于既往从无活产的患者而言，2 次自然流产后胚胎丢失风险已经明显加大。对于此类患者，RSA 的定义可以放宽为 2 次或 2 次以上自然流产。特别当患者合并：

（1）母亲年龄超过 35 岁。
（2）不明原因不孕。
（3）前次流产胚胎染色体核型正常。

（4）发生流产时已有胎心可见。

这些情况时，2次自然流产就必须给予积极的处理。年龄是另外一个重要的危险因素。35岁以上的妇女自然流产率明显增高，特别当年龄超过40岁时，自然流产高达34%～52%。既往有2次或2次以上的自然流产，超过40岁的女性再发流产的概率，甚至超过75%。

表20-1 复发性自然流产患者的再发风险（<35岁患者）

	既往流产次数	再发流产风险（%）
既往曾有活产	0	12%
	1	24%
	2	26%
	3	32%
	4	36%
	5	-
	6	53%
既往无活产	2次或2次以上	40%～45%

三、自然流产的免疫学病因评价

妊娠是多因素影响的过程，任何一个环节的问题都可能导致妊娠的病理状况发生。同样，自然流产的病因也是复杂多变的。其病因主要为胚胎染色体异常（包括胚胎自身发育过程中出现的异常以及遗传自父母的异常）、女方解剖异常、内分泌异常、感染、血栓前状态、免疫因素以及不明原因。所谓原因不明自然流产80%以上都与免疫因素相关。

目前我们所能理解的病因中，不存在争议的也仅有染色体因素和解剖异常，而其他所能归类的病因，无论是所谓的内分泌病因（包括甲状腺疾病、糖尿病、黄体功能不足）感染还是血栓前状态（也可称为易栓症），都不能完全说是自然流产的根本原因，它们可能是相互混杂，互为因果，也可能是某种异常机制作用的临床表现，甚或可能通过某些机制而导致流产。但无论如何，这些病因具备相当的临床表征，也是最早为研究者关注，对症治疗也有相当的效果。

而免疫学因素和所谓的不明原因流产是近30年来不断研究的成果。分子生物学技术的发展，对人类微观免疫系统认识的不断深入，特别是母-胎界面免疫耐受机制的构建，使得研究者得以从分子角度理解自然流产的机制。这部分研究几乎涉及经典及现代免疫学理论的各个方面，所获得的结果也存在不稳定、互相矛盾，甚至不可重复的种种问题。但鉴于妊娠本身就是一个特殊免疫机制调节的结果，自然流产以及RSA的发生也必然与免疫紊乱息息相关。

（陈雪梅）

第二节 免疫性流产的分类与发病机制

根据免疫类型，目前将与免疫紊乱有关的 RSA 分为自身免疫型和同种免疫型两大类。自身免疫型 RSA 主要与抗磷脂综合征（APS）、系统性红斑狼疮（SLE）及干燥综合征等自身免疫疾病和自身抗体有关，国内上海第二医科大学附属仁济医院林其德等对 3000 余例 RSA 患者进行病因筛查，自身免疫异常占到 12.15%。同种免疫型 RSA 则主要与妊娠免疫耐受失衡相关，不明原因 RSA 也多属于此类。

一、自身免疫性 RSA

生理性自身免疫现象主要功能是维持机体生理自稳，清除体内衰老、凋亡或畸变的细胞成分，并调节免疫应答平衡。当自身抗体和（或）自身反应性 T 细胞攻击自身抗原，并造成组织和细胞的病理改变和功能障碍时，则形成自身免疫紊乱。

最早在研究 SLE 时，人们已经发现患 SLE 的妇女自然流产率高达 20%，特别在中晚期妊娠期间，死胎率是正常孕妇的 2~4 倍。在几乎所有死胎的 SLE 患者体内均发现抗磷脂抗体的存在，这种抗体是胎儿宫内窘迫或死亡的敏感指标。进一步研究其他的自身免疫性疾病时，也发现了类似的情况，自身抗体的存在与自然流产明显相关。而在 RSA 患者体内检测自身抗体，阳性率也明显高于对照组。Gleicher 和 EI Roeiy 于 1988 年首次提出自身免疫性失败综合征（RAFS）的概念，即一组临床表现为不孕或流产或子宫内膜异位症，血清中存在一种或一种以上自身抗体的综合征。这也是首次人们系统理解这类 RSA 是因自身免疫紊乱的发病机制。

随着对自身抗体检查的不断增加，以及对自身免疫性 RSA 病理机制的认识深入，研究者提出了抗磷脂抗体综合征（APS）的概念。这是对自身免疫性 RSA 概念的进一步完善。

（一）自身抗体与 RSA

目前已知的与 RSA 有关的自身抗体有非器官特异性抗体和器官特异性抗体。前者主要有抗磷脂抗体（APA）、抗核抗体（ANA）、抗糖蛋白抗体等，后者主要有抗甲状腺抗体（ATA）、抗平滑肌抗体（SMA）等。各类抗体导致自然流产的机制不同。

1. 非器官特异性抗体

（1）抗磷脂抗体：磷脂普遍存在于体内，体内针对各种带阴性电荷的磷脂产生的抗磷脂抗体（APAs）主要包括抗心磷脂抗体（ACA）、抗磷脂酰乙醇胺抗体（APE）、抗磷脂酰丝氨酸抗体（aPS）、抗磷脂酰肌醇抗体（aPI）、抗磷脂酰甘油抗体、抗磷脂酸抗体（aPA）及狼疮抗凝因子（LA）等。其中，ACA 和 LA 是 APA 中最为重要的两类。ACA 在 RSA 患者中阳性率为 5%~51%，LA 在 RSA 患者中的阳性率为 0~20%，而 APA 阳性率在 RSA 患者中则高达 50%~60%，正常人群其阳性率仅 4%。

Harris 等发现健康妇女中，即使 ACA 呈阳性，也多为低滴度，且与妊娠并发症和妊娠结局无关。而众多实验证实 APA 阳性[特别是 ACA 阳性和（或）LA 阳性]的妇女 RSA 发病风险明显增加，血栓形成和胎死宫内的发生率也大大增加。目前，普遍认为 APA 是早期自然流产、孕中、晚期宫内胎儿死亡的危险因子，且不管是否有 SLE 等原发疾病，APA 阳性如不予治疗，约 70% 以上将发生自然流产或胎死宫内。

APA 导致流产发生的病理基础是通过影响凝血功能，引起蜕膜血管病变、胎盘血栓形成及胎盘栓塞、梗死，损伤胎盘的功能，是胚胎缺血死亡而流产。APA 阳性流产患者胎盘镜下有时可见到大面积坏死。

除了影响患者的凝血功能外，APA 还具有引起胚胎丢失的其他机制。目前，了解的 APA 致 RSA 机制可能包括：①干扰胎盘合体滋养层形成：APA 作用于滋养层表面的磷脂抗原，影响滋养层细胞黏附、融合和分化过程，使合体滋养层细胞形成不足，造成子宫对胚胎容受性降低。②诱发蜕膜血管病变：APA 与胎盘血管磷脂抗原结合，损伤血管内皮细胞，胎盘血管出现栓塞。③促进血栓形成：APA 阻碍前列环素合成，使血栓素 A_2/前列环素比例升高，引起全身和胎盘血管痉挛缺血。同时，APA 与血小板膜磷脂结合，触发血小板的黏附、聚集和因子Ⅻ的活化。④APA 可激活补体引起炎症反应。⑤干扰钙依赖磷脂结合蛋白-V 的抗凝作用：钙依赖磷脂结合蛋白-V 是磷脂结合蛋白，具有抗凝特性，正常情况下存在于合体细胞滋养层，覆盖于绒毛表面，有利绒毛膜血流通畅。ACA 阳性的反复流产患者，其胎盘绒毛钙依赖磷脂结合蛋白-V 明显减少。⑥干扰细胞信息传导。⑦直接干预受精卵的发育、着床和胚胎生长，发生临床上难以确认的流产。促血栓形成作用与非血栓因素可能相互混杂，也可能单独发挥作用。

(2) 抗 $β_2$ 糖蛋白 1 抗体：$β_2$ 糖蛋白 1（$β_2$GP1）分子量为 50kD，与带阴性电荷的磷脂有高的亲和力，是血清中 APA 与磷脂结合的协同因子。

GP1 广泛存在于人类血浆中，参与凝血及抗凝过程。GP1 在体外可与 FⅪ 结合，阻止凝血酶和 Ⅻa 对 FⅪ 的激活，而在体内 FⅪ 的激活能够加快表面活化途经的凝血过程。因此，GP1 可能通过阻止 FⅪ 的激活而削弱表面激活途径的凝血作用。

抗 GP1 抗体与 GP1 结合后扰乱上述过程，导致血栓形成。此外，抗 GP1 抗体也可能直接损害滋养层：在合体细胞分化时，滋养层表达的细胞膜带阴离子磷脂可与带阳离子的 GP1 结合，这种结合蛋白与抗 GP1 抗体或 APA 发生免疫反应后，抑制胎盘滋养细胞生长，促进细胞凋亡。

国外报道 GP1 抗体在复发性流产中的阳性率为 22.2%，对照组仅为 2.2%，国内报道 GP1 IgA、IgG、IgM 型抗体在复发性流产者阳性率分别为 13.1%、9.1% 和 15.6%，对照组阳性率分别为 1%、0 和 1%。

(3) 抗核抗体（ANA）：ANA 是一组自身抗细胞核内 DNA、RNA、蛋白或这些物质的分子复合物的抗体的总称。自 1957 年首次报道至今，已发现 ANA 20 余种。在 RSA 患者中 ANA 阳性率为 8%～50%，研究报道 3 次及 3 次以上流产或死胎患者 ANA 的阳性率是 43.5%，连续流产 2 次患者则为 38.1%，妊娠丢失的次数越多，ANA 阳性率越高，ANA 抗体效价也越高。

ANA 的形成是机体活跃的自身免疫状态所致，针对身体任何器官、组织的自身免疫反应均有可能产生 ANA。因此，在几乎所有的自身免疫性疾病或自身免疫活跃相关的状态下，都可以发现 ANA。目前，一般认为 ANA 阳性在许多情况下仅表示机体当时自身免疫比较活跃，但这种自身免疫异常不一定导致流产，与胎儿安危无明显相关。

但 ANA 仍然是非自身免疫性 RSA 的良好筛查指标。

ANA 造成流产的机制在于：ANA 与抗原产生的免疫复合物可沉着于蜕膜血管，使蜕膜血管受损，影响胎盘发育，而导致流产。此外，ANA 与 RNA 相关抗原结合可能引起 RNA 转录的障碍，并影响 DNA 复制；ANA 尚可干扰细胞的分裂过程。

(4) 类风湿因子（RF）：RF 是存在于类风湿性关节炎患者体内的一种自身免疫抗体。患类风湿疾病的患者与正常妇女相比，妊娠率低、妊娠间隔长，而 RF 与自然流产的关系尚有争议。

2. 组织器官特异性抗体

(1) 抗甲状腺抗体（ATA）：ATA 主要分为三种，抗甲状腺过氧化物酶抗体、抗甲状腺球蛋白抗体和抗促甲状腺素受体抗体，其中与 RSA 关系密切的为前两种。

抗甲状腺过氧化物酶（TPO）是甲状腺素生成所必须的关键酶，主要分布在甲状腺细胞顶缘和内质网，其作用涉及甲状腺素的合成、甲状腺球蛋白（TG）的碘化等。病理状态下 TPO、TG 分泌或溢漏到血液中将刺激机体产生 ATA。

ATA 可能是自身免疫激活的标志，大部分学者认为其与流产相关。首先，自然流产妇女中 TAT 阳性率明显增高。Bussem 和 Steck 报道，RSA 妇女中 ATA 阳性率为 36%，远高于对照组的 9%。Mecacci 等的研究则显示，在早期流产妇女中 ATA 阳性率为 37.9%；其次，ATA 阳性的妇女较易发生自然流产。有报道显示，ATA 阳性的孕妇自然流产率为 10.4%，而在使用辅助生殖技术成功受孕的妇女中，ATA 阳性的妇女流产发生率高达 32%，ATA 阴性的仅为 16%。Lejeune、Singh、Kutteh 等分别进行的大样本实验均证实 ATA 与反复自然流产相关，ATA 的存在标志着流产危险的增加。

ATA 导致流产的机制尚不清楚，目前有两种假说：①一种假说认为，人类胎盘产生多种与促甲状腺素类似的激素，即为其中之一，增多的 ATA 可能与发生反应，使其滋养胚胎的作用大大降低；②另外一种假说认为，因 ATA 也可存在于健康人血清中，包括生殖年龄妇女，故 ATA 不是导致妊娠失败的直接因素。ATA 阳性反映体内有可能存在导致妊娠失败的异常免疫反应，是自身免疫亢进的继发标志。检测 ATA 可作为 T 细胞功能异常的外周血标志物。

(2) 抗平滑肌抗体：该抗体在正常人群的阳性率为 2%~20%。TaylOr 等发现该抗体在不明原因不孕症患者中阳性率为 49%，但与 RSA 的相关研究较少。

(3) 抗 ABO 血型抗体：夫妇双方 ABO 血型不一致，妊娠期间母体可能产生抗男方红细胞血型的抗体。ABO 血型抗体可作用于受精、植入和妊娠早期的每一阶段，ABO 血型不合夫妇中流产率约为 20%。

母胎间血液循环是相互独立的系统，妊娠时若胎盘屏障上存在某些缺陷如胎盘绒毛有小的破损等，胎儿红细胞即可经胎盘进入母体，使母体致敏产生相应抗体。异常增高的血型抗体如母体抗 A 或抗 B IgG 抗体又穿过胎盘作用于胚胎，与 A（B）抗原结合，干扰胎儿的器官形成和胚胎发育，导致流产。O 型血母亲对 A 或 B 抗原均可产生 IgG 抗体，因此 O 型母亲更易发生流产。

由于红细胞抗原在胚胎 5~6 周时形成，母儿 ABO 血型不合多见于早期自然流产。ABO 血型不合的孕妇可在孕前或孕早期即出现血清 IgG 抗体效价上升，对于抗体效价>1：128 者，孕前采取适当的治疗措施，降低其体内的抗体后再安排妊娠为佳。

（4）抗血小板血型抗体：人类血小板表面具有复杂的血型抗原，通常分两类：一类是与其他细胞表面或组织共有的血型抗原，称血小板相关抗原；另一类为血小板特异性抗原。机体可因输血、妊娠等，接受血小板特异性抗原或 HLA 等相关免疫刺激而产生抗血小板抗体。

有早期流产史者，血小板抗体阳性率显著高于正常孕妇。近年来研究发现，母婴间血小板血型不合产生的血小板抗体（包括血小板特异性抗体和 HLA 抗体），是导致早期流产的主要原因之一，因血小板在妊娠早期比红细胞容易进入母体血液循环中，诱发异常的免疫反应。

（5）抗子宫内膜抗体（EMAb）：自然流产妇女 EMAb 阳性率为 30%～50%。自然流产患者体内 EMAb 的产生原因目前尚不明确。目前认为，宫腔手术操作可致子宫内膜异位，异位的内膜作为抗原刺激机体免疫系统，导致多克隆 B 细胞活化，产生 EMAb。此外，经血倒流、机体免疫内环境失衡及生殖道感染或损伤也可能是其产生原因。

EMAb 产生过程：正常情况下子宫内膜覆盖在子宫腔的内面，不具有抗原性，免疫系统不会对其产生免疫应答。当子宫内膜发生异位、逆流入血或者当机体免疫内环境失衡时，子宫内膜被当作"非己"成分，机体免疫系统识别这些"非己"成分发生免疫应答。

这些成分先被巨噬细胞吞噬，在细胞内被酶降解成小的片段，其中一些抗原决定簇与细胞本身的 MHC-Ⅱ类分子相结合，然后转运到细胞膜表面，形成修饰的自身复合物分子。巨噬细胞将该复合物呈递给有抗原识别功能的特异性 B 细胞，识别抗原后的 B 细胞活化、分化、增生成为浆细胞，分泌 EMAb。巨噬细胞处理加工抗原过程的同时分泌细胞因子如 IL-1 等，进一步刺激 B 细胞活化分化成为浆细胞，加强了 EMAb 的生成。

EMAb 作为器官特异性自身抗体，与子宫内膜上的抗原结合后，破坏子宫内膜基膜，造成子宫内膜结构和功能异常。电镜下可见子宫内膜细胞基膜出现空泡，纤毛与非纤毛细胞比值降低，这将干扰胎儿胎盘的正常生长。

EMAb 还可激活补体系统，影响子宫内膜腺体功能。

（6）抗卵巢抗体（AOAb）：AOAb 作为自身抗体，其靶抗原主要在卵巢各组成成分，如卵巢颗粒细胞、卵母细胞、黄体细胞、间质细胞等。AOAb 最早是在病或多种内分泌缺陷的患者中检测到的，其后在卵巢早衰、内膜异位、SLE 不孕症患者中也发现 AOAb 的表达。自然流产患者 AOAb 的阳性率为 30% 左右。

AOAb 的产生主要是由于自身免疫功能异常、感染、手术以及体外授精多次穿刺取卵等。正常妇女体内存在一定量的非致病性 AOAb，其作用与清除体内衰老组织细胞有关。一旦由于某些原因，产生数量过多或结构变异的 AOAb，则可诱发过度的免疫反应，引起卵巢损伤。如抗颗粒细胞抗体阳性可引起颗粒细胞变性坏死；抗卵母细胞抗体可导致卵泡闭锁不良。

这些改变将影响卵泡发育、排卵以及卵巢内分泌功能，导致卵母细胞成熟障碍，使卵母细胞数量减少，并影响卵子的排出、精子的穿入和胚胎的着床。

（二）抗磷脂抗体综合征

抗磷脂综合征（APS）是一种非炎症性自身免疫病，临床上以动脉、静脉血栓形成、习惯性流产和血小板减少等症状为表现，血清中存在抗磷脂抗体（APA），上述症状可以单独或多个共同存在。APS可分为原发性抗磷脂综合征（PAPS）和继发性抗磷脂综合征（SAPS）。PAPS的病因目前尚不明确，可能与遗传、感染等因素有关。SAPS多见于系统性红斑狼疮或类风湿关节炎等自身免疫病。自身免疫性RSA是APS的一种表现。

根据中华医学会风湿病学会2012年对APS的诊断指南（表20-2），确诊APS至少需要1条临床标准和1条实验室标准。

表20-2 抗磷脂综合征的初步分类标准

	临床表现	实验室标准
1. 血栓栓塞	(1) 发生在任何组织或器官的1次或1次以上的动脉、静脉或小血管栓塞 (2) 除浅表静脉栓塞之外的由造影、多普勒超声或组织病理学证实的栓塞 (3) 经组织病理学证实有血管栓塞，但无明显的血管壁炎症	1. 至少间隔12周的两次或两次以上发现血中存在中等或高滴度的IgG型和（或）IgM型抗心磷脂抗体（ELISA法检测出GP1依赖型抗心磷脂抗体）。 2. 或至少间隔12周的两次或两次以上发现血浆中存在狼疮抗凝物（检验根据中华医学会血液学分会血栓与止血学组的"易栓症诊断中国专家共识"（2012年版）进行。
2. 病理妊娠	(1) 一次或多次无法解释的，经超声或直接胎儿检查证实的形态正常胎儿于怀孕十周或超过十周时胎死宫内 (2) 一次或多次形态正常胎儿于怀孕34周或不足34周时因严重的先兆子痫或严重的胎盘功能不全而早产 (3) 三次或三次以上连续的在怀孕十周之内发生无法解释的自发流产，除外母亲在解剖和内分泌的异常及父母亲染色体方面的原因	

关于APS的认识仍需要进一步深入。临床上APS孕妇的病理妊娠表现不仅限于流产和早产，还可出现妊娠高血压疾病、FGR等。

（三）自身免疫疾病与自身免疫性RSA

1. 系统性红斑狼疮（SLE）

SLE是一种常见的自身免疫疾病，目前认为其是一种多基因遗传病，发病和多种易感基因有关。在环境因素和其他因素的刺激下，破坏正常的免疫下调反应机制，增强T细胞和B细胞的活动，介导自身免疫的发生和发展。SLE的病理特征为患者体内有多种自身抗体，这些抗体单独存在或形成复合体，介导炎症和组织损伤。

SLE好发于育龄妇女，妊娠妇女中发病率约为1:1660。SLE是与RSA最为密切的自身免疫疾病。SLE患者血清内存在大量自身抗体，这些自身抗体可沉积于胎盘，蜕膜绒毛可见IgG、IgM、IgA、C3免疫复合物沉着，绒毛血管内血栓形成，导致胎盘缺血、缺氧和胎儿发育受阻，使流产、死胎、早产、FGR等的发生率明显上升。有报道，SLE妇女自然流产率可达20.55%。也有研究者认为，妊娠可致SLE进入活动期，也可以作为SLE的发病诱因。

2. 类风湿关节炎（RA）

RA是一种自身免疫性疾病，主要表现为周围对称性的多关节慢性炎症，并常侵犯许多其他器官。女性发病率比男性高2～3倍。

RA是T淋巴细胞主导性疾病，体内Th1/Th2失衡，以Th1型免疫反应占优势。关节外病理表现多与血管炎有关，中、小动脉血管内层增生闭塞。RA患者最常见的是排卵障碍，RA孕妇流产率较正常人群仅轻度增高。

3. 系统性硬化症（SSC）

SSC是一种以局限性或弥散性皮肤或伴内脏器官纤维化为特征的结缔组织病，也称硬皮病。本病女性多见，为男性的3～8倍，经产妇发病率更高。

本病发病机制复杂，可能是血管内皮损伤、免疫失调、胶原代谢异常等因素导致皮肤、心、肺、肾等多器官损伤。局限性SSC对妊娠无明显影响，重症弥散性SSC可导致患者受孕困难，即使妊娠后，流产率也明显增高。

二、同种免疫性RSA

现代免疫学观点认为，正常妊娠时母-胎界面表现为一种特殊类型的外周免疫耐受机制，这种耐受状态形成复杂，各种免疫因素通过有机协调形成网络，打到母胎间免疫平衡，使妊娠得以维持。如果这种免疫平衡遭到破坏，胚胎会遭受免疫攻击而发生流产。根据现代生殖免疫学观点，这类RSA与同种免疫有关，称为同种免疫性RSA。国外研究者的某些书籍以及文章提到的不明原因RSA，绝大部分也是属于此类。

（一）HLA与同种免疫性RSA

在20世纪40年代发现，小鼠近交系间皮肤移植物的排斥由分布在不同染色体上的多个基因决定，这些基因包括H-1、H-2、H-3等，其中定位在第17号染色体上的H-2基因，是由多个功能相近的基因座位形成的复合体，在排斥反应中起主要作用，因而小鼠H-2称为主要组织相容性复合体，简称MHC。

人类的MHC称为HLA基因复合体，位于人类第6号染色体短臂6p21.31，全长3600kb，共有224个基因座位，其中128个为功能性基因，可表达不同产物。其产物为HLA抗原。

现知，HLA基因复合体是人体多态性最丰富的基因系统，即一个基因座位上存在多个等位基因。据统计，整个HLA复合体等位基因总数已达1031个，其中等位基因最多的座位是HLA-B（301个）和HLA-DRB1（227个）。HLA基因复合体具有多基因性，即HLA由一组位置相邻的基因座组成，各自的基因产物具有相同或相似的功能。

HLA基因复合体分为Ⅰ类、Ⅱ类、Ⅲ类。

HLA-Ⅰ类基因集中在远离着丝点的一端，包括经典基因A、B、C和非经典基因E、F、G、H、J。编码产物为HLA-Ⅰ类抗原，实际上Ⅰ类基因编码的是Ⅰ类抗原异二聚体中的重链，轻链 β2 微球蛋白由 15 号染色体编码。HLA-Ⅰ类抗原表达于所有有核细胞表面，其主要作用是识别和提呈内源性抗原肽，与辅助受体 CD8 结合，对 CTL 的识别起限制作用。其中 HLA-E、HLA-G 抗原，因具有抑制 NK 等杀伤细胞活性的作用，在免疫应答的负调节中至关重要。

HLA-Ⅱ类基因在基因复合体中位于近着丝点一端，结构最为复杂。由 DP、DQ、DR 三个亚区组成，编码形成 DPα-DPβ、DQα-DQβ、DRα-DRβ 三种异二聚体。其中 DR 亚区包括 5 个功能性基因，DRA、DRB1、DRB2、DRB3、DRB4 决定了不同 DR 抗原的特异性。HLA-Ⅱ类抗原表达于淋巴样组织中各细胞表面，如抗原提呈细胞、B 细胞、巨噬细胞、树突细胞、胸腺上皮及活化的 T 细胞等，其主要作用是识别和提呈外源性抗原肽，与辅助受体 CD4 结合，对 Th 的识别起限制作用。

HLA-Ⅱ类基因位于基因复合体中部，即Ⅰ类、Ⅱ类基因之间，表达产物为 C4B、C4A、BF 和 C2，乃血清补体成分。

新近又确认多种免疫功能相关基因如低分子量多肽基因（LMP）、抗原加工相关转运体基因（TAP）、HLA-DM 基因以及 HLA-DO 基因等。这些基因均坐落于 HLA-Ⅱ类基因区。由此可见，HLA 基因及其产物在免疫反应中有重要作用。

20 世纪 70 年代即发现在排斥反应中，细胞毒性 T 细胞与靶细胞的相互作用具有 MHC 限制性。随着研究的进展，目前认为 HLA 的免疫功能主要表现在以下几个方面：

（1）参与 T 细胞应答：T 细胞借助 T 细胞受体识别抗原，所识别的是与 HLA-Ⅰ类或Ⅱ类分子结合的复合物。

（2）参与免疫反应遗传控制：HLA-Ⅱ类基因区通过免疫应答基因和免疫抑制基因调节人的免疫反应。

（3）限制免疫细胞间的相互作用：T 细胞在识别细胞表面抗原决定簇的同时，还要识别细胞上的 HLA 分子，这种限制存于 Tc-靶细胞、Th-B 以及 Th-Tc 之间。

（4）参与抗原的处理：HLA-Ⅱ类基因区的肽链转运基因（TAP）和蛋白酶体相关基因（LMP），在 HLA-抗原复合体表达、并递呈给 T 细胞的过程中起关键作用。TAP、LMP 具有多态性，不同个体表达的 TAP、LMP 产物结构各异，这可能是免疫应答强度以及疾病易感性存在个体差异的原因之一。

（5）参与免疫细胞分化：HLA-Ⅰ、Ⅱ类分子阳性细胞分别与 CD8$^+$T 细胞和 CD4$^+$T 细胞的分化发育有关。

因此，HLA 在妊娠过程中维持免疫耐受的作用日益受到重视。1985 年 Unander 提出了"封闭抗体"学说，也称为抗丈夫白细胞抗体（APLA）。正常妊娠中，胚胎所带的父源性 HLA 抗原能刺激母体免疫系统，产生封闭抗体。一旦 HLA 基因及其产物出现异常，导致母体不能识别父方抗原而无法产生保护性反应将可能导致 RSA，常见发病机制有以下几种。

1. 携带流产易感基因

新近研究显示 RSA 与母体存在特异性的流产易感基因或单体有关，这种易感基因或单体可存在于 HLA 复合体内也可以与其紧密连锁。含有易感基因或单体的母体对胚胎抗原呈低反应状态，不能产生封闭抗体，因而胚胎遭受母体免疫系统的排斥而发生流产的概率增加。

目前认为HLA-Ⅱ类基因的DQ和DR区为URSA的易感基因区，但各国报道的流产易感基因或单体存在的位点或部位有所不同，这可能与种族特异性有关。

Christiansen等研究认为，HLA-DQB1*0501和HLA-DQB1*0201是高加索人URSA的易感基因。Sasaki发现日本妇女DR4抗原分布频率在RSA显著增加，DRB1*0405和DRB1*0406可能是URSA易感基因。Wang等却发现，黄色人种（中国汉人）URSA的易感基因为HLA-DQB1*0604/0605，易感单倍型为DQA1*01-DQB1*0604/0605。

无论是HLA-DQB1*0501和HLA-DQB1*0201，还是HLA-DQB1*0604/0605，其HLA-DQB1编码的β链上第57位氨基酸都发生了改变，不再为天冬酸，该氨基酸与α第97位的精氨酸所形成的盐桥被破坏，HLA-DQ所进行的抗原肽递呈受到影响，结果导致母胎间免疫识别出现异常。

此外，近年来非经典的HLA-1类抗原HLA-G吸引了研究者的目光。HLA-G特异性表达在母胎界面组织的滋养层细胞上，可与自然杀伤（NK）细胞受体结合，抑制NK细胞的杀伤活性，使胎儿免受母体淋巴细胞的免疫性攻击。

HLA-G基因多态性与URSA的关系在不同的人群报道结果不同。Pfeiffer等发现HLA-G*01013和HLA-G*0105N在德国URSA患者中出现的频率要高于正常对照人群，这一点与Abbas等在印度人群URSA中的研究结果相同，Aldrich等研究认为HLA-G*0104或*0105N可能与美国URSA的易感性相关。但是，也有研究认为HLA-G与URSA并无相关性。

近几年国内外关于亚甲基四氢叶酸还原酶（MTHFR，MT）基因与RSA关系的研究报道逐渐增多。MT可催化亚甲基四氢叶酸生成甲基四氢叶酸，而甲基四氢叶酸是同型半胱氨酸（Hcy）生成蛋氨酸的甲基供体。如果MT基因出现异常，导致MT酶活性下降，那么Hcy转化蛋氨酸将出现障碍，出现Hcy大量堆积，损伤血管内皮。这将造成微血栓形成，阻塞绒毛微血管，严重影响母胎间血液循环。

2. HLA基因相容性过大

有研究证实夫妻间HLA-Ⅱ类分子相容性增加与自然流产存在相关性，其机制有：

（1）基因相容性大，表达过多共有抗原，干扰母体对妊娠作为异体抗原的辨认，导致母体对胎儿半同种抗原的识别和反应降低。因而，不能刺激母体产生维持妊娠所需的抗体如封闭抗体，母体免疫系统易对胎儿产生免疫攻击，而导致流产。

（2）HLA位点可能和某些与流产有关的隐性致死基因连锁，这些基因间存在连锁不平衡现象。当DR基因形成纯合子时，与其连锁的致死基因也成为纯合子，导致早期流产。在一些啮齿动物中，近亲繁殖后代丧失达80%，进一步说明流产与子代成为纯合子高发生率有系。

3. HLA抗原表达异常

DQβ链第57位天门冬氨酸与α链的第79位精氨酸或76位的精氨酸之间形成盐桥，当β链第57位氨基酸被其他不带电荷氨基酸代替，破坏盐桥结构，导致HLA-Ⅱ分子结构不稳，最终出现T淋巴细胞识别抗原异常和免疫应答异常。

4. HLA抗原表达低下

滋养细胞HLA-G低表达，其与NK细胞、T淋巴细胞、巨噬细胞等的抑制性受体的结合将相应减少，抑制信号的传导受到影响，免疫抑制下降可激活蜕膜免疫细胞，导致母体对胚胎抗原的免疫攻击，促发流产。

(二) 滋养叶淋巴细胞交叉反应抗原 (TLX) 与封闭抗体

除 HLA 抗原之外，TLX 也是刺激封闭抗体产生的重要抗原之一。TLX 是 Faulk 等利用抗淋巴细胞膜多抗鉴定的抗原系统。

妊娠时胚胎滋养层与母体直接接触，合体滋养层细胞表面无 HLA 抗原，却存在大量的滋养层细胞膜抗原 (TA)，TA 的抗血清能与淋巴细胞发生交叉反应，故也称为 TLX 抗原。

氨基酸序列分析显示 TLX 抗原与膜辅因子蛋白 (MCP) 结构相似。MCP 是一种补体调节蛋白，也称 CD46 抗原，在防止自身组织免受补体介导的免疫损伤中起着重要作用。近年来单抗试验证实，TLX 与 MPC 为同一抗原系统。其作用有抑制 C3 转化酶的形成，限制 C3 进一步裂解，防止补体介导的免疫损伤等。因可在着床前胚泡滋养层表面表达，能在早期即保护胚胎免受补体介导的免疫损伤。

同时，正常妊娠过程中伴随合体滋养层细胞的脱落，TLX 进入母体循环，引起免疫识别和免疫反应。母体首先产生具有细胞毒性的抗体 Ab1，继而产生抗独特型抗体 Ab2，Ab2 可抑制混合淋巴细胞反应，并与 Ab1 形成复合物，阻断细胞毒性。TLX-Ab1-Ab2 独特型免疫网络最终效果是产生保护性抗体，维持正常妊娠。TLX 抗原刺激母体产生保护性的封闭抗体称为抗 TXL 抗体，李大金等研究发现，TXL 抗原刺激产生的封闭抗体，可调节免疫应答过程中的 T 细胞等免疫效应细胞的功能与作用。

当前人类生殖免疫学研究认为，胚泡着床和胎儿发育需要母体对 TLX 抗原进行免疫识别。而 TLX 抗原免疫反应受自身抗独特型网络调节，这种网络调节是正常妊娠期母体的保护性反应。

RSA 患者胚胎滋养叶细胞 TLX 抗原呈低表达，还有部分患者虽然表达 TXL 抗原但夫妇间 TXL 抗原具有一致性，不能有效刺激母体产生抗 TXL 抗体。

(三) 细胞免疫紊乱

孕期母体外周免疫系统及子宫局部免疫环境均发生适应性改变，主要表现为母体对胚胎半同种抗原抑制性反应增强、排斥性反应减弱。蜕膜作为孕卵着床的部位，是孕母免疫细胞与胎儿抗原密切接触、产生免疫应答的场所。蜕膜除具有营养作用外，还具有复杂的免疫功能。目前，蜕膜免疫微环境成为母胎免疫研究的重点之一。

人类蜕膜组织中存在大量淋巴细胞，最为重要的是 NK 细胞和 T 细胞，在正常情况下，这些免疫细胞的免疫活性受到抑制，当受到某种细胞因子的刺激后这些淋巴细胞可对滋养层细胞产生细胞毒性作用。RSA 患者体内可观察到免疫职能细胞亚群格局异常变化、Th1/Th2 细胞因子平衡失调等情况。

1. NK 细胞

自然杀伤细胞 (NK 细胞) 是固有免疫系统中一类十分重要的非 T 非 B 类淋巴细胞，在无抗原刺激，也无抗体参与的情况下即能杀伤某些靶细胞，其数量约占淋巴细胞总数的 5%。

流式细胞技术对蜕膜 NK 细胞 (uNK) 细胞表面分子研究证实，NK 细胞占蜕膜淋巴细胞的 80% 左右。非孕期 uNK 细胞数量随月经周期的不同阶段而变化，在增生期数量较少，排卵后迅速增加，分泌晚期达高峰。妊娠期间 uNK 细胞在底蜕膜部位含量最为丰富，妊娠 20 周后滋养层细胞完成向蜕膜的侵蚀时 uNK 细胞数量开始下降，至孕晚期完全消失。因此，uNK 细胞的大量出现是妊娠早期的特有现象，可能与子宫内膜的蜕膜化以及胚胎滋养层的侵入有关。

根据 NK 细胞表面表达分子的不同可分为 $CD56^+$、CD16-及 $CD56^+$、$CD16^+$ 两个亚群。妊娠期外周血中 NK 细胞主要为 $CD56^+$、$CD16^+$ 亚群，发挥杀伤病毒感染细胞等异常细胞的作用；uNK 主要为 $CD56^+$、$CD16^-$ 亚群，可分泌细胞因子和生长因子等诱导局部免疫抑制反应以及营养胚胎细胞，虽然子宫蜕膜也存在部分 $CD56^+$、$CD16^-$、NK 细胞，但在正常妊娠过程中，这些 $CD56^+$、$CD16^-$、NK 细胞、CD69 抗原表达强度低，细胞处于未激活状态，这种免疫抑制状态有利于妊娠的维持。

uNK 细胞参与维持母胎免疫耐受的主要机制之一为，表达杀伤细胞抑制性受体 KIR。此受体的配体是表达于滋养细胞等靶细胞表面的非经典 HLA-I 类分子（如 HLA-G 等），两者结合后介导抑制信号的传递，保护胎儿免受排斥。

人类 KIR 基因呈高度的多态性，表现为：

（1）KIR 单倍型多态性：不同个体携带的 KIR 基因数目存在差异，不同数量和种类的 KIR 基因可构成多种 KIR 单倍型。

（2）等位基因多态性：即同一 KIR 基因座位有多种不同的等位基因。

（3）表基因型多样性：同一个体的不同 T、NK 细胞克隆表达的 KIR 不同。

已经证实，汉族人群 KIR 基因频率，与其他亚洲人群分布相似，明显不同于非洲人和白种人。

人类 NK 细胞的 KIR 分子为 I 型跨膜糖蛋白，属于免疫球蛋白超家族，其结构包括膜外区，非极性跨膜区及胞质区。根据 KIR 分子膜外区结构，可将 KIR 分子分为含有 2 个 Ig 样结构的 KIR2D 和含有 3 个 Ig 样结构的 KIR3D。

KIR2D 分子按胞质区的长短又可分为 KIR2DL 和 KIR2DS，其中 KIR2DL 是最重要的抑制型受体。其基因由 9 个外显子组成，定位于人染色体 19q13.4，该基因区是一个与免疫球蛋白基因相关的多基因家族。KIR2DL 基因的表达具有种族和细胞的差异。

KIR2DL 的相对分子质量为 58 又称为 p58 分子，目前已发现 5 种以上不同氨基酸序列的 KIR2DL 分子。KIR2DL 分子的结构包括，细胞外 2 个 Ig 样结构域、非极性跨膜区和含有免疫受体酪氨酸抑制基序（ITIM）的胞质区。当 KIR2DL 与配体结合时，ITIM 发生酪氨酸磷酸化，募集蛋白酪氨酸磷酸酶 SHP2，导致细胞活化底物的去磷酸化，从而下调 $CD56^+$、$CD16^+$、NK 细胞的活性，产生负调节信号，抑制 NK 细胞的杀伤活性。

正常妊娠过程中，uNK 还可分泌白血病抑制因子（LIF）、干扰素-γ（IFN-γ）、肿瘤坏死因子（TNF-$β_1$）、TNF-$β_2$、TNF-$β_3$、单细胞集落刺激因子（M-CSF）、粒单核细胞集落刺激因子 GM-CSF 等，有利于滋养细胞浸润、血管重铸。

异常免疫状态下，uNK 细胞数量、功能出现紊乱可导致自然流产等不良妊娠结局。现已证实 RSA 妇女在非妊娠期，子宫内膜 $CD56^+$、$CD16^+$、NK 细胞亚群数量显著下降，而 NK 细胞毒性明显升高。动物模型实验表明，子宫内 $CD56^+$、$CD16^+$、NK 细胞增多和活性异常与小鼠早期自然流产相关。uNK 细胞释放穿孔毒素、丝氨酸酯酶等，将杀伤滋养细胞从而引起滋养细胞功能障碍、胎盘植入过浅。

2. T细胞

T淋巴细胞简称T细胞，来源于骨髓淋巴样干细胞，在胸腺发育成熟，于外周淋巴组织发挥功能，主要执行特异性细胞免疫应答。

根据其免疫效应功能，T细胞可分为辅助性T细胞（Th）、细胞毒性T细胞（Tc或CTL）、调节性T细胞（Tr）等。根据表达T细胞抗原受体（TCR）的类型，T细胞可分为TCRαβ$^+$T细胞和TCRγδ$^+$T细胞。根据表达CD4、CD8分子表达情况，T细胞可分为CD4$^+$T细胞和CD8$^+$T细胞，其中CD4$^+$Th细胞根据所分泌的细胞因子和功能的不同又分为Th0、Th1、Th2等细胞亚群，CD8$^+$T细胞根据其功能分为抑制性T细胞和细胞毒性T细胞，前者可抑制B细胞和T细胞活性，后者对带有特异抗原的靶细胞具杀伤作用。

(1) 调节性T细胞与自然流产：调节性T细胞（Tr）是具有调节功能的T细胞亚群，发挥免疫抑制作用，在抑制母体对胎儿的同种异体反应，维持妊娠免疫耐受过程中尤为重要。按照表面标记、产生的细胞因子和作用机制，分为CD4$^+$CD25$^+$T细胞、Tr1细胞与Th3细胞等亚群。

CD4$^+$、CD25$^+$调节性T细胞是近年来被广泛研究的T细胞亚群，主要来源于胸腺，具有多种独特特征，包括可识别自身抗原肽、分泌抑制性细胞因子等，在维持机体内环境的稳定，诱导移植耐受、阻止同种免疫以及自身免疫性疾病的发生中起着重要作用。

2001年Stephens等首次证实人胸腺及外周血中存在CD4$^+$、CD25$^+$、Tr，约占外周血CD4$^+$T细胞的5%～10%。正常妊娠期间，女性外周血CD4$^+$CD25$^+$T细胞绝对数目增多，随孕周有所改变，表现为孕早期显著升高，孕中期达到高峰，产后逐渐下降。

CD4$^+$、CD25$^+$T细胞在妊娠期参与抑制母体对同种异体移植物胎儿的免疫反应。活化的CD4$^+$、CD25$^+$T细胞表达细胞毒性T淋巴细胞抗原-4（CTLA-4），通过接触抑制的方式抑制T细胞的活化和增生。另外，CD4$^+$、CD25$^+$T细胞还可通过分泌细胞因子白细胞介素10（IL-10）和转化生长因子β（TGF-β）发挥抑制作用。

新近研究表明，特异性的表达于CD4$^+$、CD25$^+$T细胞，是CD4$^+$CD25$^+$T细胞发育和功能维持的一个重要调控基因。的表达与CD4$^+$、CD25$^+$T细胞的抑制活性呈正相关。

等证实，正常人类和小鼠胸腺及外周血中CD4$^+$、CD25$^+$Tr特异性表达，活化初始型T细胞则无表达，转染质粒可使初始型T细胞分化成具有调节功能的Tr。

Sasaki等发现，妊娠早期人类蜕膜细胞CD4$^+$、CD25$^+$Tr细胞数量较多，且细胞表达高水平CTLA-4。CD4$^+$、CD25$^{+bright}$T细胞在抗CD3单抗的刺激下抑制自身T细胞的增生的同时，以剂量依赖性模式抑制CD4$^+$、CD25$^-$T细胞的增生。自然流产发生时CD4$^+$、CD25$^{+bright}$T细胞的比例明显降低。

林其德等首次在国内报道，URSA妇女外周血CD4$^+$、CD25$^+$Tr细胞数量明显低于正常妊娠者。此外，分泌期子宫内膜、妊娠期子宫蜕膜组织均表达，且妊娠期的表达显著高于分泌期。URSA患者表达则显著低于正常妊娠组，且URSA患者主要分布于蜕膜间质，而正常妊娠组主要分布于腺上皮细胞，进一步揭示了子宫内膜、蜕膜组织在胎母界面可能以自分泌、旁分泌的方式参与了母体对胎儿免疫耐受的形成，的表达异常可能与 URSA 的发生有关。

李大金等研究结果显示，围着床期单次应用环孢素 A（CsA）显著降低自然流产模型孕鼠胚胎吸收率的同时，伴有 $CD4^+$、$CD25^+$ 调节性 T 细胞亚群的显著扩增，大部分扩增的脾脏 $CD4^+$、$CD25^+$ 的细胞表达细胞内。

(2) T 细胞分泌细胞因子异常与自然流产：与自然流产关系较大的 $CD4^+$ Th 细胞根据所分泌的细胞因子不同，又分为 Th0、Th1、Th2 三种亚型。Th0 细胞为 Th1、Th2 的前体细胞，当 Th0 细胞接受抗原刺激后，短期内即可产生多种细胞因子，随后 Th0 向 Th1 或 Th2 分化。Th1 细胞分泌 L-2、IFN-γ，与 TDTH 细胞和 Tc 细胞的增生、分化、成熟有关，可促进细胞介导的免疫应答，即细胞免疫。Th2 细胞分泌 IL-4、IL-5、IL-6、IL-10，与 B 细胞增生、成熟以及抗体生成有关，因此可增强抗体介导的免疫应答，即体液免疫。

Th1 和 Th2 型细胞因子相互制约。如 IL-10 可抑制 IFN-γ、TNF-α、IL-2 的分泌，IL-4 抑制 Th0 细胞向 Th1 细胞分化促进 Th2 分化，IL-12 具有双向调节作用，既诱导 Th0 细胞向 Th1 细胞分化促进 Th1 细胞增生，又可促进 Th2 反应。这种交互的抑制作用，可调节正常的免疫平衡。此外，近年来发现抑制 T 细胞活化的 Th3 细胞，可分泌产生细胞因子 TGF-β。

1993 年 Wegmann 等在试验中发现，妊娠母鼠外周血淋巴细胞分泌的 Th2 类细胞因子较多，如 IL-4、IL-5、IL-10 等含量增高，而 IFN-γ 含量则降低。与刀豆素刺激的非妊娠母鼠脾细胞相比，其 IL-4/IFN-γ、IL-5/IFN-γ，IL-10/IFN-γ 比例升高，于是提出妊娠是以 Th2 型细胞因子为主的生理现象。

此后，大量的实验研究表明，人类成功的妊娠与局部或外周的 Th2 细胞因子有关。如 Th2 细胞因子 IL-4 可单独维持 Th2 型细胞的增生，在一定浓度范围内对绒毛组织分泌有明显的促进作用，还可抑制淋巴因子对杀伤细胞的激活。

各期胎盘的滋养层细胞均能分泌 Th2 型细胞因子 IL-10，可抑制 IL-2 的产生及延长细胞增生周期，并减弱胎儿组织上 HLA-Ⅰ类和 HLA-Ⅱ类分子的表达，保护胎儿免受母体免疫系统排斥。IL-10 还可在体外混合淋巴细胞培养中抑制淋巴细胞的增生，抑制其产生 IFN-γ 避免淋巴细胞对滋养层细胞的杀伤。IL-10 还能有效抑制 IL-12 的产生，阻碍 Th0 向 Th1 细胞的分化。

妊娠期母体产生大量的雌、孕激素，能有效抑制 Th1 细胞反应，促进 Th2 细胞反应，如黄体酮可促进 Th2 样细胞的优先增生和 Th2 型细胞因子高水平表达。

自然流产与 Th1 细胞因子增多或 Th2 细胞因子减少有关。1990 年 Chaouat 等发现孕鼠注射 IL-2、TNF-α 和 IFN-γ，可导致流产，首次证实炎症因子对妊娠的危害作用。之后大量的动物实验研究表明，IL-2、TNF-α 和 IFN-γ 三种对胚胎有损害的细胞因子均为 Th1 型细胞因子。

TNF-α 能引起子宫收缩而排出胎儿，也可引起供应胚胎的血管坏死或引起种植的胚胎变性。IFN-γ 则增强胎儿组织人类白细胞抗原（HLA）Ⅰ类和Ⅱ类分子的表达，促进父方 HLA 抗原被母体 T 细胞作为同种异体抗原识别。使 Th1 型细胞扩增、活性增强的同时，抑制孕酮分泌，且在一定的浓度范围内对绒毛组织分泌有明显的抑制作用，还能抑制颗粒细胞-巨噬细胞克隆刺激因子（GM-CSF）在子宫内膜的分泌，从而抑制绒毛的生长，导致胚胎的排斥、吸收。

TNF-α 和 IFN-γ 协同作用可引起 NK 活化浸润，TNF-α 与 IL-2 共同作用可使 NK 样细胞转化为具有细胞毒性样作用的杀伤细胞。

有研究显示流产患者 Th1/Th2 比例显著高于正常早孕者，自然流产妇女未孕时外周血的 Th1/Th2 型细胞因子的改变不明显。

Gafter 等通过行丈夫淋巴细胞免疫治疗 9 例自然流产患者发现，能够正常妊娠的 7 例患者外周血 Th1 类细胞因子 IL-2，IFN-γ 现下降，而 Th2 类细胞因子 IL-10 则明显升高。近年来采用淋巴细胞注射主动免疫治疗及静脉注射免疫球蛋白被动治疗获得成功的 URSA 患者中，都观察到治疗后 Th1/Th2 较治疗前下降。

（3）T 细胞协同刺激信号异常与自然流产：T 细胞的活化不仅需要抗原肽 MHC 分子组成的复合物与 TCR 相互作用产生的第一信号，还需要抗原递呈细胞（APC）表面表达的协同刺激分子传递的第二信号。

CD80 和 CD86 是研究得最广泛的 T 细胞协同刺激分子，可在各种 APC 上表达，如树突状细胞（DC）、朗格汉斯细胞、活化的巨噬细胞和 B 细胞等。两者分别结合于受体 CD28 和 CTLA-4。

CD28 分子与 CTLA-4 存在高度同源性，但后者比 CD28 对 B_7 的亲和力更高。CD28 提供的协同刺激信号，可导致 IL-2 基因的转录、CD25 的表达和进入细胞周期，CD28 和配体结合还可通过 Bd-XL 途径给 T 细胞提供关键性的生存信号。

而 CTLA4 结合配体后能阻抑由 TCR 和 CD28 介导的信号转导，所传递的为抑制 T 细胞激活负调节信号。CTLA4 还可抑制 IL-2 的合成和细胞周期的进程，终止 T 细胞的应答。因而免疫应答的结果，取决于 CD28 介导的 T 细胞活化和 CTLA4 介导的抑制信号之间的平衡。

母胎界面 T 细胞协同刺激分子 CD80、CD86 及其受体 CD28 和 CTLA-4 表达失衡与 RSA 易感性增加有关。

林羿等对反复流产小鼠进行研究，发现期母胎界面处的 CD80 表达明显高于正常妊娠小鼠，经淋巴治疗可使其母胎界面处的 CD80 表达下降，降低胚胎吸收率。母胎界面处 CD80 高表达可能是围着床期反复流产的重要因素之一。

采用双标记流式细胞分析技术检测自然流产小鼠模型 CBA/J×DBA/2 脾脏及肠系膜淋巴结内（MLN）抗原递呈细胞表面 CD80/CD86 的表达情况，结果自然流产模型组表达 CD86 的 MΦ 含量明显低于正常妊娠组；自然流产模型组表达 CD80 的 MΦ 含量明显高于正常妊娠组，提示抗原递呈细胞表面共刺激分子 CD80/CD86 的表达异常在自然流产发病中起重要作用。

3. NKT 细胞

具有 NK 细胞的表面标志物 NK1.1 的 NKT 细胞，明显区别于传统 T 淋巴细胞、B 淋巴细胞和 NK 细胞。有报道认为，NKT 细胞可能在诱发流产过程中起重要作用。Ito 等发现，发现使用人工合成的 α-galcer 在小鼠体内可激活 NKT 细胞，上调穿孔素的表达，从而破坏滋养细胞，导致流产。

4. 巨噬细胞与 URSA

巨噬细胞不仅参与非特异性免疫防御，而且是特异性免疫应答中的关键细胞，广泛参与免疫应答、免疫效应与免疫调节。

巨噬细胞如不能及时清除凋亡的滋养细胞，则凋亡滋养细胞蓄积将引发针对胎儿抗原的免疫攻击，同时出现 Th1 型反应促进，Th2 型反应抑制。

巨噬细胞表面协同刺激因子 CD80、CD86 表达上调，抗原递呈能力增强，也可刺激 Th1 介导的细胞免疫反应，引发母胎间免疫攻击，导致 URSA 的发生。

5. B 细胞

B 细胞是介导体液免疫的主要淋巴细胞，可分为 $CD5^+$ B 细胞和 $CD5^-$ B 细胞，前者产生抗体时不依赖 T 细胞，后者为 T 细胞依赖性。

B 细胞表面有 MHC 和 B_7 分子的较强表达，具有抗原呈送作用，在 T 细胞的激活中具有十分重要的作用。在习惯性流产患者的子宫内膜，B 淋巴细胞的数量比正常妊娠显著升高，其具体作用目前尚不清楚。推测增多的 B 细胞主要通过各种抗体表达异常介导自然流产的发生。

6. Fas/FasL 系统

细胞凋亡主要由 Fas/FasL 介导。Fas 又称 CD95，属神经生长因子或肿瘤坏死因子超家族，是一种介导敏感细胞凋亡的细胞表面受体，其配体为 FasL。FasL 与细胞表面的 Fas 分子相互交联，向细胞内传导死亡信号引起细胞凋亡，在克隆清除、免疫耐受、免疫赦免以及免疫应答过程中均具有重要作用。尤其是，Fas/FasL 介导的特异性活化 T 淋巴细胞凋亡，在正常生理妊娠母胎免疫耐受中起较为重要，对维持胎盘发育及胚胎存活颇有意义。

Fas/FasL 系统对 T 淋巴细胞的杀伤作用可通过以下两种方式：

（1）T 淋巴细胞表达的通过包膜内陷和折叠，作用于自身 T 淋巴细胞的 Fas，导致 T 淋巴细胞凋。

（2）FasL 阳性细胞通过与邻近 Fas 阳性 T 淋巴细胞相接触使其凋亡。

聚合酶链反应在人类胎盘组织中检测到 FasL 基因的表达，免疫组织化学法证实 FasL 蛋白局限于胎盘的滋养细胞层，胎盘组织中 FasL 的表达可能与妊娠免疫耐受机制有关。

正常妊娠子宫蜕膜上 T 细胞表面有 Fas 表达，在母胎接触面细胞滋养层和合体滋养层表达 FasL。TUNEL 法结合免疫荧光法证实，在母胎接触部位及滋养层侵入的部位蜕膜 T 细胞存在明显凋亡现象。

Reinhard 等用流式细胞仪检测外周血 $CD4^+$ 中 Fas 抗原的表达，发现妊娠期 Fas 抗原表达水平显著高于非妊娠期。而 Th1 和 Th2 型细胞对 Fas、FasL 诱导的细胞凋亡敏感性不同，表现为 Th1 型细胞的凋亡迅速，Th2 型细胞的凋亡较缓慢。妊娠期 Th1 型细胞经历快速细胞凋亡过程，有利于通过细胞凋亡清除针对胎儿组织的自体反应性 T 淋巴细胞，使胎儿免遭母体排斥。

因此，子宫-胎盘界面 Fas/FasL 系统表达异常必然会导致免疫耐受机制紊乱，产生免疫性损伤。主要表现为，Fas 表达增高和 FasL 表达降低，滋养细胞生存能力下降。

临床检测流产患者滋养细胞、蜕膜组织细胞证实。患者 FasL 表达下降，造成被异体抗原刺激激活的 Th1 细胞不能通过 Fas/FasL 介导的细胞凋亡程序机制失活,存活的 Th1 细胞产生大量 Th1 型细胞因子。而 Fas 表达增强,造成滋养细胞大量凋亡,最终导致妊娠无法继续。

动物实验证实,基因突变所建立的不表达功能性 FasL 的模型,其母胎界面存在大量淋巴细胞入侵和坏死,胚胎吸收率和胎儿宫内生长迟缓率增加。刘玉昆等检测 RSA 患者、正常早孕妇女的绒毛滋养细胞 FasL 表达和外周血淋巴细胞 Fas 表达情况,证实不明原因 RSA 患者的绒毛滋养细胞 FasL 表达弱于正常者,而表达 Fas 的 $CD8^+T$ 淋巴细胞和 NK 细胞均较正常妇女增多。

sFas 是 Fas 基因转录过程中因 mRNA 剪切方式改变,编码合成跨膜区不完整或缺失而产生的分子。sFas 是凋亡抑制因子可与膜 Fas 竞争结合 FasL,但结合后,并不传递凋亡信号。因此,能够阻断 FasL 与活化的淋巴细胞膜上 Fas 的结合,抑制淋巴细胞凋亡的发生。

sFasL 是 FasL 发生蛋白水解,从细胞膜上脱落而形成的分子,是凋亡的促进因子,与膜 FasL 的作用相同,通过结合 Fas 受体诱导细胞凋亡。

正常妊娠妇女血清 sFas 水平与正常非孕妇女比较无明显差异,但反复自然流产患者血清 sFas 水平高于正常非孕妇女,差异有显著性。sFas 参与了 RSA 的发生,血清中 sFas 水平升高,与淋巴细胞膜表面 Fas 分子竞争结合 FasL,封闭了胎盘滋养层细胞上的 FasL,即使胎盘滋养层细胞高表达 FasL,也不能完成正常所需的淋巴细胞凋亡。绒毛和蜕膜组织受到淋巴细胞免疫攻击,导致母胎发生免疫排斥,引起流产。

7. 补体系统

最近的许多研究都揭示了补体系统在自然流产中的重要作用。

在成功妊娠中,孕期前 3 个月的补体溶血活性处于稳定状态,提示正常的补体活动对于成功妊娠有重要意义。而流产患者血清补体 C3、C4 水平明显低于正常对照组,赵爱民等发现流产组血清 C3、CH_{50} 水平明显低于正常对照组,且复发性流产患者蜕膜血管内皮有明显的补体 C3 沉着。表明自然流产患者母胎界面存在补体的过度激活而介导免疫损伤,导致流产发生,而补体的过度消耗使血清补体水平降低。

补体激活可能是 aPL 抗体导致流产的重要机制之一,ACA 阳性的流产患者存在补体的过度激活。动物实验表明,使用 aPL 抗体可使怀孕的小鼠流产,其蜕膜呈现坏死,并有 C3 沉着。机制可能为,aPL 抗体与抗原结合形成的免疫复合物在蜕膜上沉着,并激活补体系统,产生的裂解产物使蜕膜血管受损,最后导致流产。

此外,人类体内存在补体抑制剂-衰变催化因子(DAF),是一种单链膜结合蛋白,具有抑制 C3 转换酶,防止补体系统对机体的免疫攻击,参与控制补体系统稳定的作用。

DAF 广泛分布于孕妇、胎儿及母胎界面,特别在母胎界面、与母体血液直接接触的胎盘滋养层大量表达,其表达贯穿妊娠全过程,且 DAF 表达量随胎儿、胎盘发育而增多,表明 DAF 具有保护胎儿免受母体补体系统免疫攻击的重要作用。

DAF 表达不足与自然流产相关。RSA 患者蜕膜组织的 DAF 表达明显低于正常对照组。低补体血症流产者,胎盘滋养细胞表面 DAF 表达量比正常补体者约降低 10%。动物实验表明,DAF 表达不足的小鼠会出现自然流产。

8. 黏附分子

黏附分子是一类介导细胞与细胞、细胞与细胞外基质（ECM）作用的膜表面糖蛋白，主要包括选择素家族、整合素家族、免疫球蛋白超家族和钙依赖黏附素家族等四类。

黏附分子具有多种生物学功能，在免疫细胞的发育、分化，免疫应答与免疫调节，炎症反应，淋巴细胞的再循环等过程中具有重要作用。

黏附分子对早孕期的母体免疫功能具有调节作用。Takeshita等发现，给CBA/J×DBA/2孕小鼠注射抗细胞间黏附分子1（ICAM-1）和白细胞功能相关抗原1（LFA-1）的单克隆抗体，可以显著降低其流产率和脾脏NK细胞活性。而孕早期小鼠注射抗整合素家族Mac的抗体，可致流产显著增加，但如果在孕晚期注射则无明显的流产效应。

（四）生殖细胞相关抗体异常

1. 抗精子抗体（ASA）

正常精液中含有前列腺素E等免疫抑制因素，可抑制女方免疫活性细胞针对精子抗原的免疫应答，诱导免疫耐受。当女性存在生殖道感染、黏膜损伤、月经期性交或男方精浆中免疫抑制因子减少，精子与免疫活性细胞接触机会增加，可诱发产生与精子表面抗原特异性结合的抗体AsAb。自然流产妇女AsAb阳性率为20%～40%。

AsAb不但能抑制精子穿透宫颈黏液，阻碍精子获能、顶体反应，减少精子存活率而降低受孕能力，还可以活化巨噬细胞，对胚胎产生毒性作用。尚有学者认为，AsAb可与滋养层细胞上的交叉抗原结合，直接损伤滋养层，导致流产。

但也有学者认为，血清AsAb可能与自然流产无关。林羿等报道，在反复自然流产小鼠模型CBA/J×DBA/2和BALB/c×DBA/2组合的雌鼠血清中均未检测出AsAb，提示CBA/J×DBA/2小鼠的流产机制可能与血清AsAb无关。在人类流产方面AsAb的作用有待进一步研究、分析。

2. 抗透明带抗体ZPAb

透明带是被覆在哺乳动物卵母细胞表面的一层明胶样糖蛋白基质。生理情况下，精子与透明带结合后，依靠精子的酶系统产生局部的溶解作用进入卵子完成受精，之后透明带恢复完整性，保护受精卵的发育。

动物实验证实，透明带具有强免疫原性，可诱发同种或异种免疫应答，产生抗透明带抗体（ZPAb），在人体ZPAb多由在卵巢内未成熟卵的透明带引起。

ZPAb与透明带结合，可干扰卵泡和卵细胞间的信息交流，导致卵母细胞数减少、卵泡发育失常、闭锁。ZPAb还可掩盖透明带上的特异性精子受体，阻止精子对透明带的黏附、干扰受精。同时，ZPAb使透明带的结构加固，即使发生受精，受精卵也被包裹在坚固的透明带内，而难以脱壳、着床。

ZPAb诱发RSA的机制在于：ZPAb引起母-胎免疫识别过度，增强母体对胎儿-胎盘的免疫损伤作用；ZPAb在孕卵着床前对其造成的损伤，使其着床后不能正常发育。此外，ZPAb在卵巢表面形成免疫复合物沉淀可抑制卵巢内分泌功能，表现为黄体功能不全等。

3. 抗抗体

由胎盘合体滋养层细胞产生，对于正常妊娠的维持不可或缺。异常情况下，绒毛膜组织中的作为抗原刺激机体产生抗体 Ab。自然流妇女其阳性率为 25% 左右。Ab 与表面抗原特异性结合，可灭活，使体内性激素水平低下，引起流产。

三、免疫病理分类

事实上，以上的免疫类型相互可能出现重叠，甚至可能相携出现。这对于我们判断复发性自然流产的类型并据此开展治疗产生困难。Dr Beer. AD 在目前研究的基础上开展了免疫病理学研究，对于免疫性复发性自然流产进行分类。这种分类方法从病理表现上总结规律，同类患者在治疗上也存在共性，对于临床治疗给予了有益的帮助。

Ⅰ类：HLA 相容性升高，妊娠封闭抗体缺乏此类患者以封闭抗体缺乏为主要特征。原发性流产：封闭抗体及封闭抗体的独特型抗体共同缺乏；继发性流产：封闭抗体的抗独特型抗体缺乏。Ⅰ类免疫紊乱不仅损伤胎盘和滋养细胞，还能激发以下的Ⅱ、Ⅲ、Ⅳ、Ⅴ类免疫异常。

Ⅱ类：抗磷脂抗体（＋）。此类患者病理表现主要是 APS 导致的胎盘病理损伤。

Ⅲ类：抗 DNA 抗体或抗 DNA 裂解产物抗体（＋）。此类患者检查可以发现：①ANA 阳性（斑点式）。②抗 DNA 抗体引起胎盘炎症。③妇女自身免疫疾病筛选阴性（没有 SLE 或风湿性关节炎的证据）。对抗胎儿和胎盘 DNA 的抗体 ANA 阳性导致胎盘炎症，包括绒毛炎，绒毛间质炎和蜕膜炎症等。

Ⅳ类：ASA 和（或）AP1（＋）。此类患者由于同时存在Ⅱ和Ⅲ类的自身抗体，因此往往存在夫妇不能正常受孕（受孕困难），而一互受孕则存在前述的Ⅱ和Ⅲ类病理变化。

Ⅴ类：$CD56^+$ NK 细胞和 $CD19^+$、$CD5^+$ 细胞升高。$CD56^+$ NK 细胞可产生毒性细胞因子（Th-1 细胞因子），包括 TNF-2：①妨碍种植。②损伤胎盘细胞，引起蜕膜坏死；损害孕囊，导致流产。③妊娠以后，胎心变慢，孕囊不规则变形，小于正常，羊水量少。④引起绒毛下出血，导致阴道少许流血，通过超声可观察到。⑤影响一些妇女的卵 DNA，使细胞分裂缓慢，导致胚胎质量不良。

$CD19^+$、$CD5^+$ 细胞对维持妊娠发育所必须的激素产生抗体（抗雌激素、黄体酮和抗体）：这些抗体降低激素水平，引起：①黄体功能不全。②妊娠时水平升高的不够。③在诱导排卵周期中，刺激不良，内膜发育不良。这种细胞还产生抗神经转移因子抗体，包括复合胺，改变子宫肌细胞以适应妊娠的需要，其抗体使子宫不能适应妊娠期的变化。

（陈雪梅）

第三节　免疫性流产的诊断

一、诊断特点

免疫性自然流产虽然可以分类为自身免疫与同种免疫性自然流产，但临床上自然流产的免疫性病因既可单一存在，也可与其他病因合并发生。而且同种免疫性 RSA 尚无明确的病因可以归类。因此，免疫性流产的诊断是排除性诊断，必须在确切排除其他可能导致自然流产病因，才能做出免疫性流产或"不明原因自然流产"的诊断。除了详细询问病史和常规妇科检查外，必须要筛查染色体、内分泌、生殖解剖、感染及血栓前状态等病因的同时，检测免疫指标。

（一）筛查检测

1. 遗传因素

流产胚胎绒毛染色体核型分析、夫妇染色体核型分析、夫妇双方珠蛋白生成障碍性贫血、G6PD缺乏的筛查及基因检测。

2. 内分泌

女性激素检查主要包括月经第3天检测催乳素、促卵泡生成素、促黄体生成素、雌激素、雄激素，排卵后第12天检测孕酮。必要时检测甲状腺功能、胰岛素功能、雄激素分类，了解有无甲亢、糖尿病、多囊卵巢综合征等内分泌疾患。

3. 生殖解剖

超声波、造影、宫腔镜、腹腔镜检查排除各种子宫、宫颈、阴道畸形及宫颈功能不全。

4. 感染

女性生殖道局部感染项目，包括白带常规、UU、CT、BV。外周感染项目，包括致畸五项（TORCH）——弓形虫、巨细胞病毒、风疹病毒、单纯疱疹病毒、B_{19}微小病毒。

5. 血栓前状态

血栓前状态（PTS）是指多种因素引起的凝血、抗凝和纤溶系统功能失调或障碍的一种病理过程，有易导致血栓形成的多种血液学改变。

血栓前状态可分为遗传性和获得性两种。遗传性的主要有活化蛋白C抵抗、Leiden因子变异、亚甲基四氢叶酸还原酶基因突变、高同型半胱氨酸血症、血浆纤溶酶原激活物抑制物-1（PAI-1）水平及基因多态性、蛋白S抵抗、抗凝血酶-Ⅲ（AT-Ⅲ）缺陷等，获得性的主要为抗磷脂抗体（aPL）引起的抗磷脂综合征。

常用检测项目有凝血常规四项，包括TT、APTT、PT及Fg；血栓前状态分子标志物，包括凝血酶原片段（F1+2）、血栓调节蛋白（TM）、凝血酶-抗凝血酶复合物（TAT）、抗凝血酶-Ⅲ（AT-Ⅲ）、血小板颗粒糖蛋白140（GMP140）、血栓烷B_2（TXB_2）、D-二聚体（D-Ⅱ）、纤溶酶原激活物抑制物-2（PAI-2）等。

（二）免疫相关检查

1. 保护性抗体检测

孕妇血清中存在不同的封闭抗体，包括抗温B细胞抗体（抗HLA-DR抗体）、抗TLX抗体、抗FC（即抗体FC段）受体抗体、抗基因抗体、抗冷B细胞抗体。检测方法有补体依赖性淋巴细胞毒实验（CDC）、EA玫瑰花环抑制试验、单向混合淋巴细胞反应封闭试验（MLR）、封闭抗体独特型抗体活性分析、流式细胞仪分析（FCM）封闭抗体对CD抗原的作用等。

其中淋巴细胞毒免疫检测方法是临床较为常用的方法，主要针对抗温B细胞抗体（抗HLA-DR抗体）、抗TLX抗体等检测，操作简单、重复性好。具体操作方法可参见王兰兰主编的《临床免疫系和免疫检验》：女方静脉血清以1：1、1：2、1：4、1：8、

1:16、1:32倍比稀释。男方静脉抗凝血2ml分离纯化淋巴细胞,调整细胞数为3×10^5/L。女方血清分别加入微孔反应板,每孔$1\mu l$,各做2孔,另加阴性对照(无输血史正常男性AB型血清),阳性对照(阳性标本)。各孔分别加入$1\mu l$男方淋巴细胞,混匀,室温温育30分钟。各孔加6只或10只成年兔混合补体血清$5\mu l$,室温温育1小时。$3\mu l$台盼蓝染色3~5分钟。倒置显微镜下观察淋巴细胞100个,着蓝色、胀大死细胞为阳性细胞,计算阳性细胞率=(细胞总数-未着色细胞数)/细胞总数×100%,阳性细胞数≥20%为阳性。阴性有临床意义,提示存在治疗的必要。

2. 自身抗体

目前多采用ELISA法,检测血清中ACAIgG,ACA IgM、ANA、AOA、AEA、抗糖蛋白抗体、ATA、ABO血型抗体、Rh血型抗体等自身抗体的含量。其中ACA建议至少间隔6周进行2次或2次以上,存在中滴度或高滴度的IgG和或IgM方认定为阳性。

ELISA操作步骤依据不同试剂盒略有差别。以ACA的检测为例,据林其德等报道,患者采取肘静脉血3ml,离心分离血清,置80℃保存。ACA测定操作和结果判断均按试剂盒说明书进行,血清或血浆标本预先用Serum/Plasma dilution进行1:101稀释,包被板用洗板液洗板1次后,各孔依次加入标准品、质控品和待测样品$100\mu l$,室温下振荡孵育30分钟,洗板3次;加入标记抗体$100\mu l$,室温下振荡孵育30分钟,再洗板3次;每孔加入$100\mu l$ TMB,室温下避光振荡孵育10分钟,每孔加入$50\mu l$终止液,在波长450nm处读取OD值,用直线拟合方式计算各样品浓度值,阳性判断标准ACA大于14.7U/ml。

3. 生殖细胞相关抗体

ELISA法检测血清中ASA、抗透明带抗体、抗抗体。其中ASA大于75RU/ml为阳性。

4. 淋巴细胞

流式细胞检查T淋巴细胞亚群比例。目前,临床上检测较多的淋巴细胞是NK细胞。

检测方法为流式细胞术检测NK细胞类型与数量,细胞混合培养法检测NK细胞杀伤毒性。

(陈雪梅)

第四节 免疫性流产的治疗

一、治疗方法

目前RSA的治疗,主要采用被动免疫治疗、主动免疫治疗和其他治疗。

(一)被动免疫治疗

被动免疫治疗即使用含有多效价的免疫球蛋白的人丙种球蛋白,利用其中的抗胎盘滋养层抗原的独特型抗体及抗独特型抗体,弥补URSA患者保护性抗体的不足,同时与 NK 细胞受体结合，封闭其杀伤功能，维持母胎免疫耐受。

1. 被动免疫治疗适应证

流产次数达 3 次及 3 次以上；遗传、内分泌、生殖解剖、血栓前状态、感染 5 方面筛查检测正常；保护性抗体缺陷；淋巴细胞紊乱，尤其是 NK 细胞数量及毒性异常。

2. 被动免疫治疗方法

1989 年 Mueller 等最先应用静脉输注丙种球蛋白治疗 RSA，治疗于妊娠第 5 周开始，首剂量 30g（0.5g/kg）静脉输注，此后每 3 周输注 20g，以加强免疫，直至妊娠 22～24 周。

随后各地治疗方案在此基础上略有改动，Strieker RB 等应用 0.2g/kg 低剂量丙种球蛋白治疗 36 例 RSA 患者，24 例成功怀孕。国内陈巧儿等于怀孕前，每 2 周静脉点滴 10g 丙种球蛋白，连续 4 次。怀孕后改为每 3 周，同剂量免疫 1 次，至怀孕 26～30 周。结果显示，25 例 URSA 患者治疗前均存在封闭抗体缺乏，给予 4 次治疗后 19 例转阳性，21 例正常怀孕并成功分娩，4 例患者流产。

日本学者认为 IVIg 只有在大剂量（75～100g）周期性（每 2～4 周）使用才会获得良好的治疗效果。国内的研究者大都每次选择 25g 的治疗剂量，连用 2～3 天静脉输注的方法。孕前预防性使用的量可以酌减。

丙种球蛋白输注的最佳时间，最佳有效剂量等问题还在探讨中。

3. 被动免疫治疗机制

（1）包含多种抗异型抗体，能够中和病理性抗体（甚至是 HLA-抗体），减少血循环中自身抗体的滴度，从而保护胚胎。

（2）NK 细胞抑制剂：减少 NK 细胞数量，降低 NK 细胞毒性。

（3）IVIG 能够灭活参与免疫反应的活性 T 细胞和多克隆性 B 淋巴细胞，选择适合妊娠的免疫反应。

（二）主动免疫治疗

主动免疫治疗即细胞免疫治疗（LIT），主要是采用丈夫或无关个体的淋巴细胞、单个核细胞、合体滋养细胞膜等作为免疫原，通过皮内注射淋巴细胞、静脉注射浓缩白细胞、静脉输注小剂量全血等免疫途径，刺激机体产生免疫应答，诱导保护性抗体的产生。

目前最常用的免疫原是淋巴细胞，因采取丈夫血相对较简便，且患者心理上易于接受，故多以丈夫淋巴细胞免疫为主，皮内注射是最常用的免疫途径。早在 1981 年，Taylor 报道对 4 例抗丈夫淋巴细胞抗体阴性的复发性自然流产患者进行主动免疫治疗后，3 例成功分娩，引起了广泛关注。1994 年 John Collins 等进行 META 分析，显示经 LIT 治疗复发性自然流产患者再次妊娠，活产率提高 10%。国内郝桂琴等对 50 例患者进行淋巴细胞主动免疫治疗，妊娠后分别注射及黄体酮保胎，主动免疫联合保胎成功率为 88%，主动免疫联合黄体酮则为 85%。Pandey 等认为免疫治疗后封闭抗体产生与否可作为评估妊娠结局的重要因素。

1. 主动免疫治疗适应证

流产次数达 3 次及 3 次以上；遗传、内分泌、生殖解剖、血栓前状态、感染 5 方面筛查检测正常；封闭抗体阴性。

2. 主动免疫治疗方法

无菌条件下分离丈夫肘静脉血淋巴细胞,调整细胞浓度至 $20 \times 10^6/ml$,取适量于患者前臂内侧,皮下多点注射,每次每点约为 0.5ml。如果采用无关健康个体血液免疫治疗,要求 ABO 血型相配,治疗过程注意输血反应。

免疫时间于妊娠前、后均可,国外主张孕前免疫 4 次,孕后免疫 4 次,每次间隔 3 周。林其德等采用小剂量主动免疫疗法,孕前进行 2 次主动免疫,每次免疫间隔 3 周。疗程结束后鼓励患者在 3 个月内妊娠,如果确定妊娠,则再进行 2 次主动免疫。如 3 个月后仍未妊娠,则进行输卵管通液,并在排除不孕症的情况下重新进行 2 次主动免疫的主动免疫治疗。

张建平等则采用孕前进行 4 次主动免疫,每次免疫间隔 4 周。复查封闭抗体,如由阴性转为阳性或弱阳性,指导其受孕,于孕后再进行 3 次主动免疫,每次免疫间隔 4 周。如复查封闭抗体为阴性,则暂不受孕,加多 4 次主动免疫,此后第二次复查封闭抗体,如由阴性转为阳性或弱阳性,指导其受孕。若第二次复查封闭抗体仍为阴性,则在指导受孕同时使用丙种球蛋白。

3. 主动免疫治疗机制

增加体内封闭水平;下调 Th1 类细胞因子、上调 Th2 类细胞因子,促进细胞因子的平衡由 Th1 型反应向 Th2 型反应转换;提高血清 M-CSF 的水平,诱发母体对胚胎的免疫耐受状态;降低外周血 $CD56^+$ NK 细胞水平,下调外周血 $CD56^+$、$CD16^+$ NK 细胞的百分比;抑制抗体的活性或减少抗体的产生。

(三) **抗凝治疗**

1. 抗凝治疗适应证

流产次数达 2 次及 2 次以上;遗传、内分泌、生殖解剖、血栓前状态、感染等筛查检测,证实存在血栓前状态正常;自身抗体紊乱,ACA(+)、ANA(+)、P_2 糖蛋白抗体(+);淋巴细胞紊乱,尤其是 NK 细胞数量及毒性异常。

2. 治疗方法

临床上抗凝治疗常用药物为小剂量阿司匹林和低分子肝素(LMWH),阿司匹林一般在孕前使用,用量在 75~100mg。妊娠后建议使用 LMWH,一般在 B 超确定宫内妊娠后开始用药,维持整个孕期,在终止妊娠前 24 小时停止使用。产褥期是否继续使用 LMWH 目前仍然存在争议。

目前国际上较为认可的 LMWH 使用剂量有预防量和治疗量两种。在复发性流产中,如果无近期血管栓塞表现或相关病史的患者,推荐使用预防量;而有近期血管栓塞表现或相关病史的患者则提倡使用治疗量。

Branch 等提出预防量为依诺肝素 40mg qd、达肝素钠 5000IU qd,或者依诺肝素 30mg bid、达肝素钠 5000IU bid。而治疗量有根据体重用药:依诺肝素 1mg/kg bid、达肝素钠 200IU/kg bid;或 16 周前依诺肝素 40mg qd、达肝素钠 5000IU qd,16 周后改为依诺肝素 40mg bid、达肝素钠 5000IU bid。总的来说,常用剂量一般为达肝素钠 5000IU qd、依诺肝素 40mg qd。

3. 治疗机制

抑制凝血酶 IIa 及凝血因子 Xa(FXa)的活性,实现抗凝作用;刺激内皮细胞合成、释放组织型纤溶酶原激活物，使纤溶酶原向纤溶酶转化，促进纤溶。

（四）抑制免疫反应

主要采用糖皮质激素抑制抗体的产生，尤其是对于自身抗体阳性（特别是 ACA 滴度高或持续阳性），无高凝状态或有出血倾向的患者可以使用。但应注意长期大剂量使用皮质激素带来的危害。对于自身免疫性 RSA，国外学者用量较大，国内上海的林其德等采用小剂量泼尼松龙 5mg/d，于计划受孕前几周开始服用，持续整个孕期，一般用药 2~4 周自身抗体可转阴，疗效达 90% 以上，且无明显不良反应。如果患者合并 SLE 等自身免疫疾病时，从母胎安全考虑，可根据病情适当加大皮质激素的剂量，有时甚至需要大剂量静脉用药进行冲击及血浆置换以便有效控制症状和降低自身抗体的滴度，改善预后。

（五）中医治疗

中医药治疗反复自然流产，多采用补肾活血、益气清热等法。目前认为，其机制为调整母胎免疫，诱导封闭抗体产生；促进妊娠黄体和绒毛发育，提高内分泌功能。

（六）治疗进展

近年来，国内外学者从不同的环节采取不同的方法，探索诱导母胎免疫耐受的新疗法。已有动物实验报道，口服途径给予适当抗原，可诱导母体对胎儿半同种抗原产生耐受，即形成妊娠免疫耐受，避免流产的再次发生。

脂肪乳剂能够活化免疫系统。动物和人类试验都证实静脉注射脂肪乳能够增加种植成功率并能维持妊娠。Roussev RG 等发现使用 20% Intralipid（静脉内用脂肪乳剂）能够在体外成功抑制反复生育失败的妇女的外周异常 NK 细胞的细胞毒性作用。脂肪乳剂价格便宜，因为不是血制品，使用相对安全。如果脂肪乳剂的治疗效果可以得到最后的肯定，将会在临床获得更广泛应用。

恩利为肿瘤坏死因子 TNF 受体，是一种新型的重组蛋白药物，最初的适应证是类风湿关节炎。它主要的作用机制是抑制由活化 NK 细胞分泌的内膜毒性因子 TNF-α。最近有研究显示 Enbrel 在阻断 TNF-α 释放的同时还可以灭活活性 NK 细胞。如果今后的研究能够获得证实，那么 Enbrel 将可能替代 IVIG 对升高的毒性 NK 细胞水平进行治疗。已经有部分试验证实 Enbrel 确实在治疗复发性自然流产中发挥作用。

二、治疗的安全性

（一）LIT

LIT 治疗对于母体不良反应较少，偶有局部反应发生，包括轻微疼痛、发热、水疱、红肿等，多可自行消退。因淋巴细胞属于血液成分，接受注射存在感染血液传播疾病的可能，故供血者在治疗开始前应严格进行相关检查，如肝炎、HIV、梅毒等检测。

对于胎儿，临床资料显示，淋巴细胞免疫治疗组与对照组在胎儿宫内发育、出生体重、脐带血 pH、脐动脉血常规、T 淋巴细胞分类及受体的表达、出生后 1 分钟 Apgar 评分、新生儿病率（高胆红素血症、呼吸窘迫综合征、缺血缺氧性脑病、肺炎）、胎儿出生后生长、精神活动状态等方面无明显差别。对子代进行身体与智力发育随访证实，体重、身长、头围、智能筛查与同龄儿童相比也无明显差异。

（二）IVIG

IVIG 治疗，母体常见不良反应为局部反应，包括轻微疼痛、发热、水疱、红肿等，可在停药后1周左右消失。偶有过敏反应导致荨麻疹的报道，尚有比较少见的变态反应，包括寒战、呕吐、兴奋、胸部不适和喘息、疲倦、抑郁等症状。主要是由于制品里少量的激态释放酶激活剂、脂蛋白、IgA等引起。这些症状多发生在开始输注后的30~60分钟，与IVIG的输注速度有关，减慢输注速度可缓解症状。此外，IgA可引起IgA缺乏患者的过敏反应，皮质激素可减轻这种不良反应。但IgA缺乏患者并不常见，目前临床暂无常规筛查IgA。

IVIG中有多种抗血型物质抗体，有可能引起溶血性贫血。完整的分子可加重肾功能损害，引起血管性紫癜、无菌性脑膜炎、血浆肌酐暂时升高、血小板增多，但都比较少见。

IVIG制品来自供者的血液，经过特殊的加工过程对病毒进行灭活和清除，目前暂时还没有IVIG治疗RSA导致病毒感染的报道。

对于胎儿及新生儿，临床研究显示，IVIG治疗后各胎龄段新生儿的出生体重与中国15个城市资料中相应胎龄段新生儿体重值的第10~90百分位数比较无显著性差异。身长、体重、头围在出生时、3个月、6个月、9个月和12个月的生长发育情况也无显著性差异。

（三）低分子肝素

发生不良反应的概率小，临床资料显示主要有骨质疏松（0.04%）、出血事件（1.3%）、血小板减少（0.11%）、过敏反应（1.80%）等。

LWMH偶有血小板减少症和和血栓形成的报道。很难预测这类事件的发生，最好的预防措施是详细询问患者的病史，系统地、定期地监测血小板计数。特别是用药初期的一个月必须严格定期监测血小板计数。

动物研究未发现低分子肝素有胎儿致畸作用，可以推测在人类中也没有致畸作用。目前，缺乏妊娠期间使用低分子肝素有潜在的胎儿致畸和毒性作用的相关资料。

（四）糖皮质激素

糖皮质激素由于其免疫抑制剂的作用，一直是治疗由同种免疫因素紊乱造成RSA患者的常规用药。但是孕妇仍然有显著的患病率，包括诱发妊娠期糖尿病、骨质疏松、感染、妊高征等。

（陈雪梅）

第二十一章 妊娠相关性疾病

第一节 妊娠出血

一、妊娠早、中期出血
（一）异位妊娠
受精卵在子宫体腔以外着床发育者，称异位妊娠，习称宫外孕，是妇产科常见的急腹症之一，可危及生命。异位妊娠包括输卵管妊娠、卵巢妊娠、阔韧带妊娠、腹腔妊娠及宫颈妊娠等。其中以输卵管妊娠为最常见，约占异位妊娠的95%，其中又以壶腹部妊娠最多见。本部分主要介绍输卵管妊娠。

1. 临床表现

输卵管妊娠的主要临床表现为停经后腹痛与阴道流血。但临床表现与受精卵着床部位、有无发生流产或破裂、出血量多少以及时间长短等密切相关。

（1）腹痛：是输卵管妊娠患者就诊的主要症状，可以表现为一侧耻区隐痛或酸胀感（输卵管妊娠未发生流产或破裂）；也可以表现为突感一侧耻区撕裂样疼痛，并常伴有恶心、呕吐（输卵管妊娠流产或破裂时）；如血液积聚于病变区或直肠子宫陷凹处时，可出现耻区疼痛、肛门坠胀感。严重时可出现全腹疼痛、肩胛区放射性疼痛以及胸部疼痛等。

（2）停经：常有6～8周停经史，但输卵管间质部妊娠停经时间较长。也有部分患者无明显停经史。

（3）阴道流血：胚胎死亡后，常为不规则阴道流血，一般不超过月经量，色暗红或深褐，病灶去除后方能停止。阴道流血常伴有蜕膜碎片及蜕膜管型排出。

（4）昏厥与休克：由于腹腔内急性出血及剧烈腹痛引起昏厥，甚至休克。出血越多越快，症状出现越迅速越严重，但与阴道流血量不成正比。

（5）一般情况：呈贫血貌，可有面色苍白、血压下降、脉搏细速等休克表现。体温一般正常或较低，合并感染时则升高。

（6）腹部检查：下腹有明显压痛及反跳痛，以患侧为著。叩诊可有移动性浊音。部分患者因输卵管妊娠流产或破裂时形成血肿被周围组织包裹，可在下腹触及包块。

（7）盆腔检查：输卵管妊娠未发生流产或破裂时，检查可发现子宫稍大较软，有时可触及胀大的输卵管和轻度压痛。若发生流产或破裂时，阴道后穹隆饱满、触痛，宫颈举痛或摇摆痛明显（输卵管妊娠主要体征之一），有时有子宫漂浮感，在子宫一侧或后方可触及肿块，有明显触痛。输卵管间质部妊娠时，子宫大小与停经周数基本相符，但子宫不对称，一侧角部突出，破裂所致的临床表现与子宫破裂极相似。

2. **病因与病理**

(1) 病因

1) 输卵管炎：是输卵管妊娠的主要病因。主要由、淋病奈瑟菌及沙眼衣原体等引起的感染所致。流产、分娩、放置宫内节育器是输卵管炎的常见诱因。

2) 输卵管手术史：输卵管绝育术、成形术以及粘连分离术等，均可导致输卵管妊娠的发生率增加。

3) 输卵管发育不良或功能异常：输卵管过长、肌层发育差，蠕动异常等均影响受精卵的运送。

4) 辅助生殖技术：近年来随着辅助生殖技术的应用，使输卵管妊娠的发生率增加。

5) 避孕失败：宫内节育器避孕失败，异位妊娠的发生机会将增大。

6) 其他：输卵管周围肿瘤或病变，子宫内膜异位症等可增加受精卵着床于输卵管的可能性。

(2) 病理：输卵管妊娠最终可能产生以下几种结局。

1) 输卵管妊娠流产：多发生于妊娠8～12周输卵管壶腹部妊娠。若整个胚泡剥离落入管腔并经输卵管逆蠕动排出到腹腔，形成输卵管妊娠完全流产，则出血一般较少。若胚泡剥离不完整，妊娠产物部分排出到腹腔，部分尚附着于输卵管壁，形成输卵管妊娠不全流产，则可导致反复出血，形成输卵管血肿或输卵管周围血肿，甚至形成盆腔血肿，出血量多时可流入腹腔。

2) 输卵管妊娠破裂：多发生于妊娠6周左右输卵管峡妊娠。胚泡生长时绒毛向管壁方向侵蚀，最终穿透肌层与浆膜层形成输卵管妊娠破裂。破裂可致短期内大量血液流入腹腔使患者陷于休克状态，亦可反复出血，在盆腹腔内形成血肿。输卵管间质部妊娠较少见，发生破裂的时间较晚，一般常发生于妊娠12～16周，其破裂犹如子宫破裂，症状极为严重。

3) 继发性腹腔妊娠：输卵管妊娠流产或破裂后，胚胎从输卵管排出到腹腔内或阔韧带内，有时可以存活，继续生长发育形成继发性腹腔妊娠。

4) 陈旧性宫外孕：输卵管妊娠流产或破裂，若长期反复内出血所形成的盆腔血肿不消散，血肿机化变硬，与周围组织粘连，临床上称陈旧性宫外孕。异位妊娠时子宫内膜改变多种多样，可以出现蜕膜样变、A-S反应（子宫内膜过度增生和分泌反应）或分泌期改变，也可以呈月经期、增生期改变，有时蜕膜完整地自宫腔剥离形成三角形蜕膜管型随阴道流血排出。

3. **诊断与鉴别诊断**

(1) 诊断：输卵管妊娠流产或破裂后，多数临床表现典型，诊断无困难。但未发生流产或破裂时，临床表现不明显，诊断较困难。血HCG测定和B超结合应用对确诊早期异位妊娠有重要价值。当血HCG阳性，B超未见宫内妊娠囊，应高度怀疑异位妊娠。诊断有困难者，可采用下列辅助检查协助诊断。

1) 血HCG测定：是早期诊断异位妊娠的重要方法。异位妊娠时，患者体内血HCG水平较宫内妊娠低。对血HCG的定量测定对保守治疗的效果评价具有一定意义。

2) B超检查：B超有助于诊断异位妊娠，其中尤以阴道超声准确性更高。异位妊娠声像特点为宫旁一侧见边界不清、回声不均的混合性包块，直肠子宫陷凹处有积液，子宫内不见妊娠囊，内膜增厚，若宫旁出现低回声区，其内探及胚芽及原始心管搏动，即可诊断异位妊娠。

3）阴道后穹隆穿刺：适用于疑有腹腔内出血的患者，简单可靠。若抽出暗红色不凝固血液，说明有血腹症存在。若腹部检查有移动性浊音，亦可做腹腔穿刺术。

4）子宫内膜病理检查：诊刮仅适用于阴道流血较多者，用以排除宫内妊娠流产。宫腔排出物或刮出物做病理检查，仅见蜕膜而未见绒毛有助于诊断异位妊娠。

5）腹腔镜检查：目前被视为异位妊娠诊断的"金标准"，可以在确诊的情况下同时进行治疗。尤适用于输卵管妊娠尚未流产或破裂的早期患者，以及原因不明的急腹症鉴别。有休克者，禁做腹腔镜检查。

（2）鉴别诊断：输卵管妊娠应与流产、急性阑尾炎、黄体破裂及卵巢囊肿蒂扭转等相鉴别（表21-1）。

表21-1 异位妊娠的鉴别诊断

	输卵管妊娠	流产	黄体破裂	卵巢囊肿蒂扭转
停经	多有	有	部分有	无
腹痛	下腹一侧突发撕裂样剧痛，并向全腹扩散	下腹中央阵发性坠痛	下腹一侧突发性疼痛	下腹一侧突发性疼痛
阴道流血	暗红，量少，可有蜕膜碎片或管型排出	鲜红，量少→多，有血块或绒毛排出	无或犹如月经量	无
休克	与外出血不成正比	与外出血成正比	无或有轻度休克	无
盆腔检查	宫颈举痛，直肠子宫陷凹有肿块	宫口稍开，子宫增大变软	一侧附件压痛	宫颈举痛，肿块边缘清晰，蒂部明显触痛
血HCG	多为阳性	多为阳性	阴性	阴性
阴道后穹隆穿刺	可抽出不凝血	阴性	可抽出不凝血	阴性
B超	一侧附件低回声区，其内可见妊娠囊	宫内可见妊娠囊	一侧附件低回声区	一侧附件低回声区，边缘清晰，可见条索状蒂

4. 处理

治疗手段包括手术治疗和非手术治疗。

（1）手术治疗：分为保守性手术和根治性手术。

1）根治性手术：即切除患侧输卵管，为一般术式，尤适用于无生育要求的输卵管妊娠内出血并发休克的急症患者。应在积极抢救休克的同时，迅速打开腹腔，钳夹出血部位快速止血，加快输血输液，血压上升后尽快手术切除患侧输卵管，尽可能保留卵巢。

自体输血是抢救严重出血伴休克的措施之一，尤其是在血源缺乏的情况下更重要。

回收腹腔血液应符合以下条件：妊娠不到12周、胎膜未破，内出血时间不到24小时，镜下红细胞破坏率低于30%，血液未受污染。

2) 保守性手术：即保留患侧输卵管，适用于有生育要求的年轻女性，尤其是对侧输卵管已切除或有明显病变者。近年来保守性手术的采用不断增加。可以根据病变部位选择不同术式，如壶腹部妊娠行输卵管切开术，取出胚胎再缝合；伞部妊娠可行挤压将妊娠产物挤出；峡部妊娠行病变节段切除及断端吻合。手术除开腹外，亦可采用腹腔镜，可提高术后的妊娠率。输卵管妊娠行保守手术后，残余滋养细胞有可能继续生长，再次发生出血，引起腹痛等，称为持续性异位妊娠。故术后应密切监测血HCG水平。

(2) 非手术治疗：包括药物治疗和期待疗法。

1) 药物治疗：可以采用化疗药物进行治疗。药物治疗的指征为要求保留生育功能的年轻患者；输卵管妊娠尚未发生流产或破裂，无明显内出血；输卵管妊娠包块直径不超过4cm；血HCG<2000U/L；无药物治疗的禁忌证。一般采用全身用药，常用甲氨蝶呤（MTX），常用剂量为0.4mg/（kg·d），肌内注射，5天为1个疗程。治疗期间应用B超和血HCG进行严密监测，注意病情变化和药物不良反应。若用药后14天血HCG下降并连续3次阴性，腹痛缓解或消失，阴道流血减少或停止者为显效。

中医治疗也是目前治疗输卵管妊娠的方法之一。治则为活血化瘀，消癥。

2) 期待疗法：极少数输卵管妊娠可能发生自然流产或被吸收，症状较轻，无须手术或药物治疗，可行期待疗法。其间密切观察生命体征、腹痛等情况，进行血HCG和B超的监测，发现异常及时改行药物或手术治疗。

(二) 妊娠合并宫颈息肉、蜕膜息肉

1. 宫颈息肉

宫颈息肉为子宫颈局部黏膜受慢性炎症的长期刺激增生而成，临床上常见，大多为炎性息肉。肉眼观察在子宫颈口可见单发或多发的分叶状的扁圆形或长圆形的红色赘生物，从基底部向宫颈外口突出，直径多在1cm左右，组织学类型可表现为腺瘤样型息肉、腺囊肿型息肉、肉芽型息肉、血管瘤样型息肉，镜下显示息肉表面由一层高柱状上皮覆盖，实质部分由腺体或血管和纤维组织构成，前两者以腺体增生为主，后两者则血管丰富。

在妊娠期间，由于激素的作用息肉明显充血、水肿，易发生出血，成为产前出血的常见原因之一。临床上常表现为少量、反复不规则的阴道流血，呈褐色或咖啡色，量多时为鲜红色，不伴有腹痛。窥器检查可发现宫颈外口有一个或多个的息肉样组织，呈舌形或分叶状，质脆易出血，蒂部附着于宫颈外口或宫颈管内。需与蜕膜息肉、子宫黏膜下肌瘤、前置血管破裂、阴道曲张静脉破裂出血等鉴别。

宫颈息肉的处理：妊娠期间直径小的、不伴有出血的宫颈息肉可以不做处理。对于直径较大的、易出血的息肉可以行息肉摘除术，在妊娠的任何时期均可行手术，手术过程中出血不多，创面可压迫止血，摘除的息肉组织常规送病理检查。手术过程中动作应轻柔，对蒂部附着较深的息肉在摘除过程中不强求从根部摘除，避免伤及宫颈内口或胎膜组织。手术过程不会增加早产和流产的概率。

2. 蜕膜息肉

蜕膜息肉是妊娠中晚期产前出血较常见的原因，为子宫峡部的蜕膜组织在妊娠期间激素的作用下，局部过度生长肥厚，逐渐向宫颈管突出，甚至脱出子宫颈口外，形成息肉样组织。窥器检查可见蜕膜息肉多呈大片状，充血呈红色，质脆易出血，与宫颈息肉的肉眼表现极为相似，不易区别。病理检查镜下可见多变形的蜕膜细胞相互嵌成砖砌状排列，胞质丰富，腺体少，散在分布，但腺体扩大，分泌旺盛。临床上对于不出血的蜕膜息肉可不做处理。待其产后自行脱落。但对于反复出血的蜕膜息肉可予以摘除，窥器暴露宫颈后，常规消毒，在宫颈外口水平用血管钳或卵圆钳钳夹息肉组织，顺时针或逆时针方向旋转数圈后，摘除息肉，创面压迫止血。

二、妊娠晚期出血

（一）胎盘早剥

妊娠20周后或分娩期，正常位置的胎盘在胎儿娩出前部分或全部从子宫壁剥离，称为胎盘早期剥离，简称胎盘早剥。国内报道的患病率为1：47～1：217，国外报道的患病率为1：55～1：150。实际的患病率应高于此值，常有轻型的病例未划到胎盘早剥内。

胎盘早剥对母儿威胁极大，据报道围产病死率为19%～87%。胎盘早剥往往起病急，进展快，如诊断处理不及时会发生严重并发症如DIC、肾衰竭、产后大出血等直接危及母儿生命。发生胎盘早剥时剖宫产及子宫切除的机会亦增加。

1. 病因

（1）血管病变：是胎盘早剥的诱因。任何疾患如引起底蜕膜螺旋小动脉发生急性动脉粥样硬化或痉挛，使末梢毛细血管缺血缺氧，坏死以致破裂出血形成底蜕膜血肿，分离胎盘与子宫壁使胎盘从子宫壁上剥离。慢性高血压、慢性肾炎、糖尿病患者怀孕后易发生胎盘早剥的原因就是由于血管病变。

（2）机械性因素：孕期来自外界的某些因素如羊膜腔穿刺、腹部撞击、外伤、外倒转术等可直接引起胎盘早剥。分娩过程中由于过度牵拉脐带、脐带过短或破膜时羊水骤然流出使宫腔内压力减小或多胎妊娠时第一个胎儿娩出过快等均可发生胎盘早剥。

（3）仰卧位低血压综合征：妊娠晚期或临产后产妇较长时间取仰卧位，增大的子宫压迫下腔静脉，静脉回流受阻，致使子宫静脉压升高，蜕膜层静脉淤血或破裂，形成蜕膜层血肿，分离胎盘与子宫壁。

（4）其他危险因素：如吸烟，吸毒，先天脐血管异常。

2. 临床分类

目前临床分类的标准仍是经验性的尚无一个统一的量的分类方法。主要的有以下几种：

以剥离面积的大小分类：剥离的面积的大小不超过1/3为轻型胎盘早剥，超过2/3为重型胎盘早剥。但实际中很难确切计算早剥的面积大小。

以临床出血不同表现分类：分为显性出血、隐性出血及两者兼有的混合型，显性出血因为临床症状明显处理及时，预后较好。而隐性出血常常因为临床表现隐匿，以内出血为主，血液易向子宫肌层浸润，发生子宫胎盘卒中，预后较差。

以有无严重的并发症分为轻型胎盘早剥和重度的胎盘早剥，分类主要依据有无DIC、产后大出血、子宫胎盘卒中、肾衰竭等并发症。

3. 临床表现

（1）症状

1）阴道出血：胎盘早剥的患者有不同程度的阴道出血，出血量可多可少。

2）腰腹痛：临产后可以有规律的宫缩，但宫缩间隙子宫不能完全放松，表现为轻微腹痛，严重时可有持续性的剧烈的腰腹痛，子宫不能放松呈板状。

③随病情的加重：还可以有贫血，失血性休克等并发症的表现。

（2）体征

1）轻型胎盘早剥子宫触诊可扪及规律宫缩，子宫大小符合月份宫底无升高，子宫软，无明显压痛。重度胎盘早剥子宫不放松宫缩无间歇或呈高张性状态，硬如板状，压痛明显，子宫底进行性升高，子宫大于相应月份。

2）轻型胎盘早剥对胎儿影响较小，胎位清楚，胎心反应良好。而重度胎盘早剥病情急，胎位扪诊不清，早期胎心可加快，监护提示胎儿宫内窘迫。病情仍继续发展，胎儿因缺血缺氧发生胎死宫内。

3）根据不同程度可有贫血及休克的体征，如血压下降，苍白，意识丧失等。

4. 诊断与鉴别诊断

（1）胎盘早剥的征兆及特点

1）产前出血：是胎盘早剥的临床症状之一。产前出血通常会引起孕妇或产科医师的注意，一般不会延误诊断。但是如果发生隐性产前出血则易被延误诊断和治疗。产前显性出血的多少差异很大。但对于阴道出血量大于月经量应引起注意，结合病史及其他临床特点确诊或除外胎盘早剥。

2）疼痛：是胎盘早剥的主要临床表现，表现为腰骶痛及腹痛。一般来说，附着于子宫前壁位置的胎盘早剥多表现为腹痛，尤其是剥离部位的疼痛。如附着于子宫后壁的胎盘发生早剥，常常是腰痛或深部盆腔的疼痛。临床上应注意患者的主诉，及早发现胎盘早剥。文献统计胎盘早剥的患者均有不同程度的疼痛。

3）血性羊水：胎盘早剥时，如出血穿过羊膜流入羊水可形成血性羊水，加之出现子宫敏感，松弛性差，即应怀疑胎盘早剥。

4）无原因的胎心改变：可表现为胎心加速（大于160次/分），更多为胎心减慢。少数为胎心突然消失，胎死宫内。胎心加速表示胎儿处于缺血缺氧的代偿阶段，胎心减速，尤其是胎心监护时出现迟发性胎心减速表示胎儿宫内窘迫。有时胎盘早剥的临床表现并不明显，甚至很小，但是胎心很快消失，这是因为胎盘早剥的起始部位恰恰在脐带附着的附近或根部，影响或阻断了血液供应。因此，胎心的突然消失应想到胎盘早剥的可能。

5）无原因的早产：当胎盘边缘部位剥离时，影响了羊膜及绒毛膜的营养供应，使蜕膜坏死，激活并释放前列腺素，诱发宫缩，营养不良的羊膜易破裂而引发早产，因此早产后应常规检查胎盘以除外胎盘早剥。

6）子宫敏感或高张状态：如有宫缩在间歇期也不放松，而是处于高张状态。难以触诊清楚胎方位，这是胎盘后血肿或血液刺激宫壁收缩所致。

总之，当出现典型的临床症状和体征时，胎盘早剥的诊断并不困难，但此时往往病情已严重到直接威胁母儿生命安全。因此，如何早期识别胎盘早剥的征象，抓住蛛丝马迹做进一步检查确诊,对降低围产儿病死率和患病率十分有意义。

(2) 辅助检查

1) B超检查和胎心监护的联合应用：B超检查的诊断图像为胎盘实质与子宫壁间出现一个或多个不等的液性暗区,暗区内均布光点或光斑；子宫内回声反射增多,可能因羊水混浊或血性羊水所致；子宫后壁胎盘早剥时,胎儿多靠近子宫前壁；胎动及胎心搏动检查有助于了解胎儿宫内的状况。

但是B超声检查未显示阳性体征时,也不能除外胎盘早剥,应注重临床特点严密观察。B超检查同时联合应用胎心监护不仅可以观察到胎盘早剥时胎儿在宫内的安危,为临床治疗提供依据,还可以利用胎心变化作为发现胎盘早剥的线索。

2) 实验室检查：监测胎盘早剥的生化指标：Barthal 等研究表明,血中甲胎蛋白(aFP)的水平在早产和胎盘早剥的患者升高。他认为该项检查可以作为胎盘早剥的生化指标。

其他有关的生化指标还有患者的血中高半胱氨酸升高与胎盘早剥有关。也有学者表明胎盘早剥患者的血中 CA125 水平明显高于对照组,但这后两相指标难以作为胎盘早剥的特异性诊断依据。

其他的实验室检查主要了解患者的贫血程度、凝血功能状态及肾脏情况。

3) 胎盘的病理检查：检查早剥娩出的胎盘可发现胎盘母体面有粘连的血块,取下血块可见胎盘压迹,是胎盘早剥的有力证据。但对于以外出血为主的胎盘早剥,可能没有胎盘后血肿或胎盘梗死区。这时可借助于胎盘镜检：胎盘镜检的特点为合体细胞结节增多,这是绒毛对胎盘缺血缺氧的一种反应性变化；绒毛滋养细胞基膜增厚；绒毛纤维素性坏死,早剥发生与血肿形成时间越长,程度越严重；绒毛断面无血管；绒毛间质纤维化；绒毛干内血管内膜炎；胎盘毛细血管瘤。胎盘的病理检查变化说明了发生胎盘早剥前,由于某种诱因,胎盘已具备某些组织学上的特征,在一定条件下可发生胎盘早剥。

(3) 鉴别诊断：轻型胎盘早剥临床表现不典型,有时难以于先兆早产,临产或胎盘边缘窦破裂相鉴别。在晚期妊娠阴道出血中,胎盘早剥占 31.7%,前置胎盘占 12%,宫颈病变占 7%,脐带因素占 1%,无原因可寻的尚有 40% 左右,其中还包括部分在分娩后检查胎盘才发现的胎盘早剥病例。由此可见胎盘早剥在晚期妊娠出血中占有相当大的比例,应引起重视。胎盘边缘血窦的破裂与胎盘早剥的鉴别在于产后检查胎盘发现血块附着于胎盘边缘且与血窦的血栓相连。

重度胎盘早剥主要应与前置胎盘和子宫破裂相鉴别。胎盘早剥与前置胎盘均为晚期妊娠出血,临床症状及体征典型的病例鉴别并不困难。B超检查和分娩后胎盘检查可作为主要鉴别点,当膀胱适度充盈下行B超检查时,如发现胎盘部分或全部附着于子宫下段或覆盖于子宫颈内口,可确认为前置胎盘。分娩后检查胎盘无凝血块压迹,胎膜破口距胎盘边缘在 7cm 之内为前置胎盘。

产程进展中发生的胎盘早剥往往与子宫破裂易混淆,分娩中突然发生剧烈绞痛,胎心消失及肉眼血尿时,应全面分析病史及病程进展情况,如有头盆不称,产程停滞或阻塞性难产时应首先考虑子宫破裂。如存在妊娠期高血压疾病或其他易发生胎盘早剥的诱因时应立即进行B超检查或人工破水以协助诊断。

5. 并发症

(1) 子宫胎盘卒中：胎盘早剥发生内出血时，血液向子宫肌层内浸润，引起肌纤维分离，断裂，变性。血液浸润到子宫浆膜层时，子宫表面出血紫色瘀斑，以胎盘剥离处特别显著，称之为子宫胎盘卒中。血液也可以由子宫肌层向阔韧带及输卵管系膜或后腹膜渗透。子宫胎盘卒中可致子宫收缩乏力性出血，凝血功能障碍等严重并发症。

(2) 凝血功能障碍：胎盘早剥后，剥离处坏死的蜕膜组织和胎膜绒毛可释放大量的组织凝血活酶，进入母体循环中，激活凝血系统，使脏器小血管内形成纤维蛋白栓和血小板聚集及黏附，造成弥散性血管内凝血（DIC），因消耗大量纤维蛋白原，血小板及凝血因子，继之纤溶系统亢进，而表现为产后阴道出血不止且血不凝，或多脏器多部位的出血。当发生重型胎盘早剥时应立即进行实验室检查，即血小板计数、凝血酶原时间测定、纤维蛋白原定量及纤溶活力实验。随病情发展，可反复多次实验检查，以早期发现诊断 DIC。

(3) 急性肾衰竭：胎盘早剥时发生急性肾衰竭的原因可能为 DIC、失血性休克或重度妊娠期高血压。胎盘早剥发生失血性休克持续的时间较长，未及时补充血容量，全身重要脏器包括肾脏血流量灌注不足，血管痉挛收缩，处于缺血缺氧状态。休克时间越长，肾脏缺血越严重，肾脏的损害可由功能性发展到器质性。

在 DIC 基础上发展的急性肾衰竭是由于广泛性凝血及血栓形成，甚至累及肾小球、肾小动脉及毛细血管，可导致肾皮质坏死，甚至肾小管坏死。胎盘早剥时大量输血及出血，使部分红细胞破坏而溶血，血红蛋白沉积，另外由于缺血缺氧致使肾小管上皮细胞广泛性坏死，大量的坏死的细胞加之沉积血红蛋白形成血栓阻塞肾小管进一步加重肾小管的坏死。重度妊娠期高血压疾病是发生胎盘早剥的主要原因，同时它本身亦可发生急性肾衰竭，据文献报道，妊娠晚期发生的急性肾衰竭中 62% 是由重度妊高征而引起的，其中子痫占 25%，由重度妊高征引起胎盘早剥并继发急性肾衰竭往往病情危重，既可发生肾皮质坏死，又同时伴有肾小管的坏死，其发病机制除上述病理变化外，再加上血液高凝状态，肾素-血管紧张素-醛固酮系统的激活等。

当发生急性肾衰竭时，很难区别是肾皮质坏死还是肾小管坏死，一般来说，肾皮质坏死多在胎盘早剥的初期出现无尿，患者多死于发病的第 7～12 天。而肾小管坏死多在胎盘早剥的晚期出现无尿，预后多较好。

6. 治疗

胎盘早剥的处理原则是诊断一经确立立即终止妊娠，同时积极纠正休克和防治并发症。

(1) 产科处理：产科处理是否及时和母儿预后密切相关。终止妊娠所采取的方式取决于病情的早晚、疾病严重的程度、胎儿的安危及胎龄、胎儿成熟情况及宫颈条件等。

经阴道分娩：胎盘发生轻度早剥时，显性出血为主，孕产妇一般情况良好，无贫血及休克状况。检查如宫口已开大，宫缩规律，子宫局部压痛不明显，估计胎儿在短期内可娩出，应立即行人工破膜以减少宫腔内压力，阻止胎盘进一步剥离，同时应用催产素静脉点滴以加强宫缩，严密观察产程进展，除常规检查项目外，要特别注意以下几点：

1) 密切注意产妇的脉搏及血压变化，尤其是脉压的变化，如产妇烦躁不安、口渴、四肢发凉或神志恍惚应想到是休克早期的表现，如血压的下降与出血不符，应想到是内出血的可能。

2）密切观察宫底是否升高及升高的程度。怀疑胎盘早剥的孕妇应在宫底做一标记，以观察宫底有无动态升高的趋向。如宫底升高明显，说明胎盘后血肿增大，胎盘继续剥离而且有宫腔内积血。这种情况下，除宫口已开大，胎头已暴露或胎儿已死亡可经阴道迅速娩出胎儿胎盘外，应立即剖宫产结束分娩。

3）产程进展中应常规进行产时胎心监护及重复B超检查。如胎心出现迟发性的晚减速，表示胎儿宫内窘迫，应考虑是胎盘剥离面积增大所至。B超检查如发现胎盘实质与宫壁间液性暗区加大，胎盘有进行性增厚的表现，说明病情加剧，应综合分析各方面条件来决定分娩方式。

4）剖宫产：可迅速结束分娩，阻止病情进一步恶化，对保护母儿安全降低围生儿病死率有重要意义。对于重度胎盘早剥、胎儿宫内窘迫或产程中病情进展、宫底升高或经人工破水催产素点滴产程延缓及阻止，估计短期内不能尽快结束分娩者均应剖宫产结束分娩。胎儿娩出后常规给予宫缩剂并按摩子宫，避免发生宫缩乏力性出血。

5）子宫切除术：应慎重考虑，尤其是对没有孩子的年轻妇女。子宫切除术仅用于经过各种措施积极治疗后，子宫持续不收缩，出血量多且不凝，为预防和治疗休克、DIC，保全患者的生命而不得已采取的措施。

（2）并发症的治疗：补充血容量，纠正失血性休克：胎盘早剥发生的失血性休克可见于任何时期，产前、产时及产后均可发生。治疗原则是止血补充血容量及防治并发症。孕期发生的胎盘早剥如是病情危急，出血多，应积极补充血容量，纠正休克和酸碱平衡，尽早输新鲜血。同时在胎儿娩出后立即给予宫缩剂，并轻轻地按摩子宫，效果不良时，可经阴道和腹部双手揉压子宫，也可宫腔内填塞纱布条等。一般经迅速处理可立即止血，休克可得到纠正。

1）子宫胎盘卒中：可用温盐水纱布热敷子宫，按摩子宫，应用宫缩剂。如无效可结扎双侧子宫动脉上行支或卵巢与子宫动脉吻合支（卵巢固有韧带）或双侧髂内动脉。止血的同时输入新鲜血，如果无效或血液不凝应立即行子宫切除术。

2）凝血功能障碍：胎盘早剥经积极处理，及时终止妊娠，解除了引起DIC的病因，一般情况下通过快速补充血容量，纠正休克，保证重要脏器的血供，DIC可好转。胎盘早剥引起的DIC一般不主张用肝素，因为胎盘剥离面及手术创面均有较大的血窦开放，用肝素后可加重出血。

3）急性肾衰竭：有胎盘早剥引起的急性肾衰竭多为肾前性或发展为肾实质型衰竭。少尿期治疗应注意饮食及水的平衡。早期应严格限制蛋白的入量并适当补充氨基酸，保证每日热量以减少体内蛋白的分解。同时应避免水钠潴留，少尿期应严格计算24小时的出入水量，补液量应适中，对肾前性的急性肾衰竭应避免因限制补液量使血容量不足，反而会加重肾脏损害，延长少尿期。注意防治高钾血症是治疗急性肾衰竭的重要措施，限制饮食中含钾高的食物，纠正酸中毒，避免输库存血和及时清除体内坏死组织外，治疗高钾血症最有效的方法为血液透析及腹膜透析。如为高分解状态，以血液透析为主，但应严格掌握透析指征。另外，应注意控制感染。

当进入多尿期以后治疗原则为维持水、电解质和酸碱平衡，控制氮质血症和防止各种并发症如肺部感染、泌尿系感染等。多尿期如血尿素氮仍高，应及时透析。恢复期应定期随诊肾功能，避免各种对肾脏有损害的因素。

（二）前置胎盘

妊娠 28 周后，胎盘附着于子宫下段，甚至胎盘下缘达到或覆盖宫颈内口处，其位置低于胎先露部，称为前置胎盘。前置胎盘是妊娠晚期阴道流血最常见的原因，严重威胁母子生命安全。

1. 类型及临床表现

（1）类型：前置胎盘根据胎盘下缘与宫颈内口的关系，可分为 3 种类型：

1) 完全性（中央性）前置胎盘：宫颈内口全部被胎盘组织覆盖。

2) 部分性前置胎盘：宫颈内口部分被胎盘组织覆盖。

3) 边缘性前置胎盘：胎盘附着于子宫下段，其边缘达到但未覆盖宫颈内口。

前置胎盘的类型可因诊断时期不同而改变，故目前均以处理前最后 1 次检查来决定其分类。

（2）临床表现

1) 症状：前置胎盘的典型症状是妊娠晚期或临产时突然发生的无诱因、无痛性反复阴道流血。一般初次出血量少，多能自然停止。随着孕周增加，出血常反复发生，出血量也逐渐增多。阴道流血发生时间早晚、出血量的多少、反复发生的次数、间隔时间与前置胎盘类型关系密切。完全性前置胎盘初次出血时间早，多在妊娠 28 周左右，称"警戒性出血"，且反复出血的次数频繁，量较多，有时 1 次大量出血使患者陷入休克状态。边缘性前置胎盘初次出血发生晚，多在妊娠晚期或临产后，出血量较少。部分性前置胎盘初次出血时间和出血量介于上述两者之间。

2) 体征：患者一般状况与出血量密切相关。反复出血者可出现贫血貌，贫血程度与失血量成正比。大量出血者呈现面色苍白、血压下降、脉搏细速等休克征象。腹部检查：子宫大小与妊娠周数相符，较软，无压痛，胎儿先露部高浮，易并发胎位异常。胎心音听诊清楚，若出血量多，可使胎儿宫内缺氧，甚至胎死宫内。当胎盘附着于子宫前壁时，可在耻骨联合上方听到胎盘杂音。

2. 病因

前置胎盘的发病可能与下述因素有关：

（1）子宫内膜病变或损伤：多见于多次刮宫、分娩、子宫手术史、剖宫产等情况。

（2）胎盘异常：如胎盘面积过大，存在副胎盘或膜状胎盘等均可发生前置胎盘。

（3）受精卵发育迟缓：受精卵到达子宫腔后，滋养层尚未具有着床能力，继续下行到达子宫下段，在该处着床发育即形成前置胎盘。

另外，高龄初产妇、经产妇及多产妇、吸烟及吸毒妇女是前置胎盘的高危人群。

3. 诊断与鉴别诊断

（1）诊断：根据上述临床表现，可对前置胎盘及其类型做出初步判断。诊断有困难者，可采用下列辅助检查协助诊断。

1) 阴道检查：仅适用于终止妊娠前为明确诊断并决定分娩方式时。必须在有输液、输血及有手术条件的情况下方可进行。若诊断已明确或流血过多不应再做阴道检查。前置胎盘患者严禁肛查。

2) B 超检查：是辅助诊断前置胎盘的重要方法，可清楚地显示子宫壁、胎先露部、胎盘及宫颈的位置，并根据胎盘边缘与宫颈内口的关系明确前置胎盘的类型。B超诊断前置胎盘时须注意妊娠周数，不宜过早诊断前置胎盘。若妊娠中期B超检查即发现胎盘前置者，可称为胎盘前置状态。

3）产后检查胎盘及胎膜：产后应仔细检查胎盘胎儿面边缘有无血管断裂，可提示有无副胎盘。若前置部位的胎盘母体面有黑紫色陈旧性血块附着或胎膜破口距胎盘边缘小于7cm，即可诊断前置胎盘。若行剖宫产，术中能直接了解胎盘位置，胎膜破口失去诊断意义。

（2）鉴别诊断：前置胎盘主要应与胎盘早剥、前置血管破裂、胎盘边缘血窦破裂及宫颈病变等相鉴别。

4. 对母儿的影响

前置胎盘的患者可发生产后出血、植入性胎盘、产褥感染以及羊水栓塞等，同时早产及围生儿病死率增高。

5. 处理

处理原则是抑制宫缩、止血、纠正贫血以及预防感染。应综合考虑患者前置胎盘类型、阴道流血量、有无休克、发病时间、产次、胎位、胎儿是否存活、是否临产等情况，做出相应的处理。

（1）期待疗法：适用于妊娠小于34周、胎儿体重小于2000g、阴道流血不多、患者一般情况良好、胎儿存活者。目的是在保证孕妇安全的前提下尽可能延长孕周，提高围生儿存活率。期待不同于等待，期待是积极主动地做转化工作，即减少母亲出血、促进胎儿存活、适时分娩3个方面。应住院治疗，绝对卧床休息，定时间断吸氧，保持心态平静，并密切观察阴道流血量，监护胎儿宫内情况，积极纠正贫血及预防感染。必要时给予宫缩抑制药，如硫酸镁、硫酸沙丁胺醇等。需终止妊娠者，若胎龄小于34周，可用地塞米松促胎肺成熟。

（2）终止妊娠：孕妇发生大出血或反复多量出血，甚至休克者，无论胎儿是否成熟，应终止妊娠；胎龄达36周以上；胎儿成熟度检查提示胎儿肺成熟者；胎龄未达36周，出现胎儿窘迫征象或胎儿电子监护发现胎心音异常者，均可终止妊娠。

1）剖宫产术：是目前处理前置胎盘最安全有效的方法，也是处理前置胎盘的主要手段，能迅速将胎儿娩出，结束分娩，达到止血目的，对母儿相对安全。术前应积极纠正贫血，预防感染等，在输液备血条件下做好抢救母儿准备。子宫切口的选择应根据前置胎盘类型与附着部位，尽量避开胎盘附着处以减少术中出血。胎儿娩出后立即子宫肌壁注射缩宫药，并在按摩子宫的同时，迅速徒手剥离胎盘。胎盘剥离面出血的止血最简便的方法是在明胶海绵上放凝血酶或巴曲酶，迅速置于出血部位，再加湿热纱布垫压迫，持续10分钟；或用可吸收线"8"字缝合开放血窦；或宫腔及子宫下段填纱条24小时后经阴道取出。以上方法无效时，可结扎子宫动脉、髂内动脉，甚至行子宫切除术。

2）阴道分娩：仅适用于边缘性前置胎盘、枕先露、阴道流血不多、无头盆不称或胎位异常，短时间内能结束分娩者。应先行人工胎膜破裂，胎膜破裂后胎头下降压迫胎盘而止血，并可促进子宫收缩加速产程进展。若胎膜破裂后胎先露下降不理想，仍有出血或产程进展不顺利，应立即改行剖宫产术。

3) 转诊：患者大量阴道流血而当地无医疗条件处理时，应先输血、输液，补充血容量，在消毒条件下用无菌纱布行阴道填塞、腹部加压包扎以暂时止血，然后迅速转送到上级医院治疗。

4) 预防：做好计划生育，避免多产、多次刮宫及引产，严格执行人工流产术或分娩等手术时的无菌操作技术，防止产后感染，以减少前置胎盘的发生；要做好产前检查和孕期卫生指导工作，告之孕妇一旦出现妊娠晚期无痛性阴道流血时，应及时就诊。

（三）前置血管

脐带为胎盘附属物，一般都附着在胎盘的中心或偏离中心；也有5%～7%的脐带附着在胎盘的边缘，称球拍状胎盘；另有1%～2%的胎盘不但附着在胎盘边缘，且在进入胎盘前有一段长度失去华通胶，脐带由管状成为膜状，脐血管仅有一片羊膜皱襞围绕，状如张帆，称胎盘帆状附着或膜状附着。如帆状附着在子宫下段，有时甚至覆盖子宫颈内口，此时脐血管位于胎先露之前时，称前置血管，前置的血管由于缺乏华通胶的保护，容易破裂，可以是晚期妊娠出血的原因之一，此病虽罕见，仅占分娩总数的0.03%～0.05%，但胎儿病死率高达70%～100%。

1. 临床表现

前置血管的典型临床表现，按序为胎膜破裂、脐血管破裂、阴道失血、胎儿失血、胎儿死亡。也可表现为：

（1）并无胎膜及脐血管破裂、仅因胎先露压迫脐血管以致脐血流受压或中断而有胎儿窘迫或胎儿死亡。

（2）前置血管并未通过子宫颈内口，胎膜也无破裂，当子宫下段逐渐形成拉长时扯断脐血管而有阴道出血。

（3）胎膜破裂时并未延及血管，故无阴道出血，以后在产程中随着子宫颈口逐渐开大，胎膜裂口加大延及脐血管而有阴道出血。

2. 诊断

文献报道胎盘帆状附着在多胎妊娠时的发生率为9～10倍于单胎妊娠，即多胎时前置血管的发生率也相应增多。故在妊娠晚期或产程中如发现有少量阴道流血，伴有胎心率明显减慢或胎心监护仪显示有深度减速，尤其是在双胎经除外胎盘早期剥离后，应警惕前置血管。偶可在产程中胎膜未破裂时，通过扩张的子宫颈口窥见前置血管而确定诊断。

3. 辅助诊断

（1）直接观察到前置血管：包括羊膜镜、彩色B超检查等，在子宫颈口处直接观察到前置血管。

（2）区别阴道出血来自孕妇或胎儿。

1) 检出胎儿红细胞：Williamson（1912）提出将阴道血做涂片经Wright方法染色后观察是否有胎儿所特有的幼红细胞或有核红细胞而做出诊断。

2) 检出胎儿血红蛋白

①Apt法：由Apt（1955）所提出，此法简单方便，即取2～3ml的阴道血或血性排液，与等量蒸馏水混合，经2000rpm 2分钟离心后弃去上层液，取下层粉红色液按5:1的比例加入1份0.25N（%）氢氧化钠，如为母血则2分钟内因出现碱性血红蛋

白复合物，溶液变成棕黄色，如为胎儿血则因胎儿血红蛋白对碱耐受而不变色。

②Ogita法：由Ogita（1976）所提出，此法较为简单方便，不需离心机离心，所需血量也少，方法为在5滴0.1%氢氧化钾溶液中加入1滴肝素化后的新鲜阴道血、振荡2分钟，然后加入硫酸铵混合液（50%硫酸铵400ml加10N盐酸1ml）10滴，然后用毛细吸管吸取后，滴在过滤纸上，形成直径为20mm的圆形湿迹。成人的变性血红蛋白和细胞碎屑集聚在中心，而胎儿的耐碱血红蛋白则在周边出现色环，检测时可另取母血做对照比较。

③Loenderslool法：由（1979）所提出，此法更为简单，仅需两支试管，每支试管中放入0.1N的氢氧化钾溶液10ml，然后第一管滴入几滴阴道血，第二管滴入母血，如阴道血中不含胎儿血则两管均于20秒内迅速变成棕黄色；如含有胎儿血则第一管保持粉红色不变。

④电泳泳动度检查：Douglas等（1981）根据孕妇和胎儿血红蛋白电泳泳动度不同的机制，取0.5ml血做检查，经1小时后即可分辨，据报道正确性几乎达100%。患有镰状细胞贫血或地中海贫血时，则母血中可含有胎儿血红蛋白而出现假阳性。

4. 治疗

足月妊娠时胎儿的血容量约为300ml，一般失血量在30%～40%（75～90ml）时可发生休克，失血量>40%（约100ml）时可致死亡，故前置血管破裂出血时，对胎儿的影响极大。一经诊断，如胎儿死亡，则争取经阴道分娩；如胎儿存活，应以剖宫产结束分娩。胎儿因失血可致贫血，甚至失血性休克，出生后可予输血纠正。

（罗昭永）

第二节　羊水过多

一、定义

羊水过多是指在妊娠期间羊水量超过2000ml。发生率为1%～3%。正常妊娠时羊水的产生与吸收处于动态平衡中。任何引起羊水产生和吸收失衡的因素均可造成羊水量异常，出现羊水过多或过少。到目前为止，羊水过多的确切原因还不十分清楚。

羊水过多病因复杂，其中约60%为原因不明的特发性羊水过多。特发性羊水过多中大部分羊水量增加非常轻微，没有胎儿畸形和母体合并症。随着胎儿发育而发生功能性的改变是出现羊水过多的原因之一。

二、病因

（一）胎儿因素

胎儿畸形研究发现，12%～30%的羊水过多合并胎儿畸形。消化道畸形主要是上消化道闭锁，如食管闭锁、十二指肠闭锁、十二指肠狭窄、先天性巨结肠、先天性幽门狭窄等。中枢神经系统疾病主要以神经管缺陷性疾病多见，腹壁缺陷、膈疝、颌面部发育不全综合征、无心畸形、遗传性假性醛固酮减少症均可导致羊水过多。

双胎妊娠中合并羊水过多约占10%，尤以单卵双胎居多，且常发生在双胎输血综合征中。

羊水过多是染色体异常胎儿的一个重要征象，18-三体、21-三体、13-三体等核型异常，因胎儿吞咽羊水障碍引起羊水过多。

(二) 孕妇因素

35 岁或 35 岁以上的孕妇发生羊水过多的危险性增高。母亲吸烟、妊娠期糖尿病、母亲滥用毒品、ABO 或 RH 血型不合均可导致羊水过多。此外，胎盘、脐带病变、巨大胎盘、胎盘绒毛血管瘤、脐带帆状附着、环状胎盘也可引起羊水过多。

三、诊断

(一) 临床表现

通常羊水量超过 3000ml 时才出现症状。

1. 急性羊水过多

多发生在妊娠 20～24 周，由于羊水急剧增多，数日内子宫迅速增大，似妊娠足月或双胎妊娠大小，在短时间内由于子宫极度增大，横膈上抬，出现呼吸困难，不能平卧，甚至出现发绀，孕妇表情痛苦，腹部张力过大感到疼痛与食量减少，发生便秘。由于胀大的子宫压迫下腔静脉，影响静脉回流，引起下肢、外阴部水肿及静脉曲张。孕妇行走不便而且只能侧卧。

2. 慢性羊水过多

约占 98%，而且多发生在妊娠 28～32 周，羊水可在数周内逐渐增多，属中等量缓慢增长，多数孕妇能适应，常在产前检查时，发现宫高、腹围均大于同期孕妇。羊水过多孕妇在体检时，见腹部膨隆大于妊娠月份，妊娠期可见宫高曲线超出正常百分位数，腹壁皮肤发亮、变薄，触诊时感到皮肤张力大，有液体震颤感，胎位不清，有时扪及胎儿部分有浮沉感，胎心遥远或听不到。羊水过多孕妇容易并发妊高征、胎位异常、早产。破膜后因子宫骤然缩小，可以引起胎盘早剥，破膜时脐带可随羊水滑出造成脐带脱垂。产后因子宫过大容易引起子宫收缩乏力导致产后出血。

(二) 辅助检查

1. B 超检查

以单一羊水最大暗区垂直深度（羊水池）（AFV）测定表示羊水量的方法显示胎儿与子宫壁间的距离增大，超过 7cm 即可考虑为羊水过多（也有学者认为超过 8cm 方能诊断羊水过多）。若用羊水指数法（AFI），即孕妇头高 30°平卧，以脐与腹白线为标志点，将腹分为 4 部分，测定各象限最大羊水暗区相加而得，国内资料 AFI＞18cm 为羊水过多，而 Phelan 则认为 AH＞20cm 方可诊断。经比较，AH 显著优于 AFV 法。

2. 羊膜囊造影及胎儿造影

为了解胎儿有无消化道畸形，先将 76% 泛影葡胺 20～40ml 注入羊膜腔内，3 小时后摄片，羊水中的造影剂减少，胎儿肠道内出现造影剂。接着再将 40% 碘化油 20～40ml（应视羊水多少而定）注入羊膜腔，左右翻身数次，因脂溶性造影剂与胎脂有高度亲和力，注药后 0.5 小时、1 小时、24 小时分别摄片，胎儿的体表，包括头、躯干、四肢及外生殖器均可显影。羊膜囊造影可能引起早产、宫腔内感染，且造影剂、放射线对胎儿有一定损害，应慎用。

3. 神经管缺陷胎儿的检测

该类胎儿畸形容易合并羊水过多。除B超之外，还有以下几种检测方法：

（1）羊水及母血甲胎蛋白（α-FP）含量测定：开放性神经管缺损的胎儿，α-FP随脑脊液渗入羊膜腔，当妊娠合并神经管缺损胎儿时，羊水α-FP值超过同期正常妊娠平均值3个标准差以上。而母血清α-FP值超过同期正常妊娠平均值2个标准差以上。

（2）母尿雌激素/肌酐（E/C）比值测定：当合并神经管缺损胎儿时，E/C比值比同期正常妊娠的均值低1个标准差以上。

（3）羊水快速贴壁细胞、羊水乙酰胆碱酯酶凝胶圆盘电泳、羊水刀豆素A及抗α-FP单克隆抗体三位夹心固相免疫放射法，均可检测神经管缺损，数种方法同时检测，可以弥补B超与FP法的不足。

四、鉴别诊断

应注意与葡萄胎、双胎妊娠、巨大儿相鉴别，还应排除糖尿病、母婴血型不合所致的胎儿水肿及染色体异常。

五、治疗

羊水过多胎儿妊娠结局的结果显示：79％胎儿结局无明显异常，21％胎儿有合并症。羊水过多的孕妇应加强孕期监测和出生后的系统追踪观察。羊水过多的严重程度与剖宫产、围生期患病率和病死率密切相关。羊水过多的处理原则主要取决于胎儿有无畸形、孕周、羊水过多和孕妇症状的严重程度等。

羊水过多合并胎儿畸形处理原则为及时终止妊娠。终止妊娠的方法。根据具体情况加以选择。

羊水过多孕妇的一般情况尚好，无明显心肺压迫症状，采用经腹羊膜，穿刺，放出适量羊水后注入依沙吖啶引产。

对较严重的羊水过多采用高位破膜器，自宫颈口沿胎膜向上送15～16cm刺破胎膜，使羊水以每小时500ml的速度缓慢流出。破膜放羊水过程中注意血压、脉搏及阴道出血情况。放羊水后，腹部放置砂袋或加腹带包扎以防休克。破膜后12小时无宫缩，需用抗生素。若24小时仍无宫缩，适当应用促宫颈成熟的药物，或用催产药、前列腺素等引产。

先经腹部穿刺放出部分羊水，使压力减低后再做人工破膜，可避免胎盘早剥。

羊水过多合并正常胎儿由于羊水量的调控机制尚不清楚，要有效治疗羊水过多还有困难。应根据羊水过多的程度与胎龄而决定处理方法。

一般治疗尽量取左侧卧位，改善子宫胎盘循环，预防早产。低盐饮食，减少孕妇饮水量。注意监测胎儿宫内情况，对胎肺不成熟者，尽可能延长孕周，每周复查羊水指数及胎儿生长情况。同时，要针对导致羊水过多的病因进行有效的治疗。

症状严重，孕妇无法忍受（胎龄不足36周），应在B超监测下行羊膜腔穿刺放羊水，以每小时500ml的速度放出羊水，1次不超过1500ml，以孕妇症状缓解为度。严格消毒防止感染，酌情用镇静保胎药物以防早产。3～4周后可重复以减低宫腔内压力。

前列腺素合成酶抑制药常用吲哚美辛（吲哚美辛）治疗，研究认为吲哚美辛治疗羊水过多是有效的，其作用机制可能是降低胎儿肾功能，减少胎儿尿液生成和促进羊水经肺部重吸收。吲哚美辛有使动脉导管提前闭合的不良反应，动脉导管收缩主要发生在妊娠 32 周以后，故不宜广泛应用，主张在妊娠 32 周之前应用。羊水再次增加可重复应用。用药期间，应密切 B 超监测羊水量，发现羊水量明显减少或动脉导管狭窄，立即停药。

对症状严重、孕周小、胎肺不成熟者，经腹羊膜腔穿刺放液，以缓解症状，延长孕周。这种治疗方法简单、有效、相对安全，其并发症发生率约为 3.1%。

自然临产后应尽早人工破膜，注意防止脐带脱垂，密切观察胎儿宫内情况及产程进展。胎儿娩出后及时应用催产药，预防产后出血。

六、疾病分级及诊治指引

羊水过多的分级评估及诊治指引见表 21-2。

表 21-2 羊水过多的分级诊治指引

负责医师	评估	生理指标 羊水量	压迫症状	胎儿畸形或生长受限
胎儿医专科三线医师	Ⅰ级	18cm≤AFI	有或无	有
三线医师（副主任或主任医师）	Ⅱ级	18cm≤AFI	显著	无
二线医师（主治或副主任医师）	Ⅲ级	18cm≤AFI	轻微	无
一线医师（住院或主治医师）	Ⅳ级	18cm≤AFI	无	无

七、入院标准

（1）羊水过多合并胎儿畸形。
（2）羊水过多合并正常胎儿，但压迫症状严重孕妇无法忍受。
（3）羊水过多，有早产可能或足月临产可能，如胎膜早破、规律或不规律下腹痛。
（4）羊水过多，不能明确胎儿是否畸形，门诊追踪不方便时。

八、疾病特殊危急值

B 超提示羊水指数 300ml 以上。

九、会诊标准

（1）羊水过多合并胎儿畸形，需要胎儿医学会诊。
（2）糖尿病血糖控制不良引起的羊水过多，请营养科会诊调整饮食。
（3）患者压迫症状明显，呼吸功能严重受损者请内科会诊。

十、入出 ICU 标准

（一）入 ICU 标准

出现下列情况，可转入 ICU 监护：患者不能平卧，心率＞120，呼吸＞20/，血氧饱和度＜90%。

（二）出 ICU 标准

收入 ICU 的患者经过严密监护和治疗后，病情趋于稳定且转入 ICU 的指征已消除后，可转出 ICU 返回普通病房继续进行专科治疗，标准如下：

(1) 心率在正常范围内。

(2) 血流动力学稳定。

(3) 呼吸频率在正常年龄组范围内，呼吸功能障碍已获纠治，血气分析结果正常。

(4) 主要脏器功能稳定。

(5) 吸氧下无发绀、血氧饱和度＞90％；或 P/F＞300；或 PCO_2＜50mmHg 或 pH＞7.35；或不需机械通气、不需给氧。

十一、谈话要点

(1) 羊水过多可引起胎膜早破、脐带脱垂、胎盘早剥、子宫收缩乏力、产后出血等情况，且不排除胎儿发育情况，尤其是泌尿系统及神经系统畸形。

(2) 分娩过程中有可能发生羊水栓塞，一旦发生可危及孕产妇生命。

十二、常见并发症及处理

急性羊水过多患者因腹腔压力高、静脉回流受阻，出现外阴及下肢水肿、静脉曲张。因子宫张力过高，容易发生早产。胎膜破裂时，大量羊水迅速流出，子宫骤然缩小，易引起胎盘早剥。

十三、出院标准

(1) 羊水过多合并胎儿畸形，引产后，子宫收缩好，阴道出血少。

(2) 羊水过多合并正常胎儿，羊水量得到控制，压迫症状消失，胎儿评估无异常，分娩后，子宫收缩好，阴道出血少。

(3) 没有需要住院处理的并发症。

十四、随访指导

出院后 1 周定期产检门诊随访。随访内容包括营养评估、B 超评估等。

（罗昭永）

第三节 羊水过少

一、定义

羊水过少是指足月时羊水量少于 300ml。目前，对于羊水过少的着重点已经不仅仅局限在接近足月时期的晚发型，有学者采用羊水指数小于相应孕龄的第 5 百分位数来诊断羊水过少。目前，被国际上普遍采纳的标准是羊水指数（AFI）≤5cm 或最大羊水暗区垂直深度（AFV）≤3cm。羊水指数≤8cm 是临床警示指标和进行监测及干预的指标。也有诊断标准采用最大羊水暗区垂直深度≤2cm 或≤1cm 即中度和重度羊水过少。

二、病因

目前研究显示羊水过少的病因大致有胎儿因素、胎盘因素、母体因素和药物因素。

（一）胎儿因素

胎儿畸形与发育不全是除胎膜早破外导致早中期妊娠羊水过少的常见原因，常常与不良结局有关，多见于染色体异常、胎儿畸形及胎儿生长受限等。在胎儿畸形中以泌尿生殖系统畸形和发育不良最为多见，包括肾阙如、肾发育不全、输尿管或尿道狭窄、膀胱出口梗阻等，也有胎儿多囊肾致羊水过少的报道。

（二）胎盘因素

近年对于发生在中晚期的单纯型羊水过少更偏重于胎盘因素方面的研究，胎盘微血栓形成可以导致胎盘灌注不良，包括绒毛间血栓、绒毛间纤维蛋白样物质沉积等。

（三）母体因素

妊娠期高血压疾病、过期妊娠等存在胎盘功能障碍的病理妊娠均可致羊水过少。母体低血容量也是发生羊水过少原因之一。

（四）药物因素

母体妊娠期药物暴露发生的羊水过少越来越受到关注。吲哚美辛为前列腺素合成酶抑制药，其导致的羊水过少已引起人们的重视。其他，如布洛芬、尼氟酸、尼美舒利及血管紧张素转化酶抑制药，如卡托普利和依那普利也有发生羊水过少的报道。

三、诊断

（一）临床表现

孕妇经常因胎动而感疼痛，腹围及子宫底高度均小于妊娠月份，胎儿活动受限，自然回转不易，故臀先露多见。妊娠时间延长，常超过预产期2~3周，分娩过程中常出现原发性宫缩乏力或不协调性宫缩，宫口扩张缓慢，易发生第一产程延长。羊水极少，黏稠，多呈黄绿色，导致胎儿缺氧。由于羊水缺乏造成种种发育畸形，如羊水过少发生于妊娠早期，部分胎儿体表可与羊膜粘连或形成羊膜带，使手指或肢体离断；如羊水过少发生于妊娠晚期，则胎儿皮肤干燥，如羊皮纸状。因羊水少，胎儿在子宫内处于强制性体位，易受压迫而引起特殊的肌肉骨骼畸形。

（二）辅助检查

根据病情选择做血、尿、粪常规检查及生化，肝肾功能检查。

（三）影像学检查

1. B超检查

B超检查是诊断羊水过少的主要方法，包括定性诊断和半定量诊断。B超下发现羊水量明显减少、羊水和胎儿界面不清、胎儿肢体明显聚集重叠，即可以做出羊水过少的定性诊断。定性诊断后通过进一步测量羊水池的深度，可对羊水过少做出半定量诊断。妊娠28~40周，B超测定最大羊水池径线稳定在（5.1±2.0）cm范围。

2. 磁共振成像技术

磁共振成像技术是近些年发展起来的一项可以于产科应用的新的影像学技术，磁共振成像技术除可以准确判断羊水池的深度外，还可以利用三维成像技术和体积计算技术对羊水总量进行估计，是诊断羊水过少的重要方法。

对于羊水过少患者，通过影像学技术判断羊水量固然重要，影像学技术更大的作用是对胎儿畸形的诊断，明确有无胎儿畸形是制订治疗方案的关键。对于宫内诊断胎儿畸形，B超技术已经是一个里程碑，与新兴的磁共振成像技术比较，B超技术有更大的优点。

四、鉴别诊断

羊水过少时，子宫低高度及腹围均小于同期妊娠月份，应与下列疾病相鉴别。

(一) 胎儿生长受限

子宫高度小于同孕周正常高度的第 10 百分数，妊娠 36 周前 B 超测胎头双顶径小于同孕周的第 5 百分数，检查子宫内羊水振波感一般较明显，无羊水过少的"实感"，B 超检查羊水量在正常范围，破膜时羊水量＞300ml，足月分娩时新生儿体重＜2500g。羊水过少者子宫紧裹胎体，B 超检查测羊水暗区＜2cm，甚至＜1cm，足月新生儿体重往往＞2500g，但胎儿生长受限常合并羊水过少。

(二) 早产

子宫底高度虽小，符合孕周。子宫内羊水振波感明显，子宫不紧裹胎体。B 超检查羊水量在正常范围内，胎头双顶径值符合孕周，破膜时水量＞300ml。出生新生儿体重及特征均符合早产儿。

五、治疗

羊水过少的处理应包括致病因素探查、母儿影响程度和严重性评估、治疗措施实施及监测和反应评估。涉及产前诊断内容的是胎儿染色体检查和结构检查、胎盘脐带检查和母体因素的探查。针对性干预是处理羊水过少的原则，系统监测并施以妥善处理是改善结局、提高出生人口素质的关键。

(一) 早发羊水过少的处理

早发羊水过少多由于胎儿因素，首先应通过超声检查排除胎儿畸形，必要时进行羊水细胞染色体核型分析或胎儿血染色体核型分析。磁共振成像作为超声以外的非侵入性检查手段越来越受到关注，被用于超声检查有局限的胎儿泌尿系统和肺发育的检查。当发现羊水过少合并有胎儿畸形时，须征得家属同意（除发现于较晚期的妊娠阶段、生育不易和儿外科有救治可能者）考虑终止妊娠。宫内治疗在我国尚不普遍，但必要时可请儿外科协助进行出生后救治评估。

(二) 孕中期羊水过少的处理

对于胎盘功能障碍引发的晚期羊水过少已经引起临床的普遍重视，但不能忽视胎盘循环障碍引发的中晚期羊水过少。对于中晚期单纯羊水过少者（已经排除胎儿畸形和感染因素存在）进行血脂水平、凝血功能状况及抗心磷脂抗体等实验室检查，超声检查胎盘回声、厚度、大小和脐血流。对于存在血脂水平异常、凝血异常、抗心磷脂抗体阳性和（或）高凝状态的病例可考虑低分子肝素注射、阿司匹林口服和静脉滴注等治疗及羊膜腔灌注。

(三) 晚期羊水过少的处理

对于晚期羊水过少的临床研究报道不少，治疗目的主要是避免胎儿窘迫，减少围生儿并发症和降低剖宫产率。对于晚发现或已经足月的羊水过少病例，羊水指数≤8cm 但＞5cm 可以考虑严密监测下进行引产，此时不能忽视胎心动态监测、产程进展及羊水性状等指标的综合评估；羊水指数≤5cm 大多数考虑剖宫产终止妊娠或进行人工破膜了解羊水量和性状，存在羊水污染者考虑剖宫产终止妊娠，无羊水污染可在严密监护下进行阴道试产，一旦存在危险征象立即剖宫产终止妊娠。

六、疾病分级及诊治指引

羊水过少的分级评估及诊治指引见表 21-3。

表 21-3 羊水过少的分级诊治指引

负责医师	评估	生理指标 羊水量	胎心率	胎儿畸形或生长受限
胎儿医学专科三线医师	Ⅰ级	AFI≤8cm	正常或异常	有
三线医师（副主任或主任医师）	Ⅱ级	AFI≤5cm	异常	无
二线医师（主治或副主任医师）	Ⅲ级	AFI≤5cm	正常范围	无
一线医师（住院或主治医师）	Ⅳ级	5cm≤AFI≤8cm	正常范围	无

七、入院标准

经诊断须入院治疗。

八、疾病特殊危急值

B超提示羊水指数<50mm。

九、会诊标准

（1）羊水过少由胎儿发育异常引起，由胎儿医学会诊。凡遇疑难病例，院内或科内诊治困难者。

（2）羊水过少伴FGR者请遗传科会诊。本科首诊他科患者或待查患者确诊为他科疾病者。

十、谈话要点

（1）羊水过少的原因复杂，可能与胎盘功能低下、胎儿发育异常等有关。现不能完全排除胎儿发育异常，尤其是泌尿系统异常。

（2）胎盘功能低下，可能导致胎儿宫内缺氧，甚至胎死宫内。

（3）现予监测胎心、胎盘功能，水化治疗。

（4）严重的羊水过少可引胎儿畸形、胎肺发育不良、肢体畸形。其治疗过程中如发现胎儿宫内缺氧表现则随时终止妊娠，早产儿各器官发育未成熟，并发症多，治疗费用大，产后需转新生儿科。

十一、常见并发症及处理

早发性羊水过少指在妊娠中期和中期以前发生的羊水过少，比较少见，常见原因是胎儿畸形和胎儿生长受限，妊娠结局很差。晚发性羊水过少的常见原因是过期妊娠、胎膜早破、胎儿生长受限、胎儿窘迫、孕妇血容量低、孕妇应用吲哚美辛保胎和应用卡托普利治疗妊娠高血压综合征等。妊娠期间羊水过少通常会出现胎儿畸形，这种胎儿畸形指继发于羊水过少的胎儿畸形，即所谓的羊水过少四联征。由于羊水过少，子宫紧裹胎体，导致胎儿生长和运动受限，进而器官生长发育和功能异常，最后出现典型的羊水过少四联征。羊水过少四联征包括肺发育不全、特殊面容、四肢畸形和生长迟缓。分娩过程中羊水过少通常出现不协调宫缩、子宫颈扩张缓慢、脐带受压、胎儿窘迫等情况，所以，剖宫产率增高。即使阴道分娩，也相对困难，容易出现产伤。胎儿出生后容易出现新生儿窒息和其他新生儿疾病，新生儿病死率明显增加。

十二、出院标准

（1）分娩或引产后，子宫收缩好，阴道出血少。

（2）治疗后羊水量正常范围，胎儿评估无异常。

（3）没有需要住院处理的并发症。

十三、随访指导

出院后3天产检专科门诊随访。随访内容包括营养评估、B超检查羊水量等。

（罗昭永）

第四节　多胎妊娠

一、定义

一次妊娠宫腔内同时有两个或两个以上胎儿称为多胎妊娠，以双胎妊娠多见，分为单卵双胎和双卵双胎。

（一）单卵双胎

单卵双胎是指一个受精卵分裂成两个独立的个体，受精卵发生分裂的时间不同，形成4种类型。

1. 双羊膜囊、双绒毛膜单卵双胎

分裂发生在桑葚期（早期胚泡），相当于受精后3天内，形成两个独立的受精卵、两个羊膜囊。两个羊膜囊之间，隔有两层绒毛膜、两层羊膜，胎盘为两个。

2. 双羊膜囊、单绒毛膜单卵双胎

分裂发生在受精后第4～8日，胚胎发育处于胚泡期。胎盘为一个，两个羊膜囊之间有两层羊膜。

3. 单羊膜囊、单绒毛膜单卵双胎

受精卵在受精后第9～13日分裂，两个胎儿共存于一个羊膜腔内，共有一个胎盘。

4. 联体双胎

受精卵在受精第13日后分裂，机体不能完全分裂成两个，形成不同形式联体儿，极罕见。

（二）双卵双胎

双卵双胎是指两个独立的卵子与两个不同的精子受精，两个受精卵的遗传基因不完全相同。胎盘多为两个，也可融合成一个，但血液循环各自独立。胎盘胎儿面有两个羊膜腔，中间有两层羊膜、两层绒毛膜。

二、病因

（1）种族黄种人低，黑种人高。

（2）年龄随年龄的增加而增加。

（3）孕次随孕次的增加而增加。

(4) 家族史尤其是母方。

(5) 辅助生育技术使用促排卵药物是影响多胎妊娠的实际发生率的重要因素。

三、诊断要点

（一）临床表现

(1) 家族史、促排卵药物使用史、辅助生育技术应用。

(2) 临床表现：早孕反应较重、孕10周开始子宫增大速度快、压迫症状明显等。

(3) 产科检查：子宫大于停经月份，妊娠中晚期可触及多个小肢体、不同部位可闻及两个胎心，其间有无音区。

（二）辅助检查

超声检查可以100%准确诊断双胎妊娠，并于妊娠早期判断双胎的类型。确定绒毛膜和受精卵类型对于正确评估风险、咨询和治疗并发症是至关重要的，如双胎输血综合征（TTTS）、胎儿生长受限（FGR）和双胎反向动脉灌注序列征（TRAPs）等。

（三）并发症

1. 孕妇并发症

有妊娠期高血压疾病、妊娠期糖尿病、妊娠期肝内胆汁淤积症、贫血、羊水过多、胎膜早破、宫缩乏力、胎盘早剥、产后出血、羊水栓塞、早产、流产等。

2. 胎儿并发症

有早产、胎儿生长受限、TTTS（单绒毛膜双羊膜囊单卵双胎的严重并发症）、脐带互相缠绕或扭转、胎头交锁及胎头碰撞、胎儿畸形等。

3. 其他

自发减胎、染色体异常高风险、TRAPs、围生期病死率高等。

四、治疗

（一）一般治疗

1. 妊娠期处理

(1) 营养：孕期增加营养，饮食应该比单胎妊娠增加300kcal（比非妊娠期增加600kcal，1cal=4.1868J）；叶酸≥1mg/d；铁60mg/d。

(2) 产前检查：定期产前检查，妊娠早期明确诊断及确定绒毛膜和羊膜囊的类型。推荐的产前检查孕周分别是妊娠$6\sim13^{+6}$周、$14\sim19^{+6}$周、20～24周、24～28周、30～32周、33～36周、37～38周。

产前监测及超声检查关注点：胎儿生长评估、羊水量、脐动脉血流、NST、生物物理评分，其中NST及脐动脉血流指标更有预测胎儿状况的价值。

如下情况需要增加超声检查次数。可疑胎儿生长受限：建议18～20周开始，每2～4周一次超声检查至分娩，建议测量径线BPD、HC、FL，脐动脉血流、BPP及NST；单绒毛膜或单羊膜囊双胎：若发现双胎生长不一致或羊水量异常则需1～2周一次超声检查；除了监测羊水情况，还应注意膀胱充盈、胎儿水肿及血流情况；双胎生长不一致：轻度（体重相差15%）每3周一次，同时监测脐动脉血流；中度（体重相差20%）每2～3周一次，同时行脐动脉血流、BPP和（或）NST监测；重度（体重相差≥25%）每2周一次，同时行脐动脉血流、BPP和（或）NST监测。

2. 分娩期处理

如果胎儿是适于胎龄儿（AGA）且有持续生长的证据、AFI 正常、无母体合并症，可以在孕 37 或 38 周分娩；如孕妇有合并症，如呼吸困难、入睡困难、严重的水肿、静脉曲张等，应该在 37 周时考虑分娩；多数能经阴道分娩。

（1）阴道分娩：双胎胎位正常，母体条件允许；双胎中第一胎为头位、另一胎非头位，估计胎儿体重为 1500～4000g，可行阴道试产。

（2）剖宫产指征：异常胎先露，如第一胎为肩先露、臀先露或易发生胎头交锁和碰撞的胎位及单羊膜囊双胎、联体儿等；脐带脱垂、胎盘早剥、前置胎盘、先兆子痫、子痫、胎膜早破、继发性宫缩乏力，经处理无效者；第一个胎儿娩出后发现先兆子宫破裂或宫颈痉挛，为抢救母婴生命；胎儿窘迫，短时间不能经阴道分娩者。

3. 预防产后出血

临产时备血；胎儿娩出前需建立静脉通道；胎儿娩出前使用钙剂，娩出后予子宫按摩，使用缩宫素，可预防性使用卡前列素氨丁三醇注射液（欣母沛）。

（二）对症治疗

孕期无特殊不适，无须对症治疗；如出现妊娠合并症、并发症，如羊水过多出现压迫症状可考虑行羊水减量术，TTTS 可根据分级程度选择羊水减量术、激光手术或射频消融手术治疗等。

（三）对因治疗

行宫内胚胎移植术受孕的可根据患者自愿行减胎术。

（四）预防

（1）加强生殖健康教育，减少促排卵药物的应用。

（2）辅助生殖技术使用中伦理规范。

五、常见并发症及处理

（一）联体儿

妊娠 26 周前行引产术，26 周后一般需要剖宫产。

（二）TTTS

胎儿镜治疗。

（三）双胎之一

死亡治疗依赖于绒毛膜类型和孕龄。

1. 双绒毛膜妊娠

孕周＜12 周，无须处理；孕周＞12 周，终止妊娠对比继续妊娠无结局改变，通常不造成对母体的风险。

2. 单绒毛膜妊娠

孕周＜12 周，与另一个胎儿流产有关，暂无干涉治疗的研究；孕周＞12 周，与另一胎儿的约 10％的宫内死亡风险和神经系统并发症的额外 25％的风险有关，严密监测下可继续妊娠，注意母体凝血功能的改变。

（四）胎儿生长受限或双胎生长不协调

如果两个胎儿中没有一个是小于胎龄儿（SGA）（在同胎龄儿中 EFW＜10％），治疗中则不需要明显的改变；如果其中一个胎儿是 SGA，则回顾产前暴露情况，专门针对异常的胎儿行超声检查,考虑检查核型的羊膜腔穿刺术,每周 2 次 NST,每周 1 次脐动脉血流监测;孕周>32~34 周脐动脉血流发现舒张末期血流反流则考虑终止妊娠。

(五)先兆早产

妊娠<34 周,可给予宫缩抑制药(如硝苯地平、硫酸镁、盐酸利托君等);但预防性的宫缩抑制药的使用还没有证据证明对双胎妊娠早产、低出生体重儿的发生率或新生儿病死率有影响。

(六)胎膜早破

有以下情况之一者不予安胎,予分娩。妊娠≥34 周,胎肺成熟,绒毛膜羊膜炎或 NST 无反应性;妊娠<34 周无以上表现时,给予抗生素期待治疗,糖皮质激素促胎肺成熟,监测胎儿宫内感染及羊水指标。

(七)早产临产

出现如下情况之一者不使用宫缩抑制药,并根据具体情况选择分娩方式:孕龄≥34 周、胎儿肺成熟、PROM、绒毛膜羊膜炎或 NST 无反应性;若孕龄<34 周,无以上表现者,需监测宫颈长度预测早产,给予糖皮质激素 mgmg。

(八)妊娠期高血压疾病

关注孕妇头晕、眼花、胸闷症状及心肺功能,一旦出现血压升高,嘱孕妇多休息,血压升高达到妊娠期高血压疾病诊断标准时按妊娠期高血压疾病诊疗常规处理,必要时终止妊娠。

(九)妊娠期肝内胆汁淤积症

适当卧床休息,给予腺苷蛋氨酸、熊去氧胆酸、地塞米松、苯巴比妥等降低胆酸、促进代谢、促胎肺成熟等治疗;每周行 NST,必要时行胎儿生物物理评分;适时终止妊娠。

六、疾病分级及诊治指引

(1)确诊双胎于高危产科或胎儿医学专科主任就诊。

(2)早期妊娠确定绒毛膜性,唐氏筛查及 NT 测量。

(3)孕中期以后关注胎儿生长情况,相关并发症筛查,心肺功能评估,流产、早产风险评估,早产药物治疗关注情况,如硫酸镁、盐酸利托君等。

(4)早产分娩时需要新生儿科医师在场协助抢救,终止妊娠时机不超过 38 周。

七、入院标准

(1)发生妊娠合并症、并发症,如妊娠期高血压疾病、妊娠期糖尿病、妊娠期肝内胆汁淤积症、贫血、急慢性羊水过多、胎膜早破、胎盘早剥、产后出血、羊水栓塞、早产、流产等。

(2)出现先兆流产、早产征象。

(3)早产临产或先兆临产。

八、会诊标准

(1)存在内、外科合并症,需专科协助诊治。

(2)需剖宫产终止妊娠者,存在可能影响麻醉因素,术前需麻醉科评估。

(3)饮食有特殊要求患者,请营养科协助饮食控制。

九、入 ICU 标准

（1）严重心、肺疾病。

（2）活动性出血或休克。

（3）麻醉意外抢救成功后。

（4）术后麻醉需要辅助机械通气。

（5）任何一个重要脏器衰竭。

（6）败血症、感染性休克。

（7）术后水、电解质紊乱。

十、出院标准

（1）孕妇入院时症状解除，一般情况良好，体温正常，无腹痛、无阴道出血、流液，胎动可。

（2）产后恢复情况可，无发热，恶露无异味，手术切口Ⅱ/甲愈合，无感染。

（3）没有需要住院处理的并发症和（或）合并症。

十一、随访指导

（1）卧床休息，建议 30 周后多卧床休息。

（2）进食含高蛋白质、富含维生素及必须脂肪酸的食物，注意补充铁、叶酸及钙剂，预防贫血及妊娠期高血压疾病。

（3）注意是否有发热、呼吸困难、头晕、眼花、心悸、胸闷等，出现不适症状时随时就诊。

（4）出现以下紧急情况需及时返院或到当地医院治疗：腹痛、见红、破水、胎动明显减少。

（赵鹏玉）

第五节 胎儿宫内生长受限

一、定义

胎儿宫内生长受限（FGR）是指胎儿受各种不利因素影响，未能达到其应有的生长速率。表现为胎儿体重低于同孕龄平均体重的 2 个标准差或低于同孕龄正常体重的 10%，又称胎儿宫内生长迟缓（IUGR）。

二、病因

FGR 的病因复杂且尚不明确，目前认为主要有以下 4 类因素可能影响胎儿宫内生长发育。

（一）孕妇因素

最常见，占 50%～60%。

1. 营养因素

孕妇偏食、妊娠剧吐及摄入蛋白质、维生素及微量元素不足。

2. 妊娠并发症与合并症

并发症如妊娠高血压疾病、多胎妊娠、前置胎盘、胎盘早剥、过期妊娠、妊娠期肝内胆汁淤积症等；合并症如心脏病、慢性高血压、肾炎、贫血、抗磷脂抗体综合征等，均可使胎盘血流量减少，灌注下降。

3. 其他

孕妇年龄、地区、体重、身高、经济状况、子宫发育畸形、吸烟、吸毒、宫内感染、母体接触放射线或有毒物质等。

（二）胎儿因素

研究证明，生长激素、胰岛素样生长因子等调节胎儿生长的物质在脐血中降低，可能会影响胎儿内分泌和代谢。胎儿基因或染色体异常、先天发育异常时，也常伴有胎儿生长受限，以 21、18 或 13 三体综合征，三倍体畸形，Turner 综合征（45，XO）等较常见。细菌、病毒等病原微生物感染时，如胎儿感染风疹病毒、巨细胞病毒、弓形虫、梅毒螺旋体时可导致 FGR。此外，双胎妊娠也可导致 FGR。

（三）胎盘因素

胎盘各种病变，如胎盘梗死、炎症、功能不全等导致子宫胎盘血流量减少，胎儿血供不足。

（四）脐带因素

脐带过短、脐带过长、脐带过细、脐带扭转、脐带打结等均不利于胎儿获得营养，亦可导致 FGR。

三、诊断

（一）病史

（1）详细、认真询问孕产史，了解本次妊娠过程中是否存在导致 FGR 的危险因素，应特别关注既往妊娠史中是否有胎儿生长受限儿出生及慢性高血压、慢性肾病、严重贫血、营养不良等疾病；有无不良生活嗜好，如吸烟、酗酒、滥用药物等；工作或生活中是否接触有害物理、化学因素。

（2）准确判断孕龄。

（二）体征

（1）宫高、腹围及孕妇体重的变化常常能反映出胎儿宫内发育状况。大小与孕周不符是 FGR 最明显、最容易识别的体征，动态观察宫底高度增长曲线的变化，若低于正常宫高平均值 2 个标准差，则考虑 FGR；妊娠晚期孕妇体重每周增加 0.5kg，若体重增加缓慢或停滞则有 FGR 可能。

（2）胎儿发育指数。胎儿发育指数＝宫高（cm3×（月份＋1），如指数在 3 与 3 之间为正常儿，低于 3 则提示有 FGR 可能。

（三）辅助检查

1. B 超检测评估胎儿生长发育。

（1）顶臀径（CRL）：孕早期反映胎儿生长发育的敏感指标。10～12 周以后由于胎儿俯屈，脊柱向前弯曲，准确性受到影响。

（2）双顶径（BPD）：正常妊娠 24 周前，双顶径每周增加约 3mm，25～32 周每周增加约 2mm，33～38 周每周增加约 1mm。38 周后胎儿生长速度明显减慢，甚至可能停止生长。单次测定不可靠，需连续测定动态观察其变化。对疑有胎儿生长受限者，应进行系统地超声测量胎头双顶径，每2周1次，观察胎头双顶径增长情况。

（3）股骨长度（FL）：有报道股骨长度低值仅表现在均称型FGR，不均称型FGR则不受影响。

（4）腹围（AC）和头围（HC）：妊娠36周以前腹围增长速度较快，36周之后开始减慢，最初腹围值小于头围值，36周时两者相等，此后腹围值大于头围值。可计算头围与腹围、股骨长与腹围的比值，评价胎儿生长发育是否协调，以了解FGR的类型。

2. 多普勒超声技术

多普勒超声技术通过脐动脉的收缩（S）与舒张（D）血流峰值S/D比值，可以观察胎儿胎盘血管动力学的情况。S/D比值随胎龄增高逐渐下降，表示胎儿发育良好。如果比值上升表示胎盘血流阻力升高，说明胎儿发育不良，可以预测FGR。此外，舒张期反流、胎儿静脉导管反流、主动脉流量降低等也可辅助判断FGR。

3. 胎儿宫内情况的评估

（1）羊水量：30%的FGR可出现羊水量减少。当胎儿血流重新分布以保障重要脏器血流灌注时，肾血流量不足，肾功能减退，胎尿生成减少导致羊水量减少。

（2）胎心电子监护及B超联合监测进行胎儿生物物理评分：FGR时，B超检测可以显示胎儿呼吸运动减弱、肌张力下降、胎动减少、羊水量少，胎心监护NST可出现异常。通过以上5项指标监测结果，进行胎儿生物物理评分。

（3）胎盘成熟度及胎盘功能检查：B超检查可观察胎盘结构变化，35周以前出现Ⅲ级胎盘，为病理性成熟图像，应警惕有无FGR。测定孕妇E_3和E/C比值、血胎盘生乳素值判断胎盘功能。

四、鉴别诊断

主要是FGR儿与早产儿的鉴别，一般根据胎龄与体重即可区别，对于胎龄未明的低体重儿则可从神态、皮肤、耳郭、乳腺、跖纹、外生殖器等方面加以鉴定是FGR儿还是早产儿。临床上往往可以发现一些低体重儿肢体无水肿，躯体缺毳毛，但耳郭软而不成形，乳房结节和大阴唇发育差的矛盾现象，则提示为早产FGR儿的可能。

五、治疗

（一）一般治疗

（1）纠正不良生活习惯，如吸烟、酗酒、滥用药物及接触有害物质等，加强营养，并注意营养均衡。

（2）卧床休息，取左侧卧位，可纠正右旋，增加胎盘血流量，有效地增加不匀称型FGR的体重，但对均称型FGR的效果不佳。

（二）对症治疗

（1）增加血氧浓度，给予孕妇面罩吸氧每日2~3次，每次20~30分钟，可改善围生儿结局，但胎儿生长模式不能纠正。

（2）改善胎盘绒毛间隙的供血，可用低分子右旋糖酐和丹参注射液静脉滴注。将丹参注射液4~6ml加于500ml低右分子右旋糖酐溶液，1次/天，7~10天为1个疗程，可疏通微循环，降低血液黏稠度，改善胎盘血液供应。有眼底出血、溃疡病出血或其他出血倾向者禁用。

(3) 补充铁、锌、钙、维生素 E 及叶酸，静脉滴注复方氨基酸，改善胎儿营养供应。但通常在孕 38 周以后胎盘绒毛间隙的血管逐渐关闭，已无法通过改善胎盘传递营养物质的途径来纠正 FGR，宜及早治疗。

(4) 口服小剂量阿司匹林抑制血栓素 A_2 的合成，提高前列环素与血栓素 A_2 的比值，扩张血管、促进胎盘循环，但不能提高出生体重，且有发生胎盘早剥的风险。孕期长期服用可能增加产后出血的发生率。

（三）对因治疗

行产前诊断及遗传咨询，应积极治疗引起 FGR 的原发病，消除病因，如避免毒物接触、戒烟、戒酒、防治母体合并症及产科并发症、防治感染等。对于染色体病变引起胎儿畸形所致的胎儿宫内发育受限，无宫内治疗的必要，须及时终止妊娠。行 TORCH 感染检查、抗磷脂抗体测定，必要时脐血穿刺行染色体分析。

（四）产科处理

1. 于妊娠早期或中期已发现的

FGR 多因染色体异常遗传病或严重先天性畸形所致，经产前诊断明确者，应尽早终止妊娠。

2. 对 FGR 妊娠经过积极治疗及系统监测

胎头（BPD）、胎盘功能（尿或血 E_3 及血 HPL）等指标恢复正常，胎儿生长发育得到纠正，则可继续妊娠，直至临产分娩。

3. 对 FGR 胎儿经治疗后

效果不太满意，胎儿胎盘功能仍未恢复正常，于妊娠晚期每周应做一次无负荷实验（NST），若为无反应型，胎心监测发现在 20 分钟内胎动不足 3 次时，胎心未见有 2 次或 2 次以上的心率增快达 15 次/分，持续 15 秒的现象，则意味着胎儿在宫内有一定的损害，需进一步做催产素激惹试验（OCT），即静脉滴注稀释的催产素，直到 10 分钟内有 3 次宫缩，每次收缩 40 秒，观察宫缩时胎心的改变。如宫缩时胎心出现晚期减速则意味胎盘宫内不良，应立即让患者左侧卧位，停止滴注催产素，吸氧，若仍不恢复，则应尽终止妊娠。

4. 适时终止妊娠

对 FGR 伴妊娠并发症或合并症治疗效果不佳，胎盘功能仍低下者，或有内科合并症，虽妊娠未达 37 周，需终止妊娠时，应先做胎儿成熟度监测，如羊膜腔穿刺术，抽羊水测卵磷脂/鞘磷脂（IVS）比值，观察胎肺是否成熟。若胎肺未成熟，可以羊膜腔内注射地塞米松促使胎肺成熟，避免出生后发生新生儿呼吸窘迫综合征。经过治疗若效果不佳，胎盘功能继续降低，估计继续妊娠较危险，可考虑终止妊娠，但终止妊娠前要排除胎儿畸形。

5. 分娩方式选择

FGR 不是剖宫产的指征。对于分娩方式的选择将很大程度上取决于胎儿的状况。胎儿低氧血症和酸血症越严重，则阴道试产的风险将越大。在 FGR 合并脐动脉血流异常的病例中，即使在严密的监测下，阴道试产的成功率也只有 24% 或 40%。因此，考虑到 FGR 胎儿对缺氧耐受力差，胎儿胎盘能力不足，难以耐受分娩过程子宫收缩时的缺氧状态，应适当放宽剖宫产指征。

(1) 阴道产：胎儿状况良好，胎盘功能正常，胎儿成熟，羊水量及胎位正常，无其他禁忌证者，可经阴道分娩。

(2) 剖宫产：胎儿病情危重，产道条件欠佳，阴道分娩对胎儿不利均应行剖宫产结束分娩。

（五）预防

(1) 建立健全三级围生期保健，定期产前检查，早发现、早诊断、早治疗。

(2) 加强妊娠期卫生宣传，注意营养，减少疾病，避免接触有毒有害物质，禁止烟酒，孕妇需在医师指导下用药，注意FGR的诱发因素，积极防治妊娠合并症与并发症。

(3) 在孕16周时进行B超检测胎儿各种径线，作为胎儿生长发育的基线，若发现外因性不匀称型FGR，可以早诊断、早干涉，减少后遗症的发生。

(4) 小剂量阿司匹林有抗血小板聚集的作用，可以用来预防反复发作的FGR。

六、疾病分级及诊疗指引

胎儿宫内生长受限的分级评估及诊治指引见表21-4。

表21-4 胎儿宫内生长受限的分级诊治指引

负责医师	评估	生理评估指标		
		脐血流指标	胎儿生物物理评分（羊水量、呼吸、肌张力、胎动、胎监）	母胎合并症
三线医师（主任医师或科主任＋新生儿科高年资医师）	Ⅰ级	舒张期反流	≤5分	有
三线医师（值班主任或主任医师＋新生儿科医师）	Ⅱ级	舒张期缺失	6～7分	有
二线医师（高年资住院总或主治医师）	Ⅲ级	正常	6～7分	无
一线医师（住院或产科专责医师）	Ⅳ级	正常	≥8分	无

七、入院标准

FGR 孕妇如出现下列情况之一者须住院治疗。

（1）妊娠早期或中期发现的 FGR，经产前诊断明确因染色体异常遗传病或严重先天性畸形所致者，应尽早入院终止妊娠。

（2）产检发现胎儿宫内生长受限，未足月，拟入院行对症支持治疗者。

（3）出现胎盘功能低下或胎儿窘迫征象，如胎监反应差、胎动减少、羊水过少、脐动脉 S/D 比值升高、胎盘功能异常等。

八、危急值报告

危急值一经相关检查或检验科室确认后，应立即通报患者所在科室并登记在专用记录本，患者所在病区工作人员接到危急值报告后，应立即记录报告的危急值内容、复读得到对方确认后记录在专用登记本，及时转告患者的主管医师，及时分析、处理、记录、复查。危急值包括：

（1）胎儿生物物理评分≤7 分。

（2）脐动脉血流舒张期反流。

（3）羊水 AFV≤30mm，AFI≤80mm。

九、会诊标准

（1）对不排除染色体异常、胎儿畸形引起的 FGR，需遗传科或影像科会诊。

（2）对因孕妇营养引起的 FGR 及饮食有特殊要求患者，请营养科会诊。

（3）存在内、外科合并症，需相关专科协助诊治。

（4）存在可能影响麻醉因素，术前需麻醉科评估。

（5）以下情况需请儿科会诊。

（6）胎儿窘迫：胎心持续≥180 或≤100，或胎监提示反复晚期减速；脐血流指标异常；胎儿生物物理评分＜7 分；羊水三度混浊等。

（7）母体存在高危因素，需提早终止妊娠者。

（8）发生各种新生儿并发症，如新生儿窒息、胎粪吸入综合征、新生儿红细胞增多症、新生儿低血糖等。

十、入出 ICU 标准

（一）入 ICU 标准

（1）严重心、肺疾病。

（2）产后大出血或休克。

（3）麻醉意外抢救成功后。

（4）术后麻醉需要辅助机械通气。

（5）任何一个或多个重要脏器衰竭。

（6）败血症、感染性休克。

（7）术后水、电解质紊乱。

（二）出 ICU 标准

（1）心率在正常年龄组范围内。

（2）血流动力学稳定。

（3）呼吸频率在正常年龄组范围内，呼吸功能障碍已获纠治，血气分析结果正常。

(4) 主要脏器功能稳定。

(5) 吸氧下无发绀、血氧饱和度＞90%；或 P/F＞300；或 PCO_2＜50mmHg；或 pH＞7.35；或不需机械通气、不需给氧。

十一、术前谈话要点

(1) 麻醉意外，呼吸、心搏骤停；麻醉药物反应；过敏反应，毒性反应，神经阻滞并发症；术中因手术需要更改麻醉方法。

(2) 术中、术后或晚期出血。

(3) 术中、术后有可能发生羊水栓塞，一旦发生可危及孕产妇生命。

(4) 剖宫产儿综合征。

十二、常见并发症及处理

（一）胎儿宫内窘迫

胎儿宫内生长受限的胎儿更易发生胎儿窘迫，选择适当时机终止妊娠，做好新生儿复苏准备。

（二）新生儿窒息

早预测，早准备，及时复苏；复苏后进行支持疗法，控制惊厥，治疗脑水肿。

（三）胎粪吸入综合征

如发现羊水中有胎粪污染，于胎头娩出时，应立即插管吸出呼吸道中的胎粪性羊水。胎儿全部娩出后，若处于乏氧抑制状态，应进一步气管插管，尽量吸出羊水，行人工呼吸、给氧、心脏按压、给药等复苏处理。

（四）新生儿红细胞增多症

胎儿娩出后应立即断脐带，避免气血入新生儿，必要时补液或适量地静脉放血。

（五）新生儿低血症

及早监测胎儿血糖水平，以便早期治疗低血糖症。如血糖低于 2.24mmol/L，则应注射葡萄糖。

十三、出院标准

(1) 对 FGR 妊娠经过积极治疗及系统监测后，包括胎儿生长指标、胎儿生物物理评分、脐血流、胎监、羊水量、胎盘功能（尿或血 E_3 及血 HPL）等指标恢复正常，出院后依从性好，可严格随访，规律产检者，则可出院继续妊娠。

(2) 已终止妊娠，产后恢复佳，无产褥期感染等并发症者。

(3) 没有需要住院处理的并发症和（或）合并症。

十四、随访指导

(1) 未分娩者，嘱出院后定期产检门诊随访。第一次回院门诊应在 7 天内，随访内容包括宫高腹围测量、胎心监测、多普勒超声检查，随访频率同产科处理。

(2) 纳入高危产检门诊系统管理，建立高危产检卡，在高危产检门诊专科随访产检。

(3) 出现胎动减少或胎动频繁、胎膜早破等紧急情况须及时返院或到当地医院治疗。

（张淑清）

第六节 胎膜早破

一、定义

胎膜早破是指胎膜破裂发生于产程正式开始前,包括未足月胎膜早破及足月后胎膜早破。

二、病因

(1) 生殖道病原微生物的上行感染。

(2) 宫内压增加。

(3) 胎膜受力不均。

(4) 营养因素,体重指数过低。

(5) 宫颈过短或宫颈功能不全。

(6) 羊膜穿刺术。

(7) 既往早产史或胎膜早破病史。

(8) 孕妇年龄<18岁或>35岁。

三、诊断

(一) 症状

90%的患者突感较多液体从阴道流出,无腹痛等其他产兆。突发的阴道流液量时多时少,破口大且位置低则阴道流液多,腹压增加时(咳嗽、负重等)羊水即流出。若破口较小或高位破膜,则临床表现不典型,可能表现为仅有少量、间断阴道流液,有时可能误诊为阴道分泌物过多。

(二) 体征

(1) 腹压增加后出现的阴道流液病史。

(2) 肛查推算胎儿先露部时,见液体从阴道流出。

(3) 并发感染可能出现发热、心率快、子宫压痛。

(4) 早产的胎膜早破可伴随宫口扩张及胎头下降。

(三) 辅助检查

(1) 阴道窥查:液体从宫颈流出或阴道穹较多的积液中见胎脂样物质。

(2) 宫颈流出液 pH 试纸变色。

(3) 阴道分泌物涂片:显微镜下见到羊齿状结晶。

(4) 微生物检测:发现细菌感染的阳性证据。

羊膜腔感染的诊断依据:

1) 孕妇体温升高到 37.8℃ 或 38℃ 以上,FHR 快。

2) 实验室检查,血 WBC$\geqslant 15\times 10^9$/L,中性粒细胞$\geqslant$90%。

3) 产妇 CRP$\geqslant$20μg/L。

4) B超检查,羊水暗区<1cm 者,感染机会明显增加。

5) 子宫有压痛，羊水有臭味，提示感染严重。
6) 产妇宫腔分泌物培养阳性。
7) 新生儿脐血培养阳性或新生儿外耳道、咽及胃液细菌培养阳性。
(5) 阴道B超测定宫颈长度<25mm。
(6) 羊膜镜检查未见前羊膜囊。
(7) 胎儿纤维结合蛋白测定>0.05mg/L。

四、鉴别诊断

胎膜早破的阴道流液病史主要应与压力性尿失禁、阴道宫颈炎症、黏液分泌物流出相鉴别，可通过留院观察尿道阴道排液情况、阴道窥查及辅助检查等鉴别。压力性尿失禁有增加腹压后漏尿病史，量少，膀胱膨胀不明显时可自行控制，辅助检查未见胎膜早破阳性征象。

五、治疗

积极处理足月或近足月的胎膜早破者，破膜超过12小时应预防性应用抗生素，在破膜后2~12小时内积极引产；早产胎膜早破而无感染者，延长妊娠期，直至自然临产；发生绒毛膜羊膜炎者应进行引产。在等待期间促胎肺成熟，尽量避免发生新生儿呼吸窘迫综合征，提高新生儿存活率。

（一）一般治疗

妊娠<35周早产的胎膜早破需抬高臀部，卧床休息，母胎监护，预防脐带脱垂。

（二）药物治疗

(1) 预防性使用抗生素治疗。
(2) 妊娠<35周早产使用抑制宫缩药物，包括硝苯地平、硫酸镁或利托君等。
(3) 地塞米松6mg，肌内注射，每日2次。

（三）其他治疗

(1) 羊水过少者适当行羊膜腔灌注，减少脐带受压的风险。
(2) 羊膜腔封闭治疗现正处于研究阶段。

（四）产科处理

妊娠>35周者选择分娩方式，无宫缩，排除头盆不称者可予催产素引产，缩短第二产程，有胎监异常、感染征象及早产臀位，分娩时选择手术终止妊娠。

（五）预后

1. 感染

感染与胎膜早破互为因果关系，羊膜腔子宫颈和胎盘胎膜的感染可以导致胎膜早破，致病菌上行通过胎膜破裂部位引起胎儿、妊娠组织（脐带、胎膜和胎盘）、子宫乃至盆腹腔和全身感染。胎儿感染常见肺感染、败血症和小肠结肠炎。

2. 脐带异常

胎膜早破引起的脐带异常主要为脐带脱垂和脐带受压。

3. 难产

胎膜早破前羊水囊消失，同时，羊水消失合并感染等因素同样可以造成难产。

4. 胎儿畸形

主要见于破膜时孕龄较小、羊水较少等情况，常见的畸形包括肢体、面部器官和呼吸系统畸形。

5. 早产和早产儿

胎膜早破早产占所有早产的40%，胎膜早破的早产儿的病死率成倍增高，死亡的主要原因是新生儿肺透明膜病。

（六）预防

积极预防和治疗下生殖道感染，重视妊娠期卫生指导，重视妊娠期疾病的治疗，如妊娠期高血压、SLE、梅毒、生殖道感染及全身感染等，对于有高危因素的患者于孕20~24周行宫颈长度的监测、宫颈分泌物fFN的检测，妊娠后期禁止性生活，避免负重及腹部受撞击，宫颈内口松弛者，应卧床休息，并于妊娠早期施行宫颈环扎术，诊断胎膜早破者必要时预防性使用抗生素治疗。

六、疾病分级及诊疗指引

胎膜早破的分级评估及诊疗指引见表21-5。

表21-5 胎膜早破的分级诊疗指引

负责医师	评估	生理评估指标		
		孕周	孕妇生命体征（感染征象、合并症或并发症）	宫内监护（胎儿成熟度、胎监、羊水、B超血流指标）
三线医师（主任医师或科主任＋新生儿科高年资医师）	Ⅰ级	28~34周	有	胎儿死亡
		>24周	有	胎儿死亡
三线医师（副主任或主任医师）	Ⅱ级	28~34周	无	有或无异常
		>24周	无	胎儿死亡
二线医师（主治或副主任医师）	Ⅲ级	>34周	有或无	有一项以上异常，胎儿可存活
		足月	有	有一项以上异常，胎儿可存活
一线医师（住院或主治医师）	Ⅳ级	足月	无	正常

七、入院标准

诊断为胎膜早破者，建议入院治疗。

八、危急值报告

急值一经相关检查或检验科室确认后，应立即通报患者所在科室并登记在专用记录本，患者所在病区工作人员接到危急值报告后，应立即记录报告的危急值内容、复读得

到对方确认后记录在专用登记本,及时转告主管医师,及时分析、处理、记录、复查。危急值包括:

(1) 确定胎膜早破后,临床合并感染征象,血常规 WBC 及 CRP 明显升高者。

(2) B 超提示羊水过少,羊水 AFV≤20mm,AFI≤50 mm,脐血流或大脑中动脉血流异常,胎儿生物物理评分≤7 分,提示胎儿窘迫者。

九、会诊标准

(1) 全身感染征象时请内科会诊。

(2) 不排除胎儿异常时请超声科、遗传科会诊。

(3) 胎儿合并畸形需要产时手术者请胎儿医学科会诊。

(4) 以下情况请新生儿科会诊。

十、入出 ICU 标准

(一) 转入 ICU 标准

(1) 严重心、肺疾病。

(2) 产后大出血或休克。

(3) 麻醉意外抢救成功后。

(4) 术后麻醉需要辅助机械通气。

(5) 任何一个或多个重要脏器衰竭。

(6) 败血症、感染性休克。

(7) 术后水、电解质紊乱。

(二) 转出 ICU 标准

(1) 心率在正常年龄组范围内。

(2) 血流动力学稳定。

(3) 呼吸频率在正常年龄组范围内,呼吸功能障碍已获纠治,血气分析结果正常。

(4) 主要脏器功能稳定。

(5) 吸氧下无发绀、血氧饱和度＞90%;或 P/F＞300;或 PCO_2＜50mmHg;或 pH＞7.35;或不需机械通气、不需给氧。

十一、术前谈话要点

(1) 麻醉意外,呼吸、心搏骤停;麻醉药物反应;过敏反应,毒性反应,神经阻滞并发症;术中因手术需要更改麻醉方法。

(2) 术中、术后或晚期出血。

(3) 术中、术后有可能发生羊水栓塞,一旦发生可危及孕产妇生命。

(4) 剖宫产儿综合征。

十二、常见并发症及处理

(1) 早产胎膜早破发生绒毛膜羊膜炎者应进行引产。

(2) 合并羊水过少者依据孕周情况,判断胎儿存活概率,适时终止妊娠。

(3) 脐带脱垂者,判断胎儿存活概率,及时终止妊娠或必要时引产。

(4) 脐带受压、胎儿窘迫等情况,及时终止妊娠或必要时引产。

十三、出院标准

产后恶露少,伤口Ⅱ/甲愈合可予出院。

十四、随访指导

(1) 正常产后，新生儿存活，按顺产或剖宫产产后随访指引。

(2) 引产产后，3个月经周期后建议来院行详细检查后妊娠。纳入高危产检门诊系统管理，建立高危产检卡，在高危产检门诊专科随访产检。

（张淑清）

第七节 胎儿窘迫

一、定义

胎儿窘迫是指胎儿在子宫内缺氧和酸中毒所致的一系列病理状态，严重者可遗留神经系统后遗症，甚至发生胎死宫内。可分为急性胎儿窘迫和慢性胎儿窘迫。慢性胎儿窘迫多发生在妊娠晚期，常因妊娠合并症或并发症致胎盘功能不全所致。急性胎儿窘迫多发生在产时，如脐带受压等。

二、病因

（一）慢性胎儿窘迫的病因

1. 母血含氧量不足

合并有心肺疾病、吸烟、长期重度贫血、急慢性失血、仰卧位低血压等致母血容量不足或含氧量低，易造成孕期慢性缺氧。

2. 胎盘循环障碍或功能不全

母体合并有妊娠期高血压疾病、妊娠期糖尿病、心血管疾病、感染等致胎盘血管痉挛，局部血栓形成，影响胎盘循环。

3. 胎儿胎盘循环障碍

胎儿心脏结构畸形或功能障碍、胎儿脐带扭转过多等。

（二）急性胎儿窘迫的病因

产时脐带受压、脐带脱垂、脐带打结等可造成胎儿急性缺氧。静脉滴注催产药、米索前列醇等剂量过大致刺激过强，宫缩过频可造成严重急性缺氧。胎盘早剥、母体休克等均可引起急性胎儿窘迫。

二、诊断

（一）临床表现

1. 慢性胎儿窘迫

多发生在妊娠晚期，孕妇合并有高危妊娠因素，如妊娠期高血压疾病、严重贫血、慢性肾炎等。

(1) 胎动减少或消失（小于10次/2小时或减少50%）。

(2) B超提示羊水减少、胎儿生长受限、脐血流异常等。

(3) 胎监异常。

2. 急性胎儿窘迫

常发生在产时常因脐带脱垂、前置胎盘、产程延长或宫缩过强等引起，表现为持续胎心率异常（＞160或＜110）；伴胎监反复晚期减速、延长减速等，羊水污染三度，胎动异常等。

（二）辅助检查

1. 胎监（CTG）异常

1) 胎心基线异常（＞160或＜110）持续10分钟以上。

2) 反复出现的各种减速伴变异降低或缺少、反复晚期减速、延长减速等。

3) 正弦形胎心曲线需高度怀疑。

4) NST无反应型，且进一步CST（＋）。

2. 胎儿生物物理评分≤6分。

3. B超提示胎儿生长受限或羊水过少（AFV≤20mm，AFI≤50mm），或脐动脉多普勒血流异常等。

4. 胎儿面部氧饱和度＜30%。

（三）鉴别诊断

1. 药物性胎心异常

如产程中使用阿托品，胎心率可达180；未足月胎儿胎心可高于160。

2. 胎膜早破所致羊水过少

B超发现羊水过少时，要鉴别羊水过少的原因，仔细询问患者是否有近期阴道流液史，必要时检查阴道是否有羊水池，排除胎膜早破。

三、治疗

根据全面情况做决策，慢性缺氧者根据胎儿孕周、孕妇状态而适时选择恰当方式终止妊娠；急性缺氧者立即实施宫内复苏并尽快结束产程。要有经验丰富的儿科医师在分娩现场准备新生儿复苏的药物和器械，配合抢救。

（一）急性缺氧

急性缺氧大多发生在产时，除非数分钟内可结束分娩，否则应实施宫内复苏措施。

（1）改变体位：可纠正仰卧位低血压，并可缓解脐带受压。

（2）给母亲吸氧，最好采用高流量纯氧。

（3）缓解过强的宫缩或停止催产药的应用，以改善子宫胎盘血灌注量。

（4）立即阴道检查除外脐带脱垂。

（5）纠正因为使用麻醉镇痛药所致的低血压。

（6）通知高年资医师、新生儿科医师、助产士及麻醉师一起，做好紧急分娩抢救新生儿准备，如宫内复苏效果不佳，宫口已开全，胎头位置低，可予钳产助产；估计短时间内经阴道分娩困难，需立即剖宫产终止妊娠。

（二）慢性缺氧

对因治疗高危妊娠，选择适当时机终止妊娠。孕周＜35周，酌情给予地塞米松，促胎肺成熟，为随时分娩做准备。根据胎盘储备功能及宫颈条件决定引产或剖宫产。

四、疾病分级及诊疗指引

胎儿窘迫的分级评估及诊疗指引见表21-6。

表 21-6 胎儿窘迫的分级诊疗指引

负责医师	评估	胎心情况（/min）	胎监情况	羊水
三线医师（主任医师或者科主任＋新生儿科高年资医师）	Ⅰ级	≥200 或 ≤90	延长减速或反复晚期减速	羊水三度混浊
三线医师（值班医师或主任医师＋新生儿科医师）	Ⅱ级	≥180 或 ≤100	晚期减速	AFV＜20mm 或羊水三度混浊
二线医师（高年资住院总或主治医师）	Ⅲ级	≥160 或 ≤120	无反应型，变异减速	羊水过少或二～三度混浊
一级医师（住院或产科专责医师）	Ⅳ级	正常	NST 反应型	量正常或色清

五、入院标准

（1）各种原因所致胎动异常的孕妇，胎动减少或极度频繁。

（2）各种类型提示胎心监测异常的孕妇，给予吸氧、进食或改变体位后复查无明显改善的。

（3）B 超检查提示胎儿窘迫，包括羊水过少、脐动脉血流异常、胎儿生物物理评分异常等。

（4）胎膜已破，羊水三度混浊。

六、疾病特殊危急值

影像学检查：B 超提示羊水过少（AFV≤20mm，AFI≤50mm）。

七、会诊标准

（一）以下情况需请儿科会诊

（1）胎儿窘迫，胎心持续≥180 或≤100，或胎监提示反复晚期减速者。

（2）羊水三度混浊者。

（3）需行钳产助产者或胎儿窘迫需行剖宫产者。

（4）母体存在高危因素，需提早终止妊娠者。

（二）以下情况需请专科会诊

（1）存在内、外科合并症，需专科协助诊治。

（2）存在可能影响麻醉因素，术前需麻醉科评估。

（3）饮食有特殊要求患者，请营养科协助饮食控制。

八、入出 ICU 标准

（一）入 ICU 标准

（1）严重心、肺疾病。

（2）产后大出血或休克。

（3）麻醉意外抢救成功后。

(4) 术后麻醉需要辅助机械通气。

(5) 任何一个或多个重要脏器衰竭。

(6) 败血症、感染性休克。

(7) 术后水、电解质紊乱。

（二）出 ICU 标准

收入 ICU 的患者经过严密监护和治疗后，病情趋于稳定且转入 ICU 的指征已消除后，可转出 ICU 返回普通病房继续进行专科治疗。标准如下。

(1) 心率在正常范围内。

(2) 血流动力学稳定。

(3) 呼吸频率在正常年龄组范围内，呼吸功能障碍已获纠治，血气分析结果正常。

(4) 主要脏器功能稳定。

(5) 吸氧下无发绀、血氧饱和度＞90％；或 P/F＞300；或 PCO_2＜50mmHg；或 pH＞7.35；或不需机械通气、不需给氧。

九、前谈话要点

(1) 麻醉意外，呼吸、心搏骤停；麻醉药物反应；过敏反应，毒性反应，神经阻滞并发症。

(2) 术中、术后或晚期出血，术后感染。

(3) 新生儿窒息，新生儿缺血缺氧性脑病，剖宫产儿综合征等。

十、常见并发症及处理

（一）新生儿窒息

新生儿在出生后 1 分钟尚未建立规则有效的自主呼吸，约有 2/3 是宫内窘迫的延续。新生儿娩出后立即行复苏，复苏越早，新生儿脑损伤越小。复苏 ABCDE 方案：A. 清理呼吸道并保持通畅；B. 建立呼吸；C. 建立有效循环；D. 药物复苏；E. 评估。

（二）新生儿缺血缺氧性脑病（HIE）

与胎儿宫内情况、分娩时复苏方法有关。总之，宫内缺氧时间越长、复苏效果越差则发生 HIE 风险越高。治疗原则：保持呼吸道通畅，避免缺氧和高碳酸血症；维持血压及组织灌注；控制惊厥及脑水肿；维持水电解质平衡等。

十一、出院标准

(1) 胎动恢复正常。

(2) 复查 B 超胎儿生长径线增长，无生长受限、胎儿相关血流改善。

(3) 羊水量恢复正常：An≥80mm。

(4) 胎监异常消失，两次相隔 24 小时以上复查胎监评分≥9 分。

(5) 已终止妊娠，产后恢复佳，无产褥期感染等并发症者。

(6) 没有需要住院处理的并发症和（或）合并症。

十二、随访指导

(1) 未分娩者，嘱出院后注意数胎动，如胎动异常需及时复诊。

(2) 定期门诊产检，第一次回院门诊应在 7 天内，监测胎儿生长状况、羊水情况等，定期行胎心监测。

(3) 对症处理高危妊娠情况，由专家门诊把关。

（4）出现以下紧急情况需及时返院或到当地医院治疗。

1）胎膜早破。

2）胎动减少或胎动频繁。

（张淑清）

第二十二章 妊娠期肝病

第一节 妊娠合并重型肝炎的临床特点

重型肝炎是指病情严重，临床症状复杂，病死率高，严重危害人们健康的肝脏疾病。妊娠期由于肝脏负担重，重型肝炎的发生率是非孕妇的 66 倍，其发病急、病情进展快，短期内即可出现肝、肾衰竭，是我国孕产妇的主要死亡原因。妊娠合并重型肝炎至今尚无满意的治疗方法。因此，掌握妊娠合并重型肝炎的临床特点，对于及早诊断、治疗妊娠合并重型肝炎，降低病死率是十分必要的。

一、出血倾向

（1）皮肤瘀斑、齿龈出血、鼻出血、尿血、特别是产后子宫出血，是产妇死亡的重要原因。主要是由于肝细胞严重受损，肝脏合成的多种凝血因子缺乏，导致凝血功能障碍。

（2）消化道出血呕吐咖啡样或鲜红色血液，排柏油样大便，便血，重者可致失血性休克。原因为：

1) 凝血因子合成减少，凝血功能障碍。
2) 门静脉高压，食管、胃底静脉曲张破裂出血。
3) 胃黏膜发生广泛性糜烂或溃疡。

（3）DIC，肠道性内毒素、病毒本身及其抗原抗体复合物能造成组织、血管内皮损伤，进而激活血液的外凝系统及内凝系统，引起微血栓形成诱发 DIC。

二、肝性脑病

早期表现行为异常、性格改变，可有兴奋、忧郁、失眠、易怒及无意识举动，检查出现扑翼样震颤，定向力或计算力减退；后期表现为意识障碍、嗜睡，甚至昏迷，出现肝臭。分娩后更易出现精神神经症状且多为Ⅳ期肝性脑病。发病机制为：

（一）血氨及其他毒性物质的储积导致中毒

肝衰竭时，解毒功能减弱，以及门静脉高压时门腔静脉短路，导致氨及其他有毒物质进入血液循环并通过血-脑屏障进入大脑，干扰脑的能量代谢，使中枢神经系统功能紊乱，发生肝性脑病。除胃肠道细菌腐化作用和尿素分解产生大量的氨外，上消化道出血、高蛋白饮食、便秘、感染以及利尿药、大量放腹腔积液引起的低钾、低钠血症都可致血氨升高。

（二）假性神经递质作用

食物中的芳香族氨基酸如酪氨酸、苯丙氨酸等经肠菌脱羧酶的作用分别转变为酪胺和苯乙胺。若肝脏对酪胺和苯乙胺的清除发生障碍，此两种胺可进入脑组织，在脑内经 β 羧化酶的作用形成 β 羟酪胺和苯乙醇胺。后两者的化学结构与正常的神经递质去甲肾上腺素相似，但不能传递神经冲动或作用很弱，称为假性神经递质。当假性神经递质被脑细胞摄取并取代了突触中的正常递质，神经传导发生障碍，出现意识障碍与昏迷。

（三）**氨基酸代谢失衡，比例失调**

正常时血浆支链氨基酸（BCAA）/芳香氨基酸（AAA）比值为3.0~3.5。肝衰竭时，由于胰岛素不能在肝中灭活而大量血促使BCAA在肌肉中分解，使BCAA在血中浓度下降，同时AAA不能在肝脏分解，加之肝脏和其他组织破坏加快，释放较多AAA，血中AAA浓度显著升高。血浆中支/芳比值下降，促使肝性脑病发生。

三、肝肾综合征

无原发性肾脏疾病，突然出现少尿、无尿、自发性氮质血症等急性肾衰竭表现，发生率在50%左右。重型肝炎的肝肾综合征是功能性的，可能是由于肾血管的强烈收缩使肾皮质血流量减少，肾灌注降低，而造成肾血管收缩的确切原因尚不十分清楚。可能机制有：

（1）认为肝脏和肾脏之间存在直接联系，肝脏严重受损时，由肝脏来源并作用于肾脏使肾血管扩张的若干因子合成或释放减少，肾血管收缩。

（2）肝脏功能不全所引起毒性物质蓄积，如内毒素不仅直接引起肾动脉强烈收缩，还可使白三烯、血栓素A_2（TXA_2）增多，白三烯能增大肾血管阻力，TXA_2使肾血管收缩，造成肾血流减少。

（3）肝脏还可通过肝肾反射来调节肾功能。

四、感染

重型肝炎患者继发感染率达80%，尤其是肝性脑病或病程后期更易发生，产后产道感染及肝胆道感染较常见，还可发生肠道、呼吸道、泌尿道感染及原发性腹膜炎、败血症等。原因为：

（1）肝脏清除肠源性微生物、内毒素等有害物质功能下降，机体免疫力减退。

（2）中性粒细胞功能异常，血清补体、纤维连接蛋白、调理素等水平低下。

（3）肠道菌群失调，肠道屏障功能不全，肠道细菌易位等。

五、实验室检查

（1）胆红素增高，重型肝炎发病后常呈剧增型高度黄疸，血清总胆红素达171μmol/L以上，直接及间接胆红素均增高，黄疸越深病情越重，>342μmol/L为极重症。

（2）转氨酶由高到低，丙氨酸转氨酶（ALT）和天冬氨酸转氨酶（AST）可升高为正常值的10~30倍。肝细胞坏死严重时，酶生成障碍，ALT、AST逐渐下降，与胆红素进行性升高不相一致，称为"胆酶分离"，常标志病情严重。

（3）血清清蛋白浓度下降，白、球蛋白比值变小，甚至倒置。当清蛋白<25g/L时，可出现全身水肿及腹腔积液。

（4）凝血功能差，凝血酶原时间（PT）较对照组延长3秒以上，凝血酶原活动度（PTA）<40%，部分凝血活酶时间（APTT）较对照组延长10秒以上。并发DIC时，可见血小板动态下降，纤维蛋白降解产物（FDP）增多，凝血酶时间延长及D-二聚体增加等。

（5）血糖降低，肝组织大面积坏死致使肝糖原耗竭，肝糖原合成和异生作用减弱，肝内糖原储备减少，同时肝细胞内粗面内质网上的葡萄糖 6-磷酸酶受到破坏，使肝糖原不能分解为葡萄糖，此外，肝脏对胰岛素灭活功能减弱，导致低血糖的发生。约 40％急性重型肝衰竭患者血糖＜2.2mmol/L。

（6）胆固醇降低，胆固醇在肝细胞的微粒体合成，血清中胆固醇主要来自肝脏（60％～80％）。严重肝细胞损伤时，胆固醇合成减少，血清中胆固醇明显下降。

（7）肾功能不全时，24 小时尿量可＜400ml，甚至 100ml，肌酐和尿素氮明显增加。

（8）电解质低，可出现低钾、低钠、低氯、低钙、低镁，若不及时治疗，影响预后。

（9）B 超检查，肝脏缩小，肝脏实质回声增多、增强，有腹腔积液时腹腔内可见液性暗区。部分伴有慢性胆囊炎声像及脾大。随黄疸加深而肝脏进行性缩小者预后不良，肝脏大者多存活。

（黄淑瑜）

第二节 妊娠合并重型肝炎的监测

妊娠合并重型肝炎病情多变，发展迅速，需严密观察，才能对病情做出正确的判断，从而随时调整治疗方案，提高抢救成功率。总的来说，妊娠合并重型肝炎的监测包括肝脏功能的监测以及并发症的监测。

一、肝脏功能的监测

主要通过临床症状以及一些与肝功能密切相关的生化指标。

（一）一般情况及消化道症状

重型肝炎患者全身情况极差，乏力，等消化道症状严重，甚至出现中毒性鼓肠等。病情好转时一般情况与消化道症状可改善。相反，一般情况与消化道症状恶化时应警惕病情加重。

（二）凝血酶原时间（PT）及凝血酶原活动度（PTA）

国内外学者一致公认，动态观察 PT 和 PTA 的变化是判断肝衰竭预后的重要指标。许家璋报道，PTA 与肝脏组织坏死程度密切相关。凝血酶原是肝脏合成的重要凝血因子，它在血液中含量反映了肝脏的合成功能，PTA 水平的高低反映了肝组织的坏死程度。动态观察患者 PTA 下降的速度和数值，对肝衰竭患者预后的判断有极重要的意义。在临床实践中要注意输注凝血因子对结果的影响。

（三）血清总胆红素

胆红素代谢主要在肝脏进行，国内外报道均认为，高胆红素血症在肝衰竭患者预后的判断中有显著意义。解放军 302 医院 1995 年统计的 328 例病毒性肝衰竭患者中，凡总胆红素超过正常值 20 倍者，病死率达 74.1％。国外 Davis 近年报道 6 例存活者仅一例总胆红素超过 342μmol/L，10 例死亡者中 8 例大于此值。但有时患者过快死亡，胆红素尚未来得及升高，故数值高低有时不能很好反映预后，动态的观察是更好的指标。

另外，在胆红素的构成中，间接胆红素更反映肝实质的损害，而直接胆红素反映肝胆道梗阻，故两者的比例对预后的判断亦有意义，直接胆红素比例高的患者预后较好。

（四）AST/ALT 比值

许多学者认为 AST/ALT 比值可反映肝细胞损伤的严重程度。由于 AST 主要存在于肝细胞内各种细胞器，而 ALT 主要存在于细胞质，故受到较轻的损伤时，先是 ALT 升高，AST/ALT 比值较低；而当肝细胞受损坏死较重时，AST 才释出，则 AST/ALT 比值上升，故两者比值可作为肝细胞受损轻重的指标。1982 年 Gitlin 对 25 例肝衰竭患者做了 AST/ALT 比值的观察和研究，发现存活组与死亡组之间存在明显差异，认为 AST/ALT 比值在 0.31～0.63 预后良好，而>1.20 预后差，0.64～1.19 与预后无肯定关系。但在临床工作中发现 AST/ALT 比值与预后关系似乎并未有如此肯定关系，考虑 AST 在心肌等处亦广泛存在，如同时合并肌肉和心肌损伤 AST 亦显著上升，故在应用 AST/ALT 比值时应充分考虑其他部分有无大量释放 AST，才能对预后做出判断。

（五）血清胆固醇

胆固醇在肝脏细胞的微粒体合成，合成过程中需经多次酶促反应，血清中 80% 胆固醇来自肝脏，严重肝细胞损伤时，胆固醇在肝内合成减少，血清中胆固醇值明显下降。故可作为病情观察指标之一。上海市传染病院报道 272 例肝衰竭患者中血清胆固醇<2.6mmol/L 病死率为 91.9%，<1.82mmol/L 病死率为 95.8%。解放军 302 医院对 122 例肝衰竭患者的血清胆固醇进行动态监测，发现血清胆固醇>2.6mmol/L 者 83.3% 存活，而 1.6mmol/L 病死率为 92.98%。

（六）血糖

肝脏是维持血糖正常的主要器官，大量肝组织坏死时肝内糖原耗竭，无法补充血糖，肝衰竭时可出现明显的低血糖。Davis 报道 16 例重型肝炎患者中，2 例低血糖，2 例均死亡；Thogersen 报道 98 例重型肝炎患者中 15 例有明显低血糖，此 15 例患者全部死亡。本组资料中，16 例出现不同程度低血糖，以 2mmol/L 为界，存活组 6 例低血糖患者中，仅 1 例患者血糖低于 2mmol/L，而死亡组 10 例中，6 例低于 2mmol/L，差别具有显著性。在临床实践中，常需不断补液，补液中的葡萄糖对检测结果有影响，故运用血糖来观察病情需注意补液对结果的影响。

（七）胆碱酯酶

胆碱酯酶在肝脏合成，其活性反映肝脏的合成功能，肝功能受损时，血清胆碱酯酶下降。病情变化时，胆碱酯酶也相应变化，故监测胆碱酯酶变化可了解肝脏功能的变化。

（八）血氨

氨主要在肝脏进行代谢转化，通过检测血氨可了解肝脏功能，观察其变化可对病情的变化做出估计。报道血氨<110μmol/L 者 71% 存活，>110μmol/L 仅 9% 存活，2000 年顾长海等对 565 例肝衰竭患者血氨进行统计分析，发现病死率与血氨在 0.05 水平上有显著的正相关。

（九）甲胎蛋白

多数学者认为对肝衰竭患者动态检测 AFP 可作为肝细胞再生的指标。1997 年李军等对 61 例肝衰竭患者的血清 AFP 进行检测，发现 63.9%的患者的血清 AFP 升高，在死亡 24 例中 AFP 平均值为（18.6±20.3）ng/ml，存活 37 例中 AFP 平均值为（152.0±92.5）mg/ml。两者差异有显著性。但亦有学者认为无预后价值。在应用中注意孕期 AFP 本身随孕周而变化，正常产后 AFP 逐渐下降。

（十）肝脏大小

肝脏大小反映肝脏细胞坏死的程度等观察 1000 多例尸检，急性肝衰竭患者的肝脏明显缩小，肝脏重量为 600～800g，国内报道急性肝衰竭患者死亡 30 例，绝大多数肝脏体积明显缩小，重量减轻，其中＜1000g 者占 80.3%。临床实践中，对肝脏大小的估计，主要通过肝浊音界的叩诊、B 超等影像学以及手术中探查来判断。肝脏不缩小的患者预后好。

二、并发症的观察

妊娠合并重型肝炎病情复杂，累及全身各器官系统，易出现多种并发症。这些并发症相互作用，可使病情进一步加重，间接或直接引起患者死亡。并发症越多，并发症越严重，预后越差。

（一）肝性脑病

早期表现行为异常、性格改变，可有兴奋、忧郁、失眠、易怒及无意识举动，也可有扑翼样震颤，甚至出现定向力或计算力减退。后期则表现意识障碍，由嗜睡进而转入肝性昏迷，又称此为肝性脑病。

检查有肝臭，肝性脑病患者呼气中具有特殊的臭味（似尸体或腐烂水果味）。肝性脑病所特有。一般认为是由患者肺部排出含有硫醇的挥发性气体。正常情况下这种气体由肝脏清除，不经肺部排出。肝臭的程度可表示肝坏死的程度和病情的轻重。

在观察中注意与脑水肿和脑出血等进行鉴别，必要时行脑 CT、MRI 等检查。

（二）脑水肿

脑水肿是重型肝炎致死原因之一。重肝患者由于毒素刺激脑内血管壁，使其通透性增高；微循环障碍加重脑组织缺氧；低蛋白血症；大量补液等可造成脑水肿。脑水肿早期出现呕吐、意识障碍等颅内高压表现时，易被误诊为肝衰竭表现，导致治疗上过多的补液、使用较多的含钠去氨药物等，从而进一步加重脑水肿。

（三）肝肾综合征

它是重型肝炎较常见和严重的并发症，是多器官衰竭的一种表现，多是功能性的。临床特征为无原发肾病史，迅速出现少尿或无尿、氮质血症等急性肾竭表现。肝肾综合征与有效血容量降低有关。往往是在肝功能改善后肾功能才好转。对于严重肝病患者，需精确监测尿量情况，一般每小时计尿量 1 次，观察尿量变化，并参考血肌酐、尿素氮，及时做出处理。

（四）消化道出血

肝衰竭患者发生上消化道出血最常见原因是急性弥散性胃黏膜腐蚀性糜烂，尽管存在门静脉高压，但食管静脉破裂出血不多见。

上消化道出血常有多种表现形式。患者多突然出血而无明显先兆，出血表现为大量呕吐鲜血，血压下降，休克。部分患者在出血速度上可呈缓慢持续渗血，未必有呕血，但有黑粪，甚至暗红色血便。

(五) 感染

许多研究表明，80％的重型肝炎患者可发生细菌和真菌感染，部分患者还可同时有多部位和连续多次由不同病原体引起的感染。常见的感染有自发性腹膜炎、肺部感染、败血症、尿路感染、肝胆道感染以及真菌感染等。

感染的诊断要依靠临床诊断和细菌学诊断两个方面。临床诊断主要包括在临床上出现的各种感染征象，如发热、白细胞升高、升高、原有病情急剧恶化以及各系统感染出现的特有症状等。在重型肝炎中，由于免疫力的改变，有时合并严重感染时并无常见的发热、白细胞升高等。强调指出，肝衰竭患者出现以下情况，应考虑感染的存在：

(1) 不明原因的血压下降。

(2) 全身血管阻力降低。

(3) 不明原因的尿量减少，而心血管充盈压正常。

(4) 肝性脑病恶化而颅内压无相应升高。

(5) 发生严重酸中毒。

(6) 合并弥散性血管内凝血。细菌学诊断主要是相关标本的细菌学培养结果，对可疑感染患者，注意取血标本、痰、中段尿、分泌物、腹腔积液、羊水等进行培养加药敏。

(六) 水电解质、酸碱平衡紊乱

肝脏是体内代谢最活跃的器官，在维持水电解质、酸碱平衡中起着很大作用。急性肝衰竭时，常出现水电解质、酸碱平衡紊乱，严重时危及生命。在监测上注意每日出入量的对比、中心静脉压测定及体重的观察，并每日一定次数的血清生化检测。

(七) 心肺功能异常

在重型肝炎中，因毒素影响、水电解质酸碱平衡紊乱、感染、过多输注血浆等原因，常常出现心肺功能异常。可出现心力衰竭、肺水肿、成人呼吸窘迫综合征、肺出血等。患者可有胸闷、心悸、呼吸困难、不能平卧等表现，观察中注意心肺听诊，注意心率变化、血氧饱和度、中心静脉压，并结合胸部X线、心脏彩超、心电图、心肌酶谱、动脉血气等检查进行评估。

(八) 胎儿宫内窘迫

除内科并发症外，妊娠合并重型肝炎出现胎儿宫内窘迫及死胎的机会极高，需要提高警惕以防胎死宫内。

监测上注意胎动、胎心变化，参考胎监、B超生物物理评分、脐血流等检查，并随时复查。

（黄淑瑜）

第三节 慢性 HBV 感染者与妊娠

妊娠与慢性乙型肝炎抗病毒治疗的问题是个十分棘手的世界性的问题目前，国内外诸多《慢性乙型肝炎防治指南》尚未深入、详细的涉及这方面的问题。在中国，东南亚和非洲是流行区，全世界约有3.5亿慢性HBV携带者，其中的1/4死于乙型肝炎相关的慢性肝病。乙型肝炎可以通过性行为、血液及血制品进行水平传播，也可以通过母婴垂直传播感染婴儿。HBV感染的生育期女性的HBeAg阳性率高达40%～50%，围生期感染是HBsAg高流行区的主要传播模式，35%～50%的携带者与垂直传播有关。国内报道孕妇产前检查HBsAg的携带率可达11.2%～12.5%。尽管新发感染和急性感染在成年人中最高，但婴儿期和儿童期感染更倾向于慢性化。随访的数据也表明婴儿期或儿童期感染HBV的患者约有25%最终会过早地死于肝硬化和肝癌，预防围生期感染就显得非常重要。

一、HBV与妊娠之间的相互影响

尽管在东南亚地区有高达10%～20%的育龄妇女为慢性感染HBV者，但却缺乏母体感染HBV对妊娠结果影响的相关数据。美国和中国香港的几个研究没有表明慢性乙型肝炎和HBV携带者妊娠和新生儿不良事件之间有关系。但有几个旧的病例报道和研究提示，HBV能增加母体和新生儿的某些疾病的发病率，包括胎儿窘迫、早产、胎粪腹膜炎，但该研究中包括一部分急性乙型肝炎的孕妇。最近中国香港学者比较了HBsAg携带组和对照组单胎妊娠结局，发现妊娠糖尿病、产前出血、先兆早产与HBsAg携带有显著关系；与胎儿脑室内出血、先兆子痫及胎膜早破没有关系，但是这个研究没有评估HBeAg状态和病毒血症情况。上述研究表明，HBsAg携带状态是妊娠糖尿病的独立危险因素。但是Wng和同事比较了824例HBsAg阳性的妇女和对照组6281例妇女，发现分娩、出生体重、过早破膜、新生儿黄疸、围生期窒息、先天异常和围生期病死率等没有大的差别。有文献报道慢性HBV感染可以导致新生儿低Apgar评分。健康HBV携带者对妊娠具有很好的耐受性。尽管妊娠期间体内增高的激素如肾上腺皮质激素、雌激素和黄体酮有免疫抑制的作用，从而提高HBV DNA水平，雌激素还有抑制HBV表达的作用。可的松水平在足月和分娩时达到高峰，但在妊娠后期此激素活性与那些由于治疗目的而服用泼尼松龙龙的人群是相当的。同样尽管在25例HBeAg阳性母亲中妊娠期HBV DNA水平增加一个Log值，但HBV DNA水平的变化在整个妊娠期没有明显的差别。大多数HBV慢性感染的妇女在妊娠结束后没有发生肝脏疾病的恶化，大多数受试者肝脏酶学指标正常。然而，以往曾经也有HBsAg阳性的妊娠妇女肝功恶化或者暴发性肝衰竭的病例报道。

Lin和同事发现产后可的松水平迅速下降可以同激素治疗终止相似。随着这一下降一部分的HBeAg阳性携带者的母亲在生产后可以出现HBeAg的清除，甚至是HBeAg的血清学转换。产后随访31例HBeAg阳性携带者1年发现，1/3的HBeAg阳性的携带者母亲HBV DNA减少是逐渐"累积"的，HBeAg的清除率达到17%。这些事件的发生大多数是在产后1～2个月时，同时伴有肝炎的发作。最近又是这相同的团队提出了HBV基因型和前C区或者基本核心启动子的变异或许影响产后HBeAg的清除在分析了49例HBeAg阳性妇女产后的资料后，他们发现产后有12.5%的清除率。产前预测产后HBeAg的清除率看起来似乎与年龄，经产数，前C区终止密码子或者基本核心启动子变异无失。产前低HBeAg滴度（<1∶60）和低HBV病毒载量与产后HBeAg的清除有密切关系。尽管在基因B型和C型（16% vs. 0）没有明显的统计学差异，但由于其有限的病例数受到限制，这需要进一步的评价。

乙型肝炎病毒相关的肝细胞炎症主要是由宿主免疫应答介导的。在慢性 HBV 感染的患者中，不充分的宿主免疫应答对慢性化发展起到一定作用。在妊娠期间，防止对胎儿的排斥反应母体的免疫系统有许多改变。胚胎滋养层和母体的子宫可以产生例如 CD95L，吲哚胺 2，3-双加氧酶，白血病抑制因子。在 Th1 和 Th2 之间的平衡会趋向伴随调节性 T 细胞增加的 Th2 应答方面改变。调节性 T 细胞在慢性 HBV 感染中发挥作用，这归因于对 HBV 的不充分免疫应答。调节性 T 细胞数量进一步的增多诱导的对 HBV 的耐受机制也就解释了为什么妊娠期间 HBV 病毒载量增高，肝脏生化学指标却没有变化的现象。所有这些免疫状态的变化在产后恢复，免疫系统恢复自己的功能。免疫系统的恢复与产后 ALT 增高有关。所以产后几个月内必须密切监测 HBV 感染产妇的肝炎恶化和血清学转换情况，这很重要。

二、母婴传播

在没有暴露后免疫情况下，母亲是 HBsAg 和 HBeAg 阳性的新生儿有 70%～90% 的风险会在出生后 6 个月时发生 HBV 的慢性感染，母亲 HBsAg 阳性，HBeAg 阴性的新生儿也至少有 10%～40% 的风险发生 HBV 的慢性感染。幼年感染 HBV 通常导致慢性感染状态，其中 85%～95% 的会变成 HBV 携带者。围产期感染发生暴发性乙型肝炎的罕见病例已经有报道。发生暴发性肝炎的婴儿主要是 HBeAg 阴性、HBsAg 阳性的母婴传播导致感染的。暴发性乙型肝炎的发生率婴儿要高于其他年龄组。

所以预防垂直传播很重要。20 世纪 80 年代由于乙型肝炎高价免疫球蛋白（HBIG）的应用，HBsAg 阳性母亲的新生儿垂直感染率减少到 23%，联合应用乙型肝炎高价免疫球蛋白和乙肝疫苗使垂直传播率减少到 3%～7%，许多研究均表明高病毒载量是乙型肝炎母婴阻断失败的独立危险因素。

母婴垂直传播包括 3 个层面的感染：围生期感染、子宫内感染，哺乳期感染。围生期感染指胎儿接触母体阴道分泌物和母血而感染，是重要的传播途径。目前，采取的新生儿主动免疫及被动免疫可使感染率降低 80%～95%，但难以阻断子宫内的感染。子宫内感染是指 HBV 经胎盘传播而引起的胎儿宫腔内的感染。子宫内感染的危险因素包括母亲血清 HBeAg 阳性、高 HBsAg 滴度、高 HBV DNA 水平（如 HBV DNA≥拷贝/ml）和母亲在妊娠期间的先兆早产等若母亲血清 HBV DNA≥10^8 拷贝/ml，新生儿出生后即使采用标准主动及被动免疫预防，母婴垂直传播率仍高达 8.5%。因此，新生儿免疫预防无法完全阻断母婴垂直传播。对于高病毒载量的孕妇存在抗病毒治疗以进一步降低母婴垂直传播的必要性。

三、新生儿血清乙型肝炎标志物

判断 HBV 感染状态和个体预后主要是发现 HBV 的血清学标志物。Wang 等发现 HBeAg 阳性母亲所生的没有感染 HBV 的新生儿，在 1 个月龄时仍有 1/3 可以检测到 HBeAg，但是在 4 个月龄时消失。在这个研究，所有大于 4 个月龄 HBeAg 仍阳性的婴儿都有 HBV 感染。其他的研究证明 88% 的儿童在 6 个月龄前清除 HBeAg。

另外，经胎盘的 HBeAb 在婴儿 12 个月龄前几乎都消失了。经胎盘而来的 HBcAb，1/3 的婴儿在 12 个月龄时仍然可以被检测到，但在 24 个月龄前都消失。

总之，在 HBV 携带者母亲所生的婴儿中，1 岁之前单独检测到 HBeAb 或者 2 岁之前单独检测到 HBcAb（HBsAg 阴性）可能只代表着母体的病毒抗体经胎盘到婴儿体内。2岁之后单独检测到HBcAb代表着既往感染。

四、妊娠期抗HBV治疗的有关问题

(一) 抗病毒治疗适应证

所有肝硬化患者、妊娠第三阶段HBV DNA>10^8拷贝/ml者、既往有HBV（）婴儿生产史上且HBV DNA>10^6拷贝/ml者均需要抗病毒治疗。

(二) 抗病毒治疗开始时间及持续时间

对于肝硬化患者，怀孕前即开始抗病毒治疗，妊娠全程及产后较长时间均需持续治疗。而对于非肝硬化者，妊娠32周或34周开始抗病毒治疗，持续至分娩，或者至产后4周再根据病情决定是否继续。

(三) 药物选择

由于普通干扰素和PEG干扰素有增生抑制作用。因此，此类药物禁止使用于妊娠期。根据现有的循证医学安全性证据，推荐选择拉米夫定、替诺福韦、替比夫定这3种核苷（酸）类药物之一。

五、慢性乙型肝炎患者妊娠前后的管理

(一) 计划妊娠

建议在基线评估：按HBsAg、HBeAg、抗-HBe、HBV DNA，肝病严重程度，是否有合并其他病毒感染等情况进行评估。①如果基线HBV DNA水平较低（对于HBeAg阳性者，HBV DNA<10^5拷贝/ml；对于HBeAg阴性者，HBV DNA<10^4拷贝/ml），且没有明显纤维化者，暂不进行抗病毒治疗，妊娠期间进行监测。如妊娠第3阶段重复评估，HBV DNA>10^8拷贝/ml，或既往有HBV婴儿生产史且HBV DNA>10^6拷贝/ml者，则应给予拉米夫定或替诺福韦或替比夫定抗病毒治疗；否则可不予抗病毒治疗。②如果基线HBV DNA水平较高，且有明显肝纤维化，但没有肝硬化者，建议先进行抗病毒治疗。如果停药后能持续应答，则可妊娠，妊娠期间进行监测，同上①处理；如果停药后不能维持应答，则同下③处理。③如果妊娠前已有肝硬化，则建议妊娠前先进行抗病毒治疗，并选用拉米夫定或替诺福韦或替比夫定，在妊娠期间继续给予上述药物之一抗病毒治疗，且妊娠期间全程进行监测。

(二) 意外妊娠

对于抗HBV治疗过程中意外怀孕的妇女，目前暂没有标准的处理方案，针对具体情况个体化处理。有两种选择：一种是暂时停药，全程监测HBV DNA和ALT水平，妊娠第3阶段再根据具体情况决定是否抗病毒治疗，但只适用于肝炎程度轻，出现严重反弹或疾病进展的危险性较小的患者；另一种是全程持续抗病毒治疗，但应改为拉米夫定或替诺福韦或替比夫定。

(三) 产后管理

产后将会面临的两大问题。问题之一是，产后母体是否继续抗病毒治疗？产后停用核苷（酸）类似物治疗可能会导致肝炎反弹。因此，应该在产后继续密切监测HBV DNA水平，根据具体情况决定口服抗病毒治疗是否继续。问题之二是，产后可否给新生儿哺乳？一般来说，如果产妇没有抗病毒治疗，新生儿已经及时接受主动和被动免疫预防，母乳喂养不会增加新生儿感染HBV的危险；如果产妇已接受了抗病毒治疗，则需谨慎决定是否哺乳，因为这些药物在哺乳期暴露对新生儿的安全性

尚未得到证实。

(四) 男性抗病毒治疗的生育问题

虽无太多循证医学证据,但参比女性,情况简单得多。

(1) 对于计划授孕的处理,可以先予抗病毒治疗,等待获得持续治疗应答,停药一段时间后授孕;或抗病毒治疗前先授孕,后进行抗病毒治疗。

(2) 对于正在接受抗病毒治疗者的计划授孕,干扰素类药物必须在停药3个月以上才能授孕;而核苷类药物治疗后,对于病情较轻者可停药2周以上再授孕,而对于病情较重者、不能停药者可换成拉米夫定或替诺福韦或替比夫定一段时间后再授孕。

(3) 对于男性口服核苷(酸)类似物治疗期间女方意外授孕者,在充分知情沟通后,女方可继续妊娠,并密切观察;但对于男性接受干扰素治疗期间女方意外授孕,安全性未知,在充分知情沟通后,建议女方终止妊娠。

(黄淑瑜)

第四节 妊娠期肝内胆汁淤积症

一、定义

妊娠期肝内胆汁淤积症是妊娠中、晚期特有的并发症,临床上以皮肤瘙痒和黄疸为特征,主要危害胎儿,使围生儿患病率和病死率增高。本病具有复发性,本次分娩后可迅速消失,再次妊娠或口服雌激素避孕药时常会复发。

二、病因

目前尚不清楚,可能与雌激素、遗传及环境等因素有关。其中遗传因素决定患者的易患性,而非遗传性因素决定ICP的严重程度。

(一) 激素因素

妊娠期胎盘合成雌激素,孕妇体内雌激素水平大幅增加,雌激素可使Na^+-K^+-ATP酶活性下降,能量提供减少,导致胆酸代谢障碍;雌激素可使肝细胞膜中胆固醇与磷脂比例上升,流动性降低,影响对胆酸的通透性,使胆汁流出受阻;雌激素作用于肝细胞表现的雌激素受体,改变肝细胞蛋白质合成,导致胆汁回流增加。上述因素综合作用可能导致ICP的发生。此外,雌激素代谢异常及肝对妊娠性生理性增加的雌激素高敏感性也是导致ICP的可能因素。

(二) 遗传与环境因素

ICP患病率冬季高于夏季;世界各地ICP患病率明显不同;母亲或姐妹中有ICP病史的妇女ICP发生率明显增高,其完全外显及母婴垂直传播的特性符合孟德尔优势遗传规律。

(三) 药物

一些减少胆小管转运胆汁的药物,如肾移植后服用的硫唑嘌呤可引起ICP。

三、诊断
(一) 临床表现
1. 瘙痒

几乎所有患者首发症状为妊娠晚期发生无皮肤损伤的瘙痒,约80%的患者在30周后出现,有的甚至更早。瘙痒程度不一,常呈持续性,白昼轻,夜间加剧。瘙痒一般先从手掌和脚掌开始,然后逐渐向肢体近端延伸,甚至可发展到面部,但极少侵及黏膜,这种瘙痒症状常出现在实验室检查结果之前,平均约3周,亦有达数月者,于分娩时或数日内迅速消失。

2. **其他症状**

严重瘙痒时引起失眠、疲劳、恶心、呕吐、及脂肪痢。

3. **体征**

四肢皮肤可见抓痕;20%～50%的患者在瘙痒发生数日至数周内出现轻度黄疸,部分病例黄疸与瘙痒同时发生,于分娩后数日内消退,同时伴尿色加深等高胆红素症表现。无急慢性肝病体征,肝大但质地软,有轻压痛。

4. **疾病严重程度分度**

(1) 轻度:生化指标:血清总胆汁酸 $10\sim39\mu mol/L$,甘胆酸(CG) $10.75\sim43\mu mol/L$,总胆红素 $<21\mu mol/L$,直接胆红素 $<6\mu mol/L$,丙氨酸氨基转移酶 $<200U/L$。临床症状:瘙痒为主,无其他症状。

(2) 重度。生化指标:血清总胆汁酸 $\geqslant40\mu mol/L$,甘胆酸 $\geqslant43\mu mol/L$,总胆红素 $\geqslant21\mu mol/L$,直接胆红素 $\geqslant6\mu mol/L$,丙氨酸氨基转移酶 $\geqslant200U/L$。

(二) 辅助检查
1. 实验室检查

(1) 血清胆酸测定:测定母血胆酸是早期诊断ICP最敏感方法,在瘙痒症状出现或转氨酶升高前几周胆酸就已升高。其水平越高,病情越重,出现瘙痒越早。ICP患者血甘胆酸(CG)浓度在30周时突然升高至正常水平的100倍左右,并持续至产后下降,5～8周后恢复正常。

(2) 肝功能测定:大多数ICP患者的AST、ALT轻至中度升高,为正常水平的2～10倍,ALT较AST更敏感;部分患者血清胆红素轻至中度升高,很少超过 $85.5\mu mol/L$。

2. 病理检查

ICP患者肝组织活检见肝细胞无明显炎症或变性表现,仅肝小叶区胆红素轻度淤积,毛细胆管胆汁淤积及胆栓形成。电镜切片发现毛细胆管扩张合并微绒毛水肿或消失。

(三) 鉴别诊断

需排除其他能引起瘙痒、黄疸和肝功能异常的疾病。ICP患者无发热、急性上腹痛等肝炎表现,其症状和实验室检查异常在分娩后很快消失。

1. 妊娠合并病毒性肝炎

常合并恶心、呕吐、腹胀等消化道症状;血清ALT、AST及胆红素明显上升,ALT可增高数倍至数十倍;病原学检查发现肝炎病毒标志物阳性;病程不会在妊娠终止后迅速好转或恢复。

2. 妊娠期急性脂肪肝

该病多发生于妊娠晚期，可伴有妊娠高血压疾病；病情进展迅速，黄疸进行性加重；消化道症状明显，上腹痛，有剧烈呕吐，母体一般情况差；B超可见典型脂肪肝声像。肝活检可明确诊断。

四、治疗

治疗原则是缓解瘙痒症状，恢复肝功能，降低血胆酸水平，注意胎儿宫内情况的监护，及时发现胎儿缺氧并采取相应措施，以改善妊娠结局。

（一）一般治疗

适当卧床休息，取左侧卧位以增加胎盘血流量，给予吸氧、高渗葡萄糖、维生素类及能量，既可保肝又可提高胎儿对缺氧的耐受性。定期复检肝功能、血胆酸，了解病情。

（二）药物治疗

改善孕妇临床症状，改善围生儿预后。

1. 熊去氧胆酸（UDCA）

作为一线用药，抑制肠道对胆酸的重吸收，降低血胆酸水平。剂量15mg/（kg·d），分3次口服，常规剂量疗效不佳，而又未出现明显不良反应时，可加大剂量为每日1.5~2.0g。

2. 腺苷蛋氨酸（SAMe）

灭活雌激素的代谢产物，增加膜的通透性，防止雌激素升高引起的胆汁淤积。每日500~1000mg静脉滴注或肌内注射，2周后可改口服，500mg每日2次。病情较轻者口服为主。

3. 地塞米松

降低雌激素的产生，减轻胆汁淤积；使皮肤瘙痒症状改善；促进胎肺成熟，避免早产儿出现呼吸窘迫综合征。主要应用在妊娠34周之前，估计7天之内可能发生早产的患者，或疾病严重需计划终止妊娠者的促胎肺成熟。剂量为6mg，肌内注射，每12小时1次，共4次。

4. 联合治疗

重症、进展性、难治性ICP患者可考虑两者联合治疗，如UDCA，250mg每日3次口服，联合SAMe，500mg，每日2次静脉滴注。

5. 辅助治疗

（1）改善瘙痒症状：薄荷类、抗组胺药物、苯二氮䓬类药物对瘙痒有缓解作用，以薄荷类药物较为安全。

（2）护肝治疗：对于血清肝酶水平升高而其他指标未见明显异常者，在降胆酸治疗基础上使用护肝药物，不宜同时应用多种抗感染、护肝药物，以免加重肝负担及因药物间相互作用而引起的不良反应。

（3）血浆置换：用于治疗ICP和其他妊娠合并胆汁淤积性疾病，昂贵且存在血制品不良反应问题，不列入诊疗常规。

（4）维生素K的应用：产前使用，以减少出血风险。

（三）预防

加深对 ICP 的认识，加强对既往患 ICP 再次妊娠孕妇或服用避孕药等高危人群的管理，完善产前监护，积极内科治疗与产科处理。

五、常见并发症及处理

ICP 主要危害胎儿，使围生儿患病率和病死率增高。

（一）产前监护

（1）从妊娠 34 周开始每周行 NST 试验，必要时行胎儿生物物理评分，以便及早发现隐性胎儿缺氧。NST 基线胎心率变异消失可作为预测 ICP 胎儿缺氧的指标。

（2）每日测胎动，若 12 小时内胎动少于 10 次，则应考虑胎儿有宫内窘迫。

（3）每周复查 B 超，警惕羊水过少的发生。

（二）适时终止妊娠

1. 指征

（1）孕妇出现黄疸，胎龄＞36 周。

（2）无黄疸，足月或胎肺已成熟。

（3）胎盘功能明显减退或胎儿窘迫者。

（4）羊水量逐渐减少。

2. 终止妊娠方式

以剖宫产终止妊娠为宜。

（三）预防

产后出血 ICP 孕妇由于维生素 K 吸收减少，使肝合成凝血因子亦减少，产后、出血风险较正常产妇高，产时、产后要注意加强子宫收缩与产后出血量的观察。

六、疾病分级及诊治指引

（一）疾病分级

妊娠期肝内胆汁淤积症的分级评估及诊治指引见表 22-1。

表 22-1 妊娠期肝内胆汁淤积症的分级诊治指引

负责医师	评级	生化指标 TBA	生化指标 ALT	临床症状
胎儿医学专科三线医师	Ⅰ级	10～39	≥200	＜34 周发生 ICP、合并多胎妊娠、妊娠期高血压疾病、复发性 ICP、曾因 ICP 致围生儿死亡者
三线医师（副主任或主任医师）	Ⅱ级	≥40	≥200	瘙痒严重，伴有其他症状
二线医师（主治或副主任医师）	Ⅲ级	10～39	＜200	瘙痒为主，无明显其他症状
一线医师（住院或主治医师）	Ⅳ级	10～39	正常范围	瘙痒为主，无明显其他症状

（二）分娩方式的选择

1. 阴道分娩指征

（1）轻度 ICP。

（2）无产科其他剖宫产指征。

（3）孕周＜40 周。

2. 剖宫产指征

（1）重度 ICP。

（2）既往死胎死产、新生儿窒息或死亡史。

（3）胎盘功能严重下降或高度怀疑胎儿窘迫。

（4）合并双胎或多胎、重度子痫前期等。

（5）存在其他阴道分娩禁忌证者。

六、入院标准

第一诊断为妊娠期肝内胆汁淤积症。

（1）门诊治疗无效者。

（2）伴其他情况且需立即终止妊娠者。

（3）孕周在 28~32 周后者。

（4）瘙痒严重者。

（5）血甘氨酸≥21.5μmol/L 或总胆汁酸≥20μmol/L 和（或）出现黄疸者。

（6）出现规律宫缩者。

七、疾病特殊危急值

生化指标：血清总胆汁酸≥40μmol/L，甘胆酸≥43μmol/L，总胆红素≥21μmol/L，直接胆红素≥6μmol/L，丙氨酸氨基转移酶≥300U/L。

八、会诊标准

（1）一旦确诊 ICP，新生儿科即需参与评估胎儿宫内情况，并与家属进行相关谈话；分娩过程中参与新生儿的抢救及转科事宜。

（2）对于重度患者或不典型患者需请内、外科联合会诊，以排除合并其他病症可能，并指导进一步诊治。

九、入出 ICU 标准

（一）入 ICU 标准

（1）术中出血 1000ml 以上，经输血纠正休克。

（2）凝血功能障碍。

（3）术中止血困难，子宫切除者。

（4）手术操作时间长

1）术中长期气管插管和机械通气后，刚拔除气管插管或拔管困难。

2）需要面罩式持续正压通气或无创性通气治疗。

3）需插管以保持气道通畅，但不需要通气治疗，且其他状况尚稳定。

（二）出标准

收入 ICU 的患者经过严密监护和治疗后，病情趋于稳定且转入 ICU 的指征已消除后，可转出 ICU 返回普通病房继续进行专科治疗。标准如下：

(1) 心率在正常年龄组范围内。
(2) 血流动力学稳定。
(3) 呼吸频率在正常年龄组范围内，呼吸功能障碍已获纠治，血气分析结果正常。
(4) 主要脏器功能稳定。
(5) 吸氧下无发绀、血氧饱和度＞90%；或 P/F＞300；或 PCO_2＜50mmHg；或 pH＞7.35；或不需机械通气、不需给氧。
(6) 专科指征

1) 宫缩好，阴道出血少。
2) 无内出血征象。

十、谈话要点

（一）对孕妇影响
可导致孕妇肝功能及凝血功能障碍，增加产后出血、瓣、脂代谢异常等风险。

（二）对胎儿影响
胎儿患病率及病死率升高，可能发生胎儿缺氧、宫内窘迫、不能预测的胎儿死亡等，阴道分娩会加重胎儿缺氧，甚至死亡。

十一、出院标准

1. 符合以下标准者，可出院并继续妊娠、定期门诊复查。
(1) 症状消失或症状较轻，CG＜21.5μmol/L 或 TBA＜20μmol/L，ALT＜100U/L，且无规律宫缩者。
(2) 孕周＜32 周，尽可能延长孕周。
(3) 随诊便利。

2. 已终止妊娠者达到如下指标者，可出院。
(1) 产后瘙痒等症状消失，黄疸减轻或消失。
(2) 生化指标较产前明显好转，接近正常水平。
(3) 产妇一般情况好，切口愈合好，无感染等迹象。

十二、随访指导

1. 产前随访指导

注意休息，缩短产前检查间隔，重点监测 CG 及 TBA 指标，加强胎儿电子监护，如病情无好转，则需住院治疗。发现胎动异常、瘙痒复发、黄疸等随诊，孕周≥32 周入院待产。

2. 一般产后随访指导

注意休息，产后 42 天门诊复查，发热、腹痛明显、阴道出血多等不适时随诊。

（朱丽丽）

第二十三章 妊娠期高血压

第一节 慢性高血压

一、发病机制

妊娠期慢性高血压发生率约为5%，其特点是妊娠前存在高血压或妊娠20周前出现高血压或分娩12周以后仍有持续性高血压对慢性高血FR或原发性高血压发病机制知之甚少，其发病因素有交感神经活动紊乱或血管紧张素Ⅱ活性异常。在有高血压家族史的患者中，遗传因素是常见的病因。此外，易发展为慢性高血压的高危险因素包括非洲裔美国人、肥胖、血脂异常及缺乏运动。

二、临床表现

慢性高血压的定义是孕妇在妊娠前或妊娠20周前或分娩12周后，收缩压≥140mmHg或舒张压≥90mmHg。妊娠早期，慢性高血压患者出现血压明显升高。妊娠期正常孕妇血容量增加40%～60%，心排血量和肾血流量显著增加。在孕激素影响下，妊娠前半期血压降低，妊娠中期达最低，妊娠末期恢复至妊娠前水平。因此，慢性高血压患者在妊娠中期血压可能正常。

对于慢性高血压患者，需针对终末器官和系统进行评估，最容易受到高血压影响的器官包括眼睛、心脏、肾脏、子宫胎盘循环及胎儿。实验室检查包括血常规、血糖筛查、电解质、血肌酐、尿常规和尿培养，在一些情况下还需进行其他检查，对于可能存在肾脏疾病患者（血清肌酐≥0.8mg/L、尿蛋白试纸＞1+），需检测24小时尿肌酐清除率和总蛋白定量，为妊娠晚期子痫前期诊断提供依据。长期高血压患者心电图提示有左心室肥厚。腹部屏蔽后行胸部X线检查或超声心动图检查，但不存在心脏肥大。

三、鉴别诊断

高血压患者必须排除相关疾病。明确根本病因应包括完整病史和体格检查，并应考虑到伴随妊娠的正常改变。在坐姿时测量血压，应注意手臂位于心脏水平并应测量双侧手臂，而且应多次在不同场合测量。如果可能的话，应在诊室环境以外进行血压测量。以第五柯氏音确定舒张压，侧腹部听诊可发现肾动脉杂音。眼底检查可发现长期高血压或糖尿病造成的典型表现。甲状腺肿大提示甲状腺疾病。外周脉搏缺失提示主动脉缩窄，心脏、皮肤和关节应全面评估。抗核抗体检查有助于诊断胶原性血管疾病，促甲状腺激素水平降低提示甲亢。尿儿茶酚胺水平升高提示少见的嗜铬细胞瘤。

四、并发症

慢性高血压相关并发症包括子痫前期、胎儿生长受限、早产及胎盘早剥。这些并发症发生风险与产妇血压升高程度有关；血压越高，并发症发生风险越大但是血压控制仅有限地减少了孕妇发病率，却没有减少产科并发症的发生风险。

五、治疗

妊娠期慢性高血压患者的治疗针对两个目标：

(1) 控制血压，使血压升高引起的相关并发症风险降至最低，如卒中和心肌梗死。

(2) 早期发现所有与慢性高血压相关的产科或胎儿并发症。

抗高血压药物能安全而有效地控制孕妇血压，减少与高血压相关的并发症风险，但不能减少胎儿并发症风险，如胎儿宫内生长受限、子痫前期及胎盘早剥等。

（一）轻度慢性高血压的治疗

在无肾脏疾病的轻度高血压孕妇中，严重并发症罕见。抗高血压药物在减少胎儿死亡、生长受限、胎盘早剥、子痫前期或子痫风险方面并未达成共识，因此不必须应用抗高血压药物。鼓励禁酒、禁烟、限制钠盐摄入（2~3g/d）。避免剧烈运动，应减轻体重。患者血压<180/110mmHg时，降压治疗能否获益尚缺乏证据，但许多临床医师仍坚持对经改变生活方式后，血压≥150/100mmHg患者应用降压治疗。对于无终末器官受累患者，以150/100mmHg作为抗高血压治疗的阈值，而已有肾损害者，则以140/90mmHg作为抗高血压治疗的阈值。产前检查每2~4周1次，妊娠34~36周后，每周检查1次产前检查应监测血压、尿蛋白和宫高变化。当患者出现头痛、腹痛、视力模糊、视野缺损、体重快速增加、手和（或）面部明显肿胀等症状和体征时，应怀疑为子痫前期。妊娠32~34周开始监测胎儿情况，大多数情况下，妊娠39~40周结束分娩。

（二）重度慢性高血压的治疗

有肾损害且血压持续≥180/110mmHg患者，发生心力衰竭、卒中或肾病加重等严重并发症的风险增加，应给予抗高血压药物治疗，许多临床医师将血压150/100mmHg作为妊娠期抗高血压治疗的一个较低门槛反复进行产前检查，以评价治疗的有效性。在每次产前检查中，评价胎儿生长发育、血压、蛋白尿，明确是否叠加子痫前期。子痫前期的治疗将在后文中介绍。临床医师每3个月检测已有肾损害的患者的肌酐清除率和24小时尿蛋白定量，每2~4周超声检查评估胎儿生长情况。妊娠32~34周进行产前评估，妊娠38周或胎儿肺成熟后结束分娩有些患者在妊娠期出现血压明显增高，但未发展为子痫前期。当慢性高血压病情加重，必须终止妊娠而导致早产时，为加速胎儿肺成熟，应考虑使用糖皮质激素。

（三）慢性高血压的抗高血压治疗

妊娠期抗高血压初始治疗有多种选择。广泛研究证实，甲基多巴是妊娠期一线抗高血压药物。甲基多巴是中枢性α受体激动剂，作用于脊髓血管运动中枢，发挥抑制血管收缩的作用。日总剂量为500mg至2g，分2~4次给药。血浆峰值水平出现在给药后2~3小时，最大效应发生于口服后4~6小时，经肾代谢。镇静和是最常见的不良反应。治疗后6~12个月，直接Coombs试验可呈阳性，提示溶血性贫血，需停止用药。发热、肝功能异常、粒细胞减少、血小板减少是罕见的不良反应。

拉贝洛尔是一种α_1肾上腺素能受体阻滞剂和非选择性能受体阻滞剂，β受体/α受体阻滞比例为7∶1大量临床证据表明，妊娠期使用拉贝洛尔是安全的，无致畸性，而且仅少量通过胎盘。一项随机研究表明，拉贝洛尔与甲基多巴相比并无优势。另一项研究报道提示，应用拉贝洛尔患者中，小于胎龄儿发病率增高。通常起始剂量为100mg，

2次/天，每周加量至最多2400mg/d。静脉滴注不应超过200mg，2次/天。

硝苯地平为钙离子通道阻断剂，妊娠期用于安胎和降压治疗。研究表明，妊娠期使用硝苯地平是安全的；但其积累的使用经验不如甲基多巴和拉贝洛尔多。妊娠期应用硝苯地平治疗慢性高血压，长效制剂（拜新同，喜乐锭）可以提高患者依从性，其优点是每天服用一次。起始剂量通常为30mg/d，必要时可增至60～90mg/d。镁离子神经肌肉阻断作用可协同增强钙离子通道阻滞作用；因此，应用硫酸镁时应谨慎使用硝苯地平。舌下给药时，血药水平不稳定，故应避免。

妊娠期间还可使用其他抗高血压药物，包括阿替洛尔、美托洛尔、哌唑嗪、米诺地尔、肼屈嗪、噻嗪类利尿剂和可乐定，但这些药物使用经验有限，不能取代甲基多巴、拉贝洛尔或硝苯地平作为妊娠期一线抗高血压药物。

血管紧张素转化酶抑制剂（依那普利、卡托普利）与胎儿低血钙、肾缺损、无尿及胎儿和新生儿死亡有关，妊娠期禁用。除少数情况外，妊娠期应避免使用利尿剂（、氢氯噻嗪）。应用受体阻滞剂治疗患者可发生胎儿心动过缓、生长发育迟缓和新生儿低血糖。

（四）慢性高血压患者胎儿评估

妊娠期慢性高血压增加胎儿发育不良风险，应尽早进行超声检查并确保没有明显胎儿畸形。根据需要通过超声检查评估胎儿生长情况，通常间隔2～4周以上。妊娠32～34周开始产前胎儿监护，如无负荷试验，同时测量羊水量。对于怀疑胎儿生长受限者，监测脐带、子宫和大脑中动脉多普勒有助于确定分娩时机。

六、预后

无其他严重医疗情况的轻度慢性高血压患者，妊娠结局一般良好。胎儿生长受限、子痫前期、胎盘早剥和早产是最常见的并发症。妊娠早期严重高血压和肾功能不全和（或）心血管疾病等终末器官损害患者的妊娠结局不容乐观。临床应根据需要进行个体化治疗，密切监测胎儿生长受限和子痫前期。

（朱丽丽）

第二节 妊娠期高血压

一、发病机制

妊娠期高血压发病率约为6%，发病机制尚不清楚，是否为子痫前期的早期阶段或是一个完全独立的疾病尚不明确。妊娠期高血压是一个临时诊断，许多患者随后诊断为子痫前期或慢性高血压。如果未诊断子痫前期，则产妇血压产后12周恢复正常，那么妊娠期短暂性高血压诊断成立。

二、临床表现

妊娠期高血压诊断依据：

（1）既往血压正常，妊娠20周后血压升高，收缩压≥140mmHg或舒张压≥90mmHg，2次测量间隔6小时。

(2) 无蛋白尿。妊娠期高血压根据血压上升程度分为轻度或重度。当收缩压持续≥160mmHg或舒张压持续≥110mmHg，病情较严重。

三、并发症

15%～25%妊娠期高血压患者会发展为子痫前期。轻度妊娠期高血压不增加早产、胎儿宫内生长受限、胎盘早剥或死胎风险，但重度妊娠期高血压可增加早产、胎儿宫内生长受限、胎盘早剥等不良结局的风险。

四、治疗

由于发生子痫前期的风险为15%～25%，因此治疗中应严密监测子痫前期表现，对患者进行有关子痫前期症状（头痛、视力改变、上腹部或腹部疼痛）的教育初步评估包括血清检查（肝转氨酶、肌酐、血小板和乳酸脱氢酶）和24小时尿液检查，确定是否存在蛋白尿，血清学检查异常提示子痫前期。

轻度妊娠期高血压患者行超声监测胎儿生长，每月1次。每周常规体检，评估胎儿是否健康。抗高血压药物尚未证实可以改善预后，因此不建议在轻度妊娠期高血压患者中应用建议妊娠39～40周分娩。

由于重度妊娠期高血压造成不良后果类似于重度子痫前期，因此重度妊娠高血压患者的治疗方式与重度子痫前期患者相同。

五、预后

妊娠期高血压患者多数在分娩2周后血压恢复正常，但其中约15%分娩12周后血压仍持续升高，符合慢性高血压诊断。再次妊娠时，妊娠期高血压复发率约为25%。

（朱丽丽）

第三节 妊娠期高血压疾病并发症-胎盘早剥

一、概述

胎盘早剥是子痫前期-子痫常见的严重并发症，妊娠期高血压疾病患者胎盘早剥发生率较正常妊娠高5倍。Abdella等对265例胎盘早剥患者进行了研究，妊娠期胎盘早剥发病率为1%，其中1/4患者合并高血压。在子痫前期、慢性高血压及子痫中，胎盘早剥的发生率分别为2%、10%及24%。

二、病理生理机制

子痫前期并发胎盘早剥的病理生理机制可能是妊娠期高血压疾病患者因子宫底蜕膜层小动脉痉挛而发生动脉粥样硬化，管腔变窄，导致子宫螺旋小动脉、远端毛细血管缺血缺氧而发生梗死，毛细血管缺血坏死而破裂出血，血液流到底蜕膜层，蜕膜坏死、脱落及出血引起胎盘血管血栓形成，形成胎盘后血肿，血肿逐渐增大，使胎盘与子宫壁剥离，引起胎盘早剥发生。血液积聚于胎盘与子宫壁之间，随着胎盘后血肿压力的增加，血液浸入子宫肌层，引起肌纤维分离、断裂，甚至变性，当血液渗透至子宫浆膜层时，子宫表面呈现紫蓝色瘀斑，称为子宫胎盘卒中，又称库弗莱尔子宫。严重的胎盘早剥可以引发一系列病理生理改变。从剥离处的胎盘绒毛和蜕膜中释放大量组织凝血活酶，进入母体血循环，激活凝血系统，导致弥散性血管内凝血（DIC），肺、肾等脏器的毛细血管内微血栓形成，造成脏器缺血和功能障碍。胎盘早剥持续时间越长，促凝物质不断进入母血，激活纤维蛋白溶解系统，产生大量的纤维蛋白原降解产物（FDP），引起继发性纤溶亢进。发生胎盘早剥后，消耗大量凝血因子，并产生高浓度FDP，最终导致凝血功能障碍进一步加重。

三、临床表现

妊娠期高血压疾病合并胎盘早剥，并非一定发生在重症子痫前期，在轻症亦可发生，其症状除妊娠期高血压疾病的表现外，尚有胎盘早剥症状。典型的重度胎盘早剥，诊断多无困难。但剥离面小的轻型病例，临床仅表现为下腹部坠胀、腰部酸痛等非特异性症状，易被忽视，加之因胎盘早剥本身致宫腔压力改变引起胎膜早破，诱发宫缩，易误诊为先兆早产。

四、分类

根据病情严重程度Sher将胎盘早剥分为3度。

Ⅰ度：多见于分娩期，胎盘剥离面积小，患者常无腹痛或腹痛轻微，贫血体征不明显。腹部检查子宫软，大小与妊娠周数相符，胎位清楚，胎心率正常。产后检查见胎盘母体面有凝血块及压迹方可诊断。

Ⅱ度：胎盘剥离面为胎盘面积1/3左右。主要症状为突然发生持续性腹痛、腰酸或腰背痛，疼痛程度与胎盘后积血量成正比。无阴道流血或流血量不多，贫血程度与阴道流血量不相符。腹部检查见子宫大于相应的妊娠周数，子宫底随胎盘后血肿增大而升高。胎盘附着处压痛明显（胎盘位于后壁则不明显），宫缩有间歇，胎位可触清楚，胎儿存活。

Ⅲ度：胎盘剥离面超过胎盘面积1/2。临床表现较Ⅱ度重。患者可出现恶心、呕吐、面色苍白、四肢湿冷、脉搏细数、血压下降等失血性休克症状，且休克程度大多与阴道流血量不成正比。腹部检查子宫硬如板状，在宫缩间歇时不能松弛，胎位扪不清，胎心消失。若患者无凝血功能障碍属Ⅲa，有凝血功能障碍属Ⅲb。

Mukherjee等提出另一种分类，Ⅰ度属回顾性诊断，产后发现血凝块150~500ml；Ⅱ度有临床表现，胎儿存活，胎盘后血凝块平均为150~500ml；25%的患者>500ml，92%的患者存在胎儿胎心率异常；Ⅲ度（A）胎儿死亡并伴有凝血功能障碍；Ⅲ度（B）仅有胎儿死亡。

五、辅助检查

（一）彩色多普勒超声

典型声像图显示胎盘与子宫壁之间，出现边缘不清的液性低回声区，胎盘异常增厚或胎盘边缘"圆形"裂开。同时可监测胎儿状况，胎儿是否存活，并可排除前置胎盘。需要注意的是，超声检查阴性结果不能完全排除胎盘早剥。张书予等总结了胎盘早剥超声声像图，可表现为以下几种：

1. 胎盘边缘血肿

胎盘边缘见类圆形、扁圆形或不规则形液性暗区，可伴弱点状回声，胎盘边缘附着处与宫壁分离。CDFI检测其内无血流信号，而与之相连的胎盘见丰富的血流信号，此类剥离面积多在1/3以下。

2. 胎盘后血肿

胎盘与宫壁间见局部低回声区或高回声区，与胎盘之间有不同的回声界限，胎盘呈等回声，血肿回声多偏低少部分偏高，有时低回声区内见细密光点。CDFI 检测胎盘内有血流信号，而血肿内无血流信号。此类剥离面积与血肿大小成正比关系。

3. 胎盘增厚

剥离部位胎盘呈局部增厚，厚度大于 50mm 以上，甚至可达 100mm 以上，绒毛板向羊膜腔内隆起，增厚的胎盘中间多呈高回声或伴不规则光点分布。此类剥离面积多在 1/3～2/3 之间。

4. 混合性团块

正常胎盘回声很少，大部分为混合性回声，内见细密光点悬浮，有的几乎见不到正常的胎盘回声，CDFI 检测无明显血流信号。此类见于严重的胎盘早剥，剥离面积在 2/3 以上或完全剥离，多合并死胎。

5. 羊水中血凝块

羊水中可见形态不规则的高回声团块，与胎盘某一局部相连或羊水中漂浮，CDFI 检测内无血流信号。

6. 胎盘后条状液性暗区

胎盘基底部与宫壁间局部见条状液性暗区，多位于胎盘边缘处，使胎盘与宫壁局部分离，CDFI 检测条状暗区内无血流信号。

（二）实验室检查

包括全血细胞计数及凝血功能检查。Ⅱ度及Ⅲ度患者应检测肾功能及二氧化碳结合力，并做 Die 筛选试验，包括血小板计数、凝血酶原时间、血纤维蛋白原测定。结果可疑者，进一步做纤溶确诊试验，包括凝血酶时间、优球蛋白溶解时间和血浆鱼精蛋白副凝试验。血纤维蛋白原＜250mg/L 为异常，＜150mg/L 对凝血功能障碍有诊断意义。情况紧急时，可抽取肘静脉血 2ml 于一干燥试管中，轻叩管壁，7 分钟后若无血块形成或形成易碎的软凝血块，表明有凝血功能障碍。

六、诊断与鉴别诊断

胎盘早剥属急症，合并子痫前期时，症状常常典型而容易诊断。但少数病例，仅有轻微腹痛及少量阴道流血，或子宫张力大，不易放松，特别是伴发子痫前期者，应怀疑胎盘早剥，立即行 B 超检查，判断有无胎盘后血肿，以排除胎盘早剥。妊娠期高血压疾病患者出现腹痛或伴阴道流血，须判断是否临产。

七、并发症

（一）DIC

胎盘早剥是妊娠期发生凝血功能障碍最常见原因，伴有死胎时约 1/3 患者可发生。临床表现为皮肤、黏膜及注射部位出血，子宫出血不凝或凝血块较软，甚至发生血尿、咯血和呕血。一旦发生 DIC，病死率较高，应积极预防。

（二）产后出血

胎盘早剥发生子宫胎盘卒中时，影响子宫肌层收缩导致产后出血，经治疗多可好转。若并发 DIC，产后出血的可能性更大且难以纠正。大量出血导致休克，多脏器衰竭，脑垂体及肾上腺皮质坏死。

(三) 急性肾衰竭

主要原因是大量失血,加之肾血管痉挛,使肾灌注严重不足,导致肾皮质或肾小管缺血坏死,出现急性肾衰竭。胎盘早剥多发生于妊娠期高血压疾病、慢性高血压、慢性肾脏疾病等,肾脏功能更易受损。

(四) 羊水栓塞

胎盘早剥时,羊水可经剥离面开放的子宫血管,进入母血循环,引起急性肺栓塞、过敏性休克、弥散性血管内凝血 (DIC)、肾功衰竭或猝死等。

八、处理

妊娠期高血压疾病合并胎盘早剥严重威胁到母儿的健康。因此,妊娠期高血压疾病并发胎盘早剥一旦确诊,应尽快终止妊娠,争取在胎盘早剥症状发生 6 小时内终止妊娠,及早剖宫产是抢救胎盘早剥母婴生命的有效措施。妊娠期高血压疾病并发胎盘早剥的病情危重,诊断应及时,处理应迅速、果断,以降低孕产妇、围产儿病死率。

(1) 纠正休克:对处于休克状态的危重患者,开放静脉通道,迅速补充血容量,改善血液循环。休克抢救成功与否,取决于补液量和补液速度。最好输新鲜血,既可补充血容量,又能补充凝血因子,应使血细胞比容提高到 0.30 以上,尿量>30ml/h。

(2) 及时终止妊娠:胎盘早剥母儿预后与诊断是否及时、处理是否及时密切相关。胎儿未娩出,子宫不能充分收缩,胎盘继续剥离,出血难以控制,距分娩时间越久,病情愈严重,并发凝血功能障碍等并发症概率越多。因此,一旦确诊,应及时终止妊娠,终止妊娠方式依患者病情而定。

1) 阴道分娩:以外出血为主,Ⅰ度患者一般情况良好,宫口已扩张,估计短时间内能结束分娩,可考虑经阴道分娩。人工破膜使羊水缓慢流出,缩小子宫腔容积,用腹带裹紧腹部压迫胎盘,使其不再继续剥离,必要时静脉滴注缩宫素缩短第二产程。产程中应密切观察心率、血压、子宫底高度、阴道流血量以及胎儿状况,一旦发现病情加重或出现胎儿窘迫征象,应行剖宫产结束分娩。

2) 剖宫产:①Ⅱ度胎盘早剥,特别是初产妇,不能在短时间内结束分娩者;②Ⅰ度胎盘早剥,出现胎儿窘迫征象,需抢救胎儿者;③Ⅲ度胎盘早剥,产妇病情恶化,胎儿已死,不能立即分娩者;④破膜后产程无进展者。

剖宫产取出胎儿与胎盘后,立即宫体及静脉注射缩宫素 20U,40℃~50℃热盐水湿敷并按摩子宫,亦可给予米索前列醇口服,缩宫素重复应用等处理,多可奏效。发现有子宫胎盘卒中,配以按摩子宫和热盐水纱垫湿热敷子宫,多数子宫收缩转好。若发生难以控制的大量出血,可在输新鲜血、新鲜冰冻血浆及血小板的同时,进行子宫次全切除术。有学者认为,在切除子宫前行子宫动脉或髂内动脉结扎效果不佳,因为此时的子宫处于血液微循环供应不良状态,表现为宫缩乏力,所以临床处理以改善子宫的血供恢复子宫收缩为主。

(3) 并发症的处理

1) 凝血功能障碍:必须在迅速终止妊娠、阻断促凝物质继续进入母血循环的基础上,纠正凝血功能障碍。①补充凝血因子:及时、足量输入新鲜血及血小板,是补充血容量和凝血因子的有效措施。同时输纤维蛋白原更佳。每 1L 新鲜冰冻血浆含纤维蛋白原 3g,补充 4g 可使患者血浆纤维蛋白原浓度提高 1g/L。②肝素的应用:DIC 高凝阶段主张及早应用肝素，禁止在有显著出血倾向或纤溶亢进阶段应用肝素。③抗纤溶药物的应用：应在肝素化和补充凝血因子的基础上，应用抗纤溶药物。常用药物有氨基乙酸、氨甲环酸、氨甲苯酸等。

2）肾衰竭：患者尿量<30ml/h，提示血容量不足，应及时补充血容量；血容量已补足而尿量<17ml/h，可给予20％甘露醇500ml快速静脉滴注，或20～40mg静脉推注，必要时可重复用药，通常1～2天尿量可恢复正常。短期内尿量不增且血清尿素氮、肌酐、血钾进行性升高，二氧化碳结合力下降，提示肾衰竭。出现尿毒症时，应及时行透析治疗。

3）产后出血：胎儿娩出后立即给予子宫收缩药物，如缩宫素、麦角新碱、米索前列醇等；胎儿娩出后人工剥离胎盘，持续子宫按摩等。若仍有不能控制的子宫出血，或血不凝、凝血块较软，应快速输新鲜血补充凝血因子，同时行子宫次全切除术。

（4）积极治疗妊娠期高血压疾病。

（张晓艳）

第四节 妊娠期高血压疾病并发症-肝脏损害

一、概述

多数妊娠期高血压疾病患者无肝损害，约有15％的子痫前期孕妇伴有肝损害，妊娠期黄疸病例中5％由子痫前期引起，子痫患者肝脏受累多见，占死亡原因15％～20％。重度子痫前期及子痫死亡患者中70％以上尸检中有肝损害的组织学证据。

二、病理生理机制

妊娠期高血压疾病患者肝小动脉痉挛使肝脏缺血、缺氧、水肿。Susan等用多普勒超声监测证明约30％子痫前期患者出现肝功能异常，主要表现为肝脏血管床血管收缩。约21％的患者表现为转氨酶升高，肝细胞内线粒体膜通透性升高，转氨酶释放，血浆中各种转氨酶和碱性磷酸酶升高。肝脏供血不足，肝细胞坏死，肝大，少数因血清总胆红素升高出现黄疸。肝功能检查主要表现为溶血性黄疸，血清结合胆红素与非结合胆红素皆升高，而结合胆红素占总胆红素的50％以上。严重的肝血管收缩可导致微血管性溶血、血小板活化及凝聚，因此血小板减少、溶血是病情加重的标志。妊娠期高血压疾病患者除微血管病性溶血、DIC是黄疸形成的主要因素外，肝细胞损害、肝内胆汁淤积、肾脏排泄结合胆红素功能下降等也参与黄疸的形成。血浆清蛋白多明显降低，除与妊娠期肝内合成减少，血容量增多致血浆稀释有关，大量蛋白尿与腹腔积液形成所致蛋白外漏也是低蛋白血症的重要原因之一。另外，患者肝脏损害影响清蛋白合成，有消化道症状进食少，都可加重低蛋白血症。偶尔可见肝包膜下血肿形成，包膜下出血，甚至肝破裂等并发症。

三、临床表现

患者有妊娠期高血压疾病的典型表现，同时出现右上腹部不适，右上腹部持续性疼痛或剧痛，个别病例出现黄疸。

四、辅助检查

子痫前期及子痫患者肝脏损害时转氨酶可升高至200～300U/L，但通常低于500U/L。胆红素可轻度升高（2～3mg/dl，偶至5mg/dl），常合并溶血、乳酸脱氢酶升高、外周血涂片发生特征性改变。子痫前期时发生的高胆红素血症很少超过5.0mg/dl，通常低于2～2.5mg/dl。超声检查可用于诊断肝包膜下（通常是膈肌下肝右叶）或肝内出血。

五、诊断及鉴别诊断

诊断主要依据为在原发病症状的基础上，出现消化道症状以及肝功能的实验室检查。

需与以下疾病鉴别：

（一）妊娠期肝内胆汁淤积

妊娠晚期发生无皮肤损伤的瘙痒，尤其是发生在手掌或足底、夜间加重，实验室检查血清胆酸升高，门冬氨酸转氨酶（AST）、丙氨酸转氨酶（ALT）轻、中度升高，为正常水平的2～10倍，ALT较AST更敏感；部分患者血清胆红素轻、中度升高，很少超过85.5μmol/L，其中结合胆红素占50%以上。

（二）妊娠期急性脂肪变性（AMFP）

AMFP是多系统疾病，包括妊娠晚期出现腹痛、上腹部不适、意识模糊或神经系统症状、高血压及蛋白尿等。与子痫前期患者相比，这些患者存在明显的黄疸及严重的肝细胞功能异常，如转氨酶升高，明显的凝血异常及低血糖。

附：肝破裂

肝缺血可引起肝内出血及包膜下血肿，进而可发生破裂引起休克，甚至死亡。包膜下血肿常发生于肝脏的前叶及上叶。采用超声、放射性核素扫描、计算机体层摄影术（CT）、磁共振（MIR）及选择性血管造影术来诊断肝血肿。Beinder等肝破裂孕妇病死率为39%。

六、处理

（1）积极治疗原发病。

（2）积极给予保肝治疗，可给予多烯磷脂酰胆碱20ml静脉点滴，每天1次。

（3）积极防治HELLP综合征，具体见HELLP综合征治疗。

（4）如出现肝包膜下血肿，为预防发生血肿破裂，应立即行剖腹探查及剖宫产术结束妊娠。产后疑为包膜下肝血肿时，如血流动力学稳定及血肿不扩大者，宜选择保守治疗，但应严密检测超声图像改变，如怀疑肝破裂或血肿扩大，应及时处理。止血方法有压迫、单纯缝合、局部促凝剂、动脉栓塞、网膜蒂结扎、肝动脉结扎或肝叶切除，具体方法取决于肝脏损伤的程度。研究表明，止血效果最可靠的是填塞及引流。Smith等报道了1978—1990年Bay-lOr医学院的处理经验，在BaylOr医学院提供的数据中，每145次分娩发生一次肝破裂。填塞及引流法与手术切除肝叶的孕妇存活率存在明显差异（82% vs. 25%）。Bitond O及Felician O等对1000名肝脏外伤患者的连续观察，建议此种情况时保守性手术比较可取，肝脏扩大切除术或选择性血管韧带肝叶切除术的病死率为34%，而保守性手术［填塞及引流及（或）局部应用促凝药］的病死率为7%。关于肝破裂后继续妊娠的报道较少。大多数病例妊娠终止，仅一例妊娠继续，原位肝移植可能挽救生命。

(张晓艳)

第五节 妊娠期高血压疾病并发症-肾脏损害

一、概述

妊娠期高血压疾病是一种多器官损害之疾病，肾脏容易受损，严重时可导致急性肾衰竭（ARF），ARF不多见，国内报道合并ARF的发生率为1.4%～5.06%。但当并发HELLP综合征、急性脂肪肝、胎盘早剥、产后溶血性尿毒症时，ARF发生风险增加。Sibai和Ramadan分析435名HELLP综合征患者，7%合并急性肾衰竭；不合并慢性高血压时，远期预后良好。

二、病理生理机制

妊娠期高血压疾病时肾小动脉痉挛，加之微血栓栓塞肾小血管，导致肾脏血液灌注不足，肾小球滤过率（GFR）下降，表现为肾小球扩张，血管内皮细胞肿胀、纤维素沉积。与正常妊娠比较，妊娠期高血压疾病患者GFR减少30%～40%。

研究发现，肾脏改变主要是肾小球内皮增生，表现为肾小球增大、扭曲及阻塞，并伴有囊内细胞肥大。从而导致肾小球滤过率下降，肾血流量下降，以及非选择性蛋白尿。内皮增生比较局限且较轻时，临床表现为不伴有蛋白尿的妊娠期高血压；当弥散性内膜增生时，临床表现为有蛋白尿出现之子痫前期。肾脏功能不全主要表现为两阶段，第一阶段主要为肾小管功能受损，临床上表现为尿酸清除率下降并出现高尿酸血症，第二阶段为肾小球滤过率受损，表现为中间型选择性蛋白尿及严重蛋白尿（>5g/24小时）。

2008年Babbette等报道肾脏功能受损是由于肾小管滤过率以及肾血流灌注不足所致，血尿酸水平升高以及蛋白尿与之有关。少尿（尿量小于500ml/24小时）可能由于肾脏血流灌注量下降，如果持续存在少尿情况，要考虑出现急性肾小管坏死。

子痫前期-子痫中，83%～90%的肾衰竭是由于肾前性和肾性（急性肾小管坏死）因素所致，多数在产后恢复。但10%～29%的妊娠期肾衰竭表现为双侧肾皮质坏死，易发生于慢性高血压并发子痫前期、原发性肾脏疾病、胎盘早剥或DIC患者，病情严重，易导致孕产妇和围生儿死亡。

三、临床表现

在妊娠期高血压疾病的典型表现高血压、蛋白尿的基础上，出现水肿。血清肌酐、尿素氮、尿酸升高，肌酐的升高与病情严重程度相平行，严重时出现氮质血症及水、电解质和酸碱平衡紊乱，甚至肾衰竭；可出现大量蛋白尿（>5g/24小时），低蛋白血症（血浆清蛋白<30g/L），高脂血症（血清胆固醇>7.77mmol/L）及明显水肿为特征的肾病综合征。

四、辅助检查

（一）尿液检查
尿蛋白（＋）～（＋＋＋＋），尿比重≥1.20 提示尿液浓缩。

（二）肾功能检查
血尿素氮、血肌酐升高，血肌酐升高与病情严重程度呈正相关。

（三）24 小时尿蛋白定量
当其值＞0.3g/24 小时具有临床诊断意义。

（四）尿蛋白与肌酐比值
用尿浸渍片进行检测，当比值小于 30mg/mmol 时，说明尿蛋白排泄小于 0.3g/24 小时。优点为经济、操作方便并能快速提供结果。但当尿蛋白分泌超过 24 小时检测敏感性及特异性较低。

（五）尿酸
尿酸产物增加表明体内已形成低氧血症、局部酸中毒或组织崩解增加或伴肾功能下降以及氧化应激反应增强。子痫前期患者出现高尿酸血症时，表明危险程度增加，尿酸升高与子痫惊厥发作相关。

（六）超声检查
肾脏超声检查并不能协助子痫前期的诊断。但可排除肾脏实质性疾病（发育不良、多囊肾、肾积水等）、肾结石和（或）肾上腺疾病（腺瘤、增生、嗜铬细胞瘤等）。

（七）血管造影
用于排除肾性高血压。

（八）肾脏活检
进一步明确肾病的类型，更准确治疗对经产妇及妊娠早期诊断有无法比拟的优势。妊娠时行肾活检的最佳时间窗口在 32 周之前。光镜下显示肾小球内皮增生；免疫荧光镜下：最显著的特征为广泛纤维素沉积，一些重度子痫前期患者可见低水平肾小球免疫球蛋白沉积，也有报道为非免疫物质沉积；电镜下显示：内皮细胞细胞质水肿、液体与脂质沉积毛细血管阻塞，系膜细胞也有相同改变。

五、诊断

子痫前期并发严重肾功能受损的常见首发症状是少尿，即尿量少于 25～30ml/h，持续 2 小时。必要的辅助检查可协助诊断。

肾脏受损程度需依靠肾活检。Flsher 等肾活检研究提示，初次妊娠并发生子痫前期者肾脏存在特征性改变，而多次妊娠者发生子痫前期的肾活检结果显示 38％存在特征性改变、26％存在潜在性肾脏损害、24％存在慢性高血压疾病。

六、鉴别诊断

妊娠晚期发生急性肾小球肾炎（少见）与子痫前期很难鉴别，两者均存在高血压、蛋白尿及水肿。链球菌培养/快速检测阳性、链球菌 O 抗体滴定升高、补体 C3 或 C4 降低可协助诊断。当发现变性的红细胞或血尿时应考虑肾小球性出血（下泌尿道出血时红细胞形态正常）。

出现肾功能损害还应考虑急性脂肪变性疾病（AFMP），溶血性尿毒症（HUS）或血小板减少性紫癜（TTP）。虽然 HUS 最常见于儿童，但育龄妇女亦可发生。育龄妇女常出现明显的肾衰竭、进行性加剧的胃肠道症状、较少发生神经体征及症状。患TTP的孕妇常有黏膜出血及瘀血、神经系统症状及黄疸。实验室检查提示微血管性溶血。血尿是突出的症状,而子痫前期少见。

七、处理

治疗原发病的基础上处理肾脏功能受损,急性肾衰竭为急症,应及时终止妊娠,控制高血压和各种诱因。

(一)积极治疗原发病

当肾功能受损时,肾脏对药物清除率降低,给药剂量和间隔时间要随之调整。特别是慢性肾病合并子痫前期的孕妇及子痫前期所致肾功能损害者。降压及解痉药物的选择,应考虑药物肾脏清除率及对肾脏血流量的影响。

1. 肼屈嗪

肼屈嗪在血容量不足时,因迅速扩张血管,使肾脏灌注急剧减少,增加肾损害风险,因此建议在用药前先补足血容量。

2. 阻滞剂

如拉贝洛尔,该药控制血压的用量不足以影响肾功能。经肾脏代谢后的代谢物无活性,肾功能受损者此类药物清除不受影响。

3. 钙通道阻滞剂

主要由肝脏代谢,无效代谢产物通过尿液排泄,因此肾功能损害时不会显著影响其药理作用。

4. 甲基多巴

中枢性的肾上腺素受体激动剂,甲基多巴并不减少肾小球滤过率或肾血流量,但严重肾功能损害时肾清除药物能力下降,药物剂量和间隔时间需做相应调整。

5. 硫酸镁

主要在肾脏代谢,肾功能受损时,应根据血镁浓度来调节静脉输注速率,以防镁中毒。

6. 糖皮质激素

妊娠时孕妇由于生理学变化血液多呈高凝状态,激素可能加重高凝状态,因此是否要使用激素,关键在于患者的肾脏病理类型。通常妊娠患者出现肾病综合征时,原则上可使用糖皮质激素治疗。但使用激素一定要慎重,大剂量不宜使用太长时间,如尿蛋白转阴后两周要减量。

(二)功能性肾衰竭的处理

首先解除血管痉挛,适当扩充血容量,循环血容量正常,而尿量少应给予利尿剂。临床应用较多的利尿药物为,用量可达60~200mg/d,同时可给予酚妥拉明或氨茶碱,以降低血压,扩张血管增加肾血流量。

(三)器质性肾衰竭应按以下原则处理

1. 少尿期

维持水、电解质平衡,严格计算24小时出入量,应采用"量出为入,宁少勿多"的补液原则;利用留置导尿管测定尿量,正常值应>100ml/4小时;控制输液量,补液量为出量加500ml;当出现持续少尿时考虑使用,40~100mg,每6小时可重复应用;

禁用甘露醇，因其先扩容后利尿的作用，快速静脉滴注后易出现急性、肺水肿；控制蛋白质和钾的摄入；纠正代谢性酸中毒；防治感染；透析疗法——为治疗急性肾衰竭最有效的方法。

2. 多尿期

饮食可逐渐增加蛋白质；尿量增至＞2500ml/d 时，入液量应改为尿量的 2/3；连续监测血电解质浓度，必要时适当补钾；血 BUN、Cr 接近正常，或停用透析 24~48 小时不再上升，可考虑停止透析。

3. 恢复期

用药剂量和种类仍要注意，可用中药调理。

（赵鹏玉）

第二十四章　妊娠合并感染性疾病

第一节　淋病

一、定义

淋病是由淋病奈瑟菌（简称淋菌）引起的以泌尿生殖系统化脓性感染为主要表现的性传播疾病。淋菌为革兰阴性双球菌。

二、传播途径

淋病主要通过性接触传播。

三、对母儿的影响

妊娠早期可致感染性流产和人工流产后感染，妊娠晚期易发生绒毛膜羊膜炎、胎膜早破等。胎儿可发生宫内感染和早产。分娩后引起子宫内膜炎、输卵管炎等产褥感染，严重者可致弥散性淋病。未治疗的产妇可发生新生儿淋菌性结膜炎、肺炎。

四、临床表现

阴道脓性分泌物增多，外阴瘙痒或灼热，妇科检查可见宫颈水肿、充血等宫颈炎的表现。

五、辅助检查

（一）涂片检查

取尿道或宫颈分泌物涂片行革兰染色，见中性粒细胞内有革兰阴性双球菌。

（二）淋菌培养

淋菌培养是诊断淋病的"金标准"。

（三）直接免疫荧光染色法

以标记荧光素的淋病奈瑟菌单克隆抗体检测，可协助诊断。

（四）核酸检测

应用PCR技术检测淋病奈瑟菌的DNA片段，该法敏感性及特异性较高。

六、诊断

可根据病史、临床表现和实验室检查做出诊断。

七、鉴别诊断

淋病需与细菌性阴道炎、宫颈炎相鉴别。

八、治疗

淋病的治疗原则是及时、足量、规范化用药。目前，首选药物以第三代头孢菌素为主。头孢曲松250mg单次肌内注射，或头孢克肟400mg单次口服；对不能耐受头孢菌素类药物者，可选用阿奇霉素2g单次肌内注射。新生儿均应以1%硝酸银液滴眼，以预防淋菌性眼炎。

（朱丽丽）

第二节 梅毒

一、定义
梅毒是由苍白密螺旋体（TP）引起的一种慢性、系统性性传播疾病。

二、传播途径
性接触是梅毒最主要的传播途径。

三、对胎儿和新生儿的影响
梅毒螺旋体经胎盘传给胎儿，引起流产、死胎、早产或先天性梅毒。先天梅毒儿早期表现为皮肤大疱、皮疹、鼻炎及鼻塞、肝脾大、淋巴结肿大；晚期先天梅毒多在2岁以后出现，表现为楔状齿、鞍鼻、间质性角膜炎、骨膜炎、神经性耳聋等。

四、临床表现
梅毒的早期主要表现为硬下疳、硬化性淋巴结炎、全身皮肤黏膜损害；晚期表现为永久性皮肤黏膜损害，还可侵犯心血管、神经系统等多组织器官而危及生命。

五、辅助检查

（一）病原体检查
取早期病损处分泌物涂片，用暗视野显微镜检查或直接荧光抗体检查梅毒螺旋体确诊。

（二）血清学检查
（1）非梅毒螺旋体试验：包括性病研究实验室试验（VDRL）和快速血浆反应素试验（RPR）等。

（2）梅毒螺旋体试验：包括荧光螺旋体抗体吸附试验（FTA-ABS）和梅毒螺旋体被动颗粒凝集试验（TP-PA）等。

（三）脑脊液检查
用于诊断神经性梅毒，包括脑脊液VDRL、白细胞计数及蛋白测定等。

六、诊断
除病史和临床表现外，结合实验室检查可明确诊断。

七、鉴别诊断
梅毒需与软下疳、生殖器疱疹相鉴别。

八、治疗

（一）早期梅毒
包括一、二期及病程在1年以内的潜伏期梅毒，予苄星青霉素240万U，单次肌内注射。

（二）晚期梅毒
包括三期及晚期潜伏梅毒，予苄星青霉素240万U，肌内注射，每周1次，连用3次。

（三）神经梅毒

青霉素 300 万～400 万 U，静脉注射，每 4 小时 1 次，连用 10～14 日。

（四）先天梅毒

若脐血或新生儿血中 RPR 或 VDRL 滴度高于母血的 4 倍，可诊断为先天性梅毒。已经确诊的先天梅毒儿均应治疗，脑脊液正常者：苄星青霉素 5 万 U/（kg·d），一次肌内注射（分臀）；脑脊液异常者：普鲁卡因青霉素 5 万 U/（kg·d），肌内注射，连用 10 日。

（朱丽丽）

第三节 尖锐湿疣

一、定义

尖锐湿疣是由人乳头瘤病毒（HPV）感染引起的鳞状上皮疣状增生性病变。

二、传播途径

HPV 主要经性接触传播。

三、对母儿的影响

妊娠期由于母体免疫系统受抑制，阴道分泌物多，外阴潮湿，致使妊娠期尖锐湿疣患病率增多，且生长快。可通过胎盘传给子宫内的胎儿，绝大多数经产道时感染，可引起婴幼儿乳头状瘤。

四、临床表现

患者自觉外阴瘙痒、灼痛或性交后疼痛不适。病灶呈鸡冠状、桑葚状或菜花状。病变多发生在小阴唇内侧、阴唇后联合、阴道前庭、肛门周围等部位。

五、辅助检查

（一）细胞学检查

涂片中可见挖空细胞。

（二）醋酸试验

在组织表面涂一定浓度的醋酸液，3～5 分钟后观察，若组织颜色变白为阳性。

（三）阴道镜检查

有助于发现亚临床病变。

（四）组织病理检查

可见到典型病理学改变。

（五）核酸试验

可采用 PCR 及核酸 DNA 探针杂交，特异性高，不仅能确诊 APV 感染，还可确定 APV 的类型。

六、诊断

根据临床表现和实验室检查可以确诊。

七、鉴别诊断

本病需与扁平湿疣、假性湿疣相鉴别。

八、治疗

（1）妊娠36周前，病灶小且少者可局部用药（80%～90%三氯醋酸涂擦），病灶大者行冷冻、电灼、激光治疗。

（2）近足月者，若病灶局限于外阴，可行冷冻或手术切除病灶，仍可经阴道分娩。若病灶阻塞产道或经阴道分娩可能大出血者，应行剖宫产术结束分娩。

（朱丽丽）

第四节 生殖器疱疹

一、定义

生殖器疱疹是单纯疱疹病毒（HSV）感染引起的性传播疾病。

二、传播途径

本病主要通过性接触直接传播。

三、对胎儿和新生儿的影响

在妊娠晚期可导致早产。新生儿感染表现为眼部或口腔、中枢神经系统损害及多个重要脏器损害的弥散性疾病，甚至出现严重发育障碍和中枢神经系统后遗症。

四、临床表现

患者表现为生殖器及肛门皮肤小水疱，破溃后形成溃疡，自觉剧烈疼痛，常伴发热、头痛、全身不适。

五、辅助检查

（一）病毒培养

取病变组织培养、鉴定、分型，是诊断HSV感染的"金标准"。

（二）病毒抗原检测

取皮损处标本，以单克隆抗体直接免疫荧光试验或酶联免疫吸附试验检测HSV抗原，是临床常用的快速诊断方法。

（三）核酸扩增试验

核酸杂交技术和PCR技术，可提高诊断的敏感性。

（四）血清学检测

用ELLSA检测孕妇血清及新生儿脐血特异性HSV IgG、IgM，可区分原发性和复发性。

六、诊断

依据临床表现和实验室检查可明确诊断。

七、鉴别诊断

本病需与硬下疳、带状疱疹相鉴别。

八、治疗

原发者给予阿昔洛韦 200mg 口服，每日 5 次，连用 7~10 日；复发者给予阿昔洛韦 400mg 口服，每日 5 次，连用 5 日。

产科处理：妊娠早期感染者建议终止妊娠，妊娠晚期感染者应行剖宫产术。

（朱丽丽）

第五节 生殖道沙眼衣原体感染

一、定义
沙眼衣原体（CT）感染是常见的性传播疾病之一。

二、传播途径
成人主要经性接触传播。

三、对胎儿和新生儿的影响
胎儿经污染产道感染后，主要引起新生儿肺炎和眼炎。

四、临床表现
孕妇感染沙眼衣原体后多无症状或症状轻微，以宫颈管炎、尿道炎和前庭大腺感染多见。

五、辅助检查

（一）CT 培养
培养出 CT 为诊断的"金标准"。

（二）抗原检测
包括直接免疫荧光法和酶联免疫吸附试验。

（三）核酸扩增试验
敏感性和特异性高。

（四）血清学检测
用补体结合试验、ELLSA 或免疫荧光法检测血清特异性抗体。

（五）细胞学检查
取宫颈管分泌物涂片，行吉姆萨（Giemsa）染色，上皮细胞内找到包涵体即为阳性。

六、诊断
根据临床表现和实验室检查可确诊。

七、鉴别诊断
本病需与淋球菌性尿道炎、淋球菌性宫颈炎相鉴别。

八、治疗

（一）孕妇
首选阿奇霉素 1.0g 顿服，或阿莫西林 500mg 口服，每日 3 次，连用 7 日。

（二）新生儿

红霉素全身治疗，50mg/（kg·d），分4次口服，连用10~14日，局部可用1%硝酸银液滴眼。

（朱丽丽）

第六节 支原体感染

一、定义

感染人类的支原体以女性生殖道分离出人型支原体（MH）及解脲支原体（UU）最常见。

二、传播途径

本病主要通过性接触传播。

三、对胎儿和新生儿影响

在妊娠16~20周导致晚期流产、胎膜早破、早产或死胎、低体重儿和先天畸形等。新生儿可发生支原体肺炎、新生儿支原体血症。

四、临床表现

人型支原体感染多引起阴道炎、宫颈炎和输卵管炎，而解脲支原体多引起非淋菌性尿道炎（NGU）。

五、辅助检查

（1）支原体培养。
（2）血清学检查。
（3）PCR技术较培养法更敏感、特异、快速，对临床诊断有价值。

六、诊断

根据临床表现，结合实验室检查可确诊。

七、鉴别诊断

本病需与阴道炎、宫颈炎相鉴别。

八、治疗

人型支原体和解脲支原体对多种抗生素均敏感。孕妇首选阿奇霉素1g顿服；替代疗法为红霉素0.5g口服，每日2次，连用14日。新生儿感染选用红霉素25~40mg/（kg·d），分4次静脉滴注，或口服红霉素，连用7~14日。

（朱丽丽）

第七节 获得性免疫缺陷综合征

一、定义

获得性免疫缺陷综合征（AIDS）又称艾滋病，是由人类免疫缺陷病毒（HIV）引起的一种性传播疾病。HIV 属反转录 RNA 病毒。

二、传播途径

本病主要经性接触传播，其次为血液传播、母婴传播。

三、对母儿的影响

妊娠期加速 HIV 感染者从无症状期发展为艾滋病，并加重艾滋病及其相关综合征的病情。

四、临床表现

发热、体重下降，全身浅表淋巴结肿大，常合并各种机会性感染和继发恶性肿瘤。

五、辅助检查

(1) HIV 抗体检测：是诊断的"金标准"。首先进行初筛试验，包括酶联免疫吸附试验（ELLSA）和颗粒凝聚试验，如阳性需做确诊试验，包括免疫印迹试验和免疫荧光试验（TF）。

(2) 病毒载量测定。

(3) CD4 淋巴细胞的检测：是判断疾病进展、临床用药疗效和预后的重要指标。

六、诊断

可根据病史、临床表现和实验室检查明确诊断。

七、鉴别诊断

本病需与原发性免疫缺陷病、继发性免疫缺陷病相鉴别。

八、治疗

（一）抗病毒药物

1. 方案一

齐多夫定（AZT）300mg，2 次/天；拉米夫定（3-TC）300mg，1 次/天；洛匹那韦（利托那韦片）50mg，2 次/天。

2. 方案二

替诺夫韦（TDF）300mg，1 次/天；拉米夫定（3-TC）300mg，1 次/天；依非韦伦（EFV）600mg，1 次/天。

（二）其他免疫调节药

α 干扰素、IL-2 等也可应用。

（三）支持及对症治疗

加强营养，给予高蛋白质饮食，治疗机会性感染及恶性肿瘤。

（四）产科处理

尽可能缩短破膜至分娩的时间，尽量避免会阴侧切、人工破膜、胎头吸引器或产钳助产术等操作，建议在妊娠 38 周时选择性剖宫产。产后禁止母乳喂养。

（朱丽丽）

第二十五章 妊娠合并疾病

第一节 心脏病

一、诊断
（一）病史
妊娠前曾被诊断有器质性心脏病或有心力衰竭史，有心悸、气促等症状或有与心脏病有关病史。
（二）症状
出现活动后呼吸困难，经常性夜间端坐呼吸、咯血，经常性胸闷、胸痛、心悸等临床症状。
（三）体征
有发绀、杵状指、持续性颈静脉怒张。心前区可闻及2级以上舒张期杂音或粗糙的全收缩期3级以上杂音。心包摩擦音、舒张期奔马律和交替脉等。
（四）辅助检查
心电图示严重心律失常，如三度房室传导阻滞，或出现ST段及T波异常改变等。X线检查显示心脏显著扩大，尤其是个别心腔扩大。超声心动图检查示心腔扩大、心肌肥厚、瓣膜运动异常、心内结构异常。

二、心脏病孕妇心功能分级
（一）Ⅰ级
一般体力活动不受限制。
（二）Ⅱ级
一般体力活动轻度受限制，活动后出现心悸、轻度气短，休息时无症状。
（三）Ⅲ级
一般体力活动明显受限制，休息时无不适，轻微日常工作即感心悸、呼吸困难等不适，或既往有心力衰竭病史者。
（四）Ⅳ级
一般体力活动严重受限制，不可进行任何体力活动，休息时仍有心悸、呼吸困难等心力衰竭表现。

三、常见并发症
(1) 心力衰竭。
(2) 亚急性感染性心内膜炎。
(3) 缺氧和发绀。
(4) 静脉栓塞和肺栓塞。

四、治疗

(一) 妊娠适应证

心脏病变较轻,心功能Ⅰ~Ⅱ级,既往无心力衰竭史,亦无其他并发症者可以妊娠。

(二) 妊娠禁忌证

心脏病变较重,心功能Ⅲ~Ⅳ级,既往有心力衰竭史,有肺动脉高压、右向左分流型先天性心脏病,严重心律失常,风湿热活动期,心脏病并发细菌性心内膜炎、急性心肌炎等,妊娠期极易发生心力衰竭,不宜妊娠。年龄在35岁以上、心脏病病程较长者发生心力衰竭的可能性极大,不宜妊娠。

五、防治

(一) 妊娠期

(1) 终止妊娠。凡不宜妊娠的心脏病孕妇,妊娠12周前行治疗性人工流产。若妊娠超过12周,应积极防治心力衰竭,使之度过妊娠与分娩期。对顽固性心力衰竭的病例,为减轻心脏负担,需与内科医师配合,严密监护下行剖宫取胎术。

(2) 定期产前检查加强产前监护,及早发现心力衰竭征象并及时住院。妊娠期经过顺利者,妊娠36~38周提前住院待产。

(3) 防治心力衰竭。

(二) 分娩期

分娩方式的选择如下:

1. 阴道分娩

心功能Ⅰ~Ⅱ级、胎儿不大、胎位正常、子宫颈条件良好者,在严密监护下经阴道分娩。

2. 剖宫产

对胎儿偏大、产道条件不佳及心功能Ⅲ~Ⅳ级者,选择剖宫产。对不宜再次妊娠者,建议同时行输卵管结扎术。

(三) 产褥期

分娩后3天内,尤其是产后24小时内仍是发生心力衰竭的危险时期,须充分休息并密切监护,必要时应用利尿药。应用广谱抗生素预防感染至产后1周。心功能Ⅲ级及以上者不宜哺乳。

(四) 心脏手术

指征不主张在妊娠期手术,尽可能在妊娠前及分娩后行心脏手术。

(朱丽丽)

第二节 贫 血

WHO诊断标准为妊娠期血红蛋白<110g/L及血细胞比容<0.33,为妊娠期贫血。以缺铁性贫血最为常见。

一、缺铁性贫血

妊娠期对铁的需求量增加,孕妇对铁摄取不足或吸收不良可引起缺铁性贫血。

(一) 诊断

1. 病史

妊娠前有月经过多史或消化道疾病史;妊娠早期呕吐,长期偏食,胃肠功能失调导致的营养不良病史。

2. 临床表现

轻者无症状;重者可有乏力、头晕、眼花、心悸、气短、皮肤毛发干燥、食欲缺乏、皮肤黏膜苍白、扁平甲、无光泽、脾大以及口腔炎、舌炎等。当血红蛋白降至 40~50g/L 时,易发生心力衰竭。

3. 实验室检查

(1) 血常规:外周血涂片为小红细胞低血红蛋白性贫血。

(2) 血清铁浓度:孕妇血清铁<$6.5\mu mol/L$,可以诊断为缺铁性贫血。

(3) 骨髓象:红系造血呈轻度或中度增生活跃,中、晚幼红细胞增生为主,骨髓铁染色见细胞内、外铁均减少,特别是细胞外铁减少。

(二) 治疗

妊娠前积极治疗失血性疾病(如月经过多等),进食含铁丰富的食物,定期检测血常规。

1. 补充铁剂

口服为主,与维生素 C 同时口服促进铁的吸收。

2. 输血

血红蛋白≤60g/L、接近预产期或短期内需行剖宫产术者,应给予少量多次输血。

3. 产时及产后的处理

重度贫血产妇于临产后应配血备用。胎肩娩出后使用促宫缩药物,减少出血,必要时输血纠正贫血。

二、巨幼细胞贫血

叶酸或维生素 B_{12} 缺乏引起 DNA 合成障碍,可造成巨幼细胞贫血。

(一) 诊断

1. 病史

有严重偏食,或早孕期呕吐严重不能进食。

2. 临床表现

乏力、苍白、心悸、气短、头晕等贫血症状,、腹胀、便秘或腹泻等消化道症状,周围神经炎症状。出现低热、水肿、脾大、表情淡漠者也较常见。

3. 实验室检查

(1) 外周血常规:为大细胞性贫血,血小板通常减少。

(2) 骨髓象:红细胞系统呈巨幼细胞增生。

(3) 血清叶酸<6.8nmol/L,红细胞叶酸<227nmol/L,维生素 B_{12}<90pg。

(二) 治疗

(1) 加强妊娠期营养指导,纠正偏食。

（2）补充叶酸，每日口服叶酸 5～10mg，或每日肌内注射叶酸 10～30mg，至症状消失、血常规正常。

（3）维生素 B_{12}，100～200μg 肌内注射，每日 1 次，2 周后改为每周 2 次，至血常规恢复正常。

三、再生障碍性贫血

再生障碍性贫血简称再障，是由于骨髓造血干细胞数量减少和功能缺陷导致造血衰竭，引起外周全血细胞减少。

（一）诊断

再障可分为急性型和慢性型，孕妇多为慢性型。主要表现为进行性贫血，多部位皮肤、黏膜出血及反复感染。贫血呈正细胞型、全血细胞显著减少。骨髓象见多部位增生减低或严重减低，三系细胞均明显减少。

（二）治疗

本病由产科医师及血液科医师共同管理。

1. 妊娠期治疗

（1）治疗性人工流产：再障患者在病情未缓解之前应避孕。已妊娠者，妊娠早期在备血条件下行人工流产；妊娠中期者终止妊娠风险较大，可在严密监护下继续妊娠至足月分娩。

（2）支持疗法：注意休息，加强营养，间断吸氧，少量、间断、多次输新鲜血，或成分输血。

（3）激素治疗：出现明显出血倾向给予肾上腺皮质激素治疗，如泼尼松龙 10mg，口服，每日 3 次，羟甲烯龙 5mg，每日 2～3 次口服。

（4）预防感染：予对胎儿无影响的广谱抗生素。

2. 分娩期治疗

尽量经阴道分娩，缩短第二产程，防止第二产程用力过度，造成脑等重要脏器出血或胎儿颅内出血。有产科手术指征者，行剖宫产术时一并将子宫切除为宜，以免引起产后出血及产褥感染。

3. 产褥期治疗

继续支持疗法，应用宫缩剂加强宫缩，预防产后出血，广谱抗生素预防感染。

（朱丽丽）

第三节 特发性血小板减少性紫癜

特发性血小板减少性紫癜（ITP）是由于血小板破坏增多而引起外周血小板减少的一种常见出血性疾病。ITP 分为急性型和慢性型，前者好发于儿童，后者多见于成年女性。本病是产科常见的血液系统并发症。

一、诊断

皮肤黏膜出血和贫血。实验室检查血小板 $<100\times10^9/L$，排外其他引起血小板减

少的疾病，如再障、HELLP综合征等。

二、治疗

（一）妊娠期治疗

（1）ITP患者血小板计数在$50×10^9/L$以上不必终止妊娠。当严重血小板减少经治疗未获缓解者，或在12周前血小板减少伴出血需要用肾上腺皮质激素治疗者，可考虑终止妊娠。

（2）输入丙种球蛋白。

（3）脾切除。激素治疗无效，有严重出血倾向，血小板$<10×10^9/L$，可考虑脾切除，最好在妊娠3～6个月间进行。

（4）输注血小板。

（二）分娩期治疗

分娩方式原则上以阴道分娩为主。最大危险是分娩时出血。如血小板计数在$50×10^9/L$以下可适当放宽剖宫产指征。应防治产后出血。

（三）产后治疗

妊娠期应用皮质激素治疗者，分娩后应继续使用。产后应预防感染。产时抽新生儿脐血检测血小板，动态观察新生儿血小板是否减少。是否母乳喂养视母亲病情及胎儿血小板情况而定。

（朱丽丽）

第四节　急性阑尾炎

急性阑尾炎是妊娠期常见的外科急腹症。由于妊娠期阑尾位置变化，阑尾炎的临床表现不典型，增加了诊断难度，加之炎症不易被包裹局限，易发生穿孔和弥散性腹膜炎，大大增加了孕产妇和围生儿的病死率。

一、临床表现

（一）症状

妊娠早期症状与非妊娠期基本相同。表现为转移性右下腹痛，伴恶心、呕吐等。妊娠中、晚期常无明显的转移性右下腹痛。腹痛位置随妊娠进展逐渐升高，甚至可达右肋下肝区，有时表现为腰痛。

（二）体征

发热，腹部疼痛和（或）肌紧张。

二、辅助检查

血常规升高，B超检查见阑尾异常。

三、诊断及鉴别诊断

（一）诊断

妊娠合并阑尾炎的临床表现不典型，容易和卵巢肿瘤蒂扭转、输尿管结石、胆道结石或炎症、右侧急性肾盂肾炎相混淆。

1. 症状

孕期出现转移性右下腹痛，可伴腰痛。

2. 体征

右下腹有压痛及反跳痛，随子宫增大，压痛区域升高；可出现发热，严重时全腹均有压痛及反跳痛、腹肌紧张，腹腔积液征可阳性。

3. 辅助检查

血常规白细胞计数及分类中性粒细胞升高，可行B超检查。

如果孕妇有以下情况，可以作为早期诊断时的参考：

(1) 孕妇在妊娠前曾有急、慢性阑尾炎发作史。

(2) 妊娠后突发腹痛：由上腹部脐周转移至右下腹疼痛。

(3) 腹痛和触痛的部位较非孕状态麦氏点高。

(4) 血液分析外周血白细胞计数增高，体温升高，脉率增快。

(5) 可进行B超检查。

(6) 妊娠期合并急性阑尾炎时，其临床表现较轻，但病情和病理改变较重。

(二) 鉴别诊断

急性阑尾炎在妊娠早期需与卵巢囊肿蒂扭转、黄体破裂、输卵管妊娠等相鉴别，妊娠中、晚期需与妊娠流产、早产、胎盘早剥、右侧卵巢囊肿蒂扭转、右肾盂积水、右侧急性肾盂肾炎、输尿管结石、急性胆囊炎等相鉴别。

1. 孕早期

临床表现典型，诊断常无困难，但需与右侧卵巢囊肿蒂扭转及右侧输卵管妊娠破裂相鉴别。

2. 孕中期

患急性阑尾炎较早期多见，由于子宫增大使阑尾明显移位，应与右侧卵巢肿蒂扭转、右侧急性肾盂肾炎、右侧输尿管结石，急性胆囊炎相鉴别。

3. 孕晚期

妊娠子宫充满腹腔，阑尾向外上方移位，腹痛在上腹部，需与重型胎盘早剥和子宫肌瘤红色变鉴别。

4. 分娩期

需与子宫破裂相鉴别，通过详细询问病史、认真查体和妇科检查，结合B超检查等多能做出正确诊断。

5. 产褥期

需与产褥感染相鉴别。

另外，还需要与急性淋菌性盆腔炎、盆腔积脓等疾病相鉴别。

四、治疗

(1) 不主张非手术治疗。早期诊断，积极抗感染治疗的同时，及时手术治疗，原则上仅处理阑尾炎而不同时行剖宫产手术。

(2) 术后需继续妊娠者，选择对胎儿影响小的广谱抗生素。建议选用甲硝唑与青霉素类、头孢菌素类联合使用。术后3~4日给予抑制宫缩药、镇静药等保胎治疗。

(朱丽丽)

第五节 急性胰腺炎

急性胰腺炎是妊娠期常见的急腹症之一,发病可能与胆石症、高脂血症等有关。

一、临床表现

(一)症状

突发持续性上腹部疼痛。可放射至腰、背、肩部。多伴有恶心、呕吐、腹胀、发热。可出现不同程度的黄疸。

(二)体征

轻者仅腹部轻微压痛。重症者上腹部压痛、反跳痛和腹肌紧张明显,肠蠕动减弱或消失,腹部叩诊移动性浊音阳性。

二、辅助检查

胰酶测定:淀粉酶或脂肪酶升高。B超检查:可见胰腺体积弥散性增大,出血坏死时胰腺周围渗出液积聚呈无回声区。CT扫描:胰腺肿大,外形不规则,周围有液体积聚。

三、诊断及鉴别诊断

多有胆囊结石病史。结合临床表现和辅助检查结果诊断。

本病需与临产、胎盘早剥、消化性溃疡、胆囊炎、阑尾炎、胃肠炎、肠梗阻等疾病相鉴别。

四、治疗

(1) 妊娠期急性胰腺炎多为轻症水肿性胰腺炎,以非手术治疗为主。

(2) 急性出血坏死性胰腺炎争取在发病48~72小时手术治疗。

(3) 产科处理,应积极保胎,密切监测胎儿宫内情况。病情较重,估计胎儿已可存活时,可适当放宽剖宫产术指征。

(朱丽丽)

第二十六章 糖尿病与妊娠

第一节 妊娠前糖尿病

一、发病机制

（一）1型糖尿病

1型糖尿病，曾称为胰岛素依赖型糖尿病，由于胰岛β细胞自身免疫性破坏而导致胰岛素绝对缺乏，1型糖尿病占既往疾病患者的5%～10%，虽然1型糖尿病发病年龄较小，但老年人也会发病，偶尔也会发生在第一次妊娠期间。

1型糖尿病有多基因遗传倾向，易感基因位于或接近第6对染色体（6P）短臂上的人类白细胞基因抗原（HLA）。患1型糖尿病的后代的兄弟姐妹受影响的风险与他们共享的单体型数量有关，如果他们共享1种单体型，则风险为5%，如果他们共享2种单体型，则风险为13%，如果他们不存在共享的单体型，则风险为如果父母患有糖尿病，那么子女发病风险为33%。在遗传易感个体中，存在环境诱发因素，但诱发的确切机制尚未知。

在极少数情况下，1型糖尿病无自身免疫证据，称为"特发性糖尿病"。此类糖尿病患者会不定期发生糖尿病酮症酸中毒，而他们可能只在发生糖尿病酮症酸中毒时有胰岛素绝对缺乏。

（二）2型糖尿病

2型糖尿病，曾称为非胰岛素依赖型糖尿病，其特点既包括胰岛素抵抗又有β细胞功能缺陷，占所有糖尿病患者的90%～95%。

2型糖尿病是受遗传、环境、生活方式影响的多因素疾病，通常逐渐发病且常常在发病多年后才得到诊断，很少发生酮症酸中毒，大部分患者肥胖。

尽管多种基因与2型糖尿病有关，但疾病进展可被多种因素如饮食、运动改变，其一级亲属患病风险约为15%，约30%以上将有糖耐量受损，虽然改变生活方式可以降低发病风险，但如果父母均患2型糖尿病，其后代发病率为60%～75%。

二、临床表现

烦渴、多尿、体重下降或明显酮症是促使患者就医的常见症状，根据ADA的标准，诊断非妊娠患者糖尿病有四种方法：

(1) 糖尿病症状且随机血糖≥200mg/dl，糖尿病典型症状包括多尿、烦渴以及原因不明的体重减轻。

(2) 空腹血糖≥126mg/dl，空腹定义为至少8小时无热量摄入。

(3) 口服葡萄糖耐量试验（OGTT）中2小时血糖≥200mg/dl，该试验使用的糖负荷相当于75g无水葡萄糖。

(4) 标化分析法检测糖化血红蛋白≥6.5%。

如果不能明确是否有高血糖，这些标准要在非同一天重复测量来得到证实。

三、并发症

在已经存在疾病的情况下，围孕期血糖控制不良与自然流产以及胎儿畸形的风险增加相关。而后在孕期，血糖控制不佳可能会导致胎儿宫内死亡。

母体高血糖会引起胎儿产生过多胰岛素和胰岛素样生长因子，这可能导致巨大儿以及随之而来的风险，包括剖宫产、肩难产及产伤。相反，存在血管病变的糖尿病母亲可能会发生胎儿宫内生长受限。

糖尿病患者的胎儿可能发生新生儿并发症，包括呼吸窘迫综合征（RDS）、低血糖、低血钙和高胆红素血症，此外，这些孩子远期可能更易患糖尿病和肥胖症。胎儿对孕妇高血糖发生代偿，胰岛增生且基础胰岛素分泌增加，使伴随一生的糖尿病发病风险增加。妊娠期糖尿病患者的子女在20～24岁时比妊娠后患糖尿病患者的子女患糖尿病的概率高（45%比8.6%）。此项观察表明，孕期高血糖产生的影响超过了母亲遗传倾向产生的影响。

糖尿病孕妇并发症发生风险增加，包括子痫前期、早产，如果合并1型糖尿病，则糖尿病酮症酸中毒风险也增加。

四、治疗

通过严格控制血糖水平来预防高血糖是治疗孕前糖尿病的最主要方法，可通过详细的孕前咨询（孕前糖尿病患者）、孕前达到正常的糖化血红蛋白水平、频繁（每天4～5次）自行监测血糖水平、调整饮食及规律锻炼来达到。

可以开始或继续进行非负重或低强度锻炼，即使是短暂的运动也会使患者对胰岛素反应的敏感性持续约24小时。所有保健医师都应强调饮食的重要性。可溶性纤维提供饱腹感，并可改善胰岛素受体数量及敏感性。限制糖类可改善血糖控制，并可使患者通过控制饮食和运动来实现其血糖控制目标。规定热量为25～35kcal/kg，通常为1800～2400kcal/d，饮食组成约为40%糖类、40%脂肪和20%蛋白质，通常分为三餐加上2～3顿加餐。睡前加餐对预防夜间低血糖很重要，当餐后血糖超过目标值时，必须检查近期全部食物摄入量、调整食物选择、准备及每顿的分量。

患者用血糖仪自行监测空腹血糖、餐后1小时和2小时血糖及夜间血糖，以便为评估饮食和行为提供及时反馈。如果血糖值符合目标值，那么反馈就是强大的动力。通过反馈，可发现错误饮食和（或）运动，如果需要，可以改变。孕期最佳血糖水平：空腹70～95mg/dl，餐后1小时血糖＜130～140mg/dl，餐后2小时血糖＜120mg/dl。

至少访问营养师2次，以加强饮食教育并主动参与饮食调整。记录饮食也是有用的。营养师通过检查饮食内容及卡路里来建议如何加入喜欢的食物，从而提高依从性，也应该鼓励其他家庭成员参加饮食教育，因为他们的理解和支持可以增加成功饮食的概率，通常其他家庭成员也会从健康饮食教育中获益。当没有达到预期血糖值、体重改变太多或太少，或者患者坚持该饮食有困难时，患者和营养师间增加随访就很重要了。

如果仅依靠饮食调整和运动不能达到正常血糖值，这时应使用药物。虽然降糖药如格列本脲和二甲双胍未得到美国妇产科学会及ADA允许，但还是很常用的。

格列本脲是磺酰脲类药物，妊娠期用药分类中属于B级或C级，通过胎盘的量极少，截止到目前的研究证明，和胰岛素相比，格列本脲通常有良好结局。格列本脲开始剂量为2.5~5mg/d，逐渐可增加到最大剂量为20mg/d，以达到最佳血糖控制。

二甲双胍是双胍类，可抑制肝葡萄糖生成以及增加胰岛素敏感性，作为非妊娠期2型糖尿病患者的一线用药已使用多年。二甲双胍是妊娠期B类用药，但可通过胎盘。因此，通常避免在妊娠期的前3个月使用。迄今为止的研究表明，二甲双胍是妊娠期治疗糖尿病的一种安全有效的方法；虽然在一项随机对照试验中，比较二甲双胍与格列本脲的治疗，二甲双胍组中更多患者需要增加胰岛素量才能维持正常血糖。

由于其广泛的安全记录，胰岛素依然是许多产科医师治疗妊娠期糖尿病的一线用药。常用量为孕早期每天使用0.7U/kg，随后逐步增加至1U/kg，肥胖孕妇需要更大剂量。剂量通常分为基础用量，使用中效制剂，如NPH（中性鱼精蛋白锌胰岛素）以及餐前加强量，使用速效胰岛素或常规胰岛素，特定患者也可考虑选择皮下胰岛素泵。

五、孕前保健

应鼓励妊娠前糖尿病患者在妊娠前去内科医师处就诊，已经证明，孕前保健可改善妊娠结局。孕前访问评估包括以下内容：

（一）完整病史及体格检查

为了提供风险评估，应对患者病史进行全面询问所有致畸药物，如血管紧张素转化酶抑制剂等应停用，并规定产前维生素至少含叶酸0.4mg。

（二）血糖控制评估

药物、饮食及运动调整可优化血糖控制。我们的目标是糖化血红蛋白<7%，以减少自然流产和先天畸形风险。

（三）眼科检查视网膜病变

对存在视网膜病变的患者应仔细随访是否有进展的证据，如果需要，妊娠期可使用激光治疗。

（四）肾功能评估

应用血清肌酐水平和24小时尿蛋白或尿清蛋白/肌酐比值来评估肾功能。应告知存在显性肾病患者其妊娠并发症的风险，包括肾功能恶化、先兆子痫、胎儿生长受限及早产。

（五）甲状腺功能评估

应评估孕妇甲状腺功能，特别是1型糖尿病患者，因为自身免疫性甲状腺疾病和糖尿病之间存在关联。此外，长期糖尿病或高血压患者应做心电图，筛查缺血性心脏疾病。

六、产前保健

确认妊娠后，患者应定期产检，评估血糖控制情况。通过自我血糖监测来评估，进而对治疗进行相应调整。

在妊娠早期，超声可确定胚胎存活，特别是血糖控制不理想者。应常规进行产前实验室评估，尿培养很重要，因为糖尿病患者无症状性菌尿的风险增加。

在孕中期，推荐胎儿结构超声评估胎儿畸形风险，胎儿超声心动图适用于先前存在糖尿病患者筛查胎儿先天性心脏疾病。

孕晚期需要进一步超声评估胎儿生长，同样也适用于诊断为妊娠期糖尿病的患者此外,鉴于胎儿死亡风险增加,通常在妊娠32～34周开始胎儿安全监护,包括每周两次无应激试验或改良胎儿生物物理监测。为降低死胎率,推荐所有孕妇,包括糖尿病患者计数胎动(到10)(每踢1次计数)或类似方法。

分娩时机要权衡分娩的风险,特别是早产与RDS的风险,以及期待治疗的风险,即死胎。如果胎儿监护不可靠,胎儿成熟者应该分娩,对于近足月患者,通过羊水穿刺术抽取羊水来评估胎儿肺成熟度可能会有所帮助。如果胎儿已经成熟,可进行分娩,如果胎儿不成熟,必须要在权衡继续妊娠发生的胎儿风险与早产风险后做出决定,患者及其丈夫以及新生儿科和围产相关科室的参与有助于做出决定。

如果没有明确的分娩指征,如子痫前期的进展,建议在39周前评估胎儿肺成熟度来选择分娩。如果妊娠期糖尿病患者或糖尿病合并妊娠患者需胰岛素或口服降糖药来维持血糖正常,一般不推荐期待治疗至超过预产期。

糖尿病患者早产发生率更高,保胎目的主要是延迟分娩,从而可在分娩前48小时以上应用糖皮质激素加速胎肺成熟。常使用硫酸镁保胎,硝苯地平是合理的替代物,尽可能避免使用能类似物,如特布他林,虽然极少发生,但这些药物可能引起严重高血糖及酮症酸中毒。由于糖皮质激素也引起高血糖,因此为维持正常血糖水平,必要时可连续静脉滴注胰岛素。

糖尿病不是剖宫产指征,但如果合并巨大儿,发生肩难产的危险性就显著增加。因此,美国妇产科学会(ACOG)建议在此种情况下考虑择期剖宫产,特别是当估计胎儿体重>4500g时。

(朱丽丽)

第二节 严重高血糖和酮症酸中毒

妊娠期间导致胰岛素敏感性下降的代谢变化也使严重高血糖和酮症酸中毒更多见。酮症酸中毒的症状与非妊娠患者相似,包括恶心、呕吐、脱水、腹痛和意识障碍。异常实验室指标包括阴离子间隙代谢性酸中毒(动脉血pH<7.3)、低碳酸氢盐血症(<15mEq/L)、高血糖及血清酮体升高。妊娠患者及非妊娠患者的治疗在本质上是相同的,包括胰岛素治疗、密切监测血钾水平及补液。还应注意胎儿健康状况,但糖尿病酮症酸中毒不是分娩指征,因为虽然胎心率基线最初表现为无反应型,但会随着孕妇酮症酸中毒改善而得到改善

一、产时管理

产时管理目的是避免孕妇低血糖,进而使分娩后新生儿低血糖发生率降到最低。

分娩时所有患者静脉输注5%葡萄糖乳酸林格液或类似晶体液除非患者需要量更多,输注速率通常为125ml/h(每小时给予6.25g葡萄糖)。传导麻醉前,静脉注射液体不应含有葡萄糖。

床旁血糖监测可用于监测血糖水平,分娩早期每2～4小时1次,活跃期每1～2小时1次需要胰岛素治疗的患者可连续输注常规胰岛素,根据该机构静脉注射胰岛素的方

案通常是25U胰岛素加在250ml生理盐水中（0.1U/ml），大多数患者静脉滴注胰岛素速率为0.5~2.0U/h时，根据毛细血管血糖水平调整滴速。

如果有指征，可诱导宫颈成熟，其方法与非糖尿病孕妇相同，需连续胎心监护。在糖尿病妊娠中，胎儿耐受分娩的应激能力受到限制，胎心率异常应通过声刺激或头皮刺激或胎儿血氧饱和度监测评估。如果不能证明胎儿是安全的，那么即刻分娩，通常行剖宫产术。如果怀疑为巨大儿，阴道助娩应谨慎。糖尿病胎儿肩难产发生率增加，应预料到并在分娩时安排足够的人员、产科麻醉师，及时进行新生儿复苏。

如果行重复剖宫产或其他择期手术，尽可能安排在清晨，患者在前一晚应继续使用晚间胰岛素或口服降糖药，但早上应停用。手术日监测血糖水平，基础胰岛素通过持续静脉滴注以维持血糖在70~120mg/dl。

二、产后保健

对于产后有临床指征患者，应恢复ADA饮食。产后胰岛素敏感性显著增加，对于GDM患者，产后血糖恢复正常；对于孕前糖尿病患者，一般来说，胰岛素可降低到约孕期剂量的一半。应继续密切监测血糖，特别是1型糖尿病患者。如果患者经剖宫产分娩，胰岛素量可逐渐增加，直到可经口摄食。血糖水平应保持在140~150mg/dl水平以下，有助于患者术后恢复。鼓励母乳喂养，对防止婴儿发展成儿童糖尿病有保护作用。以零食的形式增加热量摄入可避免哺乳后低血糖。

三、避孕

无血管并发症的糖尿病患者与非糖尿病患者相比，避孕方法相同。血管栓塞风险增加者不建议使用含雌激素的避孕药物，但可使用只含孕激素的药物，包括左炔诺孕酮宫内节育系统。已完成生育的糖尿病患者可选择永久性绝育。

四、预后

孕前患糖尿病患者的预后一般不会因妊娠而改变。一小部分存在与孕前糖尿病相关的终末器官损害的患者可能出现疾病恶化，孕前存在中度至重度糖尿病肾病（定义为血清肌酐＞1.9mg/dl）者发生与妊娠相关的永久性肾功能下降的风险增加，符合这些条件的患者中约10%进展为终末期肾病。同样，一些糖尿病视网膜病变者妊娠期加重。妊娠期间严格控制血糖与增生性视网膜病变恶化，相关激光疗法是妊娠期间治疗视网膜病变的一种安全有效的方法。

（朱丽丽）

第三节 妊娠期糖尿病

一、发病机制

妊娠期糖尿病的发生率约为7%，依据研究人群和采用诊断标准不同，妊娠期糖尿病的发生率为1%~14%。在妊娠人群中，由于危险因素，如肥胖发生率增加，本病患病率也继续增加。

妊娠期糖尿病的特点是胰岛素抵抗。因此，在病因学上类似于2型糖尿病。事实上，许多在妊娠早期诊断为妊娠糖尿病的患者，实际上可能在妊娠期就有糖耐量受损。同样，众所周知，多达50%的妊娠期糖尿病患者在以后生活中最终将发展为2型糖尿病。认识到这一点，国际糖尿病与妊娠研究组协会（IADPSG）最近建议，有高危因素的妇女在孕早期通过诊断标准发现患有糖尿病，应归类为"显性"糖尿病，而不是"妊娠"糖尿病。

妊娠期糖尿病和2型糖尿病在发病机制上有相关性。事实上，妊娠期糖尿病可被认为是2型糖尿病，由暴露于孕期的代谢变化所引起。因此，两者危险因素相似也就不足为奇了，包括肥胖、家族史、少数民族及高龄。

在正常妊娠中，逐渐进展的胰岛素抵抗与胰腺β细胞释放胰岛素增加以维持葡萄糖自稳态有关。妊娠糖尿病妇女胰岛素抵抗表现比正常患者更严重，这由其孕前代谢状态所引起。当β细胞无法克服胰岛素敏感性降低和高血糖带来的结果时，妊娠期糖尿病开始显现。

妊娠期糖尿病妇女在产后继续表现胰岛素功能障碍，包括葡萄糖清除调控、葡萄糖产物及等离子游离脂肪酸浓度，与胰腺β细胞功能障碍一起，共同导致最终发展为2型糖尿病。

二、临床表现

尽管经过几十年的研究，但是筛查和诊断妊娠期糖尿病的最佳方法一直备受争议对未诊断为糖尿病的妇女，第一次产前检查时都要进行妊娠期糖尿病风险评估。高危妇女要尽快检查血糖，高危特征包括以下内容：

（1）年龄＞35～40岁。

（2）肥胖［未怀孕时身体质量指数（BMI）＞30］。

（3）既往妊娠期糖尿病病史。

（4）重度糖尿（试纸＞2＋）。

（5）不明原因死胎史。

（6）多囊性卵巢综合征。

（7）糖尿病家族史。

如果检查结果不能诊断为糖尿病，这些妇女应在24～28周进行复查。

过去，对所有妇女都建议进行血糖筛查。但是，对于低风险妇女可不行血糖检查，低风险个体应符合下列所有条件：

（1）年龄＜25岁。

（2）不是高危种族（即非西班牙裔美国人、非裔美国人、印第安人、亚裔人或太平洋岛民）。

（3）BMI≤25。

（4）既往无糖耐量异常史。

（5）既往无不良产科结局史。

（6）一级亲属中无已知糖尿病

采用上述标准时，仅10%能免除筛查；因此，许多产科医师认为，对所有孕妇进行血糖筛查更为实际。

目前，ACOG和ADA主张使用2步筛查法，步骤1：妊娠24～28周进行1小时

50g 口服糖耐量试验（GCT），GCT 可在一天中的任何时间进行，不必在饭前进行。如果此项筛查试验阳性，接下来进行诊断试验，3 小时 100g OGTT 试验。

GCT 异常结果的准确阈值尚未明确。异常筛查（＞140mg/dl）的原血糖值是任意选择的，将其作为预测孕妇发展为糖尿病的指标，而不是不良妊娠结局的指标。事实上，还未确立血糖阈值，当超过此阈值时不良结局开始增加。最近，高血糖与不良妊娠结局（HAPO）的研究解决了这个问题，并认为不存在离散阈值。相反，血糖水平与不良结局之间有连续关系。这项研究证实，即使是不符合妊娠期糖尿病诊断标准的女性，并发症的风险随血糖升高而成比例增加。

当血糖阈值为 140mg/dl 时，80％的妊娠期糖尿病患者将被检出，但是约 15％检出的患者需要进一步明确。如果像许多专家提倡的那样，把血糖阈值从 140mg/dl 降到 130mg/dl，检出率会达到 90％，但会导致更多假阳性结果，当筛查血糖值＞200mg/dl 时，可直接诊断为妊娠期糖尿病，不需要进一步诊断试验。

诊断试验通常是 3 小时 100g OGTT 试验，前一晚需空腹。结果采用两种不同分类法，来自原 O'Sullivan 和 Mahar 全血值。两种分类法的优势类似，当达到或超过 2 个或多个阈值时可诊断为妊娠期糖尿病。然而，即使只有一项异常值，妊娠期糖尿病发病率也增加。因此，许多医师主张在这种情况下就开始饮食治疗。

除美国外的国家，广泛使用 2 小时 75g OGTT（1 步测试法）。2010 年，在 HAPO 研究结果发表后，IADFSG 建议用 1 步法替代当前的筛查和诊断试验。基于 IADPSG 的建议，当 75g OGTT 出现一项或多项异常值时，可诊断为妊娠期糖尿病 100g 和 75g OGTT 阈值见表 26-1。

表 26-1 妊娠期糖尿病诊断标准

	100g GTT 血浆/血清浓度（mg/dl）	100g GTT 血浆浓度（mg/dl）（国家糖尿病数据）	75g GTT 血浆浓度（mg/dl）
空腹	95	105	92
餐后 1 小时	180	190	180
餐后 2 小时	155	165	153
餐后 3 小时	140	145	—

三、并发症

类似于孕前糖尿病，妊娠期糖尿病与产妇和胎儿并发症风险增加有关，包括子痫前期、死胎及巨大儿。妊娠期糖尿病孕妇分娩的婴儿发生低血糖、高胆红素血症、低钙血症和 RDS 的风险增加。

妊娠期糖尿病与胎儿长期健康有关，妊娠期糖尿病孕妇的后代在以后生活中发生肥胖和糖耐量受损的风险增加。

与孕前糖尿病患者的后代不同，真正妊娠期糖尿病患者的胎儿出现结构畸形的风险并不增加。

四、治疗

对妊娠期糖尿病患者的治疗侧重于严格控制血糖水平，从而最大限度地降低孕产妇和胎儿出现并发症的风险。一旦诊断为妊娠期糖尿病，就要提供饮食咨询，并且规定患者每天饮食热量为1800～2400kcal，饮食组成应为40%糖类、40%脂肪和20%蛋白质，每日三餐，可加餐2～3次。

建议患者在家中使用血糖仪自行监测空腹、餐后1小时、餐后2小时及夜间血糖水平。孕期最佳血糖水平为空腹70～95mg/dl，餐后1小时<130～140mg/dl或餐后2小时<120mg/dl。当餐后血糖超过目标值时，必须检查近期全部食物摄入量、调整食物选择、准备和分量。如果仅依靠饮食调整和运动不能达到正常血糖值，这时应使用药物。

和孕前患糖尿病患者相比，当妊娠期糖尿病患者单纯饮食调整治疗失败时，通常把胰岛素作为一线治疗。一些研究表明，口服降糖药，如格列本脲和二甲双胍在达到血糖控制的同时，也可保证胎儿安全性良好。格列本脲是磺酰脲类药物，妊娠期用药分类中属于B级或C级，通过胎盘的量极少，截至目前的研究证明，和胰岛素相比，格列本脲通常能有良好结局。格列本脲开始剂量为2.5～5mg/d，逐渐可增加到最大剂量20mg/d，以达到最佳血糖控制。

五、产前保健

仅靠饮食就得到很好控制的妊娠期糖尿病患者，通常不需要产前胎儿检测。如果单靠饮食能达到极好的血糖控制，妊娠40周时需行无应激试验或胎儿生物物理评分。但是，对于需要药物治疗的患者、依从性不好的患者或妊娠期糖尿病未得到很好控制的患者，建议早期开始胎儿监护及超声评估胎儿生长情况。

六、产时管理

与孕前患糖尿病患者相同，妊娠期糖尿病患者产时管理目标是避免产妇高血糖，从而最大限度降低新生儿出生后发生低血糖的风险。

分娩时所有患者静脉输注0.5%葡萄糖乳酸林格液或类似晶体液。除非患者需要量更多，输注速率通常为125ml/h（每小时提供6.25g葡萄糖）。传导麻醉前，静脉输注液体不应含有葡萄糖。

床旁血糖监测可用于监测血糖水平，分娩早期每2～4小时1次，活跃期每1～2小时1次。需要胰岛素治疗的患者可连续输注常规胰岛素，根据该机构静脉注射胰岛素的方案，通常是25U胰岛素加入250ml生理盐水中（0.1U/ml）。大多数患者静脉滴注胰岛素速率为0.5～2.0U/h，根据毛细血管血糖水平调整滴速。

如果有指征，可诱导宫颈成熟，其方法与非糖尿病孕妇相同，应连续胎心监护。如果不能证明胎儿是安全的，那么有指征应即刻分娩，通常行剖宫产术。如果怀疑为巨大儿，阴道助娩应谨慎。糖尿病胎儿肩难产发生率增加，应有所预料并在分娩时安排足够人员、产科麻醉师，及时行新生儿复苏。

如果是重复剖宫产或其他择期手术，尽可能安排在清晨，患者在前一晚应继续使用晚间胰岛素或口服降糖药，早上应停用。手术日监测血糖水平，基础胰岛素通过持续静脉滴注，维持血糖在70～120mg/dl。

七、产后保健

胎儿及胎盘娩出后，妊娠期糖尿病即可缓解，产后产立即开始常规产后护理即可。妊娠期糖尿病患者产后停用所有控制血糖的药物，但仍要继续监测血糖。

八、预后

妊娠期糖尿病患者未来患2型糖尿病的风险增加,在未来5~10年发展为2型糖尿病的风险为50%。改变生活方式可以延缓,甚至完全阻止由糖耐量减低发展为糖尿病。因此,妊娠期糖尿病患者的咨询应该包括长期预防非妊娠期糖尿病。

所有妊娠期糖尿病患者在产后6周都应进行2小时75g OGTT试验,糖耐量正常者应每3年重新评估1次,糖耐量减低或空腹血糖受损者,应每年重新评估1次(表26-2)。

鼓励所有妇女消除或减少心血管疾病的其他任何危险因素(葡萄糖不耐症除外)。根据需要推荐不同的计划,如停止吸烟或避免二手烟、进行有规律的体育运动、合理饮食、达到并维持正常体重或治疗个人心血管疾病的危险因素。

表26-2 糖尿病风险增加的分类

空腹血糖受损(mg/dl)	糖耐量减低(mg/dl)	糖化血红蛋白升高
FPG100~125	2小时OGTT140~199	5.7%~6.4%

注:FPG,空腹血糖;OGTT,75g糖负荷的口服葡萄糖耐量试验。

(朱丽丽)

第四节 妊娠合并糖尿病孕妇的监测

一、概述

妊娠合并糖尿病,包括在原有糖尿病的基础上合并妊娠(亦称糖尿病合并妊娠,PGDM)以及妊娠期糖尿病(GDM)。前者占妊娠合并糖尿病总数的10%~20%,GDM占妊娠合并糖尿病的80%~90%。妊娠合并糖尿病属于高危妊娠,在美国,约4%的孕妇合并糖尿病,其中88%为GDM患者,约450 000人;其余12%为1型或者2型糖尿病,发病率分别为1/12 000及1/50 000,我国国内统计GDM发病率为1.3%~3.7%。

1922年胰岛素发明之前,糖尿病患者主要依靠饮食控制来维持体内代谢的平衡,但即使经过严格的饮食控制,生存寿命仍然非常短。糖尿病妇女很少妊娠,因为她们或是在生育年龄之前就已死去,或者是因过度节食而失去了生育的能力。即使能够妊娠,合并糖尿病的孕妇也冒着极大的生命风险。1882年,Mathew Duncan报道了16例妇女的22次妊娠,4例在分娩的过程中死亡,另有7例在分娩后2年内死亡,几乎半数婴儿是死胎,或在出生后短时间内死亡。1909年J Whitridge Williams也报道了相似的结果,50%的妇女在妊娠过程中死亡,剩余的孕妇发生死胎或新生儿死亡的发生率约为50%。

因此,在胰岛素发明之前,糖尿病孕妇因易发生酮症、昏迷或并发感染如肺炎、结核等严重并发症而被禁止妊娠,Joseph Delee建议在产科教科书写上"所有糖尿病孕妇都应行治疗性流产"。White在评判妊娠合并糖尿病的预后时也指出,发病早、病程长,并发血管病变的患者,围产结局会较差。

胰岛素的临床应用使糖尿病患者的预后大大改善，使处于酮症酸中毒昏迷中的患儿免于死亡，也使那些以前为了预防酮症酸中毒而过度限制饮食的患者能进食，并且维持适当体重增长。应用胰岛素可使糖尿病患者能够过上基本正常的生活，寿命也大大延长。随着长效胰岛素、抗高血压药物、抗生素、血糖检测手段的发展，糖尿病已由过去的急性致死性疾病时变为陪伴人终身的慢性疾病。同时人们越来越关注糖尿病并发症，如远期并发症对妇女生活的影响，改善糖尿病患者的生存质量也成了备受关注的问题。孕妇合并糖尿病，母体和胎儿并发症增加，包括巨大儿、手术产、产伤、妊娠期高血压疾病、羊水过多、早产、围生儿死亡等，新生儿代谢并发症包括低血糖、低血钙、低血镁、高胆红素血症等，母儿病死率升高。

研究表明，孕妇合并糖尿病时，胎儿先天畸形发生率、自然流产率增高，并且发生率高低与血糖控制程度密切相关，血糖控制良好，则胎儿先天畸形和自然流产发生率明显降低。Cheung 等综述了 1985 — 2005 年间国际上发表的关于妊娠合并糖尿病者围生儿结局的文献，结果发现：孕前糖尿病患者围生儿病死率较同期非糖尿病孕妇高 1～10 倍，胎儿畸形率高 5～10 倍，其中先天畸形是导致围生儿死亡的主要原因。糖尿病孕妇发生胎儿畸形的机制尚不完全明了，可能与选择性膜脂缺陷、前列腺素途径改变以及氧自由基增加等因素有关。单纯高血糖不可能引起上述所有改变，从而导致胎儿畸形。孕妇血糖控制不良，也易合并内科和产科并发症，妊娠时孕妇的病情和血糖控制的情况决定了孕妇病死率的高低，因此加强母婴监护，尽可能消除或减小因高血糖对母亲和胎儿造成的不良影响，使母亲和胎儿顺利度过妊娠期和产褥期是改善母婴结局的有效措施。

1 型和 2 型糖尿病如孕前已经确诊，如果孕前准备充分，早期系统产前监护，绝大多数母婴结局良好。因此，糖尿病患者妊娠前就将血糖控制至理想水平，但这一问题往往被医师忽见。有意愿妊娠并且已经停止避孕，其代谢水平已经得到良好控制的孕前糖尿病患者称为有计划的妊娠，其余则为计划外妊娠。约 60% 孕前糖尿病患者妊娠属于计划外妊娠，在未婚、社会经济能力低下的人群中比例更高。计划妊娠的妇女孕前咨询的比例（40%）远远高于非计划人数的妇女（2%）。同时，计划妊娠的妇女能够在咨询中获得更多的信息，依从性较好，血糖控制良好。而那些非计划妊娠的妇女血糖则控制较差。

二、妊娠期监测

糖尿病孕妇的监护包括有关糖尿病病情的监护和一般产前监护。

（一）糖尿病病情监护

妊娠期监护重点围绕着控制高血糖、防止或减少糖尿病相关的并发症的发生、避免酮症酸中毒和营养不良等。监护工作需要包括产科、营养科、内分泌科等在内的多个科室协作完成，基本治疗方案包括饮食治疗、运动治疗、糖尿病健康宣教、药物治疗。糖尿病患者尤其是孕前糖尿病合并妊娠患者常伴随微血管和大血管病变，因此孕前应进行相关检查，对糖尿病病情进行评估，适宜妊娠者，控制血糖后妊娠；孕前未能及时检查者，首次产前保健时应进行相应检查，对糖尿病病情进行评估，主要包括肾脏功能、心脏功能及眼底检查，1 型糖尿病患者同时应进行甲状腺功能的检查。

1. 糖尿病病情评估

(1) 糖尿病分级：对糖尿病分级的目的是便于估计妊娠风险和预后。常用分级方式是改良 Priscilla White 法，综合考虑如病程、发病年龄、是否存在微血管和大血管并发症等多种因素进行分级。Diamond 等发现随分级程度的增加，围生儿病死率也增加，再次验证了 White 分级的重要性和实用性。

(2) 肾功能监测：PGDM 患者首诊时应进行肾功能的详细检查，包括血尿素氮、肌酐、尿酸、肌酐清除率、24 小时尿蛋白定量、尿培养等，以后每 1~2 个月复查一次，及时了解孕妇有无合并糖尿病肾病、泌尿系感染等。每次产检均应查尿常规。肾功能损害在妊娠期可能会加重，肾功能损害较轻者一般不会影响妊娠结局。

(3) 眼底检查：国外有学者认为视网膜病变在妊娠期不会加重，但血糖控制不好的患者，如血糖下降过快则可能会导致视网膜血管增生加重。糖尿病女性在准备妊娠前应做眼底检查判定是否有视网膜病变，有糖尿病视网膜病变者应及时行激光凝固治疗。妊娠期发现者，若增生新生血管位于视盘周围或伴玻璃体积血时也应及时治疗，并定期随诊。

(4) 监测血压：糖尿病孕妇合并妊娠期高血压疾病的风险增大，并且风险与糖尿病的严重程度密切相关。糖尿病孕妇易发生高血压也是早产的一个重要原因。首次检查时应测基础血压，密切观察血压变化，及时发现妊娠期高血压疾病。有学者提出在中、晚孕期口服小剂量阿司匹林或钙剂预防妊娠期高血压疾病，但其效果目前存有争议。

(5) 泌尿系感染的监测：每 1~2 个月复查一次尿常规，必要时行尿培养等，及时了解孕妇有无合并泌尿系感染。

2. 健康教育

了解病情有助于增强控制疾病的信心，因此糖尿病孕妇的健康宣教至关重要。健康宣教的内容应当包括糖尿病对妊娠的影响、控制血糖的必要性、自我监护的重要性、最佳监护效果的自我责任感、疾病对家人和孕妇的长期影响等。如果需要胰岛素控制血糖，宣教时还应指导孕妇如何使用胰岛素；避免过度的恐慌和紧张；询问患者有无低血糖症状，并指导其如何紧急自救。Griffith 建议每个患者拥有一个血糖仪并会正确使用。

健康教育贯穿在整个妊娠期，不仅要加深过去的认识，还应及时识别当前治疗中存在的问题。患者有关糖尿病知识的增加和对自身疾病的了解，促使她们对医师的处理有更好的依从性。

3. 血糖监测

血糖控制不良与母婴不良结局密切相关。妊娠早期如果血糖过高可导致自然流产或胎儿畸形，因此应在妊娠前或妊娠早期就将血糖控制在正常水平，降低自然流产和严重胎儿畸形的发生风险。糖尿病孕妇严格监护的目的是通过血糖监测，进行合理膳食治疗，使血糖值接近正常水平，如血糖仍高于目标，则需用胰岛素治疗。

妊娠期指导孕妇自我监测血糖，尤其是 1 型糖尿病孕妇更需要自测血糖。血糖控制不佳会增加母胎之间葡萄糖和氨基酸的转运，导致胎儿高胰岛素血症，巨大儿和难产的发生率升高，剖宫产率随之增加，新生儿患病率和病死率也会增加。

检测血糖的频率目前没有统一的标准。Langer 等推荐了一种加强监护的措施，重要内容之一即是每日检测血糖，以便评价目前的治疗是否得当。与每周检测一次空腹血糖和餐后 2 小时血糖的孕妇相比，孕妇每日检测 7 次血糖（即三餐前、三餐后以及夜间休息）者巨大儿、肩难产、剖宫产率和新生儿低血糖的发生率均降低。

De Veciana 进行的一项随机对照实验表明，GDM 和需要胰岛素治疗的孕妇，监测餐后血糖比餐前血糖更有价值。餐后 1 小时血糖控制在＜7.8mmol/L（140mg/dl）的孕妇与餐前血糖控制在 3.33～5.82mmol/L（60～105mg/dl）的孕妇相比，巨大儿发病率、剖宫产率、新生儿低血糖发生率均有所降低。但是，虽然检测餐后血糖的母婴结局优于检测餐前血糖，但检测餐后血糖与餐前餐后联合检测无差异。这是因为血糖值高能够反映当时血糖值，是评估当前治疗措施是否得当的重要指标之一。2 型糖尿病患者即使血糖控制良好，连续血糖检测仍能发现 80％的患者出现无症状的低血糖，57％的患者餐后高血糖，再次印证了 De Veciana 推荐的每天七次检测血糖的必要性。反映母体血糖水平的指标包括以下方面：

（1）血糖轮廓试验：孕妇糖代谢的特点表现为空腹血糖正常而餐后血糖明显升高，因此单纯检测空腹血糖并不能准确反映孕妇平均血糖水平，为了更客观的监测血糖情况，多采用 24 小时血糖轮廓试验。大轮廓试验：测定 0 点、三餐前 30 分钟及三餐后 2 小时（共 7 次）血糖，该方法适用于 GDM 初次诊断时应用。因餐后 2 小时血糖与下一餐餐前血糖密切相关，为减少孕妇取血的次数，可行小轮廓试验：测定 0 点、空腹及三餐后 2 小时血糖（共 5 次），该方法适用于 GDM 治疗过程中血糖的监测，并指导胰岛素用量的调整。末梢微量血糖测定比测定静脉血糖方法简单，孕妇可在家自行检测血糖。近几年国外一些医院采用 24 小时血糖连续测定法，该方法较传统血糖轮廓试验更能准确反映患者的平均血糖水平，但价格昂贵，不适用于孕妇反复血糖监测。

（2）尿糖及酮体：妊娠 4 个月后肾糖阈下降，妊娠期尿糖与血糖水平不一致，不能单纯借助尿糖判定孕妇血糖控制情况。由于糖尿病妊娠期易出现酮症，故在检测血糖时应同时测定尿酮体，以便及时发现酮症。

（3）糖化血红蛋白：正常血红蛋白 A 经糖化生成 HbA1，其中 HbA1c 是葡萄糖与血红蛋白反应形成的主要产物，HbA1c 在体内缓慢连续生成且不需酶的作用。HbA1c 水平反映最近 2～3 个月的平均血糖水平，妊娠期可每 1～2 个月测定一次 HbA1c，非孕期正常值 4％～6％，大于 6％为异常。欧洲围产医学会推荐糖尿病患者孕前应将 HbA1c 维持在 6％～6.5％。早孕期 HbA1c 升高，胚胎长期受高糖环境的影响，胎儿畸形和自然流产发生明显增多。Greene 等发现 HbA1c 值低于 9.3％时，自然流产发生率为 142％，严重畸形发生率为 3％，而当 HbA1c 值超过 14.4％时，自然流产发生率可达 37.5％，而严重畸形发生率高达 40％。因此，孕前控制 HbA1c 值降至 7.0％～7.5％，可使先天畸形发生率降至群体水平。而妊娠期最理想的目标尚未统一，多数学者推荐 GDM 患者 HbA1c 在孕期应小于 5.5％，而 PGDM 在孕期应控制在 6.0％以下。

血糖轻微升高，HbA1c 也可维持在正常，连续血糖测定发现 HbA1c 值与血糖水平间缺乏直接相关性，HbA1c 既不能准确反映 8～10 周血糖水平的动态变化，也不能反映血糖水平的轻微变化，所以不能单独使用 HbA1c 进行 GDM 的筛查和诊断。

（4）糖化清蛋白：糖化清蛋白（GA）为葡萄糖与血清蛋白发生非酶促反应的产物，因为清蛋白在体内的半衰期为 17～19 天，所以 GA 可反映取血前 2～3 周的平均血糖水平，可作为自我血糖监测（SMBG）及 HbA1c 的有效补充。

（5）羊水胰岛素及羊水 C 肽：妊娠合并糖尿病时，胎儿及新生儿的并发症除畸形外均与胎儿高胰岛素血症有关,由于胎儿胰岛细胞对血糖刺激的反应有个体差异性,所以孕妇高血糖仅能间接反映胎儿受累情况,孕妇血糖控制正常时仍有部分胎儿发生高胰岛素血症。羊水胰岛素及羊水C肽测定可直接反映胎儿胰岛素水平,判断胎儿宫内受累程度,指导临床治疗较孕期血糖监测更为可靠。由于胎儿胰岛素原裂解产生胰岛素时有同等量C肽产生,而胰岛素产生后首先经过肝脏进行部分代谢,体内有胰岛素抗体时还要与之发生结合,剩余部分才能通过尿排泄至羊水中,而C肽产生后受干扰少,因此更能准确反映胎儿内源性胰岛素分泌状态。羊水C肽升高说明胎儿高胰岛素血症的存在,但C肽测定较复杂且取材困难,多次测定不易为患者接受,目前尚不能广泛用于临床。

4. 血糖控制目标

孕期严格自我血糖监测对改善围产而结局非常重要,血糖监测目的是将血糖控制在适当范围内,随着GDM新的诊断标准的广泛应用,孕期血糖控制标准必将随之改变。GDM新的诊断标准最大的变化在于空腹血糖的诊断标准较前明显降低。2011年3月,第六届糖尿病合并妊娠国际会议上,不同国籍学术组织建议的孕期血糖控制标准(末梢血糖测定),餐后2小时血糖仍建议控制在120mg/dl(6.7mmol/L)以下。但是关于孕期空腹血糖控制推荐标准各国存在差异。例如,美国妇产科医师学院(ACOG)建议,孕期空腹血糖控制在60~90mg/dl,而加拿大建议控制在95mg/dl以下;以色列学者也提出,随着国际糖尿病与妊娠研究组(IADPSG)标准的应用,将诊断出较多的GDM患者,但其中多数患者病情较轻,可以在社区医院进行饮食管理和血糖监测,以减少不必要的医疗资源消耗。北京大学第一医院妇产科开展了GDM一日门诊,为GDM血糖管理提供了一个新的模式。

由于GDM与DM患者在病情程度及血糖特点的不同,2012年,ADA对GDM及DM孕期血糖控制标准给予了不同的推荐,具体见表26-3。

表26-3 妊娠期血糖控制标准

时间	GDM mmol/L	mg/dl	DM mmol/L	mg/dl
空腹	—		3.3~5.4	60~99
餐前30分钟	<5.3	<95	3.3~5.4	60~99
餐后1小时	<7.8	<140	—	—
餐后2小时	<6.7	<120	—	—
峰值	—		5.4~7.1	100~129
夜间	—		3.3~5.4	60~99

5. 体重增长的监测

孕妇孕期体重的增加主要包括以下几个方面:胎儿、胎盘、羊水、子宫、血容量的增加、母体水分的潴留及脂肪的储备等。因此,孕妇孕期体重的过度增加或不足,均可能与母体或胎儿的并发症有关。

研究证实,新生儿出生体重与母亲肥胖、孕期体重增加及糖尿病有相关性。Cheng

等研究显示：GDM 女性孕期体重增加超过 15 磅（6.8kg）者，早产、巨大胎儿及剖宫产的风险增加。Langer 研究发现：饮食控制的 GDM 女性，肥胖者较体重正常者分娩巨大胎儿的风险增加。血糖控制满意的胰岛素治疗组，分娩巨大胎儿的风险随母亲 BMI 的增加而增加。在一项近 300 000 例非糖尿病肥胖孕妇的研究中，限制孕期体重增加限制在 6kg 以下可以改善妊娠结局。GDM 治疗组中，肥胖孕妇（BMI 大于 40）的新生儿病率（包括巨大胎儿、产伤、肩难产、低血糖、黄疸）随着 BMI 的增加而增加。体重增加不是一个独立变量。尽管如此，肥胖的 GDM 孕妇应推荐的个体化的孕期体重增加量，目前尚缺乏相关的研究。孕期体重增长的推荐是根据孕前体重指数（BMI）的不同而有所不同。通常来讲，孕前体重大者，孕期推荐增长的体重值偏小。

目前尚无充分证据显示正常及低体重的 GDM 孕妇的孕期体重增加和非 GDM 孕妇不同，故对 GDM 孕妇的孕期体重增加建议参考 2009 年 IOM 修订的孕期体重增加推荐指南，详见表 26-4。

表 26-4 不同 BMI 孕妇体重增长的推荐（IOM，2009）

孕前 BMI（kg/m²）	单胎孕妇 孕期体重增长（kg）	孕中、晚期体重增长率（kg/w）	双胎孕妇 孕期体重增长（kg）
低体重	<18.5	12.5～18	0.51（0.44～0.58）	暂无推荐范围
理想体重	18.5～24.9	11.5～16	0.42（0.35～0.50）	17～25
超重	25.0～29.9	7～11.5	0.28（0.23～0.33）	14～23
肥胖	≥30.0	5～9	0.22（0.17～0.27）	11～19

注：孕早期平均体重增加：0.5～2kg。

（二）一般产前监护

除糖尿病患者特有的病情监测以外，糖尿病孕妇同样遵照 2011 年中华医学会孕前和孕期保健指南（第 1 版）的相关推荐进行一般的保健。

（三）分娩前监护

分娩前的监护最重要的内容是了解胎儿的宫内状况，决定住院及分娩时机。过去推荐糖尿病孕妇妊娠晚期都需要提前住院。近年来，经过规范化的管理，血糖控制良好的糖尿病孕妇出现胎儿监护异常的发生率非常低，大多不需要干预，所以对其多采用门诊定期复查的方式。

因胎儿监护异常而干预治疗者仅有 5%，总的死胎发生率为 0.3%，包含先天畸形。这么低的干预率和死胎率使得学者们对于是否要对所有孕妇都进行严密监护存有疑问。在爱尔兰的一家医院中，对 129 例 1 型糖尿病孕妇进行了调查，仅有 19 例进行了胎儿监护，这 19 例是因为并发子痫前期、胎儿生长受限或孕妇自述胎动减少。在所有进行监护的孕妇中，仅有 1 例因胎儿监护异常提前分娩。

随着母亲血糖控制水平的提高，胎儿监护异常的发生率也明显降低。因此，有学者提出，血糖控制良好的胰岛素依赖型糖尿病孕妇是否需要进行胎儿监护。的一项研究，

114例1型糖尿病孕妇，平均血糖水平、为6.10mmol/L（110mg/dl），仅有10例因为胎儿监护异常而分娩；有20例存在视网膜病变或子痫前期的高危因素，对其中8例进行了干预，而没有高危因素的90例孕妇中仅对2例进行了干预，两者相比差异显著。这项研究似乎表明，在血糖控制良好的前提下，如果没有并发血管病变，胎儿不良结局的发生率非常低。这表明：如无特殊情况，糖尿病孕妇可以进行常规的胎儿监护，而不需要严密的胎儿监护。对那些病情控制不好的糖尿病孕妇，多合并高血压或有显著的血管病变，易发生FGR，需要加强胎儿监护。

GDMA1级的孕妇，很少发生胎死宫内，死胎发生率与非糖尿病孕妇相似。在一项研究中报道了389例GDM孕妇，死胎发生率为0.77%，而非糖尿病孕妇为0.48%，两者无统计学差异。无妊娠并发症的GDMA1以及GIGT，胎儿检测无异常的情况下，孕39周左右收入院，严密检测下，等到预产期终止妊娠。应用胰岛素治疗的孕前糖尿病以及GDMA2者，如果血糖控制良好，孕37~38周收入院，妊娠38周后，检查宫颈成熟度，孕38~39周终止妊娠，糖尿病合并微血管病变者，孕36周后入院，促胎儿肺成熟后及时终止妊娠。胎儿监护通常首选NST，如果NST为无反应型，应当进行BPS或OCT/CST。

（王均明）

第五节　妊娠合并糖尿病在特殊情况下的处理

一、围分娩期处理
（一）终止妊娠时机

由于血糖控制不良的孕妇死胎率较高，为了避免妊娠晚期突然发生的胎死宫内，需采取提前终止妊娠的措施，在病情严重或合并血管病变的孕妇中，终止妊娠则更需提前。过去虽然采取提前终止妊娠或者剖宫产的方式减少了胎死宫内的发生率，但因为新生儿监护水平低、未采取措施促肺成熟，并没有明显改善新生儿的预后。足月后随着妊娠周数的增加，胎死宫内的危险也增大，巨大儿的发生率也随之增高，难产率自然增大。但是，过度的干预使孕妇可能发生与产程延长和剖宫产分娩相关的并发症。因此，非常重要的一件事就是，把那些能够从产科干预中获益的产妇与那些允许自然临产的孕妇区分开来，同时这种干预也不能对孕妇及胎儿造成损害。目前，关于如何改善糖尿病孕妇分娩结局的前瞻性研究较少。很明显，即使产前监护条件较好，胎儿发育接近正常，糖尿病孕妇的剖宫产率也较高。

关于终止妊娠的最佳时机，目前国内外的研究尚无统一意见。2003年ADAGDM临床管理指南指出：GDM不是妊娠38周前剖宫产的指征，妊娠超过38周的延迟分娩增加了巨大儿发生率，因而建议GDM患者孕38周即可酌情终止妊娠。2011年ADA新指南中未对终止妊娠时机进行补充。

欧洲围产医学会妊娠糖尿病诊治规范指出：妊娠37~38周，根据超声/临床评估的胎儿体重、评分、血糖水平决定终止妊娠时机。不必常规进行羊膜腔穿刺评估胎儿肺成熟。

2007年中华医学会GDM临床诊断及治疗推荐指南（草案）中提出：

(1) 无妊娠并发症的GDMA1以及GIGT，胎儿监测无异常的情况下，可孕39周左右收入院，在严密监测下，期待至预产期终止妊娠。

(2) 应用胰岛素治疗的孕前糖尿病以及GDMA2级者，如果血糖控制良好，孕37～38周收入院，妊娠38周后检查宫颈成熟度，孕38～39周终止妊娠。

(3) 有死胎、死产史，或并发子痫前期、羊水过多、胎盘功能不全者确定胎儿肺成熟后及时终止妊娠。

(4) 糖尿病伴微血管病变者，孕36周后入院，促胎儿肺成熟后及时终止妊娠。

Graves CR认为掌握GDM终止妊娠时机要考虑：第一，需要评估胎死宫内及医源性早产的风险；第二，充分估计母亲是否合并有严重并发症，如子痫前期是否需要提早终止妊娠；第三，关注胎儿宫内生长发育或异常的胎心监护。对于使用胰岛素治疗的GDM，妊娠38周终止妊娠，可以减少巨大儿和肩难产的发生。38周前选择性分娩羊膜腔穿刺了解胎肺成熟是恰当的。对于营养治疗的GDM，选择性引产与估计胎儿体重相关。应该特别关注产程中GDM产妇的血糖水平及新生儿低血糖。

Hawkins JS与Casey BM在阐述GDM分娩时机时指出，对于A_1型GDM，血糖水平控制较好，没有证据表明增加胎死宫内的风险，宜选择不超过40周分娩。对于A_2型不伴血管病变的GDM，最晚不超过孕40周。对于DM合并妊娠，或合并其他并发症的孕妇孕38.5周前选择性分娩，应在羊膜腔穿刺的基础上了解胎肺的成熟度以减少新生儿病死率。

CT等关于"GDM患者积极引产与期待疗法的比较"一文中通过对新生儿出生体重及GDM患者孕周的统计，分析引产及择期剖宫产不同时机的利弊。5项研究结果得以入选项随机对照研究及4项观察性研究。其中，随机对照研究对比了足月引产与期待疗法对母儿的不同影响，结果表明足月引产组新生儿体重大于90个百分位数的比率较期待疗法组明显降低，差异有统计学意义（$P=0.02$）；而且在剖宫产率、肩难产率、新生儿低血糖率及围生期病死率上差异无统计学意义。结论是与期待疗法相比，对于GDM患者，积极的分娩干预能有效降低巨大儿及其他产科并发症的发生率。Garabedian C，Deruelle P收集PubMed and Cochrane数据。societies guidelines文献表明，目前没有足够证据支持改变法有关GDM终止妊娠时机的指南。当新生儿体重≥4500g，肩难产发生率增加，故应选择行剖宫产。应特别关注产程中母亲的高血糖，避免新生儿低血糖的发生。血糖控制好的自然待产，血糖控制较差并影响到胎儿，不宜超过38^{+6}周。不用测量L/S的比值了解胎肺成熟度。

北京妇产医院回顾性分析了445例GDM孕妇足月阴道分娩情况，将其按足月分娩孕周分组，自然临产占总数的56.9%，其中孕38～38^{+6}周组和39～39^{+6}周组中自然临产所占构成比较大，而40周后的自然临产构成比降低，可能与妊娠39周前有的患者已引产和妊娠40周后胎儿偏大存在胎儿头盆不称有关。妊娠40周后自然临产的产程时间明显比其他组长，可能与胎儿偏大有关。本研究病例中共引产192例，总体引产成功率为84.4%，其中妊娠38～38^{+6}周组引产成功率为75.6%，孕39～39^{+6}周成功率最高，达84.4%，也就是说妊娠38～39^{+6}者计划引产后阴道分娩失败转剖宫产率较低。

本研究还发现,妊娠38周前过早引产成功率低,反而增加了剖宫产率。妊娠 $37\sim37^{+6}$ 周孕妇阴道分娩失败中转剖宫产率均高于其他孕周,可能与妊娠37周GDM孕妇合并胎膜早破、妊娠期高血压等并发症,加之宫颈不成熟有关。本研究中共分娩巨大儿28例,在各孕周组中分别占0、9.0%、4.2%和12.9%,与之相应的阴道手术产率分别为8.3%、20.0%、8.0%和17.1%。孕40周后引产胎儿体重增加,剖宫产率及阴道助产率高,产程长,母儿并发症增加。引产组胎儿窘迫的发生率增加,可能与引产后出现过早较强宫缩而没有自然临产循序渐强的过程有关。

决定终止妊娠时机时还应考虑到糖尿病孕妇可能发生的胎儿肺发育延迟,新生儿发生呼吸窘迫(RDS)的风险增加,并且这些风险与孕妇的血糖控制水平直接相关。血糖控制不佳时,胎儿肺不成熟的发生率增加,而血糖控制良好时,肺不成熟的风险与非糖尿病孕妇的胎儿相似。

对于有血管并发症的孕妇,孕36周入院,促胎肺成熟后及时终止妊娠。当高血压恶化或存在FGR时需要提前终止妊娠。如果胎儿宫内出现危险信号,应立即终止妊娠。如果没有胎儿急性窘迫的证据,可羊膜腔穿刺评估胎儿成熟状况。IVS提示胎儿成熟时,可积极终止妊娠。Griffith建议,所有的1型和2型糖尿病White分级达D~R级、妊娠达37孕周者都应终止妊娠。这些孕妇发生血管损害的风险最高,死胎可能性最大。Kjs等在一项随机对照研究中采用相似方法对A_2级和B级糖尿病孕妇进行处理,并与孕38周进行分娩诱导者比较,期待疗法孕周延长了1周,结果巨大儿发生率增加了1倍,期待疗法剖宫产率与38周引产者相似。最常见的引产指征为产前检查结果异常,而在Griffith的研究中,对于程度较轻的足月的糖尿病孕妇,这样的指征并不多见。根据设想,期待治疗可以降低剖宫产率。不过,关于糖尿病终止妊娠时机问题目前还缺乏前瞻性研究。

综上所述,妊娠合并糖尿病患者是否需要终止妊娠,需做以下评估:糖尿病分类、血糖控制理想与否、胎儿是否为巨大儿(我国标准≥4000g)、孕期是否有并发症、胎儿肺部成熟度、胎儿宫内的状况,及宫颈的成熟度。引产的指征包括血糖控制不满意;对产前检查和治疗依从性差;既往死胎史;出现糖尿病血管并发症或合并慢性高血压者。

评估后妊娠合并糖尿病患者终止妊娠时机可做如下选择:GDM患者孕期饮食治疗血糖控制良好,无妊娠并发症,胎儿监测无异常的情况下,可自然待产,期待至孕40周后终止妊娠;糖尿病合并妊娠以及需应用胰岛素治疗的GDM者,如果血糖控制良好,接近预产期后可考虑终止妊娠,宫颈条件不满意者可提前促宫颈成熟;有不良孕产史,或并发子痫前期、羊水过多、胎盘功能不全者确定胎儿肺成熟后及时终止妊娠;糖尿病伴微血管病变者,促胎儿肺成熟后及时终止妊娠。

(二)终止妊娠的方式

糖尿病本身不是剖宫产的指征。孕前患有糖尿病的孕妇更易发生巨大儿和肩难产,既往发生过肩难产或产伤,再次发生肩难产的概率约是15%。糖尿病孕妇的婴儿发生肩难产者大多数是出生体重在4000g以上者,有学者建议估计新生儿体重在4250g以上者,建议直接行剖宫产分娩而不进行阴道试产。也有人建议,糖尿病合并妊娠者,若估计胎儿体重4000g即应剖宫产。ACOG指南则推荐当预计胎儿体重大于5000g时应采取剖宫产，而糖尿病妇女当预计大于 4500g 时应手术终止。

Griffith 研究发现放宽剖宫产指征后，糖尿病孕妇的婴儿发生肩难产者下降了 80%。巨大儿（体重超过 4000g）中肩难产的发生率从 19% 降到了 7%，但剖宫产率小幅度增加了，尽管幅度较小，但很明显。糖尿病不是剖宫产分娩的指征，只用于应用了前列腺素而宫颈仍不成熟或可疑巨大儿者。

剖宫产增加了母体病死率和患病率，但确实降低了产伤的发生率。因此，建议产科医师给合并糖尿病的孕妇实施计划分娩前常采用影像学方法对巨大儿进行预测，以减少肩难产和产伤的发生。糖尿病孕妇胎儿的特点是，与头部相比，躯干和双肩常不合比例地过度增大，而非糖尿病孕妇的胎儿身体发育较匀称，与后者相比，更易发生肩难产和臂丛神经损伤，除此之外，其他与肩难产相关的问题有中骨盆手术产和第 2 产程延长。

超声预测胎儿体重有欠准确性，波动范围约在 ±15%，尽管如此但仍被大多数医师采用。究竟胎儿体重达到多少就应该行剖宫产呢？Langer 等分析了 74 390 例非糖尿病孕妇，1589 例糖尿病孕妇，将胎儿体重每隔 250g 分为一组，比较分娩结局。发现如果胎儿体重达到或超过 4250g 就行剖宫产分娩，80% 的肩难产可以避免。在那些剖宫产的病例中，76% 的孕妇没有行剖宫产的指征，但这一组肩难产的发生率为 24%。结果是总的剖宫产率升高了。而在非糖尿病孕妇中，尚没有一个胎儿体重的界值，用来作为剖宫产分娩的指征以降低肩难产的发生率。

（三）围分娩期处理

1. 一般处理

（1）做好产妇及家属的思想工作，解除对分娩的顾虑，取得患者及其家属的密切配合。

（2）鼓励产妇进食，产程中可继续给予糖尿病饮食。产程中孕妇肌肉活动增强，分娩是一种消耗大量能量的生理过程，孕妇减少了对胰岛素的需求，同时增加了对葡萄糖的需求量，从而易发生低血糖及酮症。另外，临产后孕妇易出现情绪紧张及疼痛而减少进食量，严重者可伴有呕吐而大量失水。因此，必须有足够的进食或补充葡萄糖，孕妇才不至于出现低血糖和酮症。

（3）注意孕妇休息：临产后产妇易出现紧张情绪，紧张、焦虑、疼痛等状态导致孕妇体内升血糖激素分泌增加，可使血糖水平波动增大，增加体力消耗，耗氧增加，必要时可使用镇静剂，缓解产妇的紧张情绪。

（4）间断吸氧，及时胎心监护：产程中外周组织胰岛素抵抗增加，胰岛素分泌减少，肝糖生成增多，胰岛素介导的葡萄糖摄取和利用减少，脂肪和蛋白分解增强，从而具有升血糖和致酮症作用，导致组织耗氧增加，易发生胎儿窘迫，适当吸氧可减少孕妇及胎儿缺氧的概率。

（5）密切注意产程进展：分娩是一种消耗大量能量的运动，糖尿病患者因为葡萄糖的利用不足，易发生宫缩乏力，产程进展缓慢。因此，产程中应及时补充热量，必要时静脉应用胰岛素，如出现宫缩乏力，及时调整宫缩。

（6）积极预防感染：糖尿病患者，尤其是血糖控制不满意者，感染发生的概率增加，宜尽量减少手术操作，缩短产程，必要时抗生素预防感染。

2. 产程中血糖的监测及胰岛素的应用

引产前一天晚停中效或长效胰岛素，临产后，应停用所有皮下注射的胰岛素，密切检测产程中血糖，每2小时测定血糖一次，维持血糖在4.44～6.7mmol/L（80～120mg/dl），可采用静脉注射或皮下注射胰岛素的方式，国内推荐多选用静脉点滴。分娩期间推荐使用人短效胰岛素。血糖升高时检查尿酮体的变化，根据血糖水平，决定胰岛素的用量（表26-5）。同时应当补充充足的液体和热量，防止发生低血糖和酮症。欧洲颁布的妊娠糖尿病诊治规范纲要则强调，持续胰岛素滴注>16小时，需要监测血钾水平。

表26-5 小剂量短效胰岛素在产程中的持续静脉点滴

血糖（mg/dl）	血糖（mmol/L）	胰岛素量（U/h）	点滴液体（125ml/h）
<100	<5.6	0	5%葡萄糖乳酸林格液
100～140	5.6～7.8	1.0	5%葡萄糖乳酸林格液
140～180	7.8～10	1.5	生理盐水
181～220	10～12.2	2.0	生理盐水
>220	12.2	2.5	生理盐水

3. 产后血糖的监测及处理

分娩后随着胎盘的娩出，体内拮抗胰岛素的激素急剧减少，胰岛素需要量明显减少，大部分GDM患者在分娩后即不再需要使用胰岛素，仅少数患者仍需胰岛素治疗。因此，产后鼓励及时进食。

恢复正常饮食后，根据糖尿病病情决定进一步的处理：糖尿病合并妊娠者，根据血糖轮廓试验决定胰岛素用量，通常恢复至孕前水平；GDM孕期胰岛素用量较大者，PGDM可能性较大，建议行血糖轮廓试验决定胰岛素用量。GDM饮食控制者或孕期胰岛素用量较小者，无须特殊处理，进普食，产后6～12周复查75g OGTT。

4. 鼓励母乳喂养

研究显示：产后哺乳可以使母体内的葡萄糖部分用于提供产生乳汁所需要的能量，并且葡萄糖可以作为乳糖合成的基质。因此，哺乳有利于GDM产妇控制血糖，并可以减少糖尿病产妇产后胰岛素的用量。所以糖尿病产妇应鼓励母乳喂养。值得注意的是母亲在哺乳期间不建议使用能通过乳汁的口服降糖药物，否则易引起婴儿低血糖。

（四）围术期处理

1. 术前

择期剖宫产手术前一天晚停中效或长效胰岛素，手术当日停用所有皮下注射的胰岛素。者，在手术前停用所有皮下注射胰岛素，并密切注意低血糖的发生。

2. 术中

择期剖宫产手术通常时间较短，术中多不需要监测血糖，一般不需静脉应用葡萄糖。急诊剖宫产，因部分患者术前未能有效控制病情或未能及时停用皮下胰岛素，需密切监测血糖，尿糖及尿酮体及时发现并处理产妇的酮症或低血糖情况。

3. 术后

(1) 手术当日需禁食，可予葡萄糖静脉点滴补充所需热量，每日葡萄糖总需要量在150～200g，同时予胰岛素输注，按患者血糖水平决定液体中胰岛素加入比例，通常胰岛素与葡萄糖比例为1∶3～4或1∶4～6。同时，监测血糖、尿糖和尿酮体。糖尿病合并妊娠者或GDM孕期应用胰岛素者，可2小时监测一次尿糖和尿酮体，如无异常可4小时监测一次血糖；GDM孕期未应用胰岛素者可4～6小时监测血糖、尿糖及尿酮体。尽量避免使用高张糖，如10％葡萄糖。

(2) 术后第1日：通常进，仍需静脉输注葡萄糖加胰岛素，葡萄糖用量可减少，胰岛素与葡萄糖比例为1∶4～6，血糖水平过高时，可酌情增加胰岛素用量，必要时使用生理盐水加用胰岛素静脉点滴。

(3) 术后第2日：通常排气后可正常进食，糖尿病合并妊娠者，胰岛素用量恢复至孕前水平；GDM饮食控制者或孕期胰岛素用量较小者，进普食；GDM孕期胰岛素用量较大者，PG-DM可能性较大，建议行血糖轮廓试验决定胰岛素用量。

（五）新生儿的监护和处理

在未开展GDM筛查的医院，产后可根据糖尿病新生儿的外貌特征，对孕妇进行产后24小时内血糖检查，以防糖尿病患者漏诊。新生儿最常见并发症是低血糖，如不正确处理，可导致惊厥。新生儿低血糖的诊断标准是足月儿血糖低于2.2mmol/L(40mg/dl)。新生儿低血糖水平与分娩期母体血糖水平有关，也与孕妇妊娠晚期血糖控制的程度密切相关，尤其是多见于孕前糖尿病孕妇的婴儿。母亲显著的高血糖可导致胎儿高胰岛素血症，生后母体血糖供应中断后即易发生新生儿低血糖。因此，糖尿病母亲的婴儿出生后应加强监护，尤其是生后2小时内，应尽早哺乳或喂葡萄糖水。

新生儿出生后处理如下：

(1) 新生儿出生时应留脐血查血糖及脐血胰岛素或C肽，所有新生儿均按高危儿处理，仔细进行新生儿查体，及时发现新生儿畸形，如先天性心脏病、消化道畸形等。

(2) 新生儿出生30分钟内复查血糖，12小时内每2～4小时查一次血糖，防止新生儿发生低血糖。糖尿病母亲的新生儿有低血糖症状时，经常不是易激惹状态，而是呈现安静和昏睡状，其他症状有呼吸暂停、呼吸急促、休克、发绀和抽搐。

(3) 新生儿出生后1小时和24小时做血细胞比容、血红蛋白的测定。

(4) 常规检查新生血钙、血镁、血钾及胆红素等。

(5) 新生儿RDS的预防和治疗新生儿RDS，主要见于早产儿及孕期血糖控制不理想者，所以对于早产儿以及孕期血糖未控制者，终止妊娠前应用糖皮质激素促胎儿肺成熟，新生儿出生后严密监护。对于胎儿肺不成熟而必须立即终止妊娠者，新生儿娩出后预防性给予肺表面活性物质，以预防新生儿RDS发生。新生儿发生RDS后，立即应用肺表面活性物质治疗。

(6) 新生儿低血糖的预防和治疗新生儿出生后半小时，喂10％葡萄糖液5～10ml/(kg·h)，同时早开奶，不能口服者或口服葡萄糖后低血糖不能纠正者，缓慢静脉点滴10％葡萄糖液3～5ml/(kg·h)。为防止发生反应性低血糖，不可突然中断静脉滴注，停用前先逐渐减量，也不可间歇注射高渗葡萄糖液，以免再度发生高胰岛素血症。

二、妊娠合并糖尿病酮症酸中毒

(一) 定义

孕期可能发生饥饿性酮症、糖尿病酮症及糖尿病酮症酸中毒。

1. 饥饿性酮症

表现血糖不高，尿糖阴性，尿酮体阳性。孕期常见，是由于较长时间不进食，肝糖原及肌糖原被消耗，由脂肪分解提供能量所致。孕期常见。

2. 糖尿病酮症

表现血糖升高，尿糖阳性，尿酮体阳性，血 pH 正常。可见于 1 型糖尿病、2 型糖尿病合并妊娠及 GDM。出现糖尿病酮症是胰岛素缺乏的表现之一，必须应用胰岛素纠正。

3. 糖尿病酮症酸中毒（DKA）

是以胰岛素缺乏和严重高血糖为特征的严重代谢紊乱。循环内的低胰岛素水平不仅引起高血糖和脱水，还导致酮体和酸的产生。孕期出现的 DKA 虽然并不多见，但会严重威胁孕妇及胎儿生命，因此仍是备受关注的产科严重并发症。

(二) DKA 流行病学

孕期较非孕期更易发生糖尿病酮症及酮症酸中毒。妊娠合并 DKA 主要发生于 1 型糖尿病，孕期暴发 1 型糖尿病常以 DKA 起病，也可见于 2 型糖尿病，GDM 相对少见。发病率报道不一，1.73%～22%，近年来发病率下降，1%～3%。78%～90%的孕期 DKA 发生于孕中期及孕晚期。

(三) 妊娠合并 DKA 发病机制

1. 孕期胰岛素抵抗状态

妊娠期间，胎盘将分泌多种拮抗胰岛素的激素如胎盘催乳素、泌乳素、皮质醇等，使胰岛素敏感性下降，至孕 36 周，胰岛素敏感性可下降 56%。这些激素可促进脂肪分解，增加游离脂肪酸水平，促进酮体生成。随孕周增加，胰岛素抵抗加重，胰岛素需要量增加，这也是 DKA 多发生于孕中、晚期的重要原因。另外，孕期孕酮水平的增加会降低胃肠动力，促进糖类的吸收，升高血糖水平。

2. 加速的饥饿

孕妇处于相对更快的饥饿状态，尤其是孕中、晚期。胎儿及胎盘将大量利用母体的葡萄糖作为主要能量来源，因此可降低母体空腹血糖，加之胰岛素相对不足，导致脂肪分解增加，游离脂肪酸水平升高，并在肝脏转化为酮体。

3. 呕吐的影响

孕期由于人绒毛膜促性腺激素的增加，在孕早期引起恶心及呕吐，孕晚期增加食管反流，可导致应激状态及空腹状态，促使胰岛素拮抗激素分泌，导致脱水及酮症酸中毒。

4. 缓冲能力下降

孕妇每分通气量增加，导致呼吸性碱中毒，肾脏代偿性多分泌重碳酸盐。当机体处于酸负荷过重的状态如酮症时，缓冲能力下降，引起 DKA。

(四) 妊娠合并 DKA 的特点

孕期发生的上述变化使糖尿病孕妇更易并发 DKA。非孕期 DKA 时血糖升高多在

16.7mmol/L 以上，而孕期血糖轻度升高（11.1mmol/L，甚至更低）即可发生 DKA。而且，孕期 DKA 发生速度快于非孕期，常常延误诊断。

（五）DKA 对孕妇及胎儿的危害

1. DKA 对孕妇的危害

DKA 对孕妇的主要影响是严重脱水、酸中毒及电解质紊乱。严重者可导致急性肾功能不全、意识障碍、昏迷，甚至死亡。缺乏确切的孕妇死于 DKA 的报道，为 4%～15%。英国于 1979—1990 年间调查发现每 10 个由于糖尿病所致的孕妇死亡中，3 个是由于 DKA。

2. DKA 对胎儿的影响

（1）孕早期：孕早期并发 DKA 增加胎儿畸形发生风险，孕妇血中 β-羟丁酸水平与胎儿畸形发生可能有关。同时胎停育、流产等风险也明显升高。

（2）孕中、晚期：DKA 发生在孕中、晚期可能使胎儿发生缺氧及酸中毒，严重时引起胎死宫内。围生儿病死率明显升高，近年来胎儿病死率已明显降低，约 9%。孕妇代谢紊乱越重，胎儿预后越差。随着酸中毒的纠正，部分胎儿宫内缺氧能够缓解。

（3）远期影响：有研究提示孕妇血酮浓度与儿童低智商有直接关系，孕晚期血浆 β-羟丁酸浓度与其后代 2 岁时的智力发育指数相关。

（六）妊娠合并 DKA 诱因

（1）感染是最常见的诱因，泌尿系和肺部感染最为常见。

（2）妊娠期间漏诊、未及时诊断、治疗糖尿病。

（3）妊娠期间胰岛素治疗不规范，尤其是停用胰岛素。

（4）妊娠期间饮食控制不合理。

（5）产程中和手术前后应激状态。

（6）使用糖皮质激素。

（7）应用激动剂保胎等。

（七）临床表现

饥饿性酮症及糖尿病酮症常无症状。

DKA 临床表现与非孕期类似，如恶心、呕吐、乏力、口渴、多饮、多尿，腹痛较常见；由于渗透性利尿及经呼吸和皮肤失水等因素，常有不同程度的脱水症状，表现皮肤黏膜干燥、皮肤弹性下降、眼球下陷；呼气有酮臭味，病情严重者出现意识障碍或昏迷。

（八）实验室检查

一旦怀疑患者发生 DKA，除血糖外，应立即检测血、尿常规，电解质，肾功能，血气分析（表现 AG 升高的代谢性酸中毒），血酮体。酸中毒时钾向细胞外转移，体内总体钾水平明显下降，但患者可表现高血钾、正常血钾或低血钾。即使无感染白细胞也可升高。

（九）DKA 诊断

需满足以下三个条件：

（1）高血糖，通常血糖>13.9mmol/L，孕期血糖在 11.1mmol/L，甚至更低时即可发生 DKA。

(2) 酮体生成，尿酮体阳性，血酮体升高。

(3) 酸中毒，血 pH<7.35，CO_2CP<13.8mmol/L。

(十) 治疗

1. 饥饿性酮症

只需进食适量糖类，无须胰岛素等特殊处理。

2. 糖尿病酮症

出现糖尿病酮症是胰岛素缺乏的表现之一，必须应用胰岛素纠正。胰岛素可皮下注射，也可静脉应用（通常予 0.9%NS+R-insulin 8U，2 小时输完），复查尿酮体，如酮体转阴，即可予餐前皮下速效或短效胰岛素控制血糖，鼓励患者多饮水，促进酮体排出。必要时可重复一组上述液体。单纯糖尿病酮症多不伴电解质紊乱，但应注意监测，必要时予以纠正。

3. 糖尿病酮症

酸中毒一经诊断，应立即请相关科室协助诊治，必要时入监护室进行抢救。

治疗原则：立即给予补液、持续小剂量应用胰岛素、纠正代谢和电解质紊乱、纠正酸碱平衡紊乱、去除诱因、防止可能导致复发的因素。

(1) 补液：输液是抢救 DKA 首要的、关键的措施之一。根据脱水程度计算 24 小时补液量。如无心力衰竭，开始时补液速度应较快，在 2 小时内输入 1000～2000ml，以便较快补充血容量，之后的 22 小时补充其余的液体量。同时需密切注意患者的自觉症状及生命体征的变化。

(2) 持续小剂量应用胰岛素：基础研究及临床实践证明：小剂量胰岛素治疗方案简便、安全、有效，较少引起脑水肿、低血糖、低血钾等，且足以抑制脂肪分解与肝糖异生及酮体生成。通常应用微量泵持续静脉滴注短效胰岛素（应另建静脉通道）。

1) 血糖过高者，可予短效胰岛素 10U 静脉推注。随后予 0.1U/（kg·h）或 4～6U/h 的速度持续静脉滴注胰岛素。如血糖下降小于 10% 或酸碱平衡紊乱未好转，每 1～2 小时可增加胰岛素 1U。当血糖≤13.9mmol/L 或临床情况逐步好转且血糖每小时下降≥4.2mmol/L，每小时胰岛素用量减少 1～2U。维持血糖在 7.8～10mmol/L。

2) 当血糖降至 13.9mmol/L 时，将生理盐水改为 5% 的葡萄糖液或葡萄糖盐水，每 2～4g 葡萄糖加入 1U 胰岛素，直至尿酮体阴性，并可平稳过渡到餐前皮下注射治疗时。

3) 监测血糖，从使用胰岛素开始每 1～2 小时监测一次血糖，根据血糖下降情况进行调整，要求平均每小时血糖下降 3.9～6.1mmol/L 为宜。

4) 纠正电解质紊乱：大多数 DKA 患者就诊时钾离子已大量丢失，尽管如此，实验室检查血钾可升高、正常或降低。补液、纠正酸中毒及胰岛素治疗使钾离子向细胞内转移，血钾水平更低。因此，开始治疗时，如血钾正常或偏低，即刻开始补钾；如血钾>5.5mmol/L 或患者无尿不予补钾；只要血钾<5.5mmol/L，且尿量足够，即刻开始补钾。

5) 纠正酸中毒：大多数情况下，胰岛素治疗可纠正酸碱平衡紊乱，因此 DKA 通常无须应用碱性液体来纠正酸中毒。仅严重酸中毒（pH<7.0、CO_2CP<10mmol/L、HCO_3^-<10mmol/L）时，为改善循环系统异常，可少量补充碳酸氢钠，一般用 5%

NaHCO$_3$100ml+注射用水 400ml，以 200ml/h 的速度静脉滴注，30 分钟后复查血 pH，若 pH 仍低于 7.0，可再次补充碳酸氢钠。

6）去除诱因：控制感染等。

7）对症支持治疗。

（张晓艳）

第二十七章 高危妊娠

第一节 高危妊娠的评估

一、概要

广义的高危妊娠是指孕妇、胎儿或新生儿在分娩前、分娩时及分娩后出现或可能出现发病或死亡风险增加，可能导致风险增加的因素包括孕妇健康状况、产科异常及胎儿疾病，表27-1概述了高危妊娠的一些主要类别。

本节目的是概述诊断高危妊娠基本的、必要的方法及其在临床中的合理应用。

高危妊娠发病率根据界定标准不同而有差异。高危妊娠涉及许多因素，不同因素对不同患者产生的影响是不同的，其结果可能导致孕产妇死亡和（或）胎儿或新生儿死亡。导致孕产妇死亡的主要原因包括血栓栓塞性疾病、高血压疾病、出血、感染及异位妊娠，导致婴儿死亡（从出生至1岁死亡）的原因是先天性畸形及早产相关性疾病。围产儿死亡是指在妊娠满28周后至产后7天发生的死亡，但是不同来源的定义会有不同。围产儿病死率是指围产儿死亡例数/1000活产例数早产是导致围产儿发病及新生儿死亡的主要原因。

表 27-1 高危妊娠的主要类别

胎儿因素
结构异常
染色体异常
遗传综合征
多胎妊娠
感染
孕妇-胎儿因素
早产
胎膜早破
宫颈功能不全
死产
宫内生长受限
胎盘异常
子痫前期
过期产
孕妇因素
糖尿病
慢性高血压病
心脏病
甲状腺疾病
感染

在评估确定妊娠风险时，要明确几个关键概念人类生殖是复杂的社会、生化及生理过程，妊娠并不像曾经想象得那样成功。在所有妊娠中，50%在确定前即失败，15%～20%在早期妊娠阶段失败，在后者中，超过50%有核型异常，而且以目前的方法无法预防。但是，仍有许多导致生育失败的原因是可以诊断和治疗的，本章主要讨论产前保健及产时管理的指征及原因。

二、孕前保健

生育年龄妇女孕前评估及咨询是妇女保健的重要组成部分，得到了越来越多的认可。妊娠前计划生育及妇科中心提供的保健最大限度地提高了母儿健康水平。关于妊娠结局问题，如医疗问题、生活方式（如滥用药物、体重、锻炼等）或遗传问题等应进行研究并在妊娠前进行干预。具体建议包括应用叶酸（0.4mg/d）预防胎儿神经管缺陷、糖尿病患者严格控制血糖、对有医疗问题的孕妇进行综合管理、避免接触已知的致畸药物、戒烟。

三、产前期

（一）初次筛查

初次产前检查非常重要，需要评价妊娠期间的风险。初次产前检查最好尽可能在妊娠早期完成至关重要的信息包括孕妇医疗及产科病史、体格检查及主要实验检查结果。

（二）孕妇年龄

极端的孕妇年龄会增加母儿发病率及病死率，青少年孕妇子痫前期-子痫、宫内生长受限、孕产妇营养不良等发生风险增加。

随着孕妇年龄增加，分娩时发生子痫前期、糖尿病、肥胖及其他疾病的风险明显增加；高龄孕产妇的剖宫产分娩、死产、胎盘植入风险增加。

随着孕妇年龄增加，胎儿染色体异常的风险增加；美国妇产科医师协会（ACOG）推荐孕妇年龄达到35岁者不再作为决定筛查及有创性检查的分界值，患者可根据自己的意愿，咨询并根据血清筛查结果、超声检查和（或）有创性检查结果进行选择。

（三）妊娠方式

自然妊娠与辅助生殖技术（ART）下妊娠是不同的，ART会增加围产儿死亡风险（死胎及新生儿早期死亡）、多胎妊娠、早产（单胎或多胎）、先天性畸形、低出生体重等。

（四）既往史

在妊娠过程中，许多疾病对母儿产生复杂影响。在妊娠前，应尽可能了解这些疾病及其严重程度，并进行治疗，这点非常重要。妊娠期间，患者需要积极处理及密切随访，监测病情变化，如有必要，需咨询或请高危妊娠方面的专家进行治疗。表27-2列出了可能影响妊娠的一些最重要的疾病。

表27-2　孕妇疾病、异常及其他妊娠并发症

慢性高血压
糖尿病
血栓栓塞性疾病
甲状腺疾病
心脏疾病

（续表）

肾脏病
肺部疾病（哮喘、结节病）
结缔组织疾病
孕妇恶性肿瘤
癫痫
血液疾病（贫血、凝血功能异常、血红蛋白病）
精神疾病

（五）家族史

详细了解家族史有助于确定遗传性疾病的发生风险，这些疾病可能在妊娠期间影响孕妇或胎儿或分娩后影响新生儿。其他有意义的家族史包括血栓栓塞、出生缺陷（特别是心脏畸形）、一级亲属病史（特别是糖尿病）等。

（六）种族背景

由于普通人群中遗传性疾病基因相对稀少，因此在人群中筛查这些遗传性疾病不符合成本效率。但是许多遗传性疾病可能明显影响某个种族，对这部分人群进行筛查符合成本效率。表27-3列出了几种常见的可进行筛查的遗传性疾病，包括其种族的发病风险及筛查方法。

表 27-3　常见遗传性疾病

疾病	高发人群	筛查方法
α地中海贫血	中国人、东南亚人、非洲人	CBC、血红蛋白电泳、突变分析
β地中海贫血	中国人、东南亚人、巴基斯坦人、孟加拉人、中东人、非洲人	CBC、血红蛋白电泳
布卢姆综合征	德系犹太人	突变分析
海绵状脑白质不良症	德系犹太人	突变分析
囊性纤维化	北美的欧洲血统的白种人，德系犹太人	突变分析
家族性自主神经功能异常	德系犹太人	突变分析
范科尼贫血	德系犹太人	突变分析
Gaucher病	德系犹太人	突变分析
尼曼-皮克病	德系犹太人	突变分析
镰状细胞病和其他结构的血红蛋白病	非裔美国人，西班牙裔，非洲，地中海，中东人，加勒比印第安人	CBC、血红蛋白电泳
黑矇性白痴	德系犹太人、法裔加拿大人、卡津人	酶及突变分析

（七）既往产科病史

1. 复发性流产

复发性流产是指连续3次或3次以上于妊娠20周前发生的自发性流产，再次妊娠前应检查导致复发性流产的原因，特别是在2次流产后即应进行检查。如果患者已经妊娠，那么需要进行以下检查：

（1）流产标本的核型检查。

（2）夫妻双方核型检查。

（3）宫颈及子宫异常。

（4）筛查激素异常（如甲状腺功能低下）。

（5）生殖道感染性疾病。

遗传性血栓形成倾向与复发性流产之间的关系还不清楚，因此目前临床不推荐此方面检查，而抗磷脂抗体（获得性血栓形成倾向）筛查是恰当的。

2. 既往死产或新生儿死亡

有既往死胎或新生儿死亡病史者应立即行相关条件或周围环境方面的检查，如果是单次事件导致的死亡，如脐带脱垂或外伤等，那么再次妊娠的风险接近人群风险。但是，死胎或新生儿死亡可能提示细胞遗传学异常、结构畸形综合征或母儿出血。病历回顾、尸检、胎盘病理、染色体核型检查等对明确死因至关重要。与胎儿死亡一样，未能解释的死胎与遗传性血栓形成倾向之间的关系仍不清楚，因此不推荐进行相关检查，但是血栓形成倾向者或既往栓塞病史者可引起重度胎盘栓塞或梗死，导致死胎、明显的胎儿生长受限。

3. 既往早产

有早产史者，后续妊娠再次出现早产的风险增加。随着既往早产数增加，后续妊娠早产风险随之增加，而每次后续妊娠不发生早产的风险下降。既往早产发生妊娠周数越早，复发风险越高。尽管进行了广泛研究，但是在美国早产发生率仍有轻度升高，这在很大程度上是由于医疗干预所导致的有指征的早产 85% 的早产出现在 $32\sim36^{+6/7}$ 周，其胎儿或新生儿发病率最低其余 15% 早产分娩几乎构成了全部围生期的发病率及病死率。早产新生儿常见疾病包括呼吸窘迫综合征、脑室内出血、支气管肺发育异常、坏死性小肠结肠炎、脓毒症、窒息、早产儿视网膜病变及高胆红素血症。早产分娩分为2种类型，即自发性早产及有指征早产，有指征早产是指由于医疗或产科疾病而危及孕妇和（或）胎儿安全时选择终止妊娠。与自发性早产关系最密切的临床危险因素包括既往早产史、生殖道感染、非种族、多胎妊娠、妊娠中期出血、低妊娠前体重等。近年来，多中心研究显示，孕激素，如 17α-己酸羟孕酮，在妊娠中期开始每周注射 250mg，能降低以往有自发性早产史者的早产风险。

4. Rh 同种免疫或 ABO 血型不合

妊娠早期，所有孕妇需行抗体检测，那些 Rh（D）阴性而且无抗 D 异源免疫者，妊娠 28 周时可给予 Rh（D）免疫球蛋白 300μg 治疗。Rh（D）致敏患者应检查孕妇血抗体滴度和（或）羊膜腔穿刺检测胎儿血型，然后行羊膜腔穿刺检测 ΔOD_{450} 或大脑中动脉收缩期峰值流速测定及脐带穿刺术抽取胎儿血液标本。

5. 既往子痫前期-子痫

既往子痫前期-子痫者在后续妊娠中增加高血压的风险，尤其是有慢性高血压或肾脏疾病者。

6. 既往儿有遗传性病病或先天性畸形

既往有胎儿染色体异常病史者需行细胞遗传学检查，可选择在妊娠早期、妊娠中期筛查及解剖超声（美国）检查，其复发率取决于染色体异常情况。

7. 接触性畸物

致畸物是指任何对胎儿生长发育造成不良影响的物质，包括药物或环境因素，但是由致畸物暴露导致的畸形是相对罕见的，了解致畸物的暴露将有助于诊断与处理。

药物：乙醇、抗癫痫药物（苯妥英钠、丙戊酸钠等）、锂、沙利度胺、己烯雌酚（DES）、华法林、异维A酸等。

致病原：巨细胞病毒、李斯特菌、风疹病毒、弓形体、水痘病毒、支原体等。

辐射：诊断性辐射对胎儿的照射剂量低于0.05Gy，无致畸风险。

（八）体格检查

在最初就诊及整个孕期中，体格检查是非常重要的。收集孕妇身高、体重方面的信息可计算孕妇体重指数，有助于评价许多妊娠异常的风险此外，妊娠过程中体重增长也是评价几种危险因素的重要参数。

许多重要产科并发症的诊断是依据生命体征异常。如果发烧达到或超过38℃，可能是绒毛膜羊膜炎的表现。应对绒毛膜羊膜炎的症状或体征进行评估，如果怀疑为绒毛膜羊膜炎，则应行羊膜腔穿刺术，进行显微镜下检查及病原菌培养。根据临床相关情况，必要时可终止妊娠。孕产妇心动过速的原因可能是感染、贫血或两者兼有。单纯性轻度心动过速（>100次/分）者应作为快速性心律失常而进行评估和随访。正常妊娠过程中，孕妇心率增加。在妊娠早期，孕妇正常血压低于基础血压，妊娠中期达最低点，妊娠晚期稍有增高，但未超过基线水平。间隔6小时重复测量血压，如果均为140/90mmHg，应考虑为子痫前期或妊娠期高血压。虽然收缩压与舒张压增加不再是定义的一部分，但可作为发展为妊娠相关性高血压病的指征，首次就诊还应进行其他方面的体格检查，每次就诊时应重点检查，测量宫底高度，听诊胎心音。

（九）尿液分析

在初次产前检查中，应行清洁尿液培养与药敏试验，有病原菌生长者应行恰当的抗生素治疗。在随后的产前检查中，以尿试纸检测方法筛查蛋白、糖、白细胞酯酶、血或任何有意义的联合指标检测，以识别尿液中基本成分的变化。

（十）筛查试验

首次产前检查应进行风疹病毒、快速血浆反应素、乙型肝炎病毒、血型、HIV、淋菌、支原体及宫颈抹片检查。

四、产前管理

（一）基因检测

1. 妊娠早期筛查

妊娠11（0/7）至13（6/7）周期间检测胎儿颈项透明带厚度、孕妇血清游离β-及妊娠相关性血浆蛋白A水平，三项指标联合诊断21三体的敏感性为87%，假阳性率为

5%。无染色体异常者,胎儿颈项透明带厚度增加与心脏结构异常及骨骼发育不良等发病风险增加有关。妊娠早期超声检查发现胎儿鼻骨缺乏、多普勒检查发现静脉导管异常等可进一步提高异倍体的检出率,但这需要高水平的超声技术。筛查异常者需要进行有创检查,如取绒毛更加准确地测定胎儿染色体异常。妊娠早期筛查的优点(相对于妊娠中期孕妇筛查,将在下一部分讨论)在于可以更加早期地诊断染色体异常。

2. 妊娠中期孕妇血清筛查

通常所说的"三重筛查"是指孕妇血清 α-胎甲球蛋白(MSAFP)、β-及雌三醇检测。有些医疗单位仅检测 MSAFP,而有些单位则除以上三项指标外,还检测抑制素,即为"四项检测"这些筛查方法能识别有开放性神经管缺陷、某些染色体异常,特别是 21 三体(唐氏综合征检出率为 70%)的高危妊娠。妊娠 15～22 周进行这些检查是有效的,能及时识别高危妊娠,必要时继续进行确诊检测应注意,孕妇血清筛查不是确诊试验,必须进行有创性检查(讨论见后),才能确定染色体核型。

妊娠早期及中期筛查不应选择单项检测,否则可使诊断染色体异常的假阳性率过高随着检测方法的发展,可联合应用两种检测方法来确定染色体异常的发生风险这种联合筛查染色体异常是根据两项试验结果,应用所有 6 项分析指标计算单一风险。联合筛查对唐氏综合征的检出率为 95%,假阳性率为 5%。其主要缺点是要到妊娠中期才能诊断,失去了早期诊断的机会,不能行绒毛取样。还有一种方法为分步序贯筛查,妊娠早期筛查评估为高危患者,可在妊娠中期取血检测,该方法对唐氏综合征的检出率为 95%,假阳性率为 5%。联合序贯筛查方法的检测敏感性相似,而妊娠早期筛查结果为低危的患者,妊娠中期不需再行检查分析。

3. 遗传病携带者的筛查

非洲人及非裔美国人及居住在地中海盆地、中东及印度等地区的人需要筛查镰状细胞病,血红蛋白电泳是确诊试验,可确定镰状细胞病携带者及其他血红蛋白疾病。

所有患者应考虑筛查囊性纤维化携带,白种人携带率最高,其中包括父母为东欧犹太人(或德系犹太人)的后代,这些人群突变检出率最高,而其他人群则较低。例如,亚裔美国人囊性纤维化携带者为 1:94,检出率为 49%。目前,指南推荐所有孕妇均应了解有关检测方面的信息,低危组孕妇应了解检测的局限性。

在德系犹太人中,其他隐性遗传性疾病发病率较高,因此应筛查家族黑矇性痴呆、卡纳万病、家族性自主神经功能障碍等疾病的携带者。此外,还应对黏脂沉积症Ⅳ、A 型尼曼-皮克病、范科尼贫血 C 组、布卢姆综合征、Gaucher 病等疾病进行筛查。

(二)早产检测

妊娠期间,许多患者表现有早产症状与体征,特别是子宫收缩。漏诊早产导致的代价较高,但是许多患者并不是真正临产,而对这部分患者积极处理所需费用也较高。准确诊断早产需要根据 2 项筛查指标:宫颈长度及胎儿纤维连接蛋白。

(三)妊娠期糖尿病的筛查

近年来的研究推荐根据高危因素进行妊娠期糖尿病筛查,但是许多研究结果显示,这种筛查与普遍筛查均不能充分诊断妊娠期糖尿病。

常规筛查包括妊娠 24～28 周行糖负荷试验,其方法为口服 50g 葡萄糖,1 小时后检测血糖水平。如果血糖水平等于或超过 140mg/dl,则需要进一步行糖耐量试验

(GTT)（分界值低于130mg/dl时可增加敏感性）。GTT试验首先行空腹血糖检测，然后口服100g葡萄糖，分别在服糖后1小时、2小时、3小时检测血糖水平。如果4个值中有2个增高，那么可诊断为妊娠期糖尿病。目前，仍沿用由Carpenter与建议的阈值标准（空腹血糖＞95mg/dl，1小时血糖＞180mg/dl，2小时血糖＞155mg/dl，3小时血糖＞140mg/dl）。

（四）B组链球菌

妊娠期，孕妇中无症状B组链球菌（GBS）感染者占10%～30%，但是围生期感染可导致严重，甚至可能是致命的新生儿感染。目前，GBS检测方法强调以培养作为筛查方法的重要性，以危险因素为基础筛选治疗方案。因此，患者应在妊娠35～37周行直肠阴道培养。如果培养结果呈阳性，患者应在分娩期行抗生素治疗。分娩期预防性应用抗生素能降低围产儿GBS感染风险。如果培养结果不明确，在早产、破膜达到或超过18小时或分娩期孕妇体温增高超过38℃者，应给予治疗。妊娠期间，所有GBS菌尿症者或前次新生儿GBS脓毒症者，应在分娩期给予抗生素治疗。

五、胎儿评估

妊娠期间应进行胎儿评估，所用检查方法多种多样，根据图像质量、检查水平及胎龄大小，所获得的信息是不同的。

（一）超声检查

近30年，超声（US）技术不断进步，每年均有更好的设备投入使用。实时超声可根据2维（2天）图像确定胎儿解剖结构及胎儿体重、胎儿活动、羊水量等特征，也可发现子宫肌瘤、前置胎盘等影响妊娠的结构异常。三维超声可以确定体积，在2天屏幕上创建3天图像，有助于识别与确定某些解剖异常。近年来，开发出了4D机器，可形成实时3天视频。随着机器技术进步及计算机运行速度加快，所获得的图像质量持续提高，从而推动产前超声诊断前沿的发展。

诊断性US在妊娠与胎儿评估中广泛应用，在有经验的超声中心，异常检出率超过80%，应向所有患者解释US的益处及其局限性，结合医师的建议与患者的决定来确定超声检查。

标准US检查应确定胎儿数量、胎位、胎儿存活、胎龄、羊水量、胎盘位置、胎儿生物测量及胎儿异常等方面的信息。有限US检查是根据可疑问题或发现而进行的以目标为导向的检查，可用来指导一些临床操作，如羊膜腔穿刺或外倒转、分娩时评价胎儿健康状态或胎位、胎盘位置等。特殊US检查适用于既往病史有可疑异常、生化检查结果异常或有限超声与标准超声扫描结果异常等情况，包括胎儿多普勒检查、生物物理评分（BPP）、胎儿超声心动图或其他生化方面的研究。

US评价胎儿解剖能发现主要的结构异常，无脑儿及脑积水等严重畸形是常见诊断，很少漏诊。但是许多细微的异常，如面裂、膈疝、心脏缺陷等，超声检查常易漏诊。基本胎儿解剖检查应包括可见脑室、4腔心脏，检查脊柱、胃、膀胱、脐带附着部位、肾区等，有异常者应行进一步全面的超声检查。通常情况下，在妊娠17～20周进行胎儿解剖检查，应用阴道探头可在妊娠14～16周进行更早期的超声检查，但是对这种检查的潜在获益仍有争议在妊娠中期，有些异常几乎始终存在，因此早期超声检查可对异常进行早期诊断，而且应用高分辨率的阴道探头检查可对胎儿解剖结构进行更加详细的观察。

(二) 非整倍体筛查

妊娠中期多项超声检查结果与非整倍体或已确定的非整倍体"标志"有关,出现单项或多项标志者,需根据特定标志来调整与患者年龄相关的非整倍体发生风险。这些超声检查发现包括以下方面,但不仅限于此:

(1) 心内局灶性强回声。
(2) 脉络丛囊肿。
(3) 肾盂扩张。
(4) 肠回声增强。
(5) 股骨短。
(6) 颈部褶皱增多。

(三) 绒毛膜绒毛取样检查

绒毛膜绒毛取样检查(CVS)是一种有创检查,在妊娠9~13周进行,可经阴道或经腹部取样。在超声引导下,将无菌导管或针穿刺至胎盘部位,抽吸绒毛组织,进行细胞遗传学分析。CVS优于羊膜腔穿刺,能在妊娠早期获得诊断,但是该方法总的妊娠丢失率高于妊娠中期进行的羊膜腔穿刺,这可能是妊娠9~16周自发性流产发生率较高的结果。有限的资料显示,与CVS方法相关的妊娠丢失与妊娠中期羊膜腔穿刺方法的发生率接近。与羊膜腔穿刺不同,CVS的缺点是不能诊断胎儿神经管缺陷。

(四) 羊膜腔穿刺

羊膜腔穿刺需在超声引导下进行,穿刺针经腹壁皮下进入羊膜腔,取出羊水。羊水检测可用于许多方面检查,妊娠中期之初,羊水检测包括AFP评价胎儿神经管缺陷及细胞遗传学分析,羊膜腔穿刺需在妊娠15~20周进行,羊水中可获得胎儿细胞。与该方法有关的风险非常低,其导致流产风险为每200~450次羊膜腔穿刺中发生1例。

在妊娠晚期,羊膜腔穿刺也是非常有价值的检查方法,可诊断羊膜腔内感染、与早产有关的感染危险因素、不良妊娠结局、胎儿肺成熟度等,而与检查相关的风险较低。

(五) 胎儿血取样检查

脐带穿刺或经皮脐带血采样可获得胎儿血标本进行染色体或代谢情况分析,这种方法的优点是快速确定结果,可在妊娠中期及晚期进行。在胎儿Rh致敏、同种免疫性血小板减少症等情况下,这种通过胎儿血取样检测的方法可同时进行病情评估及治疗。但是该方法导致胎儿死亡的风险较其他方法增高,胎儿丢失率约为2%,而这种风险主要取决于胎儿的病情。

六、产前胎儿检测

(一) 胎动评估

胎儿死亡前几天孕妇可自觉胎动减少。2小时内自觉胎动为10次是安全的,如果低于10次,应建议孕妇做进一步检查。

(二) 无应激试验

胎动可导致胎心率(FHR)加速,这种表现可确定胎儿无酸中毒或神经系统抑制。有反应型无应激试验(NST)是指在20分钟内出现2次或2次以上的FHR加速,每次加速至少超过胎心基线15次/分、持续15秒。声振刺激能诱发FHR加速,可降低总的试验时间而不影响胎儿酸中毒的诊断。异常 NST 者需进一步评估或根据临床情况决定分娩，足月者应选择分娩。对医师来讲，妊娠远不足月者在选择治疗上面临更大的挑战。如果尝试复苏不能成功获得反应型 NST，则应选择辅助试验技术，提供更有价值的信息，以免因异常 FHR 而导致医源性早产分娩，这种情况出现的假阳性率高达 50%～60%。

（三）生物物理评分

生物物理评分（BPP）是另一种评估胎儿健康状况的方法，BPP 包括 5 项内容：NST、胎儿呼吸运动（在 30 分钟内持续 30 秒或更长时间）、胎动（在 30 分钟内出现 3 次或 3 次以上）、胎儿肌张力（四肢伸展/屈曲）、羊水量（羊水池垂直测量达到 2cm 或 2cm 以上），每项为 2 分；评分在 8 分或 10 分者为正常，6 分是可疑异常，4 分或以下为异常。BPP 评分为 10/10 或 8/10 而羊水量正常者，在随后 1 周发生胎儿窒息的风险较低（约为 1/1000）。

（四）改良的生物物理评分

改良 BPP 是结合 NST 与羊水指数（AFI），前者是反应胎儿酸碱状态的短期指标，而后者是反应胎盘功能状态的长期指标。AFI 检测方法是将子宫分为 4 个相同的象限，分别测量每个象限羊水池中的最大垂直距离，将其结果相加，以毫米表示，改良 BPP 已成为主要的产前胎儿监护方法，无反应型 NST 或 AFI 少于 50mm（羊水过少）需要对胎儿进一步评估或干预。

（五）宫缩应激试验

宫缩应激试验（OCT）是根据 FHK 对子宫收缩的反应，子宫收缩可引起胎儿氧合作用下降，在已出现氧合作用降低的胎儿可能出现晚期减速。OCT 需要在 10 分钟内出现 3 次宫缩，实验结果才能充分解释。如果半数以上的子宫收缩均出现晚期减速，则为 OCT 试验阳性或异常。如果出现少量晚期减速（少于 50% 的子宫收缩），则考虑为可疑。无晚期减速为 OCT 试验阴性 CST 试验的禁忌证包括引产禁忌证，如前置胎盘或前次经典剖宫产术。这项试验目前很少应用。

（六）胎儿生长的超声检查

超声检查监测胎儿生长情况需每 3～4 周进行一次，评价胎儿生长受限的风险，导致胎儿生长受限的原因可能是由于妊娠病理或胎儿自身异常。

（七）多普勒研究

最初的胎儿多普勒研究是通过测定脐动脉血流来评估胎盘功能，目前已进展为更加全面地检测多支病变来评价胎儿状态。多普勒研究能用于评估异常胎儿（特别是生长受限）及作为诊断工具提醒临床医师需要进一步干预，包括 BPP、持续性胎儿监护或终止妊娠。此外，大脑中动脉的收缩压峰值可用以评估同种免疫及细小病毒感染患者其胎儿的贫血情况。

（八）胎儿成熟度试验

1. 胎儿肺成熟度的评价指标

ACOG 推荐，妊娠 39 周择期分娩之前应确定胎儿肺成熟度，根据以下标准确定胎儿成熟度：以非电子胎心听诊器听诊胎心音已达 20 周或以多普勒胎心听诊器听诊胎心音已达 30 周；以血或尿为基础的妊娠试验呈阳性的时间已达 36 周；妊娠 6～11 周或妊娠 12～20 周超声测定胎儿头臀径支持胎龄等于或超过 39 周。在这种情况下，由于胎儿或孕妇指征而分娩者，无须行胎儿肺成熟度检查。妊娠 39 周前，无恰当临床指征者，胎儿肺成熟不能作为分娩的依据。

（1）卵磷脂与鞘磷脂比值：1971 年，Gluck 及其同事首次应用卵磷脂与鞘磷脂比值（L/S）评估胎儿肺成熟度。胎儿肺分泌物自肺流出至羊水中，羊水中磷脂成分发生改变，因此该方法通过测定羊水中 US 值确定胎儿肺成熟度。在无并发症者，约在妊娠 35 周时，L/S 比值可达 2 血或胎粪可影响检查结果。

（2）磷脂酰甘油：磷脂酰甘油（PG）是表面活性物质的次要成分，在卵磷脂增加后数周，PG 在羊水中开始明显增加。PG 的存在提示胎儿肺成熟，因为 PG 能提高磷脂在肺泡内的分布。

（3）荧光偏振：荧光偏振检查目前在临床上应用最广泛，该方法应用偏振光定量检测与羊水中清蛋白及表面活性物质竞争性结合的探针，因此这是一种真正直接检测表面活性物质浓度的方法，反映了表面活性物质与清蛋白的比值，通过自动分析仪进行检测，如 TDx-FLM 比值增高与胎儿肺成熟度有关，确定胎儿肺成熟的临界值为表面活性物质/清蛋白达 55mg/1mg。

表 27-4 列出了所有胎儿成熟度检测试验、鉴别水平及各种试验的具体特点。

表 27-4 胎儿肺成熟试验

试验	阳性界值	阳性预测值	相对费用	利与弊
TDx-FLM	>55	96%～100%	中等	最小批间/批内变异；试验简单
L/S 比值	>2.0	95%～100%	高	试验结果变异较大
PG	"存在"	95%～100%	高	不受血液、胎粪影响；可用阴道内标本检测
层状体计数	30～40 000	97%～98%	低	界值仍需研究
光密度	OD 0.15	98%	低	操作简单
泡沫稳定性指数	>47	95%	低	受血液及胎粪影响

七、分娩期处理

（一）胎心率监测

胎儿电子监护（EFM）在过去几十年中的应用逐渐增加，至 2002 年增加至 85%。目前，尚无随机对照试验比较分娩期 EFM 与无监护者的分娩结果随机临床研究比较 EFM 与间歇性听诊，结果显示剖宫产率增加，其原因为胎儿窘迫，而手术阴道分娩率并未降低总围生期病死率，但是由于胎儿缺氧导致围生期病死率下降。基于这些发现，ACOG 认为 EFM 或间歇性胎心听诊均是可取的，而指南推荐间歇性胎心听诊，但并不推荐在高危患者中应用。

尽管 EFM 广泛应用，但由于检查者间及检查者自身可靠性较差，因此效果不确定性及假阳性率较高。在 2008 年，由 ACOG、尤妮斯·肯尼迪·施莱佛国立儿童健康及人类发展研究所（NICHD）及母胎医学会联合推荐一种基于三类方法的 EFM 解释系统（表 27-5），该系统的应用还有待进一步观察。

表 27-5 三类胎心率解释系统

第一类
基线率：110～160 次/分
基线胎心率变异性：中等
晚期减速或可变减速：无
早期减速：存在或不存在
胎心加速：存在或不存在
第二类
所有胎心监护提示不属于第一类或第三类
例如：
基线率
心动过缓，胎心基线存在变异性
心动过速
基线胎心率变异性
最小或明显的基线变异
无基线变异，无反复胎心减速
胎心加速
无胎动后诱发的胎心加速
定期或偶发的胎心减速
复发性可变减速伴随最小或中度基线变异
胎心减速延长超过 2 分钟，但不超过 10 分钟
复发性晚期减速伴中度基线变异
第三类
无基线胎心率变异及以下情况：
复发性晚期减速
复发性可变减速
心动过缓
正弦模式

（二）胎心率定义

基线是指在 10 分钟范围内，FHR 增加达 5 次/分、持续至少 2 分钟。正常胎心基线波动范围为 110～160 次/分，胎心基线低于 110 次/分称为心动过缓；胎心基线超过 160 次/分称为心动过速，心动过缓（特别是新的胎心基线低于 80 次/分）或心动过速（尤其是与变异减速或晚期或严重的变异减速有关的）考虑为胎儿异常胎心率加速（妊娠 32 周或 32 周以上）是指胎心率增加超过基线水平 15 次/分、持续 15 秒或 15 秒以上；不足 32 周者，胎心率加速是指胎心率增加超过基线水平 10 次/分、至少持续 10 秒。在 20 分钟内出现 2 次或 2 次以上的胎心率加速是正常的，称为反成型 NST 变异减速是指胎心率在每分钟或更长的时间内出现 2 次周期性波动，波动范围可从无到较明显。减速可分为早期减速、晚期减速或变异减速，早期减速与子宫收缩在发生时间及波形上基本呈镜像关系，通常无严重临床表现，常提示胎头受压。晚期减速是在子宫收缩

开始及结束后出现平缓下降,常与胎儿缺氧及围生期胎儿发病率及病死率增加有关。变异减速是指胎心突然下降、然后快速恢复至基线水平,发生时间与子宫收缩时间是变化的,通常表明脐带受压。当发生重复及严重的胎心率减速(低于60次/分)时,常提示非常严重的情况。减速延长是指胎心率下降低于基线15次/分、持续2~10分钟。

(三) 辅助检查

1. 胎儿头皮血检测

出现无反应型FHR时,可行胎儿头皮血测定pH或乳酸量。尽管pH低值特异性较高(正常值应排除窒息),但其诊断新生儿缺血缺氧性脑病的敏感性及阳性预计值均较低因此,由于该技术要求应用熟练及费用较高,因此许多机构不再应用。

2. 声振刺激/头皮刺激

阴道检查或声振刺激(详见"无应激试验"部分)后可出现胎心加速,这是由于阴道检查时检查者的手指刺激了胎儿头部,这种表现可确定无酸中毒(pH>7.2)存在,有些医师倾向于用这种方法代替胎儿头皮血取样,因为这种方法更加微创。

3. 胎儿血氧饱和度

胎儿血氧饱和度可测定分娩期胎儿氧合作用,提高FHR检测的特异性,减少由于胎儿异常而选择的剖宫产数量。但是临床一直未将其作为评价胎儿状态的方法而推荐应用。

4. 分娩过程中的ST-段分析

通过计算机实时分析胎儿心电图ST-段间期的研究还处于起始阶段,与产时EFM监护相结合,可提高产科医师识别胎儿异常并进行更恰当干预的能力。目前,一项大型的多中心随机对照研究正在美国开展。

八、结论

妊娠早期即应开始评估,确定妊娠风险,对公认的高危妊娠进行仔细监护。妊娠前患者应咨询已知的药物或遗传性疾病,有助于改善妊娠结局。早期、频繁的产前管理能筛查、确定高危妊娠,并采取相应的措施。此外,应用母儿监护技术对合并一种或多种复杂情况的妊娠者进行分类,可最大限度地改善治疗效果。

随着技术进步及诊断治疗水平的提高,高危妊娠的评价方法与管理将会不断改变。

(朱丽丽)

第二节 早期妊娠的风险

一、自然流产

(一) 概述

自然流产是最常见的妊娠并发症,是指妊娠不足20周终止,胚胎自发丢失或胎儿重量低于500g先兆流产是指妊娠20足周前出现子宫内出血,患者可能有或无疼痛或痉挛,但是无妊娠物排出及宫颈扩张。完全流产是指妊娠20足周前所有妊娠物排出,而不全流产是指部分而不是全部妊娠物排出难免流产是指妊娠20周前出现子宫内出血,伴随宫颈扩张，但无妊娠物排出，稽留流产是指胚胎死亡滞留于子宫内，不伴宫颈扩张，无自发性妊娠物排出，感染性流产是指胚胎或胎儿死亡，宫腔内出现感染，并可能有发生全身弥散的风险。

（二）早期妊娠的风险

自然流产的真实发生率并不清楚，临床统计约为15%，有50%的生化妊娠最终会自然流产80%的自然流产发生在妊娠12周前。

流产发生率受孕妇年龄、妊娠相关因素影响，包括以往自然流产次数、以往宫内死胎史、以往分娩婴儿畸形或已知遗传缺陷等此外，父母一方染色体异常，如平衡转位，以及合并甲状腺疾病及糖尿病等疾病，可影响自然流产发生率。

（三）发病机制

妊娠早期自然流产中，50%存在染色体核型异常，妊娠中期流产中，核型异常率下降为20%~30%，妊娠晚期则为5%~10%染色体异常主要为三体（56%）、多倍体（20%）和X单体（18%）。

其他可能导致自发流产的原因较少见，包括感染、解剖缺陷、内分泌因素、免疫因素、接触有毒物质等。在自然流产中，即使进行了基因检查，其中绝大部分病因仍不清楚。

1. 基因异常

异倍体是染色体数量异常，是最常见的基因异常，在临床流产中约占50%。X单体或特纳综合征是最常见的单异倍体，在流产中约占18%。常染色体三体发生率超过50%，其中16三体最常见，除1号染色体外，其他常染色体均已发现三体大多数5体妊娠会发生流产，但21三体、18三体和13三体例外，能存活至分娩者分别有22%、5%和3%。

在所有流产中，多倍体发生率约为20%，其中通常为三倍体多倍体妊娠常导致胎停育，有时这些妊娠可发展为部分性葡萄胎。

早期流产中50%染色体正常，20%有其他基因异常。孟德尔或多基因因素导致解剖异常发挥重要作用，这些因素在晚期妊娠胎儿死亡中更常见。

2. 母体因素

（1）孕妇感染：弓形虫、单纯疱疹病毒、巨细胞病毒、产单核细胞李斯特菌等微生物感染与自然流产有关妊娠早期流产中已发现这些微生物及沙眼衣原体感染，但是未确定其与流产之间的因果关系。

（2）其他疾病：内分泌疾病，如甲低、甲亢、高催乳素血症、控制不稳定的糖尿病；心血管疾病，如高血压或肾脏疾病；自身免疫性疾病，如系统性红斑狼疮、抗磷脂综合征等，均与自然流产有关抗磷脂综合征与不足10周的早期妊娠流产之间的关系还有争议，人们对其了解较少。

（3）子宫及宫颈因素：先天性异常可使子宫腔变形或缩小，如单角子宫、双角子宫或纵隔子宫均与不良妊娠结局有关，其中流产、胎盘早剥、宫内生长受限、早产风险增加。在所有子宫异常中，纵隔子宫最常见，可在宫腔镜下切除纵隔，提高妊娠率及活产率。在妊娠期间服用己烯雌酚（DES）者，其女儿出现上、下生殖道结构改变的发生率为25%~33%。子宫异常，如T型或子宫发育不良，可增加流产风险。1971年开始禁止孕妇服用 DES，DES 应用者的女儿妊娠相关并发症减少而且少见，现在这些女性年龄均在 40 岁以上。获得性异常，如子宫肌瘤（特别是黏膜下肌瘤）、子宫内膜息肉，与自然流产有关。

Asherman 综合征是指子宫腔内瘢痕组织形成或粘连，导致不孕或复发性流产。宫腔内粘连或纤维化主要发生在妊娠子宫自然流产或人工流产或治疗产后出血所行清宫术后，诊断依靠子宫输卵管造影、超声下盐水灌注造影或宫腔镜检查。治疗可在宫腔镜下行粘连松解。

宫颈功能不全是指妊娠中期或晚期至 28 周出现宫颈缩短或扩张，导致早产。先天性子宫异常及 DES 异常与宫颈功能不全有关，宫颈锥切术治疗宫颈病变后可增加宫颈功能不全的发生风险。

3. 毒性因子

接触抗肿瘤药物、麻醉气体、乙醇、尼古丁或可卡因可导致自然流产。其他物质，如铅、环氧乙烷、甲醛等也与继发性流产有关。

4. 创伤

直接创伤，如子宫穿透性损伤，或间接性损伤，如手术切除含有黄体的卵巢，可导致自然流产。羊膜腔穿刺或绒毛取材均与增加流产风险有关。

（四）病理

自然流产时常出现底蜕膜出血，胚胎种植部位出现坏死及炎症反应，继而妊娠物部分或完全剥离，子宫收缩、宫颈扩张导致妊娠物部分或完全排出。

（五）预防

早期产前监护、孕前保健并对女性妊娠前糖尿病、高血压等疾病进行充分治疗，保护孕妇免受有害环境影响及传染性疾病接触等均可预防相关的流产。

（六）临床表现

1. 先兆流产

妊娠早期，孕妇中约 25% 会出现阴道出血，其中多数出血与胚胎在子宫内膜种植有关，宫颈保持闭合，患者表现为少量出血伴有或不伴有子宫痉挛，阴道出血与子宫痉挛缓解者预后较好，但是这些患者随后发生流产的风险增加妊娠早期出血与胎膜早破及早产有关。此外，还应考虑异位妊娠、葡萄胎等疾病的可能。

2. 难免流产

阴道出血伴宫颈扩张，常有背痛或腹痛，提示即将发生流产与不全流产不同，妊娠物并未排出宫腔。

3. 不全流产

不全流产是指部分而不是全部妊娠物排出宫腔，患者表现为阴道出血及子宫痉挛，常持续至妊娠物完全排出通常情况下，患者出现严重腹痛及大量出血，常需要治疗。

4. 完全性流产

完全性流产是指所有妊娠物自宫腔排出，宫颈口闭合患者表现为少量阴道出血及轻微腹部痉挛，持续数周。

5. 稽留流产

稽留流产是指胚胎或胎儿死亡后滞留在宫腔内，患者可出现痉挛或阴道出血，但通常无症状宫颈口闭合，妊娠物仍在原位。

6. 胎停育

胎停育（以往称为枯萎卵）是经超声诊断，妊娠中胚胎未能发育或死亡后被吸收超声检查可见空孕囊，无胚体临床表现与稽留流产或先兆流产相似：轻微疼痛或出血，但是宫颈口闭合，无活力的妊娠物滞留在子宫内。

（七）实验室检查

1. 全血细胞计数

如果出现阴道出血，患者将发生贫血。即使不存在感染，也可能出现白细胞计数及血沉增高。

2. 妊娠试验

血 β-人绒毛膜促性腺激素（）下降或异常增高诊断为异常妊娠，或者是失败的宫内妊娠，或者是异位妊娠。

（八）超声检查

经阴道超声检查是诊断早期正常及异常妊娠的必要方法，早至妊娠4～5周，能发现子宫内的妊娠囊。正常宫内妊娠，妊娠囊呈球形，偏心性，位于子宫内膜中。妊娠5～6周，出现卵黄囊。一般妊娠囊的平均直径（MSD）≥8mm者，其中应包含卵黄囊。同样，妊娠囊MSD≥16mm者，其中应包含胚胎。妊娠伴有较大妊娠囊而无胚胎者通常为胎停育，与稽留流产的处理方式相似。顶臀径＞5mm的胚胎或妊娠6～7周者可见胎心搏动。如果1周后重复超声检查仍未显示胎心搏动，则应诊断为胚胎死亡。

先兆流产在超声检查中表现为正常妊娠囊及存活胚胎，大或不规则胎囊、偏心性胎极和（或）胎心率缓慢（＜85次/分），均预示预后较差。随着妊娠进展，流产可能性逐渐减少。超声检查发现妊娠6周以内的存活胎儿，流产风险为15%～30%，妊娠7～9周，流产风险下降至5%～10%，妊娠9周以后，流产风险小于5%。

不全流产的妊娠囊外形常不规则，宫腔内妊娠产物表现为异质性回声。子宫内膜厚度有助于诊断不全流产，但是尚无一致性的临界值来鉴别完全性流产与不全流产。彩色多普勒可评价组织内的血流，还可以通过排出过程中的组织和出血来判断仍种植在子宫内的妊娠物。因此，结合临床与超声检查可确定治疗方案。

完全性流产的诊断是根据临床检查结果。在超声检查中，子宫内膜厚度呈线样，宫腔内无妊娠物。完全性流产仅在以往超声检查确定为宫内妊娠的前提下才能诊断，否则，要随访水平，以排除异位妊娠。

异位妊娠与流产表现相似，如阴道出血、腹痛或盆腔痛，有或无附件区肿物如果超声诊断为宫内妊娠（妊娠囊加卵黄囊），那么同时存在异位妊娠的情况极罕见。同时出现宫内妊娠与宫外妊娠（异位妊娠）的概率约为1/3900，包括自然妊娠及应用辅助生殖技术（ART）妊娠者。

葡萄胎常在妊娠第5个月前发生流产，在50%的患者中出现卵巢黄素囊肿，表现为双侧、较大、多分隔卵巢囊肿，是由于异常滋养细胞产生大量所致。子宫异常增大，宫腔内含有异质性肿物，超声下描述为"瑞士奶酪"或"落雪征"。早期葡萄胎可能仅表现为枯萎卵或自然流产，部分性葡萄胎含有胚胎成分。

当超声检查结果无特异性时，相关水平能提高对正常与异常妊娠的鉴别诊断能力。

正常妊娠者，其值在 48 小时后最少增加 53%。值增高较预期缓慢者应考虑为失败的宫内妊娠或异位妊娠。水平下降也可诊断为异常妊娠。在自然流产者，值在 2 天内下降 21%～35%（根据最初的值），下降缓慢者应考虑为异位妊娠。

（九）并发症

自然流产中或流产后严重或持续性出血可能危及患者生命，妊娠时间越长，大量出血的可能性越大。感染、宫内粘连（Asherman 综合征）及不孕是流产的其他并发症。

子宫穿孔可能发生在清宫手术中，在妊娠早期、中期的人工流产及自然流产中，子宫穿孔发生率约为 0.5%。因为妊娠子宫壁软，因此子宫穿孔最常发生在清宫术中，常伴肠损伤及膀胱损伤、出血及感染。清宫手术也可导致宫颈损伤，并继发宫颈功能不全。

（十）流产的治疗

自然流产治疗成功依赖早期诊断，每个患者均应全面收集病史并进行详细体格检查，实验室检查包括全血细胞计数、血型，感染者行宫颈培养以确定病原菌。

如果诊断为先兆流产，则推荐卧床休息，虽然这不能预防流产，但当子宫出血或收缩缓解后，患者预后较好。

如果诊断为稽留流产或不全流产，应选择手术、药物或期待治疗、以往手术是标准治疗，因为考虑药物或期待治疗可导致宫腔内残留及继发感染的发生率增高。近年来，期待治疗或药物治疗成为可接受的替代治疗，虽然妊娠物残留的发生率较高，但是感染率却较低，而这些患者也可避免子宫穿孔、宫腔粘连、宫颈功能不全等手术风险清宫术的优点在于及时便捷，降低妊娠物残留的发生率。

期待治疗可使妊娠物自然排出而避免手术风险，其风险及不良反应包括不能预知妊娠物排出的时间，这一过程常伴有明显的疼痛及出血，有时需紧急行清宫术。期待治疗中妊娠组织残留发生率最高，必要时可给予米索前列醇（前列腺素 E_1）治疗或行清宫术。

药物治疗为米索前列醇，可诱发子宫收缩，排出宫腔内妊娠物。与期待治疗相比，妊娠物残留发生率较低，但是完全排出妊娠物常需要反复用药。与期待治疗相似，不能预知治疗时间，患者有腹痛和（或）出血症状，必要时需紧急行清宫术期待治疗或药物治疗过程中应及时评估，如果药物治疗不易成功，则不应考虑选择药物治疗。

如果诊断为完全性流产，应观察患者是否有持续出血如果出血较少，则不需进一步治疗。应检查排出的所有妊娠物并送病理学检查，以确定为宫内妊娠。如果超声检查未确定为宫内妊娠，标本未行病理检查，那么应随访检查水平，以确定为自然流产。如果水平下降较预期慢（例如<21%～35%），应考虑为异位妊娠或妊娠物滞留。如果处于平台期或异常增高，但已排除宫内妊娠者，应考虑诊断为葡萄胎。

如果诊断为完全性或部分性葡萄胎，则应行清宫术，只要清宫术后随访下降至正常，就无须行化疗；但是，如果水平开始增高、处于平台期或维持不变持续超过 6 个月，则需进一步评估是否为恶性妊娠滋养细胞疾病。

（十一）并发症的治疗

子宫穿孔可导致腹腔内出血、膀胱和（或）肠损伤，许多患者子宫穿孔常无症状，因此未能诊断。当发生子宫穿孔而可疑有肠或膀胱损伤或有严重出血时，应行腹腔镜和

（或）开腹手术，以确定穿孔的范围，评价邻近器官损伤的情况。

二、复发性流产

（一）概述

复发性流产是指连续3次或3次以上在妊娠20周前发生的流产，胎儿体重小于500g。复发性流产发生率为5%，通常原因不明。再次妊娠成功与否与以往流产次数有关，首次妊娠发生自然流产的风险约为15%，而在复发性流产者，流产风险至少增加1倍。

总之，复发性流产的预后是好的，大多数夫妇妊娠成功的概率约为60%。

（二）发病机制及治疗

确定复发性流产的病因需要全面的检查，其病因可分为6个方面：遗传性因素、免疫性因素、内分泌性因素、解剖性因素、感染性因素及血栓形成性因素等。

表27-6总结了复发型流产的诊断与治疗。

表27-6 复发性流产的评估与处理

病因	诊断评估	治疗
遗传因素	父母细胞遗传学检查	遗传学咨询
	三代谱系调查	供卵或供精 PGD
解剖因素	超声检查、子宫输卵管造影及宫腔镜检查	宫腔镜下子宫成形术 粘连松解术 宫腔镜下子宫肌瘤切除术/子宫息肉切除术 宫颈环扎术
内分泌因素	黄体中期孕酮水平	黄体酮补充
	TSH水平	左甲状腺素钠
	催乳素水平	溴隐亭、卡麦角林
	空腹胰岛素和葡萄糖，葡萄糖耐量试验	二甲双胍、胰岛素
免疫因素	狼疮抗凝物抗心磷脂抗体 IgG/IgM	阿司匹林、肝素
血栓形成因素	莱登V因子 凝血酶原基因突变 空腹血浆同型半胱氨酸 蛋白S/蛋白C活性 抗凝血酶活性	肝素（常规推荐的证据不充分）
外源性因素	评估吸烟、饮酒及应用的药物	减少外源性因素接触

PGD，种植前遗传学诊断；TSH，促甲状腺激素。

1. **遗传性因素异常**

与复发性流产相关的基因异常包括父母核型异常及复发性非整倍体。

在复发性流产夫妇中，任何一方发现基因结构异常者占8%，其中平衡易位最常见，而且女性更常见染色体插入、缺失、倒位等异常较少见。当发现染色体核型异常时，需要提供遗传咨询，后续出生健康后代的可能性依赖于所涉及的染色体及其重排的类型虽然受染色体结构影响的夫妇更易发生流产，但是活产概率可高达70%。尽管预后较好，但有些患者还是会选择ART治疗。如果遗传缺陷来自父亲，可行供精人工授精。对于来自母亲的遗传缺陷，可用供卵与丈夫精子受精。移植前遗传学诊断可用于希望移植自己配子的夫妇。

核型正常的夫妇发生复发性流产的原因是胎儿非整倍体，其中最常见的非整倍体是三倍体。虽然由三倍体引起的流产通常是随机事件，但其发生率随着女性年龄增加而增加。在普通育龄人群中，三倍体流产并不增加再次妊娠时发生类似结果的风险。因此，胎儿染色体正常的复发性流产总体复发率更高，其原因可能来自母方或父方。

2. 子宫及宫颈异常

解剖异常是复发性流产的首要原因，在复发性流产中占15%。主要包括先天性子宫畸形、宫颈功能不全、黏膜下子宫肌瘤、子宫内膜息肉、宫内DES暴露导致的子宫发育畸形异常及Asherman综合征。

最常见的子宫畸形是子宫纵隔，与妊娠早期流产有关，可能是胚胎种植到相对缺血的纵隔而引起的结果。其他苗勒管融合异常则不常见，如双角子宫、单角子宫，而且更可能引起妊娠中期流产或早产。与此相似，由DES暴露所导致的子宫畸形（例如T型子宫）能导致妊娠中期流产。

结构缺陷可能干扰着床，如黏膜下子宫肌瘤及子宫内膜息肉。在Asherman综合征患者，宫腔内粘连及纤维化会阻碍孕卵着床。瘢痕也可导致子宫内膜供血不足，子宫缺陷的诊断通常根据经阴道超声检查结果，经阴道超声加宫腔内灌注生理盐水（例如生理盐水超声）有助于发现子宫肌瘤、息肉或宫腔粘连等异常。子宫输卵管造影或MRI检查能发现子宫畸形，主要治疗方法为手术，许多患者可经宫腔镜等微创方法进行治疗。

宫颈功能不全主要表现为妊娠中期无痛性宫颈扩张，虽然许多患者未发现明确的原因，但是宫颈功能不全可能主要与先天性子宫畸形、扩张宫颈时导致的宫颈损伤（如诊刮术）、LEEP宫颈切除或冷刀宫颈锥形切除术等有关。

如果排除了其他导致复发性流产的原因，可考虑宫颈功能不全，推荐在妊娠13~16周行宫颈环扎术，成功率在85%~90%，并发症包括出血、感染、胎膜破裂、流产。宫颈环扎术的禁忌证包括不明原因的阴道出血、感染、临产、胎膜破裂及已知胎儿畸形。

3. 内分泌因素

导致复发性流产的内分泌因素包括甲状腺疾病、高催乳素血症、控制不佳的糖尿病、黄体期缺陷（例如孕激素不足）。

黄体期缺陷（LPD）可导致孕酮不足，但是这一诊断仍有争议观察者自身及观察者之间在活检结果方面存在差异，正常女性存在LPD，但诊断为LPD的女性中其结果却不一致对照研究证实，孕激素治疗不能改善妊娠结果因此，许多专家质疑LPD在复发性流产病因中的重要性。

LPD可能的机制是孕激素相对缺乏，导致子宫内膜发育延迟，妨碍正常胚胎着床，而且由于激素缺乏，导致其不足以支持胚胎发育。以往诊断LPD依靠黄体期子宫内膜活检，与月经周期相比，病理提示子宫内膜发育滞后。近年来，将黄体中期孕酮水平低于 10ng/ml 作为标准用于诊断黄体期不足，LPD 可以补充孕激素治疗。

未治疗的甲状腺功能低下者流产风险增加，敏感的甲状腺刺激激素检测可诊断甲状腺功能低下，患者妊娠前甲状腺功能应正常。高催乳素血症通过与下丘脑-垂体-卵巢轴竞争而导致卵泡生成不足、卵母细胞成熟障碍和（或）LPD 等，导致复发性流产。多巴胺激动剂治疗高催乳素血症可改善妊娠结局、控制不佳的糖尿病患者同样会增加流产的风险，因此应强调重视这些导致复发性流产风险增加的内科疾病的诊断与治疗。

4. 感染

弓形虫感染、单核细胞增生李斯特菌感染、单纯疱疹病毒及巨细胞病毒感染均与自然流产有关，但其因果关系还未明确。目前，尚未发现与复发性流产有关的明确感染原。

5. 免疫性因素

抗磷脂综合征是一种自身免疫性疾病，有临床特征性表现及抗磷脂抗体存在［狼疮抗凝物和（或）抗磷脂抗体］，最常见且严重的并发症是静脉及动脉血栓形成，其中主要为静脉血栓。妊娠期血栓形成风险明显增加，虽然其发生的确切机制还不清楚，但是在女性抗磷脂综合征患者中，血栓形成可能性增加与妊娠 10 周后发生复发性流产有关。阿司匹林加肝素或不加肝素治疗可减少流产发生。

系统性红斑狼疮（SLE）患者流产发生率较高，妊娠各期流产率均增加。SLE 患者抗磷脂抗体患病率约有 37%，这种抗体是导致妊娠不良结局最敏感的指标。

以往曾认为，夫妻间人白细胞抗原与复发型流产有关。但是，近年来的大宗随机对照研究并不支持该理论。尽管缺乏识别与早期妊娠流产有关的同种免疫因子的诊断性实验，但是有证据表明，孕妇与其同种异体妊娠物之间存在免疫反应。目前，研究正在观察主动及被动免疫治疗在预防复发性流产中的有效性。

6. 血栓形成倾向

某些遗传性或获得性血栓形成因子与静脉血栓形成风险增加有关，包括一组遗传基因突变引起的动脉和（或）静脉血栓形成：莱登V因子基因突变、凝血酶原基因突变、高同型半胱氨酸血症、亚甲基四氢叶酸还原酶基因多态性、缺乏蛋白 S、蛋白 C 及抗凝血酶Ⅲ。虽然遗传性血栓形成倾向与静脉血栓栓塞有关，但这些疾病与子宫胎盘血栓形成及其导致的不良妊娠结局之间的明确因果关系还不清楚。

与缺乏手术或长期制动等其他危险因素者有血栓栓塞病史时，需行女性遗传性血栓形成倾向检测，在患者一级亲属中有血栓形成高危病史或在无危险因素的情况下，50 岁之前发生静脉血栓栓塞者，均应行遗传性血栓形成倾向检测。目前，复发性流产不需筛查血栓形成，而需检查抗磷脂抗体肝素或其他抗凝治疗可改善遗传性血栓形成倾向及复发性流产患者的妊娠结局，但其依据并不充分。

三、感染性流产

（一）概述

在美国这样的发达国家，人工流产是合法的，因流产而死亡是罕见的而在其他流产依然属于非法的国家中，流产一直是孕妇死亡的主要原因，与流产相关的死亡原因主要为未消毒器械导致的感染及手术技术差，出血在死亡患者中也占一定比例。

感染性流产开始时通常为子宫内膜炎，累及子宫内膜及滞留在宫内的妊娠物。这些患者表现为发热、寒战、腹痛、阴道出血、带有恶臭的阴道分泌物。如果不治疗，子宫内膜炎可弥散到子宫外，导致腹膜炎、菌血症及脓毒症。

感染性流产最常见的两个病因是妊娠物滞留及细菌上行感染，引起感染性流产的病原菌通常是正常阴道菌群及性传播性病菌。在清宫术前，筛查性传播性感染是必要的，在感染性流产诊断中，应行全血细胞计数、尿液分析、宫颈管分泌物培养、血培养、腹部X线检查以排除子宫穿孔，超声检查宫腔内是否有妊娠物残留。

（二）治疗

感染性流产需住院及静脉输注抗生素治疗，抗生素应覆盖需氧菌及厌氧菌，如果确定有妊娠物滞留，则需行清宫术。

四、异位妊娠

（一）发病机制

异位妊娠是指受精卵种植在子宫腔以外所形成的妊娠，绝大多数异位妊娠（＞95％）均发生在输卵管（输卵管妊娠）；另外也可发生在宫颈管内（宫颈妊娠）或卵巢（卵巢妊娠）、前次剖宫产瘢痕内（剖宫产瘢痕妊娠）或腹腔内（腹腔妊娠）。

在所有妊娠中，异位妊娠发生率为1.5％～2.0％，根据美国疾病控制与预防中心公布的数据，1970年，美国异位妊娠发生率为4.5/1000，到1992年，异位妊娠发生率增加至19.7/1000，其原因至少部分与盆腔感染性疾病发生率增高、辅助生殖技术的应用、输卵管绝育率增加有关。

目前，与异位妊娠有关的发病率与病死率已经明显下降，主要原因是早期应用超声及进行诊断及后续在破裂之前进行治疗。然而，异位妊娠仍然是妊娠早期相关性死亡的主要原因，占所有妊娠相关性死亡的4％～10％。

（二）分类及发生率

异位妊娠可分为以下几类：

（1）输卵管妊娠（＞95％）：包括输卵管壶腹部（70％）、峡部（12％）、伞部（11％）、间质部（2％）。

（2）其他部位妊娠（＜5％）：包括宫颈、卵巢、剖宫产瘢痕、腹腔等。已有原发性腹腔妊娠的报道，但是多数腹腔妊娠是继发于输卵管妊娠流产或破裂后种植在小肠、大网膜或肠系膜上。临床对剖宫产瘢痕妊娠的认识逐渐增强，其发生率与剖宫产率增加是平行的。

（3）子宫内外同时妊娠：异位妊娠与宫内妊娠同时发生在自然妊娠中，子宫内外同时妊娠的发生率＜1/30 000，而应用辅助生殖技术妊娠中，其发生率为1/100～1/500。

异位妊娠有许多已知的危险因素，如以往盆腔感染性疾病、现在及过去吸烟史、放置宫内节育器（IUD）。虽然我们了解这些发病诱因，但是异位妊娠患者中有1/3并没有明显的危险因素。

1. 输卵管因素

许多因素导致的输卵管损伤会增加异位妊娠的风险，在盆腔炎性疾病（PID）中，微生物自下生殖道上行，引起子宫、输卵管及卵巢炎输卵管炎导致输卵管纤毛损伤、梗阻或管腔闭塞，PID也可导致盆腔器官间形成粘连。

以往输卵管手术、子宫内膜异位症、子宫肌瘤、输卵管发育异常或因宫腔内暴露DES而导致输卵管解剖异常等因素引起输卵管扭曲增加异位妊娠风险，输卵管结扎术后1/3妊娠为异位妊娠，不孕症治疗后妊娠者中约7%为异位妊娠，此外，异位妊娠后1/3患者仍可再次发生异位种植。

2. 辅助生殖技术（ART）

ART后异位妊娠发生率占所有临床妊娠的2.1%~8.6%，ART及体外受精（IVF）后发生异位妊娠的病因还不完全清楚，有些理论仍在研究中。

促排卵药物导致孕激素及雌激素水平增高，影响输卵管蠕动及子宫舒张。输卵管原因不孕患者行IVF后异位妊娠发生率较高，因此多数医师推荐在IVF前行患侧输卵管切除术。异位妊娠发生率与胚胎移植数量及胚胎放置位置有关。

3. 其他因素

应用IUD避孕者很少妊娠，而其妊娠者中5%为异位妊娠。然而，IUD者异位妊娠总体发生率较未采取避孕措施者要低。吸烟可能因损伤输卵管黏膜上皮纤毛及其平滑肌的功能而增加异位妊娠的发生风险。

（三）异位妊娠破裂时间

异位妊娠破裂通常是自发的。由于输卵管峡部直径较小，因此峡部妊娠破裂时间最早，在妊娠6~8周，输卵管壶腹部妊娠破裂时间较晚，一般在妊娠8~12周。输卵管间质部由于肌层较厚，异位妊娠有更大的生长余地，因此该部位妊娠破裂时间最晚，通常在妊娠12~16周，输卵管间质部妊娠破裂非常危险，因为其邻近子宫及卵巢血管，破裂后可导致大量出血。

（四）预防

性传播性疾病的预防及早期治疗是预防输卵管损伤及继发异位妊娠的重要方法，戒烟有助于降低异位妊娠发生风险。吸烟可减少输卵管黏膜上皮纤毛运动，导致受精卵不能正常通过输卵管。其他已知的危险因素则很难控制，而有1/3异位妊娠未发现相关的危险因素。

（五）临床表现

异位妊娠无特异性症状或体征，许多疾病的表现与其相似，正常妊娠、先兆流产或不全流产、卵巢囊肿破裂、卵巢扭转、胃肠炎、阑尾炎等均易与异位妊娠混淆。由于早期诊断至关重要，因此在妊娠早期出现出血和（或）腹痛者应高度怀疑为异位妊娠。

1. 症状

以下症状有助于诊断异位妊娠：

（1）疼痛：几乎所有患者均会出现盆腔或腹部疼痛，疼痛部位可为单侧或双侧，可局限于局部或全腹疼痛。膈肌下或肩痛提示有腹腔内出血。输卵管异位妊娠主要种植在输卵管壁的浆膜下结缔组织中，输卵管内仅有较少或无蜕膜反应，对滋养细胞侵犯的防御力较差，滋养细胞侵犯血管，导致局部出血随着妊娠进展，浆膜下血肿增大，输卵管进行性扩张，最终导致疼痛及破裂。

（2）出血：约75%的患者出现异常子宫出血，表明蜕膜脱落。出血常表现为间断性、少量点状，也可表现为大量出血。5%~10%的异位妊娠患者可排出蜕膜组织，可能被误认为是妊娠物。阴道出血来自子宫内膜，是蜕膜由于缺乏孕激素支持而剥脱的结果,是异常妊娠的表现。偶尔可排出完整的子宫蜕膜管型。病理检查仅可见蜕膜组织,而无绒毛组织。

(3) 闭经:患者出现不同程度的继发性闭经,约半数异位妊娠患者在其预期的月经时间出现不同程度的出血,因此可能并未意识到妊娠。

(4) 昏厥:部分患者可能初始表现为头晕、胸闷和(或)昏厥,应怀疑为异位妊娠破裂导致的腹腔内出血。

2. 体征

在体格检查中,以下体征在异位妊娠诊断中有重要意义。

(1) 压痛:多数异位妊娠患者表现为弥散性或局限性腹部压痛,此外还常出现附件区压痛和(或)宫颈举摆痛。

(2) 附件肿物:在1/3~1/2患者可触及单侧附件肿物,但更多的患者是触及单侧附件区增厚而不是触及明确的肿物,偶尔可触及子宫直肠窝肿物。

(3) 子宫改变:子宫将出现典型的妊娠期改变,包括子宫变软及轻度增大。

(4) 血流动力学不稳定:生命体征可反映输卵管破裂及腹腔内出血患者的血流动力学状态。

3. 实验室检查

(1) 血细胞比容:血细胞比容是重要的首选化验检查,可间接评价患者的血流动力学状态,反映腹腔内出血量。

(2) β-:所有异位妊娠患者血定量或尿呈阳性,但是阳性结果并不能区别是宫内妊娠还是异位妊娠,更加有助于鉴别诊断的是定量检查结合经阴道超声检查。如果超声检查未能做出诊断(例如早期异位妊娠、早期正常妊娠或早期妊娠失败),要进行一系列的随访检查。正常妊娠,48小时后水平至少增加53%,增加速度异常者诊断异常妊娠的敏感性为99%。值得注意的是,2/3异位妊娠患者异常增高,而其余1/3患者正常增高。

(3) 孕酮:血孕酮水平有助于确诊异位妊娠,血孕酮水平与无关,血孕酮水平低于5ng/ml,诊断异常妊娠的特异性为100%,但是不能确定妊娠部位。孕酮水平高于20ng/ml者提示为正常宫内妊娠。孕酮水平介于5~20ng/ml者为可疑。

4. 诊断性实验

(1) 超声检查:超声是诊断异位妊娠的必要检查,经阴道超声检查可确定宫内妊娠或明确异位妊娠;如果不能确定诊断,那么患者则考虑为"未知部位的妊娠",这是25%~50%异位妊娠患者的最初表现。由于妊娠囊还未发育长大或已经发生萎陷,此时超声检查不能发现宫内妊娠。同样,早期异位妊娠也可因妊娠囊太小而无法被超声检查发现。当不能确诊时,患者应行连续监测及超声检查随访,直至确诊为异位妊娠、宫内妊娠或早期妊娠失败。

一般情况下,当值达到或超过"识别区"时,超声检查能发现宫内妊娠,该识别区值为1500~2000mIU/ml。如果值高于该识别区水平,而经阴道超声检查未确定宫内妊娠,则应考虑为异位妊娠或早期异常妊娠。在解释值时应慎重,有些多胎妊娠者可能出现假性升高。

在超声检查中,正常宫内妊娠囊外形规则、边界清晰,为具有"双环"或"双蜕膜"标志的低回声区,提示早期妊娠囊外包绕蜕膜及绒毛膜。在异位妊娠中,超声可能仅显示为蜕膜化的子宫内膜增厚,蜕膜脱落导致宫腔内积液或出血形成所谓"假孕囊",这种小而不规则的结构可能会与宫内妊娠相混淆。

出现附件肿物而宫腔内未见妊娠囊者应怀疑为异位妊娠,特别是血滴度高于识别区水平。附件区内可见妊娠囊并伴有卵黄囊或胚胎者可确定诊断,但是更加常见的是"输卵管环"回声增强或附件区内混合回声包块。如果发生破裂,则可在子宫直肠窝处发现低回声游离液体。

超声检查逐渐被用于鉴别一些少见的异位妊娠类型,输卵管间质部妊娠及剖宫产切口部位妊娠由于都很接近宫腔,因此很难与宫内妊娠相鉴别。

早期妊娠中附件肿物最可能的诊断是黄体囊肿,也可发生破裂及出血,因此使之成为与异位妊娠鉴别的挑战。

(2)腹腔镜检查:过去,腹腔镜常用来诊断异位妊娠,现在,经阴道超声已取代腹腔镜而成为首选诊断方法。与腹腔镜相比,超声在诊断或排除异位妊娠中同样有效。超声检查还具有经济及无创的优点。腹腔镜是血流动力学稳定的异位妊娠患者的标准手术治疗方法。

(3)诊断性刮宫:诊断性刮宫可以确定或排除宫内妊娠,通常根据水平及超声检查结果,对可疑早期异位妊娠或异常宫内妊娠者行诊断性刮宫。有妊娠要求的患者不应行诊断性刮宫,因为该操作可能清除正常早期宫内妊娠。如果诊刮标本病理检查发现绒毛,则可确诊为宫内妊娠。另一方面,如果刮宫标本仅为蜕膜组织,则应高度怀疑为异位妊娠。

(4)开腹探查:急症手术适用于可疑异位妊娠而且血流动力学不稳定者。在血流动力学稳定者,腹腔镜是首选的确诊可疑异位妊娠的手术方法,然而开腹探查术常可快速进入腹腔控制出血。开腹探查术适宜腹腔镜手术无法建立清楚的视野或以往手术瘢痕导致腹腔镜手术太困难者。

(5)后穹隆穿刺术:后穹隆穿刺术是经阴道进针至子宫直肠窝,曾用来确定腹腔内出血。目前,这种方法已被经阴道超声检查所取代,临床中很少应用。

(6)MRI:MRI检查用于辅助超声诊断可疑为少见部位的异位妊娠,有助于确定异位妊娠部位及识别宫颈妊娠、剖宫产瘢痕妊娠或输卵管间质部妊娠,确定治疗与处理方式。在这些类型的异位妊娠中,常首选MTX保守治疗,手术前应用通常可以避免发生与手术治疗有关的严重出血。

(六)治疗

1. 保守治疗

保守治疗是恰当的,在经过选择的患者可以成功。一般情况下,这些患者应无症状、初始水平较低、有证据显示异位妊娠能自然吸收(例如水平下降如果初始低于200mU/ml,则88%的患者保守治疗可以吸收。应告知这些患者仍有输卵管破裂、腹腔内出血及需要急症手术的可能。

2. 药物治疗

氨甲蝶呤(MTX)是抑制二氢叶酸还原酶的药物,可抑制DNA合成。MTX影响增生活跃的组织,如骨髓、肠黏膜、恶性细胞、滋养细胞。这种抗代谢药物适宜血流动力学稳定的临床确诊或高度可疑的异位妊娠患者。虽然MTX治疗早期异位妊娠可以明显降低需要手术治疗的患者数量，但是仍有几项应用禁忌证。

异位妊娠患者出现胚胎心脏搏动或妊娠囊超过3.5cm者，MTX治疗失败率较高，因此是MTX治疗的相对禁忌证。值超过5000mIU/ml，单次MTX治疗的失败率为14%，而多次MTX治疗的失败率为3.7%。由于MTX影响体内快速分裂的组织，因此不能在有恶病质、活动性胃肠道疾病或活动性呼吸道疾病患者中应用。MTX有肝毒性，由肾脏清除，因此治疗前血肌酐及肝转氨酶水平应正常，患者必须可靠随访（表27-7）。

表27-7 异位妊娠MTX治疗的禁忌证

绝对禁忌证
哺乳期
明确的或实验室证实的免疫缺陷
酗酒、酒精性肝病或其他慢性肝病
以往血液病史，如骨髓再生不良、白细胞减少、血小板减少或严重贫血
对MTX过敏
活动性肺部疾病
消化性溃疡
肝、肾或血液系统功能障碍

相对禁是证
妊娠囊大于3.5cm
胚胎可见胎心搏动

MTX治疗方案有三种：单剂、两剂及混合多剂量方案，其中最常用的方案为MTX单次，50mg/m^2，肌内注射。用药后第4天、第7天检测水平，从第4天到第7天，血下降15%。然后每周检测水平，直至降至正常。如果水平不能恰当下降，应给予第二次MTX治疗或手术治疗。混合多剂量方案是最有效的治疗方案，尤其是治疗妊娠时间更长及出现胚胎心脏搏动的异位妊娠患者，但是这些患者的治疗不良反应增加，因此更加难以坚持治疗。

应用MTX治疗后2～3天患者常出现腹痛，可能与药物作用于滋养层组织及输卵管扩张或输卵管流产有关。在MTX治疗中，监测输卵管破裂非常重要。虽然腹痛表现常见，但如果腹痛加重，应马上进行检查。

3. 手术治疗

手术治疗曾经是异位妊娠的主要治疗方法，现在手术主要用于有药物治疗禁忌证及有证据提示有输卵管破裂者。虽然手术治疗率下降，但是手术仍然是异位妊娠最有效的治疗方法。

在血流动力学稳定的已确诊或可疑异位妊娠而不适宜药物治疗的患者，腹腔镜是标准的手术治疗方法，在以往有手术史并导致腹腔内粘连者也可首选开腹手术。输卵管妊娠可行输卵管开窗术或输卵管切除术，手术方式取决于患者未来的生育要求及对侧输卵管情况，如果对侧输卵管表现异常而患者有生育要求，则可行输卵管开窗术，可能会改

善患者未来的生育能力在输卵管开窗术中，应在异位妊娠部位的近端沿输卵管切开，将妊娠物轻轻自输卵管中取出，尽可能完整取出，输卵管开窗术者有持续性滋养细胞疾病的风险，必须每周监测，直至降至正常。输卵管开窗术后，20%的患者水平仍然升高。在这种情况下，可给予 MTX 治疗，有效率较高。输卵管开窗术也会增加该侧输卵管再次异位妊娠的风险，其发生率为 15%。如果对侧输卵管正常，应行输卵管切除术，以降低再次异位妊娠的风险。

已完成生育、患侧输卵管明显异常或患侧输卵管曾行输卵管开窗术者均应首选输卵管切除术（切除输卵管）输卵管切除术操作简单，发生滋养细胞残留及术后输卵管出血的风险最小。

输卵管间质部妊娠罕见，发生率为 4%。MTX 及手术治疗均可，但不推荐保守治疗，因为输卵管间质部妊娠患者未曾进行这方面的研究，而且其危险性较输卵管其他部位妊娠更高输卵管间质部妊娠种植在血管丰富的子宫角部，继发破裂后可导致严重的出血。在无症状、未破裂的输卵管间质部妊娠患者，MTX 是合理的一线治疗，据报道，治疗成功率超过 80%。与输卵管妊娠 MTX 治疗相似，患者必须进行密切随访及病情告知。在要求确切治疗的患者，可选择手术治疗。以往，开腹手术是标准治疗方法，但是现在已有一些应用腹腔镜手术的报道。早期诊断使输卵管间质部妊娠可采取微创手术进行治疗。

4. 急诊处理

确诊为异位妊娠破裂者是急症手术治疗的指征，由于通常需要输血，因此需马上备血。异位妊娠破裂者无保守治疗的余地，即使患者最初生命指征正常，但是很快会出现血流动力学不稳定。Rh 阴性的异位妊娠患者，由于可能发生致敏，因而需要给予 Rh_0（D）治疗。

五、胎儿毒性剂接触

许多有害物质可改变人类发育的生物过程，公认致畸物包括病毒（如风疹病毒、巨细胞病毒、先天性淋巴细胞性脉络丛脑膜炎病毒）、环境因素（如高温、辐射）、化学因素（如汞、乙醇）、治疗药物（如肾素-血管紧张素系统抑制剂、沙利度胺、异维 A 酸、华法林、丙戊酸钠、卡马西平）。

（一）评估

评价致畸物暴露最重要的是要考虑暴露时的胎龄，器官形成期（受精后 2～8 周）是胚胎发育最敏感的时期。此外，特殊药物应用途径及剂量、应用时间及孕妇与胎盘清除能力等均是重要的评价因素，药物进入胎盘循环是其导致致畸作用所必须的，表 27-8 列举了与暴露时间相关的不良影响。

表 27-8 妊娠不同阶段胎儿毒性物质暴露潜在的不良影响

暴露时间	可能的不良影响
胚胎植入前（受精至着床）	流产
胚胎期（2～9 周）	流产、结构畸形
胎儿期（9～40 周）	中枢神经系统异常、生长受限、神经行为异常、生殖功能异常及胎儿死亡

由于大量可能导致胎儿毒性的物质存在及其之间相互作用的复杂性、可能存在或缺乏改变其他物质发挥作用的影响、存在或缺乏某种基因型可能改变个体易感性等,因此毒物暴露的评价研究非常困难。因此,有特殊标准确定人类致畸物(表27-9)。表27-10列出了常见致畸物及其可能的胎儿毒性作用。

表27-9 人类致畸物的诊断标准

已证明在人发育的关键时刻暴露
流行病学研究有一致的不良结果
与特殊致畸物一致的相关的特殊缺陷或症状
与环境暴露有关的罕见解剖缺陷
实验动物模型中已证实致畸性

表27-10 常见致畸物及其可能的胎儿毒性作用

致畸物	可能的毒性影响
血管紧张素转换酶(ACE)抑制剂	妊娠早期接触 心血管/中枢神经系统畸形 妊娠中期接触 羊水过少、无尿、肾衰竭、肢体痉挛、肺发育不良
选择性5羟色胺再摄取抑制剂(SSRI)	舍曲林:脐膨出、房间隔及室间隔缺损发生风险增加 帕罗西汀:先天性心脏畸形、无脑儿及脐膨出发生率增加1.5~2倍 所有SSRI:妊娠晚期应用与短暂性新生儿呼吸窘迫有关
抗惊厥药	丙戊酸:不同的颅面外观、肢体异常、心脏缺陷、中枢神经系统功能障碍 卡马西平:面部畸形、发育迟缓、脊柱裂、远端指骨和指甲发育不良 苯妥英钠:先天性心脏缺陷、腭裂
抗焦虑药(苯二氮䓬类)	新生儿戒断症状、肌张力低下、发绀"新生儿低肌张力"综合征
烷化剂	环磷酰胺:生长受限、硬腭高拱、小头畸形、扁平鼻梁、并指及手指发育不良
激素/雄激素	醋酸甲羟孕酮:男性胎儿尿道下裂风险增加 达那唑:女性胎儿出现雄激素作用
抗代谢药物(MTX)	颅面骨、轴向骨骼、心肺及胃肠道畸形
抗甲状腺药物	丙硫氧嘧啶:胎儿甲状腺功能低下、皮肤发育不良 甲巯咪唑:胎儿甲状腺肿、皮肤发育不良、食道闭锁、鼻后孔闭锁

(续表)

致畸物	可能的毒性影响
香豆素衍生物	华法林：胎儿鼻骨发育不全、小眼畸形、四肢发育不全、生长受限、心脏疾病柱侧弯、耳聋、中枢神经系统畸形、智力低下
锂	胎儿和新生儿心律失常、低血糖、肾性尿崩症、Ebstein 畸形、羊水过多
维 A 酸（异维 A 酸）	严重的中枢神经系统、心血管系统及内分泌系统畸形，智力低下

咨询应包括接触史、致畸物种类及其可能导致的后果，有些患者可能需要干预。如果发现妊娠异常，应选择流产终止妊娠有效地咨询应提供最好的信息，来帮助患者做出艰难的决定。

美国 FDA 标准化药物标签标有胎儿致畸性，见表 27-11。

表 27-11 FDA 要求的药物致畸性标签[1]

A 类：人体对照研究证实对胎儿无任何危险

B 类：动物实验证实对胚胎无任何危险；或人体对照研究发现有些未被证实的危险；或尚无充分的人体研究结果

C 类：动物实验证实对胚胎有不良反应；尚无充分的人体对照研究结果

D 类：对胎儿有危险，但是利大于弊（如危及生命的疾病而无安全有效的药物）

X 类：动物及人体研究均证实可导致胎儿异常；弊大于利。妊娠期禁用

FDA 根据药物对妊娠期间胎儿及出生后新生儿可能导致的出生缺陷而将其分为 5 类，根据法律，药物必须标明其致畸作用方面的信息。

（朱丽丽）

第二十八章　异位妊娠的介入治疗

第一节　输卵管妊娠的介入治疗

一、临床简介

输卵管妊娠是指受精卵在输卵管内着床并发育，是异位妊娠中最常见的一种类型，约占异位妊娠的95%。其中发生在输卵管壶腹部的妊娠约占60%，其次为峡部，约占25%，伞部及间质部妊娠少见。

(一) 病因及危险因素

任何可能影响受精卵运行或阻碍受精卵及时进入宫腔的因素都是造成输卵管妊娠的危险因素，常见的有：

(1) 慢性输卵管炎和输卵管周围炎：这是导致输卵管妊娠最常见的原因。如流产或分娩后感染、结核性输卵管炎，结节性输卵管峡部炎、淋菌及沙眼衣原体所致的输卵管炎等。输卵管炎可引起管腔变窄或纤毛缺损影响受精卵在输卵管内正常运行，致使受精卵中途受阻，不能如期到达宫腔；输卵管周围炎病变主要在输卵管浆膜层或浆肌层，常造成输卵管周围粘连，使输卵管扭曲，管壁肌蠕动减弱，影响受精卵的运行。

(2) 既往输卵管手术史：如输卵管吻合术、输卵管开口术、结扎手术后输卵管瘘管或再通，输卵管妊娠保守性手术治疗后等因素均可影响输卵管蠕动功能或使管腔部分粘连，影响其通畅导致异位妊娠。

(3) 输卵管发育不良或先天性畸形：如输卵管过长、肌层发育差、黏膜纤毛缺乏、双输卵管、憩室或有副伞等，均可成为输卵管妊娠的原因。

(4) 盆腔肿瘤：如子宫肌瘤、卵巢肿瘤压迫了输卵管使之扭曲或管腔变窄，影响受精卵的运行。

(5) 节育器IUD与异位妊娠的关系，已引起了国内外学者的重视，通过前瞻性研究和流行病学调查，表明IUD本身并不增加异位妊娠的发生率，但若IUD避孕失败而受孕时，则发生异位妊娠的机会较大，主要与IUD后的输卵管炎有关。

(6) 受精卵游走：卵子在一侧输卵管受精，又经宫腔或腹腔进入对侧输卵管，移行时间过长致使受精卵发育过大，而在对侧输卵管内着床。

(7) 输卵管功能异常：输卵管的功能受雌孕激素的调节，包括蠕动、纤毛活动以及上皮细胞分泌，若功能失调，则影响受精卵的运行。

(8) 精神因素：精神高度紧张也可引起输卵管痉挛和蠕动异常，影响受精卵的运行。

此外，子宫内膜异位症也可增加受精卵着床于输卵管妊娠的可能性。

(二)病理

1. 输卵管妊娠的结局

输卵管管腔狭窄,其肌层远不如子宫肌壁厚与坚韧,妊娠时又不能形成完好的蜕膜,不能适应胚胎的生长发育。因此,当输卵管妊娠发展到一定限度时,即可发生以下结局:

(1)输卵管妊娠流产:一般多见于输卵管壶腹部妊娠,受精卵种植在输卵管黏膜皱襞内,由于输卵管妊娠时管腔蜕膜形成不完整,发育中的囊胚常向管腔内突出,突破包膜而出血,囊胚可与管壁分离,若整个囊胚剥离落入管腔并经输卵管逆蠕动排出到腹腔,形成输卵管完全流产,一般出血不多。若囊胚剥离不完整,妊娠产物部分排出到腹腔,部分尚附着于输卵管管壁,则形成输卵管不完全流产,滋养细胞继续侵蚀输卵管管壁,可导致反复出血,形成输卵管血肿和输卵管周围血肿。由于输卵管肌壁薄收缩力差,不易止血,血液不断流出,在直肠子宫陷窝积聚可形成盆腔血肿,出血量大时可流向腹腔。

(2)输卵管妊娠破裂:多见于输卵管峡部妊娠,受精卵着床于输卵管黏膜皱襞内,当囊胚生长发育时绒毛向管壁方向侵蚀肌层及浆膜,最后穿破浆膜,形成输卵管妊娠破裂。由于输卵管肌壁血管网丰富,输卵管妊娠破裂所致的出血量大,短期内既可发生大量的腹腔内出血使患者很快陷入休克,若发生反复出血,可形成盆腔内与腹腔内血肿。输卵管间质部妊娠虽少见,但结局几乎全部为输卵管妊娠破裂,而且由于输卵管间质部管腔周围肌层较厚,妊娠一般可维持到 4 个月左右,输卵管间质部血运丰富,一旦发生破裂,往往在短时间内发生大量的腹腔内出血。

(3)继发性腹腔妊娠:不论输卵管妊娠流产或破裂,一般囊胚从输卵管排出到腹腔内或阔韧带内,多数死亡,不会再生长发育。但若有存活的胚胎绒毛组织仍附着于原位,或排至腹腔后又重新种植获得营养,则可继续生长发育形成继发性腹腔妊娠或阔韧带妊娠。

2. 子宫的变化

输卵管妊娠和正常妊娠一样,滋养细胞产生的 HCG 维持黄体生长,甾体激素分泌增加,月经停止来潮,子宫增大变软,子宫内膜出现蜕膜样反应。若胚胎死亡,滋养细胞活力消失,蜕膜自宫壁剥离而发生阴道出血,有时蜕膜可完整自宫壁剥离,而排出三角形蜕膜管型;有时则呈片排出,排出的组织见不到绒毛,组织学检查无滋养细胞。

(三)临床表现和诊断

1. 停经史

多数患者有 6~8 周停经史。有 20%~30% 的患者无明显停经史,可能因未仔细询问病史,或将不规则阴道流血误认为末次月经,或月经仅过期几天,不认为是停经有关。

2. 腹痛

是输卵管妊娠的主要症状,多见于输卵管妊娠破裂型和流产型患者突感一侧下腹部疼痛,常伴有恶心、呕吐。若血液局限于病变区,主要表现为下腹疼痛;当血液积聚于直肠子宫陷窝时,可出现肛门坠胀感;如内出血较多,疼痛可向全腹扩散,出现腹膜刺激征,并引起肩胛部放射性疼痛。

3. 阴道流血

胚胎死亡后，常有不规则阴道出血，包暗红或深褐色，量少呈点滴状，淋漓不尽。

4. 昏厥与休克

输卵管破裂或不全流产可造成腹腔急性内出血，轻者出现昏厥，重者可出现失血性休克。

5. 盆腔包块

输卵管妊娠流产或破裂形成的血肿与周围组织粘连，在子宫一侧可形成不规则包块。

6. 妇科检查

阴道内常有少量血性分泌物，子宫略大、稍软，输卵管妊娠未破或未发生流产者，在宫旁可触及胀大的输卵管，轻压痛；如输卵管妊娠流产或已经破裂者，阴道后穹隆饱满，有触痛，宫颈举痛或摇摆痛明显，内出血多时，检查子宫有漂浮感，子宫一侧或其后方可触及肿块，形态不规则，边界不清，触痛明显。

7. 辅助检查

（1）实验室检查：尿检妊娠试验阳性，血清 β-HCG 值明显增高。

（2）B 超检查：宫内无妊娠囊，宫旁可见边界不清、回声不均的混合性包块，典型患者还可见到"双环征"部分患者直肠陷窝内有液性暗区。

（3）阴道后穹隆穿刺：是一种简单可靠的诊断方法。疑有腹腔内出血者，阴道后穹隆穿刺可抽出暗红色不凝固血液。

（4）子宫内膜病理检查：临床症状不典型者可行诊断性刮宫，目的在于排除宫内妊娠流产。如病理检查子宫刮出组织，未见绒毛，内膜呈 A-S 反应，有助于诊断异位妊娠。

（5）腹腔镜检查：在适用于输卵管妊娠尚未破裂或流产的早期患者。早期异位妊娠患者，可见一侧输卵管肿大，表面紫蓝色，腹腔内无出血或有少量出血。

（6）MRI 检查：输卵管妊娠 MRI 表现为病变位于子宫旁附件区，多为圆形或椭圆形软组织肿块，边缘清楚或模糊，增强扫描可见病灶有边缘强化，病灶和盆腔内出血，提示有破裂；未破裂输卵管妊娠可见呈水样信号的小囊病灶。

但应该注意的是输卵管妊娠早期未发生流产、或输卵管未破裂时，无或仅有少量腹腔内出血，临床症状多不典型。因此，凡育龄妇女出现腹痛和不规则阴道流血，应高度警惕异位妊娠的可能性，除仔细询问月经史和常规妇科检查外，应采取必要的辅助检查手段，如盆腔 B 超和血 β-HCG 测定，以便做出早期诊断，为保守治疗争取时机。

二、输卵管妊娠介入治疗概述

多年来，输卵管切除术或输卵管胚胎清除术一直是输卵管妊娠主要的治疗手段。但随着医学的发展和诊断手段的不断更新，使得许多异位妊娠的早期诊断得以实现，增加了保守治疗的概率。除期待疗法、口服米非司酮、肌肉或静脉注射 MTX、中药等保守治疗方法外，输卵管妊娠的介入治疗发展很快，通过多种途径将杀胚药物直接注入病灶，大大提高了保守治疗的成功率。

目前临床运用较多的介入治疗方法有以下几种：

（1）腹部或阴道超声介入引导下，注射 MTX 至输卵管孕囊处，治疗输卵管妊娠。

(2) 腹腔镜介入引导下，注射 MTX 至输卵管孕囊处，治疗输卵管妊娠。

(3) 宫腔镜下输卵管插管注入 MTX 或 5-FU 治疗输卵管妊娠。

(4) X 线电视透视下经阴道输卵管插管注入 MTX 治疗输卵管妊娠。

(5) 放射介入下选择性子宫动脉插管＋动脉灌注 MTX＋子宫动脉栓塞法治疗输卵管妊娠。

上述几种方法根据其介入治疗途径的不同，又可以分为非血管性介入法和血管性介入法两大类。前者操作简便、安全、费用较低、易于普及，但仍有少数患者在治疗过程中发生腹腔内出血需要手术治疗；后者在药物杀胚胎的同时，迅速阻止腹腔内出血，并能防止保守治疗过程中发生内出血，提高输卵管妊娠保守治疗的成功率，但技术、设备要求及治疗费用较高。各医院应根据自己的医疗设备、技术条件、患者的病情和意愿以及经济能力，选择适当的治疗方法。

三、血管性介入治疗

介入放射学作为现代临床治疗学中的第三大诊疗体系，是一门崭新的介于传统内科学和外科学之间的新兴的边缘学科。血管介入技术具有微创性、可重复性、定位准确、疗效高、见效快、并发症发生率低的特点。特别对于出血性病变，一旦介入技术成功，出血立即停止，伴随症状马上消失。

1997 年，笪坚等首次将血管性介入技术运用于输卵管妊娠的治疗，目的是在药物杀胚胎的同时，能迅速阻止腹腔内出血或防止保守治疗过程中发生内出血，进一步提高了输卵管妊娠保守治疗的成功率，为输卵管妊娠的保守治疗又开辟了一条新途径。

（一）**适应证和禁忌证**

1. 适应证

(1) 接受介入放射治疗，有强烈生育要求及未婚者。

(2) 停经时间＜70 天。

(3) 未破裂型输卵管妊娠。

(4) 破裂型或流产型输卵管妊娠有腹腔内出血，但生命体征尚稳定。

(5) 实验室检查：WBC＞3.5×10^9/L。

(6) 血 β-HCG＜3000IU/L（正常值＜5IU/L）或 T-HCG＜10 000IU/L（正常值 0～10IU/L）。

(7) B 超提示附件混合性包块直径＜8cm。未出现胎心搏动。

2. 禁忌证

(1) 凝血功能障碍。

(2) 严重肝、肾功能不全。

(3) 碘过敏试验阳性者。

(4) 大量腹腔内出血伴失血性休克。

（二）**机制**

子宫动脉发出的输卵管支承担了输卵管 85% 以上的供血量，发生于输卵管部位的异位胚胎主要接受同侧子宫动脉的滋养，这为子宫动脉插管灌注药物杀胚及栓塞止血提供了重要的解剖学基础。子宫动脉造影可显示孕囊血供的丰富程度，可对绒毛的活力做出大概的评价，指导给药剂量。经子宫动脉导管直接将 MTX 灌入绒毛血管内，通过异位妊娠病灶对药物的首过提取和首过代谢作用,能增加药物效价,提高疗效。

子宫动脉栓塞后,动脉血管压力的减低,血流缓慢,血小板在破裂口局部积聚成堆,有利于血栓形成,致使出血部位的血管闭塞,内出血迅速减少或停止。此外,绒毛和胚胎组织也可发生急性缺血、坏死。

常用的血管栓塞剂——明胶海绵微粒,在体内吸收血管再通的时间约3周,能防止治疗期间输卵管妊娠破裂或流产造成腹腔内出血,为接受保守治疗的患者提供了一个相对安全的观察期,解决了以往在保守治疗期间发生输卵管妊娠流产或破裂,造成腹腔内出血,导致治疗失败的问题。

(三)介入器材

常规造影所需前壁穿刺针,5F导管鞘,5F-Cobra导管,0.035inch J型导丝。

(四)栓塞剂的选择

1. 明胶海绵(Gelfoam,GF)为最常用的中效栓塞剂

具有可压缩性,易注射,可为机体吸收使血管再通,为再次治疗留下通路等优点。经高压消毒的明胶海绵已变性,可减缓在机体内被吸收的速度,在2～3周后,血管再通。一般用于未婚、已婚未育和较年轻的患者。

2. 真丝线段为永久性栓塞剂

该栓塞剂价廉,取材方便,制作简单,栓塞动脉后,血管不能再通,一般用于无生育要求和40岁以上的患者,可进一步延长治疗期间的观察期。

(五)药物的选择

1. 甲氨蝶呤(MTX)

1982年,Tanaka等首次报道采用MTX治疗输卵管间质部妊娠取得成功后,经过多年的临床应用及研究,目前MTX已成为输卵管妊娠保守治疗最常用、疗效肯定的药物,且全身用药倾向于MTX单次给药。

MTX能抑制二氢叶酸还原酶,干扰DNA合成,而起到杀死胚胎的作用。妊娠时滋养细胞处于增生状态,对MTX高度敏感,应用MTX几分钟后即可使滋养细胞内叶酸在无活性的氧化状态下积存,1～24小时内抑制细胞内胸腺嘧啶核苷酸和嘌呤核苷酸的合成,致滋养细胞死亡,胚胎停止发育。

MTX的血浆消失曲线呈三相型,其半衰期分别为0.75小时、3.5小时、2.7小时,24小时内在尿中以原型排出50%～90%。

此外,MTX对输卵管的正常组织无破坏作用,不干扰管壁的修复,病灶吸收后可保持输卵管的通畅;不增加以后的妊娠流产率和畸胎率。武汉铁路中心医院妇产科对经动脉途径灌注MTX治疗输卵管妊娠以后再次妊娠出生的婴幼儿,用小儿智能发育筛查方法(DDST)、小儿发育诊断系统及世界卫生组织(WHO)儿童体格发育标准,对出生婴幼儿进行测试,结果表明其治疗途径及药物剂量对小儿早期智力和体能、生长发育均无不良影响。

2. 氟尿嘧啶

为脲嘧啶环第5位的氢被氟取代的衍生物,是对滋养细胞极为敏感的化疗药物,在体内转变成5-氟尿嘧啶脱氧核苷酸,抑制脱氧胸苷酸合成酶,阻止脱氧脲苷酸转化为脱氧胸苷酸,从而干扰DNA的生物合成,致使滋养细胞死亡。妊娠时滋养细胞处于增

生状态，对 5-FU 更加敏感。

（六）术前准备

（1）常规血液分析，出凝血时间的检查。

（2）有条件时，急诊行彩色多普勒检查，了解异位病灶血流信号是否丰富。

（3）会阴及腹股沟区备皮。

（4）碘过敏试验。

（5）术前 15 分钟用止痛肛栓一枚。

（6）精神紧张者，可酌情肌内注射安定 10mg。

（7）有内出血，需要补液者，术前导尿并留置尿管。

（七）操作方法

子宫动脉栓塞术，具体操作方法见相关章节。

根据术中子宫动脉 DSA 造影征象分型，确定用药剂量：Ⅰ型：MTX100mg＋100ml 注射用水；Ⅱ型：MTX150mg＋100ml 注射用水。用高压注射器，以 3ml/min 速度，将药物经导管自动向子宫动脉内灌注，时间大于 30 分。药物灌注完毕，用重复消毒的明胶海绵颗粒栓塞子宫动脉。再次造影，评估子宫动脉栓塞程度和范围后，拔出导管。

（八）术后处理

（1）局部加压包扎，压沙袋 6 小时，穿刺侧伸腿平卧 24 小时后，下地活动。

（2）术后 6～12 小时肌内注射亚叶酸钙（CF）3mg，每 4 小时 1 次，共 4 次。逆转 MTX 毒性作用。

（3）术后 1～2 天输液 2500～3000ml，使尿液每天＞3000ml，以促进 MTX 和造影剂排泄。

（4）预防性抗感染治疗 3 天。

（九）术后监测内容

（1）生命体征。血压、脉搏、注意足背动脉搏动。

（2）腹痛及阴道出血。

（3）MTX 不良反应。

（4）术后第 3 天首次复查、以后每周复查血 β-HCG 水平，直至降至正常。

（5）盆腔包块。术后第 3 天首次复查 B 超，以后 1～2 周复查一次，其结果与术前对照，了解盆腔包块变化及腹腔内出血的吸收情况。

（6）术后第 2～3 周抽血查外周血常规，了解有无骨髓抑制情况。

（7）月经恢复正常，干净第 2～3 天，行子宫输卵管碘油造影（HSG），了解输卵管是否通畅。

（十）输卵管妊娠时的子宫动脉造影的 X 线表现

1. 正常子宫血管造影表现

正常情况下，子宫动脉造影显示，从髂内动脉脏支分出的子宫动脉在宫颈平面附近沿子宫侧壁曲折上行，顺子宫两侧缘分让多支平行的螺旋状、弓状动脉，供血子宫。在子宫体底部发出输卵管支供血输卵管，正常情况下子宫输卵管支一般不显影。

2. 输卵管妊娠 DSA 影像学表现

输卵管妊娠时，由于受精卵在输卵管管腔内着床，滋养层增生，绒毛内血管形成，建立了胎儿胎盘的血液循环。当进行子宫动脉造影时，可见绝大部分情况下子宫动脉的输卵管支是输卵管妊娠时的主供血管。造影剂通过子宫动脉输卵管支，进入绒毛血管，根据孕囊血供情况及绒毛内血管丰富程度的不同，出现不同形态的异常血管染色，从而显示出输卵管妊娠在动脉造影下特有的血管征象。

3. 输卵管妊娠 DSA 影像学分型

根据 DSA 下不同形态的血管影像学表现，将其分为下列 2 种类型。

（1）Ⅰ型：子宫动脉输卵管支增粗迂曲，宫旁输卵管区域见小片状绒毛血管染色形态不规则，边缘不整齐，染色大致均匀。

（2）Ⅱ型：子宫动脉输卵管支明显增粗迂曲，可见由输卵管支发出的冲动脉分支供血孕囊，输卵管区域可见明显呈类圆形异常绒毛血管染色，其间染色不均匀，典型病例在类圆形外周可见小血管包绕。约 98% 以上病例属于此型。

4. 输卵管妊娠内出血

DSA 表现血管破裂，有活动性内出血的病例，子宫动脉造影时可见造影剂外溢。

（十一）**病理变化**

介入治疗第 16 天，病灶组织的病理检查结果：出血坏死组织中，有大量栈死胎盘绒毛组织。

（十二）**术后输卵管通畅试验**

术后月经恢复正常，干净第 2~3 天，行子宫输卵管碘油造影（HSG），可见双侧输卵管显影，24 小时后见造影剂弥散盆腔。双侧输卵管通畅，局部病灶的坏死组织吸收。

（十三）**疗效评估**

1. 临床疗效

（1）治愈：临床症状消失，内出血停止。血 β-HCG 或 T-HCG 降至正常值以下，B 超检查附件包块消失或缩小，月经恢复正常。

（2）无效：临床症状未消失或加重，血 β-HCG 水平未降至正常或持续高于正常，B 超检查输卵管包块增大，出现或再次发生腹腔内出血，需开腹手术。

2. 评估标准

（1）腹痛：症状完全消失，腹部无明显压痛和反跳痛，有阴道出血，一般少于月经量。

（2）实验室检查：血 β-HCG<5mIU/ml 或 T-HCG<10mIU/ml。

（3）超声检查：B 超检查输卵管包块明显缩小或消失，腹腔和（或）陶氏腔积液完全吸收。

（十四）**血 β-HCG 回归曲线**

人绒毛膜促性腺激素（HCG）是由合体滋养细胞分泌的一种糖蛋白激素，约在受精后第 6 天受精卵滋养层形成后开始分泌，受精后 10 日左右用特异 β-HCG 抗血清能在母血中测出，成为诊断早孕最敏感方法之一。HCG 妊娠早期分泌量增加很快，1.7~2 天即增长一倍，至妊娠 8~10 周血清浓度达最高峰，为 50~100kIU/L，持续 1~2 周后迅速下降，妊娠中晚期血清浓度仅为峰值的 10%，约于产后 2 周内消失。

输卵管妊娠时，由于输卵管黏膜、肌层较薄，局部血供不足，绒毛发育不良，-HCC合成减少，以致体内β-HCG水平较宫内妊娠为低，日增长速度也较慢，其倍增时间4～6天。

由于输卵管管腔狭窄，管壁薄且缺乏黏膜下组织，妊娠时不能形成完好的蜕膜组织，故输卵管妊娠发展到一定时期将发生输卵管流产、输卵管破裂，胚胎多数死亡，滋养细胞活力消失，β-HCG水平下降。但也有部分绒毛仍附着于原位或排至腹腔后重新种植而获得营养，形成继发性腹腔妊娠。因此，输卵管妊娠患者入院时的血清β-HCG值高低不一，可以波动在100～3000IU/L。武汉铁路中心医院课题研究组根据临床资料分析，部分有内出血的输卵管妊娠患者入院时的血清β-HCG值处在较低的水平，考虑可能与输卵管发生流产、破裂，胚胎部分死亡，滋养细胞活力下降，β-HCG水平下降有关。

（十五）经动脉介入治疗输卵管的临床应用评价

自1997年笪坚等首次报道经子宫动脉介入治疗输卵管妊娠获得成功以来，随后该研究组又报道了40例，临床治愈率为97.14%，术后输卵管通畅率为91.67%，术后再妊娠率为66.67%，不良反应为0.5%。20002001年广州中山医科大学附属第三院的单鸿、关守海、李小毛、姜在波等先后进行了有关研究，其治疗总成功率分别为89.3%、90.3%、91%、97.5%；斐瑞琳报道了20例，均获得了成功；汪健文报道了20例，总有效率为85%。

与其他保守治疗方法的比较，经动脉途径进行MTX灌注＋子宫动脉栓塞治疗方法用于治疗输卵管妊娠，其优势在于：

1. 止血迅速

目前受限制不能接受保守治疗和影响保守治疗成功率的主要因素，是输卵管妊娠时流产或破裂而致的腹腔内出血。子宫动脉介入插管栓塞子宫动脉，可迅速阻止和减少腹腔内出血，使有明显内出血，甚至有活动性内出血的早期患者得到保守治疗，在一定程度上扩大了保守治疗的范围。

2. 提高疗效

由于子宫动脉发出的输卵管支承担了输卵管85%以上的供血量。因此，当进行MTX子宫动脉灌注时，药物能直接迅速进入绒毛内血管，成为全身药物分布量最大、具有生物活性的游离药物量较多之所在，药物效价可提高2～22倍。

3. 胚胎组织发生急性缺血、坏死

子宫动脉的栓塞和供血血管内的血栓形成，使异位着床的胚胎组织发生急性缺血，在MTX的共同作用下，加速了胚胎组织的死亡。

4. 提供相对安全的观察期

由于重复消毒的明胶海绵颗粒是中效非永久性栓塞剂，一般在3周左右为机体吸收，血管再通，因而，能防止保守治疗期间输卵管妊娠破裂、流产所致的腹腔内出血，可为临床观察病情变化提供一个相对安全的观察期限。

5. 提高定位诊断率

经子宫动脉途径介入治疗输卵管妊娠的同时，也是具有直观形态学意义的诊断手段，根据其在DSA下的血管影像表现，与B超等常规检查互补，可进一步提高异位妊娠的定位诊断率。

因此，输卵管妊娠的动脉介入治疗是临床治疗输卵管妊娠的一条新途径，具有微创、安全、保守治疗成功率高、不良反应小、可保留输卵管，对未婚、未育妇女，特别对已切除一侧输卵管的妇女，能最大限度地保留其生育能力，发展前景良好。

但由于该方法应用于临床的时间较短，病例数不多，仍存在许多需进一步研究和探讨的问题。如：①血清 β-HCG 水平术后 2 周后未降至正常或下降不理想，B 超提示盆腔包块有增大倾向时，可否重复治疗；②进一步研究血清 β-HCG 定量与子宫动脉血管造影征象的相关性，以制订 MTX 最小的有效剂量；③输卵管妊娠完全流产胚胎存活及伞部妊娠用子宫动脉介入治疗效果欠佳，可能与伞部妊娠以卵巢动脉分支供血为主有关，能否经卵巢动脉插管注药；④这种治疗途径对卵巢功能有无不良影响；⑤费用偏高；⑥对设备及医务人员的操作技术要求较高，难以在基层普及等。

四、非血管性介入治疗

（一）宫腔镜下输卵管插管

1. 适应证

（1）未破裂型输卵管妊娠。

（2）破裂型或流产型输卵管妊娠腹膜刺激征较轻，无明显贫血和休克现象。

（3）血 β-HCG<5000IU/L。

（4）附件混合性包块直径<5.0cm，盆腔液性暗区<2.5cm。

2. 禁忌证

（1）生殖道急性或亚急性的感染。

（2）严重心、肺、肝、肾等脏器疾患，难以耐受膨宫操。

3. 术前准备

（1）阴道分泌物的检查。

（2）宫颈涂片检查。

（3）医用塑料导管或硬膜外麻醉导管。

（4）膨宫递质，目前最常用的膨宫液是 5% 葡萄糖液。

（5）MTX20~25mg，或 250mg。

4. 操作方法

患者取膀胱截石位，常规消毒外阴、阴道和宫颈，以探针探明宫腔深度和方向，扩宫颈后，依常规方法插入宫腔镜镜体，用 5% 葡萄糖液作为膨宫递质，膨宫压力 22~25kPa，待宫腔充盈，视野明亮后，找到患侧输卵管开口，经镜体的操作孔插入导管 1.0cm 后，缓缓注入稀释的 MTX 20~25mg 或 250mg，停留 5 分钟后拔管。

5. 术后处理

（1）每天密切观察腹部症状、体征及生命体征的变化。

（2）隔日查血 β-HCG 一次，直至 β-HCG 降到非孕水平。

（3）一周内 β-HCG 下降<50%，同法行第二次治疗。

（二）X 线电视透视下经阴道输卵管插管

1. 器械

非手术输卵管再通全套导管材料（FTD-900）。包括带负压杯的阴道导管、8F 宫颈导管、5F 单弯导管、0.035 英寸的 J 型导丝、负压泵。

2. 适应证

(1) 未破裂型输卵管妊娠。

(2) 破裂型或流产型输卵管妊娠无明显贫血和休克现象,估计内出血<300ml。

(3) 输卵管妊娠伴严重内科疾病,剖腹探查危险性大者。

(4) 血β-HCG<5000IU/L。

(5) 附件混合性包块直径<5.0cm,盆腔液性暗区<3cm。

(6) 实验室检查:肝、肾功能正常,WBC>$3.5×10^9$/L,血小板≥$80×10^9$/L。

(7) 碘过敏试验阴性。

3. 禁忌证

(1) B超提示胎心搏动或附件包块直径>6cm,为绝对禁忌。

(2) 血β-HCG>10 000IU/L。

(3) 严重肝、肾疾患或凝血功能障碍。

(4) 输卵管妊娠出现明显症状,已非早期病例或已破裂大出血有休克症状。

4. 术前准备

(1) 向患者做好解释工作,取得患者的合作。

(2) 碘过敏试验。

(3) 阴部备皮。

(4) 备好术中用药和治疗用药,MTX60mg,及抗过敏药。

5. 操作方法

取膀胱截石位,常规消毒铺巾,放置窥阴器,行阴道、宫颈消毒,经阴道插入带负压的阴道导管,并对准宫颈口,将其上的负压连接导管与负压泵连接,产生负压后使负压杯吸附在宫颈上,在X线透视电视下轻柔地插入宫颈导管及事先置入J型导丝的5F单弯导管,操纵5F单弯导管,寻找患侧输卵管开口,如旋转操纵困难,可先将J型导丝送至子宫角部,再将5F单弯导管顺导丝送至患侧输卵管开口处,退出导丝。缓慢注射造影剂,行输卵管造影、摄片。证实输卵管妊娠后,直接经5F单弯导管在10分钟内,将MTX60mg用10ml注射用水稀释后注入,保留导管10分钟。

6. 术后处理

(1) 每天密切观察腹部症状、体征及生命体征的变化。

(2) 隔日查血β-HCG一次,直至β-HCG降到非孕水平。

(3) 一周内β-HCG下降<50%,同法行第2次治疗,仍然无效者可考虑手术治疗。

7. 输卵管妊娠时输卵管造影的X线表现

(1) 多数病例表现为患侧输卵管局部增粗、膨大,大小不等,有充盈缺损,其边缘光滑圆形、卵圆形或不规则形。

(2) 部分病例表现为患侧输卵管局部增粗、膨大,直径>2cm,无确切充盈缺损。个别病例可见造影剂自输卵管膨大处流向盆腔,此为输卵管破裂现象。

(三) 非血管性介入治疗输卵管的疗效评定标准

1. 治愈

血β-HCG降至正常,输卵管包块消失或缩小50%,月经恢复正常。

2. 有效

血 β-HCG 下降但未达正常水平，输卵管包块无变化，月经恢复。

3. 无效

血 β-HCG 下降后又上升或持续上升，输卵管包块继续增大需手术治疗。

（四）非血管性介入治疗输卵管妊娠的临床效果评价

近几年来，随着阴道超声和血清 β-HCG 定量测定技术的普及、妇女自我保健意识的增强和经济条件的改善，约有 80% 的输卵管妊娠在未破裂前可以得到早期诊断，促使了保守治疗的发展，其中采用非血管性保守治疗方法治疗未破裂型输卵管妊娠的临床应用报道较多。早在 1989 年 Timor-研究组和 Csaha 等曾先后尝试在阴道超声指导下孕囊内注射氯化钾和 MTX 治疗输卵管妊娠，并获得成功，为输卵管妊娠的保守治疗开辟了新的途径；国内 1996 年葛春晓等报道了宫腔镜下输卵管插管并注入氨甲蝶呤（MTX）治疗输卵管妊娠的方法，并获得成功；1997 年王琳等也报道了在阴道超声引导下局部注射低剂量 MTX 治疗未破裂型输卵管妊娠的方法；1998 年李强等先后报道了在 X 线电视透视下经宫颈输卵管插管治疗输卵管妊娠的临床价值。

综合近十年来国内外各种文献报道，非血管性介入方法治疗未破裂型输卵管妊娠成功率约为 86.5%；其优点是可将药物（常用药物有 MTX、5-FU、氯化钾、高渗葡萄糖等）直接注入孕囊杀胚胎，操作简便易行、安全有效、无创伤、费用相对较低，可重复性治疗，且易于普及推广。但有少部分患者在保守治疗过程中，仍因输卵管妊娠流产或破裂造成腹腔内出血，需要手术治疗。

（余映辉）

第二节 宫颈妊娠的介入治疗

一、临床简介

宫颈妊娠是指孕卵在子宫颈管内着床和发育，发病率各文献报道不同，为 1∶2400～1∶18 000，占妊娠的 0.01%～0.006%，占异位妊娠的 0.15%。近年来，由于助孕技术的发展，发病率有所上升。宫颈妊娠的形态学特征为滋养层浸润性、破坏性生长至宫颈壁内，形成胎盘植入。因宫颈壁仅含 15% 的肌肉组织，余为无收缩功能的纤维结缔组织，当宫颈妊娠发生自然性流产，或因误诊为宫内早孕而行人工流产时，因子宫颈收缩力甚弱，不能迅速排出妊娠产物，开放的血管不闭锁，故出现难以控制的大出血而无腹痛，若抢救不及时，可危及患者生命。

过去，宫颈妊娠多以子宫切除术为最终结局，近 10 年来，由于有了 B 超诊断、血 β-HCG 的定量测定、异位妊娠的药物治疗以及动脉栓塞术等，使宫颈妊娠的诊断和治疗有了质的飞跃。

（一）病因

1. 子宫内膜缺陷

被认为是引起宫颈妊娠的主要原因。人工流产术、刮宫术、放置宫内节育环、剖宫产术及慢性子宫内膜炎等可破坏子宫内膜，甚至造成宫腔粘连，使其不适合胚胎的种植致宫颈妊娠发生。

2. 受精卵运行过快

受精卵运行过快，在通过宫腔时尚未具有种植能力或子宫内膜尚未完全成熟而进入宫颈管，并在该处种植、分裂，还有部分患者可能是在宫颈内受精并种植。

3. 其他

子宫发育不良、内分泌失调、子宫畸形或子宫肌瘤致宫腔变形、输卵管炎、宫颈口狭窄及口服避孕药等因素。

（二）临床表现

1. 停经史与阴道流血

常表现为停经后有不规则阴道流血，严重时可表现为突然大量阴道流血以致休克，患者常无腹痛，这是宫颈妊娠的特点，有时伴有腰背痛及泌尿系统刺激等症状。

2. 妇科检查

宫颈膨大、变软，呈圆锥状，宫颈外口稍扩张，呈内陷的小孔状，宫颈内口紧闭，无触痛，子宫大小正常，故宫颈、宫体可呈葫芦状。双侧附件未见异常。

（三）诊断

1. 临床诊断

因宫颈妊娠比较少见，易误诊，诊断必须靠详细的病史及体格检查。随着超声影像学经验的不断积累，B超检查对宫颈妊娠的诊断有很大帮助。

（1）病史

1）宫颈妊娠多见于经产妇及有宫腔操作史的患者。

2）患者停经后有早孕反应，无痛性阴道出血，且血量逐渐增多。

3）少数患者按流产进行刮宫时，出血多而猛。

（2）体征

1）宫颈软而粗大，宫颈大于宫体，宫颈管及宫颈外口明显扩张，增大的宫颈与正常大或稍大的宫体呈葫芦形。

2）宫颈管内可扪到胚胎或胎盘组织。

3）宫颈内口关闭。

（3）辅助检查：近年来，随着B超检查及血清 β-HCG 水平测定的常规应用，使许多宫颈妊娠在进行任何手术操作之前可做出诊断，尤其是阴道B超的应用，使B超对早期宫颈妊娠的诊断率明显提高。1994年 Timor-Tritsch 等报道了5例由阴道B超诊断的停经9周的宫颈妊娠，再一次证实了阴道B超在宫颈妊娠诊断中的价值，并为宫颈妊娠的保守治疗提供了条件。在B超诊断有疑问或为了协助明确诊断，可用MRI检查确定胚胎着床部位。

（4）诊断标准：早在1978年 Raskin 提出并明确了B超诊断宫颈妊娠的标准：子宫正常大小或略大，未见其他宫外孕影像，孕囊位于以子宫动脉交叉为标记的宫颈内口以下，典型者可见颈管扩张，内有异质性物质或孕囊。

2. 病理学诊断

根据 Ushakov 等报道的1911年 Rubin 提出的并沿用至今的宫颈妊娠的病理学诊断

标准是：

(1) 胎盘附着部位必须找到宫颈腺体。

(2) 胎盘组织紧密附着宫颈。

(3) 胎盘位于子宫血管进入子宫颈处以下，或在子宫前后腹膜反折水平以下。

(4) 宫腔内无妊娠物。

（四）治疗

宫颈妊娠的治疗以往绝大多数病例采取全子宫切除术，但不少患者需要保留子宫和生育功能。自1989年Palti等首次报道应用MTX成功治疗宫颈妊娠1例以来，对宫颈妊娠的治疗已由全子宫切除逐渐过渡到保守治疗。全子宫切除术主要用于无法控制的大出血及无生育要求的妇女；保守治疗包括MTX全身性序贯化疗和超声引导下孕囊局部用药，后者MTX用量少、不良反应少，但可能引起大出血的危险；介入治疗是近年来应用于宫颈妊娠的一种新的治疗方法，本节将做详细的论述。

二、血管性介入治疗

（一）适应证和禁忌证

1. 适应证

(1) 经临床确诊尚未流产的宫颈妊娠。

(2) 宫颈妊娠搔刮术后大出血的患者。

2. 禁忌证

(1) 生命体征严重不稳定、无法搬动的患者。

(2) 有凝血功能障碍的患者。

（二）手术方式的选择

根据宫颈妊娠的血供情况，介入治疗的手术方式的选择主要有三种：

(1) 经皮双髂内动脉灌注化疗栓塞术。

(2) 经皮双子宫动脉灌注化疗栓塞术。

(3) 经皮双子宫动脉下行支灌注化疗栓塞术。

手术方式的选择应根据患者的具体情况而定，不能一概而论。在一般情况下，前两种术式较为常用，而后一种术式由于具有较高的失败率，应用较少。

在选择手术方式时应考虑以下问题：

(1) 患者当时的情况，如有无出血、出血的多少、生命体征是否稳定。

(2) 有无治疗史，如是否已行人工流产术、有无应用抗癌药物进行保守治疗。

(3) 宫颈妊娠灶的血供情况，是否由子宫动脉单纯供血，髂内动脉的其他分支有无参加供血等。

对于宫颈妊娠搔刮术后大出血但胚胎尚未完全排出的病例，最主要的任务是止血，在实施手术时以抢救为第一位，此时应用经皮双髂内动脉栓塞或灌注化疗栓塞术最为有效，在允许的情况下选择经皮双子宫动脉栓塞或灌注化疗栓塞术可减少并发症的发生；对于宫颈妊娠病灶有髂内动脉其他分支供血的患者，单纯栓塞子宫动脉后尚有髂内动脉的其他分支向病灶供血，达不到理想的治疗效果，此时应选择经皮双髂内动脉栓塞术。

对于经临床确诊尚未流产的宫颈妊娠，先选择经皮双子宫动脉灌注化疗栓塞术，再行宫颈胚胎清除术是较好的选择。虽然子宫颈的血供主要来源于子宫动脉下行支，由于交通支的存在，子宫动脉上行支也向子宫颈供血，因此单纯栓塞子宫动脉下行支部分患者难以达到治疗效果，在临床上已经有失败的病例报道。

在宫颈妊娠的术式选择中，是选择单纯的栓塞治疗还是灌注化疗栓塞治疗是目前尚不能完全确定的问题。由于病例数较少，尚无法对此进行进一步的判断。但根据我们的临床经验，对尚未流产或胚胎尚未完全排出的宫颈妊娠以灌注化疗栓塞术为首选，主要原因在于对异位妊娠病灶的处理程度上，单纯的栓塞能否完全杀死异位妊娠灶还难以确定，在小剂量化疗的基础上对异位妊娠的杀伤是强有力的，而且是安全的。而对宫颈妊娠搔刮术后大出血而胚胎已经完全取出或经药物治疗胚胎已经死亡的病例，单纯栓塞即可达到疗效。

（三）DSA 影像学表现

不同情况的宫颈妊娠其 DSA 影像学表现是不同的，分述如下：

1. 未流产型宫颈妊娠的 DSA 表现

未流产的宫颈妊娠患者在行 DSA 造影检查时发现，在动脉期见双侧子宫动脉明显增粗弯曲，在正常情况下显示不清或不明显的子宫动脉下行支可清楚地显示，而且明显地增粗；在毛细血管期可见妊娠囊。

2. 已流产或不全流产型宫颈妊娠的 DSA 表现

其 DSA 表现与未流产型宫颈妊娠的 DSA 表现相似，主要区别在于阴道不等量的出血，因此在 DSA 影像学的表现为出血灶的存在。

3. 抗癌药物治疗后宫颈妊娠的 DSA 表现

宫颈妊娠在应用保守的药物治疗后，胚胎坏死，宫颈呈不同程度的缩小，血管封闭，血流减少。在个别的病例，坏死的胚胎组织血供仍然丰富，与未流产型宫颈妊娠的 DSA 表现的相似，但无妊娠囊存在。

（四）栓塞剂的选择

在前文中已经系统地介绍了妇产科常用的栓塞剂及其优缺点。在选择宫颈妊娠栓塞剂的问题上需注意两个问题：

（1）宫颈妊娠的患者较为年轻，在选择栓塞剂时应考虑再次妊娠的问题。

（2）宫颈妊娠囊种植在子宫颈管内膜，生长迅速，对缺血缺氧较敏感。

在临床工作中，新鲜的明胶海绵颗粒（直径～3mm）较为实用，原因如下：

（1）疗效肯定。

（2）可吸收，栓塞后 14～21 天开始吸收，3 个月吸收完全，为中效栓塞剂。

（3）可吸附一定量的抗癌药物。

（4）价格低廉。

（5）使用方便。

（五）药物的选择和应用

药物的选择包括抗生素和抗癌药。

1. 抗生素

宫颈妊娠的患者，由于妊娠位置的关系常合并感染的存在，因此抗生素的应用是必须的。选用时必须考虑动脉用药的特点，选择作用强、疗效高的药物，在剂型方面最好选择粉末型以利术中栓塞用。

2. 抗癌药

在宫外孕的传统化疗用药中，最常用的灌注药物是氨甲蝶呤（MTX）和氟尿嘧啶，其次为顺铂、前列腺素、氯化钾、高渗糖、天花粉等也被尝试过，其原因 MTX 是一种叶酸拮抗剂，抑制二氢叶酸还原酶，而 5-FU 属抗代谢类药物，抑制腺苷酸合成酶，均对滋养细胞具有高敏感性。但在宫颈妊娠的动脉治疗中抗癌药物的选择与此不同。动脉化疗的特点是局部浓度高、作用快、程度强，因此在化疗药物的选择上与全身化疗相比，有其特点。MTX、5-FU 等作为抗代谢类抗癌药，在动脉灌注时组织的吸收度较低，如 5-FU 仅为 25%～40%，同时其属于作用于细胞周期 S 期的特异性药物，对细胞的杀伤范围窄、强度弱。铂类抗癌药属细胞周期非特异性药物，具有较强的抗癌性，而且对细胞周期中各期均有不同的杀灭作用，是目前宫颈妊娠动脉治疗的首选药物。

在抗生素和抗癌药物的应用上也有一定的要求。首先将 2/3 量的抗生素和抗癌药进行灌注，在灌注时应根据术中 DSA 的造影情况，分配两侧子宫动脉的灌注量：

（1）如胚胎着床于宫颈管的前壁或后壁，由两侧子宫动脉均等供血，则将药物均分灌注。

（2）如胚胎着床于宫颈管的一侧，以一侧子宫动脉供血为主，则在此侧灌注 2/3 量的药物。然后将余下的 1/3 量进行栓塞。

（六）临床疗效

宫颈妊娠本身属罕见病例，而在传统上治疗方法是药物等保守治疗，在出血无法控制的情况下，以切除子宫为最后结局。介入治疗应用于宫颈妊娠的治疗时间尚短，病例较少，但从目前所报道的病例来看，具有较好的效果，极具推广价值，是治疗宫颈妊娠的首选方法。

刘萍等报道 1 例宫颈妊娠搔刮术后失血性休克的患者，应用双髂内动脉栓塞术止血获得成功。栓塞剂选择中效可吸收的新鲜明胶海绵颗粒（直径 1～3mm），一方面将出血动脉从末梢处开始栓塞至主干，闭锁整个动脉管腔；另一方面仅栓塞末梢动脉以上的动脉管腔，不破坏毛细血管网，使子宫可以通过其他交通支获得少量的血供来维持基本的营养而不致坏死。这是动脉栓塞治疗宫颈妊娠与髂内动脉主干结扎的根本区别，也是动脉栓塞疗效高的原因。与其他方法相比其具有可保留子宫、微创、不需开腹、疗效显著、不良反应少的优点，是此类患者的首选方法。

洪莉等报道应用子宫动脉栓塞术治疗宫颈妊娠获得成功。疗效评估标准为：

（1）栓塞后 1 周，血 β-HCG 呈下降趋势，2～3 周后降至正常为有效；栓塞后血 β-HCG1 周无下降或增高为无效（正常 β-HCG＜25mIU/L）。

（2）B 超提示病灶缩小，1 周开始体积有减少趋势，2 周后体积缩小达到 20% 为有效；栓塞后 6 个月体积无明显减少为无效（体积按公式 $\pi abc/6 cm^3$ 计算，其中 a、b、c 为病灶三个径线的直径）。

认为子宫动脉栓塞术较以往临床的保守及手术治疗方法有明显的优越性，主要表现在：

（1）避免了创伤性开腹手术及麻醉风险。

（2）穿刺创面小，恢复快，不良反应小，患者 24 小时后可下床自由活动。

（3）保留了年轻患者的生育功能，提高患者的生活质量。

(4) 一旦栓塞成功宫颈局部血运受阻，阴道出血迅速被控制，血 β-HCG 迅速下降、病灶短时间萎缩。

刘泽安等报道应用血管性介入疗法治疗宫颈妊娠合并大出血 5 例，3 例一次成功，2 例分别在介入治疗后第 6 天和第 17 天再次出现大出血，行第二次介入治疗后治愈，二次手术率为 40%。详细研究文章中的治疗方法，发现学者手术方式为经皮双子宫动脉下行支灌注化疗栓塞术。虽然子宫颈的血供大部分来源于子宫动脉下行支，但子宫动脉上行支仍参与部分供血，而且在宫颈妊娠的情况下，子宫动脉上行支供血明显增加，单纯栓塞下行支不能完全阻断宫颈病灶的血供。因此，在宫颈妊娠的病例，应选择双子宫动脉栓塞术为好。

（七）其他治疗方法的比较

宫颈妊娠在临床罕见，但若处理不当后果严重。在保守治疗方法上分为药物治疗和手术治疗。

1. 药物治疗

药物治疗一般适用于下列患者：妊娠＜12 周，阴道流血少或无出血，年轻或有生育要求。妊娠＜8 周者，不论是否要求保留生育功能，均可局部注射药物治疗，一般胚胎自然脱落，无大出血。妊娠 8～12 周者，胎盘可植入宫颈肌壁间，可先行药物治疗再刮宫，因药物治疗后胚胎死亡，绒毛或胎盘变性，血窦梗死，刮宫时一般出血不多。药物治疗过程中及治疗后，如无活动性出血可不予刮宫，应耐心等待，尽量让妊娠产物自然排出。因宫颈内妊娠产物可于治疗后 9 周完全消失。如出现大出血不止，经保守性治疗无效时应立即在输液、输血同时行全子宫切除术。

常用的药物有甲氨蝶呤（MTX）、放线菌素 D、氟尿嘧啶（5-FU）、氯化钾、天花粉、乙醇等。

2. 手术治疗

(1) 经导管动脉栓塞术（TAE）。

(2) 宫腔镜下切除术。

Ash 首次报道 1 例孕 6 周的宫颈妊娠在宫腔镜下行切除术。具体方法：全麻下置患者于膀胱截石位，将 10IU 血管加压素溶于 30m 盐水中于宫颈 3 点、6 点、9 点、12 点注射，同时在宫颈与阴道黏膜结合处胚胎着床侧（3 点处）缝扎左侧子宫动脉宫颈支以预防出血，扩张宫颈至 10mm 后置入宫腔镜，烧灼功率为 100W，在宫腔镜直视下用切除环完整切除异位妊娠组织，再电凝胚胎着床部位以止血，整个操作过程仅用 34 分钟，经过顺利，出血少，术后血清 β-HCG 很快降至正常水平，但是，此法并不适应于所有宫颈妊娠病例，对孕周长，胚胎组织占满整个宫颈管及血管充盈的病例，此法同刮宫术一样易引起大出血，对此类病例以行介入治疗 MTX 羊膜腔内注射为妥。

(3) 其他保守治疗方法。

文献报道的保守疗法还有宫颈环扎术，两侧子宫动脉下行支结扎，两侧髂内动脉结扎，这些手术常在刮宫术或出血多时配合其他治疗运用。

由于宫颈妊娠保守性治疗后宫颈功能的完全恢复需 8 个月，故 Kung 等建议在宫颈妊娠治疗后至少间隔 8 个月才考虑再次妊娠，在再次妊娠过程中仍需注意有无宫颈功能不全。

介入治疗技术在宫颈妊娠中可有效控制大出血，为保守治疗提供了必要条件，可避免行全宫切除术，保留患者的生育功能。但目前国内外报道的病例较少，如何科学地扩大介入治疗在宫颈妊娠中应用的适应证范围是我们今后努力的方向。

（余映辉）

第三节　宫角妊娠的介入治疗

从严格的意义上讲宫角妊娠不属于异位妊娠，由于其临床表现及处理方法与输卵管间质部妊娠相似，故在本章论述。

一、临床简介

宫角妊娠是一种胚胎种植在接近子宫与输卵管开口交界处的宫角部的子宫腔内的妊娠，从严格的定义上不属于异位妊娠，由于其治疗上与异位妊娠有相似处，因此在此章节进行讲述。因宫角部肌组织薄，又是子宫血管与卵巢动静脉及输卵管血管吻合处，血运丰富，孕卵种植在此异常位置，随着孕周增长，宫角肌层变薄，一旦肌层破裂，出血甚多，若诊断延误可危及生命。宫角妊娠较为罕见，宫角妊娠及输卵管间质部妊娠的发生率仅占异位妊娠的2.56%～4.2%，国内外报道较少。宫角妊娠的术前诊断率为18.2%～20%。过去，治疗多以剖腹手术为主，随着超声技术的提高，以及腹腔镜技术、药物治疗的广泛应用，尤其是血管造影检查技术的应用，为保守治疗宫角妊娠创造了条件。

宫角妊娠的诊断标准目前尚不统一，Jansen等提出的诊断标准为：①腹痛伴有子宫不对称性增大，续以流产或破裂；②直视下发现子宫角一侧扩大，伴有圆韧带外侧移位；③胎盘滞留在子宫角部-符合上述一项者可考虑为宫角妊娠。

超声影像学诊断标准：孕囊位于宫角部位，并与子宫内膜线连续，而且其周围见完整的肌壁层。

二、血管性介入治疗

血管性介入治疗应用于宫角妊娠的病例较少，其治疗方法与宫颈妊娠相似。

(1) 适应证

1) 宫角妊娠未破裂，生命体征稳定。

2) 经B超检查孕囊直径≤5cm。

3) 血 β-HCG<5000U/L，肝、肾功能正常、血常规正常。

(2) 禁忌证

1) 宫角妊娠已破裂，有大量的腹腔内出血，生命体征极不稳定。

2) 包括心肺、肝、肾等重要器官严重功能障碍者。

3) 严重凝血机制异常者。

(3) 原理：是通过动脉药物灌注术对靶器官的主要供应血管给药，使靶器官药物分布量不受血流分布的影响，令局部药物分布最大，能达到提高疗效的效果，同时栓塞子宫动脉可避免发生大出血。

（4）方法同宫颈妊娠的血管性介入治疗。

（5）栓塞剂及药物的选择与宫颈妊娠相同。

（6）疗效评估

1）治愈临床症状消失、血 β-HCG 降至正常、盆腔包块缩小或消失。

2）无效血 β-HCG 不下降或上升，盆腔包块增大，腹痛症状加重，腹腔内出血增多，需剖腹手术。

（7）与其他治疗方法的比较：双侧子宫动脉栓塞术在宫角妊娠中的应用，可有效预防腹腔大出血的发生，为保守治疗提供了必要条件，避免了行全子宫切除术，为患者保留生育功能。目前，有通过腹腔镜联合药物治疗宫角妊娠的报道，但其病例的选择、手术条件方面较局限，而且随时可出现腹腔大出血的可能。总的来说，目前对治疗宫角妊娠的报道较少，如何选择更安全、有效的方法治疗宫角妊娠尚待今后进一步的探讨。

（余映辉）

第二十九章　分娩期并发症

第一节　脐带脱垂

脐带脱垂，指胎膜破裂后脐带脱出于宫颈口外进入阴道内，甚至露于外阴部。脐带先露又称隐性脐带脱垂，指胎膜未破时脐带位于胎先露部前方或一侧。

一、病因

凡胎儿先露部与骨盆入口平面不能严密衔接，在两者之间留有空隙者，均可发生脐带脱垂。主要原因有：

（一）胎头未衔接

骨盆狭窄或胎儿过度发育，头盆不称或胎头入盆困难，尤其是扁平骨盆，若在临产开始后胎头仍未衔接，胎膜破裂时羊水流出可使脐带脱出。

（二）异常胎先露

是发生脐带脱垂的主要原因。臀位与横位易发生脐带脱垂。

（三）其他

脐带过长或胎盘低置，羊水过多者胎膜破裂时，因宫腔内压力过高，羊水流出速度快，可导致脐带脱垂。

二、对母儿影响

（一）对产妇影响

增加剖宫产率及手术助产率。

（二）对胎儿影响

脐带先露者，若胎先露部尚未入盆，宫缩时胎先露部下降，脐带可因一时性受压致使胎心率异常。若胎先露部已入盆，胎膜已破者，脐带受压于胎先露部与骨盆之间，引起胎儿缺氧，胎心率异常，甚至完全消失。以头先露最严重，肩先露最轻。若脐带血液循环阻断超过7~8分钟，则胎死宫内。

三、临床表现及诊断

有脐带脱垂原因存在时，应警惕有无脐带脱垂。

（一）脐带先露

若胎膜未破，胎动、宫缩后胎心率突然变慢，改变体位、上推先露及抬高臀部后迅速恢复者，应考虑有脐带先露的可能，临产后应行胎心监护。

（二）脐带脱垂

胎膜破裂后立即听胎心，一旦胎心率出现异常，考虑脐带脱垂的可能，应立即行阴道检查，在阴道内触到条索状物或伴有搏动，可确诊脐带脱垂。

四、治疗

(一) 脐带先露

经产妇,胎膜未破宫缩良好者,取头低臀高位,密切观察胎心率,等待胎头衔接,宫口逐渐扩张,胎心持续良好者,可经阴道分娩。初产妇或足先露、肩先露者,应行剖宫产术。

(二) 脐带脱垂

发现脐带脱垂,胎心尚好,胎儿存活者,应争取尽快娩出胎儿。

(1) 子宫颈口开全:胎头已入盆,胎头双顶径在坐骨棘水平以下,行阴道手术助产;臀先露行臀牵引术。

(2) 子宫颈口未开全:产妇立即取臀高位,将胎先露部上推,应用抑制子宫收缩的药物,以缓解脐带受压;严密监测胎心,同时尽快行剖宫产术。

(罗昭永)

第二节 新生儿窒息

新生儿窒息是指婴儿出生后不能建立正常的自主呼吸而导致低氧血症、高碳酸血症、代谢性酸中毒及全身多脏器损伤,是引起新生儿死亡和儿童伤残的重要原因之一。

一、病因

窒息的本质是缺氧,凡是影响胎儿、新生儿气体交换的因素均可引起窒息,可发生于妊娠期,新生儿窒息多为胎儿窘迫的延续,但绝大多数发生于产程开始后。

(一) 母体因素

(1) 孕妇有慢性或严重疾病,如心、肺功能不全,严重贫血、糖尿病、高血压等。

(2) 妊娠并发症:妊娠期高血压疾病。

(3) 孕母吸毒、吸烟或被动吸烟、年龄≥35岁或<16岁以及多胎妊娠等。

(二) 胎盘及脐带因素

前置胎盘、胎盘早剥和胎盘老化等。脐带脱垂、绕颈、打结、过短或牵拉等。

(三) 胎儿因素

(1) 早产儿或巨大儿。

(2) 先天性畸形:如食管闭锁、先天性肺发育不良、先天性心脏病等。

(3) 宫内感染。

(4) 呼吸道阻塞:羊水、黏液或胎粪吸入等。

(5) 呼吸中枢抑制或损伤:难产导致的新生儿颅内出血压迫呼吸中枢或产程中麻醉药、镇痛药使用不当等。

二、临床表现及诊断

(一) Apgar 评分评估窒息程度

Apgar 评分是国际上公认的评价新生儿窒息的最简洁、实用的方法。其内容包括皮肤颜色、心率、呼吸、反射、肌张力五项指标,每项 0~2 分,共 10 分。分别于生后

1分钟、5分钟和10分钟进行，若婴儿需复苏，15分钟、20分钟仍需评分。Apgar4～7分为轻度窒息，0～3分为重度窒息。1分钟评分反映窒息的严重程度，是复苏的依据；5分钟评分反映了复苏的效果，并有助于判断预后。

（二）多脏器受损症状

缺氧缺血可造成多器官受损，但不同组织细胞对缺氧的易感性不同，其中脑细胞最敏感，其次为心肌、肝和肾上腺，而上皮和骨骼细胞耐受性较高。如中枢神经系统受损可表现为缺血缺氧性脑病和颅内出血；呼吸系统可表现为羊水或胎粪吸入综合征、肺出血等；心血管系统可表现为各种心律失常、心力衰竭等；泌尿系统表现为肾功能不全、肾衰竭等；代谢方面表现为低血糖、低氧血症或代谢性酸中毒等；消化系统表现为应激性溃疡及黄疸加重等。

三、治疗

新生儿出生后应立即进行复苏及评估，而不应延迟至1分钟Apgar评分后进行，并由产科医师、儿科医师、助产士（师）及麻醉师共同协作进行。

（一）复苏方案

采用国际公认的ABCDE复苏方案。

（1）A（airway）：清理呼吸道。

（2）B（breathing）：建立呼吸。

（3）C（circulation）：维持正常循环。

（4）D（drugs）：药物治疗。

（5）E（evaluation）：评估。前3项最重要，其中A是根本，B是关键，评估贯穿于整个复苏过程中。应严格按照ABCD步骤进行复苏。大多数新生儿经过A和B步骤即可复苏，少数则需要A、B及C步骤，仅极少数需A、B、C及D步骤才可复苏。呼吸、心率和血氧饱和度是窒息复苏评估的三大指标，并遵循评估决策——措施，如此循环往复，直到完成复苏。

（二）复苏步骤和程序

根据ABCDE复苏方案，复苏步骤如下：

1. 快速评估

出生后立即用数秒快速评估：

（1）是足月吗？

（2）羊水清吗？

（3）有哭声或呼吸吗？

（4）肌张力好吗？以上任何一项为"否"，则进行以下初步复苏。

2. 初步复苏

（1）保暖：新生儿娩出后立即置于预热的辐射保暖台上，或采取保暖措施，如用预热的毯子裹住新生儿以减少热量散失。

（2）摆好体位：置新生儿头轻微仰伸位。

（3）清理呼吸道：肩娩出前助产者用手挤出新生儿口咽、鼻中的分泌物。新生儿娩出后，立即用吸球或吸管清理分泌物，先口咽，后鼻腔，吸净口、咽和鼻腔的黏液。应限制吸管的深度，吸引时间不超过10秒，吸引器的负压不应超过100mmHg。如羊水混有胎粪,且新生儿无活力,在新生儿呼吸前,应采用胎粪吸引管进行气管内吸引,将胎粪吸出。如羊水清或羊水污染,但新生儿有活力如呼吸规则或哭声响亮、肌张力好及心率>100次/分,则可以不进行气管内吸引。

(4) 擦干:用温热干毛巾快速擦干全身。

(5) 刺激:用手拍打或手指轻弹患儿的足底或摩擦背部2次以诱发自主呼吸。以上步骤应在30秒内完成。

3. 正压通气

如新生儿仍呼吸暂停或喘息样呼吸,心率<100次/分,应立即正压通气。足月儿可用空气复苏,早产儿开始给30%~40%的氧,正压通气压力为20~25cmH$_2$O,少数病情严重者开始通气压力为30~40cmH$_2$O,2~3次后维持在20cmH$_2$O;通气频率为40~60次/分(胸外按压时为30次/分)。经30秒充分正压通气后,如有自主呼吸,且心率>100次/分,可逐步减少并停止正压通气。如自主呼吸不充分,或心率<100次/分,须继续用气囊面罩或气管插管正压通气。持续正压通气可产生胃充盈,应常规插入8F胃管,用注射器抽气和通过在空气中敞开端口缓解。

4. 胸外心脏按压

如充分正压通气30秒后心率持续<60次/分,应同时进行胸外心脏按压。用双拇指或示、中指按压胸骨体下1/3处,频率为90次/分(每按压3次,正压通气1次),按压深度为胸廓前后径的1/3。

5. 药物治疗

新生儿复苏时很少需要用药:

(1) 肾上腺素:经正压通气同时胸外按压30秒后,心率仍<60次/分,应立即给予1:10 000肾上腺素0.1~0.3ml/kg,首选脐静脉导管内注入,也可采取气管导管内注入,剂量为1:10 000肾上腺素0.3~1.0ml/kg,5分钟后可重复1次。

(2) 扩容剂:给肾上腺素30秒后,若心率<100次/分,并有血容量不足的表现时,给予0.9%氯化钠注射液,每次10ml/kg,静脉输注时间>10分钟。

(3) 碳酸氢钠:在复苏过程中一般不推荐使用碳酸氢钠,用于呼吸功能基本改善而代谢性酸中毒明显的患儿。

(三) 复苏后监护

复苏后仍需监测体温、呼吸、心率、血压、尿量、氧饱和度及窒息引起的多器官损伤。如并发症严重,需转到NICU治疗。

(罗昭永)

第三节 产后出血及休克

一、定义

产后出血(PPH)指胎儿挽出后24小时内失血量超过500ml,剖宫产手术标准:失血量超过1000ml。

二、病理生理

产后出血导致失血性休克，DIC，MODS 仍是导致我国孕产妇死亡最主要的原因，对产后出血早期预警及识别，准确的监测，多学科联合救治仍是主要措施。

产后出血导致低血容量休克的主要病理生理改变：有效循环血容量急剧减少，导致组织低灌注、无氧代谢增加、乳酸性酸中毒、再灌注损伤以及内毒素易位，最终导致 MODS。

低血容量休克的最终结局与组织灌注相关。因此，提高其救治成功率的关键在于尽早去除休克病因的同时，尽快恢复有效的组织灌注，以改善组织细胞的氧供，重建氧的供需平衡和恢复正常的细胞功能。

有效循环血容量丢失触发机体各系统器官产生一系列病理生理反应，以保存体液，维持灌注压，保证心、脑等重要器官的血液灌流。

低血容量导致交感神经——肾上腺轴兴奋，儿茶酚胺类激素释放增加并选择性地收缩皮肤、肌肉及内脏血管。其中动脉系统收缩使外周血管总阻力升高以提升血压；毛细血管前括约肌收缩导致毛细血管内静水压降低，从而促进组织间液回流；静脉系统收缩使血液驱向中心循环，增加回心血量。儿茶酚胺类激素使心肌收缩力加强，心率增快，心排血量增加。

低血容量兴奋肾素——血管紧张素Ⅱ-醛固酮系统，使醛固酮分泌增加，同时刺激压力感受器促使分泌抗利尿激素，从而加强肾小管对钠和水的重吸收，减少尿液，保存体液。

上述代偿反应在维持循环系统功能相对稳定，保证心、脑等重要生命器官的血液灌注的同时，也具有潜在的风险，使血压下降在休克病程中表现相对迟钝和不敏感，导致若以血压下降作为判定休克的标准，必然贻误对休克时组织灌注状态不良的早期认识和救治；同时，代偿机制对心、脑血供的保护是以牺牲其他脏器血供为代价的，持续的肾脏缺血可以导致急性肾功能损害，胃肠道黏膜缺血可以诱发细菌、毒素易位。内毒素血症与缺血再灌注损伤可以诱发大量炎性递质释放入血，促使休克向不可逆发展。

机体对低血容量休克的反应还涉及代谢、免疫、凝血等系统，同样也存在对后续病程的不利影响。肾上腺皮质激素和前列腺素分泌增加与泌乳素分泌减少可以造成免疫功能抑制，患者易于受到感染侵袭。缺血缺氧、再灌注损伤等病理过程导致凝血功能紊乱并有可能发展为弥散性血管内凝血。

组织细胞缺氧是休克的本质。休克时微循环严重障碍，组织低灌注和细胞缺氧，糖的有氧氧化受阻，无氧酵解增强，三磷酸腺苷（ATP）生成显著减少，乳酸生成显著增多并组织蓄积，导致乳酸性酸中毒，进而造成组织细胞和重要生命器官发生不可逆性损伤，直至发生 MODS。

三、早期识别与监测

低血容量休克的早期诊断对预后至关重要。传统的诊断主要依据为病史、症状、体征，包括精神状态改变、皮肤湿冷、收缩压下降（<90mmHg 或较基础血压下降大于 40mmHg）或脉压差减少（<20mmHg）、尿量<0.5ml/（kg·h）、心率>100 次/分、中心静脉压（CVP）<5mmHg 或肺动脉楔压（PAWP）<8mmHg 等指标。

(一) 失血的分级（以体重70kg为例）

见表29-1。

表29-1 失血的分级

分级	失血量(ml)	失血量占血容量比例(%)	心率(次/分)	血压	呼吸频率(次/分)	尿量(ml/h)	神经系统症状
Ⅰ	<750	<15	<100	正常	14~20	>30	轻度焦虑
Ⅱ	750~1500	15~30	>100	下降	20~30	20~30	中度焦虑
Ⅲ	1500~2000	30~40	>120	下降	30~40	5~15	萎靡
Ⅳ	>2000	>40	>140	下降	>40	无尿	昏睡

(二) 监测

1. 一般临床监测

包括皮温与色泽、心率、血压、尿量和精神状态等监测指标。然而，这些指标在休克早期阶段往往难以表现出明显的变化。皮温下降、皮肤苍白、皮下静脉塌陷的严重程度取决于休克的严重程度。但是，这些症状并不是低血容量休克的特异性症状。心率加快通常是休克的早期诊断指标之一，但是心率不是判断失血量多少的可靠指标。比如较年轻患者可以很容易地通过血管收缩来代偿中等量的失血，仅表现为轻度心率增快。

血压的变化需要严密地动态监测。休克初期由于代偿性血管收缩，血压可能保持或接近正常。有研究支持对，未控制出血的失血性休克维持"允许性低血压"。然而，对于允许性低血压究竟应该维持在什么标准，由于缺乏血压水平与机体可耐受时间的关系方面的深入研究，至今尚没有明确的结论。目前，一些研究认为，维持平均动脉压（MAP）在60~80mmHg比较恰当。

尿量是反映肾灌注较好的指标，可以间接反映循环状态。当尿量<0.5ml/(kg·h)时，应继续进行液体复苏。

体温监测亦十分重要，一些临床研究认为低体温有害，可引起心肌功能障碍和心律失常，当中心体温<34℃时，可导致严重的凝血功能障碍。

2. 有创血流动力学监测

(1) MAP监测：有创动脉血压（IBP）较无创动脉血压（NIBP）高5~20mmHg。持续低血压状态时，NIBP测压难以准确反映实际大动脉压力，而IBP测压较为可靠，可保证连续观察血压和即时变化。此外，IBP还可提供动脉采血通道。

(2) CVP和PAWP监测：CYP是最常用的、易于获得的监测指标，与PAWP意义相近，用于监测前负荷容量状态和指导补液，有助于了解机体对液体复苏的反应性，及时调整治疗方案。CVP和PAWP监测有助于对已知或怀疑存在心功能不全的休克患者的液体治疗，防止输液过多导致的前负荷过度。近年来有较多研究表明，受多种因素的影响，CVP和PAWP与心脏前负荷的相关性不够密切。

(3) 脉搏氧饱和度（SPO_2）：SPO_2主要反映氧合状态，可在一定程度上表现组织灌注状态。低血容量休克的患者常存在低血压、四肢远端灌注不足、氧输送能力下降或者给予血管活性药物的情况，影响SPO_2的精确性。

(4) 动脉血气分析：根据动脉血气分析结果，可鉴别体液酸碱紊乱性质，及时纠正酸碱平衡，调节呼吸机参数。碱缺失可间接反映血乳酸的水平。当休克导致组织供血不足时碱缺失下降，提示乳酸血症的存在。碱缺失与血乳酸结合是判断休克组织灌注较好的方法。

(5) 动脉血乳酸监测：动脉血乳酸浓度是反映组织缺氧的高度敏感的指标之一，动脉血乳酸增高常较其他休克征象先出现。持续动态的动脉血乳酸以及乳酸清除率监测对休克的早期诊断、判定组织缺氧情况、指导液体复苏及预后评估具有重要意义。但是，血乳酸浓度在一些特别情况下如合并肝功能不全难以充分反映组织的氧合状态。研究显示，在创伤后失血性休克的患者，血乳酸初始水平及高乳酸持续时间与器官功能障碍的程度及病死率相关。

3. 实验室监测

(1) 血常规监测：动态观察红细胞计数、血红蛋白（Hb）及（HCT）的数值变化，可了解血液有无浓缩或稀释，对低血容量休克的诊断和判断是否存在继续失血有参考价值。有研究表明，HCT 在 4 小时内下降 10% 提示有活动性出血。

(2) 电解质监测与肾功能监测：对了解病情变化和指导治疗十分重要。

(3) 凝血功能监测：在休克早期即进行凝血功能的监测，对选择适当的容量复苏方案及液体种类有重要的临床意义。常规凝血功能监测包括血小板计数、凝血酶原时间（PT）、活化部分凝血活酶时间（APTT）、国际标准化比值（INR）和 D-二聚体。

四、治疗

（一）病因治疗

宫缩乏力的产科临床的处理。

(1) 子宫按摩或压迫法。

(2) 应用宫缩剂：缩宫素，卡前列素氨丁三醇（商品名：欣母沛）；米索前列醇。

(3) 手术/宫腔操作治疗

1) 宫腔填塞。

2) B-Lynch 缝合。

3) 子宫动脉/髂内动脉结扎。

4) 选择性子宫动脉栓塞术。

5) 全子宫/次全切除术。

（二）液体复苏

1. 晶体液

液体复苏治疗常用的晶体液为生理盐水和乳酸林格液。在一般情况下，输注晶体液后会进行血管内外再分布，约有 25% 存留在血管内，而其余 75% 则分布于血管外间隙。因此，低血容量休克时若以大量晶体液进行复苏，可以引起血浆蛋白的稀释以及胶体渗透压的下降，同时出现组织水肿。另外，生理盐水的特点是等渗，但含氯高，大量输注可引起高氯性代谢性酸中毒；乳酸林格液的特点在于电解质组成接近生理，含有少量的乳酸。一般情况下，其所含乳酸可在肝脏迅速代谢，大量输注乳酸林格液应该考虑到其对血乳酸水平的影响。

2. 胶体液

目前有很多不同的胶体液可供选择，包括清蛋白、羟乙基淀粉、明胶、右旋糖苷和血浆。临床上低血容量休克复苏治疗中应用的胶体液主要有羟乙基淀粉和清蛋白。

羟乙基淀粉（HES）是人工合成的胶体溶液，不同类型制剂的主要成分是不同分子量的支链淀粉，最常用为6%的氯化钠溶液，其渗透压约为300mOsm/L。输注1升羟乙基淀粉能够使循环容量增加700～1000ml。天然淀粉会被内源性的淀粉酶快速水解，而羟乙基化可以减缓这一过程，使其扩容效应能维持较长时间。羟乙基淀粉在体内主要经肾清除，分子质量越小，取代级越低，其肾清除越快。有研究表明，HES平均分子质量越大，取代程度越高，在血管内的停留时间越长，扩容强度越高，但是其对肾功能及凝血系统的影响也就越大。在使用安全性方面，应关注对肾功能的影响、对凝血的影响以及可能的过敏反应，并且具有一定的剂量相关性。

目前临床应用的人工胶体还包括明胶和右旋糖苷，都可以达到容量复苏的目的由于理化性质以及生理学特性不同，他们与羟乙基淀粉的扩容强度和维持时间略有差距，而在应用安全性方面，关注点是一致的。

清蛋白是一种天然的血浆蛋白质，在正常人体构成了血浆胶体渗透压的75%～80%。目前，人血清蛋白制剂有4%、5%、10%、20%和25%几种浓度。作为天然胶体，清蛋白构成正常血浆中维持容量与胶体渗透压的主要成分，因此在容量复苏过程中常被选择用于液体复苏。但清蛋白价格昂贵，并有传播血源性疾病的潜在风险。

3. 复苏治疗时液体的选择

胶体溶液和晶体溶液的主要区别在于胶体溶液具有一定的胶体渗透压，胶体溶液和晶体溶液的体内分布也明显不同。研究表明，应用晶体液和胶体液滴定复苏达到同样水平的充盈压时，它们都可以同等程度的恢复组织灌注。多个荟萃分析表明，对于创伤、烧伤和手术后的患者，各种胶体溶液和晶体溶液复苏治疗并未显示对患者病死率的不同影响。其中，分析显示，尽管晶体液复苏所需的容量明显高于胶体液，两者在肺水肿发生率、住院时间和28天病死率方面差异均无显著意义。现有的几种胶体溶液在物理化学性质、血浆半衰期等方面均有所不同。截止到目前，对于低血容量休克患者液体复苏时不同人工胶体溶液的选择尚缺乏大规模的相关临床研究。

目前，尚无足够的证据表明晶体液与胶体液用于低血容量休克液体复苏的疗效与安全性方面有明显差异。

4. 复苏液体的输注

（1）静脉通路的重要性：低血容量休克时进行液体复苏刻不容缓，输液的速度应快到足以迅速补充丢失液体，以改善组织灌注。因此，在紧急容量复苏时必须迅速建立有效的静脉通路。中心静脉导管以及肺动脉导管的放置和使用应在不影响容量复苏的前提下进行。为保证液体复苏速度，必须尽快建立有效静脉通路。

（2）容量负荷试验：一般认为，容量负荷试验的目的在于分析与判断输液时的容量负荷与心血管反应的状态，以达到即可以快速纠正已存在的容量缺失，又尽量减少容量过度负荷的风险和可能的心血管不良反应。容量负荷试验包括以下四方面：液体的选择，输液速度的选择，时机和目标的选择和安全性限制。后两条可简单归纳为机体对容量负荷的反应性和耐受性，对于低血容量休克血流动力学状态不稳定的患者应该积极使用容量负荷试验。

(三) 输血治疗

失血性休克时，丧失的主要是血液，但是，在补充血液、容量的同时，并非需要全部补充血细胞成分，也应考虑到凝血因子的补充。同时，应该认识到，输血也可能带来的一些不良反应，甚至严重并发症。

1. 浓缩红细胞

为保证组织的氧供，血红蛋白降至 70g/L 时应考虑输血。血细胞压积升高约 3%。输血可以带来一些不良反应如血源传播疾病、免疫抑制、红细胞脆性增加、残留的白细胞分泌促炎和细胞毒性递质等。目前，临床一般制订的输血指征为血红蛋白≤70g/L。

2. 血小板

血小板输注主要适用于血小板数量减少或功能异常伴有出血倾向的患者、血小板计数<$50×10^9$/L，或确定血小板功能低下，可考虑输注。对大量输血后并发凝血异常的患者联合输注血小板和冷沉淀可显著改善止血效果。

3. 新鲜冰冻血浆

输注新鲜冰冻血浆的目的是为了补充凝血因子的不足，新鲜冰冻血浆含有纤维蛋白原与其他凝血因子。有研究表明，多数失血性休克患者在抢救过程中纠正了酸中毒和低体温后，凝血功能仍难以得到纠正。因此，应在早期积极改善凝血功能。大量失血时输注红细胞的同时应注意使用新鲜冰冻血浆。

4. 冷沉淀

适用于特定凝血因子缺乏所引起的疾病以及肝移植围术期肝硬化食道静脉曲张等出血。对大量输血后并发凝血异常的患者及时输注冷沉淀可提高血循环中凝血因子及纤维蛋白原等凝血物质的含量，缩短凝血时间、纠正凝血异常。

(四) 严重产后出血的输血与输液管理

1. 死亡三角

理论上，输注新鲜全血更有利于在补充循环容量的同时维持血液功能成分的比例，避免发生稀释性凝血障碍，但是现有的血液保存技术限制了新鲜全血的使用，全血中的白细胞和血小板是导致输血不良反应的重要原因，因此全血输注已逐渐被成分输血替代，而成分血输注不恰当，大量出血与输血可能导致由低温酸中毒和凝血障碍形成的死亡三角。

2. 二十、四十、八十原则

失血量：

超过血容量的 20% 即输注红细胞。

超过血容量的 40% 即输注血浆。

超过血容量的 80% 输注血小板。

3. 成分输血计算公式

中国将来源于 200ml 全血的血液制品定为 1 单位。

1 单位红细胞悬液容量为 120ml，取自 200ml 全血。

100ml 血浆容量取自 200ml 全血。

1 单位血小板相当于 200ml 全血中的血小板数量。

1个治疗量血小板为10~20单位，相当于2000~2400全血中的血小板。

1单位冷沉淀相当于200ml全血中的纤维蛋白原。

美国通常将来源于400ml全血的血液制品定为1单位。

1单位红细胞悬液容量为240ml，取自400全血。

1单位血浆容量为250ml，取自400全血。

1单位血小板相当于400ml全血中的血小板数量。

1个治疗量血小板为6单位，相当于2400ml全血中的血小板。

1单位冷沉淀相当于200ml全血中的纤维蛋白原。

补充1000ml失血，在美国需要2.5单位（600ml）红细胞悬液和2.5单位（625ml）血浆，在中国需要输入5单位红细胞悬液和500ml血浆。

4. 大量输血方案（MTP）

见表29-2。

表29-2 中国急性失血救治的ATPC

临床判断			紧急输血治疗流程					治疗后总结			
血容量欠缺比例	欠缺血容量（ml）	治疗原则	序号	红细胞（U）	血浆（ml）	血小板（治疗量）	冷沉淀（U）	总红细胞（U）公式a	总血浆（ml）公式b	总血小板（U）公式c	总冷沉淀（U）公式d
20%以下	1000	输液	0								
20%~40%	1000~2000	输液、RBC	1	5				5			
40%~80%	2000~3000	输液、RBC、血浆	2	5	500			10	500		
	3000~4000		3	5	500			15	1000		
80%~100%	4000~5000	输液、RBC、血浆、血小板	4	5	500	1		20	1500	1	

(续表)

临床判断			紧急输血治疗流程					治疗后总结		
血容量欠缺比例	欠缺血容量（ml）	治疗原则	序号	红细胞（U）	血浆（ml）	血小板（治疗量）	冷沉淀（U）	总红细胞（U）公式a	总血浆（ml）公式b	总血小板（U）公式c	总冷沉淀（U）公式d
>100%	5000~6000		5	5	500		10	25	2000		
	6000~7000		6	5	500			30	2500		10
	7000~8000		7	5	500			35	3000		
	8000~9000		8	5	500	1		40	3500	2	
	9000~10 000	输液、RBC、血小板、冷沉淀	9	5	500			45	4000		
	10 000~11 000		10	5	500			50	4500		
	11 000~12 000		11	5	500			55	5000		
	12 000~13 000		12	5	500	1	10	60	5500	3	20
	13 000~14 000		13	5	500			65	6000		
	14 000~15 000		14	5	500			70	6500		

（五）血管活性药与正性肌力药

低血容量休克的患者一般不常规使用血管活性药，研究证实这些药物有进一步加重器官灌注不足和缺氧的风险。临床通常仅对于足够的液体复苏后仍存在低血压或者输液还未开始的严重低血压患者，才考虑应用血管活性药与正性肌力药。

1. 多巴胺

是一种中枢和外周神经递质，去甲肾上腺素的生物前体。它作用于三种受体：血管多巴胺受体、心脏 β_1 受体和血管 α 受体。$1\sim3\mu g/(kg\cdot min)$ 主要作用于脑、肾和肠系膜血管，使血管扩张，增加尿量；$2\sim10\mu g/(kg\cdot min)$ 时主要作用于 β 受体，通过增强心肌收缩能力而增加心排血量，同时也增加心肌氧耗；大于 $10\mu g/(kg\cdot min)$ 时以血管 α 受体兴奋为主，收缩血管。

2. 多巴酚丁胺

多巴酚丁胺作为 $\beta_1\beta_2$ 受体激动剂可使心肌收缩力增强，同时产生血管扩张和减少后负荷。

3. 去甲肾上腺素、肾上腺素和去氧肾上腺素

仅用于难治性休克，其主要效应是增加外周阻力来提高血压，同时也不同程度的收缩冠状动脉，可能加重心肌缺血。

（六）酸中毒

低血容量休克时的有效循环量减少可导致组织灌注不足，产生代谢性酸中毒，其严重程度与创伤的严重性及休克持续时间相关。

快速发生的代谢性酸中毒可能引起严重的低血压、心律失常和死亡。临床上使用碳酸氢钠能短暂改善休克时的酸中毒，但是，不主张常规使用。研究表明，代谢性酸中毒的处理应着眼于病因处理、容量复苏等干预治疗，在组织灌注恢复过程中酸中毒状态可逐步纠正，过度的血液碱化使氧解离曲线左移，不利于组织供氧。因此，在失血性休克的治疗中，碳酸氢盐的治疗只用于紧急情况或 pH＜7.20。

（七）肠黏膜屏障功能的保护

失血性休克时，胃肠道黏膜低灌注、缺血缺氧发生得最早、最严重。胃肠黏膜屏障功能迅速减弱，肠腔内细菌或内毒素向肠腔外转移机会增加。此过程即细菌易位或内毒素易位，该过程在复苏后仍可持续存在。近年来，人们认为肠道是应激的中心器官，肠黏膜的缺血再灌注损伤是休克与创伤病理生理发展的不利因素。保护肠黏膜屏障功能，减少细菌与毒素易位，是低血容量休克治疗和研究工作重要内容。

（八）未控制出血的失血性休克复苏

未控制出血的失血性休克是低血容量休克的一种特殊类型，如产科出血。未控制出血的失血性休克患者死亡的原因主要是大量出血导致严重持续的低血容量休克，甚至心搏骤停。

大量基础研究证实，失血性休克未控制出血时早期积极复苏可引起稀释性凝血功能障碍；血压升高后，血管内已形成的凝血块脱落，造成再出血；血液过度稀释，血红蛋白降低，减少组织氧供；并发症和病死率增加。因此，提出了控制性液体复苏（延迟复苏），即在活动性出血控制前应给予小容量液体复苏，在短期允许的低血压范围内维持重要脏器的灌注和氧供，避免早期积极复苏带来的不良反应。

对出血未控制的失血性休克患者，早期采用控制性复苏，收缩压维持在 80～90mmHg，以保证重要脏器的基本灌注，并尽快止血；出血控制后再进行积极容量复苏。

（罗昭永）

第三十章　古典式剖宫产术

第一节　剖宫产术手术方式的分类

剖宫产术先后经历了尸体剖宫产术、Porro剖宫产术、子宫次全切除术、古典式剖宫产术、半腹膜外（经腹腔腹膜外）剖宫产术、腹膜外剖宫产术、腹膜内子宫下段剖宫产术等几个发展阶段。其手术方式有以下分类。

一、一般分为四大类

（1）腹膜内子宫体或底部剖宫产术。
（2）腹膜内子宫下段剖宫产术。
（3）半腹膜外剖宫产术。
（4）腹膜外剖宫产术。

二、根据切开部位分类

根据切开部位，可分为两种：

（一）体部切开剖宫产术

宫体前壁纵切开剖宫产术，亦称古典式剖宫产术。

（二）子宫下段切开剖宫产术

最多采用的是下段横切口。

三、根据与腹膜关系分类

（一）经腹膜子宫下段剖宫产术

切开腹膜后，切开子宫下段，为剖宫产术中最常用的一种手术方法，习惯称为"子宫下段剖宫产术"。

（二）腹膜外子宫下段剖宫产术

不切开腹膜，在腹膜外分开膀胱后再切开子宫下段。

（三）经腹膜外子宫下段剖宫产术

先切开腹膜，再将其闭锁后才切开子宫下段，也称为半腹膜外剖宫产术。

古典式剖宫产术主要经过切开腹壁各层，打开腹膜进入腹腔，切开子宫体部，即切开子宫上段（故有子宫体部或子宫上段剖宫产术之称），取出胎儿及其附属物后再缝合子宫、腹膜及腹壁各层。过去老的观点一直认为古典式剖宫产术比子宫下段剖宫产术的方法简单，时间短，不需切开腹膜反折、下推膀胱，易于掌握，可在妊娠的任何时期进行。随着医学科学技术的发展，剖宫产技术的不断改进、完善和提高，且经过几十年的临床经验证明：古典式剖宫产术虽不涉及膀胱，从表面上看来似乎简单，其实不然。古典式剖宫产术的子宫切口在子宫体部，这比打开腹膜反折、切开子宫下段（仅需数秒钟）要困难得多。因为子宫体部的肌肉远比子宫下段肌肉厚，子宫体部切口只能用剪开法延长切口（而下段可用手撕法延长切口），而且容易切偏，一边厚、一边薄的切口不易对齐缝合；即使子宫体部切口没有切偏，等厚的子宫切口也远较子宫下段薄切口难缝合；出血亦比子宫下段剖宫产术明显增多，手术时间只会长而不会短。由此可见，古典式剖宫产术的操作既不简单又耗时间，弊多利少，而且从名称上看是古老的术式，根据事物的自然发展规律，老的或旧的事物终归要被新生事物所代替。因此，古典式剖宫产术在当今的现代化产科领域中应用极少，但在某些特殊情况下，仍有其临床应用价值。在妊娠中期剖宫取胎时常选择本术式。根据古典式剖宫产术要涉及子宫体部切口的特点，对古典式剖宫产术切口的种类及缝合方法等做以下简述。

（张晓艳）

第二节　适应证与禁忌证

一、适应证

（1）横位：横产式子宫下段扩张不满意，特别是胎背向下者。

（2）臀位足先露：下段未能得到充分扩张者。

（3）胎头深入盆腔：在头盆不称或胎头位置不正时，经试产后，胎头已深深嵌入盆腔，但经阴道分娩不可能，而经子宫下段娩出胎头也将极端困难时。可行本术式提拉胎足牵引娩出胎儿。

（4）胎儿宫内窘迫：脐带脱垂或胎盘功能明显减退致胎儿宫内濒危，而下段形成不好，需立即尽快娩出胎儿者。

（5）巨大儿：子宫下段宽度不足以行子宫下段横切口娩出胎儿者。

（6）双胎：双胎交锁，或双胎第一胎为横位，或双胎双臀位时。

（7）胎儿畸形：双胎联体畸形，或胎儿某部位有膨大的严重畸形经阴道或子宫下段横切口不易取出胎儿者。

（8）再次剖宫产术或其他原因：子宫下段严重粘连，难以分离又合并胎儿窘迫需立即娩出胎儿；或原切口瘢痕两侧有明显代偿性血管增生变粗，子宫下段大量血管曲张。

（9）母体异常：严重的骨盆畸形、脊柱畸形、子宫极度前倾，宫底凸向前方，呈明显悬垂腹，即使垂头仰卧位也无法暴露子宫下段，甚至有时取前壁纵切口也较困难，则可行底部横切口或后壁纵切口。

（10）强迫体位：妊娠合并心肺疾患，或在子宫过度膨胀、羊水过多、双胎时，仰卧位均易发生仰卧性低血压而需侧卧位时，但由于侧卧时下段暴露困难。特别是胎儿有窘迫情况下，要尽快娩出胎儿并解除子宫对下腔静脉的压迫，可采用本术式。

（11）子宫下段异常：子宫下段发育不佳或未临产前子宫下段形成不良致子宫下段伸展不良，子宫下段狭窄。

（12）子宫缩窄环：子宫体部痉挛性缩窄环。

（13）肌瘤：子宫下段前壁大型肌瘤或多发性肌瘤。

（14）子宫下段弥散血管曲张：应避开曲张的血管，行子宫体部剖宫产术。

(15) 子宫下段严重粘连。

(16) 前置胎盘：中央性前置胎盘或位于前壁的部分性前置胎盘。当胎盘附于子宫下段前壁时，可采用本术式行剖宫产术或取子宫中下段纵切口，其中中下段纵切口既能从切口上端进入羊膜腔，很快娩出胎儿，又可减少剥离胎盘出血对母婴的影响，并且给检查和制止胎盘附着处出血提供了方便。可避免胎盘打洞。

(17) 骨盆畸形或悬垂腹使子宫极度前倾无法暴露子宫下段。

(18) 母体心脏停搏，胎心尚存时，需立即娩出活胎者。

二、禁忌证

(1) 死胎、能从阴道娩出的畸胎。

(2) 产妇不能耐受手术又未能得到矫治的全身疾病。

（张晓艳）

第三节 术前准备及手术时机

一、术前准备

(1) 术前讨论，明确术前诊断及剖宫产手术指征，无手术禁忌证。

(2) 向家属及本人交代病情，签手术同意书。

(3) 血常规及凝血三项检查。

(4) 备血，术前常规备血 200～400ml。

(5) B 超检查了解胎儿大小，胎先露高低，胎盘位置。

(6) 腹部及会阴部备皮，安置导尿管。

(7) 药物的皮肤过敏试验。

(8) 术前 2 小时禁用呼吸抑制剂，如吗啡、哌替啶（哌替啶）、地西泮（安定）。

(9) 术前用药，对感染或可能感染的产妇，应在手术前给予抗生素。对未成熟的胎儿术前用药促胎肺成熟。

(10) 做好抢救婴儿的准备，包括气管插管、脐血管注射药物等。最好有新生儿科医师参加。

二、手术时机

（一）母体方面

足月妊娠临产后无感染，无疲劳和衰竭，无水、电解质平衡紊乱，无严重贫血等并发症，若有应先纠正再手术。术前禁食、禁水 6 小时。

（二）胎儿方面

足月或有宫外生存能力，胎儿无严重缺氧征象，胎心率最少应＞100 次/分，无畸形，若为横位，未破膜，各脏器功能发育成熟。

三、麻醉

持续硬膜外阻滞麻醉、局部麻醉、蛛网膜下隙阻滞麻醉、蛛网膜下隙加硬膜外联合阻滞麻醉、全麻。

四、体位

垂头仰卧位（头位低 15°左右），心脏病或呼吸功能不全者可取平卧位。为防止"仰卧位低血压综合征"，可向左侧卧倾斜 10°~15°，同时应注意保持头向左侧，预防误吸。

（张晓艳）

第四节 手术步骤

一、腹壁切口
（一）腹壁切口选择

下腹正中旁或正中纵切口，从宫底下 2 横指处向下切开腹壁各层达耻骨联合上 2~3cm。

1. 腹正中线左或右旁纵切口

古典式剖宫产术需切开子宫体部，子宫切口比子宫下段剖宫产术高。通常取耻骨联合上 2~3cm，距腹正中线 1cm 的左或右旁纵切口，长 13~14cm。这种切口 1/3 在上，2/3 在脐下，其目的主要是便于暴露子宫体部，有利手术操作；其次是避免腹部切口与子宫切口粘连。

2. 下腹正中纵切口

只能暴露部分子宫体，子宫底部无法显露，手术操作困难，不适合足月妊娠者，只用于不足月或小子宫，故少用。

（二）推垫肠管与探查腹腔

以两侧圆韧带为标志，扶正子宫，使子宫前壁正中位于腹壁切口处，用纱布垫垫于腹壁与子宫壁间固定子宫和保护腹壁切口，推开肠管，防止宫腔内容物流入腹腔，以减少腹腔粘连及术后感染。

二、子宫切口
（一）子宫体正中纵切口

是典型的子宫体部（古典式）剖宫产术的切口。子宫前壁纵切口，切口位于子宫中线，切口全长 12~13cm。由于子宫系中肾旁管融合、腔化所致，两侧子宫动脉发出的弓形动脉在子宫前后壁中线处变细，故选择子宫体中线处切开子宫体部，出血少些。一般取子宫体前壁距两侧圆韧带等距离的正中纵向切口，长 4~5cm，深达胎膜前，以左手示指、中指伸入子宫壁与胎囊之间做引导，右手握子宫剪刀，将上、下端切口延长共达 12~13cm。切口下端达膀胱界上 1cm。注意在切开子宫时，最好先不切破胎膜，如不小心切破胎膜时要快速吸净羊水，以防羊水经敞开的血管、血窦进入产妇体内，易引起致命的羊水栓塞。同时在剪开子宫肌壁时，若遇胎盘，应推开，迅速完成子宫切口，取出胎儿，以减少出血。切开子宫壁一定要垂直，以免切口不整齐。

（二）子宫体部横切口（Kener 切口）

因子宫体部肌纤维多呈环行或斜向，所以子宫体部横切口比体部纵切口对肌壁的损伤轻，但由于需切断较多的弓形动脉分支，故此种切口出血相对较多，临床上很少采用。不过适用于下列情况：

（1）多发性子宫肌瘤（前壁），由于肌瘤的大小、多少和部位决定了只能做子宫体部横切口。

（2）肠管与子宫前壁严重粘连，无法剥离（否则会损伤肠管），可仅露出可行横切口的子宫体部区域。

（三）子宫底部切口

子宫底部切口适用于下述情况：

（1）子宫肌瘤（巨大多发）占据子宫体前壁及下段。

（2）子宫颈癌合并妊娠，以采取子宫底部横切口为宜，以便术后子宫腔镭疗。

（3）子宫前壁与肠管广泛、严重粘连，无法进行剥离。

（4）严重腰椎后凸畸形，或无法纠正的悬垂腹。

（四）其他切口

包括子宫后壁纵切口、子宫后壁横切口 S" 形切口以及子宫前壁偏侧纵切口。

三、人工破膜

当切开子宫后，沿切口周围轻轻地剥离胎膜一周，刺破胎膜，吸净羊水。

四、娩出胎儿

原则上术者手伸入宫腔找到胎儿一足或双足，按臂牵引术方法牵出胎儿。应根据胎儿在宫腔的位置，决定手娩胎头或牵胎足以臀助产的方式娩出胎儿。胎儿娩出后，立即清理呼吸道，断脐后交台下处理。同时将缩宫素 10~20U 或（及）麦角新碱 0.2mg 注入宫体肌壁内，台下经静脉滴入缩宫素 10~20U。或用米索前列醇 200~400μg 嚼碎后吞服以促进宫缩。子宫切缘用数把卵圆钳钳夹以减少出血。

五、胎盘娩出

（1）若出血不多，可等待胎盘自然剥离；若胎盘附着在切口下，或有出血应及时娩出胎盘。

（2）娩出胎盘时，术者牵拉脐带，待胎盘娩出子宫切口时，手握胎盘，旋转娩出胎膜，同时助手钳夹胎膜，使胎膜完整娩出，常规检查胎盘、胎膜是否完整，并注意取出子宫颈内口的胎膜。

（3）清理宫腔，手伸入宫腔探查了解有无胎盘、胎膜残留。用纱布擦净宫腔，对术前宫口未开者，用卵圆钳经子宫颈内口扩张宫颈。

六、缝合子宫切口

古典式剖宫产术最强调的是子宫壁的缝合法，操作技术水平及不同的缝合方法，直接关系到切口愈合的好坏和术后并发症的多少。

缝合时逐渐依次放开钳夹在子宫切缘的卵圆钳，边放边缝合。或用小拉钩或助手用示指钩住切口上端，将整个切口拉紧，或在切口两端各缝一针可吸收线提起拉紧，迫使血管及血窦闭合止血。

（一）子宫切口的缝合原则

古典式剖宫产切口缝合难度较大，总的缝合原则如下：由厚向薄（由上向下），对合准确，不留空隙。

(1) 缝合古典式子宫切口时先在切口两侧角各缝合一针后，再由厚向薄，即"先上后下"，先缝合子宫底部切口，后缝合近下段的切口。这样可避免切口上端向下流的血液模糊手术野，影响缝合。

(2) 缝合切口时，要求解剖对位正确，不留空腔，止血彻底，并尽量避免或减少切口内打线结。

(3) 缝合子宫切口时，尽量不穿透子宫内膜，应平子宫内膜切缘出针和进针，避免将子宫内膜缝入子宫切口内，以减少术后子宫内膜异位症的发生。同时，应使子宫切口边缘的肌组织能被子宫内膜包盖，切勿漏缝内膜缘附近的血窦，以免引起产后大出血。

(4) 缝合子宫切口时，子宫内膜切缘要对齐，有利于切口愈合，并可降低日后再孕时植入性胎盘的发生率和胎盘粘连的发生率。

(5) 子宫体部切口肌壁厚，缝合各层时，应交叉进针，即在缝线间隙中进针，不要扎在缝线上，以免断线造成出血。

(二) 子宫切口缝合

子宫前壁的缝合按肌层厚薄而定，一般采用两层缝合法。

1. 间断+连续缝合法

用大圆针及2号无创伤缝合线间断"8"字缝合肌层，不穿透子宫内膜及浆膜，第二层连续褥式缝合浆肌层。

2. 连续+间断+连续缝合法

第一层连续缝合肌层内2/3，不穿透子宫内膜及浆膜。第二层间断缝合浆肌层，由浆膜面距切缘0.5cm处进针，深达肌层2/3，至对侧相应处出针，包括第一层的两针之间，或者采用"8"字间断缝合，以防止两层缝线之间出现空隙及形成血肿。第三层连续水平褥式缝合浆膜层，此时进针宜稍深以使浆膜完全覆盖子宫切口。

因子宫切口部肌层较厚，切口用1号铬制肠线分三层缝合。第一层连续或间断缝合子宫内2/3肌层，不穿透子宫内膜。第二层缝合外1/3肌层。第三层连续褥式包埋子宫浆膜层。

另一种为黏膜面进针，于肌层中部出针，对侧于肌层进针，黏膜面出针，线结打在宫腔内。此法有利于愈合，但操作困难。第二层连续缝合肌层，于浆膜切缘内进针，不缝浆膜，其深度包括第一层部分肌肉，于对侧浆膜缘下出针。

3. 间断+连续+单纯连续缝合法

第一层"8"字间断缝合肌层内2/3；第二层：由浆膜面切缘进针，水平褥式连续缝合肌层外2/3，使浆膜近于对合；第三层：单纯连续缝合浆肌层。

4. 叶氏间断+连续+连续缝合法

第一层：叶氏间断缝合肌层内2/3，由黏膜切缘进出针；第二层：单纯连续缝合肌层的外2/3，在浆膜切缘进出针；第三层：水平褥式连续缝合浆肌层。

5. 三层连续缝合法

第一层：单纯连续缝合肌层内2/3，从子宫内膜切缘进出针，不穿透子宫内膜；第二层：单纯连续缝合肌层外2/3，不缝浆膜；第三层：水平褥式连续缝合浆肌层。这种缝合简单、省时，止血作用好，适用于急救危重患者或需尽快结束手术的患者。

三层连续缝合的方法见图30-1A、图30-1B。

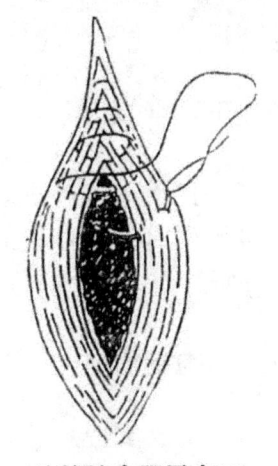

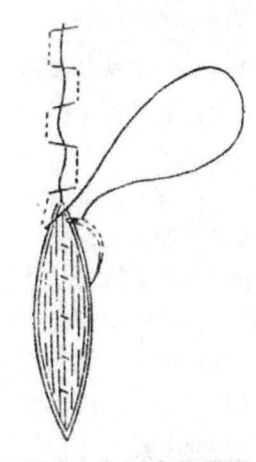

A. 连续缝合肌层内2/3　　　　B. 连续褥式内翻缝合浆膜层

图 30-1　子宫切口缝合

七、清理腹腔

子宫缝合完毕，吸净腹腔内羊水、胎便及血液。如有胎粪污染或感染的宫腔内容物溢入腹腔时，应用生理盐水冲洗，腹腔内留置适量甲硝唑液及庆大霉素液，用大网膜覆盖子宫切口，减少粘连，然后撤除堵塞的纱垫，扶正子宫，探查双侧附件有无异常，清点敷料、器械，无误后常规逐层关闭腹腔。

八、腹壁切口的缝合方法

（一）缝合腹膜的方法

包括单纯连续缝合、双侧外翻连续缝合和间断缝合。

（二）缝合筋膜的方法

包括间断缝合 8"字缝合、间断连续缝合（连续缝 4~5 针，打一结）和减张缝合。

（三）缝合脂肪层的方法

间断缝合，也可不缝合脂肪，与皮肤一起缝合。

（四）缝合皮肤的方法

包括间断缝合 U"形缝合、垂直褥式缝合、连续缝合（包括全层连续缝合，少用）、皮肤锁边缝合（少用）和皮内连续缝合。

（张晓艳）

第五节　手术技巧与术中要点

一、腹壁切口

腹壁切口通常比下段切口高些。腹壁切口应与子宫切口错开，减少腹壁切口与子宫切口粘连的发生。

二、腹腔探查

探查腹腔时应注意以两侧圆韧带为标志，扶正子宫，选择在子宫体的中线处切开子官，此处出血较少。

三、切开子宫的方法与技巧

(1) 在欲切开的子宫体前壁，用手术刀轻轻地划开子宫的浆膜层，作为切开子宫的标志。

(2) 先从下段较低位置做一小切口，切口长 4~5cm，注意保持胎囊的完整性，以左手的示指和中指伸入子宫壁与胎囊之间做引导，向上延长切口，切口全长 12~13cm。

(3) 当子宫下段被拉长或膀胱顶较高时，可打开膀胱子宫腹膜反折，将膀胱向下做一定游离，适当将纵切口稍向下延长。

(4) 在特殊情况下，还可采用子宫底部横切口、子宫后侧壁切口、前壁偏侧纵切口、子宫体横切开等方式以利胎儿娩出。

四、术中注意要点

(1) 因宫壁肌层厚，切开时注意两侧肌层等厚，否则影响愈合。

(2) 子宫壁切口宜先向下延长，然后向上，因下方子宫壁较薄，易剪开，也避免先剪开上方时血液向下流，影响视野。

(3) 子宫切口下遇到胎盘时，应推开胎盘而避免在胎盘上打洞，以防出现过多。

(4) 宫壁切口厚，缝合难度大。原则是先缝宫底部后缝近下段部分，由厚向薄、对合准确、不留空隙及无效腔。

五、娩出胎儿

在以臀牵引方式娩出胎儿时，应模拟阴道分娩机转。当子宫切口完成后，术者手伸入宫腔，握住胎儿的单足或双足，单臀者用手指钩拉腹股沟向上以俯卧式娩出胎体。当胎儿肩胛下角露出子宫切口外时，以"洗脸式"娩出上肢，继之以"骑马式"娩出胎头。术者右手中指扣住胎头下颌，示指及环指按住双肩部，以保持胎头俯屈，出头时应使胎头矢状缝与子宫切口方向一致。助手同时按压子宫切口边缘，缓缓娩出胎儿。

六、特殊情况的处理

在娩出胎儿过程中，可能会发生以下情况：

(一) 子宫前壁切口下有胎盘组织

如前壁切口下为胎盘组织，应避免胎盘"打洞"或剪开胎盘，可迅速从胎盘一侧破膜后娩出胎儿。

(二) 子宫切口过小

术中估计不足，子宫切口过小而发生出头困难时，助手将左手迅速伸入子宫切口内做引导，术者右手持绷带剪刀迅速向宫体延长切口，使胎儿能顺利娩出。

(三) 臀位足先露或膝先露深入骨盆

此时胎头多位于较低水平，可伸手入宫腔，绕过胎头顶部向下压，将胎头推于子宫切口处，再用手指端向上撬托胎头，以头位分娩方式娩出胎儿。

(四) 横位

胎背向上时，下肢位于切口处，可直接拉一足或双足以臀位的方式娩出胎儿。胎背向下，可沿胎臀辨认并握住近产妇脊柱的胎足，行臀位牵引娩出胎儿。

(五) 复合先露

胎手已入盆时，不能强行牵拉，应先旋转胎儿，使手臂从胎头部滑下，再向上娩出胎头。

七、娩出胎盘前后出血过多的处理

（1）胎儿娩出后出血过多：立即静脉滴注缩宫剂。助手用小拉钩拉紧子宫切口或在子宫切口两端各缝一针可吸收线，并提起拉紧，使血窦受压减少出血。

（2）当切口下胎盘被推至一侧时，娩出胎儿后，应立即徒手剥离胎盘并全部取出，同时尽快应用缩宫剂。出血多者，可行按摩子宫或宫腔内填压纱布垫。

（张晓艳）

第六节 术后处理

（1）注意观察产妇体温、脉搏、呼吸及血压等生命体征的变化。

（2）观察并记录阴道流血、子宫底的高度及腹部伤口情况。定时按摩子宫，促进宫缩，压出宫腔积血。

（3）早吸吮、鼓励母乳喂养。

（4）清洁产妇腰部、臀部、腿部，在产妇下腹壁和骨盆部位包扎弹性腹带。

（5）应用宫缩剂，术后输液时，每日应用缩宫素10U，连用2～3天。

（6）术后平卧6小时后即可改为半卧位，鼓励早期下地活动。

（7）静脉输液及根据情况使用抗生素。

（8）在肛门尚未排气前暂进流质饮食，排气后改进半流质饮食。

（9）留置导尿管持续导尿12小时左右。

（张晓艳）

第七节 常见并发症的预防及处理

一、羊水栓塞

预防措施是先吸净羊水后再娩出胎儿。一旦发生立即按羊水栓塞的抢救措施处理。

二、子宫异常出血

（1）子宫切口出血：预防措施是切口局部用卵圆钳钳夹止血，如有出血，迅速缝合子宫切口。

（2）子宫收缩乏力性出血：预防措施是当胎儿头部最大径线娩出后，立即应用缩宫剂。处理方法是迅速将子宫移出腹壁切口外，用温热纱布覆盖，并行按摩，刺激子宫收缩。同时另一只手握拳压迫腹主动脉，阻断血运，减少出血。可用生理盐水大纱布条迅速填压宫腔止血。方法是从宫底部开始逐层填紧填满宫腔，尾端从宫颈管放入阴道，以便术后取出。若有效则按层缝合子宫，术后加强抗感染，大纱条在输液和备血的条件下24～48小时取出；若无效，取出纱条后，行背袋式缝合子宫止血；若仍无效，则行子宫动脉结扎或髂内动脉结扎或子宫次全切除术。

三、感染

常见腹壁切口感染和子宫感染,预防措施是使用抗生素和严格无菌操作。使用广谱、有效抗生素和局部伤口换药。

(张晓艳)

第三十一章　剖宫产同时行其他手术

第一节　剖宫产同时行阑尾切除术

剖宫产时，附带行阑尾切除术，可以预防未来发生阑尾炎，且术后并不增加患病率。这种手术在国外曾较为盛行。

但近年来，对这种预防性阑尾炎切除术已有人持不同的观点。早在1964年麦克观察到，曾做过阑尾炎切除术者，其结肠癌的发生率，比对照组有较明显的增高。海姆斯等不仅也有同样的发现，还观察到，乳腺癌的发生率也较对照组明显增多。因此，这种附带手术已逐渐减少。

在国内，尽管缺乏有关预防性阑尾炎切除术后的大量随访资料，但近年来，多数学者认为阑尾和扁桃体相似，均为免疫功能器官，如无特殊必要则不应轻易切除。

我们认为，在行经腹剖宫产，并取腹部纵切口的情况下，均应对阑尾进行检查。如发现阑尾有粪石、慢性炎症粘连或阑尾扭曲时，应予切除。有屡感右下腹疼痛者，切除阑尾尤为必要。

妊娠期急性阑尾炎不主张保守治疗。一经确诊妊娠合并急性阑尾炎，应在积极抗感染治疗，给予大剂量广谱抗生素的同时，为预防炎症扩散应尽快手术治疗。对高度可疑患急性阑尾炎孕妇，也有剖腹探查指征。其目的是避免病情迅速发展，因为一旦发生阑尾穿孔导致弥散性腹膜炎，对母婴均有严重危害。必须强调妊娠期急性阑尾炎的及早诊断和及时手术治疗的重要性。一旦确诊，不论在哪一期妊娠期月份和病变的程度轻重，均应立即进行手术。即使为确诊病例，凡高度可疑者也是急诊剖腹探查指征。目的是避免病情迅速发展，而且术前认为病情不重者，术时往往发现并非轻度，妊娠期容易穿孔，一旦穿孔引起弥散性腹膜炎或中毒性休克，后果严重，可致母婴死亡。

尤其是在妊娠中、晚期。如一时难以明确诊断，又高度怀疑急性阑尾炎时，应尽早剖腹探查，有产科指征者可同时行剖宫产。

一、手术要求

在妊娠早期，手术要求与未孕时阑尾切除术相同。妊娠中、晚期按以下要求进行：

（1）麻醉：以连续硬膜外麻醉为宜。病情危重合并休克者，以全麻为安全。
术中吸氧和输液，防止孕妇发生缺氧及低血压。

（2）体位：右侧臀部垫高30°～45°或采取左侧卧位，使子宫坠向左侧，便于暴露阑尾，减少术中对子宫的刺激，并有利于防止仰卧位低血压综合征的发生。

（3）切口选择：妊娠早期可取麦氏切口，手术时取右下腹斜切口，当诊断不能肯定时，可行正中切口，利于术中操作和探查。妊娠中、晚期应取高于麦氏点的右侧腹直肌旁边的切口（相当于宫体上1/3部位），手术时孕妇体位稍向左侧倾斜，使妊娠子宫左移,便于寻找阑尾,减少在手术时过多刺激子宫。阑尾切除后最好不放腹腔引流,以减少对子宫的刺激。若阑尾穿孔,切除阑尾后尽量吸净脓液,开放腹腔引流,术后行脓液细菌培养并做药敏实验,给予大剂量广谱抗生素。

(4) 术中操作:避开子宫找到盲肠及阑尾、在基底部结扎、切除阑尾,内翻缝合。最好不放置腹腔引流,以减少对子宫的刺激,避免引起早产。若腹腔炎症严重且局限、阑尾穿孔、盲肠壁水肿,应于其附近放置引流管,避免引流物直接与子宫壁接触。

(5) 操作时,用阑尾钳将阑尾提起,在阑尾系膜根部用血管钳穿一小孔,引4号丝线进行结扎。然后用两把血管钳夹住阑尾,在钳间切断系膜,近端系膜再用4号丝线缝扎一针。在阑尾根部四周1cm处之盲肠壁上,用1号丝线做一荷包缝合,暂不收紧。于阑尾根部以直血管钳压榨,再将血管钳向阑尾根部移动0.5cm夹住,以7号丝线在压榨处结扎阑尾。在此结扎线与血管钳之间切除阑尾,残端顺次涂石碳酸、乙醇及盐水。在拉紧缝好的盲肠壁荷包缝合线的同时,将阑尾残端埋于荷包之中。再在盲肠壁上用1号丝线,做间断浆膜肌层缝合2~3针,并可将阑尾系膜缝扎于此,以造成更完好的腹膜覆盖。

(6) 以下情况可先行剖宫产
1) 术中暴露阑尾困难。
2) 阑尾穿孔并发弥散性腹膜炎,盆腔感染严重、子宫及胎盘已有感染征象。
3) 接近预产期或胎儿基本成熟,已具体外生存能力。

一般来说,阑尾手术不应同时剖宫产术,除非妊娠已近足月,妊娠子宫妨碍暴露阑尾时,可先做剖宫产术,再行阑尾切除术。

如阑尾炎在临产时才确诊,当阑尾炎症较轻,则可考虑阴道分娩后切除阑尾。但如症状较重,仍应随时手术。若妊娠已近预产期,术中暴露阑尾困难,应先行剖宫产术,而后再切除阑尾。先行腹膜外剖宫产术,而后再切开腹膜切除阑尾更好。如为阑尾穿孔并发弥散性腹膜炎、盆腔感染严重或子宫胎盘已有感染征象时,应在考虑剖宫产同时行子宫次全切术,并需放引流。若孕妇需继续妊娠,在阑尾手术后3~4天内,给予宫缩抑制药及镇静药,若静脉滴注利托君、硫酸镁,也可口服沙丁胺醇,肌内注射黄体酮注射液,口服维生素E和肌内注射绒毛膜促性腺激素等,以减少流产与早产的发生。

(7) 随着腹腔镜的迅速发展,妊娠早期可应用腹腔镜诊断和治疗,妊娠晚期应慎用。

二、术后处理

(一) 继续抗感染治疗

需继续妊娠者,应选择对胎儿影响小、敏感的广谱抗生素。阑尾炎中厌氧菌感染占75%~90%,应选择针对厌氧菌的抗生素。甲硝唑在妊娠各期对胎儿影响较小,可以应用。并同时与青霉素、氨苄西林、头孢菌素类等配伍使用。

(二) 保胎治疗

若继续妊娠,术后3~4天内应给予抑制宫缩及镇静药保胎治疗。根据妊娠不同时期可给予肌内注射黄体酮、口服维生素E、静脉滴注小剂量硫酸镁、口服沙丁胺醇及利托君等。

(三) 预后

妊娠期急性阑尾炎的预后与妊娠时期和手术时阑尾病变严重程度相关。妊娠早期，阑尾炎症诊断较早、预后良好。越近妊娠晚期，诊断越困难，误诊概率越大，延误治疗导致阑尾穿孔，甚至发生弥散性腹膜炎休克，导致孕妇病死率增高。

（张晓艳）

第二节　子宫肌瘤摘除术

一、经腹子宫肌瘤摘除术

(一) 适应证

(1) 单个或多个子宫肌瘤，影响生育者。
(2) 子宫肌瘤引起月经失调、痛经者。
(3) 患宫颈肌瘤仍需保留生育功能者。

(二) 禁忌证

(1) 怀疑肌瘤有恶变者。
(2) 宫颈怀疑恶性病变者。
(3) 子宫肌瘤较多，占肌壁 1/3 以上者。
(4) 月经异常或合并子宫内膜病变者。
(5) 合并有感染者。

(三) 麻醉方法

(1) 持续硬脊膜外腔阻滞麻醉。
(2) 气管内插管全身麻醉。

(四) 术前准备

(1) 术前行宫颈涂片、诊断性刮宫，以排除子宫颈和宫体恶性肿瘤。
(2) 了解对生育的要求，夫妇双方进行不孕检查，并对患者及家属讲清子宫能否保留的可能性，及子宫肌瘤复发的可能。

二、手术步骤

(一) 切口

下腹正中纵切口或耻骨联合上横切口。

切口选择：原则上是取近肌核的主体部位，纵向或斜行切开，避免切开表面明显血管。根据肌瘤的位置，选择"一个可以剜除几个肌瘤"的切口，但也不应勉强从一个切口剜出过于分散的肌瘤，切口的长度以估计易剔出肌瘤的肌核为主。以利解剖功能的恢复。一般选前壁纵切口，切口附近的肌瘤是通过切口暴露的肌层"隧道"或达到剜出目的的。只有较大肌瘤，才行横或梭形切口，要注意勿伤及输卵管入口处组织，子宫壁不易切除或修剪过多，以防缝合困难。

(二) 探查

了解子宫肌瘤所在的部位、大小、数目，以决定子宫切口。

（三）阻断子宫血供

行宫体部肌瘤切除前，在子宫峡部的左右侧阔韧带无血管区各做一小口，贯穿置胶管止血带，束扎子宫动、静脉，暂时阻断其供血。如手术时间较长，每10～15分钟放松止血带1分钟。术中亦可向子宫肌层注宫缩剂，以减少术时出血。

（四）壁间肌瘤剔除

在肌瘤表面血管较少的部位，视肌瘤大小行纵向、梭形或弧形切口，深至肌瘤包膜，沿包膜表面钝性分离，至基底部血管较多时，可钳夹后切除肿瘤，缝扎残端。用可吸收线行"8"字或连续缝合肌层1～2层。缝合时注意避免出现无效腔。浆肌层用0号可吸收线间断或连续褥式缝合。

对多发肌瘤，应尽可能从一个切口切除多个肌瘤。靠近宫角部的肌瘤，切口应尽量远离宫角部，以免术后瘢痕影响输卵管通畅。

（五）浆膜下肌瘤切除

此类肌瘤常带蒂，可贴近子宫壁夹住瘤蒂，切除肌瘤。瘤蒂较宽时，可在基底部做一梭形切口，切除肌瘤及子宫肌瘤蒂部的浅肌层。

（六）黏膜下肌瘤切除

若肌瘤明显突入宫腔，需进入宫腔内切除肿瘤，缝合肌层时，应避开黏膜层，以免内膜植入肌层，人为造成子宫内膜异位。对带蒂的黏膜下肌瘤，可经阴道进行切除。

（七）宫颈肌瘤剔除

应了解肌瘤与膀胱、直肠及输尿管的关系。对宫颈前壁肌瘤，先打开膀胱反折腹膜，锐性分离膀胱至肌瘤下缘及侧缘，切开宫颈前壁组织至肿瘤表面，沿肿瘤包膜钝性分离至基底部，钳夹、切除肌瘤，残端缝扎。宫颈肌层用可吸收线行"8"字或连续褥式缝合1～2层，并缝合膀胱腹膜反折。

若为宫颈后壁肌瘤，应先打开宫颈-直肠间隙反折腹膜，推开直肠，再剔除肌瘤。对宫颈巨大肌瘤，可先打开阔韧带后叶，找到输尿管，必要时切开输尿管隧道，游离输尿管，再做肌瘤剔除。

（八）关腹

分层缝合腹壁各层。

本原则是凡肉眼能看见或手能摸到的肌瘤均应一一剜除，尽量减少出血及创伤，时刻注意保护输卵管及重建子宫。

三、宫颈侧方子宫肌瘤摘除术

（一）手术步骤

取下腹正中切口或腹直肌旁切口，常规切开腹壁，探查肌瘤的部位、大小、数目及与子宫的关系并了解与周围脏器的关系，向对侧上提子宫，显露位于宫颈侧方的大小宫颈肌瘤。用弯曲管提起阔韧带后叶，用剪刀剪开输尿管跨越髂总动脉处的侧腹膜，并向下延长切口至子宫颈肌瘤表面，从而显露匍行于子宫颈肌瘤表面的输尿管。用两把弯血管钳于患侧输卵管峡部和卵巢固有韧带根部进行钳夹，然后在两钳间切断输卵管峡部和卵巢固有韧带根部，再用7号丝线贯穿缝扎残端。

(二) 手术技巧

1. 子宫的托出和检查

开腹后应将整个子宫托出切口外，详细检查肌瘤的数目、位置和大小，以便设计剜除方案，不要急于"见一个，剜一个"。

2. 止血问题

肌瘤剜除并不是都比子宫切除简单、容易的手术，出血是主要的危险之一，多发生在大范围地剥离大个肌瘤或多个肌瘤、宫颈肌瘤、妊娠子宫肌瘤等手术。减少出血的要点：

（1）剜除开始前用止血带将宫颈勒紧，在子宫血管水平上通过阔韧带之"无血管区"止血带，止血15分钟，放松2分钟，再重复之。

（2）也可用设计的夹持宫颈的特制钳。

（3）缩宫素注射子宫肌层。

（4）"瘤床"往往渗血很多，缝合时务必关闭"无效腔"。

3. 切口选择

根据肌瘤的位置选择一个可以剜除几个肌瘤的切口，以利于子宫解剖和功能的恢复。但不必勉强从一个切口剜除过于分散的肌瘤。最好选择前壁，施行纵向切口。切口附近的肌瘤是通过切口暴露的肌层"隧道"式达到剜出目的的。只有在较大的肌瘤，才施行横向或梭形切口。要注意勿损伤输卵管入口处，子宫壁不宜切除或修剪过多，以防缝合困难及子宫严重变形。

4. 剜除技巧

剜除的关键是找好肌瘤与正常肌层的界限，宁可切深一些，层次便可以暴露出来。一般用钝性剥离，以手指或刀柄，层次对头，很容易分离；层次不对，则难以剥离且容易出血。锐性分离常造成假层次。用双爪钳钳夹肌瘤做一牵引，便易于剥离。分离到最后，所剩"根部"应拧断，如切断则易出血。

常见手术失误：

（1）术中分离层次不清，未沿肿瘤包膜分离，导致出血。有时虽然层次适宜，但肌瘤与血管或肌层粘连致密，血管丰富，如强行钝性分离，可致严重出血。应该用止血钳钳夹后再切断结扎。术中牵拉肌瘤用力不当，撕脱，引起肌瘤回缩造成止血困难。施行钳夹瘤蒂后应仔细检查宫颈周围组织有无误夹，确认无误后方可钳夹。

（2）多发性肌瘤挖除不彻底，导致少数小肌瘤残存。术中误夹宫颈或误伤子宫壁。

（3）子宫肌壁缝合不当，术后发生瘤腔出血、子宫腺肌病等。

四、子宫颈或子宫下段巨大肌瘤切除术

子宫颈部肌瘤分为中央型、前壁型、后壁型、侧壁型及多发型。

一般手术步骤在此从略。重点介绍以下三点：

1. 后壁型

肿瘤向后方生长，图31-1。巨大肌瘤充满了子宫直肠凹。从子宫体部向前面绕过肌瘤（最好是绕在肌瘤最大直径上），将脏层腹膜进行切开。在前面将肌瘤前面剥离后，便向深部进行膀胱剥离；在后面，从切开脏层腹膜处，进行剥离，在严密观察下继续剥离，这时一般是不会出血的，如有出血，可用细丝线进行结扎。剥离时重要的是，一定

要沿着肿瘤的球面，像从肿瘤表面滑过去那样紧靠着肿瘤进行剥离。如不这样进行剥离，便有损伤输尿管的危险。剥离时边剥离、边将肿瘤向外牵引，此时肿瘤即可逐渐被取出，见图32-1（符号×→×①）。

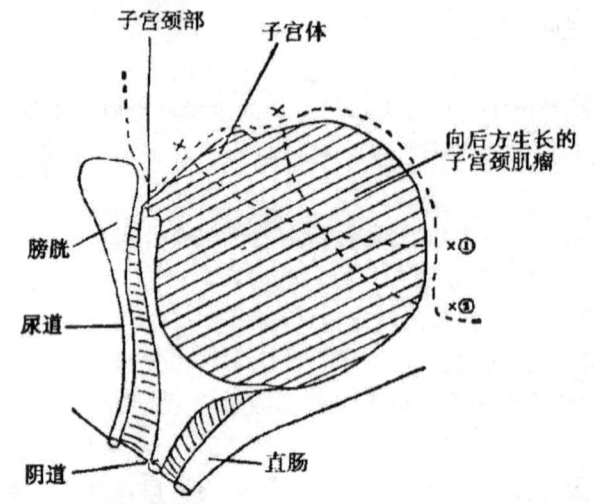

图 31-1　后壁型子宫肌瘤向后方已生长成为子宫颈部巨大肌瘤

×①、×②是可供选择的脏层腹膜切开

如子宫体的界限不太清楚时，可在肿瘤周径最大部分用上述同样方法处理，见图32-1（符号×→×②）。也可以根据情况在腹膜剥离后，切开肿瘤表面，将肌瘤挖出。

2. 前壁型

肿瘤向前方生长，剥离时要特别小心勿损伤膀胱。将腹膜切开后，剥离膀胱要达到阴道穹隆。如膀胱与肿瘤之间过于狭窄，无法进行腹膜的充分剥离，可先从肿瘤后方剥离，将后方剥好后，再将肿瘤向上方牵引，再进行前方的剥离。当然也可切开肿瘤表面将肌瘤剜出。

3. 侧壁型

为向侧方发展的肿瘤。术中要特别注意血管和输尿管。一定要在肿瘤表面像滑过去那样剥离，这样做如能将肿瘤牵引到腹腔外，可采用子宫颈上段切除术的方式，将肿瘤进行切除。有时只将肌瘤剜除，将子宫体部和损伤的颈部保留下来。要将肿瘤剜除后的肿瘤床用肠线进行间断缝合，可分数层进行。

前后腹膜的切缘，用肠线缝合，残留下来的阴道可逐渐复原到正常。

子宫颈肌瘤发展到一定程度，可以塞满盆腔，使膀胱、输尿管、直肠受压，大小便困难，严重时可有肾盂积水、腰腿痛。由于下肢血管及淋巴回流受阻，造成下肢肿胀等一系列症状，需及时手术切除。

（一）不同部位肌瘤剜出

（1）后壁肌瘤一般从后壁纵向切入，如较大肌瘤可做横切口，如"帽状"向内剥离。如肌瘤深藏肌层靠近黏膜，亦可在进入宫腔时从黏膜面剜出。

（2）阔韧带肌瘤常使输尿管走行改变，或输尿管紧靠其旁或其后，要格外小心。最安全的办法是打开阔韧带，用手指分离将肌瘤剜出，或切开肌瘤包膜将其剥出。切不可用刀剪切断在其周围组织。肌瘤剜出后也要认真检查输尿管。

(3) 在剜出宫颈前壁肌瘤时要打开膀胱腹膜反折，避免损伤膀胱。要确定好宫颈管，以免切开和缝闭。在缝合时亦注意子宫旁的血管，以减少出血。

(二) 子宫切口缝合及子宫重建

修剪多余的或破碎不整的肌层组织，用肠线间断缝合 2~3 层。创腔大的可增强缝合，一定要缝合封闭无效腔，彻底止血，尽量使子宫形状完好，但重建后的子宫仍大于正常和不甚规整，日后可收缩复原。常规缩短圆韧带，维持子宫前倾位。如输卵管有粘连或积水等，应酌情行整形手术。

(三) 注意事项

1. 特殊时期的肌瘤剜出

(1) 妊娠合并子宫肌瘤，一般持保守态度，避免手术。因为妊娠时子宫充血，层次不清，出血多，又可引起流产、早产。除非浆膜下肌瘤发生扭转，或肌瘤位置低，甚至阻碍产道，才考虑肌瘤剜出术。

(2) 剖宫产时，发现肌瘤，亦可切除，但要注意止血，特别是肌瘤位于子宫血管附近或胎盘部位。若是带蒂的浆膜下肌瘤易于切除，乃为举手之劳，则应予以切除。

2. 是否进宫腔

浆膜下或肌壁间单发肌瘤手术一般不必进入宫腔，黏膜下肌瘤则必须进入宫腔。对于多发肌瘤，为了彻底清除肌瘤，甚至应该有意识地切进宫腔，可以更清楚检查，尤其是能摸到一些小的肌瘤。还能视诊有无黏膜下肌瘤、息肉等。如有疏漏，则可能是术后出血症状仍未改善的原因。切开宫腔并不增加术后并发症和再次妊娠子宫破裂的机会。

(四) 常见手术失误

(1) 出血：术中分离层次不清，未沿肿瘤包膜分离，导致出血。有时虽然层次适宜，但肌瘤与血管或肌层粘连致密，血管丰富，如强行钝性分离，可致严重出血。应该用止血钳钳夹后再切断结扎。

(2) 多发性肌瘤挖除不彻底，导致少数小肌瘤残存。术中误夹宫颈或误伤子宫壁。

(3) 子宫肌壁缝合不当，术后发生瘤腔血肿、子宫腺肌病等。

(4) 邻近脏器损伤：特殊部位肌瘤处理不当，宫颈肌瘤或阔韧带肌瘤较大，可致膀胱、直肠、输尿管位置变异，术中可能损伤相应的器官。当输尿管位置不清时，应打开盆腔腹膜游离输尿管，使其远离肿瘤，在直视下进行肌瘤剔除。

(张晓艳)

第三节 剖宫产同时行卵巢肿瘤切除术

妊娠合并卵巢肿瘤发生率为 0.08%~0.9%。其中良性肿瘤占 90%，恶性肿瘤占 2%~13%。良性肿瘤常见病理类型为成熟囊性畸胎瘤、浆液性囊腺瘤、黏液性囊腺瘤、黄体囊肿、单纯囊肿、子宫内膜异位囊肿等；恶性肿瘤病理类型以生殖细胞肿瘤、交界性肿瘤、上皮性癌：较多见。剖宫产术时同时处理卵巢肿瘤，应根据不同情况实行个体化治疗方案。

一、孕期已发现，因产科因素需择期行剖宫产术者

（1）切口选择以下腹正中纵切口为宜，方便必要时扩大切口。

（2）开腹切开子宫前常规留置腹腔积液或腹腔冲洗液送细胞学检查。

（3）先行剖宫产术，后探查评估：卵巢肿瘤外观、活动度、性状、内容物等。一般情况下，良性肿瘤多为囊性，表面光滑，与周围组织无粘连；而恶性肿瘤多为实性或囊实性，与周围组织可有粘连。由于卵巢肿瘤生长在卵巢组织中，将卵巢组织扩张，在卵巢与肿瘤之间常能找到明显的分界，可以将肿瘤完全分离出来，同时保留卵巢组织。特别是对年轻妇女患双侧良性卵巢肿瘤时，应尽可能保留卵巢的正常组织，以维持月经及孕育功能。如为单侧肿瘤，且高度可疑恶性，最好能完整切下一侧附件。保持切除之卵巢囊肿的完整性是手术的关键。

皮样囊肿20%为双侧性，所以对侧常需切开探查。实性部分要认真检查，牙齿、骨片是良性重要标志，其他实心组织要小心。对于乳头样凸起，无论内生或外生的，结节是增生或恶性组织形成，囊壁光滑菲薄，囊内液清亮如水，则令人放心。除内膜异位囊肿，其他良性肿瘤基本都是活动的。粘连固定，界限不清或易破组织糟脆，如烂肉，似糟鱼或出血、坏死乃为恶性之兆。

所有切下之卵巢肿瘤组织应行冷冻病检，按结果或改变手术方案。手术方式同非孕期。术中判断以12字概括："一看、二剖、三触摸、四冷冻病检。"

二、孕期发现，但因破裂、扭转、梗阻或产科因素需急诊剖宫产术者

基本同前。如术中不能送冰冻，则需结合上述肉眼观察情况初步决定良恶性，行保守性手术，术后冲洗腹腔，台上交代病情，必要时化疗，择期二次手术。

三、剖宫产术中常规探查方发现之卵巢肿瘤

剖宫产术中偶然发现之卵巢肿瘤，处理方式同前，除了无腹腔冲洗液外，此时切口常为横切口，如能送冰冻提示良恶性，则根据冰冻结果决定是否进一步手术；如需手术，则需行纵切口，手术方式同非孕期；如无冰冻，则行保守性手术，台上交代病情，择期二次手术。

同非孕期卵巢恶性肿瘤一样，手术和化疗是妊娠合并卵巢恶性肿瘤的主要治疗手段，全面分期手术是卵巢恶性肿瘤的基石，所有患者均应手术分期以决定后续治疗方案。冰冻病理回报恶性者，应根据冰冻结果初步分期。妊娠合并卵巢恶性肿瘤患者具有年轻、肿瘤组织学类型以低度恶性及生殖细胞源性居多、临床分期早等特点，以及因为妊娠期子宫明显增大及血管怒张，剖宫产后即刻的扩大手术对手术者及助手的要求，对剖宫产同时的妊娠合并卵巢恶性肿瘤的处理应根据肿瘤病理类型、期别及患者意愿及术者所在医院能力综合考虑，实行个体化方案。期别较早的病例可以只行单侧附件切除，产褥期后开始化疗；晚期患者在肿瘤细胞减灭术后应立即行腹腔和（或）静脉化疗。

（余映辉）

第三十二章 产后出血

第一节 产后出血的预防及治疗

一、临床认知

(一) 定义

产后出血（PPH）是指胎儿娩出后任何可导致孕产妇重要生理改变（如血压下降）的失血。产后出血的死亡风险不仅取决于失血的量和速度，而且还取决于孕产妇的健康状况。

(二) 病理生理学

健康孕产妇发生相当一部分的失血，通过代偿机制可无血流动力学改变。当失血量达总血容量的 20% 时，可表现为轻度休克，非重要生命器官和组织的血流灌注减少，如皮肤、脂肪、骨骼和肌肉，表现为皮肤苍白、发冷；当失血量达总血容量的 20%～40% 时，表现为中度休克，肝、肠、肾等重要脏器的血流灌注减少，血压下降，四肢皮肤尤其是腿部更易出现花斑；当失血量超过总血容量的 40% 时，表现为重度休克，失血导致心、脑血流灌注减少，表现为躁动、易激惹和昏迷，心电图、脑电图异常，严重者可突发心搏骤停。

(三) 预防

将有高危因素的孕产妇转至有输血设备和重症监护病房（ICU）的医院分娩。英国皇家妇产科医师学会（RCOG）建议，应对有产后出血高风险的孕产妇进行预防和管理，并对无法预料的产后出血的治疗方案做了推荐。

预防应包括产前风险评估以及对贫血等相关疾病的治疗，以确保孕产妇能耐受产后出血。

胎儿娩出后，对第三产程的积极处理包括缩宫素的使用、脐带牵拉、子宫按摩。这些方法可减少产后出血，预防产后贫血，避免可能的输血，从而有效缩短第三产程，减少药物的使用。缩宫素作为一线药物，在注射后的 2～3 分钟起效，不良反应较少，可用于所有患者。如果患者使用缩宫素未见明显效果，则可使用其他促宫缩药，如麦角新碱肌内注射，或麦角新碱与缩宫素（5U/ml）联合注射，或使用前列腺素制剂。

米索前列醇是前列腺素 E_1 的类似物，比缩宫素更稳定，可口服、舌下含服、直肠给药。其主要的不良反应有恶心、呕吐、腹泻，偶有全身震颤和体温升高的报道。直肠给药较口服给药的优点是可减少发热和震颤。对于不能注射缩宫素和麦角新碱的情况应考虑口服米索前列醇。最近一篇循证医学文献分析认为，相对于使用前列腺素类药物（肌内注射前列腺素类或米索前列醇）预防产后出血，人们更喜欢将传统的肌内注射宫缩剂作为第三产程的治疗药物，尤其是对低风险产妇。

肌内注射卡贝缩宫素比缩宫素作用时间更长，宫缩幅度更大，频率更高。但没有足够的证据表明，静脉注射卡贝缩宫素预防产后出血的能力强于缩宫素。然而，卡贝缩宫素可减少其他宫缩剂的使用及子宫按摩，而其不良反应与普通缩宫素相当。

仅有少量数据显示，脐带夹闭时间对产后出血的发生率有影响。曾有研究报道，脐带夹闭时间与产后出血无相关性。然而，迅速夹闭脐带可减少新生儿红细胞数量，延迟脐带夹闭可减少贫血、颅内出血及迟发性脓毒症的发生，尤其是对早产儿而言，情况更为显著。因此，ICM/FIGO 合作组认为，在积极的处理原则中不包括过早夹闭脐带。脐带夹闭可以在给新生儿擦干后、母乳喂养前进行。胎盘也通常会在同一时间剥离，这一过程中可牵拉脐带以助胎盘娩出。提前夹闭脐带的操作适用于胎儿呼吸窘迫，可以在需要行紧急心肺复苏时采用。

为避免产妇过度疲劳，在宫缩和胎盘剥离开始之前，不宜牵拉脐带，以减少对产妇娩出胎盘的干扰。对第三产程的处理需要有经验的助产士协助，不适当的脐带牵拉会增加子宫内翻的风险。

二、止血治疗流程

止血治疗流程如下。

（一）常规治疗

H：寻求帮助。

A：评估生命体征、失血量；液体复苏。

E：确定病因，包括张力、组织、创伤、凝血因子；促宫缩药（麦角新碱、催产素），确保能及时提供血液制品。

M：按摩子宫。

O：促宫缩药；前列腺素类药（静脉给药、直肠给药、肌内注射、宫体注射）。

（二）专科手术治疗

S：转移到手术室；双手按压出血部位；抗休克（尤其适用于转诊时）。

T：排除宫腔残留和组织损伤，可行宫腔球囊填塞。

A：压缩缝合法。

S：盆腔血管结扎（包括子宫、卵巢、髂内动脉等）。

I：介入栓塞子宫动脉。

S：经腹子宫次切或全切术。

三、药物治疗

（一）评估（生命体征、失血量）和心、肺复苏

尽可能准确评估失血量，注意预防失血性休克。不同的评估方法各有差别，指南对可视失血量评估的准确性进行了改进。建立两路大口径静脉通道，进行血液检测（血常规、血型交叉试验、凝血功能、肝肾功能等）。

在产后出血中，若低估了失血量以及失血速度，则液体复苏经常较保守。在发生肺水肿、呼吸衰竭的误导下，低血容量常被延迟诊断或被误诊。在输血之前，丢失 1L 血需要补充 4～5L 的晶体液（生理盐水和乳酸林格氏液）或胶体液，原因是大部分输入的液体会从血管内转移至组织间隙中。

（二）黄金时间

若失血量超过血容量的 1/3 [血容量（ml）=体重（kg）×80] 或超过 1000ml，则将出现血流动力学的改变。从休克发生到开始复苏的间隔时间越长，越容易出现代谢性酸中毒，进而患者生存的可能性越小。黄金时间是指尽早开始复苏，确保抢救能成功的时间。若在第 1 个小时内不能进行有效的液体复苏，则患者存活的可能性会骤减。

对产后出血的评估普遍推荐"30"原则。患者收缩压每降低 30mmHg，心率增加 30 次/分，呼吸频率＞30 次/分，血红蛋白或血细胞比容降低 30%，或患者尿量＜30ml/h，表明患者失血量至少达 30%，将从中度休克发展为重度休克。

休克指数（心率/收缩压）也可作为产后出血的监测指标。休克指数的正常值是 0.5～0.7。若有严重失血，则休克指数将上升到 0.9～1.1。在识别急性早期失血时，休克指数的改变较心率、收缩压、舒张压等单个数值的变化更有价值。

（三）促宫缩药

麦角新碱是一种麦角类生物碱，可能导致严重的高血压和心肌缺血，可作为宫缩乏力的二线药物（0.25mg/15 分钟重复使用，最大剂量为 2mg）。若普通剂量的缩宫素或麦角新碱治疗效果不佳，则可增加剂量；对 80%～90% 的产后出血有效。另外，其有收缩支气管的作用，因而哮喘患者禁用。其他不良反应有腹泻、呕吐、发热、头痛和皮肤潮红。

起初，重组凝血因子用于治疗遗传性血友病、获得性血友病或其他遗传性出血性疾病。近年，也用于治疗非血友病性出血，如凶险性产科出血。已有大量病例报道称，当其他常规治疗无效时，经验性使用重组凝血因子可替代止血药物。

四、手术治疗

宫腔球囊填塞可有效减少因宫缩乏力造成的产后出血，还可行子宫动脉结扎术或 B-Lynch 缝合术以减少出血。若患者生命体征平稳，但有持续性出血，尤其是出血速度不快时，可行子宫动脉栓塞术。

（一）转移到手术室（抗休克服装）

在缺乏设备的条件下，如家中分娩、地处偏远地区，可将孕产妇转移到设备条件更齐全的上级医院。一种新型的非充气的抗休克服装（NASG）通过外部加压于腿、腹部，增加回心血量以保证重要器官的血流灌注，缓解休克症状，稳定病情，使患者能安全到达目标医院。有时，转院过程耗时过长，使用这种装置能降低转院途中孕产妇的病死率。

（二）排除宫腔残留和组织损伤，可行宫腔球囊填塞

长久以来，宫腔球囊填塞是控制产后出血的安全、快速且有效的方法。

可用于宫腔球囊填塞的球囊有很多，如 FOley 导尿管、避孕套、三腔二囊管（SBOC）、Rusch 泌尿外科静压球囊导管、Bakri 球囊导管。SBOC 是最常用的导管，成功率高达 70%～100%。据等报道，SBOC 宫腔球囊填塞可作为产后出血的预防措施，治疗产后出血的有效率＞87%。最近也有报道称，球囊填塞也可用于继发于阴道大范围裂伤的产后出血。

宫腔球囊填塞能用于大部分发生产后出血的产妇，也可帮助产科医师决定是否要行开腹手术。

该方法有以下优点：
(1) 插管方便，仅需少量麻醉。
(2) 可由低年资医护人员完成操作。
(3) 取出填塞物无痛苦。
(4) 可快速鉴别填塞无效的患者。

有文献报道，早期运用球囊填塞，可减少总失血量，降低出血相关的感染及远期并发症（如影响月经、再妊娠等）的发生率。

1. 宫腔球囊填塞操作流程

(1) 在腰麻、硬膜外麻醉或全身麻醉下，排除产道损伤、宫腔残留组织。
(2) 用持物钳保护宫颈前唇。
(3) 若选择使用 SBOC，则应剪去远端管，以方便插入和放置于宫腔内。
(4) 用持物钳夹住导管，缓缓插入宫腔内。
(5) 将温灭菌水打入球囊，直到宫颈管内看到球囊。当压力超过患者血压时，停止打水，即可达到止血效果。
(6) 若宫颈或球囊出水管道未见继续流血，则表明宫腔球囊填塞有效，不用再注入液体。
(7) 若出血未停止，则表明宫腔球囊填塞无效，可考虑开腹手术。
(8) 于腹部触诊宫底高度，并用笔画线标记宫底，以了解子宫扩张程度。
(9) 使用缩宫素（40U 加入 1L 生理盐水）静脉滴注，以维持宫缩。
(10) 在宫腔球囊填塞后，应做好对患者的监护工作。每隔 30 分钟，观察一次患者脉搏、血压、宫底高度、阴道出血情况及球囊管腔流血情况；每 2 小时检查体温；通过留置导尿，每 1 小时记录一次尿量情况。
(11) 在放球囊后，静脉使用广谱抗生素 3 天。

2. 取出球囊

(1) 在 6~8 小时后，若宫底仍在同一高度，宫颈或球囊出水管道无活动性出血，产妇生命体征平稳，并给予了足够的输液、输血，那么取出球囊是安全的。
(2) 在取出球囊后，嘱患者禁食 2 小时，以备急诊麻醉手术的可能。
(3) 慢慢排空球囊，让它继续放置于宫腔内 30 分钟。
(4) 尽管无持续出血，但仍应持续给予缩宫素。
(5) 30 分钟后，若仍无继续出血，则可停用缩宫素，而后再取出球囊。
(6) 若排空球囊后再出血，则应重新给球囊打水。

（三）压缩缝合法

若患者病情稳定，手压子宫能有效止血，那么压缩缝合法是有用的。各种缝合方法都起源于 B-Lynch 缝合术。该术式的缺点是需开腹，并需切开子宫，也有些改良术式可不切开子宫。常见的并发症有宫体切口愈合不良、宫腔化脓感染、子宫坏死。

（四）盆腔血管结扎法

盆腔血管结扎法需要开腹，是有创性的处理方法，通过逐步结扎子宫、卵巢和髂内动脉来完成操作。也有报道称，可以经阴道结扎子宫动脉。结扎髂内动脉可阻断各种生殖系统的出血，但是比较耗时，技术要求高，并且存在对其他组织造成损伤的可能。前提条件是患者血流动力学稳定,且有保留生育功能的要求。并由有手术资质的医师完成操作。报道成功率为40%~100%。

盆腔血管结扎法的注意事项如下。

(1) 所有结扎都应使用可吸收线。

(2) 首先,结扎子宫下段上部的双侧子宫动脉。

(3) 若仍有出血并考虑是子宫下段出血,则需注意以下几个方面。

1) 下推膀胱。

2) 在子宫下段更低位置,上次结扎的下面3~5cm处,重新结扎双侧动脉。在该平面,在宫颈阴道支返折处结扎双侧子宫动脉,该结扎可阻断大部分子宫动脉分支和子宫下段血流,还包括宫颈上行支血管。

3) 结扎应包括一部分子宫肌层,结扎相关动脉分支,避免损伤不相关的子宫血管。

(4) 结扎双侧卵巢动脉。经骨盆漏斗韧带无血管区进行缝线结扎,以结扎卵巢血管。

(5) 结扎双侧髂内动脉。对此,需要了解盆腔解剖且由有经验的医师来完成操作。

(6) 根据患者血流动力学情况,予以血液或血液制品,或其他复苏措施。任何治疗措施都是根据设备条件、变化参数(如出血程度、总失血量、血流动力学状态等)来进行选择的。

(五) 经腹子宫次切或全切术

经腹子宫次切或全切术通常是产后出血的最后选择。在保守治疗无效时,应及时行此手术。妊娠子宫血管丰富,易因解剖结构的改变而损伤尿道。当出血来自子宫下段、宫颈、阴道穹隆时,不推荐行子宫次切或全切术。

五、总结

对于产后出血,应由多学科协助的医护团队对患者进行快速心肺复苏,恢复循环血流量,明确出血原因,以预防和治疗产后出血。

(余映辉)

第二节 产后出血的手术治疗

一、引言

产后出血是发展中国家孕产妇的高发病,也是导致孕产妇死亡的主要原因。在发达国家,产后出血也是产科中一个很重要的疾病,但是由于有较好的预防措施并受到了高度重视,所以其发病率和病死率均低于发展中国家。无论在发展中国家还是发达国家,当药物治疗无效时,应及时考虑手术治疗,或两者同时进行。

产后出血的手术治疗可分为保守方法和非保守方法。而方法的选择取决于产科医师的经验和手术技巧。在实际操作中,合适方法的选择需考虑综合因素,包括患者出血原因、患者自身状况、医院设备条件和医师水平。在某些情况下(如宫缩乏力),应首先考虑药物治疗;而当有生殖道损伤时,应首先考虑手术。在任何情况下,产后出血的一般治疗原则是止血（如促宫缩药）和液体复苏（如静脉补液、输血）。缝扎止血、逐步血管阻断、髂内动脉结扎等均为保守手术治疗。而子宫切除术是唯一的非保守治疗，被认为是保守治疗无效后的最后措施。是否行子宫切除术最好在药物治疗和保守治疗均无效后，根据出血状况和患者全身条件而决定。

在产后出血的任何病例中，首先应考虑药物治疗和各种宫腔球囊填塞术，在本章只讨论手术治疗。保守手术和非保守手术包括经阴道夹闭子宫动脉，缝合下生殖道裂伤，各种压缩缝合（如B-Lynch术式、Hayman术式），以及结扎子宫、宫颈、阴道的供血血管。若通过这些都无法止血，那么就不得不行子宫全切术进行止血。然而，子宫全切有时也未必能阻止产后出血。

建议尽早使用大口径静脉留置针，便于快速静脉输液。在失血后、静脉塌陷时，甚至超声辅助都不能开通静脉通道，应尽早切开静脉建立静脉通道，而不是反复静脉穿刺而导致血肿形成。在每一个产房都应准备好深静脉留置器械套装，包括两把蚊式止血钳、虹膜剪、18"×20"小洞巾、纱布、棉球，还有刀片（11F）、静脉留置管（14F、16F）、2号普通肠线或3号可吸收缝线。使用这些器械在肘窝处或脚踝上打开静脉通路，抽出管芯针，将留置针静脉中。

本章所涉及的操作包括以下几种：经阴道子宫动脉夹闭，下生殖道裂伤修补，各种压缩缝合术，主要血管结扎术（包括髂内动脉结扎），临时夹闭腹主动脉下端或髂总动脉，产科子宫切除术，选择止血方法。

二、经阴道子宫动脉夹闭

妊娠子宫85%的血流由子宫动脉供应。髂内动脉分支在宫颈狭部水平进入子宫。从解剖上看，子宫动脉进入的位置大概是阴道侧穹隆旁开。产后组织松软。因此，通过阴道侧穹隆是可以触及子宫动脉的。

基于以上理论而发明了一种经阴道子宫动脉钳，可以经阴道在子宫两侧子宫动脉进入子宫的位置阻断子宫动脉。该钳不损伤组织，长约30.5cm，从连接处到尖端的长度约为10.2cm。尖端垂直弯曲，形状类似持物钳。然而，即使处于最大限度夹闭状态，两夹叶之间仍将保持3mm空隙，这样就避免了宫颈软组织被过度夹紧的情况。在夹闭子宫动脉时，一把动脉钳在宫颈3点位置，一把动脉钳在9点位置。一夹叶经宫颈管，另一夹叶经侧穹隆。在夹紧叶片前，上推组织，以达到子宫动脉的位置。

有人担心该操作也会阻断输尿管。由于输尿管走行为沿子宫侧边经过宫旁子宫动脉，所以动脉钳在夹闭子宫动脉的同时可能也夹闭了输尿管。但因为是钝性夹闭数分钟，所以不用太担心输尿管阻塞问题。

在积极准备其他有效止血措施前，该方法只作为急救措施。换言之，该方法只是较双手按压子宫或动脉压迫更方便、有效。

至今，发明者对4例产后出血的病例使用了该方法，所有病例都得到了快速止血。在使用经阴道子宫动脉钳之后，应立即打开静脉通道，并准备其他复苏抢救措施，必要时可将患者转移至手术室进行抢救。可呼叫麻醉医师，以使患者可及时接受手术。对上述4例病例，均没有进行进一步的开腹手术。

夹闭子宫动脉的操作在产床上进行，患者取仰卧位或截石位。其他器械要求有宫颈检查包，包括三片Sim阴道拉钩、三个持物钳、两把经阴道子宫动脉钳（每侧一把）。

因产后阴道松弛,所以无须麻醉。

用阴道拉钩暴露宫颈,并用持物钳夹住宫颈前唇和后唇。经阴道将子宫动脉钳一叶伸入宫颈管,另一叶伸入侧穹隆。向上轻压侧穹隆,使得子宫动脉钳尖端垂直部分能夹住子宫动脉,然后夹闭子宫动脉钳。由于两夹叶之间有3mm的间隙,所以可确保宫颈阴道部不会阻碍夹叶顶端阻断血管,同时组织不会夹闭太紧。由于组织松软而肿胀,所以如果夹闭太紧会破坏组织。子宫动脉钳夹叶平滑、内面有齿纹、中间有孔并有固定间隙,所以即使夹闭最紧,也可以保证不会夹坏组织。

三、下生殖道裂伤修补

下生殖道裂伤是产后出血的常见病因,而造成下生殖道裂伤的可能病因之一是前列腺素类药物广泛用于促宫颈成熟和引产。前列腺素类药物可引起局部组织(包括会阴、阴道、宫颈、子宫下段)松软,自然分娩或器械辅助分娩会增加撕裂伤的机会。这些撕裂伤导致的出血通常容易缝合处理,但是当撕裂伤广泛而深入,尤其是涉及子宫下段时,处理起来就会相当困难。

案例:产钳助产后广泛阴道裂伤。患者35岁,第二次分娩,因产钳助产后出现严重出血而转至上级医院。曾用前列腺素E引产,在宫口开全后,因第二产程延长而行产钳助产术,分娩后出现严重出血。经检查发现,患者广泛阴道裂伤,故在产房行缝合术,但因持续出血,之后转移至手术室,行开腹子宫切除术,之后仍有出血。在补液输血治疗后,患者仍出现低血压。经阴道填塞后,转至上级医院。在上级医院手术室取出阴道填塞后,发现广泛阴道裂伤,多处缝合后仍出血不止。因为出血,使得缝合修补相当困难。再次开腹手术后行双侧髂内动脉结扎,阴道出血减少。重新修补阴道后,患者生命体征恢复平稳。

在处理下生殖道裂伤时,需要记住以下原则。

(1) 因为妊娠期生殖器官充血,所以产后女性较妇科患者更易发生出血。

(2) 阴道动脉和子宫动脉下行支是阴道和会阴的主要血供。另外,髂内动脉后部与阴部内动脉末端有血流交汇。阴道血管丛与供应膀胱的膀胱动脉有吻合。大部分供应阴道的动脉来自髂内动脉。结扎双侧髂内动脉有助于减少阴道裂伤出血,有利于缝合操作。

(3) 缝合时,注意阴道后面的直肠和前面的膀胱。进针不可太靠前或靠后,否则会损伤膀胱或直肠,远期影响是会形成瘘。选择阴道侧壁缝合可降低该风险。

(4) 恢复解剖结构是最重要的原则。应努力逐层缝合,恢复各解剖平面。例如,在缝合会阴裂伤时,应区分直肠黏膜边缘、肛门括约肌、阴道黏膜、会阴部肌肉和会阴部皮肤。有阴道裂伤时,应尽可能让阴道上皮层保持在表面,以免形成皮样囊肿。

(5) 局部填塞是临时阻止阴道宫颈裂伤出血的有效方法。解剖复位越早进行越好。

下面将从止血角度,简单描述各种下生殖道裂伤。

(一) 会阴裂伤和会阴切口伤

会阴裂伤的出血来自阴道动脉分支和阴部内动脉,两者与肠系膜下动脉有吻合。若有出血,应分别进行结扎或电灼止血。然而,出血点的鉴别常常并不容易,需缝扎大量的、足够的组织,以保证能缝扎到血管。

虽然会阴切口裂开的方向和长度很难被预测,但是肛门直肠和肛门括约肌很容易被扪及。仔细恢复结构和及时进行止血处理可有效防止血肿形成、远期的瘘以及大便失禁。如果裂伤进一步向上延伸，可能伤及直肠，则血肿可能扩散到骶骨直肠间隙。在这种情况下，清除血肿是必要的。尽管血肿扩散到骶骨直肠间隙，但是出血点可能在更低的位置。在这种情况下，清除血肿、填塞阴道通常能控制出血。若出血来自更高位置，则开腹手术是必须的。

血肿可能因会阴切口或阴道裂伤延伸到外阴。虽然有很多人建议，对于直径不足2cm的血肿，若不继续增大，可不予处理，但我们的原则是清除血肿。

阴道侧壁撕裂伤的出血可能来自阴部内动脉的阴蒂血管，向上可达耻骨降支。如果动脉撕裂，那么将有明显的出血。辨认和结扎这些血管是非常重要的，否则将很快形成血肿。

（二）宫颈裂伤

宫颈裂伤通常发生于宫颈3点、9点的位置。若裂伤继续向上延伸，子宫动脉宫颈支将受损伤，极易发生出血，宫颈其他位置也可发生撕裂伤，特别凶险的是宫颈环状撕脱，即宫颈呈环状地完全从剩余的残端分离。在所有发生裂伤的情况中，建议选择修补和复位作为治疗手段。从产后出血角度，对于长度小于2cm的撕裂伤可不用处理。但我们建议，在患者宫颈裂伤长度为0.5~2cm时，行修补术，恢复宫颈结构，以免导致发生宫颈外翻和肥大。

在每个产房都应备有器械齐全的宫颈检查包，包括两个阴道拉钩和三个持物钳，帮助暴露宫颈。我们建议间断全层缝合撕裂伤边缘，可选择用肠线或可吸收缝线（如聚乙醇酸或聚乳酸）。

如果撕裂伤超过穹隆，可能合并子宫裂伤，需要行开腹手术。

四、各种压缩缝合术

1997年，B-Lynch报道了用单根2号肠线行子宫壁前后压缩缝合术。原则是经过子宫峡部，在距宫体两侧边缘3cm处缝合宫体肌层，从而达到压迫子宫壁的目的。该缝合术可压迫穿过子宫壁前后的弧形血管。缝线经子宫峡部可压迫宫颈的上行支血管，这些分支血管来自直肠（穿过宫骶韧带）、阴道、膀胱，最终到达子宫。

根据文献报道，B-Lynch操作存在如下的问题。首先，缝合太紧。曾有个案报道，子宫垂直缝线间捆绑的中间部分和子宫峡部的横向部分会缺血坏死。其次，由于缝线多次穿过子宫壁进行缝合，故不能保持均匀的张力。此外，不管何种术式的剖宫产，B-Lynch操作需要横向切开子宫下段，进而查看是否有宫内残留及缝合后是否还有活动性出血，所以Hayman推荐行B-Lynch改良术式（简称Hayman术式）。

Hayman术式相对简单，垂直缝合与B-Lynch缝合位置相同，区别在于独立打结；对子宫峡部位置不做水平缝合。带直针的铬制肠线（2F）是理想的缝合材料，而带弯针（40mm或50mm）的1号聚乳酸或聚羟基乙酸线也可使用。与肠线相比，可吸收线的缺点是编织线不太容易穿过组织，但是可吸收线更坚固、不易断裂。

由于子宫峡部水平方向的压迫阙如，所以宫腔内出血更容易流出阴道，可降低发生宫腔内粘连的风险。

ChO曾报道，若胎盘侵犯子宫下段并有血窦，则可用方形缝合压迫止血。有人推荐，另外在宫底部添加缝合固定，以防止子宫缩复后垂直缝线脱落，进而导致肠袢进入缝线而发生嵌顿。但多数认为没有这个必要。这是由于丝线加压缝合会导致子宫浆膜面磨损，继而可以阻止缝线松弛脱落所引起的肠袢卷入。

（一）其他术式

除 Hayman 术式之外，还有多种 B-Lynch 改良术式。班加罗尔的 Gunasheela 医师设计了圆形缝合术，从子宫下段到宫底形成环形进而压迫子宫。Pereira 等报道了垂直和水平联合缝合以压迫子宫的方法 Hackethal 等运用"U"形缝合法压迫子宫前后壁，这在法国等欧洲国家已广泛应用。

（二）无效和合并症

大规模病例数据统计发现，约25％的缝合不能控制出血。一直以来，大量研究报道显示，缝合后会发生子宫坏死和粘连形成。Zhang 等报道了一项可拆除的缝合操作技术，这可减少上述缝合所导致的晚期并发症的发生。

五、主要血管结扎术

O'Leary 等在1966年报道了大量结扎子宫血管治疗难治性产后出血的病例然而，Abd 推荐逐步结扎子宫血管治疗产后出血。Abd Rabbo 在报道中描述了结扎的顺序：单侧子宫动脉结扎，双侧子宫动脉结扎，子宫下段血管结扎，单侧子宫卵巢动脉吻合支结扎，双侧子宫卵巢动脉吻合支结扎。据其报道，完成该术式的103例病例避免了子宫切除，并全部存活了下来。

（三）结扎子宫动脉

首先，从腹腔中取出子宫，切开子宫膀胱反折腹膜，下推膀胱。这就避免了向下向两侧移开输尿管，从而避免了对输尿管的损伤。在子宫峡部水平，比剖宫产切口低2～3cm处，在子宫肌层外侧，从前往后进行缝合。确保宫体后面无肠管或其他脏器被缝合，以免邻近结构被针尖损伤。使用持针器夹持弯针，当针尖从子宫后面穿出时，用血管钳夹持针尖，再放前面持针器夹持的弯针，否则针易回缩到子宫肌层，还需重新缝合。当针被拔出后，缝线穿过阔韧带侧面和子宫侧血管，与圆韧带平行。通过周围组织可透视的情况，很容易确定无血管区，继而避免扎到血管和形成血肿。如果扎到血管，那么子宫肌层侧壁（包括血管丛、动静脉）都将被打结。

血管结扎位置根据具体情况调整。若剖宫产切口侧裂伤损伤子宫血管，那么结扎位置就不能太低，并且在裂口上部的血管远端仍应被结扎。

另外，因宫缩乏力而出血可行血管结扎治疗，结扎位置应选择靠近子宫动脉进入子宫的地方。子宫动脉与卵巢动脉吻合支的结扎应选择在靠近宫角的地方。有研究报道，在子宫不同平面多次结扎可以有效止血。若为治疗宫缩乏力出血，则需行子宫动脉双侧结扎。然而，若是治疗剖宫产术切口裂伤，那么单侧结扎就够了。

（四）结扎子宫、卵巢动脉吻合支

卵巢动脉从主动脉直接分支，为卵巢、输卵管及部分宫角位置供血。胎盘位置决定了子宫血供在子宫动脉和卵巢动脉之间的变化。如果胎盘位于宫底或宫角，那么更多的血供将来自卵巢动脉。

在圆韧带水平结扎吻合支是不能一劳永逸的。在输卵管进入子宫的宫角下面进行结扎，可阻断供应宫角和宫底的弧形动脉。因此，结扎卵巢动脉靠近宫角的分支和子宫动脉上行支是至关重要的。通常只需结扎一针就可以做到，但需仔细，避免针尖损伤血管。在结扎血管前，透视无血管区，在输卵管和血管间选择靠近输卵管的位置，从宫角肌层进针后打结。

两侧都结扎后，由于子宫和卵巢动脉分支被阻断，所以消除了子宫的大部分血供。但因为在宫颈位置，阴道血管和膀胱血管经宫骶韧带提供血供，所以子宫不会因缺血而坏死。

（五）子宫动脉下行宫颈支结扎

子宫动脉到达子宫边缘后发出一下行支到达宫颈，该分支与阴道动脉有吻合。若出现宫颈或阴道上段撕裂伤，则结扎该血管有助于止血。

分离该血管需要技巧。首要的操作是下推膀胱。这是因为结扎该血管很有可能损伤宫旁血管和输尿管，所以只有在宫颈或阴道上段出现撕裂伤时，才考虑结扎该血管。在结扎该血管时，下推膀胱，结扎部分宫颈组织、宫旁血管，以确保不损伤输尿管。

（六）结扎髂内动脉

几乎所有盆腔脏器的血供都来自髂内动脉。因此，单侧或双侧结扎髂内动脉是治疗盆腔内复杂性出血的标准操作方法。不过，该操作在临床应用中不作为常规处理方法。主要采用子宫压缩缝合、逐步结扎子宫血管、临时夹闭主动脉或髂总动脉进行止血，而结扎髂内动脉止血主要在阴道、宫颈创伤出血时，才会使用该方法。对于宫缩乏力性产后出血，不选择结扎髂内动脉进行止血。另一种需要选择髂内动脉止血的情况是在给前置胎盘植入的患者行子宫切除后，为预防术后再出血。

1. 解剖

髂内动脉解剖结构以及与周边组织的关系存在个体差异。髂内动脉向后的分支供应臀部。髂内动脉前支继续向下走行，并且在中间部位发出分支供应子宫、膀胱、阴道。髂内动脉结扎最常见的并发症是操作过程中损伤附近血管。髂内静脉、髂外静脉走行与动脉很近。因此，在分离动脉时，应避免损伤其他血管。如果遇到患者处于休克状态，那么在全神贯注于结扎动脉的同时，也应注意静脉呈塌陷状态。如果术者忽略了这些解剖结构的状态，就很容易损伤到静脉。

由于左侧存在乙状结肠系膜，这就给髂内动脉结扎造成了困难。若通过触诊髂内动脉搏动确定血管、避开乙状结肠系膜，那么就不难结扎该血管。此外，采用经阔韧带法（见下文）结扎左侧髂内动脉会更容易。

需要反复强调的是，结扎位置应该在髂内动脉后支下面，约在髂内动脉起始后2~3cm，以避免误伤髂内动脉后支，进而使臀部肌肉坏死。因背后有腰椎血管旁系分支，故缺血的并发症极少发生。

2. 步骤

目前，有两种路径结扎髂内动脉——直接法和间接法（经阔韧带法）。推荐后者，因为它在任何情况下都可行。而对于子宫切除术后妇女或非妊娠妇女，直接法相对更好。

（1）间接法（或称经阔韧带法）：切开宫骶返折，并横向延伸至圆韧带。确诊髂外动脉搏动、腰大肌，能帮助确定分离方向。钝性分离，将阔韧带前后叶进行分离，就可见到髂外动脉。继续分离髂外动脉到髂总动脉，再找到髂内动脉。通常情况下，输尿管的解剖位置经过髂内动脉和髂外动脉分叉处。对医师而言，维持输尿管在髂内、外动脉之间的解剖部位很重要。一旦确认髂内动脉，翻开阔韧带腹膜，有助于暴露手术视野，并可以保证大肠、大网膜不会进入该视野。

（2）直接法：通过腹主动脉向下走行来定位髂总动脉，再通过解剖结构来确定髂内动脉。用 Allis 钳提起髂内动脉表面腹膜，垂直切开 3~4cm，充分暴露血管，以确定结扎位置。

一旦确定髂内动脉的结扎位置（起始位置下 2~3cm），就用长血管钳尖端分离血管表面和附近的网状组织。直角血管钳（Mixter 钳）从动脉下方的一侧穿到另一侧，并将动脉从底部轻轻向上抬起。使用 Mixter 钳夹住缝线一端，然后将缝线从动脉底下拉出。有人建议使用钳提起髂内动脉，以方便钳子通过血管下方。该步骤非常实用，尤其是在盆腔较深的位置。

关于缝合材料的使用，目前尚有些分歧。推荐使用非编织可吸收缝线。临床上常用的是 1 号肠线，也会用到聚羟基乙酸的编织缝线和聚乳酸线。但不推荐使用丝线、聚丙烯缝线等。

3. 并发症

最严重的并发症是损伤邻近血管，特别是髂外静脉。若发生髂外静脉受损伤的情况，则必须即刻修补，否则会导致失血过多、休克、心搏骤停等严重后果。据报道，其他可能发生误伤的组织结构有输尿管、髂外动脉、盆腔壁层神经及乙状结肠血管等。

极少数有发生臀部肌肉缺血坏死的并发症的报道。主要见于髂内动脉后支被结扎，同时又缺少腰椎血管吻合支供血的情况。在髂内动脉起始位置下 2~3cm 处进行结扎，可以有效减少该并发症的发生。

六、临时夹闭腹主动脉下端或髂总动脉

临时夹闭腹主动脉下端或髂总动脉的方法与传统产后出血的治疗方法不同。若患者处于休克状态或因大量出血随时可能发生休克，则首先应立即止血。若出血发生在医疗机构中以及因宫缩乏力而导致出血，那么快速有效的急救措施是经阴道夹闭子宫动脉。如果已经完成动脉夹闭，那么接下来要决定的是是否进一步行开腹手术迅速完成止血。建议施救者行主动脉按压，但是若患者是肥胖者，则该操作将很难实施。这是由于该操作的目标是将主动脉按压到腰椎椎体上，这可引起患者的不适感和操的疲乏感。若是在实施剖宫产术中，患者处于麻醉状态，操作容易，可直接按压主动脉。但该操作不能保证长时间有效。在前置胎盘植入病例中，可用阻断主动脉或髂总动脉血流的无损伤钳，在患者被抢救时，能短时间阻断主动脉。

麻醉和术前准备工作一完成，就选择腹中线行腹部切口，必要时可将切口延长至脐。操作是为了要将子宫取出，推开肠管以暴露腹主动脉末端。也可选择髂总动脉作为目标，但对腹主动脉末端操作更容易。为了阻断腹主动脉末端血流（即髂总动脉分支之前），可以应用无损伤钳。通过触诊该段动脉搏动，很容易辨认出腹主动脉。Bab 钳用于直接钳夹提起动脉；无损伤血管钳用于直接夹闭动脉。在动脉周围组织不易分离，甚至分离会出现危险的情况下，可以直接使用该血管钳，而不需要进行主动脉分离后再行夹闭。该血管钳用于夹闭的齿扣较长，夹闭动脉的作用是延长髂总动脉搏动间歇时间，并且可以避免夹闭压迫造成血管壁损伤。另外，无损伤血管钳设计了保护措施，即使钳子夹到最紧，夹叶之间仍留有空隙，也不会造成血管壁缺血坏死。

另外，夹闭腹主动脉或髂总动脉后，来自腹主动脉的卵巢动脉供应子宫的血液也会被控制住。该血管钳还可用于夹闭骨盆漏斗韧带，进而可以用以阻断卵巢血管。如果同时夹闭同侧圆韧带，则效果更好，可以避免损伤卵巢静脉。

夹闭腹主动脉也就同时阻断了盆腔和下肢的血供。因此，血供阻断的时间属于敏感时间段，应尽快重新建立血液循环，并且应在阻断最长90分钟内重新开放。在外科手术过程中，应每隔5分钟提醒一次手术医师。当组织缺乏血供时，无氧代谢将会持续，从而继发代谢性酸中毒。在重新开放血供后，代谢产物将回流到血液循环中，继而可能出现全身性酸中毒。不仅是手术医师，麻醉医师也应考虑到这一点。另一需要考虑的是，夹闭动脉增加了血栓形成的风险。产后期病理状态也会增加血栓形成的风险。建议在患者急性出血期过后，状态稳定时，应预防产后病理状态下的血栓形成。

临床上，对有剖宫产手术史的前置胎盘植入的患者，会用到不同种类的钳子。对此，下文有详述。另外，当患者处于休克状态或休克边缘时，如在剖宫产术、子宫破裂、子宫内翻时，也会用到各种钳子。目的是防止病情恶化，使麻醉医师有足够的时间复苏患者。同时，产科医师也可以有足够的时间为患者做输血准备、人员准备和决定进一步的治疗方案。

七、产科子宫切除术

产科子宫切除术是产后出血的非保守治疗。各种原发性或继发性产后出血、宫缩乏力或创伤性损伤都可能导致需要切除子宫。目前，临床上最常见的两种不得不切除子宫的情况是前置胎盘植入和宫缩乏力所导致的患者休克或凝血功能障碍。其他跟产后出血无关的需行子宫切除术的产科疾病有子宫肌瘤合并妊娠和宫颈癌，不在此讨论范围。

产科子宫切除术是指在妊娠或产褥期内行子宫切除术。根据患者的具体情况和临床指征，实施操作的具体方案也会进行相应的调整。例如休克患者与生命体征平稳的患者需要不同的处理方式和救助团队。在大部分情况下，时间很关键，手术时间越短，对患者越有利。然而，若患者情况不紧急，则可选择与一般妇科手术一样行经腹子宫切除术。子宫切除后，残端会增厚、水肿，建议双重结扎残端，这样可以保证线结不滑脱，还可以防止继发血肿。

根据具体指征再行宫颈切除术。对于休克患者，手术将膀胱下推到阴道水平需要耗费大量的时间，之后再切除宫颈。更重要的是，当膀胱下血管丛与阴道血管之间有吻合时，有可能因发生原发性和继发性血肿而需要进一步打开血管床。手术选择保留宫颈的另一个重要原因是，对比阴道组织，宫颈组织更厚、更坚韧且易缝合，而阴道组织则相对薄且脆。因此，建议常规做子宫次全切除术，除非存在因宫颈原因而发生的出血，如宫颈裂伤。临床上，甚至对前置胎盘植入的患者，也是有选择性地保留宫颈。

典型的临床情况是当产后出血的患者处于休克合并DIC状态时，应选择相对晚一些行子宫切除术。在这一过程中，时间是至关重要的。首选全身麻醉。手术切口选择脐下正中纵向切口。尽快将子宫提拉出至切口外，用无损伤止血钳夹闭腹主动脉下段和骨盆漏斗韧带；然后钳夹子宫两侧，切开膀胱反折腹膜，并下推膀胱，夹闭子宫动脉。这样一来，子宫血供被切断，只留有少量膀胱、阴道、直肠血管的吻合支。

强烈建议，在宫缩乏力性产后出血中，除非发生宫颈原因的出血，否则子宫次全切除术应保留一小部分宫颈下段。另外，越少分离膀胱，则膀胱底部出血越少；横向褥式缝合宫颈残端，双重结扎根部；放置大口径引流管，观察术后出血情况。

（一）因前置胎盘植入而行子宫切除术

不管医院的硬件设备如何，对前置胎盘植入的处理依旧相当困难。这是因为前置胎盘植入的患者在手术过程中会引起不可控制的出血，从而影响手术野。发生汹涌出血的原因如下。

(1) 存在新的动脉供应子宫下段。

(2) 新的动脉血管因缺乏平滑肌而缺少收缩止血功能。

(3) 子宫下段组织更脆。

(4) 胎盘异常植入，穿过子宫壁，难以从子宫分离。

(5) 新生血管出血不能通过 B-Lynch 压缩缝合和结扎髂内动脉而止血。

(6) 传统止血方法（如应用缩宫素）对子宫下段出血无明显效果。

手术医师尝试从子宫下段分离膀胱，但是由于出血凶猛以致术野不能用吸引器或纱布止血，这种情况很容易导致手术者紧张。如果进一步尝试在溢血的手术野中分娩胎儿，将导致孕产妇膀胱损伤、子宫切口不规则撕裂，胎儿娩出也会受到前置胎盘阻碍。手术者在意识到这点之前，患者可能因失血过多而发生血管塌陷、心搏骤停。休克和代谢性酸中毒将导致 DIC、持续性失血，最终导致孕产妇病情进一步恶化，甚至发生死亡。避免这一过程的关键，首先是阻止出血失控，然后，快速输血补液使患者的血流动力学不至于崩溃。若有细胞回收装置，则失血也能够得到重新回收并利用。

（二）条件设备优越的医疗单位标准流程

在条件设备优越的医疗单位，明确的流程能有效地运用于这些案例中。尤其是这些医疗单位具备经验丰富的产科医师、麻醉医师、血管外科医师、肿瘤外科医师、泌尿外科医师、介入放射科医师、输血科医师以及细胞回收技术人员等；能及时获取大量的血液和血液制品，后续跟进重症监护治疗。同时，置入多路大口径静脉通路和中心静脉通路导管，以便进行术中监测。

在妊娠 34~38 周，随时准备手术以应对病情变化。上述科室人员应能随叫随到。通过超声或能定位胎盘、了解胎盘侵入情况，尤其是胎盘与膀胱的位置关系。

在很多医疗单位，放射介入医师事先在髂内动脉或腹主动脉放入球囊，一旦胎儿娩出可立刻膨胀球囊进行止血。

在腹部选择行纵切口，子宫切口选择在胎盘以上，再分娩胎儿。胎儿娩出后，扩张血管内球囊。之后再决定对患者是否需行子宫切除术，或局部切除异常胎盘植入部位以保留子宫生育功能。若需行子宫切除术，则使用血管钳夹闭子宫动脉，从子宫下段分离膀胱，完成子宫切除术。若保留子宫，人工剥离胎盘，则在剥离植入部分胎盘时，切除局部子宫肌壁，缝合切除病灶后的组织。也可选择压缩缝合等其他止血方法阻止进一步出血。

在医疗设备缺乏的医疗单位，在上述准备条件亦缺乏的情况下，可以有以下方案来处理前置胎盘植入。

若前置胎盘植入不能得到及时处理，那么后果通常是严重，甚至是致命的。正因如此，术者更应该争分夺秒地抑制难以控制的出血。一般认为，在胎儿娩出后，临时夹闭髂总动脉或腹主动脉下段的血流，可以为分离胎盘提供相对清洁的手术野。

产科医师可以首先用钳提起相关血管后，再使用无损伤钳夹闭血管。在胎儿娩出后，无损伤钳继续保持夹闭状态 60~90mi。

处理前置胎盘：

（1）明确胎盘侵入范围。

（2）向患者及家属交代病情的严重性。

（3）设计手术方案。

（4）准备血液及血液制品。

（5）确保有经验丰富的产科医师和尿外科医师备台。

（6）尿管插管和膀胱留置导尿管。

（7）选择局部麻醉或全身麻醉。

（8）腹部选择垂直切口延长到脐下，在胎盘位置上方行经典子宫切口。

（9）若看到子宫下段血管凸起，则可确定胎盘植入。术中应决定是行子宫切除术（不剥胎盘），还是行保留子宫（不剥胎盘）的手术方式。勿行人工剥离胎盘。

（10）若决定保留胎盘，则结扎靠近胎盘的脐带部分，切除多余的脐带组织，缝合子宫切口，保留胎盘。

（11）若决定行子宫切除术，则可以选择使用无损伤钳钳夹骨盆漏斗韧带并夹闭髂总动脉血流，然后行子宫切除术。

（12）钝性分离膀胱、子宫，再行子宫次切/全切除术，并且在胎盘植入位置往下保留部分宫颈。不必将膀胱与阴道分离。

（13）双重结扎宫颈残端。

（14）撤掉止血钳和止血绷带，通过触诊股动脉搏动，明确下肢血运恢复情况。

（15）放置引流管，关腹。在夹闭髂总动脉后，需每 5 分钟报时一次。尽量在 30~40min 内完成手术。术后对患者进行密切监护。

据 Palacios 等报道，切除胎盘异常植入部分，保留子宫再生育是可行的。

八、选择止血方法

面对急性出血，该采取何种治疗方案或手术方式是产科医师的难题。首先，应尽快止血。最早的急救措施可以选择经阴道动脉血管夹闭或球囊压迫止血。临床具体的步骤取决于临床的具体情况。如果是会阴、阴道或者宫颈的裂伤，则可在产房处理。如果是复杂性裂伤或切口较深的情况，则最好在手术室麻醉下完成止血。

如果患者出血严重且出血时间长，则强烈建议在手术室操作止血。腹部入路的手术建议选择正中纵切口。根据具体病情选择压缩缝合或逐步结扎血管。若患者存在宫缩乏力，建议使用 Hayman 式压缩缝合；若患者的子宫有收缩和松弛迹象，则可以选择逐步结扎血管。通常情况下，两种方案可以联合使用。

髂内动脉结扎主要用于创伤性产后出血。在开始出现 DIC 的病例中，应权衡利弊后再决定是否进行髂内动脉结扎。髂内动脉结扎的优点是减少了开放血管腔的出血；缺点是打开新的组织层，有新增出血的风险。

产后出血的患者如果发生宫缩乏力并且同时存在 DIC，则应该选择快速行子宫次切/全切术，还是选择补充凝血因子和纠正凝血功能，保留子宫再行保守手术，通常很难抉择。患者的年龄、家庭都是应该考虑的因素。当然，首要的还是阻止出血、抢救生命。不管女性有无子宫，是否具备生育能力，生命始终都是第一重要的。

（余映辉）

第三节　子宫下段的损伤及其处理

一、引言

子宫收缩的缩复作用是胎盘剥离、产后止血的先决条件，但这一生理过程不能在子宫下段发挥很好的止血作用，尤其是患者有剖宫产史，子宫下段存在手术切口时。因此，子宫下段的产后出血（宫缩乏力性或创伤性）是临床 PPH 的重要类型。同时，临床观察发现，不是所有中央性前置胎盘都需行子宫切除术。唯一可能的推测是，不同患者子宫下段的肌层组织在数量和质量上是不同的。

产科医师可能忽略的子宫下段的问题有子宫下段的长度；在妊娠不同时期，子宫下段的上、下部分的宽度；子宫下段的厚度；子宫下段的血供；子宫下段旁侧供血的相关血管束；子宫下段与膀胱、腹膜的关系；子宫下段剖宫产术后，子宫下段愈合情况；子宫下段复旧。

对上述问题进行文献搜索，还未见对子宫下段的起源和性质的阐述。

二、子宫下段的起源

关于妊娠子宫下段的起源主要有以下三种观点。

子宫峡部的概念最早是由解剖学家 Aschoff 于 1906 年提出的：子宫峡部是指宫颈解剖学内口与组织学内口之间的部分。

第一种观点是由 Stieve 提出的，在孕 2 个月后，子宫峡部打开并扩张成为宫体的一部分。

第二种观点是由等提出的子宫体下段组织（不包括宫颈）形成子宫下段。子宫下段的上限是宫颈内口上 9~12mm，腹膜致密附着于子宫前壁的部分。

第三种观点是子宫下段由子宫峡部和子宫体下部共同组成，与腹膜疏松结合部相接。

三、子宫下段及宫颈裂伤的原因及处理

作为软产道的一部分，阴道分娩、剖宫产均可导致子宫下段及宫颈的损伤。其中尤以宫缩过强、产钳助产、第二产程剖宫产、再次剖宫产手术损伤多见。预防梗阻性分娩、合理使用缩宫素是重要的防范措施；其次，掌握正确的助产技术是关键。

（1）正确评估使用产钳术的必备条件：宫口开全、胎儿存活、骨盆适宜、胎膜破裂、胎头衔接、先露适合、膀胱空虚等；严格遵守操作规程，正确放置产钳、沿产轴方向牵引，可减轻或避免软产道的损伤。一旦发生宫颈裂伤上延，可能累及子宫下段则需开腹修补。

（2）胎先露异常、滞产或第二产程剖宫产及再次剖宫产因下段粘连、瘢痕弹性差异致切口选择过高或术中切口延伸。胎头位置低，子宫下段延长、水肿，手术切口选择很重要，胎儿娩出手法亦重要。切口过低可能导致切口延伸、累及宫颈；过高或胎先露异

常可能胎儿娩出困难，人为"L"形或"T"形延长切口，均可能造成术中出血、术后伤口愈合不良，发生晚期产后出血；术中仔细检查，及时发现，及时修补，妥善缝合；术后预防感染治疗；一旦发生晚期手术切口部位出血，首先抗感染及宫缩剂治疗，补液同时B超监测子宫切口处血肿是否继续增大、有无活动性出血，能否介入栓塞治疗，如出血量大，宜行子宫切除，此时修补常不宜成功。

（余映辉）

第三十三章　孕期保健

一、孕早期保健

孕早期是指从妊娠开始到妊娠 12^{+6} 周前,这是胎儿各器官发育形成的重要时期。

(一) 孕早期母体的生理心理特点

1. 孕早期母体的生理特点

妊娠期母体在解剖、生理生化发生的适宜性变化是十分明显的,许多变化是在受精卵形成后很快就开始并在整个妊娠期持续进行。各系统发生的一系列改变主要是为了适应胎儿生长的需要,并为分娩做好准备。

孕早期孕妇的体重增加不明显,在妊娠的最初的几周,子宫仍保持原来的"梨形",随着妊娠继续,子宫体部和底部长大,在妊娠 12 周时子宫变成"球形",并超出盆腔的范围。妊娠不同时期体重增长构成见表 33-1。子宫颈在受孕后一个月,因为整个宫颈血管增生以及水肿,宫颈的腺体增生肥大使得子宫颈明显变软并充血呈紫蓝色。内膜增厚、腺体增生,黏液分泌量增多,在宫颈管内形成黏液栓,可防止细菌进入宫腔。阴道黏膜变厚,充血水肿,呈紫蓝色,分泌物增多,呈白色糊状。阴道上皮细胞含糖原增加,乳酸含量增多,使阴道 pH 降低,不利于细菌生长,有利于防止感染。输卵管组织变软,黏膜有时呈蜕膜样改变。卵巢体积较非妊娠期略增大,停止排卵没有新卵泡生成。卵巢中的妊娠黄体产生的雌激素和孕激素维持妊娠,在妊娠 10 周左右黄体功能完全由胎盘取代,黄体开始萎缩。妊娠最初几周孕妇常感觉乳房发胀,有刺痛感或触痛,妊娠 8 周后乳房明显增大。乳头增大变黑,易于勃起。乳晕颜色加深,外围的皮脂腺肥大形成结节状隆起。母体的血容量从妊娠 6~8 周开始增加,每分钟心排血量自妊娠第 10 周开始增加,但在妊娠早期变化不明显。妊娠早期常有食欲缺乏、恶心、呕吐、偏食及唾液分泌增多等现象,数周后多自愈。胃肠道蠕动减弱,易引起胃肠胀气和便秘。增大的子宫可压迫膀胱而引起尿频。

表 33-1　妊娠不同时期体重增长构成情况

体液及组织	累计重量增长（g）			
	孕 10 周	孕 20 周	孕 30 周	孕 40 周
胎儿	5	300	1500	3400
胎盘	20	170	430	650
羊水	30	350	750	800
子宫	140	320	600	970
乳腺	45	180	360	405
血液	100	600	1300	1450

(续表)

体液及组织	累计重量增长（g）			
血管外体液	0	30	80	1480
母体储存（脂肪）	310	2050	3480	3345
合计	650	4000	8500	12 500

2. 孕早期孕妇的心理特点

妊娠期虽然是育龄妇女正常、自然的生理过程，但作为特殊的生活事件，构成了一个强烈的心理应激源，使孕妇在经历妊娠的生理变化的同时，心理上也发生了一系列的应激反应，心理和生理的变化交织在一起，形成了孕妇独特的、复杂多样的心理特点和心理问题。孕早期孕妇容易出现焦虑、抑郁、强迫、敌对、恐惧等心理健康问题。妊娠期母体对胚胎的免疫排异反应及免疫耐受性需要一个调整过程，特别是在妊娠早期，激素水平明显变化引起早孕反应，几乎每一位孕妇都有不同程度的焦虑，早孕反应使孕妇进食减少从而担心营养素摄入不足影响胎儿发育。一部分孕妇还对怀孕、分娩可能有不同程度的恐惧心理。这个阶段孕妇的主要表现为情绪不稳定，容易接受暗示，依赖性增强。由于保健意识的增强，一些孕妇会担心环境、职业等有害因素是否会对胎儿造成影响，担心发生不良的妊娠结局如流产、异位妊娠等，特别是以往有这种经历的孕妇。

(二) 孕早期的保健要点

1. 生理、心理及社会

(1) 及早确定妊娠开始保健：有资料研究显示有近90%的妊娠并没有计划性，出生缺陷绝大部分发生在无计划妊娠中。妊娠早期是胚胎及胎儿发育至关重要的时期，环境中各种有害因素将对胎儿的生长发育造成决定性的影响。理论上讲应大力提倡婚前、孕前保健，但实际工作中，许多孕妇是在妊娠后才有保健的意识。对育龄期妇女及早确定妊娠，以便尽早开始孕产期保健也能起到"亡羊补牢"的作用。对于育龄期妇女，出现月经推迟、不规则阴道出血或出现恶心、呕吐、乏力等症状均应考虑妊娠的可能，可通过尿妊娠试验初步诊断。如为阳性应及时开始孕产期保健，特别是既往有不良妊娠结局的妇女，更应尽早就诊。有研究表明对习惯性流产的妇女，妊娠后通过定期监测、B超等指标变化情况，了解胚胎是否存活，通过这些干预可明显改善妊娠结局。及时摒弃不健康的生活方式，如吸烟、饮酒、药物滥用等。使孕妇了解妊娠早期对胎儿发育的重要性，避免使用对胚胎有害的药物、避免接触放射线及有毒有害物质，如家庭装修中的甲醛等。正确认识早孕反应，从某种角度来讲，早孕反应可能是对胎儿的保护措施，避免孕妇过多地摄入对胎儿可能有害的物质。不必过分担心妊娠早期营养不足对胚胎的影响，整个妊娠早期，孕妇体重正常增加不足1kg，胎儿体重仅10g左右，对营养物质的需求量较少，但应保证维生素、优质蛋白质的摄入，特别应注意叶酸的补充。

(2) 适时开展产前筛查及产前诊断：资料显示人群的出生缺陷发生率约为5%，为了提高人口素质，节约医疗卫生资源开展产前筛查及诊断十分必要，这也是母婴保健法赋予妇幼保健机构的重要职能。产前筛查应根据当地的疾病流行病学特征和现有的医疗资源合理开展，最好做到个体化，如TORCH的筛查，如人群巨细胞病毒感染率低，在妊娠期易发生原发感染的孕妇应进行筛查，同时要求筛查阳性后应有完善的进一步转诊确诊流程。在有条件的医疗机构可在妊娠早期开展唐氏综合征筛查包括血清标志物、超声颈部透明层厚度测量，以及其他染色体疾病和先天感染性疾病的筛查。

2. 发现高危孕妇，进行专案管理

在妊娠早期进行第一次产前检查时，应采用适合本地区的高危因素筛查表进行筛查，注意详细询问病史，及时发现有危险因素的孕妇，并根据现有的医疗条件，指导孕妇合理转诊。对出现合并症、并发症的孕妇应及时诊治或转诊。必要时请专科医师会诊，评估是否适于继续妊娠。

3. 开展健康教育，以利孕妇在整个孕期保持健康的生活方式

(1) 孕期锻炼：不同运动对妊娠的影响不一样，而且孕妇生理及形体上所发生的变化使她们不能安全的从事某些体育运动。没有妊娠并发症或合并症的孕妇在孕期开始或坚持规律的适当的锻炼，不会对胎儿造成危害。孕妇应该避免有可能造成腹部受伤、跌倒、关节张力过大及高度紧张的运动，以及接触性运动、灵活性技巧运动。进行一些适当的户外运动可以放松心情，呼吸新鲜空气。

(2) 孕期烟酒的影响：乙醇可以自由通过胎盘，会对胎儿造成不良影响，酗酒或狂饮会影响胎儿生长发育，如低体重儿、胎儿乙醇综合征及远期对行为、精神、智力的不良影响。孕期吸烟对胎儿的危害已经多方证实，孕妇吸烟与胎儿宫内猝死、胎盘早剥、胎膜早破、异位妊娠、前置胎盘、早产、流产、低体重儿、先天性唇腭裂的发病率增加，子痫前期的发病风险增加，应向孕妇告知孕期吸烟对胎儿发育带来的危害以及强调在孕期任何阶段戒烟均有益，在孕妇既往吸烟而在近期戒烟，应予提供戒断辅助治疗，包括心理、行为治疗等；并避免被动吸烟。如果难以戒烟，就尽量减少吸烟量，控制在每天5支以下。

(3) 孕期吸毒：研究表明孕期经常吸食大麻，新生儿体重平均减少131g。吸食大麻的母亲所生婴儿，性格怯弱、活动技巧差的比例增加。孕妇吸毒有可能导致出现新生儿海洛因撤药综合征，早产、极低体重儿、窒息、肺炎、新生儿出血等合并症常是死亡主要原因。

(4) 孕期旅行孕妇长时间坐飞机，会显著增加静脉血栓发生的风险。在机舱内适当活动、做提高小腿肌张力的活动、避免大量喝水及穿弹力袜可以减少静脉血栓发病风险。乘汽车应正确使用安全带，孕期正确使用安全带对孕妇非常重要，错误使用安全带会对胎儿造成危害，而且在交通事故时不能起到保护孕妇的作用。安全带应该跨越妊娠子宫的上方或下方，不应该直接跨越妊娠子宫；使用三点固定式安全带，其中一条应置于妊娠子宫下方跨越大腿，另一条置于子宫上方，跨越对角肩；调节适度尽量舒服。

(5) 孕期免疫接种：黄热病是通过蚊子传播的，如果孕妇面临暴露于黄热病感染的风险比接种黄热病疫苗后可能会对胎儿造成的风险更大，应考虑接种黄热病疫苗，但接种时间应在妊娠6个月以后。孕妇感染疟疾会增加母亲死亡、流产、胚胎停止发育、低体重儿、早产、死胎的发病风险。妊娠并不是预防接种的禁忌，一般死疫苗或灭活疫苗、类毒素、多糖类疫苗如口服脊髓灰质炎疫苗可以在孕期接种，但是活疫苗接种是妊娠期禁忌，表33-2是世界卫生组织关于妊娠期预防接种的相关疫苗的建议。

表 33-2 妊娠期接种疫苗的建议

疫苗名称	孕期是否能使用	注释
卡介苗	否	活疫苗
霍乱	否	安全性尚未确证
甲肝	是,如果有指征	安全性尚未确证
乙肝	是,如果有指征	
流感	是,如果有指征	安全性尚未确证
日本乙型脑炎	否	
麻疹	否	接种3个月后再妊娠
脑膜炎	是,如果有指征	仅在有高风险感染儿率时
腮腺炎	否	接种3个月后再妊娠
口服脊髓灰质炎糖丸	是,如果有指征	
灭活脊髓灰质炎疫苗	是,如果有指征	
狂犬病	是,如果有指征	
风疹	否	
伤寒		安全,但是不推荐
水痘	否	
天花	否	
黄热病	是,如果有指征	尽量避免,除非高度危险
破伤风	是,如果有指征	
白喉	是,如果有指征	

4. 每次产前检查时,应给孕妇提问的机会,建卡病例于门诊保管,方便患者下次就诊

告知患者所有检查结果,通过健康教育班进行信息交流及孕期宣教,并提供循证信息。妊娠期保健服务的项目见表33-3。

5. 注意事项

(1) 以上为正常妊娠孕期的保健内容,对于有以下情况的孕妇需要进一步的保健。

1) 内科合并症:高血压、心脏病、肾脏病、内分泌疾病、精神疾病、血液疾病、癫痫、自身免疫性疾病、癌症及传染病。

2) 妊娠并发症的出现。

3) 缺乏社会支持等易感因素。

4) 年龄>35岁,或<18岁。

5) 体质指数>35或<18。

6) 既往史:习惯性流产、孕中期流产或早产、新生儿死亡或死产、剖宫产、子痫前期或重度子痫前期、HELLP综合征、先天畸形儿、小于胎龄儿或大于胎龄儿、精神

疾病或产后精神疾病。

表 33-3　妊娠期不同孕周产前保健的内容

孕周	检查项目及注意事项	
12 周之前	确定孕妇是否需要进行进一步的保健	
	提供孕期膳食、生活方式的健康咨询服务	
	孕妇应戒烟、戒酒，远离违禁药品	
	告知补充叶酸的益处（400μg/d，至少至孕 12 周，有条件至整个孕期）	
	告知孕期保健服务的信息	
	建立孕期病例卡	病史、妇产科病史、月经婚育史、异常妊娠分娩史、性传播疾病史过敏史、家族基因病遗传病史、内科外科感染疾病史、生活工作环境、家庭暴力、营养、孕期服用药物史等
		体格检查：一般情况：体重、身高、体质指数、血压、心率、甲状腺、心脏、肺、乳房、腹部、脊柱、四肢妇科检查：阴道、宫颈是否合并疾病产科检查：胎心听诊
	提供筛查实验，在实验前告知所有实验目的及意义	血液筛查实验：血常规、血型（ABO 及 Rh 血型）、凝血功能；
		病毒学：乙肝、丙肝、艾滋病、梅毒（先做筛查实验，如阳性再做确诊实验）、肝功能、肾功能、血糖
		尿液筛查实验：尿常规：筛查无症状性菌尿（理想：尿培养）
		超声扫描筛查：确定核实孕周，以便今后校正孕周 11～14 周，检测 NT 值
16 周*	复习并记录所有已进行的检验结果	
	测量体重、血压、宫高、腹围、听胎心	
	唐氏筛查：15～20 周血清学筛查（理想：采用检出率在 60% 以上的方法）	
20 周*	母亲为 Rh 阴性，检测红细胞抗体效价	
	复习并记录所有已进行的检验结果	
	测量体重、血压、宫高、腹围、听胎心	
	20～24 周安排系统超声检查	
	有缺钙症状者，予以补充钙剂	

(续表)

孕周	检查项目及注意事项
24 周	复习并记录所有已进行的检验结果
	测量体重、血压、宫高、腹围、听胎心
	妊娠期糖尿病筛查
	在前一阶段未做系统超声的孕妇,可在这一阶段补做
28 周	复习并记录所有已进行的检验结果
	测量体重、血压、宫高、腹围、听胎心
	复查血常规
	复查红细胞同种抗体(理想:如为 Rh 阴性,给首剂抗 D 蛋白)
	注意孕妇有无皮肤瘙痒症状
30 周*	复习并记录所有已进行的检验结果
	测量体重、血压、宫高、腹围、听胎心
	对于高危孕妇,复查梅毒螺旋体
	注意孕妇有无皮肤瘙痒症状
	复查尿常规
32 周	复习并记录所有已进行的检验结果
	测量体重、血压、宫高、腹围、听胎心
	注意孕妇有无皮肤瘙痒症状,复查肝功、心电图
	自数胎动
34 周	复习并记录所有已进行的检验结果
	测量体重、血压、宫高、腹围、听胎心
	自数胎动
	特殊患者可以开始胎心监测(ICP、自觉胎动减少者)
36 周	复习并记录所有已进行的检验结果
	测量体重、血压、宫高、腹围、听胎心
	胎动监测、胎心监护
	(理想:如为 Rh 阴性,给第二剂抗 D 蛋白)
37 周*	复习并记录所有已进行的检验结果
	胎动监测、胎心监护
	测量体重、血压、宫高、腹围、听胎心

(续表)

孕周	检查项目及注意事项
38 周	复习并记录所有已进行的检验结果
	胎动监测、胎心监护
	测量体重、血压、宫高、腹围、听胎心
39 周	复习并记录所有已进行的检验结果
	胎动监测、胎心监护
	测量体重、血压、宫高、腹围、听胎心
40 周	复习并记录所有已进行的检验结果
	胎动监测、胎心监护
	终止妊娠前应复查超声
	孕周超过 41 周，可引产

（•为原国家卫生部推荐的 5 次产前检查时间）

7）家族史：遗传性疾病。

(2) 在常规检查流程之外，尚有以下需注意。

1) 如果孕中期超声发现胎盘越过子宫内口，在孕 30 周后需再次复查超声。

2) 孕期出现异常阴道出血，应做妇科检查及超声检查。

3) 医务人员应警惕家庭暴力的症状和体征，以阻止家庭暴力对孕妇造成的伤害。

4) 产前检查时若发现胎儿大小与孕周不合，注意结合早期超声结果校正孕周。

(三) **孕早期常见健康问题的处理**

1. 妊娠呕吐

妇女妊娠后，内分泌系统发生变化，在多种蛋白质和皮质激素的影响下，孕妇身体出现许多相应的适应性改变。最早和最突出的表现就是恶心、呕吐、食欲缺乏等妊娠反应，程度因人而异。妊娠剧吐不同于一般的早孕反应。孕妇持续出现恶心，频繁呕吐，不能进食，明显消瘦，自觉全身乏力。如果孕妇对妊娠非常恐惧，害怕孕吐影响胎儿的营养发育等，这些顾虑会成为消极的精神因素，反而使控制大脑呕吐的中枢更加兴奋，加重妊娠反应。

对于妊娠反应较重的孕妇，应注意多饮水，多吃青菜和水果，可以少食多餐。在口味上选择适合自己口味的食品。适当吃营养丰富的瘦肉、动物肝脏等。家属要帮助孕妇消除对妊娠的恐惧感，不必过分担心妊娠反应，安慰孕妇早孕反应很快就会过去，精神的支持和鼓励非常重要，能起到药物所达不到的作用。

由于妊娠早期胚胎才开始形成发育，所以不需要增加很多营养，一般不会影响胎儿的发育。如果发生妊娠剧吐，长期饥饿可引起血压下降、尿量减少，使体内动员大量脂肪，引起酮症酸中毒及电解质紊乱，严重时甚至会损害肝肾功能，影响胚胎发育，必须及时诊治。

2. 阴道流血

妊娠早期出血，主要原因可能是先兆流产、流产、异位妊娠、葡萄胎等。

(1) 先兆流产：阴道少量出血，有可能伴有腹痛或轻微腰酸，也可能不伴腹痛，阴道没有组织物排出。

原因：胚胎畸形，孕妇患有某些急性病、精神因素或内分泌功能问题，如黄体功能不全等。

处理：及时就诊，行B超检查，如果胚胎是正常的（胎囊完整、可见胎芽、可闻胎心搏动等），胚胎80%～90%没有异常，症状消除后可继续妊娠。胚胎种植也可引起少量出血，常见的是在受孕14天左右出现很少量出血，无任何不适，1～2天后自行消失，这种情况不需要处理。出现"经量"明显减少，应及时确定是否妊娠，注意妊娠早期的保护，避免致畸因素影响。除非是习惯性流产或明确黄体功能不全，不建议轻易使用孕酮保胎治疗，常规监测孕酮没有太大意义。

(2) 难免流产：阴道出血增多，多于正常月经量，同时出现阵发性下腹疼痛，有时可见阴道有组织物排出。

原因：妊娠早期自然流产有近70%～80%的可能是胚胎染色体异常、胚胎发育不好，是优胜劣汰的自然选择，诊断明确时不应继续保胎。

处理：到医院急诊，将排出组织带到医院请医师观察，以明确是否流产完全，有无感染，必要时清宫，避免自行处理不当造成阴道大出血、休克，甚至危及生命。

(3) 见红和阴道流血：妊娠后不应该有阴道流血，少量断断续续的流血称见红，如有见红但无腹痛或腹痛轻微，可以先注意休息，并及时去医院就诊，排出异位妊娠，了解胚胎发育是否良好，流产是否可以避免，以确定治疗方案。

(4) 异位妊娠：是指受精卵由于某些原因，不在宫腔内着床，最常见的部位是输卵管，由于输卵管的管腔很小，壁很薄，受精卵不能很好地发育而引起流产，或是孕囊增大后引起输卵管破裂，出现腹腔大出血、休克，甚至死亡。一般在早孕期40～60天多见，早孕反应及妊娠试验与正常妊娠一样，常出现阴道出血，腹痛、妇科检查子宫增大不明显，有时可发现附件有包块，β-的测定以及阴道B超检查对诊断有所帮助。如果出现异位妊娠破裂，剧烈腹痛、晕倒、休克等症状，必须及时送往医院手术治疗，否则出现生命危险。

(5) 葡萄胎：是一种良性滋养细胞疾病。主要表现为早孕反应重、子宫增大比停经孕周大、有阴道出血，有的患者还会掉出像葡萄样的组织，通过B超可以明确诊断，明确诊断以后应及时住院行吸宫术，如果一次宫腔不能清理干净，术后5～7天再次清宫，每次刮宫物必须送病理检查、术后要定期随访，注意避孕，有10%左右的良性葡萄胎会发展成为侵蚀性葡萄胎，术后随访十分重要。

二、孕中期保健

孕中期是指妊娠$13～27^{+6}$周，此期胎儿生长迅速。

(一) 母体的生理心理特点

1. 妊娠中期母体的生理特点

子宫由于肌纤维的肥大、拉长而明显增大，妊娠中期子宫的长度比宽度增长更为明显，变成"卵形"。子宫峡部不断伸展，子宫常有不规则的间歇性无痛性收缩，随孕周增大频率增加，这一现象是Braxton Hicks首先在1872年观察到的，所以称为"Braxton Hicks"收缩，这种宫缩通常是散发的，并不可预测，没有一定的节律，宫腔压力在 5~25mmHg。子宫胎盘间隙充足的血流直接影响胎儿的代谢和生长，胎盘的灌注受整个子宫血流的影响，子宫胎盘血流随孕周增大而增加，此时子宫动脉血流的测定对预测子痫前期、胎儿生长受限有一定的价值。阴道上皮细胞含糖原进一步增加，乳酸含量增多，使阴道 pH 降低，不利于细菌生长，但有利于真菌的生长。由于孕激素的作用，胃肠道蠕动进一步减弱，容易出现胃肠胀气及便秘，增大的子宫压迫直肠加重便秘，影响静脉回流引起痔疮。输尿管蠕动也减弱，且在骨盆入口处受妊娠子宫的压迫，致使尿流迟缓，易引起泌尿系统感染，并引起轻度输尿管扩张，肾脏血液量及肾小球的滤过率均增加。皮肤常出现色素沉着，在面部、脐下正中线、乳头、乳晕及外阴等处较显著。皮脂腺及汗腺功能亢进，分泌增多。腹壁、乳房以及股外侧面和臀部的皮肤可因弹力纤维断裂出现斑纹，称"妊娠纹"。新出现的妊娠纹为紫红色，见于初孕妇，陈旧性妊娠纹呈白色，多见于经产妇。由于骨盆关节及椎骨间关节松弛，孕妇可感觉腰骶部、耻骨联合及（或）肢体疼痛不适，这可能和松弛素有关。从妊娠第 5 个月开始，孕妇每周体重增加约 0.5kg，胎儿骨骼及胎盘形成需较多的钙，应注意加强营养，平衡膳食，保证各种营养素的均衡摄入，同时应注意控制孕妇体重增长。由于醛固酮和雌激素的作用孕妇容易出现水钠潴留，有 50%~80% 的孕妇可能出现妊娠水肿。

2. 妊娠中期孕妇的心理特点

妊娠中期，随着妊娠的继续，孕妇对妊娠导致的生理、心理变化逐渐适应，情绪趋于稳定，但感知觉、智力水平、反应能力可能略有所下降，而抵御各种不良刺激的能力增强。度过妊娠早期，对于流产的担心减轻，但进行产前筛查诊断，孕妇又可能对胎儿是否存在畸形开始担忧。在孕 20 周左右，孕妇开始感觉到胎动，许多孕妇描述胎动是"非常美妙的事情"，准妈妈这时切实感受到新生命的存在，孕妇和胎儿的情感交流更加密切。由于胎儿迅速生长发育，子宫体积增大，对营养的大量需求，孕妇各器官功能负荷接近最高值，从而引起孕妇躯体的过度负荷，出现病理改变，可能造成妊娠并发症，同时也会影响其心理活动，可能出现焦虑。

（二）妊娠中期的保健要点

1. 了解胎动出现时间

初产妇通常在孕 20 周，经产妇在孕 18 周左右感觉到胎动，由于孕妇腹壁脂肪厚度及自我感觉的差异，首次感到胎动的时间也因人而异。每个人对胎动的描述也不一样，有的感觉像"金鱼在吐泡泡"，有的感觉像腹部在抽筋一样。对于月经不规律又没有在妊娠早期行 B 超确定胎龄的孕妇，初次感胎动的时间可以帮助用于胎儿孕周的粗略估计。

2. 绘制妊娠图，观察胎儿生长发育情况

妊娠图是将孕妇体重、血压、腹围、宫底高度、胎位、胎心、水肿、蛋白尿及超声检查的双顶径等，制成一定的标准曲线。在每次产前检查时，将检查所见及检查结果，记录于曲线图上，连续观察对比，可以了解胎儿的生长发育情况。其中耻骨联合到子宫底高度测量是反应胎儿生长情况较敏感的指标，从孕 20~34 周，宫底高度平均每周增加约 1cm，34 周后宫底增加速度变慢，子宫底高度在 30cm 以上表示胎儿已成熟。如在妊娠中期胎儿出现生长受限，应高度警惕胎儿是否存在先天性疾病，包括染色体异常，宫内感染等，应进一步明确诊断及时处理。

3. 进行严重出生缺陷的筛查和诊断

引起严重的出生缺陷的原因常见的有染色体异常、宫内感染，以及其他原因引起的发育异常，根据中国出生缺陷中心的监测资料，2002年我国出生缺陷前六位分别是总唇裂（发生率为13.6/万）、多指趾（12.6/万）、先天性心脏病（10.6/万）、神经管缺陷（10.6/万）、先天性脑积水（7.5/万）、肢体短缩（6.5/万），其他的还有唐氏综合征、先天性耳聋等。妊娠中期对孕妇进行血清的游离雌三醇（uE$_3$）、甲胎蛋白（AFP）、及抑制素A（inhabit A）的检测可以对唐氏综合征、13-三体、18-三体及神经管畸形进行筛查，结合孕20周左右的系统超声检查，还能进一步发现先天性心脏病、唇裂、脑积水及肢体内脏的畸形。通过羊水细胞培养以及脐血穿刺可获得胎儿细胞核型，进行染色体疾病的诊断。

4. 妊娠中期辅助检查项目

（1）**基本检查项目**：妊娠16~24周超声检查筛查胎儿严重畸形，超声特别是彩色多普勒超声在产前筛查及诊断中的应用，极大地提高了胎儿严重畸形的检出率，由于这时胎儿心脏发育基本成形，超声通过"四腔心"切面的扫查，结合血流分析，可检查出80%以上的先天性心脏畸形，另外对神经管畸形、唇裂以及肢体内脏畸形也有很高的诊断价值。在有条件的医疗机构均应积极开展孕中期的系统超声检查。

（2）**建议检查项目**：唐氏综合征筛查包括孕妇血清的筛查和超声的筛查，根据医疗机构自身的条件选择开展，血清的筛查可为三联，检出率在70%左右，有条件的可进行四联筛查（加抑制素A），检出率在80%左右。孕24~28周可根据有无妊娠期糖尿病的高危因素选择行妊娠期糖尿病筛查，这些因素包括孕前体重超标、妊娠期体重增长过快、糖尿病家族史、年龄超过30岁等。

（3）识别、筛查需要做产前诊断的孕妇，对需要做产前诊断的孕妇应及时转到具有产前诊断资质的医疗保健机构进行检查，产前诊断的对象包括：①高龄孕妇（年龄>35岁）；②羊水过多或者过少者；③胎儿发育异常或者胎儿有可疑畸形者；④孕早期接触过可能导致胎儿先天缺陷的物质者；⑤有遗传病家族史或者曾经分娩过先天性严重缺陷婴儿者；⑥曾经有2次以上不明原因的流产、死胎或新生儿死亡者；⑦筛查结果异常者。

5. 保健指导

提供营养、心理及卫生指导；提倡适量运动；预防及纠正贫血；强调产前筛查及产前诊断的重要性。

（1）**营养方面**：建议孕妇孕期注意饮食多样性，最好是新鲜食品，包括多吃蔬菜水果、淀粉类食物，如面包、米饭、面条及土豆；蛋白质如瘦肉、鱼及海鲜等；大量纤维素包括蔬菜水果及全麦面包等。

孕期服用以下食物可能会对孕妇或胎儿有害：经霉变制作的乳酪；生或半生的肉类；腌腊食品，未经烹饪的即食熟食品；火腿肠及午餐肉等罐头食品；生食水生有壳动物如牡蛎、蟹等；甲基汞含量较高的鱼，如鲨鱼、箭鱼及枪鱼，会影响胎儿神经系统；咖啡因每天不应超过300μg，咖啡、可乐及茶里都含有咖啡因。

细菌污染食物引起的感染，如李斯特菌，临床表现为轻度感冒症状，但可以导致流产、胎儿停止发育等，孕妇（12/100 000）感染该菌的概率高于普通人群

(0.7/100 000)，被污染的食物是该菌感染的常见原因。例如，没有巴氏消毒的牛奶、肉酱、鱼酱、软的经霉变制作的奶酪，另外在家养及野生动物的粪便中亦有该菌。应避免食用未经巴氏消毒或煮沸的牛奶、鱼酱、肉酱等食物及未经烹饪的肉食，妊娠期不要饲喂宠物。

沙门菌是导致食物污染的常见细菌，家禽、鸡蛋、皮蛋、未经消毒的牛奶、生肉及生水携带该菌，虽然该菌对胎儿无影响，但是会导致孕妇严重的腹泻、呕吐。不能吃生鸡蛋，包括鸡肉在内所有肉类要经过烹调煮熟，在准备生肉后要洗手。

(2) 妊娠中期的运动：孕妇应坚持每天做孕妇体操，活动关节，锻炼肌肉，可使周身轻松，精力充沛，同时可缓解因姿势失去平衡而引起身体某些部位的不舒服感。使韧带和肌肉松弛，以柔韧而健壮的状态进入孕晚期和分娩。

做操最好安排在早晨和傍晚，做操前一般不宜进食，最好是空腹进行。不要在饭后马上进行。做操前先排尿便。锻炼结束后30分钟再进食。如果感到饥饿，可以在锻炼前1小时左右进一些清淡的食物。在空气流通的房间做操，天气好时要打开窗户。穿宽松、舒适的衣服，地上铺毯子，躺在上面做。也可播放一些轻松的音乐。做操前先征得医师的同意。有先兆流产、早产史、多胎、羊水过多、前置胎盘、严重内科合并症的孕妇不能进行体操运动。孕妇进行体操锻炼应记住以下几项原则：要明确孕期体育锻炼的目的，不是为防止体重增加，而是要保持现有的结实、强壮、稳定和心血管系统的健康；维持体液平衡很重要，应在进行锻炼前后40分钟各饮一杯水或果汁饮料；在锻炼的头5分钟，先做热身的准备活动，以使血液循环逐渐增加；伸展运动不要过于猛烈，过于猛烈可能会拉伤韧带，因为身体中雌激素和松弛激素的作用，韧带已经松弛且不稳固；对于多数孕妇来说，低冲击力的体育锻炼（散步、游泳、骑车）比猛烈的跳动、踢球、打球要好；在孕中期比较安全时可以适当增加活动量；孕前不爱活动的妇女，应等到孕中期再开始循序渐进的体育锻炼。

6. 发现高危孕妇

进行专案管理，继续监测、治疗妊娠合并症及并发症，必要时转诊。

(三) 妊娠中期常见健康问题的处理

1. 烧心感

是胸骨后或喉部的烧灼感或不适感，可能是由于胃酸反流至喉部、口腔，导致口腔有酸苦的感觉。妊娠期发生烧心感的病机并不清楚，可能时由于妊娠激素水平发生改变，影响了胃肠道功能，导致胃食管反流。烧心感并不会增加妊娠不良结局，因此其治疗主要是对症而不能预防。烧心感是孕期较常见的症状，随着妊娠周数的增加，烧心感的发生率亦增加。

治疗目的在于减少胃酸反流，减轻症状。改善生活习惯：少食多餐，避免食用含咖啡因等刺激胃酸分泌的食物，尤其是在饭后应保持立姿，避免躺卧。

抗酸药：藻酸盐可抑制胃内容物食道反流。H_2受体拮抗剂，可以减少胃酸分泌，有效缓解烧心感，并且孕期使用是安全的。H_2受体拮抗剂雷尼替丁每天服用一次或两次可以明显缓解烧心感的症状。

所以孕妇出现烧心感，首先应建议改善饮食习惯，对于症状严重，若改善饮食习惯无效，可以使用抗酸药。

2. 便秘

妊娠期间容易发生便秘，妊娠期间，由于孕激素水平升高，导致胃肠道蠕动减慢，食物在肠道停留时间延长，而且与纤维素摄入减少亦有关系。

孕妇便秘，首选是调节饮食，例如补充含纤维素的食物麦麸、小麦等，适当饮水。当纤维素添加效果不好时，可考虑使用缓泻剂。

3. 静脉曲张

表现为大腿内侧蓝色曲张的静脉，可伴有瘙痒和全身不适感，脚和脚踝亦可水肿，是孕期经常出现的症状，并不会对胎儿发育带来危害，没有特别有疗效的治疗，弹力袜可以改善症状，但不能阻止静脉曲张的发生。

4. 阴道分泌物增加

在妊娠期间，妇女阴道分泌物增加。但是如果伴有浓烈的异味、外阴瘙痒、红肿或者伴有尿痛，则可能合并细菌性阴道病、真菌性阴道炎、滴虫性阴道炎。而且其他生理或其他病理条件下也会导致阴道分泌物增加，如阴道过敏反应等。

甲硝唑对滴虫性阴道炎有很好的疗效，新生儿体重及出生孕周并无明显差异，并不增加早产率。

咪康唑软膏、克霉唑栓剂等局部用药可以更有效减轻真菌性阴道炎症状，咪康唑或伊康唑一周疗程与两周疗程效果类似，而3天疗程的疗效没有一周疗程疗效好。目前，口服治疗真菌性阴道炎的药物在孕期使用的安全性尚无评价资料。

5. 腰背痛

大部分孕妇在第5~7个月出现症状，而且晚上症状较重。妊娠期间背痛可能是由于子宫重量的增加及位置的改变，妊娠激素松弛素影响盆底肌肉松弛的原因。在水中进行健身运动、合理休息可以明显缓解妊娠背痛症状，按摩疗法、脊柱推拿、对治疗背痛有效，但是目前尚缺乏循证医学评价依据。

6. 耻骨联合痛

耻骨联合痛是盆腔部位的不适感和疼痛感，可以向大腿内侧及会阴部放射，程度可轻重不一，但是令人无法忍受的疼痛，应考虑病理因素所致。耻骨联合痛在妊娠期间的发生率为0.03%~0.3%，大部分出现在妊娠中晚期，目前尚无有效治疗方法，减轻骨、关节疼痛的药物在孕期使用并不合适。

7. 阴道出血

（1）晚期流产有停经史及早孕反应，阴道出血量或多或少，有部分妊娠组织物排出，并伴有阵发性下腹痛，也有不痛者，有的有羊水流出。

（2）前置胎盘：如果胎盘附着于子宫下段，B超提示，胎盘下缘距子宫内口<5cm，达到或超过子宫内口，由于胎盘位置不固定，随妊娠子宫增大子宫下段增长，在妊娠早期及中期仅诊断为胎盘前置状态。临床资料显示，妊娠中期时，胎盘占据宫壁面积的一半。因此，胎盘贴近或覆盖宫颈内口的机会较多。但在妊娠足月时，胎盘面积仅占宫壁面积的1/4~1/3，中央性前置胎盘变为低置或部分性前置胎盘，而后两者变为正常位置的胎盘或低置胎盘，有近80%的"前置胎盘"会变为正常。

前置胎盘的原因主要是多次刮宫、流产，或是剖宫产、产褥感染等因素引起子宫内膜病变或损伤，子宫蜕膜血管发育不良，为了摄取足够的营养，胎盘面积扩大。如果有副胎盘或膜状胎盘，由于胎盘面积过大，下缘也可延至子宫下段。另外，受精卵滋养层发育迟缓，到达宫腔时，尚未发育到能着床的阶段，可能会继续下移，种植在子宫下段，使胎盘位置发生异常。

妊娠中期，胎儿生长速度快，羊水量相对较多，子宫下段延伸，而附着于宫颈内口处的胎盘不能相应伸展，导致前置部分的胎盘附着处剥离，引起出血。出血量多少和次数与前置胎盘类型关系密切。出血量少对母儿影响不大，如出血量大，孕妇可能会出现休克症状，胎儿可能会因为缺血、缺氧而死亡。

妊娠中期时，前置胎盘的治疗主要是期待疗法，孕妇卧床休息，保持心境平和，辅以止血、抗感染以及抑制宫缩的治疗。

（3）胎盘早剥：患者往往有腹部外伤史，或有慢性高血压、慢性肾炎等合并症，要特别警惕妊娠高血压疾病，有的孕妇长时间卧床，妊娠子宫压迫下腔静脉，使子宫静脉压升高，导致蜕膜静脉床出血也可引起胎盘剥离。剥离处的出血积聚于胎盘与宫壁之间为隐性出血，出血自阴道排出为显性出血。出血多时，可导致休克或子宫胎盘卒中，严重时还可导致凝血功能发生障碍。如果诊断为重型胎盘早剥，剥离面积超过胎盘的1/3，母儿的血流动力学不稳定的情况下，短时间不能经阴道分娩的，为了抢救孕妇生命，应立即行剖宫产术。

尽管孕中期是整个妊娠期风险较小的阶段，但也要注意保健，适量运动，一旦出现阴道出血，应及时到医院就诊明确诊断。因为除了上述原因外，还要考虑到宫颈病变、息肉、阴道静脉曲张造成的出血。

8. 头昏

孕妇出现血压增高、头昏头痛、严重恶心、呕吐、下肢水肿、视物不清及尿蛋白阳性时，要考虑妊娠高血压疾病、子痫前期或肾炎的可能。妊娠贫血，也常会头昏。

9. 贫血

孕妇由于生理的变化出现血液被稀释，约有1/4的孕妇会发生不同程度的贫血，但重症贫血并不多见。

孕妇发生贫血除了生理因素外，还与膳食有关，蛋白质、铁摄入不足，不能满足生理需要，容易造成缺铁性贫血；也有些孕妇因患有慢性萎缩性胃炎、慢性肾炎、钩虫病等。

铁锅使用的减少，也是造成现代人摄取铁质来源减少的一个重要原因。使用铁锅烹调饭菜，可使食物中的铁元素含量增加10倍，而且无机铁比食物中的铁元素含量增加10倍，也比食物中的有机铁更易于被人体吸收。所以，世界卫生组织曾号召推广使用中国铁锅。

孕妇贫血，血液中的氧含量降低，轻度时不会有不适感，但严重贫血或急性失血过多时就会脉搏加快，排出量增多，周围循环阻力下降，继续发展可出现全心扩大，心肌营养障碍，导致充血性心力衰竭，当血红蛋白低于50g/L时，孕妇会出现心肌损害。贫血还会造成胎儿的慢性缺氧，影响到胎儿的某些重要器官的生长发育，使出生的婴儿智力较差，反应迟钝。妊娠高血压疾病在贫血孕妇中也常常发生，其发生率要比非贫血孕妇高出一倍多。因为绝大多数妊娠贫血的原因都是缺铁性贫血，所以用铁剂治疗可使其发生率下降。但在地中海贫血高发地区，特别是红细胞平均体积低于80fl的情况下，应先进行血红蛋白电泳筛查地中海贫血,排除地中海贫血后方可补充铁剂。补充铁剂的同时要注意优质蛋白的补充,并应注意与钙剂分别服用,两者同时服用,铁剂的吸收率会明显降低。

贫血孕妇容易发生感染。这是因为贫血孕妇的血浆蛋白质浓度低,产生的抗体少,吞噬细胞作用减弱,导致免疫能力降低,容易诱发产褥期感染,发生产褥热、子宫内感染、乳腺炎等。贫血孕妇耐受出血的能力也下降,尽管分娩时贫血孕妇的出血量并不比正常孕妇多,但因为贫血耐受出血能力下降,正常的失血量也可能导致产妇的休克和死亡。

三、妊娠晚期保健

妊娠晚期是指妊娠28周及以后至临产。

(一) 妊娠晚期母体的生理心理特点

1. 妊娠晚期母体的生理特点

子宫由非孕时重量为50~70g,宫腔容积不超过10ml变成重量达1000g,总容积达5000ml的"水晶宫",容纳胎儿、胎盘和羊水。肌壁变薄,足月时不足1.5cm。子宫峡部足月时可达7~10cm。""收缩更为频繁,到足月时可变为有规律的收缩,在临产前的一两周可出现每10~20分钟一次的收缩,并可引起孕妇感到不适,这种宫缩称为"假临产"。子宫胎盘血流进一步增加,到足月时可达到450~650ml/min。临产时,子宫胎盘血流随宫缩的强度而成比例减少。初产妇子宫颈到妊娠晚期逐渐变软,经产妇子宫颈在临产前即可消退,这些变化有利与临产时宫颈的扩张。阴道的肌纤维及弹力纤维增生,易于扩张。外阴皮肤色素沉着增加,血管增多、充血,结缔组织变软,伸展性增大,利于分娩时胎儿娩出。妊娠晚期,特别是在接近分娩期时挤压乳房,可见少量淡黄色稀薄液体自乳头流出,称为"初乳"。血容量在32~34周时达高峰,增加40%~45%,平均增加约1500ml,维持此水平直至分娩。血浆增加多于红细胞增加,血浆平均增加1000ml,红细胞平均增加约500ml,出现血液稀释。红细胞计数约为$3.6×10^{12}$/L,血红蛋白值为110g/L,血细胞比容降至0.31~0.34。孕妇储备铁约500mg,为适应红细胞增生及胎儿成长,满足孕妇各器官生理变化需要,容易出现缺铁,在孕晚期应补充铁剂,以防出现贫血。白细胞在妊娠30周达高峰,约$10×10^9$/L,有时可达$15×10^9$/L,主要是中性粒细胞增加,淋巴细胞增加不多,单核细胞和嗜酸细胞几乎没有变化。妊娠晚期血液处于高凝状态,凝血因子Ⅱ、Ⅲ、Ⅳ、Ⅴ、Ⅵ、Ⅶ、Ⅷ、Ⅸ、Ⅹ均增加,仅Ⅺ、Ⅻ降低,利于产后止血。血小板略有减少。妊娠晚期凝血酶原时间及活化部分凝血活酶时间轻度缩短,凝血时间无明显变化。血浆纤维蛋白原比非孕期增加约50%,孕末期可达4.5g/L。红细胞沉降率加快。妊娠期纤溶酶原显著增加,优球蛋白溶解时间明显延长,表明妊娠期纤溶活性降低。血浆蛋白由于血液稀释从孕早期血浆蛋白就开始下降,至妊娠中期为60~65g/L,主要是清蛋白减少,约为35g/L,并持续此水平直至分娩。肾小球的滤过率增加至足月时比孕前增加30%~50%,妊娠子宫压迫盆腔静脉,使下肢血液回流受阻,股静脉压升高,易出现足踝及小腿水肿,少数可出现下肢或会阴部静脉曲张。

2. 妊娠晚期孕妇的心理特点

妊娠晚期由于胎儿的生长,孕妇的生理负担达到高峰,孕妇的心理负担也加重,出现情绪不稳定，精神上感到压抑，并对即将面临的分娩感到恐惧、紧张、焦虑。对即将出生的婴儿的性别、有无出生缺陷表现出更多的担心，产后工作及家人照顾等安排常常也是困扰孕妇的重要因素。

（二）妊娠晚期的保健要点

1. 继续绘制妊娠图

妊娠晚期容易发生因胎盘功能不全引起的胎儿生长受限（FGR），在孕 28 周后，胎儿每周体重增长月 200g 左右，在孕 34 周前，通过加强营养，静脉给予营养物质，可纠正一部分 FGR。继续绘制妊娠图十分必要，间隔两周，连续两次，宫高、腹围无明显增长应警惕 FGR。如增长过快要考虑羊水过多和巨大儿的可能，需进一步检查。

2. 估计胎儿体重

通过宫高、腹围简单估计胎儿体重的公式有：①胎儿体重＝宫高×腹围＋200g；②胎儿体重＝（宫高-12）×155g。通过超声对胎儿径线进行测量可以更准确估计胎儿体重。

3. 进行骨盆测量

在妊娠晚期由于松弛素的作用，骨盆较妊娠早期要大一些，这时测量骨盆对预测分娩方式有一定的帮助。骨盆是产道的最重要组成部分，分娩能否顺利进行，会不会发生难产，同骨盆的形态和大小密切相关。骨盆的大小与形态均为重要。骨盆形态正常，但各条径线均小于正常径线最低值 2cm 以上，可能发生难产。若骨盆形态轻微异常，述原因，目前对于头盆不称的诊断要慎重，建议只要不是骨盆存在明显的畸形或狭窄，均可允许孕妇试产，产程中如出现进展缓慢再酌情处理。

4. 辅助检查

（1）基本检查项目：凝血功能，复查肝肾功能。

（2）建议检查项目：梅毒血清学检测、艾滋病病毒检测，必要时复查超声检查筛查胎儿严重畸形，36周后行胎心电子监护、心电图及胎盘功能检查等。

5. 保健指导

指导孕妇自我监测胎动；纠正贫血；提倡住院、自然分娩；提供营养、心理、分娩前准备、临产先兆症状、母乳喂养及新生儿护理等方面的指导。

6. 发现高危孕妇

进行专案管理，继续监测、治疗妊娠合并症及并发症，必要时转诊。

（三）妊娠晚期常见健康问题的处理

1. 妊娠水肿

身体多余的水分，是为了适应分娩失血及哺乳所需。常见于足部。孕妇要减少盐分摄取，抬高水肿的肢体，穿宽松的鞋袜。快速明显的水肿，可能是子痫前期的先兆，应尽快就医。

2. 腰背疼痛

由于子宫增大，孕妇重心前移，脊柱过度前凸，背伸肌持续紧张加上关节松弛造成腰背痛。有时缺钙，腰背部与骨盆的肌肉酸痛。孕妇在日常走路、站立、坐位及提物等活动时，尽量保持腰部挺直。轻轻按摩酸痛的肌肉。尽量休息，严重者应卧床。孕晚期应更注意补钙。

3. 胸闷

在妊娠的最后几周，增大的子宫上推膈肌，引起呼吸困难。如孕妇贫血也会有这种情况。孕妇用力过度时，会感到呼吸困难，尤其是在上楼或提重物的时候。这种情况下，应尽量休息。在床上休息时，头下多垫一个枕头。如果轻微活动即有心悸、气促，要区别有无心肺疾病。

4. 心悸

妊娠的时候由于血液中的液体成分血浆增加多，而红细胞增加较少，血液被稀释，会产生生理性贫血；妊娠后3个月胎儿造血及酶的合成需要较多的铁，孕妇体内储存铁量不足易发生缺铁性贫血；长久站立、空腹或突然站立容易发生头昏心悸，注意摄取含丰富铁剂的食物，如绿色蔬菜、动物肝脏及芝麻等，依医嘱服用铁剂。

5. 腹痛下坠

孕晚期时，随着胎儿不断长大，孕妇腹部以及全身负担也逐渐增加，再加之接近临产，出现宫缩的次数会比孕中期明显增加。

（1）生理性腹痛

1）随着子宫逐渐增大，增大的子宫不断刺激肋骨下缘，可引起孕妇肋骨钝痛。一般来讲这属于生理性的，不需要特殊治疗，左侧卧位有利于疼痛缓解。

2）在孕晚期，孕妇夜间休息时，有时会因假宫缩而出现下腹阵痛，通常持续仅数秒钟，间歇时间长达数小时，不伴下坠感，白天症状即可缓解。

（2）病理性腹痛

1）胎盘早剥：多发生在孕晚期，孕妇可能有妊娠高血压疾病、慢性高血压、腹部外伤。下腹部撕裂样疼痛是典型症状，多伴有阴道流血。腹痛的程度受早剥面积的大小、血量多少以及子宫内部压力的高低和子宫肌层是否破损等综合因素的影响，严重者腹痛难忍、腹部变硬、胎动消失，甚至休克等。所以在孕晚期，患有高血压的孕妇或腹部受到外伤时，应及时到医院就诊，以防出现意外。

2）如果孕妇忽然感到下腹持续剧痛，有可能是早产或子宫先兆破裂。应及时到医院就诊，切不可拖延时间。

（3）非妊娠原因的腹痛：孕期出现的一些疾病也可引起孕妇腹痛，但与妊娠无直接相关，如阑尾炎、肠梗阻、胆石症和胆囊炎等。因为在孕期出现腹痛比较常见，所以有时出现了非妊娠原因的腹痛，容易被孕妇忽视。

1）急性阑尾炎：孕早、中、晚期均可能发生。一般人患急性阑尾炎时多数腹部压痛在右下腹，而孕妇右腹部的压痛随妊娠月份的增加而逐步上移。出现急性阑尾炎腹痛的孕妇，一般有慢性阑尾炎病史，并且伴有体温升高等症状。因为孕妇发生阑尾炎后病情发展更为迅速，所以要及时到医院检查治疗。

2）肠梗阻：如果孕妇孕前做过腹部手术，手术后发生的肠粘连往往是孕期引发肠梗阻的原因。孕妇发生肠梗阻缺乏典型症状，所以一旦感到腹痛并伴有呕吐、腹泻，应及早去医院检查。

3）胆石症和胆囊炎：由于受到妊娠生理变化的影响，如果孕前有胆石症，稍有不慎便极易导致胆囊发炎。胆囊发炎时出现上腹疼痛、恶心、呕吐、发热、且疼痛会因饮食引起或加剧。孕妇应注意细嚼慢咽，一餐不宜吃过饱、少吃脂肪含量多的食品。

6. 胎动异常

胎动可以作为监测胎儿宫内安危情况的初步指标,英国皇家妇产科学会(RCOG)根据一项 1989 年发表的纳入 68 000 名孕妇的随机对照研究,并未发现自数胎动可以减少胎儿宫内死亡的概率,孕妇自数胎动的减少对于预测胎儿宫内窘迫的阳性预测值很低,只有 2%~7%,因此在以前的指南中并不推荐常规的计数胎动,但在 2011 年 2 月更新的指南中建议孕妇在 28 周以后开始注意胎动的情况。

胎动是由胎儿自己的肌肉运动引起的,在胚胎的后期即表现出运动活性,并随着胎儿的发育发生变化。当神经受到刺激时肌肉出现运动。最早的胎动并非反射性的,而是脊髓神经自发产生的。当神经系统成熟后,肌肉开始对刺激产生反应。通常,胎动可以分为诱发和自然产生的,自发的胎动可能是大脑或脊髓触发的。尽管在超声监测下 7 周的胚胎已经出现胎动,但要出现孕妇能够感知的胎动,初产妇通常在孕 20 周,经产妇在孕 18 周左右感觉到胎动,由于孕妇腹壁脂肪厚度及自我感觉的差异,首次感到胎动的时间也因人而异。每个人对胎动的描述也不一样,有的感觉像"金鱼在吐泡泡",有的感觉像腹部在抽筋一样。随着胎儿的长大,到孕晚期,胎儿的动作幅度明显增大,孕妇感觉胎动更为明显。

对于月经不规律又没有在妊娠早期行 B 超确定胎龄的孕妇,初次感胎动的时间可以帮助用于胎儿孕周的粗略估计。每个胎儿有其自己胎动的模式,没有足够的证据制订一个胎动正常的特定界限。建议向每一位孕妇强调从孕 28 周开始每天计数胎动的重要性,并告知孕妇在既定的时间内胎动减少至最低限度时应采取的措施。一旦孕妇感觉到胎动减少应及时进一步检查而不应等到第二天再做处理。美国妇产科医师学会(ACOG)认为有近一半的死胎是发生在低危妊娠中,研究表明,100% 的 30~39 周胎儿,98% 的 24~27 周胎儿在 75 分钟的观察时间里均有胎动。所以计数胎动应观察一个半小时,胎动减少表明胎儿可能受损,需进一步检查评估胎儿的情况。计数胎动至今仍是最古老最简单的评估胎儿安危的手段,MOOre 等研究表明每天记录感觉到 10 次胎动的时间,如果 2 小时没有感觉到 10 次胎动立即进一步评估,可以使胎儿的病死率从 8.7/1000 下降到 2.1/1000。而 Gmnt 等的研究没有发现计数胎动可以明显减少不明原因的死胎,但确实发现在胎儿死亡前有胎动减少。许多资料表明早期发现胎动减少可以改善围产儿结局。自数胎动长期以来被认为是了解胎儿宫内状况的可靠指标,胎动的急剧减少提示可能胎儿宫内窘迫而需要进一步的监护。所有推荐常规计数胎动,尤其是有高危因素者。常用的方法是计数 1 小时胎动大于 10 次正常,如果小于 10 次,再数 1 小时,如果 2 小时胎动少于 10 次,应警惕。我国传统应用的是早中晚计数分别计数 1 小时的方法,但鉴于有的孕妇时间不便安排,RCOG 和 ACOG 推荐的这种 10 次胎动计数方法更为可行。

胎动计数作为最简单的孕妇自我监测胎儿安危的方法,已经被广泛采用,但其准确性还较为局限。

7. 注意临产的信号

(1) 胃部的压迫感消失,孕妇有胃部轻松感。

(2) 下腹有疼痛、酸胀感、一日数次。

(3) 尿频、尿意增强,但没有尿急、尿痛。

(4) 腰酸、股根部发胀。

(5) 阴道分泌物增多，为透明的或白色的黏性无臭分泌物。

(6) 胎动变化，一直活跃的胎动渐渐变得迟缓。

四、孕期营养

妊娠期间母亲的科学营养，可以降低体重儿的发生率，近年来由于营养不良造成的低出生体重已经比较少见，而由于营养过剩，不均衡膳食造成的巨大儿成为更为常见的问题。因此，妊娠期间必须注意各种营养素的均衡摄取，将孕妇及胎儿的体重控制在合适的范围。

（一）能量

能量的主要来源是可产能的三大营养素，包括糖类、脂类和蛋白质。孕期能量需要量与孕妇的基础代谢率、孕前体重、孕期体重增加、体力活动情况以及妊娠的时期相关。估计在怀孕40周的时间需要额外增加80 000~85 000kcal的能量，平均每天需要增加约300kcal的能量。对绝大部分孕妇，尽管在孕早期胎儿的组织和器官生长快速，但所需增加的能量并非很多。在孕4个月以后，子宫、乳腺、胎儿、胎盘明显的增长，随着血容量的增加，心肺的负担也加重，母体的基础代谢明显增加，因此需要更多的能量摄入。但在我国许多妇女怀孕后就暂时停止工作，运动和体力活动明显减少，因此孕期能量的需求建议在原有的基础上，孕早期维持不变或增加100~150kcal能量，在不同体力活动条件下，在孕中晚期每天需要增加200~350kcal能量不等。日常工作中个体化能量推荐量应该因人而异。能量的增加主要依靠食物的摄入量的增加。在孕期进食不规则与妊娠近期远期并发症有相关性，孕期血糖浓度的升高会增加子痫前期的发病率。因此，饮食治疗对于改善妊娠的预后是有必要的。

1. 糖类

妊娠期空腹血糖降低，而且胰岛素分泌对于进食的反应波动更大。尤其是在中孕期以后，表现为饥饿感更快，较非妊娠而言，空腹血糖浓度更低，而脂代谢产物β-羟丁酸浓度升高，妊娠期在空腹时糖原储备的消耗加快从而导致脂肪分解代谢。有研究发现，空腹尿酮体的出现与早产的发生有相关性，在动物试验发现，在糖原耗竭饥饿状态下血清前列腺素浓度增加，而后者会诱发子宫收缩，亦会增加早产的危险。

由蛋白质类食物供能占总需能量的30%，糖类占总需能量的40%、脂类占30%，少食多餐（分为三正餐、三加餐），而且使用生糖指数（GI）较低的糖类对于预防妊娠血糖指数的大幅度波动是有意义的。

2. 蛋白质

是人体的主要构成物质，也是人体生命活动中的主要物质，蛋白质加上核酸是生命存在的主要形式。在妊娠期，增加摄入的蛋白质主要用于满足胎儿生长、胎盘发育、羊水、血容量增加等需要，蛋白质的增长情况可以反映母体和胎儿的生长情况，在孕早期需要增加的蛋白质很少，但随着妊娠继续需要量迅速增长，孕期增加的925g蛋白质有约82%是在妊娠后半期所积累。蛋白质摄入不足可能对胎儿的出生体重造成影响。孕期蛋白质RNI为孕早期在原有的基础上增加5g/d，孕中期增加15g/d，孕晚期增加20g/d。提供蛋白质的食物最好以肉、蛋、禽类为主，因为其是牛磺酸的主要来源，牛磺酸与视网膜和脑发育密切相关。孕期选择动物性食物应首选鱼类。有研究报道母体优质蛋白摄入、热量摄入不足会影响胎盘的生长，胎盘转运功能下降，胎儿体内其他非氨基酸的合成及蛋白质合成所需的氨基酸供应不足，会影响胎儿体内的生化合成反应及胎儿正常的生长发育。

3. 脂类

在供给人体能量方面起着重要作用，同时也是人体组织细胞的组成成分。人体除了从食物中获得脂肪酸外自身也能合成一部分脂肪酸，但有的脂肪酸人体不能合成，而对维持人体健康十分重要，称为"必须脂肪酸"，包括亚油酸和亚麻酸。孕期对于必须不饱和脂肪酸的需要量增加，必须不饱和脂肪酸的缺乏，可能会影响胎儿神经功能及视觉的发育。含不饱和脂肪酸丰富的食物包括葵花子、坚果类、大豆油、谷物油、鱼虾、鸡蛋黄、肉等。不饱和脂肪酸在海鱼、橄榄油等中含量高，可以降低白细胞内皮黏附分子的表达，改善内皮依赖的血管舒张功能，以及与内皮功能相关的血液流变学状态。在孕期脂肪的推荐摄入量应占总能量的 20%～30%，其中亚油酸的参考摄入量（RNI）为 13g/d，亚麻酸 RNI 为 1.4g/d，推荐比例为 4:1～6:1。亚油酸富含于所有的植物油，α-亚麻酸在大豆油、低芥酸菜籽油和核桃油中含量较丰富。-亚麻酸是合成 DHA 的前体，研究表明，尤其是在孕晚期，胎儿大脑和视网膜中 DHA 浓度持续增加，足量摄入很重要。DHA 在鱼类、蛋类中较丰富。另外，研究证实反式脂肪酸对母儿健康有害无益，应该尽量避免食用，反式脂肪酸主要存在于人造奶油、重油食物、烘制食物及油炸食物中。

胆固醇广泛存在于动物性食物中，一般不存在胆固醇缺乏，孕期建议摄入量<300mg/d。值得注意的是，在使用 ω-3 脂肪酸作为膳食补充剂时可能会使血中 LDL-胆固醇水平升高，应该进行监测。

4. 膳食纤维

主要是指不能被人类的胃肠道中消化酶所消化、吸收利用的多糖，包括纤维素、半纤维素、果胶及亲水胶体物质如海藻多糖等。膳食纤维可降低糖尿病、结肠癌、肥胖、心血管疾病的发生风险，对人体健康有着重要作用。孕期膳食纤维的 RNI 为 28g/d。膳食纤维在粗粮中含量较高，如燕麦麸、大麦及荚豆等。

（二）矿物质

1. 铁剂补充

铁是人体必须的微量元素之一，缺铁性贫血是发展中国家主要的营养问题之一，特别是在我国孕产妇死亡的首要原因仍然是产科出血，妊娠期贫血的纠正有着更重要的意义，不同种类的含铁食物铁的吸收率差异较大，从<1%到>50%，并且与机体的铁营养状况相关，总体来讲，我国常用膳食的铁的吸收率约为 10%。需要注意的是钙无论是钙盐还是乳制品中的钙均会影响铁的吸收，并且对血红素铁和非血红素铁的抑制强度没有差异。一餐中摄入 300～600mg 钙时，对铁的吸收抑制作用高达 60%，因此应避免钙剂、铁剂同时服用，特别是对缺铁性贫血较严重的孕妇，如补铁治疗效果不理想的时候，可考虑暂停钙剂的补充，以利于铁的吸收，及早纠正贫血。而研究证实维生素 C 是促进三价铁还原为二价铁的确定因素，建议补铁的同时补充维生素 C 是有益的。孕中期膳食铁适宜摄入量（AI）为 25mg/d，孕晚期为 35mg/d。但对于贫血的孕妇，如血红蛋白<105g/L，血清铁蛋白<12μg/L 时，应补充元素铁 60～100mg/d。

2. 钙及维生素D

维生素D是维持机体生命的必须营养素，它是钙磷代谢的重要调节因子，维持钙磷的正常水平，对正常骨骼的矿化、肌肉收缩、神经传导起着重要作用。孕中晚期维生素D的参考摄入为10μg/d（1μg=40IU），由于维生素D摄入过量可能引起中毒，其可耐受最高摄入量（UL）为20μg/d。人体所需90%以上的维生素D来源于适宜的阳光照射。天然食物中维生素D含量并不广泛，不能满足适宜摄入量，维生素D_2主要存在于菌菇类，维生素D_3在鱼肝和肝油中含量最丰富，其次是蛋黄、牛肉等。新生儿体内含25~30g钙，其中大部分是妊娠后期由孕妇体内转移到胎儿体内的，随着妊娠的进展，钙的吸收率逐渐增加，孕前期、孕早期、孕中期及孕晚期的吸收率分别是36%，40%，56%和62%，我国妇女孕期钙摄入量差异较大，为362~1050mg/d，孕早期、孕中晚期及哺乳期钙的RNI分别为800mg、1000mg和1200mg，若孕期膳食钙摄入不足，可能引起母体的骨密度下降。考虑到我国妊娠妇女饮食中钙摄入不足，在妊娠后期（20周以后）可补充钙剂600mg/d，对于部分经产妇、年龄偏大或有小腿抽筋等缺钙症状的孕妇可提前补钙，但不宜过早，如在14周以前，因为许多孕妇有较明显的早孕反应，钙剂可能影响食欲。钙摄入的UL为2000mg/d，奶制品是孕期补钙最好的食物来源。孕期钙及维生素D需要量更高，补充钙剂可以降低早产发生率。

3. 锌补充

锌对于维持血管内皮的完整性是必不可少的，锌缺乏会导致内皮屏障功能受损。有研究发现对于血锌水平低于平均值的孕妇，补充锌可以增加新生儿体重。母体锌营养状况与过期妊娠、胎膜早破、孕期感染的发生相关。有研究孕期锌摄入量不足（<6mg/d），与孕期母体体重增长不足、早产以及低体重儿发生相关。

（三）维生素

1. 维生素C和维生素E

有的学者认为维生素C和维生素E的补充，可以减少氧化应激、细胞黏附因子的表达及单核细胞黏附，改善内皮细胞和胎盘功能，降低子痫前期发病率。但Poston和Rumbold等在2006年公布的两项大样本的随机对照研究结果显示，孕期补充维生素C和维生素E并不能有效降低子痫前期的发生率，在Poston的研究中显示，补充维生素组低出生体重的发生率有所增加。目前，没有证据表明常规补充维生素C和维生素E是有益的。

2. 维生素A

维生素A及其活性代谢产物作为人类一种必须的营养物质，参与体内的许多生理过程，包括视力、生殖、生长、细胞分化、免疫功能以及胚胎发育等。维生素A类物质不足与过量具有致畸性已经得到认可。20世纪40年代起，大量动物实验（大鼠、猪）证明由于维生素A缺乏导致的先天畸形并且最终被描述为维生素A缺乏综合征。据统计这些畸形种类包括眼部畸形（75%）以及泌尿生殖道（42%）、肾脏（38%）、膈肌（31%）肺脏（4%）、主动脉弓（9%）以及心脏（4%）等的畸形。过量维生素A刺激脉络膜分泌，脑脊液生成过多，同时还可刺激导水管上皮细胞增生，使导水管狭窄，造成脑积水、脑室扩大而引起颅高压，可以造成自由基产生增加导致头痛、恶心、呕吐、烦躁或嗜睡、球结膜充血及视盘水肿等，可有低热表现。在动物试验中，孕期大剂量维生素A会使所有器官系统畸形,有研究发现过量维生素A可以致心脏发育畸形,可以致神经管畸形、肛门直肠畸形以及马蹄足。

在我国以素食为主,营养学会推荐孕妇维生素A摄入量每天不超过3300国际单位。

3. 叶酸

孕妇叶酸缺乏是引起胎儿神经管缺陷的主要原因。神经管的闭合发生在胚胎发育的3~4周,叶酸缺乏可能导致神经管未能闭合从而出现以脊柱裂和无脑儿为主的神经管畸形。为了预防神经管畸形,叶酸的补充应该在孕前进行,通常补充叶酸4周后体内的叶酸缺乏的状态才能得以纠正,所以补充叶酸建议在孕前三个月开始,至少应在孕前一个月开始才能达到较理想的效果。叶酸缺乏也能引起巨幼红细胞贫血,子痫前期和胎盘早剥的发生率增高。所以建议整个孕期可以持续补充叶酸,也有利于降低妊娠高脂血症发生的危险。孕期叶酸的 RNI 为 600μg/d, UL 为 1000μg/d, 平时食物中有一定量的叶酸摄入,叶酸具有预防胎儿神经管畸形的重要作用,建议应在孕前及怀孕后三个月额外每天再补充 400μg 叶酸片。但既往生育过神经管畸形的孕妇应将叶酸补充剂量增加至 4mg/d。

(四) **孕妇体重管理**

孕妇的体重是反映孕妇营养的重要标志,孕期体重增加往往被认为是衡量母体营养和胎儿发育状况是否恰当的指标。适宜的体重增加是孕育一个正常、健康胎儿的基本保障。孕期过多的体重增长将增加难产的危险,孕期过少的体重增长,除影响母体健康外,还可导致胎儿营养不良并影响其成年后的健康状况。随着生活条件的改善,孕期妇女的日常工作量和活动量明显减少,容易发生能量摄入与消耗失衡,再加上多数民众认识上的误区,认为胎儿越重越好,使肥胖孕妇及巨大儿发生率明显增高。为维持体重的正常增长,适宜强度的运动也是不可缺少的。

近年来,孕期体重管理成为孕期保健的重要内容。孕期体重增加过多或过少均会对母亲和胎儿产生不利的影响,通过孕前适当控制体重,根据孕前体质指数指导孕妇合理营养并适当增加体重,可以争取最好的妊娠结局。

孕妇的体重随孕周的增加而递增,但相同的体重对不同身高孕妇的作用并不一样,所以在衡量体重增加时应采用体质指数或体质指数(简称BMI)。体质指数(BMI)=体重(kg)/[身高(m)]²。在孕早期,孕妇的 BMI 增加曲线较为平坦,孕中期 BMI 的增加几乎与孕周的增加呈直线关系,而足月后 BMI 的增加又趋平坦。这是由于在孕早期和足月后,妊娠产物及母体组织改变较小,而在孕中期至足月前胎儿、胎盘、羊水等妊娠产物和母体的血液、子宫、乳腺等重量成倍增加所致。

2000年,世界卫生组织(WHO)对 BMI 的分类标准为孕前 BMI<18.5 的孕妇为低体重;孕前 BMI 在 18.5~24.9 的孕妇为正常体重;孕前 BMI 在 25~29.9 的孕妇为超重;孕前 BMI≥30 的孕妇为肥胖。国内外多采用 WHO 的 BMI 分类标准,表33-4。

表 33-4　体质指数的分类参考标准

体质指数（BMI）分类	世界卫生组织（WHO）标准	亚洲标准	中国参考标准
偏瘦	<18.5	<18.5	<18.5
正常	18.5～24.9	18.5～22.9	18.5～23.9
超重	≥25	≥23	≥24
偏胖	25.0～29.9	23～24.9	24～26.9
肥胖	30.0～34.9	25～29.9	27～29.9
重度肥胖	35.0～39.9	≥30	≥30
极重度肥胖	≥40.0		

对不同 BMI 的孕妇所建议的孕期体重增加值各不相同。目前，美国医学研究院（IOM）2009 年推荐《孕期体重总增重范围》在全球影响较大，欧美不少国家按照该标准对孕期体重进行管理（表 33-5）。

表 33-5　2009 年美国医学研究院（IOM）新推荐孕期体重总增重范围

孕前体重状态	BMI（kg/m^2）	孕期总体重增加范围（kg）	孕中、晚期增重速率（平均 kg/w）
体重不足	<18.5	12.6～18.0	0.51（0.45～0.60）
正常体重	18.5～24.9	11.2～15.8	0.42（0.36～0.45）
超重	25.0～29.9	6.8～11.2	0.28（0.23～0.32）
肥胖	>30.0	5.0～9.0	0.22（0.18～0.27）

由于中国人与欧美人存在较大差异，有关中国人孕妇 BMI 及孕期体重增加研究较少，且北方与南方也存在差异，目前全国还没有统一的孕期体重增长标准，仅有一些机构研究的建议。我国多采用的正常 BMI 为 18.5～23.9。一般推荐：孕前体重低于标准体重 10%者，孕期体重增加目标值为 14～15kg，孕中期开始每周体重增加为 500g；孕前体重正常，孕期体重增加的适宜值为 12kg，孕中期开始每周体重增加为 400g；孕前体重超过标准体重 20%者，孕期体重增加以 7～8kg 为宜，孕中期开始每周体重增加不宜超过 300g。孕前标准体重（kg）＝身高（cm）－105，可通过该公式进行粗略估计，孕前标准体重（kg）数值±10%属正常范围。

基于孕前 BMI 不同而进行个体化的体重管理越来越被接受，并广泛应用于保健日常工作中。孕期体重控制主要通过饮食、锻炼、生活方式改变等方法来达到预期目标，孕期体重管理包括孕妇营养管理、运动管理和生活方式管理三大部分。体重管理的具体方法即根据孕前 BMI 分组，在医师的指导下，使高 BMI 孕妇孕期体重增加少一些，低 BMI 孕妇孕期体重增加更多一些，使各孕前不同 BMI 孕妇孕期体重增长适宜。

孕前体质指数的过低或过高，孕期体重增加过多或过少，对妊娠结局均会产生不利的影响。如增加妊娠期高血压疾病、妊娠期糖尿病、分娩过程中的并发症、产后体重超标或肥胖、再孕体重更加超标的风险，也会增加产后母乳喂养失败的风险。孕期妇女体重超过推荐范围更容易发生产后体重滞留和肥胖，研究发现，孕期增重15kg以上的妇女在绝经后发生乳腺癌的风险增高。

孕期体重的增加与新生儿出生体重及围产儿病死率有关。孕妇孕前BMI及其增长与多种新生儿结局如出生体重、早产、出生缺陷和死产等相关。在低BMI和正常BMI组，孕期体重增长与巨大儿的发生率呈正相关，但在过重组及肥胖组此关系不明显。无论孕前BMI如何，体重增加率极高（>0.79kg每周）的孕妇小孕周早产的风险约增加2倍。肥胖孕妇孕33周前早产的风险更高，与孕前正常体重组相比，肥胖组孕妇的新生儿更容易发生神经管畸形、心血管畸形、唇腭裂、肛门闭锁等畸形。

早在20世纪90年代，就有研究者提出胎儿宫内营养缺乏及低出生体重对其成年后心血管疾病、高血压、糖代谢异常、向心性肥胖和血脂异常等一系列疾病的发生存在重要影响，并在此基础上提出了"成人慢性疾病胎儿起源"假说。近年来，关于该领域的研究发展迅速，大量临床流行病学研究及动物实验证明，胎儿在宫内发育过程中受到遗传因素和宫内环境的影响，这些因素均能影响胎儿发育编程，不仅会影响胎儿期的生长发育，并可能导致胎儿持续的结构和功能改变，甚至导致其成年后一系列疾病的发生；同时，出生后生命早期的生长方式也对成年期疾病的发生存在着重要影响。研究指出，大于胎龄儿或巨大儿在青少年期和成年期发生肥胖的风险增高，青少年肥胖发病率的增加被认为与成人代谢综合征的风险增高有关。另一些研究则表明，胎儿出生体重与其成年后患2型糖尿病的危险性之间呈"U"形关系，即胎儿宫内营养供给过度、胎儿高血糖暴露等因素可导致胎儿高出生体重，表现为巨大儿，机体所含脂肪组织过多，从而增加了胰岛素抵抗和心血管疾病的发生风险。目前，我国孕期营养缺乏的情况已有所减少，但是孕期营养过剩、胎儿高血糖暴露对胎儿健康的影响值得关注。我国学者已从临床流行病学和动物模型等方面对这一领域进行了初步探讨，研究表明，胎儿宫内或出生后早期，不利的环境因素使胎儿或婴幼儿DNA甲基化或组蛋白的共价修饰发生改变，导致出生后胰岛素作用的主要靶器官存在胰岛素相关信号通路的调控基因表达异常，葡萄糖不能被恰当利用。因此，机体出现不同程度的胰岛素抵抗，但是在出生后早期，这种改变会有一定程度的可逆性。

因此，在孕期保健中强调孕妇增加体重应恰当，这一观点越来越引起医疗保健工学者和广大孕妇的注意。

五、妊娠期用药

（一）孕期母体变化对血药浓度的影响

孕期明显的生理变化能改变药物在体内的分布，同时也会改变药物对孕妇和胎儿的疗效。这些变化可归纳为以下特点：

（1）孕妇血浆容量到妊娠晚期增加30%～50%，同时脂肪也会出现相应的增加；这会使水溶性和脂溶性的药物在体内过度稀释。

（2）孕期的血液稀释可出现低蛋白血症，清蛋白从47g/L降至36g/L，而且从孕早期开始。大多数药物与体内的蛋白质结合，而这种稀释性低蛋白血症使药物与蛋白的结合力下降，导致药物在体内游离分布量的增加。

（3）由于孕期肝脏功能及酶系统的变化，可使机体对某些药物的血浆廓清率增强。

(4) 孕期肾脏负担加重，肾血流量增加 35%，肾小球滤过率增加 30%~50%，肌酐清除率也相应增加，药物排泄过程加快，致使血药浓度不同程度降低，但肾脏功能不全的患者，药物排泄减少，容易在体内蓄积。

(5) 妊娠期间胃排空时间延长，而且胃肠道平滑肌张力减退，肠蠕动减弱，造成口服药物吸收延缓，血药峰浓度出现延迟，且峰值常偏低。

(二) 药物在胎盘的转运机制

胎盘是胎儿的特殊器官，但并不是母儿间药物转运的被动屏障，几乎所有的药物都会对胎儿产生一定的影响。胎盘通透性与一般的血管生物膜相似，相当多的药物能够通过胎盘屏障进入胎儿体内。药物在胎盘的转运部位是血管合体膜（VSM），是由合体滋养细胞、合体细胞基膜、绒毛间质、毛细血管基膜和毛细血管内皮细胞组成的薄膜。

在胎盘对物质的转运中主要有单纯扩散、易化扩散和主动运输等。单纯扩散是物质从高浓度区向低浓度区的被动扩散，如水、电解质、气体，分子量<1000 的药物，如吗啡、乙醇及镇静剂等也是通过单纯扩散到达胎儿体内。易化扩散主要通过细胞质膜专一载体从高浓度区向低浓度区扩散，其扩散速度较单纯扩散快，如葡萄糖的转运。主动运输是从低浓度到高浓度的扩散，需消耗能量，如氨基酸和水溶性维生素的扩散。胎盘的其他转运途径还包括胞饮，即将大分子物质以小颗粒形式包裹于细胞内进行转运，如蛋白质的转运。大部分药物都是通过单纯扩散通过生物膜，这也是胎盘转运最常见的方式。

药物转运的速率和量主要取决于药物的理化性质（分子量<250 及脂溶性高、不带电荷的药物容易通过血管合体膜）和有效的浓度梯度（受到剂量的给药途径的影响），也与药物在孕产妇体内的代谢动力学和胎盘的结构及功能状态有关。值得指出的是，若孕产妇患感染性疾病，感染、缺氧常能破坏胎盘屏障，有时能使正常情况下不易通过胎盘屏障的抗生素变得容易通过。

(三) 药物对胎儿的影响

一旦药物到达胎儿体内，就有可能导致不良影响：胎儿死亡或流产（如双香豆素）；致畸作用（如反应停）；胎儿生长迟缓（如烟草）；干扰新生儿（如利血平）。

孕产妇用药对胎儿的影响程度与用药时胎儿胎龄密切相关。一般而言，在孕早期应用禁忌药物可出现致畸作用；孕中晚期应用某些药物可导致胎儿生长迟缓。在孕晚期使用能在胎儿体内代谢的药物（如氯霉素），对新生儿会造成严重后果。

从卵子受精开始，受精卵于子宫内膜着床前的这段时期称为着床前期，此期的受精卵尚在输卵管腔或子宫腔中，药物对胚胎产生影响的必备条件是药物在输卵管腔或子宫腔分泌液中达到一定浓度，所以此时孕妇用药对胚胎影响不大。着床前期至受精二周，这段时间又称"有或全无"，如果药物对胚胎的毒性极强，可以造成极早期流产，否则没有影响发育。

受精 2 周后直至 12 周左右，是胚胎、胎儿的器官处于高度分化发育的重要阶段。是药物致畸的最敏感时期，在这个时期如果任何部位细胞群受到有害药物的影响，都有可能导致分化错误或分化时相的异常，从而导致组织或器官发生畸形。

妊娠 4 个月以后，由于胎儿绝大多数器官已经形成，对药物致畸的敏感性已明显下降，虽然已经不再能够造成大范围的畸形，但对生殖系统及神经系统仍在分化发育的器官而言,药物影响可以一直存在。

美国药物和食品管理局根据药物对人类的不同致畸情况,将药物对胎儿危险性的等级标准分为A、B、C、D、X5个级别,A级药物对人类胎儿无不良影响,使安全的;B级药物对人类无有害证据,动物试验亦无有害发现,比较安全,但在人类无充分研究;C级药物在动物实验时证明对胚胎致畸或可杀死胚胎,尚未在人类研究证实,确认利大于弊时方能对孕妇应用;D级药物对胎儿的危害有确切证据,若非孕妇用药后有绝对的效果,否则不应考虑使用;X级药物有确切证据表明可致胎儿异常,在妊娠期间禁止使用。

为防止药物诱发胎儿畸形,在妊娠前3个月,最好不用C、D、X级药物,出现紧急情况必须用药时,应该尽量选用A、B级药物(表33-6)。

表33-6 现存药物根据FDA分类标准所占比例

分类	比例(%)
A:对照试验显示对人类胎儿没有危险	0.7
B:没有证据表明对人类胎儿有危险	19
C:不能排除对人类胎儿的危害	66
D:有证据表明对人类胎儿有危害	7
X:妊娠期禁止使用的药物	7

(四)产程中用药对新生儿的影响

足月妊娠进入产程时,胎儿已经发育成熟,虽不存在致畸危险,但在不长的时间内即将离开母体。在产程中用药要考虑对新生儿的影响,例如在产程中为产妇肌内注射利血平,可导致新生儿出现鼻塞症状;产妇在产程中使用氯丙嗪,可致新生儿出现呼吸抑制。

产程中用药必须注意从开始用药到胎儿娩出的时间,要避开药物在胎儿体内浓度最高时娩出胎儿,例如在产程中为产妇肌内注射哌替啶,血药浓度最高在用药后的2~3小时,让胎儿在用药后1小时内或4小时后娩出,使药物呼吸抑制不良反应降至最低。

正常产程通常不主张用药,发生异常情况时才用药,必须以保证母婴安全为原则。

(五)常用药物的等级标准

1. 抗组胺药

氯雷他定(B)、西替利嗪(B,)马来酸氯苯那敏(B)、苯海拉明(B)及异丙嗪(C)。

2. 抗感染药

(1)驱肠虫药:阿苯达唑(C)。

(2)抗疟药:氯喹(D)。

(3) 抗滴虫药：甲硝唑（B）。

(4) 抗生素丁胺卡那霉素（C）、庆大霉素（C）、卡那霉素（D）、新霉素（D）、头孢菌素类（B）、链霉素（D）、青霉素类（B）、四环素（D）、土霉素（D）、金霉素（D）、杆菌肽（C）、氯霉素（C）、红霉素（B）、林可霉素（B）、多黏菌素B（B）及万古霉素（C）。

(5) 其他抗生素：复方磺胺甲噁唑（B/C）、甲氧苄胺嘧啶（C）、呋喃唑酮（C）及呋喃妥因（B）。

(6) 抗结核病药：乙胺丁醇（B）、异烟肼（C）、利福平（C）、对氨水杨酸（C）。

(7) 抗真菌药：克霉唑（B阴道上药/C口服）、咪康唑（C）、制霉素（B）。

(8) 抗病毒药：金刚烷胺（C）、阿糖腺苷（C）、利巴韦林（X）、叠氮胸苷（C）、阿昔洛韦（C）、拉米夫定（C）、齐多夫定（C）、奈韦拉平（B）、克力芝（C）、干扰素α（C）、聚乙二醇干扰素α（C）、阿德福韦（C）、恩替卡韦（C）、替比夫定（B）、替诺福韦（B）、阿昔洛韦（B）、伐昔洛韦（B）及更昔洛韦（C）。

3. 抗肿瘤药

博来霉素（D）、环磷酰胺（D）、苯丁酸氮芥片（D）、顺铂（D）、阿糖胞苷（D）、更生霉素（D）、噻替哌（D）、柔红霉素（D）、（D）、氟尿嘧啶（D）、氮芥（0）、左旋苯丙氨酸氮芥（D）、氨甲蝶呤（D）及长春新碱（D）。

4. 自主神经系统药

(1) 拟胆碱药：乙酰胆碱（C）及新斯的明（C）。

(2) 抗胆碱药：阿托品（C）、颠茄（C）及普鲁苯辛（C）。

(3) 拟肾上腺素药：肾上腺素（C）、去甲肾上腺素（D）、麻黄碱（C）、异丙肾上腺素（C）、间羟胺（D）、多巴胺（C）、多巴酚丁胺（C）、间羟舒喘宁（B）及羟卞羟麻黄碱（B）。

5. 中枢神经系统药物

(1) 中枢兴奋药：咖啡因（B）。

(2) 解热镇痛药：乙酰水杨酸（C/D）、非那西丁（B）及水杨酸钠（C/D）。

(3) 非甾体抗炎药：吲哚美辛（B/D）。

(4) 镇痛药：可待因（B/D）、吗啡（B/D）、阿片（B/D）、脉替啶（B/D）及纳洛酮（C）。

(5) 镇静，催眠药：异戊巴比妥（C）、戊巴比妥（C）、苯巴比妥（B）、水合氯醛（C）、乙醇（D/X）、地西泮（D）、硝基安定（C）及艾司唑仑（X）。

(6) 安定药：氟哌利多（C）及氯丙嗪类（C）。

(7) 抗抑郁药：多虑平（C）。

6. 心血管系统药物

(1) 强心药：洋地黄（B）、地高辛（B）、洋地黄毒苷（B）、奎尼丁（C）及米力农（C）。

(2) 降压药：拉贝洛尔（B）、硝苯地平（B）、尼卡地平（C）、盐酸可乐定片（C）、甲基多巴（C）、肼苯达嗪（B）、硝普钠（D）及哌唑嗪（C）。

(3) 血管扩张药：亚硝酸异戊酯（C）、双嘧达莫片（C）、二硝酸异山梨醇（C）及硝酸甘油（C）。

7. 利尿药

双氢克尿噻（D）、利尿酸（D）、（C）、甘露醇（C）及氨苯蝶啶（D）。

8. 消化系统药

复方樟脑酊（B/D）、奥美拉唑（C）、兰索拉唑（B）、西咪替丁（B）。

9. 激素类

（1）肾上腺皮质激素：可的松（D）、倍他米松（C）、地塞米松（C）及氢化泼尼松龙（B）。

（2）雌激素：己烯雌酚（X）、雌二醇（D）及口服避孕药（D）。

（3）孕激素：孕激素类（D）。

（4）降糖药：胰岛素（B）、格列本脲（B）、二甲双胍（B）、氯磺丙脲（D）及甲苯磺丁脲（D）。

（5）抗甲状腺药物：丙基硫氧嘧啶（D）及甲巯咪唑（D）。

六、危险管理和围产监护

1984年由世界卫生组织提出了在孕产期保健中实行危险管理（RA），其理由是在发展中国家，卫生资源十分有限，为了合理使用卫生资源，通过对妊娠妇女进行危险因素筛查，区分出"高危"和"正常"，使正常妊娠得到一般照顾，高危妊娠得到更多的照顾和关怀，以降低孕产妇病死率。1987年全球启动"母亲安全"项目时，曾将加强对高危妊娠的管理列为主要措施之一。

（一）危险管理的工作步骤

1. 危险因素评分表

各地区应根据本地区进行的流行病学调查及科学研究结论，分析出现的不良妊娠结局最常见的原因，作为一组危险因素，然后进行评分法的设计和应用。一个地区的各级医疗保健机构采用统一的评分法与评分标准，但在应用过程中需定期改进。

例如根据我国孕产妇的特点，在世界卫生组织制订的危险因素评分的基础之上，我国制订了相应的妊娠危险因素，包括以下四类：

（1）基本情况：年龄过小或过大，身材矮小（<145cm），体重轻（<40kg），胎产次（初产或高产次）。

（2）不良产科病史：围生儿死亡、流产、早产、先天畸形、剖宫产史及其他妇科手术史。

（3）内科合并症：肾脏病、糖尿病、高血压、心脏病、内分泌病及血液病等。

（4）本次妊娠出现的特殊情况：妊娠高血压疾病、多胎、胎位不正、早期妊娠出血、晚期妊娠出血、过期妊娠及胎儿生长受限等。

危险因素还应包括各种不利的社会、经济及个人文化、行为等因素，诸如未婚、贫困、文盲、无产前检查及嗜烟酒等不良生活习惯等。

2. 制订妊娠危险管理常规，明确各级的职责

当农村的乡镇卫生院、城市的社区卫生服务站为所辖区内孕妇进行早孕建卡登记时，应对孕妇进行高危评分，对高危妊娠进行初筛。所筛出的高危孕妇按其严重程度转到相应的上级机构进行进一步诊查。

农村的县级妇幼保健院或综合医院妇产科，城市的二、三级妇幼保健机构或妇产科都应设有高危门诊和高危病房，对高危妊娠孕妇进行监护和必要的处理。孕妇到各级医院进行首次产前检查时，都应进行高危评定，一般在28周和37周时常规各复评一次。如在产前检查中发现新的高危因素要及时评定。

筛查出的每一例高危孕妇要专册登记，在孕产妇健康手册上做好记录并在门诊检查卡上做出标记，以加强管理。凡未按约来诊者应采取各种方式进行追踪随访。孕期高危情况如无变化，不必重复登记，如发现新的高危因素需在原高危情况栏中依次填高危因素及发现孕周。了解高危妊娠的发生、治疗、转归的全过程。转院者应填写转诊单，接收单位应继续监护直至分娩，最好能将妊娠结局反馈给转诊单位。

二、三级妇幼保健机构和医院应定期分析，总结高危妊娠业务管理资料。

3. 建立危重孕产妇的急救网络

由于在很多情况下，孕产妇出现的危险情况并没有明确的预兆，如产后出血，90%的病例在发生前没有明确的危险因素，但一旦发生，将对孕产妇的安全造成很大的威胁，在我国无论是城市还是农村，目前产后出血仍是引起孕产妇死亡的第一位原因。在这种情况下，必须建立危重孕产妇的急救网络，以保证孕产妇在发生危险的时候得到及时的转运与救治。在农村应在县级卫生行政部门的统一领导下，综合全县的妇产科专家，成立孕产妇急救专家小组，负责本地区的危重孕产妇抢救任务。在城市，应在当地卫生行政部门的领导下，综合利用本地区的卫生资源，建立高效的危重孕产妇转诊抢救网络。

（二）危险管理的新观点

1985年世界卫生组织专家估计每年全世界约有50万的孕产妇死亡，而99%是发生在发展中国家。许多公共卫生专家并未对如此多孕产妇的死亡给予应有的重视，他们更多的关注儿童的病死率，孕产妇病死率往往是在谈到对儿童病死率的影响时才被提及。鉴于这种情况，在1987年肯尼亚首都内罗毕由联合国的三个下设机构联合国人口基金会（UNFPA）、世界银行以及世界卫生组织（WHO）发起并联合联合国儿童基金会（UNICEF）、联合国开发计划署（UNDP）、国际计划生育联合会（IPPF）和人口理事会共同启动了"母亲安全"项目。并提出降低孕产妇病死率的四项干预措施：

（1）提供适宜的初级卫生保健服务，对女性从婴儿期到青春期应保证得到必需的食物，计划生育的措施能广泛的获得。

（2）提供适宜的产前保健服务，包括营养咨询，并能在发现危险因素时及时转诊。

（3）在分娩的时候有接受过培训的人员陪伴。

（4）对于高危妊娠能及时得到必要的产科服务。在启动会上联合机构以及各国政府特别抓住其中两项干预措施，产前的高危筛查和在社区培训传统接生员接产，并倾注了大量的人力物力用于推广施行。全世界各国都在陆续启动"母亲安全"的项目。

在1997年，当"母亲安全"项目实施十周年之际，事实证明这些措施并没有达到预期的效果，孕产妇病死率没有得到有效的控制，于是提出新的观点。

（1）"每次妊娠都面临风险"，强调孕产妇都可能发生威胁生命的并发症，而之前可能没有明显的预兆，所以要求每一位孕产妇都能得到高质量的孕产期保健服务，以发现和处理那些危及生命的并发症。

(2) 要确保技术熟练人员接产，技术熟练的人员是指接受过医学专业教育培训的医师、助产士，而不是经过培训的传统接生员。只有专业人员才能及时的发现和处理妊娠并发症，包括产科出血、子痫及严重的感染。必须切实提高妇幼卫生工作者及产科医务人员的服务质量和水平。牢固树立"妊娠乃人生大事，务使母婴安全"的观点，认真对待每一位孕产妇，使妊娠更加安全。世界卫生组织1998年在纪念成立五十周年时，特别强调这一观点。

（三）高危妊娠的筛查

1. 临床检查

(1) 骨盆测量，并注意观察孕妇体态及步态。髂前上棘间径<22cm，髂嵴间径<25cm，骶耻外径<18cm，坐骨结节间径<7.5cm 均属骨盆异常。步态不正常者应注意有无骨盆不对称。骨盆明显狭窄或畸形的应注意难产的风险。

(2) 体重<40kg 或>85kg 者危险性增加。

(3) 子宫大小是否与停经月份吻合，警惕羊水过多或多胎妊娠、巨大儿及胎儿宫内生受限。

(4) 检查胎位有无异常。

(5) 血压尿蛋白检查，必要时眼底及肝功能检查。

(6) 心脏各瓣膜区有无杂音及其性质。

(7) 心脏有无扩大及其他异常。

(8) 妊娠晚期注意胎动变化。

(9) 宫颈内口松弛。

(10) 外阴有无静脉曲张。

(11) 有无胎膜早破。

(12) 羊水粪染、羊水过多或过少。

(13) 妊娠晚期异常的阴道流血，警惕前置胎盘、胎盘早剥。

2. 常见疾病筛查

(1) 贫血筛查：贫血在妊娠期主要是缺铁性贫血，因为孕期母体和胎儿的需要量增加造成相对不足。血红蛋白浓度是判断贫血的标准，孕期贫血的判断标准目前尚缺乏对照实验，因此存在争议。尽管大部分观点认同孕期平均血红蛋白浓度为 11~12g/dl，但是随着孕周的不同血红蛋白浓度亦发生变化，因此判断孕期贫血的标准也应随之变化。贫血诊断标准早孕期血红蛋白<11g/dl，28~30孕周小于10.5g/dl。

贫血的原因除了缺铁性贫血，还有地中海贫血、巨幼红细胞贫血、镰状细胞性贫血，当诊断不确定时，可以做确诊实验诊断缺铁性贫血，如血清铁蛋白浓度等。在地中海贫血高发地区，如我国广东、广西，还应进行地中海贫血的筛查实验。血红蛋白浓度在 8.5~10.5g/dl 时，低体重儿和早产发生的危险性轻度增加，当孕妇血红蛋白浓度显著降低或明显升高时，胎儿结局不良的危险性明显增加，对于诊断缺铁性贫血的孕妇，应予以铁剂补充。

(2) 无症状性菌尿筛查：无症状性菌尿是指泌尿道持续性有菌群存在，而无尿道症状。未经治疗的无症状性菌尿会增加孕妇及胎儿不良结局发生的概率，例如早产、肾盂肾炎等，清洁中段尿尿培养是诊断无症状性的标准，现在除了尿培养，还有一些快速实验用于评价无菌性尿道炎，包括试剂条测试；镜检尿液分析；尿液革兰染色分析等。孕期抗生素治疗可减少持续性的菌尿，减少了发生早产及低体重儿的风险，降低了发展为肾盂肾炎的风险。

(3) 妊娠期肝内胆汁淤积症筛查：妊娠期肝内胆汁淤积症（ICP）主要表现为妊娠中晚期出现的皮肤瘙痒，常呈持续性。夜间重，瘙痒一般从手掌脚掌开始，然后向肢体近端发展，少数可以发展到面部。少数患者可以出现黄疸。血清胆酸升高是妊娠期肝内胆汁淤积症最主要的实验室发现，其水平越高，病情越重。大多数妊娠期肝内胆汁淤积症患者门冬氨酸转氨酶、丙氨酸转氨酶升高，丙氨酸转氨酶更为敏感。部分患者血清胆红素升高。

(4) 妊娠期糖尿病筛查：妊娠期糖尿病（GDM）高危因素的孕妇应在妊娠早期提供妊娠期糖尿病筛查。高危因素包括有糖尿病家族史、孕期多次尿糖阳性、孕妇体重＞90kg、年龄＞30岁、反复自然流产、死胎或足月分娩宫内生长受限儿、分娩巨大儿、畸形儿史、本次妊娠胎儿偏大或羊水过多。对于无高危因素的孕妇建议在24～28周常规行口服葡萄糖耐量试验（OGTT），试验前每天糖类摄入量不少于150g，有正常的体力活动至少3天。过夜空腹10～14小时。试验前禁用酒、咖啡、茶，保持情绪稳定。上午9：00以前抽空腹血，然后饮用含75g葡萄糖的水250～300ml，5分钟内饮完。根据国际糖尿病与妊娠研究组（IADPSG2010）诊断妊娠期糖尿病的标准：空腹血糖：5.1mmol/L；服糖后1小时血糖：10.0mmol/L；服糖后2小时血糖：8.5mmol/L；只要有一个时间点超过标准即可诊断妊娠期糖尿病。

(5) 妊娠期感染性疾病筛查

1) 巨细胞病毒（CMV）：属于疱疹病毒类，在最初感染后，可在宿主体内潜伏。并且可以再次活跃，尤其是在免疫力降低时。孕妇CMV感染易复发，孕妇CMV复发率为1%～14%，但复发时造成的胎儿、新生儿感染率低，为0.2%～2%。妊娠前3个月宫内感染率低，但严重；妊娠后期感染率高，但是对胎儿损害轻。

检测血清抗体出现阳性，表明可能有CMV近期感染，体内有活动性感染。检测CMVIgG抗体阳性，表明曾经感染过CMV。但是妊娠期内抗体、IgG抗体检测并不能确诊胎儿CMY感染。对IgG抗体进行亲和力检测有利于区分是否为原发感染，在孕21周以后且IgG发生血清转化6周以后，抽取羊水行CMVPCR检测是诊断CMV宫内感染敏感的方法。

2) 风疹病毒感染：临床表现为特征性的皮疹，但是有20%～50%没有症状，妊娠期感染风疹目前没有有效治疗及减少母胎传播的方法。孕妇血中检测出风疹抗体，可以确诊孕妇在近期患风疹，检测出G抗体，提示孕妇对风疹病毒已有免疫力，孕妇血清中无抗体、G抗体，提示孕妇对风疹病毒无免疫力，在孕期应做好监测。

母亲在孕17～24周感染风疹病毒的新生儿发生耳聋的风险性相对较小。风疹儿的发病率因孕妇患风疹的孕周有关，妊娠第一个月为11%～60%，第二个月为12%～81%，第三个月为8%～34%，第四个月为17%以下，第5个月以后仅偶有发生。三个月内感染可能致胎儿畸形。确诊胎儿是否发生风疹病毒宫内感染，需做宫内诊断，通过绒毛活检/抽取羊水脐带血分离病毒或者风疹抗体。

风疹疫苗的接种应在怀孕以前，ACOG过去规定接种疫苗后3个月方可妊娠，目前已经将这一时间缩短为1个月。

目前对风疹病毒的孕期检查争议仍然存在。部分观点认为因为不能确定母亲感染，胎儿发生感染的必然性，不推荐在孕期进行筛查。部分观点认为对风疹病毒的检测，并不能预防母胎传播的发生，目的只是保护避免下次妊娠可能感染风疹病毒而发生的母胎传播，减少因为风疹病毒感染导致的死胎、流产。因此，这种筛查只是易感性筛查，目的并不是确诊是否现症感染，目的是筛查易感人群，在分娩之后进行预防接种，从而保护下次妊娠不受风疹病毒的威胁。

3）乙肝病毒：e抗原阳性的母亲，约有85%的孩子会成为病毒携带者而且会成为慢性携带者，e抗原阴性的母亲这个概率为31%。乙肝病毒的母胎传播可以通过乙肝疫苗接种及乙肝免疫球蛋白被动免疫减少95%，大部分的母胎乙肝病毒传播可以通过主动加被动免疫明显减少。预防母胎的乙肝传播，应常规检测乙肝表面抗原及e抗原，并决定采用主动加被动免疫。

4）人类免疫缺陷病毒（HIV）：感染之初并无症状，随着进行性的免疫功能下降，最终导致获得性免疫缺陷综合征。人类免疫缺陷病毒感染的潜伏期可以从数月至17年不等。

如果没有干预措施，母胎传播发生率为25.5%，使用抗病毒药治疗后可以降低至8%，联合预防措施，包括抗病毒治疗、剖宫产、停止母乳喂养等可进一步将风险降低。孕前及孕期应常规提供艾滋病的筛查及诊断，对阳性孕妇在早孕期进行评估及时开始抗病毒治疗，最大限度地减少艾滋病的母婴传播概率。

5）梅毒：是由于梅毒螺旋体感染所导致，机体的免疫反应产生非特异性梅毒抗体和特异性梅毒抗体。首先主要的反应是产生特异的抗梅毒螺旋体免疫球蛋白M，在感染两周后就可以检测出来，当出现症状时大多数可以同时检测出IgG抗体和IgM抗体。早期梅毒未经治疗的孕妇，大部分会经胎盘传播感染胎儿，并且可能发生死胎或死产梅毒的母胎传播可以造成新生儿死亡、先天梅毒（可以导致远期的残疾）、死产或早产。

孕期青霉素的使用可以有效预防梅毒的母胎传播，推荐在早孕期进行梅毒筛查实验，因为及早治疗对于母亲和胎儿均有益。

6）弓形虫：在孕期感染通常是没有症状的，妊娠期弓形虫的诊断需依赖实验室的检查。妊娠期弓形虫原发感染的诊断需要在两个不同时间母体血浆中抗体滴度的明显升高或者特异性弓形虫IgM抗体的检测，成人首发感染弓形虫后两周可产生IgG抗体，6~8周达高峰，在以后的数月逐渐下降并持续终身，IgG对于早孕期感染有意义。感染后10天就可以产生弓形虫特异性IgM抗体，并且升高持续6个月至6年以上。因为IgM持续数月升高，因此对于孕妇近期原发感染不能提供有用信息。酶联免疫吸附试验（EUSA）检测IgM抗体高浓度滴度可以持续数年，间接免疫荧光法（IFA）检测弓形虫特异性IgM抗体高浓度滴度仅持续至感染后6个月，而且随后迅速下降。因此，对于判断远期还是近期感染，IFA法较ELISA法更有意义。

胎儿弓形虫的诊断需要羊水培养或脐血培养，培养技术的主要困难是一些分析需要花费数周时间。最近，PCR技术有效运用于诊断胎儿宫内感染弓形体，敏感性及特异性均高于传统检测方法，PCR检测胎儿弓形虫感染采用羊水标本即可，无须进行脐血穿刺。在法国，因为弓形虫感染率高，常规血清学筛查对于诊断近期感染，并提供产前诊断。孕期治疗或终止妊娠。但是在弓形体发病率低的国家,不推荐在孕期常规筛查弓形虫。

(6) 血型及红细胞抗体的筛查：确定 ABO 血型、Rh 血型以及红细胞抗体,对于预防新生儿溶血的发生非常重要,并且预测新生儿出生时换血的可能性。产前对 Rh 阴性的母亲采取特殊的保健及产后及时抗 D 免疫球蛋白治疗以预防在以后的妊娠发生 RhD 同种抗体反应。

(7) 先天愚型筛查：唐氏综合征,又称 21-三体综合征,主要临床表现为智力障碍,而且合并其他先天性疾病的发生率增加,如心脏异常的概率较高,白血病、甲状腺疾病、癫痫、阿尔茨海默病的发生率亦增加。唐氏综合征患儿有 80% 为严重智力低下,20% 为智力低下,其中 46% 合并先天性心脏病,需要外科治疗。对于任何先天性异常的筛查应该对孕妇提供公平的、无倾向性的、证据充足的依据及信息,并且由孕妇本人自主决定是否接受筛查。唐氏综合征筛查可以在早孕期或者中孕期进行。

（四）高危妊娠的监护

1. 孕龄及胎儿成熟度检查

(1) 核实孕周,结合末次月经,月经周期以及超声检查结果。

(2) 尺测子宫高度及腹围,粗略估算胎儿大小。

(3) 超声检测胎头双顶径≥8.5cm,提示胎儿成熟。根据超声提示双顶径、胸围、腹围、股骨长,可以估算胎儿体重。

(4) 羊水卵磷脂/鞘磷脂（L/S）比值,若＞2,提示胎儿肺成熟；羊水试验。两管液面均有完整泡沫环,提示胎儿肺成熟。羊水磷脂酰甘油浓度对于胎儿肺成熟判断更可靠。

(5) 羊水肌酐值≥176.8μmol/L,提示胎儿肾成熟。

(6) 羊水胆红类物质测定用△OD_{450}。测该值＜0.02,提示胎儿肝成熟。

(7) 羊水淀粉酶值：碘显色法该值≥450U/L,提示胎儿唾液腺成熟。

(8) 羊水脂肪细胞出现率若＞20%,提示胎儿皮肤成熟。

2. 胎盘功能检查

(1) 尿雌三醇含量：24 小时尿雌三醇含量≥15mg 为正常,10～15mg 为警戒值,＜10mg 为危险值。如果妊娠晚期多次测得雌三醇含量＜10mg,表示胎盘功能低下。

(2) 尿雌三醇/肌酐比值：＞15 为正常,10～15 为警戒值,＜10 为危险值。

(3) 血清人胎盘生乳素（HPL）测定：放射免疫法测量,妊娠足月 HPL 值为 4～11mg/L,如果＜4mg/L 或突然降低 50%,提示胎盘功能低下。

(4) 缩宫素激惹试验：阳性提示胎盘功能减退。

(5) 阴道脱落细胞检查：舟状细胞成堆,无外底层细胞,嗜伊红细胞指数＜10%,致密核少者,提示胎盘功能良好；舟状细胞极少或小时,有外底层细胞出现,嗜伊红细胞指数＞10%致密核多者,提示胎盘功能减退。

(6) 胎儿超声监测：羊水量的监测可以间接反映胎盘功能,羊水过少常伴有胎盘功能下降。彩色多普勒监测胎儿脐动脉血流收缩期及舒张期血流速率比值（S/D）在胎儿生长受限及子痫前期等高危妊娠可以很好地反映胎盘的功能。

3. 胎儿监测

(1) 生长监测：孕早期由于胎儿很小，通过宫高很难准确反应胎儿的大小，通常需要超声检查，通过测量顶臀长可以较准确的确定胎儿大小与停经时间是否吻合，并据此核实孕周。在孕中晚期，通常孕32周前，单胎正常生长的情况下，每周宫高增加约1cm。宫高连续2~3周不增加应进一步检查。

(2) 计数胎动：每个胎儿活动量不同，而且孕妇自感胎动次数差异极大，但一般12小时内胎动累计数不小于10，凡小于10次或逐渐下降>50%而不能恢复者，提示胎儿有缺氧可能。

(3) 羊膜镜检查：正常羊水呈透明淡青色或乳白色，可见胎发、漂浮胎脂片。混有胎粪呈黄色、黄绿色，甚至深绿色。

(4) 胎心电子监护：胎心监护仪在临床广泛应用，多用经腹壁外监护法，对母儿无损伤，可多次检测，能连续观察并记录胎心率的动态变化。因有子宫收缩描记/胎动记录，故能反映三者间的关系。连续电子胎心监护从1980年以来在临床广泛应用，由于这一监测方法的敏感性很高，对保障分娩时胎儿的安全起到了一定的作用，但它的特异度较低，往往造成过度的干预。对于低危孕妇，可在孕36周后开始进行电子胎心监护，有高危情况的孕妇可以将监护时间提前到30~32周，对产前的无应激试验（NST）的判读，根据加拿大妇产科学会2008年指南见表33-7。

表33-7 无应激试验的判读标准

指标	正常NST（有反应型）	不典型NST（无反应型）	异常NST（无反应型）
基线	110~160bpm	100~110bpm >160bpm，<30分钟基线升高	心动过缓<100bpm 心动过速>160bpm，>30分钟 基线不稳定
变异	6~25bpm ≤5bpm，<40分钟	≤5bpm，40~80分钟	≤5bpm，>80分钟 25bpm，>10分钟 正弦波形
减速	没有或偶发的变异减速<30秒ec	变异减速30~60秒ec	变异减速>60秒ec 晚期减速
加速（≥32w）	<40分钟，≥2次加速，≥15bpm，15sec	40~80分钟，≤2次加速，≥15bpm，15sec	>80分钟，≤2次加速，≥15bpm，15sec
加速（<32w）	<40分钟，≥2次加速，≥10bpm，10秒ec	40~80分钟，≤2次加速，≥10bpm，10秒ec	>80分钟，≤2次加速，≥10bpm，10秒ec
处理	有选择的根据临床的总体情况进一步评估	需要进一步评估	需要紧急的处理 总体评估进一步U/S或BPP检查，有时需要结束分娩

(5) 胎儿生物物理评分：是综合胎心电子监护以及超声检查某些生理活动，以判断胎儿有无急慢性缺氧的一种监测方法。根据 Maiming 评分法见表 33-8，10 分为满分，提示胎儿无急慢性缺氧依据；8 分可能有急慢性缺氧；6 分可疑有急慢性缺氧；4 分提示有急慢性缺氧存在。

表 33-8 Manning 评分法

项目	2 分	0 分
无应激试验（20 分钟）	≥2 次胎动伴有胎心加速≥15bpm，持续≥15 秒	<2 次胎动，胎心加速<15bpm，持续<15 秒
胎儿呼吸运动（30 分钟）	≥1 次，持续≥30 秒	无，或持续<30 秒
胎动（30 分钟）	≥3 次躯干和肢体活动（连续出现计 1 次）	≤2 次躯干和肢体活动；无肢体活动或完全伸展
肌张力	次躯干和肢体伸展复屈，手指摊开合拢	无活动；肢体完全伸展；伸展缓慢，部分复屈
羊水量	羊水暗区垂直直径≥2cm	无，或最大暗区垂直直径<2cm

七、优生咨询、产前筛查和产前诊断

"优生"一词由英国人类遗传学家高尔顿于 1883 年首次提出，其原意是"健康的遗传"。他主张通过选择性的婚配，来减少不良遗传素质的扩散和劣质个体的出生，从而达到逐步改善和提高人群遗传素质的目的。优生学是研究如何改善人类遗传素质的一门科学，分为两个方面：一方面是研究如何使人类健康地遗传，减少以至消除遗传病和先天畸形患儿出生；另一方面是研究怎样增加体力和智力上优秀个体的繁衍，扩展其优秀的遗传因素，提高人类的遗传素质。

（一）优生咨询

1. 优生咨询范围

包括孕前咨询、遗传病再发风险估计、孕期药物咨询等。

2. 临床上优生遗传咨询的对象

(1) 遗传病或先天畸形的家族史或生育史。

(2) 子女有不明原因智力低下或先天畸形儿。

(3) 不明原因的反复流产、死胎、死产或新生儿死亡。

(4) 孕期接触不良环境因素及患有某些慢性病。

(5) 常规检查或常见遗传病筛查发现异常。

(6) 其他需要咨询情况，如婚后多年不育，或孕妇年龄≥35 岁。

(7) 父母是遗传病携带者。

(8) 近亲婚配。

3. 优生咨询中的常见遗传性疾病

(1) 常见的染色体疾病有以下几种：染色体疾病主要是因细胞中遗传物质的主要载体—染色体的数目或形态、结构异常引起的疾病，优生咨询中常见的染色体疾病有以下几种：

1) 21-三体（唐氏综合征）：最常见的染色体异常疾病，总发生率是新生儿活胎的 1/800，其发生率与母体年龄密切相关，临床表现多种多样，其中以特殊面容（鼻梁低、眼距宽、伸舌）、通贯掌和智力发育障碍最为突出。

2) 18-三体（Edwards 综合征）：占出生的 1/3500，其特征是胎儿生长受限，单脐动脉，握拳时重叠指，摇椅足，18-三体可以影响任何器官，几乎 95% 会有心脏畸形。

3) 13-三体（Patau 综合征）：占出生的 1/5000，患儿的畸形和临床表现要比 21-三体严重得多，严重的中枢神经系统畸形，常有唇腭裂、特殊的心脏和泌尿系统畸形，预后差，出生后一个月内病死率达 82%，幸存者均患严重智力障碍和其他各种畸形。

4) 5p-猫叫综合征（cri-du-chat 综合征）：是由于 5 号染色体丢失了一个片段所致，又名"5 号染色体部分缺失综合征"，占出生的 1/20 000，婴儿期间猫叫般的哭声是该病的主要特征，但这一奇特的症状随着患者年龄增长会逐渐不明显，直至消失，最常见的临床表现是智力低下，童年期肌张力过低，到成年期则转变为肌张力过高，"满月脸"，两眼距过宽，外眼角往下倾斜。

5) 47，XXY（Klinefelter 综合征）：最常见的性染色体异常，占男性活产婴儿的 1/1000，临床表现有很大的不同，男性表型，但为女性脂肪分布和乳房发育，正常的阴毛和腋毛，脸部毛发稀少，常表现为男性不育或第二性征发育不完善，智力中下，有语言学习障碍以及心理社会适应障碍。

6) 45，XO（Turner 综合征）：占出生活胎的 1/2500（但占早期流产的 25%），女性，个矮，颈蹼，原发性闭经，肾异常，心脏缺损（主动脉缩窄）。

7) 47，XYY：占男性活产的 1/1000，其表型通常不明显，有时很难与正常男性相鉴别，通常有生育功能。

（2）常见的单基因遗传病：由单个基因突变引起的疾病叫单基因病。其遗传方式遵循孟德尔法则，遗传方式可分为常染色体显性遗传、常染色体隐性遗传、性连锁显性或隐性遗传等。常见疾病有常染色体显性遗传病马方综合征、软骨发育不全、先天性成骨发育不全；多指（趾）并指（趾）；多发性家族性结肠息肉。常染色体隐性遗传如地中海贫血。X 连锁隐性遗传病如红绿色盲、血友病、杜氏肌营养不良等。遗传性代谢缺陷病多为常染色体隐性遗传病，如苯丙酮尿症、肝豆状核变性等。

（3）常见的多基因遗传病：多基因遗传病是由多个基因控制的遗传因素与环境因素共同影响的疾病。多基因疾病有一定家族史，但没有单基因遗传中所见到的系谱特征。多基因病的遗传特点有。

1) 畸形显示从轻到重的连续过程，病情越重，说明有越多的基因缺陷。
2) 群体患病率存在性别差异时，再发风险与性别有关。
3) 累加效应。
4) 患病率与亲属的级别有关。

常见疾病有先天性畸形无脑儿、脊柱裂、唇腭裂、先天性心脏病等。

（二）产前筛查

产前遗传筛查是采用简便、经济、无创的检查方法，对发病率高、病情严重的遗传性疾病（如唐氏综合征）或先天畸形（如神经管畸形）进行产前筛查，检出子代具有出生缺陷高风险人群，筛查出可疑者再进一步诊断，是防治出生缺陷的重要步骤。目前，临床上开展的产前筛查疾病有唐氏综合征、神经管畸形和胎儿结构畸形筛查。

1. 唐氏综合征筛查

以唐氏综合征为代表的染色体疾病是产前筛查的重点。唐氏综合征的筛查方案很多，根据检查方法分为孕妇血清学筛查、超声检查和无创产前 DNA 检测，根据筛查时间分为孕早期筛查和孕中期筛查。

（1）妊娠早期筛查：妊娠早期行唐氏综合征筛查有很多优势，阳性结果孕妇可以选择绒毛取样进行染色体核型分析以确诊，早期终止异常妊娠。妊娠早期唐氏综合征筛查方法包括孕妇血清学筛查和超声颈部透明层厚度（NT）检查。常用的孕妇血清学检查指标有游离 β-和妊娠相关蛋白 A（PAPP-A）。与正常孕妇比，唐氏综合征胎儿的母血清游离 β-水平下降，PAPP-A 上升，NT 增厚。妊娠早期血清二联筛查，假阳性率约 5%，唐氏综合征检出率为 60%；单独采用 NT 筛查，唐氏综合征的检出率可以达到 75%；联合应用血清生化筛查和 NT 的筛查，唐氏综合征检出率可提高至 90%（表 33-9）。

表 33-9　唐氏综合征筛查的检测率以及假阳性率

筛查方法	假阳性率（%）	检出率（%）
孕妇年龄	5	30
孕早期		
孕妇年龄＋胎儿 NT	5	75～80
孕妇年龄＋β-＋PAPP-A	5	60～70
孕妇年龄＋NT＋β-＋PAPP-A（联合试验）	5	85～95
联合试验＋鼻骨或三尖瓣血流或静脉导管血流	2.5	93～96
孕中期		
孕妇年龄＋AFP＋（两联试验）	5	55～60
孕妇年龄＋AFP＋β-（两联试验）	5	60～65
孕妇年龄＋AFP＋＋uE$_3$（三联试验）	5	60～65
孕妇年龄＋AFP＋β-＋uE$_3$（三联试验）	5	65～70
孕妇年龄＋AFP＋＋UE$_3$＋inhibinA（四联试验）	5	65～70
孕妇年龄＋AFP＋β-＋uE$_3$＋inhibinA（四联试验）	5	70～75
孕妇年龄＋NT＋PAPP-A（11～13 周）＋四联试验	5	90～94

值得注意的是，NT 筛查唐氏综合征的效率与超声测量方法密切相关，英国胎儿基

金会已发布 NT 测量的标准。目前，国内临床上多以 NT 厚度≥3mm 定义唐氏筛查高危孕妇，但实际上由于 NT 正常范围是随着胎儿孕周和顶臀径增加而变化的，应该根据孕周校正 NT 测量值。

(2) 妊娠中期筛查：妊娠中期血清学筛查通常采用三联法，即甲胎蛋白（AFP）、绒毛膜促性腺激素（）或游离（β-和游离雌三醇（μE_3），也有些单位采用 AFP 和/游离β-二联筛查。与正常孕妇相比，唐氏综合征患儿的母血清 AFP 水平降低、升高、μE_3 降低。实验室常用的中位数倍数（MOM）是指孕妇生化指标与正常年龄对照组孕妇血清中位数之比，唐氏综合征风险度是根据血清筛查指标的变化，结合孕妇年龄和体重等其他影响筛查指标的因素经计算机分析得出的。

目前我国绝大多数产前诊断中心唐氏综合征风险率以 1∶250 作为切割值（），也有少数单位将其定为 270，如果风险率大于或等于切割值（即分母≤250），称为唐氏筛查高危孕妇，高危孕妇建议产前诊断。假阳性率约 5%，孕中期三联筛查能检出 60%～75% 唐氏综合征，二联筛查唐氏综合征的检出率为 60% 左右。

妊娠中期母血清筛查在对唐氏综合征进行筛查的同时，还可以筛查出生育 18-三体的高危孕妇。与正常孕妇相比，18-三体胎儿的母血清 AFP、和 μE_3 水平都下降，与唐氏综合征筛查一样，18-三体风险也是进行复杂统计后计算出的综合风险。孕中期三联筛查 18-三体风险率以 1∶250 作为切割值，能检出 60%～70% 的 18-三体。

(3) 无创产前 DNA 检测：1997 年首次在孕妇血循环发现胎儿游离 DNA，是无创产前检查的基础。无创产前 DNA 检测只需要抽取孕妇静脉血，利用高通量 DNA 测序技术对母体外周血中的游离 DNA 进行测序，并将测序结果进行生物信息分析，从而推测胎儿患唐氏综合征、18-三体和 13-三体的风险，适用于 12 周以上的孕妇。国外系统综述提示：该方法筛查唐氏综合征的敏感度为 100%，特异度为 99.3%。该方法被认为是一种"近似于诊断的高精准度筛查"，然而由于该方法仍存在假阳性和假阴性，当"无创产前 DNA 检测"阳性的孕妇仍需要通过传统的侵入性产前诊断进行确诊，对于一些特殊的人群（如经过 IVF 形式受孕的妇女）其临床应用价值仍有待于进一步评估。

(4) 染色体病的高危因素：在根据上述血清学和超声等方法判断胎儿发生染色体病风险度的过程中，还要考虑使胎儿发生畸形风险增加的高危因素。

1) 孕妇年龄＞35 岁的单胎妊娠，妊娠中期发生 21-三体综合征风险为 1∶280，发生非整倍体畸形风险为 1∶132；妊娠晚期发生 21-三体风险为 1∶384，发生非整倍体畸形风险为 1∶204。

2) 孕妇年龄＞31 岁双卵双胎妊娠，其中一胎发生 21-三体的风险比单胎高。根据 1997 年 Meyer 等计算，孕妇年龄在 31 岁时，妊娠中期一胎发生 21-三体的风险为 1∶190。

3) 前一胎常染色体三体史：曾妊娠一次常染色体三体的妇女，再次妊娠发生染色体畸形风险约为 1∶100 或更高（根据年龄计算）。

4) 前一胎 X 染色体三体（47，XXX 或 47，XXY）者，多余 X 染色体可能来自母系或父系。因此，再次发生染色体非整倍体畸形风险也为 1∶100。前一胎为 47，XYY 或 45，XO 者，再次妊娠发生畸形风险没有增加，因多余 Y 染色体来自父系，父系错误很少重复。

5) 夫妇一方染色体易位：子代发生异常风险应根据异常染色体位置、父母性别差异等具体分析。实际发生存活的异常胎儿风险多低于理论的风险，因部分异常胎儿流产或死亡。在平衡易位中，子代发生异常的风险为5%～30%。不孕患者存活子代中发生异常的风险为0～5%，这些异常易导致胚胎发育停滞或死胎。

6) 夫妇一方染色体倒位：子代发生染色体异常风险取决于异常染色体位置、倒位染色体大小等。

7) 前一胎染色体三倍体：复发风险为1%～1.5%。

8) 妊娠早期反复流产：非整倍体畸形是妊娠早期流产的主要原因之一，发生染色体畸形风险增高。同时，夫妇染色体畸形（如易位、倒置）也可导致妊娠早期流产。因此，建议检测夫妇染色体。

9) 夫妇非整倍体异常：21-三体或47，XXX女性和47，XXY男性具有生育能力，30%风险出现非整倍体的子代。男性为21-三体或47，XXY者往往不孕。

10) 产前超声检查发现胎儿存在严重结构畸形：该胎儿发生染色体畸形风险大大提高，不管孕妇年龄或血清学筛查是否异常。

2. 神经管畸形筛查

(1) 甲胎蛋白（AFP）血清学筛查：血清AFP可作为神经管畸形（NTDs）的筛查指标，筛查应在妊娠14～22周进行，常以2.0MOM或1.5MOM为切割值，筛查的阳性率为3%～5%，灵敏度为90%以上，阳性预测值为2%～6%。值得注意的是，AFP受孕龄、孕妇体重、种族、糖尿病、死胎、多胎、胎儿畸形、胎盘异常等因素影响。

(2) 超声筛查：99%的NTDs可通过妊娠中期超声检查确诊，而且3%～5%NTDs患者因非开放性畸形，羊水AFP水平在正常范围，因此孕妇血清AFP升高但超声检查正常的患者不必羊水检查AFP。

3. 胎儿结构畸形筛查

胎儿结构畸形筛查指中、晚期妊娠系统胎儿超声检查，是筛查胎儿畸形，监测胎儿生长发育的重要手段。胎儿畸形超声筛查通常指妊娠18～24周的系统胎儿超声检查，有条件的医院在妊娠9～14周开展胎儿颈项透明层和胎儿鼻骨检查。有条件者可在妊娠晚期30周左右再次进行一次超声检查，观察有些至孕晚期才表现出来的胎儿畸形。胎儿畸形的产前超声检出率为50%～70%。

(1) 产科超声筛查的主要内容：主要是对胎儿体表及内脏的大体结构进行系统的观察。可产前诊断的畸形有严重脑畸形（无脑儿、重度脑积水、水脑症、严重脑膨出、无叶型前脑无裂畸形）、严重淋巴水囊瘤、单腔心、严重胸腹壁缺失内脏外翻、严重脐膨出、直径超过5cm畸胎瘤、致死性软骨发育不良、严重开放性脊柱裂、股骨、胫骨、腓骨、肱骨、尺骨、桡骨的严重缺失等。

(2) 产科超声检查

1) 一般产科超声检查（Ⅰ级）主要目的是观察胎儿生长发育，测量胎儿大小，不检查胎儿畸形。

2) 常规产科超声筛查（Ⅱ级）在Ⅰ级产科超声检查范围的基础上，筛查六大类致死性胎儿畸形，如无脑畸形、严重脑膜膨出、严重开放性脊柱裂、腹壁缺损内脏外翻、致死性短肢畸形、单腔心。

3）系统胎儿超声检查（Ⅲ级）建议所有孕妇在妊娠18～24周时对胎儿各器官进行一次系统胎儿超声检查，包括颅脑、唇、鼻、眼、心脏、肝、胃、肾、膀胱、肠、腹壁、脊柱和四肢。

4）胎儿特定部位会诊超声检查（Ⅳ级）对可疑胎儿特定部位异常，进行专家会诊超声检查，包括胎儿超声心动图检查、NT超声检查、胎儿唇、鼻、眼、耳、四肢的针对性超声检查。

（三）产前诊断

产前诊断又称宫内诊断或出生前诊断，指在胎儿出生之前应用各种先进的检测手段，影像学、生物化学、细胞遗传学及分子生物学等技术，了解胎儿在宫内的发育状况，如观察胎儿有无畸形，分析胎儿染色体核型，监测胎儿的生化检查项目和基因等，对先天性和遗传性疾病做出诊断，为胎儿宫内治疗（手术、药物、基因治疗等）及选择性流产创造条件。

1. 产前诊断的对象

（1）本次妊娠有羊水过多、羊水过少、胎儿发育异常或可能有畸形的孕妇。

（2）胎儿发育异常或者胎儿有可疑畸形。

（3）孕早期时接触过可能导致胎儿先天缺陷的物质。

（4）夫妇一方患有先天性疾病或遗传性疾病，或有遗传病家族史。

（5）曾经分娩过先天性严重缺陷婴儿。

（6）35周岁及以上的高龄孕妇。

（7）原因不明的反复流产、死胎、畸胎或有新生儿死亡史的孕妇。

（8）产前筛查的高危孕妇。

（9）夫妇一方有先天性代谢疾病或已生育过患儿的孕妇。

（10）孕妇可能为某种性连锁隐性遗传病基因携带者。

2. 产前诊断的常见疾病

（1）染色体异常：包括染色体数目异常和结构异常两类。染色体数目异常包括整倍体（如一倍体二倍体或三倍体等）和非整倍体（如21-三体、18-三体、13-三体、47，XXX综合征、45，综合征等）；结构异常包括染色体部分缺失、易位、倒位、环形染色体等。绝大多数染色体病在妊娠早期即因死胎、流产而被淘汰，仅少数染色体异常胎儿可维持至分娩。

（2）单基因病：多为常染色体隐性遗传，如地中海贫血。

（3）性连锁遗传病：以X连锁隐性遗传病居多，如红绿色盲、血友病等。

（4）遗传性代谢缺陷病：多为常染色体隐性遗传病。因基因突变导致某种酶的缺失引起代谢抑制、代谢中间产物累积而出现临床表现。除极少数疾病在早期用饮食控制法（如苯丙酮尿症）、药物治疗（如肝豆状核变性）外，至今尚无有效治疗方法。

（5）先天性结构畸形：其特点是有明显结构改变，如无脑儿、脊柱裂、唇腭裂、先天性心脏病、髋关节脱臼等。

3. 产前诊断常用的方法

（1）观察胎儿的结构：利用超声、胎儿镜及磁共振等观察胎儿的结构是否存在畸形。

(2) 染色体核型分析：利用羊水、绒毛、脐血进行胎儿细胞培养，检测胎儿染色体疾病。

(3) 检测基因：利用胎儿 DNA 分子杂交、限制性内切酶、聚合酶链反应技术、原位荧光杂交、基因测序等技术，检测胎儿基因的核苷酸序列，诊断胎儿基因疾病。

(4) 检测基因产物：利用羊水、羊水细胞、绒毛细胞或血液，进行蛋白质、酶和代谢产物检测，诊断胎儿神经管缺陷、先天性代谢疾病等。

4. 产前诊断取材技术

目前常见的产前诊断取材技术包括介入性和非侵入性两大类。

(1) 羊膜腔穿刺术：一般在妊娠 16～24 周进行。在超声引导下羊水穿刺的并发症很少见，在 16～18 周操作时，与操作相关的流产率据报道约为 1/270，1%～2% 孕妇发生阴道少量流血或羊水泄漏，绒毛膜羊膜炎发生率<0.1%，导致流产风险为 0.5% 左右。早期羊膜腔穿刺术会造成更高的流产率，不应该进行此项操作。

(2) 绒毛取样（CVS）：常在妊娠 10～13 周进行，流产率较羊膜腔穿刺高，约 1%，可能会有母体细胞的污染，在≤9 周行 CVS 会增加胎儿肢体缺损的风险。

(3) 经皮脐血穿刺技术：优点是快速取得胎儿核型分析，对胎儿的几种血液学、免疫学和酸碱参数进行测量，也能进行胎儿输血。估计操作相关的流产率为 1%～5%。该法特点有：

1) 快速核型分析：胎儿血细胞培养 48 小时后，即可进行染色体核型分析，可避免绒毛或羊水细胞中假嵌合体现象或培养失败。

2) 胎儿血液系统疾病的产前诊断：如溶血性贫血、自身免疫性血小板减少性紫癜、血友病、地中海贫血等。

3) 可对胎儿各种贫血进行宫内输血治疗。

(4) 胎儿组织活检：可用于一些家族性遗传病的产前诊断。

(5) 胚胎植入前诊断：在胚胎植入前取 1 个细胞（或多个）进行基因分析。某些遗传性疾病可采用体外受精方法，在植入前进行遗传学诊断，以减少人工流产率和预防遗传病的目的。目前，报道能做植入前诊断的疾病包括囊性纤维变性、脆性 X 综合征、假肥大型营养不良症、常见的染色体数目异常、地中海贫血等。目前，使用植入前诊断技术，包括聚合酶链反应和荧光原位杂交，可使植入前诊断准确性达 90% 以上。但植入后的胚胎在发育过程中可能受有害的外环境影响，仍可发生染色体镶嵌体异常，故对做过植入前诊断的病例主张在妊娠期行羊水或绒毛取样做产前诊断。

(6) 母血胎儿细胞和游离 DNA 提取：在妊娠过程中，少量胎儿细胞（如滋养细胞、胎儿有核红细胞和淋巴细胞）和血浆游离 DNA 可通过胎盘进入母体循环系统。目前，发展很多技术从母血中分离胎儿细胞和游离 DNA，从而达到产前诊断的目的。常用技术有密度梯度或蛋白分离技术、荧光激活细胞分选术、磁激活细胞分离法等。

5. 产前诊断技术实施的基本原则

(1) 知情同意包括产前筛查的知情，产前诊断技术应用和结果的知情，对妊娠结局处理的知情，对胎儿尸检处理的知情同意。

(2) 产前诊断的结果以临床医师的综合结论为最终结论。

(3) 产前诊断报告由两名具有产前诊断资格的执业医师签发。

（罗昭永）

第三十四章 妇科病史检查及护理配合

第一节 妇科病史

一、病史采集

妇科病史的采集，除采集一般内科病史相同外，主要应询问有关妇科疾病的特殊病史。因常常涉及患者的隐私和与性生活有关的内容，在进行病史采集时要做到语言亲切，态度和蔼，尊重并保护患者的隐私。

二、病史内容

（一）一般项目

包括姓名、性别、年龄、婚姻、民族、籍贯、职业、文化程度、住址、入院时间、入院方式、病史陈述者、病史可靠程度等。

（二）主诉

患者就诊的主要症状及其持续的时间。

（三）现病史

包括从患病开始至就诊时疾病的发生、发展和诊治的全过程，按时间顺序书写。还需了解患者有无伴随症状及其出现的时间，饮食、大小便、体重、睡眠、体力改变及心理变化。询问要点如下：

1. 阴道出血

指阴道、宫颈与子宫的出血，以子宫出血最多见。表现为经量增多、经期延长、不规则或持续性出血、接触性出血等。需详细了解患者的年龄，出血的时间、量、颜色、有无血块以及与月经周期的关系，有无伴随症状等，并要问清末次月经日期。

2. 白带异常

正常情况下阴道有少量乳白色分泌物，为阴道黏膜的渗出物、宫颈与子宫内膜腺体的分泌物。当生殖器官出现炎症或肿瘤继发感染时，表现为白带异常，呈脓性、血性、黄色水样、豆渣样或凝乳样等。注意询问白带的色、量、气味、性状及伴随症状等。

3. 下腹部包块

妇科下腹部包块常常来自子宫、输卵管和卵巢。应仔细询问发现包块的时间、部位、大小、硬度、活动度、生长速度、有无压痛、是否伴发腹痛及阴道出血等。

4. 下腹痛

多为妇科疾病引起。应详细询问腹痛起病缓、急，发生的部位、性质、程度，有无放射痛，与月经周期的关系，是否伴发其他症状，如阴道出血、休克、发热等。

（四）既往史

既往身体健康情况，曾患何种疾病，特别是妇科疾病与诊治情况，有无传染病史、手术外伤史、输血史、过敏史、预防接种史等。

（五）月经史

初潮年龄、月经周期、每次月经持续的时间、月经量及颜色、有无血块及痛经。常规询问末次月经时间。如月经量异常，还应问清前次月经情况。绝经者，应询问绝经年龄、绝经后有无阴道出血及白带异常。

（六）婚育史

包括初婚或再婚年龄、男方健康状况、是否近亲婚配、同居情况、性病史。询问足月产、早产、流产次数及现存子女数，可用数字简写表达，依次为足-早-流-存或孕X产X，如足月产1次、早产0次、流产3次，现存子女1人，可简写为1-0-3-1或用G4P1L1A3（妊娠4次，分娩1次，存活子女1人，流产3次）表示。了解分娩方式、有无难产史、产后或流产后有无出血、感染或其他并发症。采用何种方法避孕或绝育，效果如何。

（七）个人史

询问患者生活和居住情况，出生地和曾居住的地方，是否到过疫区，有无烟酒等嗜好。

（八）家族史

应了解父母、兄弟姐妹及子女等健康状况。注意家族成员中有无遗传性疾病，可能与遗传有关的疾病，如糖尿病、原发性高血压病、癌症及传染病（如结核）等。

（乔国莉）

第二节　体格检查

体格检查是在采集病史之后，按先后顺序进行全身检查、腹部检查和盆腔检查。盆腔检查又称妇科检查，为妇科所特有。

一、全身检查

测量体温、脉搏、呼吸、血压及体重，观察患者的神志、精神状态、体态及营养发育情况，检查皮肤、淋巴结、心、肺、肝、脾及乳房发育状况。必要时查血常规、血型及尿常规等。若发现异常，应积极处理。

二、腹部检查

腹部检查是妇科体格检查的重要组成部分。包括视诊、触诊、叩诊、听诊。观察腹部是否隆起、腹部有无手术瘢痕、妊娠纹、静脉曲张等。触诊肝、脾、肾有无肿大或压痛，是否触及包块，如有包块，应描述包块的部位、大小（以厘米表示）、形状、质地、活动度、表面是否光滑、有无压痛等，腹部有无压痛、反跳痛及肌紧张。叩诊时注意有无移动性浊音。听诊肠鸣音情况。若合并妊娠，应测量宫底的高度和腹围、检查胎位并听胎心音。

三、盆腔检查

盆腔检查又称妇科检查，包括外阴、阴道、宫颈、宫体及双附件的检查。

（一）基本要求

（1）检查者态度要严肃认真，语言亲切，操作轻柔。注意保护患者隐私，冬天注意保暖。

（2）检查前应排空膀胱，必要时导尿，尿失禁患者除外。大便充盈者应在排便后或灌肠后进行。

（3）注意消毒隔离，尤其是检查用器械、置于臀部下面的垫单或一次性治疗单，应检查1人更换1次，防止医源性交叉感染。

（4）协助患者取膀胱截石位。臀部置于检查床的边缘，头部稍微抬高，两手平放于身旁，以利于腹肌放松。检查者面向患者，站于患者两腿之间。不宜搬动的危重患者，可在病床上进行检查。

（5）月经期不做妇科检查，如有异常阴道出血则必须检查，检查前首先消毒外阴，戴无菌手套操作，防止发生感染。

（6）未婚女性应禁止进行阴道窥器检查及双合诊检查，一般只做直肠-腹部诊。如确有检查必要时，应征得患者及家属同意后才可进行阴道窥器检查及双合诊检查。

（7）男医师对患者进行检查时，需有其他女性医护人员在场，以减轻患者的紧张心理和避免发生不必要的误会。

（二）检查方法及步骤

一般按外阴、阴道、宫颈、宫体、双附件的顺序进行检查和记录。

1. 外阴部检查

观察外阴部的发育、阴毛多少和分布情况，有无炎症、溃疡、肿块或赘生物，观察皮肤、黏膜颜色，有无色素减退或白斑，有无增厚或萎缩。然后分开小阴唇，暴露阴道前庭观察阴道口和尿道口，查看尿道口周围黏膜色泽和有无赘生物，阴道口处女膜是否完整。盆底松弛者应嘱患者用力向下屏气，观察有无尿失禁、子宫脱垂、阴道前后壁膨出等。

2. 阴道窥器检查

通过阴道窥器观察阴道和宫颈的情况。

（1）检查方法：将阴道窥器两叶合拢，表面涂润滑剂以利插入，用左手拇指和示指分开两侧小阴唇，右手持阴道窥器沿着阴道后侧壁缓慢斜行插入阴道内，然后向上向后推进，同时将阴道窥器两叶转正并张开两叶，暴露宫颈、阴道壁及阴道，再旋转阴道窥器，充分暴露阴道各壁。取出时应将阴道窥器两叶合拢后再退出，注意勿将阴道壁或宫颈组织夹入阴道窥器内而引起疼痛。

（2）观察内容

1）观察阴道：观察阴道壁黏膜颜色、皱襞多少，是否有、纵隔或双阴道等畸形，有无溃疡、囊肿、赘生物等，观察阴道分泌物的量、性质、色泽、气味。阴道分泌物异常者，应做滴虫、假丝酵母菌、线索细胞等检查。

2）观察宫颈：观察宫颈大小、颜色、外口形状，有无撕裂、柱状上皮异位、息肉、腺囊肿、赘生物或接触性出血，宫颈管内有无出血或分泌物。同时可在宫颈外口鳞-柱上皮交接部采集标本做宫颈细胞学检查。

3. 双合诊检查

检查者示、中两指放入阴道内，另一只手在腹部配合检查，称为双合诊。目的在于检查阴道、宫颈、宫体、卵巢、输卵管、宫旁结缔组织及盆腔内壁有无异常。

检查方法：检查者一手戴无菌手套，示、中两指蘸少许润滑剂后放入阴道内，触摸阴道的弹性、通畅度、深度，有无触痛、畸形、肿块，后有无结节及饱满感。再触摸宫颈大小、形状、软硬度及外口情况，有无举痛、摇摆痛，有无接触性出血口根据宫颈外口的方向，判断宫体为后倾或前倾。随后将阴道内手指放在宫颈后方，向上向前方抬举宫颈，另一只手掌心朝下手指从腹部平脐处开始到耻骨联合部位由上往下按压腹壁，与阴道内手指相互对合，可查清子宫的位置、大小、形状、软硬度、活动度及有无压痛。查清子宫后，将阴道内两指移向侧，另一只手从同侧下腹壁髂嵴水平开始，由上往下按压腹壁，与阴道内手指相互对合，检查宫旁组织、卵巢、输卵管。正常输卵管难以触清，卵巢有时可触及，压之有酸胀感。注意附件有无增厚、压痛或肿块。如扪及肿块，应进一步查清肿块的大小、形状、软硬度、活动度、有无压痛以及与子宫的关系。

4. 三合诊检查

经阴道、直肠、腹部联合检查称为三合诊。即以一手示指伸入阴道、中指伸入直肠，另一手置于下腹部协同触诊。三合诊检查是对双合诊检查不足的重要弥补，能更清楚了解后倾后屈子宫的大小、子宫后壁情况、主韧带、宫骶韧带、子宫直肠陷凹、阴道直肠隔、盆腔内侧壁及直肠等情况，注意有无增厚、压痛及肿瘤。对宫颈癌患者必须做三合诊检查，以确定临床分期，选择治疗方法。

5. 直肠-腹部诊

是指经直肠和腹部的联合检查。即一手示指伸入直肠，另一手放在下腹部进行检查，适用于未婚、月经期或阴道闭锁的患者。

6. 记录

盆腔检查结束后按顺序记录检查结果。

(1) 外阴：发育情况、阴毛分布形态、婚产类型，若有异常情况要详细记录。

(2) 阴道：是否通畅，黏膜情况，分泌物的量、色、性状、有无异味。

(3) 子宫颈：大小、硬度，有无柱状上皮异位、息肉、腺囊肿，有无接触性出血，有无宫颈举痛等。

(4) 子宫：位置、大小、形状、硬度、活动度及有无压痛。

(5) 附件：有无肿块、增厚、压痛。若触及肿块，应记录肿块的位置、大小、形状、硬度、表面光滑与否、活动度、有无压痛以及与子宫的关系。左右两侧分别记录。

(乔国莉)

第三节　妇科常用特殊检查及护理配合

一、生殖道脱落细胞学检查

生殖道脱落上皮细胞包括阴道上段、宫颈阴道部、子宫、输卵管及腹腔的上皮细胞，生殖道上皮细胞受卵巢激素的影响出现周期性的变化。因此，检查生殖道脱落细胞既可以反映体内的性激素水平，又可以协助诊断生殖器不同部位的恶性肿瘤及观察其治疗效果。

（一）目的

了解卵巢功能，筛查生殖器肿瘤。

（二）方法

1. 阴道涂片

已婚妇女，在阴道侧壁上1/3处轻轻刮取黏液及细胞做涂片、固定；未婚妇女，将浸湿的消毒棉签深入阴道，在其上1/3处轻卷后取出棉签，涂片、固定。

2. 宫颈刮片

是筛查早期宫颈癌的重要方法。用刮板在宫颈外口鳞-柱上皮交接处，轻轻刮取一周，涂片、固定。因该方法获取细胞数目较少，制片粗劣，现多推荐涂片法。

3. 宫颈管涂片

用无菌干棉球轻轻擦净宫颈表面的分泌物，将"细胞刷"置于宫颈管内，达宫颈外口上方10mm左右，在宫颈管内旋转360°后取出，将附着于"细胞刷"上的标本洗脱于保存液中。涂片液基细胞学尤其是薄层液基细胞学检查（TCT）所制备的单层细胞涂片效果清晰，阅片容易。此外，该技术可供高危型检测和自动阅片。宫颈细胞学检查是子宫颈上皮内瘤变（CIN）和早期子宫颈癌筛查的基本方法，也是诊断的步骤。相对于高危型HPV DNA检测，细胞学检查特异性高，但敏感性较低。建议妇女在性生活开始3年后或21岁后开始进行宫颈细胞学检查，并结合检测定期复查。

4. 宫腔吸片

将塑料吸管送入宫腔内达宫底部，上下左右转动方向吸取分泌物，涂片、固定。

（三）护理配合

1. 检查前的准备

（1）采集标本前24小时内禁止性生活、阴道灌洗、阴道上药及阴道检查。

（2）采集标本的用具必须无菌、干燥。

2. 采集标本

配合协助患者取膀胱截石位，先将宫颈表面的分泌物拭净，采集标本时动作轻、稳、准，及时送检标本并注意收集结果。

二、宫颈脱落细胞HPV DNA检测

人乳头瘤病毒（HPV）感染能引起子宫颈上皮内瘤变（CIN）和子宫颈癌的发生，不同的HPV型别其致病能力存在差异，高危型别HPV的持续感染是促使子宫颈癌发生的最主要因素。所以，HPV感染的早发现、准确分型和病毒定量对子宫颈癌的防治具有重要意义。

（一）HPV检测方法

（1）PCR检测。

（2）杂交捕获分析。

（3）病理组织学检查。

（二）HPV 检测的临床价值

（1）与子宫颈细胞学检查联合或单独使用进行子宫颈癌的初筛，可有效减少子宫颈细胞学检查的假阴性结果。2003 年卫生部疾控司《子宫颈癌筛查临床实践指南》建议，3 年以上性行为或 21 岁以上有性行为者应每年一次子宫颈细胞学检查，连续两次子宫颈细胞学检查正常可改为 3 年后复查；连续两次 HPV 检测和子宫颈细胞学检查正常者可延至 5 年后复查。

（2）可根据 HPV 感染的基因型预测受检者患有子宫颈癌的风险，如 HPV16 型或 HPV18 型阳性患者，其未明确诊断意义的不典型鳞状细胞（ASCUS）或低度鳞状上皮内病变（LSIL）转变为 CINⅢ的概率远远高于其他 HPV 型别阳性或未检测出 HPV 者；子宫颈细胞学阴性而高危型 HPV 阳性者，一般不做处理，但发病风险较高，应坚持定期随访。

（3）对未明确诊断意义的不典型鳞状上皮细胞/腺上皮细胞，应用 HPV 检测可进行有效的分流。仅高危型 HPV 检测阳性者需进一步进行阴道镜检查及宫颈活组织检查，对检测阴性患者进行严密随访。

（4）对宫颈高度病变手术治疗后的患者，HPV 检测可以作为疗效判断和随访检测的手段，预测病变恶化或术后复发的风险。术后 6～12 个月检测 HPV 阴性，表明病灶切除干净。术后 HPV 检测阳性，表明有残余病灶及复发的可能，需严密随访。

（三）护理配合

配合采集标本，及时送检标本，并注意收集结果。

三、妇科肿瘤标志物检查

肿瘤标志物是肿瘤细胞异常表达所产生的蛋白抗原或生物活性物质，可以在肿瘤患者的组织、血液、体液及排泄物中检测出来，有助于肿瘤诊断、鉴别诊断及监测。

（一）癌抗原 125

1. 检测方法

癌抗原 125（CA125）检测多选用放射免疫测定方法和酶联免疫法。常用的血清检测阈值为 35U/ml。

2. 临床意义

CA125 是目前世界上应用最为广泛的卵巢上皮性肿瘤标志物，用于鉴别诊断盆腔肿块，检测治疗后病情进展及判断预后等。对子宫颈腺癌、子宫内膜癌的诊断也有一定的敏感性。子宫内膜异位症患者 CA125 水平增高，但很少超过 200U/ml。

3. 护理配合

采集标本，及时送检标本，并注意收集结果。

（二）甲胎蛋白

1. 检测方法

甲胎蛋白（AFP）是由胚胎肝细胞及卵黄囊产生的一种糖蛋白，通常应用放射免疫测定方法和酶联免疫法。血清正常值为<20μg/L。

2. 临床意义

对卵巢恶性生殖细胞肿瘤尤其是卵巢内胚窦瘤的诊断和监视有较高的价值。

3. 护理配合

采集标本，及时送检标本，并注意收集结果。

（三）癌胚抗原

1. 检测方法

癌胚抗原（CEA）检测多选用放射免疫测定方法和酶联免疫法。血清正常阈值一般不超过 2.5μg/L。CEA＞5μg/L 可视为异常。

2. 临床意义

借助 CEA 测定，对动态监测各种妇科恶性肿瘤的病情变化和观察治疗效果，有较高的临床价值。

3. 护理配合

采集标本，及时送检标本，并注意收集结果。

（四）雌激素受体与孕激素受体

1. 检测方法

雌激素受体（ER）与孕激素受体（PR）多常用单克隆抗体组织化学染色定性测定，如果从细胞或组织匀浆进行测定，定量参考阈值 ER 为 20pmol/ml，PR 为 50pmol/ml。

2. 临床意义

对指导应用激素治疗子宫内膜癌具有确切价值。

3. 护理配合

收集标本，及时送检标本，并注意收集结果。

四、女性生殖器官活组织检查

生殖器官活组织检查是指在生殖器官病变处或可疑部位取小部分组织做病理学检查，简称活检。多数活检可以作为诊断的最可靠依据。

（一）宫颈活体组织检查

宫颈活体组织检查是确诊宫颈癌前病变或浸润癌的重要诊断方法。

1. 适应证

（1）宫颈脱落细胞学涂片检查巴氏Ⅲ级或Ⅲ级以上；TBS 分类鳞状上皮细胞异常 LSIL 及以上者。

（2）阴道镜检查反复可疑阳性或阳性者。

（3）可疑宫颈癌或慢性特异性炎症，需进一步明确诊断者。

2. 检查方法

暴露宫颈，拭净宫颈表面分泌物，局部消毒，用活检钳在鳞柱上皮交接处或特殊病变处取材，可疑宫颈癌者选多点活检，即在 3、6、9、12 点处取材。为了提高诊断阳性率，可在碘试验不着色区域或阴道镜检异常区多点活检。宫颈局部钳取后的创面用带尾棉球压迫止血，嘱患者 24 小时后自行取出。

3. 护理配合

（1）术前准备：患有阴道炎症，应治愈后再取样活检。指导患者在月经干净后 3~7 天进行检查。

（2）术中配合：及时递送所需物品。

(3) 术后护理

1) 多点活检的组织应分装于已标记好的标本瓶中固定。

2) 嘱患者 24 小时后自行取出阴道内的带尾棉球，若阴道出血过多应及时就诊。

3) 保持外阴清洁，1 个月内禁盆浴及性生活。

（二）诊断性宫颈锥切术

1. 适应证

（1）宫颈刮片细胞学检查多次找到恶性细胞，但宫颈多处活检和分段诊刮病理检查均未发现病灶者。

（2）宫颈活检为 CINⅢ需要确诊，或可疑早期浸润癌，为明确病变累及程度以及决定手术范围。

2. 锥切方法

（1）硬膜外麻醉下，取膀胱截石位，消毒外阴、阴道，铺无菌巾。

（2）导尿后，用阴道窥器暴露宫颈，消毒阴道、宫颈及宫颈外口。

（3）用宫颈钳钳夹宫颈前唇向外牵引，扩张宫颈管，并且做宫颈管搔刮术。宫颈涂碘液，在病灶外或碘不着色区外 0.5cm 处，用尖刀在宫颈表面做一环形切口，深约 0.2cm。按 30°～50°向内做宫颈锥形切除。根据手术指征不同，深入宫颈管 1～2.5cm 锥形切除。

（4）创面用无菌纱布压迫止血，若有动脉出血，用可吸收线缝扎止血。

（5）将要行子宫切除者，最好在锥切术后 48 小时内进行子宫切除，可行宫颈前后唇相对封闭创面止血。若不能在短期内进行子宫切除或无须进一步手术者，应进行宫颈成形缝合术或荷包缝合术。

3. 护理配合

（1）术前准备：患有急性或亚急性阴道、宫颈、子宫及盆腔炎症，应治愈后再行宫颈锥切术。有血液病等出血倾向者，先纠正凝血功能障碍后再行手术。指导患者在月经干净后 3～7 天手术。

（2）术中配合：及时递送所需物品。

（3）术后护理

1) 在标本的 12 点处做一标记，标本用 10%甲醛溶液固定，送病理检查。

2) 术后用抗生素预防感染。

3) 保持外阴清洁。术后 6 周探查宫颈管有无狭窄。2 个月内禁止盆浴及性生活。

（三）诊断性刮宫

诊断性刮宫简称诊刮，刮取子宫内膜和内膜病灶进行活组织检查，做出病理诊断，是诊断宫腔疾病最常用的方法。怀疑同时患有宫颈管病变时，需对宫颈管及宫腔分别进行诊断性刮宫，简称分段诊刮。

1. 适应证

（1）适用于异常阴道出血或阴道排液需证实或排除子宫内膜癌、宫颈管癌或其他病变，如流产、子宫内膜炎等。

（2）不孕症患者了解有无排卵，并能发现子宫内膜病变，如子宫内膜结核等。

（3）功能失调性子宫出血患者，彻底刮宫有助于诊断，同时又能迅速止血。

2. 禁忌证

(1) 生殖器官的急性或亚急性炎症。

(2) 可疑妊娠。

(3) 严重的全身性疾病不能耐受手术者。

(4) 体温>37.5℃者。

3. 刮宫方法

消毒外阴、阴道与宫颈，用子宫探针测定宫腔的深度，然后用小刮匙沿宫腔四壁、宫底及两侧角有秩序地刮除全部内膜，刮出物均送病理检查。为鉴别子宫内膜癌及宫颈癌或子宫内膜癌累及宫颈管，必须行分段诊刮，先不要探查宫腔深度，以免将宫颈管的组织带入宫腔混淆诊断。先刮宫颈管（用小刮匙自宫颈内口至外口顺序刮一周），再刮宫腔，刮出物分别装瓶，固定，送病理检查。可疑子宫内膜结核，刮宫时特别注意刮子宫两角部。

4. 护理配合

(1) 术前准备：生殖器官急性炎症应治愈后再刮宫。准备用物，告知患者手术时间，不孕症或功能失调性子宫出血患者应在月经前或月经来潮6小时内刮宫，以判断有无排卵及黄体功能不良。

(2) 术中配合：及时递送所需物品。

(3) 术后护理

1) 将刮出物装于已标记好的标本瓶中固定，及时送病理检查。

2) 留患者在观察室内观察1小时，无腹痛及内出血征象时方可离院。

3) 保持外阴清洁，术后2周内禁盆浴及性生活，以防感染。

五、女性内分泌激素测定

（一）目的

临床测定雌激素、孕激素、催乳素、卵泡刺激素、黄体生成素等，了解卵巢功能，对不孕症、闭经、功能失调性子宫出血及多囊卵巢综合征等疾病可协助诊断。人绒毛膜促性腺激素测定对早孕和滋养细胞肿瘤的诊断与随访有很高的价值。

（二）方法

抽取外周血进行测定。常用方法包括气相色谱层析法、分光光度法、荧光显示法、酶标记免疫法及放射免疫测定法。

（三）护理配合

详细了解患者的月经周期，为医师分析激素水平、诊断疾病提供依据。

六、输卵管通畅检查

（一）目的

检查输卵管是否通畅，了解宫腔形态、输卵管形态及输卵管阻塞的部位。

（二）方法

1. 输卵管通液术

将宫颈导管置入宫腔，通过导管向宫腔内注入液体，根据注液阻力大小、有无回流、注入液体量及患者的感觉等，判断输卵管是否通畅。操作简单，是检查输卵管是否通畅的方法之一，同时具有一定的治疗功效。

2. 子宫输卵管造影术

通过导管向宫腔及输卵管造影剂，行 X 线透视及摄片。根据造影剂在输卵管及盆腔内的显影情况，观察输卵管通畅程度或阻塞部位及宫腔形状、大小、有无畸形或其他病变等。

（三）护理配合

1. 术前准备

告知患者术前 3 天禁性生活，月经干净 3～7 天检查。术前半小时肌内注射阿托品 0.5mg。造影者做碘过敏试验。术前排空膀胱，便秘者行清洁灌肠，以使子宫保持正常位置。

2. 术中配合

所用无菌液体以接近体温为宜，以防造成输卵管痉挛。检查时宫颈导管必须紧贴宫颈外口，以防液体或造影剂外漏。推注液体或造影剂时用力不宜过大，推注不宜过快，防止损伤输卵管。注意观察患者有无下腹疼痛及疼痛的程度。造影时透视下若发现造影剂进入异常通道，患者出现咳嗽，应警惕发生栓塞，要立即停止操作，取头低脚高位，严密观察病情。

3. 术后护理

（1）安置患者休息，观察 1 小时无异常方可离院。

（2）术后 2 周内禁盆浴及性生活，酌情给予抗生素预防感染。

七、常用穿刺检查

（一）经腹壁腹腔穿刺术

通过腹壁腹腔穿刺术抽出腹腔液体或组织，达到诊断目的，兼有治疗作用。

1. 适应证

（1）协助诊断腹腔积液的性质。

（2）确定靠近腹壁的盆腔及下腹包块的性质。

（3）穿刺放出部分腹腔积液，减轻腹部压迫症状，使腹壁松弛，便于腹部及盆腔检查。

（4）腹腔穿刺注入化疗药物，行腹腔化疗。

（5）腹腔穿刺注入二氧化碳气体，行气腹 X 线造影，盆腔器官可以清晰显影。

2. 禁忌证

（1）疑腹腔内严重粘连，尤其是晚期卵巢癌广泛盆腹腔转移导致肠梗阻者。

（2）疑巨大卵巢囊肿。

（3）大量腹腔积液伴严重电解质紊乱。

（4）精神紊乱或不能配合穿刺者。

（5）中晚期妊娠。

（6）弥散性血管内凝血。

3. 穿刺方法

（1）经腹 B 超引导穿刺，需先充盈膀胱，确定肿块部位，再排空膀胱进行穿刺，如经阴道 B 超引导下穿刺，术前需排空膀胱。

（2）穿刺体位：仰卧位。

（3）穿刺点选择：脐与左髂前上棘连线中外 1/3 交界处，囊内穿刺点应在囊感最明显部位。

（4）消毒、铺无菌巾、戴无菌手套。

（5）一般不需要麻醉。

（6）用 7 号穿刺针从穿刺点垂直刺入腹腔，固定针头，拔去针芯，见液体流出，抽取适量液体送检。

（7）细针穿刺活检：细针在超声引导下穿入肿块组织，抽取少量组织，送组织学检查。

（8）操作结束，拔出穿刺针。局部再次消毒，无菌纱布包扎，固定。

4. 术后护理

（1）大量放液时，严密观察患者的生命体征，注意放液速度不宜过快，每小时不应超过 1000ml，一次放液量不应超过 4000ml。若出现休克征象，应立即停止放液。放液过程中腹部用腹带束腹，并逐渐缩紧腹带，以防腹压骤降，内脏血管扩张引起休克。

（2）术后卧床休息 8~12 小时，必要时可给予抗生素预防感染。

（二）经阴道后穹穿刺术

子宫直肠陷凹是腹腔最低部位，腹腔内的积血、积液、积脓易积于此处。阴道后穹与子宫直肠陷凹毗邻，选择经阴道后穹穿刺术进行抽出物的肉眼观察、化验、病理检查，是妇产科常用的辅助诊断方法。

1. 适应证

（1）疑腹腔内出血，如宫外孕、卵巢黄体破裂。

（2）疑盆腔积液、积脓，穿刺了解积液性质，盆腔脓肿穿刺引流及注射药物。

（3）位于子宫直肠陷凹内的盆腔包块，穿刺抽吸肿块内容物做涂片或细胞学检查协助诊断。若疑为恶性肿瘤，细针穿刺活检，送组织学检查。

（4）B 超引导下行卵巢子宫内膜异位囊肿或输卵管妊娠部位注射药物治疗。

（5）B 超引导下穿刺取卵，用于各种助孕技术。

2. 禁忌证

（1）盆腔严重粘连，子宫直肠陷凹被粘连块状物完全占据，并已凸向直肠。

（2）疑肠管与子宫后壁粘连，穿刺易造成肠管或子宫损伤。

（3）异位妊娠采用非手术治疗时应避免穿刺，以免引起感染。

3. 穿刺方法

（1）排空膀胱，取膀胱截石位，消毒、铺巾，阴道检查了解子宫、附件情况，并注意阴道后穹是否膨隆。

（2）阴道窥器暴露宫颈及阴道后穹，消毒，宫颈钳钳夹宫颈后唇，并向前提拉，充分暴露阴道后穹，再次消毒。

（3）用腰穿针接 10ml 注射器，于后中央即宫颈后唇与阴道后壁交界处稍下方，与宫颈管平行进针刺入 2~3cm，有落空感后开始抽吸。

（4）操作结束，拔出穿刺针，取出阴道窥器。

4. 注意事项

（1）抽出物为血液，放置若凝固为血管内的血液或滴在纱布上出现红晕，为血管内的血液。若放置6分钟仍不凝固,则判定为腹腔内出血。

(2) 未抽出血液,不能完全除外宫外孕和腹腔内出血。

(3) 抽出液体,根据初步诊断分别进行涂片、药敏、细胞学检查等,抽取组织送组织学检查。

(三) 经腹壁羊膜腔穿刺术

经腹壁羊膜腔穿刺术是妊娠中晚期用穿刺针经腹壁、子宫壁进入羊膜腔抽取羊水供临床分析诊断,或注射药物进行治疗的一种方法。

1. 适应证

(1) 产前诊断:羊水细胞染色体核型分析、基因、基因产物检测;对产前筛查疑有异常胎儿的高危孕妇进行羊膜腔穿刺抽取羊水细胞,通过检查明确胎儿性别、确诊胎儿染色体病及遗传病等。

(2) 治疗

1) 胎儿异常或死胎需行羊膜腔内注射依沙吖啶引产终止妊娠。

2) 胎儿未成熟,但必须短时间内终止妊娠,需羊膜腔内注射地塞米松 10mg,以促胎儿肺成熟。

3) 胎儿无畸形而羊水过多,需放出适量的羊水以改善压迫症状,延长孕期。

4) 胎儿无畸形而羊水过少,可间断向羊膜腔内注入适量的 0.9% 氯化钠注射液,预防胎盘、脐带受压,减少胎儿肺发育不良或胎儿窘迫。

5) 胎儿生长受限,可向羊膜腔内注入氨基酸等以促进胎儿发育。

6) 母儿血型不合需给胎儿输血。

2. 禁忌证

(1) 产前诊断有

1) 孕妇有流产征兆。

2) 术前24小时内有2次体温在37.5℃以上。

(2) 羊膜腔内注射依沙吖啶引产有

1) 心、肝、肺、肾疾病的活动期或功能严重异常。

2) 各种疾病的急性期。

3) 急性生殖道炎症。

4) 术前24小时内有2次体温在37.5℃以上。

3. 穿刺方法

(1) 穿刺部位定位

1) 手法定位:固定子宫,于宫底下 2~3 横指中线或两侧囊性感明显的部位作为穿刺点。

2) B超定位:穿刺前先行胎盘、羊水定位,穿刺时尽量避开胎盘,在羊水相对较多的暗区进行穿刺或在B超引导下直接穿刺。

(2) 排空膀胱,取仰卧位,消毒,铺巾。

(3) 用22号腰穿针在选择好的穿刺点垂直刺入腹部,达羊膜腔。拔出针芯即有羊水溢出,抽取所需羊水或直接注射药物。

(4) 将针芯插入穿刺针内,迅速拔出穿刺针,无菌纱布包扎,加压5分钟固定。

4. 注意事项

(1) 孕周选择

1) 胎儿异常引产宜在妊娠16～26周。

2) 产前诊断宜在妊娠12～22周，此时羊水相对较多、易抽取，且羊水细胞易存活，培养成功率高。

(2) 严格无菌操作，以防感染。尽量一次穿刺成功，避免多次操作，最多不得超过2次。

(3) 穿刺前明确胎盘位置，若经胎盘穿刺，羊水可能通过穿刺孔进入母体血液循环，而导致羊水栓塞。穿刺及拔针前后应注意孕妇有无呼吸困难、发绀等表现，警惕羊水栓塞的发生。

(4) 抽不出羊水，稍加调整穿刺的方向、深度即可。

(5) 抽出血液，应立即拔出穿刺针，压迫穿刺点，并加压包扎。胎心如无异常，1周后再行穿刺。

(6) 术后严密观察有无腹痛、阴道出血等不良反应。

八、影像检查

(一) 超声检查

1. B超检查

B超检查是应用二维超声诊断仪，在荧屏上以强弱不等的光点、光团、光带或光环显示超声探头所在部位脏器或病灶的断面形态，以及其与周围脏器的关系，可进行实时动态观察和照相。

检查途径有经腹壁和经阴道两种：

(1) 经腹壁超声检查：检查前适度充盈膀胱，形成良好的"透声窗"，以便于显示盆腔内脏器及病变。取仰卧位，暴露下腹部，检查区皮肤上涂耦合剂。检查者手持探头，以均匀适度的压力滑行探测观察，根据需要做纵断、横断或斜断等多断层面扫描。

(2) 经阴道超声检查：检查前需排空膀胱，取膀胱截石位。探头常规消毒，套一次性使用的避孕套，套内外涂耦合剂，将探头轻柔地放入阴道内扫描。

2. 彩色多普勒超声检查

彩色多普勒超声检查是指用相关技术获得的血流多普勒信号经彩色编码后实时叠加在二维图像上，形成彩色多普勒超声血流图像。因此，彩色多普勒超声检查既具有二维超声结构图像，又同时提供血流动力学信息。彩色多普勒还具有频谱多普勒功能，应用于妇产科领域中，提供用于评估血流状态的3个参数为阻力指数（RI）、搏动指数（PI）、收缩期/舒张期（S/D）。

3. 三维超声影像

三维超声影像是将二维超声和彩色多普勒超声采集的二维图像经计算机软件重建，形成立体的三维图像。用于胎儿畸形及妇科疾病，尤其是妇科肿瘤的诊断具有独特优势。

4. 超声造影

超声造影是利用造影剂增强"后散射"回声，提高图像分辨率的一种超声诊断技术。

5. 超声检查在妇产科领域中的应用

诊断子宫病变、盆腔肿块，进行早孕、葡萄胎、死胎等的诊断和鉴别诊断。测量胎头双顶径、股骨长等指标，了解胎儿宫内生长发育情况，反映胎盘功能及位置，判断胎儿宫内慢性缺氧状态，发现胎儿循环衰竭征象，诊断胎儿畸形等。探测宫内节育器，了解其位置，排除异常。进行卵泡发育的监测、穿刺取卵。同时B超还可进行宫腔内手术监视指引，在定位吸胚、取绒毛、清宫术、节育器异位的取出术及羊膜腔穿刺、胎儿脐带穿刺等手术中，具有十分重要的应用价值。宫腔超声造影可以清晰观察子宫内膜息肉、黏膜下子宫肌瘤、子宫内膜癌、子宫畸形及观察输卵管腔是否通畅。

（二）X线检查

X线检查借助造影剂可了解子宫腔、输卵管腔内的形态，是诊断先天性子宫畸形（如单角子宫、双子宫、双角子宫、鞍状子宫、中隔子宫）和输卵管通畅程度的检查方法。胸部X线主要用于诊断妇科恶性肿瘤肺转移。

（三）计算机体层扫描检查

计算机体层扫描检查的特点是分辨率高，能够显示肿瘤的结构特点、周围侵犯及远处转移情况，用于各种妇科肿瘤治疗方案的制订、疗效观察、术后复发的诊断及预后估计。

（四）磁共振成像检查

磁共振成像（MRI）无放射性损伤，无骨性伪影，对软组织的分辨率高，尤其适合盆腔病灶定位以及病灶与相邻结构关系的确定。MRI能清晰显示肿瘤信号与正常组织的差异，故能准确判断肿瘤的大小、性质、浸润及转移情况，被广泛应用于妇科肿瘤的诊断及术前的评估。

目前MRI在产科领域也得到应用，胎儿MRI克服超声观察视野小，软组织对比度差的特点，孕妇腹壁脂肪肥厚、肠道气体、盆腔骨骼、胎儿羊水少及胎位不正等均不影响其成像质量。可以以照片的形式清晰显示胎儿解剖细节结构，对于胎儿复杂的病理表现或畸形显像良好。由于MRI的热效应是潜在的危险因素，不建议孕早期进行MRI检查。对于孕中晚期胎儿（大于孕18周），MRI检查仅用于超声诊断难于确定的病例。

九、妇科内镜检查

（一）阴道镜检查

1. 目的

可观察到肉眼看不到的宫颈、阴道及外阴部微小病变，在可疑部位定位活检。

2. 适应证

（1）宫颈刮片细胞学检查USL及以上、ASCUS伴高危型阳性者。

（2）HPV DNA检测16型或18型阳性者。

（3）宫颈锥切术前确定切除的范围。

（4）妇科检查怀疑宫颈病变者。

（5）疑外阴、阴道上皮内瘤样病变；阴道腺病、阴道恶性肿瘤。

（6）宫颈、阴道、外阴病变治疗后的复查及评估。

3. 方法

利用阴道镜在强光源照射下将宫颈阴道部上皮放大10～40倍直接观察，是诊断早期宫颈癌及癌前病变的有效辅助诊断方法。

4. 护理配合

（1）术前准备：术前排除阴道毛滴虫、假丝酵母菌、淋病奈瑟菌等感染。检查前24小时内禁止性生活、双合诊及阴道冲洗。

（2）术中配合：帮助医师调整灯光、递送检查所需物品。

（3）术后护理：如行宫颈活检应禁盆浴及性生活1个月。如有标本应及时送检。

（二）宫腔镜检查与治疗

1. 目的

通过宫腔镜系统对宫颈管及宫腔内的疾病进行诊断和治疗。

2. 适应证

（1）宫腔镜检查适应证

1）异常子宫出血。
2）原因不明的不孕。
3）疑宫腔粘连及畸形。
4）宫内节育器定位。
5）复发性流产。
6）子宫造影异常等。

（2）宫腔镜治疗适应证

1）子宫内膜息肉切除。
2）黏膜下子宫肌瘤切除。
3）宫腔粘连分离。
4）宫腔异物取出。
5）子宫中隔切除。
6）子宫内膜切除等。

3. 禁忌证

（1）绝对禁忌证有生殖道感染急性期；严重的全身性疾病，不能耐受手术者；近3个月内有子宫穿孔史或子宫手术史者。

（2）相对禁忌证有宫颈瘢痕，不能充分扩张者；陈旧性宫颈裂伤或宫颈松弛，灌流液大量外流者。

4. 方法

用阴道窥器扩张宫腔，再放入宫腔镜，直视下观察宫腔与宫颈管内病变，必要时取活检做病理检查，同时也可在直视下行宫腔内手术治疗。

5. 护理配合

（1）术前准备：检查时间以月经干净后3~7天为宜。术前禁食6~8小时。仔细询问病史，进行全身检查、妇科检查、宫颈刮片细胞学检查及阴道分泌物检查。宫腔镜检查无须麻醉，宫腔镜手术多采用硬膜腔外麻醉。

（2）术中配合：取膀胱截石位，接通液体膨宫泵，放入宫腔镜。调整液体流量，膨宫压力一般为80~120mmHg。术时注意观察患者有无头晕、胸闷、恶心、呕吐、血压下降、心率减慢等症状。

(3) 术后护理：宫腔镜检查后卧床休息 30 分钟，2 周内禁止盆浴及性生活。宫腔镜手术后密切观察生命体征 3 小时，禁食 6 小时，注意腹痛、阴道出血、水电解质及酸碱平衡，应用抗生素预防感染，一时性发热可给予解热药物治疗。

（三）腹腔镜检查与治疗

1. 适应证

（1）诊断性腹腔镜

1）子宫内膜异位症。

2）明确腹盆腔肿块的性质。

3）确定原因不明的急、慢性腹痛和盆腔痛的原因。

4）明确或排除导致不孕的盆腔疾病。

5）计划生育并发症的诊断，如寻找并取出异位宫内节育器，确诊负压吸宫术导致的子宫穿孔等。

（2）手术性腹腔镜

1）有适应证实施经腹手术的各种妇科良性疾病。

2）早期宫颈癌根治术和早期子宫内膜癌分期手术。

3）中晚期宫颈癌放疗、化疗前后腹腔淋巴结取样。

4）计划生育手术，如取出异位宫内节育器、绝育术等。

2. 禁忌证

（1）绝对禁忌证

1）严重的心肺功能不全。

2）凝血功能障碍。

3）绞窄性肠梗阻。

4）腹腔内广泛粘连。

5）弥散性腹膜炎。

6）腹腔内大出血。

7）大的腹壁疝或膈疝等。

（2）相对禁忌证

1）盆腔肿块过大，超过脐水平。

2）妊娠大于 16 周。

3）晚期卵巢癌。

3. 方法

利用腹腔镜经腹壁插入腹腔内，直接观察盆、腹腔内病变，可取活检或腹腔液做病理检查。如需行腹腔镜手术，根据手术种类不同，选择下腹部不同部位的第 2、第 3 或第 4 穿刺点，分别穿刺套管针，插入必要的器械进行操作。

4. 护理配合

（1）术前准备：详细询问病史，介绍腹腔镜检查与治疗的必要性。做好心理指导，讲明腹腔镜检查与治疗的优越性及局限性，取得必要时转开腹手术的允诺。术前检查、腹部皮肤准备、肠道准备、阴道准备同腹部手术。特别注意脐部清洁。

（2）术中配合：取头低臀高位并倾斜 15°～25°，使肠管滑向上腹部，利于暴露盆腔手术野。连接电源及充气箱,及时递送所需物品。如术中腹膜后大血管损伤,应立即开腹止血,修补血管。术中如发现胸壁上部及颈部皮下气肿,应立即停止手术。

(3) 术后护理:同腹部手术。术后患者可出现上腹部不适及肩痛,是 CO_2 对膈刺激所致,数日内可自行消失。如有标本及时送检。

(乔国莉)

第四节 妇科门诊及病区护理管理

一、妇科门诊护理管理

(一) 布局和设备

妇科门诊人流量大,病种复杂,最好设在门诊部的一侧,包括候诊大厅、诊室和妇科检查室,附近配有厕所,以方便患者就诊。候诊大厅配有宣传栏,张贴盆腔检查须知、妇女保健、计划生育及优生优育等卫生知识图片。妇科检查室是妇科检查的场所,要求空气流通、光线充足、温度适宜(16℃~25℃)。窗户安装磨砂玻璃、检查床边配有屏风。室内备有体温表、血压计、听诊器、检查床、立灯、紫外线吊灯及妇科检查常用物品(如一次性阴道窥器、手套、载玻片、试管、标本瓶、宫颈刮板、会阴垫、长棉签等)。

(二) 护理管理

1. 保持室内整洁

妇科检查室每日应进行清洁整理,定时通风。每日紫外线消毒1次,每周清洁消毒1次。

2. 用物清洁消毒

检查床上的床单要每日更换,检查每位患者后应更换臀下垫单。

3. 做好就诊前的准备和组织工作

助诊的护理人员应主动、耐心、热情地做好分诊工作,引导患者到诊室就诊。提醒每位患者妇科检查前应先排空膀胱,告知厕所的位置。

4. 减轻患者的心理压力

受传统思想的影响,就诊人员大多心理紧张、害羞,检查室内非工作人员及其他候诊人员不得随意进入,保护患者的隐私。

5. 复诊及用药指导

如阴道炎患者应指导坐浴药液的浓度配制、坐浴的方法,阴道上药的方法,性生活指导,下次月经干净后复查阴道分泌物等。

6. 健康指导

在候诊大厅内设咨询台,发放健康教育的相关资料,如性病的防治、计划生育指导、宣传防癌普查的重要性等。

二、妇科病区护理管理

（一）布局和设备

妇科病区与产科病区应分开，设有妇科病房、妇科检查室、妇科小手术室和治疗室等。病区内的妇科检查室还要配备灌洗筒架，消毒的器械如阴道窥器、宫颈钳、卵圆钳、子宫探针、活检钳、尿管、阴道冲洗头等，备有药品（如2.5%碘酊、75%乙醇、40%紫草油、10%甲醛，无菌肥皂水、生理盐水、碘伏等）及敷料（如无菌纱布、大棉球、带线纱球、会阴垫、治疗巾等）。

（二）护理管理

1. 环境管理

妇科病区应清洁、安静。病室内应定时通风，地面、空气等应定时消毒。

2. 组织管理

入院后要详细向患者介绍医院的规章制度，使其尽快熟悉医院的环境，安排好床位，送患者到病室。对急危重患者抢救要及时，做到忙而不乱。

3. 消毒制度

医护人员在进行诊疗护理操作之前应洗手。检查用过的器械物品用清水冲洗后浸泡于消毒液中30分钟，再用清水冲洗干净，然后高压消毒备用。传染病患者或恶性肿瘤患者用过的器具应另行处理。建立完善的物品、空气消毒登记制度。

4. 技术管理

严格执行各项操作规程和护理常规，严格执行查对制度，严防差错事故发生。

5. 出院指导

针对疾病需要，分别进行出院指导，如指导子宫切除患者出院后1个月到门诊复查，术后3个月内应避免重体力劳动和性生活。如有不适或异常症状，需及时随诊。

（乔国莉）

第三十五章　计划生育护理

我国计划生育的定义是对人口的出生增长实行计划调节和控制，以实现人口与经济、社会协调发展。提倡晚婚（按国家法定年龄推迟3年以上结婚）、晚育（按国家法定年龄推迟3年以上生育），做好避孕工作和知情选择，是做好计划生育优质服务的根本。随着生殖医学的发展，通过对人类生育规律的研究和认识，我国在生育调节措施的研究和应用工作中，取得了很大成就，为保证人民健康、控制人口增长、提高人口素质做出了巨大贡献。

第一节　计划生育措施选择指导

一、新婚夫妇

新婚期间，由于生活、情绪、身体状况等多方面的影响，妇女的排卵易受影响。因此，不宜采用安全期避孕。如考虑到不久将准备生育，可选择能够迅速恢复生育力的避孕方法，如男用避孕套，但应坚持正确使用。不打算短期内要孩子的夫妇，可采用口服避孕药。由于长效口服避孕药和避孕针停药后需待一段时间才能恢复妊娠，打算近期怀孕的夫妇不宜选用。

二、有一个子女的夫妇

应首选长效避孕方法，如宫内节育器或皮下埋植避孕剂。宫内节育器的使用期限一般在10年以上，皮下埋植剂可使用3年或5年，两种避孕方法对今后生育均无影响。长效避孕针剂的避孕效果十分可靠，每年注射4次，也符合长效、高效的要求，停药后生育力恢复的时间稍长于宫内节育器和皮下埋植避孕剂。如能坚持每天服药，短效口服避孕药的避孕效果也十分理想，也可作为已生育妇女的一种选择。

三、已决定不再生育的夫妇或因身体情况不宜生育的夫妇

除可选用上述避孕方法外，也可选择男性或女性绝育手术。

四、哺乳期妇女

产后6个月内，完全母乳喂养，并且月经尚未恢复的妇女可依赖哺乳闭经避孕方法。放置宫内节育器、皮下埋植避孕剂及长效单纯孕激素避孕针均可选择。哺乳妇女不宜选用短效口服避孕药，因雌激素对哺乳有不利影响。

五、更年期妇女

更年期妇女卵巢功能逐渐衰退，生育力下降，可能出现月经紊乱，但仍有怀孕的可能，应坚持避孕。

六、特殊育龄人群对避孕方法的选择

有性传播疾病危险的育龄夫妇,应使用避孕套。

从事有化学毒物污染环境里作业的妇女,应尽量避免使用激素类避孕药(口服避孕药、避孕针、皮下埋植避孕剂等),宜选用宫内节育器或外用工具避孕。

(乔国莉)

第二节 输卵管绝育术的护理

输卵管绝育术是使用人工的方法,使精子和卵子不能相遇,达到永久性绝育的目的。主要包括手术绝育与药物绝育两种。手术绝育采用切断、结扎、电凝、钳夹、环套等方式达到绝育目的;药物绝育是采用药物堵、栓堵输卵管管腔等达到绝育目的。手术绝育的途径,结扎方式经过不断实践和改进也日趋完善,使输卵管绝育术已成为一种比较安全的永久性节育措施。

一、经腹输卵管结扎术

1. 适应证

(1) 已有子女,夫妇双方自愿要求绝育而无禁忌证者。

(2) 患有严重全身性疾病或某些遗传性疾病等不宜妊娠者。

2. 禁忌证

(1) 腹部皮肤感染或内、外生殖器有炎症者。

(2) 各种疾病的急性期或全身情况不良不能胜任手术者,如产后出血、休克、心力衰竭。

(3) 24小时内测体温有两次超过37.5℃以上者。

(4) 较严重的神经官能症。

3. 术前准备

(1) 做好术前咨询,解除顾虑和恐惧。

(2) 仔细询问病史,进行全身体格检查和妇科检查,检查血常规、出凝血时间,必要时做肝、肾功能检查等。

(3) 妇科腹部手术常规术前准备。

4. 手术时间

(1) 非妊娠妇女,月经干净后3~7天为宜。

(2) 人工流产或产后可在48小时内手术。

(3) 哺乳期月经未恢复者应排除妊娠后手术。

5. 手术步骤

(1) 术前排空膀胱,取头低臀高仰卧位。

(2) 按腹部手术常规消毒、铺巾。

(3) 局部浸润麻醉。

(4) 切口:耻骨联合上3~4cm做长2~3cm的长纵切口或横切口。产后结扎者切

口上缘应在宫底下两横指处。

(5) 提取输卵管：可采用指板取管、卵圆钳取管、输卵管吊钩取管等方法将输卵管轻轻提至切口处，暴露出伞端证实无误后才能处理输卵管。

(6) 结扎输卵管：目前我国应用最广泛的方法是抽芯包埋法。于输卵管峡部无血管区 2～3cm 处背侧浆膜下注入普鲁卡因或生理盐水，使浆膜膨胀，切开后将输卵管游离出，剪去 1～2cm 近端结扎后，包埋于浆膜内，远端结扎后留在浆膜外。同法处理对侧输卵管。

6. 术后并发症

(1) 术时并发症：脏器损伤如膀胱、肠管损伤、输卵管系膜撕裂及血肿等，多因解剖关系不清楚或操作粗暴所致。

(2) 术后近期并发症：感染和切口血肿。

(3) 术后远期并发症：慢性盆腔炎、肠粘连及大网膜粘连、盆腔静脉瘀血综合征及神经官能症等。

7. 绝育术后妊娠

主要是技术性错误，如误扎圆韧带、输卵管结扎线过松或过紧形成瘘管等。一般宫内妊娠发生较多，但也有异位妊娠发生可能，应予以重视。

二、护理诊断

(1) 恐惧：与缺乏手术知识、害怕手术过程有关。

(2) 有围术期受伤的危险：与脏器解剖位置及术者技术水平有关。

(3) 有感染的危险：与手术操作、出血或腹部伤口有关。

三、护理措施

(1) 术前护理

1) 指导受术者选择合适的手术时间：①月经干净后 3～4 天；②取环术或人工流产术后；③自然流产者月经复潮后；④分娩后 24 小时内，剖宫产、剖宫取胎术同时；⑤哺乳期妇女或闭经者在排除早孕后。

2) 备好无菌手术器械包：直止血钳 4 把，弯止血钳 4 把，持针器 1 把，鼠齿钳 2 把，弯蚊钳 4 把，无齿小头卵圆钳 1 把（或指板 1 个或输卵管钩 1 把），无齿及有齿镊各 1 把，小直拉钩 2 把，刀柄 2 把，尖刀片及圆刀片各 1 个，消毒用卵圆钳 1 把，巾钳 4 把，组织剪及线剪各 1 把，小酒杯 2 个，弯盘 1 个，10cm 注射器 1 具，6×14 的弯圆针 3 枚，9×24 的弯三角针及弯圆针各 1 枚，0 号及 4 号丝线各 1 板，治疗巾 5 块，双层大包布 1 块，双层方包布 1 块，腹单 1 块，手术衣 2～3 件，粗纱布 2 块，细纱布 10 块，无菌手套 2～3 副。

3) 按妇科腹部手术要求完成其他常规术前准备。

(2) 术中配合：配合医师完成手术操作步骤。

(3) 术后护理

1) 密切观察生命体征变化，注意有无腹痛、腹腔内出血及脏器损伤征象。

2) 注意观察伤口有无渗血，保持敷料干燥清洁。

3) 鼓励受术者卧床休息 4～6 小时后下床活动，有助于减少腹腔粘连，促进身体康复。

4）术后4～6小时督促受术者自解小便。

5）按妇科腹部手术要求完成其他常规术后护理。

(4) 常见并发症及护理

1）出血、血肿：因血管漏扎、结扎不紧或过度牵拉、钳夹，损伤了输卵管及其系膜均可致腹腔内出血或血肿。一旦发现须协助医师立即进行止血，血肿形成后应切开，止血后再缝合。

2）感染：手术中未严格执行无菌操作规程或手术禁忌证掌握不严可引起感染。故要严格掌握手术指征，加强无菌观念，规范操作程序，积极预防感染。

3）脏器损伤：多因操作不熟练、解剖关系辨认不清造成。术中严格执行操作规程，一旦发现误伤要及时配合医师予以修补。

4）绝育失败：手术时技术误差，或由绝育措施本身缺陷引起。其结果多发生宫内妊娠，尚需警惕异位妊娠的发生。

(5) 心理护理：做好受术者的心理护理，主动与其进行交流，简单介绍手术的原理及过程，让她们了解该手术简单、时间短、效果可靠，使其消除对手术的恐惧心理，轻松、愉快地接受手术，并主动配合。

(6) 健康教育：指导受术者注意个人休息、营养和卫生。术后休息3～4周，禁止性生活1个月，术后1个月复查。

（乔国莉）

第三节 人工终止妊娠妇女护理

一、人工流产

由于避孕失败而意外妊娠，或某种疾病不宜继续妊娠等，采用人工方法终止妊娠叫作人工流产。无论药物或手术，都存在一些并发症，因此只能将其作为避孕失败后不得已所采取的补救措施，而不能作为节育方法。

(一) 药物流产

药物流产由于使用方便，无创伤性，能避免宫腔操作可能造成的并发症而被接受。目前，应用较多和有效的药物是米非司酮和前列腺素制剂。大量临床资料表明，单一使用米非司酮或前列腺素制剂，完全流产率都不高；若两种药物合并使用，可使完全流产率提高到90%以上。

1. 用药方法

方法较多，常用的方式为总量150mg分5次，首次50mg，其余4次为25mg，每12小时服1次，第3天上午加服米索前列醇0.6mg。孕周在7周以内，完全流产率可达90%～95%。

2. 注意事项及护理

(1) 药物流产适用于正常宫内妊娠，停经≤49天，或B超检查孕囊直径≤2cm的健康妇女，尤其是手术人工流产的高危对象。

（2）有前列腺素及米非司酮禁忌证者不宜选用。

（3）给前列腺素制剂后应留院观察，了解药物不良反应、阴道流血及孕囊是否排出完整，若发生不全流产大出血时可及时处理。

（4）药物流产失败或不全流产者应及时做诊断性刮宫，清除宫腔内组织。

（二）人工流产术

妊娠在14周以内，采用手术方式终止妊娠叫作人工流产术。较常使用的方法为负压吸引术和钳刮术。

1. 负压吸引术

（1）适应证 妊娠10周内要求终止妊娠而无禁忌证者。

（2）禁忌证 各种疾病急性期、生殖器炎症、全身情况不良不能胜任手术者，术前有2次体温超过37.5℃应暂缓手术。

（3）术前准备 详细询问病史；检查心、肺，测量血压和体温；妇科检查；必要时做辅助检查，如B超、妊娠试验、血常规、阴道分泌物检查等。

（4）手术步骤

1）手术者穿清洁工作服，戴口罩、帽子和无菌手套。

2）受术者排尿后取膀胱截石位，冲洗消毒外阴和阴道后铺消毒巾，双合诊确定子宫位置、大小、附件情况。

3）阴道窥器暴露宫颈，消毒宫颈及阴道，宫颈钳夹持宫颈前唇水平向外牵引，探针沿子宫方向进入宫腔，探测宫腔深度。宫颈扩张器按号顺序扩张宫颈口，一般从5号开始，扩张至比准备使用的吸头大半号或1号。

4）宫腔吸引术：根据孕周选择吸头大小，妊娠7周内选用5~6号吸头，7~9周用6~7号吸头，9周以上用7~8号吸头。负压53.4~66.7kPa（400~500mmHg）。按顺时针方向吸引宫腔1~2周，当感觉宫腔缩小、子宫壁粗糙时捏住橡皮管取出吸头。用刮匙清理宫腔尤其是两侧宫角，确定无组织残留则手术结束。

5）术后应检查有无胚胎或绒毛，是否与孕周相符合者有异常应送病理检查。

2. 钳刮术

（1）适应证：适用于妊娠10~14周。

（2）禁忌证：同负压吸引术。

（3）术前准备：由于孕周较大，胎儿发育基本成形，为保证手术操作顺利，应先做宫颈准备。术前12小时将16或18号导尿管插入宫颈内，外端用无菌纱布包裹塞于阴道内，次日手术时取出；也可于术前3~4小时于阴道深部或后放入前列腺素栓剂或海绵块等。

（4）操作步骤

1）~3）同负压吸引术。

4）刺破胎膜，待羊水流尽后手术。钳夹出胎盘与胎儿组织，酌情给缩宫素。搔刮宫腔，确定无组织残留，手术结束。

（5）术后检查：应检查胎儿各部分是否全部钳出。

3. 常见并发症

（1）人工流产综合征：受术者在人工流产过程中或手术结束时出现面色苍白、出冷汗、脉搏细弱缓慢、血压下降、心律失常等。这是由于子宫颈管或子宫受到机械性刺激，反射性引起迷走神经兴奋，使心、脑供血不足而出现上述表现。防止其发生，应操作轻柔、负压掌握适度。当出现症状后给阿托品 0.5~1mg 静脉注射，可有效控制。

（2）子宫穿孔：常由于术前没有查明子宫位置或对特殊情况的子宫如哺乳期子宫、瘢痕子宫、畸形子宫等重视不够造成子宫穿孔。术中若出现"无底感"或器械超过检查时探查的深度，应考虑子宫穿孔并立即停止手术，观察有无出血和腹痛。较小的单纯性穿孔无明显内出血，胚胎及绒毛已清除干净可给子宫收缩剂及抗生素；如果组织未吸净，可在 B 超监视下清宫；尚未开始操作或穿孔后出血不多者可等待 1 周后再清宫。如果内出血多、疑有脏器损伤、保守治疗期间有内出血或感染，应立即剖腹探查。

（3）吸宫不全：由于技术不熟练、子宫过屈造成胚胎或其附属物残留。患者表现反复出血超过 10 天，B 超检查可协助诊断。诊断吸宫不全者应尽快清宫，伴感染者应控制感染后再清宫。

（4）术中出血：常发生于孕周较大，组织不能尽快排出，影响子宫收缩，血窦开放而出血。操作时应尽快排出组织，破膜后待羊水流尽可给缩宫剂。

（5）漏吸：胚胎组织未被吸出或刮出，妊娠继续进行。往往由于子宫过屈、子宫畸形、妊娠早期胎囊过小等原因造成。术中吸出组织中未见胎囊时，应考虑漏吸可能，但还需排除异位妊娠。诊断漏吸，应建议重做人工流产术。

（6）人工流产术后感染：人工流产术前无生殖道炎症，术后 1~2 周内出现子宫内膜炎、子宫肌炎、附件炎、盆腔炎等。常由于器械、敷料消毒不严，术中操作未遵循无菌原则，吸宫不全伴感染以及术后过早性交等引起。患者表现为体温升高、耻区痛、阴道少许流血或脓性分泌物。妇科检查时，子宫、附件区压痛或炎性包块。感染严重者可出现感染性休克。治疗应积极使用抗生素，适当休息，加强营养，对宫腔内有组织残留者应择期清宫，去除感染病灶。

（7）术后远期并发症：由于子宫颈管或子宫腔粘连，可引起闭经、经量减少、子宫内膜异位症等。常因过度吸刮、多次人工流产、感染所致。术后远期并发症关键是预防，确诊粘连后应根据情况选择行粘连分解术。

4．护理诊断

（1）知识缺乏：缺乏终止妊娠的相关知识。

（2）恐惧：与可能的手术疼痛或担心不良反应及并发症有关。

（3）潜在并发症：子宫穿孔、感染、出血等。

5．护理措施

（1）护送受术者至观察室休息 1~2 小时，注意观察阴道出血和腹痛情况，无异常者方可离院。

（2）术后如有腹痛、发热、阴道流血量多或持续流血超过 10 日以上时，应及时到医院就诊。

（3）嘱受术者注意保持外阴清洁，每日清洗，使用消毒会阴垫。1 个月内禁忌性生活和盆浴。

（4）吸宫术后休息 2 周，钳刮术后休息 2~4 周，1 个月后随访。

（5）指导夫妇双方采取安全可靠的避孕措施。

二、中期妊娠引产

妊娠14~27周末采用人工方法终止妊娠，称为中期妊娠引产。中期妊娠由于孕周大、胎盘已形成、胎儿体积较大、子宫对缩宫素不敏感等特点，在引产过程中并发症较多，危险性也较大，严重时可引起孕妇死亡。中期妊娠引产必须在一定技术条件和设备的医院进行。

目前国内外采用的引产方法很多，主要分为药物引产和手术引产两大类。国内常用的药物引产是乳酸依沙吖啶（利凡诺），手术引产有水囊引产和剖宫取胎术等。

（一）乳酸依沙吖啶引产

乳酸依沙吖啶具有强烈杀菌作用。将其注入羊膜腔内或宫腔内羊膜腔外，均能促使蜕膜和胎盘组织变性、坏死、产生内源性前列腺素，软化宫颈，引起子宫收缩导致流产。乳酸依沙吖啶引产成功率达90%~99%。药物经肝脏解毒，肾脏排泄。

1. 适应证与禁忌证

（1）适应证：妊娠15~24周需要终止妊娠而无禁忌证者。

（2）禁忌证

1）急慢性肝炎和肝肾功能不良者。

2）全身情况不良，不能耐受手术者，如严重贫血、心力衰竭等。

3）生殖器官炎症等。

2. 给药方法

（1）羊膜腔内注药

1）术前准备：必须住院引产；术前做B超检查，确定胎盘位置及胎儿肢体侧；全身检查及妇科检查；血常规、出凝血时间及血小板计数、肝肾功能检查等。

2）手术步骤：①排空膀胱后取仰卧位，常规消毒腹部皮肤，铺消毒孔巾；②穿刺点在宫底下2~3横指的腹中线或中线旁1~2cm，羊水波动明显处或胎儿肢体侧；③用20~21号腰椎穿刺针垂直刺入羊膜腔内，抽出针芯，接上注射器回抽见羊水溢出，证实在羊膜腔内；④将乳酸依沙吖啶50~100mg用注射用水100ml稀释，缓慢注入羊膜腔内；⑤插入针芯，拔出穿刺针，覆盖无菌纱布，压迫2~3分钟，胶布固定。

3）流产过程的观察及处理：①观察体温、脉搏，部分用药者术后可能出现体温升高，但不应超过38℃；②观察子宫收缩、阴道流血、流水情况；③宫口开大后行外阴消毒、铺无菌巾待其自然流产，孕周较大者应注意保护会阴；④胎儿排出后给缩宫剂，检查胎盘、胎膜是否完整和软产道有无损伤，并给予相应处理。

（2）子宫腔内羊膜腔外注药：适合于孕周在13~15周内或羊水过少羊膜腔穿刺失败者。除羊膜腔穿刺术的禁忌证外，孕期有流血史或可疑胎盘位置异常者均不宜采用：

1）术前准备：除羊膜腔注药的准备外，需用消毒液冲洗或擦洗阴道，1次/天，连续2~3次。

2）手术步骤：①阴道手术常规消毒；②长钳夹住12~14号消毒导尿管沿宫壁与胎膜间插入，达宫腔深度的2/3，如有出血应变更方向后再行插入；③注入0.2%的乳酸依沙吖啶50ml，然后将导尿管末端折叠扎紧，消毒纱布包裹后置入阴道内；④术后12~24小时取出。

3）流产过程观察同羊膜腔内注药。

3. 并发症及防治

(1) 胎盘、胎膜残留：是乳酸依沙吖啶引产常见的并发症，易继发产后出血及感染，因此应及时清宫，出现感染应给予抗生素。

(2) 软产道损伤：乳酸依沙吖啶可引起宫缩过强，导致软产道损伤（宫颈裂伤、阴道裂伤、子宫破裂等）。在引产过程中应严密观察产程，遇宫缩过强、产程过长时应及时处理；发现损伤应及时修复。

(3) 羊水栓塞：参看羊水栓塞一节。

4. 护理诊断

(1) 知识缺乏：缺乏终止妊娠的相关知识。

(2) 恐惧：与可能的手术疼痛或担心不良反应及并发症有关。

(3) 潜在并发症：软产道损伤、感染、出血、羊水栓塞等。

5. 护理措施

(1) 注意体温情况，每4小时测体温1次；注药后24～48小时，部分孕妇可出现体温升高，一般不超过38℃，属药物反应，不需处理，分娩后多可自行恢复。

(2) 严密观察宫缩、产程进展情况及阴道流血情况，一般注药后12～24小时开始宫缩，约在用药后48小时胎儿、胎盘娩出。

(3) 按正常分娩接生；胎儿娩出后，遵医嘱肌内注射缩宫素，促使胎盘剥离和减少出血；观察胎盘是否按时娩出，仔细检查胎盘、胎膜是否完整，软产道有无裂伤，发现异常及时配合医师处理。

(4) 术后1个月随访，如有发热、腹痛、出血多随时就诊。

(5) 引产后即采取回奶措施；保持外阴清洁、干燥；产后6周内禁性生活和盆浴；指导实施有效的计划生育措施。

(6) 第一次引产失败，可于72小时后行第二次注药，两次均失败者改用其他方法终止妊娠。

(二) 水囊引产

水囊引产是将水囊放于宫壁与胎膜之间，由于机械作用反射性引起宫缩达到流产目的，其流产成功率达90%左右。

1. 适应证与禁忌证

(1) 适应证：同乳酸依沙吖啶引产。

(2) 禁忌证：瘢痕子宫、生殖器官炎症、妊娠期反复阴道出血、各种疾病急性期、手术当日体温超过37.5℃等。

2. 引产前准备

(1) 术前准备同乳酸依沙吖啶宫腔内羊膜腔外注药。

(2) 水囊制备18号导尿管1根，插入双层男用避孕套内，用线将套口扎紧，消毒后备用。

3. 手术步骤

(1) 阴道手术常规消毒、铺巾。宫颈钳夹住宫颈，长钳夹住水囊沿羊膜腔与子宫壁之间放入，需将水囊全部放入宫颈内口以上。如遇阻力或出血时应改变方向再放。

(2) 经导尿管注入生理盐水，一般为300～500ml，不超过500ml。将导尿管折叠结扎，消毒纱布包裹置于阴道内。

（3）当有效宫缩建立或放置24小时尚未建立有效宫缩者应取出水囊。

（4）水囊取出后宫缩微弱无力者可给2‰～4‰缩宫素静脉点滴，根据宫缩调整滴数和浓度，并需专人观察。

4. 并发症及防治

（1）感染：是水囊引产的主要并发症。预防其发生应严格掌握适应证，严格无菌操作，术前做好阴道准备，放置水囊后体温达到38℃，应及时取出水囊并积极控制感染。

（2）其他并发症：同乳酸依沙吖啶引产。

5. 术后护理措施

（1）放入水囊后，让孕妇卧床休息，避免阴道内导尿管及纱布脱出；注意保持外阴清洁，防止感染。

（2）注意观察病情，如有发热、寒战，及时取出水囊。注意严密观察血压、宫缩、腹痛、阴道流血及产程进展情况；无宫缩或宫缩较弱，可遵医嘱静脉滴注缩宫素，并由专人监护。

6. 健康教育

（1）护士要热情接待，主动介绍病房环境、主管医师及责任护士情况、手术简单经过和注意事项，认真听取受术者的倾诉，关心和尊重她们，耐心地解答其提出的问题。

（2）介绍人工终止妊娠的过程，告诉受术者药物流产、引产术中阵发性腹痛是子宫收缩、胚胎或胎儿即将排出的表现，不必惊慌。讲明吸宫术和钳刮术术中及术后可能有轻度腹痛和少量阴道流血。

（3）向受术者说明，人工终止妊娠后如无并发症发生，应于1个月后月经恢复，并不影响今后受孕和生育。

（乔国莉）

第四节　计划生育措施选择指导

一、新婚夫妇

新婚期间，由于生活、情绪、身体状况等多方面的影响，妇女的排卵易受影响。因此，不宜采用安全期避孕。如考虑到不久将准备生育，可选择能够迅速恢复生育力的避孕方法，如男用避孕套，但应坚持正确使用。不打算短期内要孩子的夫妇，可采用口服避孕药。由于长效口服避孕药和避孕针停药后需待一段时间才能恢复妊娠，打算近期怀孕的夫妇不宜选用。

二、有一个子女的夫妇

应首选长效避孕方法，如宫内节育器或皮下埋植避孕剂。宫内节育器的使用期限一般在10年以上，皮下埋植剂可使用3年或5年，两种避孕方法对今后生育均无影响。长效避孕针剂的避孕效果十分可靠，每年注射4次，也符合长效、高效的要求，停药后生育力恢复的时间稍长于宫内节育器和皮下埋植避孕剂。如能坚持每天服药，短效口服避孕药的避孕效果也十分理想，也可作为已生育妇女的一种选择。

三、已决定不再生育的夫妇或因身体情况不宜生育的夫妇

除可选用上述避孕方法外，也可选择男性或女性绝育手术。

四、哺乳期妇女

产后6个月内，完全母乳喂养，并且月经尚未恢复的妇女可依赖哺乳闭经避孕方法。放置宫内节育器、皮下埋植避孕剂及长效单纯孕激素避孕针均可选择。哺乳妇女不宜选用短效口服避孕药，因雌激素对哺乳有不利影响。

五、更年期妇女

更年期妇女卵巢功能逐渐衰退，生育力下降，可能出现月经紊乱，但仍有怀孕的可能，应坚持避孕。

六、特殊育龄人群对避孕方法的选择

有性传播疾病危险的育龄夫妇，应使用避孕套。

从事有化学毒物污染环境里作业的妇女，应尽量避免使用激素类避孕药（口服避孕药、避孕针、皮下埋植避孕剂等），宜选用宫内节育器或外用工具避孕。

（乔国莉）

第三十六章 妇产科常见疾病护理

第一节 女性性生理表现及月经期护理

一、女性性生理表现
（一）月经

子宫内膜周期性地剥脱，引起有规律的、周期性的子宫出血称为月经。

1. 初潮

第一次月经来潮称为初潮。初潮年龄一般在11~18岁，多数在13~15岁。初潮年龄受遗传、气候、体质等方面的影响，营养不良者初潮可能延迟。

2. 月经周期

前次月经开始至下一次月经开始的天数称为月经周期，一般为28~30天。提前或延后3天仍属正常。月经持续的天数称为月经期，一般为3~7天。一次月经的出血量约50ml。

3. 月经性状

月经血呈碱性，色暗红，无臭味，黏稠而不凝固。月经血含有血液、子宫内膜碎片、宫颈黏液及阴道脱落上皮。

（二）白带

白带是由阴道黏膜渗出液，宫颈管、子宫内膜及输卵管腺体分泌物和它们的脱落细胞混合而成。内含水、氯化钠、糖、蛋白质、脱落细胞、白细胞、乳酸杆菌等成分。正常白带呈蛋清样或白色糊状，一般无气味，量多少不等，与雌激素水平高低及生殖器官充血情况有关。青春期卵巢逐渐发育并分泌雌激素，开始有阴道分泌物；在性成熟期，一般在月经中期即接近排卵期时，白带增多，稀薄透明，似蛋清样，排卵后白带又变成混浊黏稠而量少；妊娠期雌激素水平高，白带也较多。

（三）性及性行为

性是人类的本能之一，也是人类生存和繁衍的基础。人类的性行为是正常的生理现象。

性行为是指为满足性欲和获得性快感而出现的动作和活动。有广义和狭义之分。狭义性行为专指性交，即男性阴茎和女性阴道交媾方式进行的性活动；广义性行为则泛指接吻、拥抱、爱抚、手淫性交等各种外部性刺激形成的行为及其各种准备性、象征性及和性有联系的行为，如恋爱、结婚、阅读成人书刊、观看成人影视等。

性生活作为实施性行为的生理过程，其完成不仅涉及生殖系统，而且有赖于体内其他系统的参与，尤其是神经内分泌的调节与控制。主要由腰骶髓的交感和副交感神经刺激阴蒂、阴道壁，引起阴蒂勃起、阴道壁充血和阴道平滑肌收缩，产生快感。除神经系统外，内分泌系统也参与完成性生活过程的调节。雌激素和孕激素作为最重要的女性激素对促进女性性器官的分化和成熟起关键作用，能间接调节女性性功能。目前，认为调节女性性欲明显的激素是雄激素。在临床上，切除卵巢和绝经后，性欲无明显改变，但同时切除肾上腺或垂体则性欲明显减退。雌激素治疗对改善性欲不明显，但小剂量雄激素则可明显恢复性欲。

女性在性生活过程中会发生阶段性行为模式变化，即性反应周期，为性兴奋期、性持续期、性高潮期和性消退期。

女性性功能可能由于心理因素、缺乏性知识、局部或全身器质性疾病而引起性功能障碍，包括性欲低下、性厌恶、性欲亢进、性唤起障碍、性高潮障碍和阴道痉挛等。

二、月经期护理

月经属生理现象，一般无特殊症状。但因月经期盆腔充血，性激素撤退引起神经系统不稳定，有人会出现下腹胀痛、腰酸、乳房胀痛、疲倦、头痛等不适，同时宫颈口松弛，此时生殖系统免疫力降低，容易感染。因此，注意经期卫生和正确的自我护理很重要。

（一）护理评估

评估女性的月经初潮年龄、周期、持续时间、出血量、排出的内容物及伴随症状，同时注意护理对象的心理状况，近期有无情绪不稳定现象。护理人员应及时发现问题，适时进行护理和健康教育。

（二）护理诊断

（1）精神困扰，与对月经生理、经期卫生知识缺乏有关。

（2）舒适的改变，与经期腹痛或不适有关。

（3）有感染的可能，与经期抵抗力下降及未注意经期卫生有关。

（三）护理目标

（1）护理对象能说出月经的表现，去掉害羞心理。并且知道月经异常的信息，以便能及时求医。

（2）教育护理对象有良好的经期卫生习惯。

（四）护理措施

（1）宣传教育积极宣传，让更多的青春期女性接受月经生理和经期卫生教育，消除月经是污秽的错误观念。

（2）养成良好卫生习惯

1）教会女性观察月经性状，养成记住自己月经周期的好习惯，使自己及时发现异常，及时就医。

2）宜使用经过消毒或干净的卫生护垫（卫生纸、卫生巾等），不能使用存放过久、包装破损、霉变或脏污的卫生垫，也不宜用草纸或旧布代替。卫生用品宜放在干燥通风处。

3）建议穿棉质、宽松的内衣裤。

4）月经期禁止盆浴、坐浴和性生活，避免行妇科检查和阴道灌洗。

5）月经期注意外阴清洁，每天用清水或消毒液清洗外阴1～2次；洗澡宜采用淋浴方式，可促进血液循环、解除肌肉疲劳，又能避免污水进入阴道；便后，由前往后擦拭肛门，以避免交叉感染。

（五）减轻经期不适

B族维生素可帮助减轻焦虑和忧郁，维生素E和热茶能缓解月经期疼痛，钙可减轻月经期不适。注意月经期应减少盐和辛辣食物的摄入。此外，月经期应避免激烈活动和重体力劳动，但适度运动却能舒展紧张的情绪，如慢跑、骑自行车、快步走等。热敷和按摩下腹部可缓解痛经及下腹部不适。

（乔国莉）

第二节 盆腔炎性疾病及生殖器结核的护理

一、盆腔炎性疾病

（一）疾病概要

盆腔炎性疾病是指女性上生殖道的一组感染性疾病。主要包括子宫内膜炎、输卵管炎、输卵管卵巢脓肿及盆腔腹膜炎。炎症可局限于一个部位，也可同时累及多个部位，最常见的为输卵管炎及输卵管卵巢炎。

1. 病原体

（1）外源性病原体：主要是性传播疾病病原体，如淋病奈瑟菌及沙眼衣原体。

（2）内源性病原体：为寄居于阴道内的菌群，包括需氧菌和厌氧菌，以混合感染为多见。

2. 病因

多发生于分娩、流产及生殖道手术后感染；其次为下生殖道炎症上行蔓延；性卫生不良；邻近器官炎症直接蔓延等。

3. 病理

（1）急性子宫内膜炎、子宫肌炎：若为子宫内膜炎，子宫内膜充血、水肿，有炎性渗出物。严重者内膜的表面可有脓性渗出物，内膜坏死脱落形成溃疡，炎症向下蔓延感染子宫肌层称为子宫肌炎，肌层内出现多发性小脓肿。

（2）急性输卵管炎、输卵管积脓、输卵管卵巢脓肿

1）炎症沿子宫内膜向上蔓延，引起输卵管黏膜炎，黏膜肿胀，间质充血、水肿及大量中性粒细胞浸润，重者输卵管黏膜上皮发生退行性变或成片脱落，引起输卵管管腔粘连闭塞或伞端闭塞，若有渗出液或脓液积聚于管腔内可形成输卵管积脓。

2）病原体经宫颈的淋巴弥散至宫颈旁的结缔组织，先侵入输卵管浆膜层引起输卵管周围炎，再累及肌层，黏膜层可不受累或受累极轻。病变以输卵管间质炎为主，输卵管管壁增粗，可压迫管腔使之变窄，轻者输卵管充血、肿胀，重者输卵管增粗、弯曲，纤维素性脓性渗出物增多，引起周围组织粘连。卵巢常与炎症的输卵管伞端粘连发生卵巢周围炎；炎症也可经卵巢排卵的破孔侵入卵巢实质引起卵巢脓肿，若脓肿壁与输卵管粘连穿通形成输卵管卵巢脓肿。脓肿多位于子宫后方或阔韧带后叶及肠管间，可向阴道、直肠穿通，或破入腹腔引起弥散性腹膜炎。

（3）急性盆腔腹膜炎：炎症蔓延到盆腔腹膜，引起腹膜充血、水肿，并可渗出含有纤维蛋白的浆液，形成盆腔脏器粘连，渗出液积聚于粘连的组织间隙内，可形成散在的小脓肿，或积聚于子宫直肠陷凹形成盆腔脓肿，脓肿破入直肠使症状减轻，脓肿破入腹腔引起弥散性腹膜炎，使症状加重。

（4）急性盆腔结缔组织炎：病原体经宫旁淋巴管进入盆腔结缔组织引起盆腔结缔组织充血、水肿及中性粒细胞浸润。以宫旁结缔组织炎最常见，炎症初期表现为局部组织增厚，边界不清，以后炎症向两侧盆壁呈扇形浸润，发炎的盆腔结缔组织容易化脓，形成大小不等的脓肿，如阔韧带内已形成脓肿未及时切开引流，脓肿可破入阴道、膀胱或直肠。

（5）败血症、脓毒血症：当病原体数量多、毒性强、患者机体抵抗力低下时可发生败血症，表现为持续高热、寒战及全身中毒症状，可危及患者生命。发生盆腔炎性疾病后，在身体其他部位发现多处炎性病灶或脓肿者，应考虑发生脓毒血症，但需要经血培养证实。

（6）肝周围炎：指肝包膜的炎症而无肝实质的损害。肝包膜水肿，有脓性或纤维素性渗出物，早期在肝包膜与前腹壁腹膜之间形成疏松粘连，晚期形成琴弦样粘连。临床表现为吸气时右上腹疼痛，可继下腹痛之后出现或同时出现。

4. 临床表现

（1）症状：轻者无症状或症状轻微。常见症状为下腹痛、发热、阴道分泌物增多。腹痛为持续性，于活动或性交后加重。病情严重者可出现寒战、高热、头痛、等。

（2）体征：轻者无明显异常发现或仅在妇科检查时发现宫颈举痛、宫体压痛或附件区压痛。严重病例呈急性病容、体温升高、心率加快，下腹部有压痛、反跳痛及肌紧张，腹胀、肠鸣音减弱或消失。盆腔检查：阴道内有大量脓性分泌物；部触痛明显；宫颈充血、水肿、宫颈举痛；宫体及宫旁压痛明显；宫旁组织增厚或可触及包块，压痛明显。

5. 治疗

主要为抗生素治疗，必要时手术治疗。

一般情况好的轻症患者，可在门诊口服或肌内注射抗生素治疗。病情较重者，应住院给予以抗生素治疗为主的综合治疗。对于抗生素治疗控制不满意的输卵管卵巢脓肿或盆腔脓肿，可经腹手术或腹腔镜手术。若盆腔脓肿位置低，突入阴道后时，可经阴道切开排脓，同时注入抗生素。

6. 盆腔炎性疾病后遗症

若盆腔炎性疾病未得到及时正确的治疗，可能会发生一系列后遗症，即盆腔炎性疾病后遗症。

（1）病理改变

1）输卵管阻塞、输卵管增粗。

2）输卵管卵巢粘连形成输卵管卵巢肿块。

3）输卵管积水或输卵管卵巢囊肿。

4）盆腔结缔组织病变，表现为主韧带、宫骶韧带增生、变厚，若病变广泛，可使子宫固定。

(2) 临床表现

1) 不孕。

2) 异位妊娠。

3) 慢性盆腔痛，表现为下腹部坠胀、疼痛及腰骶部酸痛，在劳累、性交后及月经前后加重。

4) 盆腔炎性疾病反复发作。

5) 妇科检查。若为输卵管病变，在子宫的一侧或两侧触到条索状增粗的输卵管，并有压痛；若为输卵管积水或输卵管卵巢囊肿，在子宫的一侧或两侧触到活动受限的囊性包块；若为盆腔结缔组织病变，子宫呈后倾后屈，活动受限或粘连固定，子宫的一侧或两侧有片状增厚及压痛，宫骶韧带增粗、变硬、有压痛。

(3) 治疗

1) 对不孕者常需要辅助生殖技术协助受孕。

2) 对慢性盆腔痛可给予对症治疗或中草药、理疗等综合治疗。

3) 对盆腔炎性疾病反复发学者，在抗生素治疗的基础上必要时可采用手术治疗。

(二) 护理

1. 护理诊断

(1) 焦虑：与因担心治疗效果不佳，影响生育有关。

(2) 体温升高：与感染有关。

(3) 急性疼痛：与盆腔炎症急性期组织充血水肿及炎性渗出有关。

2. 护理措施

(1) 一般护理：应嘱患者卧床休息，取半卧位，以利炎症局限和引流；指导患者进食高热量、高蛋白、富含维生素、易消化的饮食。

(2) 发热患者的护理：鼓励多饮水，出汗后及时更换衣服及床单。如体温高于38.5℃，应遵医嘱给予物理降温或药物降温。

(3) 促进舒适，缓解疼痛：保持外阴清洁，勤换内裤。应遵医嘱给予抗生素治疗，认真观察用药后效果，并做好记录。如输卵管卵巢脓肿或盆腔脓肿药物治疗无效、脓肿持续存在或脓肿破裂，应遵医嘱及时做好术前准备及术后护理。必要时遵医嘱给予镇静止痛药缓解疼痛。

(4) 随访：对抗生素治疗的患者，应在治疗后 72 小时内随诊，明确临床症状有无改善，如体温是否下降，腹部压痛、反跳痛是否减轻，宫颈举痛、子宫压痛、附件区压痛是否减轻。如临床症状无改善，需要进一步检查，重新进行评估，必要时行腹腔镜检查或手术探查。对淋病奈瑟菌及沙眼衣原体感染者，在治疗后 4~6 周复查病原体。

(5) 健康教育：加强经期、妊娠期、分娩期及产褥期保健。加强公共卫生教育，提高公众对生殖道感染的认识，以及预防感染的重要性。注意性生活卫生，减少性传播疾病。及时治疗下生殖道感染。严格掌握妇科手术指征，做好术前准备，术时注意无菌操作，预防感染。及时治愈盆腔炎性疾病，减少盆腔炎性疾病后遗症发生。

二、生殖器结核

(一) 疾病概要

由结核分枝杆菌引起的女性生殖器炎症称为生殖器结核，又称结核性盆腔炎。多见于 20~40 岁妇女，也可见于绝经后妇女。

1. **传染途径**

生殖器结核是全身结核的表现之一，常继发于身体其他部位的结核，如肺结核、肠结核等。

（1）血行：为最主要的传染途径。青春期生殖系统血供丰富，结核分枝杆菌易通过血行。结核分枝杆菌感染肺部后，约在 1 年内感染内生殖器。首先侵犯输卵管，其次为子宫内膜、卵巢，侵犯宫颈、阴道及外阴者少见。

（2）直接蔓延：如肠结核、腹膜结核可直接蔓延到内生殖器。

（3）淋巴扩散：较少见。消化道结核可通过淋巴管扩散到内生殖器。

2. **病理**

（1）输卵管结核：为最常见，占 90%~100%，以双侧性居多。输卵管增粗肥大，伞端外翻如烟斗状。

（2）子宫内膜结核：常由输卵管结核蔓延而来，早期病变出现在双侧宫角，子宫的大小、形状无明显变化，随病情进展，子宫内膜受到结核病变破坏，最后瘢痕形成，可使宫腔粘连变形、缩小。

（3）卵巢结核：常由输卵管结核蔓延而来，因卵巢白膜是良好的防御屏障，通常仅有卵巢周围炎。小部分来自血行的卵巢结核，在卵巢深部形成结节及干酪样坏死性脓肿。

（4）盆腔腹膜结核：多合并输卵管结核，分为渗出型及粘连型

1）渗出型：渗出的浆液性草黄色澄清液体，积聚于盆腔，可形成包裹性积液。

2）粘连型：粘连的组织发生干酪样坏死，易形成瘘管。

3. **临床表现**

（1）症状

1）不孕：由于输卵管阻塞，且子宫内膜结核妨碍受精卵着床，可致不孕。在原发性不孕患者中，生殖器结核为常见原因之一。

2）月经失调：早期因子宫内膜充血及溃疡，可有经量过多；到晚期则因内膜破坏，表现为月经稀发或闭经。

3）下腹坠痛：由于盆腔炎性疾病和粘连，可有不同程度的下腹坠痛，经期加重。

4）全身症状：结核活动期可有发热、盗汗、乏力、体重减轻等全身症状。轻者全身症状不明显，重者可有高热等全身中毒症状。

（2）体征：轻者无明显体征。严重盆腔结核合并腹膜结核，检查腹部有柔韧感或腹腔积液征。若附件受累，在子宫两侧可触及条索状的输卵管或肿块。

4. **诊断**

有原发性不孕、月经稀发或闭经史；未婚女青年有发热、盗汗、乏力、盆腔炎性疾病或腹腔积液时；既往有结核病史或结核病接触史，均应考虑有生殖器结核的可能。下列辅助检查可协助诊断。

（1）子宫内膜病理检查：是诊断子宫内膜结核最可靠的依据。在病理切片上找到典型结核结节，诊断即可成立。因子宫内膜结核常由输卵管结核蔓延而来，刮宫时应注意刮取子宫角部内膜送病理。

（2）检查：取月经血或宫腔刮出物做检查。

（3）子宫输卵管碘油造影：可见宫腔边缘呈锯齿状，输卵管僵直或呈串珠状，或因阻塞不显影；盆腔内可有钙化点。

（4）腹腔镜检查：能直接观察子宫、输卵管浆膜面有无粟粒状结节，可同时在病变处取活检。

5. 治疗

采用抗结核药物治疗为主，休息、营养为辅的治疗原则。

（1）抗结核药物治疗：应遵循早期、联合、规律、适量、全程的原则。目前，采用异烟肼、利福平、乙胺丁醇及吡嗪酰胺等抗结核药物联合治疗，疗程为6~9个月，前2~3个月为强化期，后4~6个月为巩固期。

常用的药物如下：

1）异烟肼300mg，每日1次，或每周2~3次，每次600~800mg。

2）利福平450~600mg，每日1次，或每周2~3次，每次600~900mg。

3）吡嗪酰胺每日1.5~2g，分3次口服。

4）乙胺丁醇每日口服0.75~1g，或每周2~3次，每次1.5~2g。常用的治疗方案有2个：强化期2个月，每日联合应用异烟肼、利福平、吡嗪酰胺及乙胺丁醇，后4个月为巩固期，每日应用异烟肼、利福平，或每周3次间歇应用异烟肼、利福平；强化期2个月，每日联合应用异烟肼、利福平、吡嗪酰胺、乙胺丁醇，后4个月为巩固期，每日应用异烟肼、利福平、乙胺丁醇，或每周3次间歇应用异烟肼、利福平、乙胺丁醇。第1个方案用于初次治疗的患者，第2个方案用于复发或治疗失败的患者。

（2）支持疗法：急性期患者应至少休息3个月，慢性期患者可从事部分学习和工作，注意加强营养，适当参加体育锻炼，增强体质。

（3）手术治疗：药物治疗无效或治疗后又反复发学者；盆腔包块较大或较大的包裹性积液；子宫内膜破坏广泛，药物治疗无效者，可行手术治疗。手术以全子宫加双侧附件切除为宜。年轻妇女应尽量保留卵巢功能。对病变局限于输卵管，又迫切希望生育者，可行双侧输卵管切除，保留子宫和卵巢。

（二）护理

1. 护理诊断

（1）焦虑：与病程长、不孕有关。

（2）慢性疼痛：与长期炎症刺激有关。

2. 护理措施

（1）心理护理：抗结核药物治疗疗程较长、药物不良反应较大，应帮助患者树立治疗的信心，按疗程坚持用药。虽然生殖器结核药物治疗可取得良好疗效，但治疗后妊娠的成功率极低，对希望生育者，可行辅助生殖技术助孕。

（2）药物治疗的护理：注意观察药物不良反应及药物治疗效果。

（3）手术治疗的护理：为防止术时感染扩散，提高手术治疗效果，手术前后应遵医嘱给予抗结核药物治疗；由于生殖器结核盆腔粘连广泛而致密，术前应口服肠道抗生素，并做清洁灌肠；手术应在感染手术间进行，术后手术器械及敷料应按特殊感染手术用物进行处理。

(4) 健康教育：应注意休息，加强营养，增强体质。治疗期间应每月复查肝功能、肾功能及血小板，如有异常及时就诊。做好卡介苗接种，积极防治肺结核、肠结核、淋巴结结核等。

（乔国莉）

第三节 宫颈环扎术后保胎患者的护理

宫颈功能不全可分为先天性和后天性两种。先天性宫颈功能不全主要原因是先天性子宫发育不良；后天性宫颈功能不全的主要原因见于急产造成宫颈撕裂或手术中过度扩张宫颈。宫颈功能不全使妊娠中期宫颈无痛性扩张导致反复晚期流产，是早产的主要原因之一，其发生率为 0.1%～2.0%。而宫颈环扎术是治疗宫颈功能不全的有效方法。

一、治疗过程

手术时机选择在患者妊娠 14 周～16 周，最迟不超过 24 周。术前常规行各项检查，如血常规、尿常规、大便常规、白带及腹部 B 超了解胎儿宫内发育情况等，择期在持续硬膜外麻醉下取膀胱截石位行宫颈环扎术。术后返回病室平卧 6 小时后头低脚高位绝对卧床休息 1～2 周，静脉输注抗生素 3～5 天；术后 3 天静脉输注硫酸镁，以预防宫缩发生，以后根据患者的宫缩情况静脉输注硫酸镁以对症治疗；口服地屈孕酮片行保胎治疗。观察生命体征、子宫收缩、阴道出血等情况，做好药物知识、饮食营养预防、便秘指导、相关孕期知识宣教等护理措施。

二、护理

（一）心理护理

患者由于习惯性流产病史已经对本次妊娠造成了心理阴影，再加上患者及家属求子心切，对本次怀孕寄予厚望，因此更期盼手术成功，同时又担心手术用药会影响胎儿生长或致畸，所以患者常有紧张、焦虑、恐惧心理。护士应在了解患者普遍心理的基础上更深入了解患者的心理，进行针对性的心理疏导，讲解不良情绪对妊娠胎儿的影响，讲述手术的目的、过程、效果；也可向患者介绍以往成功的病例，增强患者及家属对治疗的信心；讲解术后的观察要点，如有无宫缩、阴道出血等，如有异常及时与医师、护士联系，可以及时采取措施予以对症处理，让患者及家属密切配合治疗及护理，可以取得更好的效果；还可以用通俗易懂的语言讲解一些药物治疗知识，如硫酸镁、地屈孕酮等保胎治疗原理及饮食营养与预防便秘的重要性等，让患者掌握一些康复技巧，增加一些自我护理知识，促进患者康复，增加手术成功的机会。

（二）一般护理

患者宫颈环扎术后回室，应严密观察生命体征的变化，予平卧 6 小时后采取床尾抬高 5°～8°的头低脚高斜坡卧位，以减轻胎儿及羊水重力作用对宫颈的机械性扩张，有利于宫颈伤口组织的恢复。指导患者绝对卧床休息 1～2 周，同时加强巡视病房，倾听患者的主诉，观察患者有无腹痛及阴道出血情况。如患者主诉腹痛时应观察其子宫收缩情况，记录子宫收缩的强度、持续时间和间歇时间，及时汇报医师予以对症用药，加强对宫缩抑制剂（硫酸镁）的用药观察及记录。本组有13例患者在术后出现不同程度的不规则子宫收缩，汇报医师后予静脉输注硫酸镁等对症处理后症状缓解。同时应观察阴道出血的量、颜色、气味，如有异常及时汇报医师予以处理。

（三）用药观察及护理

1. 硫酸镁

宫颈环扎术后子宫收缩强度是影响手术成功的重要因素，及时而有效地抑制宫缩能预防流产和早产的发生。硫酸镁临床上常用的宫缩抑制剂，其镁离子能通过拮抗钙离子直接作用于子宫平滑肌细胞，使平滑肌松弛，抑制子宫收缩。患者术后3天一般用硫酸镁60ml加入5％葡萄糖500ml中维持6～8小时缓慢静脉输注以预防宫缩发生，以后根据患者的宫缩情况用此剂量的硫酸镁静脉输注以对症治疗直至宫缩停止。由于硫酸镁的治疗浓度和中毒浓度相近，因此在硫酸镁用药过程中应严密观察其毒性作用，每日总量不超过30g。在临床护理中硫酸镁使用前和使用过程中必须严密观察患者的膝腱反射、呼吸、尿量等并记录，抽取血标本动态观察镁离子浓度。如发现患者呼吸<16，尿量<25ml/h，膝反射消失应立即停药，予以10％葡萄糖酸钙10ml静脉推注，持续观察症状缓解情况，有肾功能不良、肌无力、心肌病的患者应慎用或不用。

2. 地屈孕酮片（达芙通）

地屈孕酮是一种口服孕激素，可使子宫内膜进入完全的分泌期，它与内源性孕激素结构相似，通过与受体结合维持妊娠而起到保胎作用。地屈孕酮口服后迅速被吸收，在0.5小时内达到血药峰值，具有较高的生物活性和维持妊娠的作用，其不良反应有对肝功能的影响、头痛等。所以护士应对患者详细讲解药物的作用、服用方法、可能的不良反应等，让患者了解相关的药物知识。护士也应勤于巡视病房，了解患者用药的疗效及不良反应，必要时汇报医师予以处理。

（四）饮食与排便管理

宫颈环扎术后一般需卧床休息1～2周，视个体是否存在子宫收缩情况而适当延长卧床休息时间。患者由于卧床休息时间较长，肠蠕动相对减少，容易引起排便困难；但用力排便时易引起腹压增加、肠道强烈收缩，进而引起子宫收缩，增加早产的危险。同时患者如出现排便困难时，应禁止使用泻剂或灌肠等方法促进患者排便，以免引起子宫强烈收缩导致流产或早产的发生。所以对宫颈环扎术后患者，做好饮食管理就显得尤为重要。护士应指导患者合理饮食，宜食用含丰富蛋白质（如鱼、蛋、肉类食物）、脂肪、糖类、微量元素和维生素的食物，供给孕妇丰富的营养，以促进胎儿生长发育。同时搭配一些高膳食纤维的食物治疗和预防便秘的发生，宜选择时令蔬菜、谷类、红薯、玉米等，再配以润肠的水果、奶制品，如香蕉、酸奶等，避免酸辣刺激性食物。同时增加水分的摄入量，指导患者于每日晨起刷牙后可饮1杯温开水或蜂蜜水，早餐后养成定时蹲厕或排便的习惯，日久即可建立起排便反射；在输液治疗或有亲友探访时，当有便意出现时不有意克制或忍耐而不立即如厕，使排便反射逐渐消失，继而导致便秘的发生。

（五）预防感染的护理

患者行宫颈环扎术后需观察阴道出血的量、颜色、气味，如阴道出血量多、鲜红色，应立即汇报医师予以对症处理。如患者阴道分泌物有异味、呈淡黄色、量多时，应立即汇报医师予以阴道分泌物采样送检，并遵医嘱予以抗感染处理。平时应做好健康宣教，指导患者每次大小便后用消毒液（0.5%聚维酮碘稀释液）清洗会阴部及肛门周围皮肤，经常更换内裤，保持清洁卫生，防止逆行感染。

（六）孕期的观察与出院指导

护士应评估患者对孕期知识的了解程度并给予个体化指导。首先遵医嘱定期测量宫高、腹围、胎心率，B超检查了解宫内胎儿的生长发育状况。指导患者早、中、晚在安静状态下自数胎动，每次1小时，每小时胎动为3~5次为正常，12小时内胎动数累计数不小于10次，如12小时内胎动累计数小于10次则提示可能胎儿宫内缺氧，应汇报医师予以处理，如出院后遇到该情况必须及时到医院就诊检查。指导患者定期进行产检，避免重体力劳动和引起腹压增高的动作，如提重物、大笑、用力大便等；如出现阴道出血或流水、腰酸、下腹坠胀等不适应及时到医院就诊，并带好本次住院的出院记录以便就诊医师能了解相关情况，及时处理。如孕期无特殊情况，则可于妊娠36周~37周时咨询产检医师提前入院待产。

（乔国莉）

第四节　先兆流产保胎的护理

先兆流产是妊娠过程中出现的流产迹象，这种迹象主要产生于28孕周之前，临床表现为阴道内少量出血，并且伴有小腹坠胀、腰部酸痛等现象。妇科检查宫颈口未开，胎膜未破，子宫大小与停经天数相符，当孕妇出现先兆流产时，应及时住院采取治疗以保住胎儿。经过系统的治疗和护理及卧床休息，症状消失，妊娠得以继续直至分娩，则保胎成功。

一、心理特征

焦虑抑郁心理大部分孕妇出现不同程度的紧张、焦虑、敏感、悲观等情绪，表现为依赖性增加，对医务人员不断追问胎儿宫内安危情况。再加上明显的激动、焦虑有可能使子宫交叉神经活动的敏感性增强而发生宫缩，导致流产、早产的发生。

信心不足习惯性流产、IVF技术助孕的患者，因胎儿珍贵，孕妇及家人担心胎儿的安危稍有不适便异常紧张，与正常妊娠相比此类的孕妇对自己顺利完成整个妊娠过程存在信心不足。

担心药物影响胎儿生长发育，表现对保胎药物出现不良反应的焦虑与紧张，这种心理特征会使孕妇长期处于焦虑和紧张状态之中，容易导致失眠现象的发生，而失眠，精神状态不佳则是诱发流产及早产发生的原因之一。

迫切找寻一切安胎知识与手段，来保证自己安然度过妊娠期，因此对医护人员过于依赖，十分渴望得到指点和关怀。

二、护理对策

（一）基础护理

病房安静、整洁，家庭经济条件好的孕妇可以选择单间病房；经济条件不太好的孕妇安排同住一室，尤其是不能与正常分娩的孕妇同住一室，避免受到干扰和不良刺激。

保胎初期须卧床休息，减少活动，护理人员应多巡视病房，满足生活需要。告诉孕妇定时翻身，因长时间卧床避免身体受压。指导孕妇进食高蛋白、新鲜果蔬及营养全面和易消化的饮食防止便秘、腹胀等诱发早产。

（二）心理护理

应该先与孕妇及其家属进行积极主动的沟通，以建立起相互信任的良好关系，倾听她们的心声；解释她们的疑惑；有高度的责任心，关心体贴患者，让患者产生信任感。由于保胎患者过于敏感，对医务人员的言行，甚至一个眼神都很在意，所以医护人员不能在患者面前表露一点不耐烦。应耐心向孕妇介绍先兆流产的基本知识以及相关注意事项，使患者正确认识自身的病情，并通过举例成功保胎的案例来增加患者的信心，使患者积极配合治疗。

（三）环境护理

为患者创造安静舒适的病房环境，指导家属播放轻松优美动听的音乐，以分散注意力，并适应环境的变化，树立自信心，增强自理能力，安心住院治疗。

（四）专科护理

病情观察与监护：经常巡视病房，观察孕妇有无宫缩，阴道分泌物的颜色、量和气味。评估患者的病情变化。听胎心2～3次/天，对宫缩频繁者要交班密切观察，指导孕妇轻柔抚摸腹部，传递对胎儿的安抚。每周测量体重、腹围、子宫高度，了解胎儿宫内生长情况。

（五）用药护理

按医嘱给予镇静、解痉、止血和抑制宫缩的药物，常用的药物有黄体酮、硫酸镁、盐酸利托君等，护理人员应当充分了解这些药物的基本知识，并做好用药指导，观察药物反应，确保孕妇用药安全。8～12周的患者应用黄体酮注射液，应每日更换注射部位，减少疼痛；硫酸镁可以抑制子宫平滑肌收缩，静脉点滴保胎安全、有效、成功率高，不良反应小、经济有效，是产科常用的保胎药；护士在用药前及用药过程中均应监测血压，同时要监测以下指标：

(1) 膝腱反射必须存在。

(2) 呼吸不少于16次/分。

(3) 尿量不少于25ml/h；因硫酸镁的治疗浓度和中毒浓度相近，所以应严格控制用量，用微量泵调节至30滴/，以1g/h为宜，不超过2g，用量维持15～20g/d，直至宫缩停止。盐酸利托君是β_2受体激动剂，直接对子宫平滑肌产生抑制作用，缓解收缩运动，稳定子宫内膜，有利于胎儿生长发育。但用药过程中可出现心悸、心动过速、震颤、胎心率加快等不良反应，所以护士应做到：

(1) 了解患者心肺功能情况，用药先从小剂量开始，根据患者的实际药物反应调整药量，并严密检测患者血压、子宫收缩频率等体征，必要时应给予停药处理。

(2) 用输液微量泵有效控制滴速，从0.05mg/min开始，每10分钟增加0.05mg，直至达到有效剂量，最大剂量通常在0.35mg/min。

(3) 经常保持左侧卧位，以减少低血压的危险。

（乔国莉）

第五节 妊娠剧吐的护理

妊娠剧吐是指妊娠期恶心，频繁呕吐，不能进食，导致脱水，酸、碱平衡失调以及水、电解质紊乱，甚至肝肾功能损害，严重可危及孕妇生命。其发生率为0.3%～1%。

一、病因
尚未明确，可能与下列因素有关：

（一）绒毛膜促性腺激素（ ） 水平增高
因早孕反应的出现和消失的时间与孕妇血清值上升、下降的时间一致；另外多胎妊娠、葡萄胎患者值，显著增高，发生妊娠剧吐的比率也增高；而终止妊娠后，呕吐消失。但症状的轻重与血水平并不一定呈正相关。

（二）精神及社会因素
恐惧妊娠、精神紧张、情绪不稳、经济条件差的孕妇易患妊娠剧吐。

（三）幽门螺旋杆菌感染
近年研究发现妊娠剧吐的患者与同孕周无症状孕妇相比，血清抗幽门螺旋杆菌的IgG浓度升高。

（四）其他因素
维生素缺乏，尤其是维生素B_6缺乏可导致妊娠剧吐；过敏反应；研究发现几种组织胺受体亚型与呕吐有关，临床上抗组胺治疗呕吐有效。

二、病理生理
（1）频繁呕吐导致失水、血容量不足、血液浓缩、细胞外液减少，钾、钠等离子丢失使电解质平衡失调。

（2）不能进食，热量摄入不足，发生负氮平衡，使血浆尿素氮及尿酸升高；由于机体动用脂肪组织供给热脂肪氧化不全，导致丙酮、乙酰乙酸及β-羟丁酸聚集，产生代谢性酸中毒。

（3）由于脱水、缺氧血转氨酶值升高，严重时血胆红素升高。机体血液浓缩及血管通透性增加。另外，钠盐丢失，不仅尿量减少，尿中可出现蛋白及管型。肾脏继发性损害，肾小管有退行性变，部分细胞坏死，肾小管的正常排泌功能减退，终致血浆中非蛋白氮、肌酐、尿酸的浓度迅速增加。肾功能受损和酸中毒使细胞内钾离子较多地移到细胞外，出现高钾血症，严重时心脏停搏。

（4）病程长达数周者，可致严重营养缺乏，由于维生素C缺乏，血管脆性增加，可致视网膜出血。

三、临床表现

（一）恶心、呕吐
多见于年轻初孕妇，一般停经6周左右出现恶心、呕吐，逐渐加重直至频繁呕吐不能进食。

（二）水电解质紊乱

严重呕吐、不能进食导致失水、电解质紊乱，使氢、钠、钾离子大量丢失，出现低钾血症。营养摄入不足可致负氮平衡，使血浆尿素氮及尿素增高。

（三）酸、碱平衡失调

机体动用脂肪组织供给能量，使脂肪代谢中间产物酮体增多，引起代谢性酸中毒。病情发展，可出现意识模糊。

（四）维生素缺乏

频繁呕吐、不能进食可引起维生素 B_1 缺乏，导致 Wernicke-综合征。维生素 K 缺乏，可致凝血功能障碍，常伴血浆蛋白及纤维蛋白原减少，增加孕妇出血倾向。

四、辅助检查

（一）尿液检查

患者尿比重增加，尿酮体阳性，肾功能受损时，尿中可出现蛋白和管型。

（二）血液检查

血液浓缩，红细胞计数增多，上升，血红蛋白值增高；血酮体可为阳性，二氧化碳结合力降低；肝、肾功能受损害时胆红素、转氨酶、肌酐和尿素氮升高。

（三）眼底检查

严重者出现眼底出血。

五、诊断及鉴别诊断

根据病史、临床表现及妇科检查，诊断并不困难。可用 B 超检查排除滋养叶细胞疾病，此外尚需与可引起呕吐的疾病，如急性病毒性肝炎、胃肠炎、胰腺炎、胆管疾病，脑膜炎、脑血管意外及脑肿瘤等鉴别。

六、并发症

（一）Wernicke-Korsakoff 综合征

发病率为妊娠剧吐患者的 10%，是由于妊娠剧吐长期不能进食，导致维生素 B_1 缺乏引起的中枢系统疾病，Wernicke 脑病和综合征是一个病程中的先后阶段。

维生素 B_1 是糖代谢的重要辅酶，参与糖代谢的氧化脱羧代谢，维生素 B_1 缺乏时，体内丙酮酸及乳酸堆积，发生糖代谢的三羧酸循环障碍，使得主要靠糖代谢供给能量的神经组织、骨骼肌和心肌代谢出现严重障碍。病理变化主要发生在丘脑、下丘脑的脑室旁区域、中脑导水管的周围区灰质、乳头体、第四脑室底部，迷走神经运动背核，可出现不同程度的神经细胞和神经纤维轴索或髓鞘的丧失，伴有星形细胞和小胶质细胞的增生。毛细血管扩张，血管的外膜和内皮细胞明显增生，有散在小出血灶。

Wernicke 脑病表现为眼球震颤、眼肌麻痹等眼部症状，躯干性共济失调及精神障碍，可同时出现，但大多数患者精神症状迟发。Korsakoff 综合征表现为严重的近事记忆障碍，表情呆滞、缺乏主动性，产生虚构与错构。部分伴有周围神经病变。严重时发展为永久性的精神、神经功能障碍，出现神经错乱、昏迷，甚至死亡。

（二）Mallory-Weis 综合征

胃-食管连接处的纵向黏膜撕裂出血，引起呕血和黑粪。严重时，可使食管穿孔，表现为胸痛、剧吐、呕血，需急症手术治疗。

七、治疗与护理

治疗原则：休息，适当禁食，计出入量，纠正脱水、酸中毒及电解质紊乱，补充营养，并需要良好的心理支持。

（一）补液治疗

每日应补充葡萄糖液、生理盐水、平衡液，总量 3000ml 左右，加维生素 B_6 100mg。维生素 C 2~3g，维持每日尿量大于等于 1000ml，肌内注射维生素 B_1，每日 100mg。为了更好地利用输入的葡萄糖，可适当加用胰岛素。根据血钾、血钠情况决定补充剂量。根据二氧化碳结合力值或血气分析结果，予以静脉滴注碳酸氢钠溶液。

一般经上述治疗 2~3 日后，病情大多迅速好转，症状缓解。待呕吐停止后，可试进少量，以后逐渐增加进食量，调整静脉输液量。

（二）终止妊娠

经上述治疗后，若病情不见好转，反而出现下列情况，应迅速终止妊娠：

(1) 持续黄疸。
(2) 持续尿蛋白。
(3) 体温升高，持续在 38℃ 以上。
(4) 心率大于 120 次/分。
(5) 多发性神经炎及神经性体征。
(6) 出现 Wernicke-综合征。

（三）妊娠剧吐并发 Wernicke-综合征的治疗

如不紧急治疗，该综合征的病死率高达 50%，即使积极处理，病死率约 17%。在未补给足量维生素 B_1 前，静脉滴注葡萄糖会进一步加重三羧酸循环障碍，使病情加重，导致患者昏迷，甚至死亡。对长期不能进食的患者应给维生素 B_1，400~600mg 分次肌内注射，以后每日 100mg 肌内注射至能正常进食为止，然后改口服，并给予多种维生素。同时应对其内分泌及神经状态进行评价，对病情严重者及时终止妊娠。早期大量维生素治疗，上述症状可在数日至数周内有不同程度的恢复，但仍有 60% 的患者不能得到完全恢复，特别是记忆恢复往往需要 1 年左右的时间。

（乔国莉）

参考文献

[1] 郑华恩. 妇产科临床实践. 广州：暨南大学出版社，2018.
[2] 闫懋莎. 妇产科临床诊治. 武汉：湖北科学技术出版社，2018.
[3] 王玉梅. 临床妇产科诊疗技术. 天津：天津科学技术出版社，2018.
[4] 田海珍. 现代妇科与产科. 上海：上海交通大学出版社，2018.
[5] 付晨薇. 协和产科总值班手册. 北京：中国协和医科大学出版社，2018.
[6] 朱建华. 产科重症治疗学. 杭州：浙江大学出版社，2018.
[7] 郎景和，沈铿. 临床路径释义 妇产科分册. 北京：中国协和医科大学出版社，2018.
[8] 严滨. 临床实用急危重症系列丛书 妇产科急危重症. 北京：中国协和医科大学出版社，2018.
[9] 田春芳. 产科危象早期识别与处理. 郑州：河南科学技术出版社，2017.
[10] 葛静，刘晶，黄丽霞. 妇产科盆底整复技术. 北京：科学技术文献出版社，2017.
[11] 徐丽. 妇产科疾病诊断与临床治疗. 西安：西安交通大学出版社，2017.
[12] 贾晓玲，宋立峰，林森淼. 医学临床诊疗技术丛书 妇产科疾病临床诊疗技术. 北京：中国医药科技出版社，2017.
[13] 万贵平. 妇产科临床处方手册. 第5版. 南京：江苏科学技术出版社，2017.
[14] 沈丹华. 妇产科病理学诊断纲要. 北京：科学出版社，2017.
[15] 马谭霞. 现代临床妇产科学精粹. 武汉：湖北科学技术出版社，2017.
[16] 郎景和. 妇产科学新进展. 中华医学电子音像出版社，2017.
[17] 刘彩霞. 妇产科学. 上海：上海科学技术出版社，2017.
[18] 张磊. 妇产科临床诊疗护理与产后康复. 长春：吉林科学技术出版社，2017.
[19] 伍东红. 妇产科护理学. 郑州：河南医科大学出版社，2017.
[20] 柳韦华，刘晓英，王爱华. 妇产科护理学. 武汉：华中科技大学出版社，2017.
[21] 刘朝霞，张建荣，叶学奎. 实用妇科护理规范与重点. 北京：科学技术文献出版社，2017.
[22] 王清芬，毛永贤，李慧君，等. 护理危急值与风险管理. 北京：科学技术文献出版社，2017.
[23] 闫平平，叶凤清，杨春梅. 新编常见病诊治与临床护理规范. 中国原子能出版社，2017.
[24] 冯进. 妇产科护理学. 北京：中国中医药出版社，2016.
[25] 张红红. 产科重症医学概论. 兰州：甘肃科学技术出版社，2016.
[26] 刘培淑. 总住院医师手册 妇产科. 沈阳：辽宁科学技术出版社，2016.
[27] 屈苗苗. 实用妇产科疾病诊断治疗学. 长春：吉林科学技术出版社，2016.

[28] 郭琳茹.实用妇产科内分泌学.长春：吉林科学技术出版社，2016.
[29] 张晓云.妇产科急症与常见病治疗学.长春：吉林科学技术出版社，2016.
[30] 朱军义.妇产科急症处置与疾病治疗.长春：吉林科学技术出版社，2016.
[31] 高金利，相英花.妇产科护理学.北京：人民军医出版社，2015.
[32] 单鸿丽，刘红.妇产科疾病防治.西安：第四军医大学出版社，2015.
[33] 孔玲芳.妇产科疾病诊疗程序.石家庄：河北科学技术出版社，2015.
[34] 孙玉华，林桂荣.妇产科患者健康教育指导.北京：人民军医出版社，2015.
[35] 陈必良.机器人妇产科手术学.西安：西安交通大学出版社，2015.
[36] 张艳玲.现代妇产科疾病治疗学.西安：西安交通大学出版社，2014.
[37] 郑勤田，刘慧姝.妇产科手册.北京：人民卫生出版社，2015.
[38] 谭文绮，于蕾，姚月荣.妇产科护理技术.武汉：华中科技大学出版社，2015.
[39] 冯琼，廖灿.妇产科疾病诊疗流程.北京：人民军医出版社，2014.